介入超声用药速查手册

于杰 梁萍 主编

U0291955

人民卫生出版社
·北京·

版权所有，侵权必究！

图书在版编目（CIP）数据

介入超声用药速查手册 / 于杰，梁萍主编. —北京：
人民卫生出版社，2023.5
　ISBN 978-7-117-34787-7

　Ⅰ. ①介… Ⅱ. ①于… ②梁… Ⅲ. ①超声波诊断-
介入性治疗-用药法-手册 Ⅳ. ①R445.1-62
②R459.9-62

　中国国家版本馆CIP数据核字（2023）第083790号

人卫智网	**www.ipmph.com**	医学教育、学术、考试、健康，购书智慧智能综合服务平台
人卫官网	**www.pmph.com**	人卫官方资讯发布平台

介入超声用药速查手册
Jieru Chaosheng Yongyao Sucha Shouce

主　　编：于　杰　梁　萍
出版发行：人民卫生出版社（中继线 010-59780011）
地　　址：北京市朝阳区潘家园南里 19 号
邮　　编：100021
E - mail：pmph @ pmph.com
购书热线：010-59787592　010-59787584　010-65264830
印　　刷：北京印刷集团有限责任公司
经　　销：新华书店
开　　本：787 × 1092　1/16　印张：40
字　　数：998 千字
版　　次：2023 年 5 月第 1 版
印　　次：2023 年 6 月第 1 次印刷
标准书号：ISBN 978-7-117-34787-7
定　　价：159.00 元

打击盗版举报电话：010-59787491　E-mail：WQ @ pmph.com
质量问题联系电话：010-59787234　E-mail：zhiliang @ pmph.com
数字融合服务电话：4001118166　E-mail：zengzhi @ pmph.com

主　　审　于晓玲　张　晶　王　波

主　　编　于　杰　梁　萍

副 主 编　程志刚　韩治宇　刘方义　　李　鑫

编　　委　（按姓氏笔画排序）

于　杰　王　硕　王　琦　　王　震　王伟琦　王兴萍

王瑞芳　王灏静　令狐润泽　毕名森　刘方义　李　鑫

李健明　李通捷　李雅婧　　杨永峰　张雪花　张朝赫

陈思彤　武　翀　郝秀秀　　胡渭斌　段宝军　高元瑾

席俊青　梁　萍　董雪娟　　韩治宇　程志刚　靳福全

窦健萍　谭水莲

前 言

介入超声在现代临床医学中的价值已日益突显，由于具有精准、高效、微创、安全、可重复的显著优势，已在多个领域达到传统手术对肿瘤的根治性疗效，且具有更好的耐受性。介入超声技术几乎涵盖了超声可视的所有脏器诊断与治疗领域，并得到临床广泛认可、应用乃至依赖，成为临床诊疗中不可或缺的一部分。

随着介入超声技术的推广应用，目前已涉及肝、肾、甲状腺、乳腺、甲状旁腺、子宫、肾上腺、心脏、胰腺、肺、肌肉、骨骼、血管等各个脏器，该技术历经30余年的快速发展，已经由单纯的操作技术，向着独立学科、全程管理的方向跨越；由传统的局部穿刺、引流和能量药物导入技术发展为至今的局部介入治疗联合系统治疗综合应用，形成和建立了局部与整体有机结合全面干预的新理念，因而，对系统性药物治疗方案规范指导的需求也更加迫切。在介入诊疗前、中及后各流程均存在辅助药物治疗的需求，包括介入药物的导入、并发症的处理、患者应激状态的纠正、脏器功能的维持和调整，以及增强消融治疗效果的化疗、靶向、免疫药物的联合应用等。涉及高龄及合并症多者、过敏体质者、凝血功能障碍者、脏器功能损伤者和恶性肿瘤患者。其中是肿瘤消融是介入超声的核心领域，疾病复发转移的本质要求介入超声医生不能仅仅停留在局部肿瘤灭活的有限认知，而应该着眼建立机体的综合及个体化的诊疗应用方案，适应由影像医生向临床医生的角色和定位转变。

为了更全面地发展介入超声技术及提高介入超声医生的综合诊疗能力，帮助更多介入超声团队快速掌握围介入期药物的使用方法，提高介入操作的安全性和有效性，提升本新兴学科的临床地位，广大介入医生亟须一本能够快速查阅介入超声诊疗相关的规范药物使用手册。鉴于此，中国人民解放军总医院介入超声团队，作为我国介入超声技术的发源地，拥有独立专科病房的全国首创单位，承担了全国介入超声学科建设及规范的重要责任，在肿瘤及多脏器介入诊疗的药物使用中积累了丰富的经验，在多位介入超声资深专家的指导下，并在专业临床药师的审核下，按照一切从"临床实战"出发的原则，组织了32位介入超声专科医师及护士长编撰了《介入超声用药速查手册》一书。我们的初衷及愿望是能为介入超声专科医师奉献一本"科学、规范、简明、实用"的参考书。

该手册编者查阅了大量国内外最新文献，结合介入超声技术的专科特点，以及当前最新的循证医学证据和疾病诊疗指南，按照【药品名称】【剂型与规格】【主要成分】【药理作用】【适应证】【禁忌证】【用法用量】【医嘱模板】【药物相互作用】【不良反应】【注意事项】进行分项阐述。本手册第一章介绍了处方的书写规则，第二章至第二十八章介绍了介入治疗中囊肿治疗及介入超声成像等用药；应对介入突发急症和并发症，包括急救、止血、心血管意外等用药；围手术期维持脏器功能及电解质平衡用药；联合肿瘤化疗、靶向免疫及内分泌等全身系统综合治疗用药；介入治疗相关静脉炎及创面损伤等护理用药。限于篇幅，本手册取材多限于贴近临床诊疗实际应用的概要内容，如若读者在某方面想进一步了解，请参阅相应的参考书或有关专著。同时，随着医药科学的不断发展，药品的剂型规格、适应证及禁忌证、不良反应和药物相互作用也可能有更新。请读者密切注意相关研究动态，总结临床应用经验，更加合理、安全、有效地使用药品，更好地为介入超声临床诊疗服务。

该手册撰写者在紧张、繁忙的临床工作之余，为本书的编写付出了大量的心血与才智，谨此表示衷心的感谢。

由于该手册是介入超声专科临床用药首部正式出版的工具书，鉴于我们水平有限，加之编写时间紧迫仓促，全书有疏误不当之处在所难免，敬请各位专家同道不吝赐教、批评指正，以便再版时予以修正完善。如今的药品及规范随着科学技术的发展而不断更新，该手册如能对我国介入超声同道的工作有点滴帮助，或能进一步为介入超声的学科全面发展增加些助力，便是对我们付出心血的最大慰藉。

编者

目 录

第一章
处方的书写规则

为规范处方管理，提高处方质量，促进合理用药，保障医疗安全，根据《中华人民共和国执业医师法》《中华人民共和国药品管理法》《医疗机构管理条例》《麻醉药品和精神药品管理条例》等有关法律、法规，中华人民共和国卫生部制定了《处方管理办法》，并于 2007 年 5 月 1 日起施行。

处方，是指由注册的执业医师和执业助理医师（以下简称医师）在诊疗活动中为患者开具的、由取得药学专业技术职务任职资格的药学专业技术人员（以下简称药师）审核、调配、核对，并作为患者用药凭证的医疗文书。处方包括医疗机构病区用药医嘱单。

第一节　普通处方书写规则

处方书写主要规则：

1. 患者一般情况、临床诊断填写清晰、完整，并与病历记载相一致。
2. 每张处方限于一名患者的用药。
3. 字迹清楚，不得涂改；如需修改，应当在修改处签名并注明修改日期。
4. 药品名称应当使用规范的中文名称书写，没有中文名称的可以使用规范的英文名称书写；医疗机构或者医师、药师不得自行编制药品缩写名称或者使用代号；书写药品名称、剂量、规格、用法、用量要准确规范，药品用法可用规范的中文、英文、拉丁文或者缩写体书写，但不得使用"遵医嘱""自用"等含糊不清字句。
5. 患者年龄应当填写实足年龄，新生儿及婴幼儿写日、月龄，必要时要注明体重。
6. 西药和中成药可以分别开具处方，也可以开具一张处方，中药饮片应当单独开具处方。
7. 开具西药、中成药处方，每一种药品应当另起一行，每张处方不得超过 5 种药品。
8. 药品用法用量应当按照药品说明书规定的常规用法用量使用，特殊情况需要超剂量使用时，应当注明原因并再次签名。
9. 药品剂量与数量用阿拉伯数字书写。
（1）剂量应当使用法定剂量单位：重量以克（g）、毫克（mg）、微克（μg）、纳克（ng）为单位；容量以升（L）、毫升（mL）为单位；国际单位（IU）、单位（U）；中药饮片以克（g）为单位。
（2）药品数量：片剂、丸剂、胶囊剂、颗粒剂分别以片、丸、粒、袋为单位；溶液剂以支、瓶为单位；软膏及乳膏剂以支、盒为单位；注射剂以支、瓶为单位，应当注明含量；中药饮片以剂为单位。

处方内容：

1. 前记。包括医疗机构名称、费别、患者姓名、性别、年龄、门诊或住院病历号、科别或病区、临床诊断、开具日期等。可添列特殊要求的项目。

麻醉药品和第一类精神药品处方还应当包括患者的身份证明编号，代办人姓名及身份证明编号。

2. 正文。以 Rp 或 R（拉丁文 Recipe "请取"的缩写）标示，分列药品名称、剂型、规格、数量、用法、用量。

3. 后记。医师签名或者加盖专用签章，药品金额，审核、调配，核对、发药药师签名或者加盖专用签章。

处方的区分：

为区分处方类别，减少差错，保证患者用药安全，以药品分类管理为依据，对处方颜色做相应的规定。

1. 普通处方的印刷用纸为白色。
2. 急诊处方印刷用纸为淡黄色，右上角标注"急诊"。
3. 儿科处方印刷用纸为淡绿色，右上角标注"儿科"。
4. 麻醉和精神一类药品处方为淡红色，精神二类药品处方为白色，均需使用专用处方。

处方限量：

处方一般不得超过 7 日用量；急诊处方一般不得超过 3 日用量；对于某些慢性病、老年病或特殊情况，处方用量可适当延长，但医师应当注明理由。

处方权限：

1. 经注册的执业医师在执业地点取得相应的处方权。
2. 医师应当在注册的医疗机构签名留样或者专用签章备案后，方可开具处方。
3. 有特殊要求的（如抗菌药物、抗肿瘤药物、毒麻药品），按相关管理规定执行。

第二节 毒麻药物处方书写规则

1. 医师取得麻醉药品和第一类精神药品处方权后，方可在本机构开具麻醉药品和第一类精神药品处方，但不得为自己开具该类药品处方。药师取得麻醉药品和第一类精神药品调剂资格后，方可在本机构调剂麻醉药品和第一类精神药品。

2. 麻醉药品和第一类精神药品处方印刷用纸为淡红色，右上角标注"麻、精一"。第二类精神药品处方印刷用纸为白色，右上角标注"精二"。

3. 门（急）诊癌症疼痛患者和中、重度慢性疼痛患者需长期使用麻醉药品和第一类精神药品的，首诊医师应当亲自诊查患者，建立相应的病历，要求其签署《知情同意书》。

4. 除需长期使用麻醉药品和第一类精神药品的门（急）诊癌症疼痛患者和中、重度慢性疼痛患者外，麻醉药品注射剂仅限于医疗机构内使用。

5. 为门（急）诊患者开具的麻醉药品注射剂，每张处方为一次常用量；控缓释制剂，每张处方不得超过 7 日常用量；其他剂型，每张处方不得超过 3 日常用量。

第一类精神药品注射剂，每张处方为一次常用量；控缓释制剂，每张处方不得超过 7 日常用量；其他剂型，每张处方不得超过 3 日常用量。哌醋甲酯用于治疗儿童多动症时，每张处方不得超过 15 日常用量。

第二类精神药品，一般每张处方不得超过 7 日常用量；对于慢性病或某些特殊情况的患者，处方用量可以适当延长，医师应当注明理由。

6. 为门（急）诊癌症疼痛患者和中、重度慢性疼痛患者开具的麻醉药品、第一类精神药品注射剂，每张处方不得超过 3 日常用量；控缓释制剂，每张处方不得超过 15 日常用量；其他剂型，每张处方不得超过 7 日常用量。

7. 为住院患者开具的麻醉药品和第一类精神药品处方应当逐日开具，每张处方为 1 日常用量。

8. 对于需要特别加强管制的麻醉药品，盐酸二氢埃托啡处方为一次常用量，仅限于二级以上医院内使用；盐酸哌替啶处方为一次常用量，仅限于医疗机构内使用。

9. 医疗机构应当要求长期使用麻醉药品和第一类精神药品的门（急）诊癌症患者和中、重度慢性疼痛患者，每 3 个月复诊或者随诊一次。

第三节　小儿用药剂量计算规则

患者年龄应当填写实足年龄，新生儿、婴幼儿写日、月龄，必要时要注明体重。

儿科处方印刷用纸为淡绿色，右上角标注"儿科"。

小儿用药剂量可根据体表面积或体重计算，也可根据成人剂量换算。

1. 根据体表面积计算小儿用药剂量此方法不仅适用于小儿，也适用于成人（表 1-1）。

表 1-1　按照体表面积计算用药剂量

年龄	剂量（成人 =1）	年龄	剂量（成人 =1）
初生 ~ 1 个月	1/18 ~ 1/14	6 ~ 9 岁	2/5 ~ 1/2
1 ~ 6 个月	1/14 ~ 1/7	9 ~ 14 岁	1/2 ~ 2/3
6 个月 ~ 1 岁	1/7 ~ 1/5	14 ~ 18 岁	2/3 ~ 1
1 ~ 2 岁	1/5 ~ 1/4	18 ~ 60 岁	1 ~ 3/4
2 ~ 4 岁	1/4 ~ 1/3	60 岁以上	3/4
4 ~ 6 岁	1/3 ~ 2/5		

体重 30kg 以下的小儿：小儿体表面积 = 体重 × 0.035 + 0.1。

小儿用量：成人剂量 × 小儿体表面积 /1.7（其中 $1.7m^2$ 为成人 70kg 的体表面积）。

体重 30kg 以上的儿童，体表面积按下法推算：即体重每增加 5kg，体表面积增加 $0.1m^2$。

2. 根据体重和成人剂量计算小儿用药剂量（表 1-2）。

1 岁以上体重按下式计算：实足年龄 × 2 + 8= 体重（kg）

表 1-2 小儿剂量及体重的计算

年龄	按年龄换算剂量 （折合成人剂量）	按年龄推算体重 /kg
新生儿	1/10 ~ 1/8	2 ~ 4
6 个月	1/8 ~ 1/6	4 ~ 7
1 岁	1/6 ~ 1/4	7 ~ 10
4 岁	1/3	
8 岁	1/2	
12 岁	2/3	

第四节　化疗药物剂量计算规则

很多抗肿瘤药物都有量 – 效关系，也就是说，化疗药物对肿瘤细胞的杀伤作用与药物在血液中的浓度成正比，剂量越大疗效越好，但同时不良反应也越大，不考虑抗肿瘤药物的不良反应和机体的耐受性，只为追求疗效而给予高剂量化疗，不但不能取得预期的疗效，反而会因严重的不良反应而影响治疗的进行。但如果仅仅为了降低不良反应而减少药物用量，又会对疗效产生影响。因此，应根据药物不良反应和机体耐受性，选用适当的药物剂量，以取得最佳疗效的最小剂量为宜。临床上使用的化疗药物多依据患者的体重或体表面积进行计算，不同的化疗药物，计算方法不同。

在化疗药物使用的过程中，需根据患者出现的毒副作用适当调整药物剂量。①非血液毒性时的剂量调整：出现任何Ⅲ ~ Ⅳ度毒性，再次给药时剂量应减少 25% ~ 50%；如果调整后剂量仍导致Ⅲ ~ Ⅳ度毒性，则必须再次减少 25% ~ 50%，或者停药；与剂量无明显关系的毒性反应如过敏反应，也是必须停药的指征。②病种及治疗目的不同对骨髓抑制程度的要求也不一样，而且选择不同的治疗方式也可产生不同程度的骨髓抑制。对于急性非淋巴细胞白血病，必须给予强力化疗，产生至少 1 周的严重白细胞减少，才可获得缓解。因此，在这种情况下，Ⅳ度白细胞和血小板减少是可以接受的毒性。对于一些骨髓未受侵犯、有治愈可能的实体瘤，也允许采用强力化疗而导致Ⅳ度骨髓抑制，但对以姑息治疗为目的的患者，产生过度的骨髓抑制则价值不大，而且常常会带来一系列不良后果。

（于晓玲　董雪娟）

第二章

急救用药

介入超声（含超声造影）属于有创操作，操作过程中患者可能出现危及生命的紧急突发病情。介入超声操作过程中可能会出现的急症主要有：过敏（过敏性休克）、心律失常、血压升降、呼吸骤停、哮喘发作和出血等。当患者出现生命体征异常时，首先应该及时准确判断，然后迅速给予强力有效的治疗措施，这样才能挽救患者的生命。

当判断患者出现过敏反应时，如果是轻症，给予抗过敏药物和 / 或激素类药物即可。如果怀疑是过敏性休克，首选肾上腺素，其次激素类药物，并且立即扩充血容量。如果出现心律失常，首先应该立即停止介入操作，轻症患者解除刺激后可能自行缓解，如未缓解，应给予抗心律失常药物，并且做好电除颤的准备。如果出现血压升降，需给予相应的降压和升压药物，如果考虑失血引起的血压下降，还要给予扩充血容量。如果患者呼吸骤停，首先快速给予高流量吸氧，同时给予呼吸调节类药物恢复患者的呼吸。如果患者出现哮喘，应该迅速给予高流量吸氧，同时给予解痉平喘类药物，如怀疑是过敏引起的，可给予激素类药物。（表 2-1）

表 2-1　急救药品分类

药物类型	药品名称
抗休克药物	盐酸肾上腺素注射液 盐酸异丙肾上腺素注射液 重酒石酸去甲肾上腺素注射液 盐酸多巴胺注射液 重酒石酸间羟胺注射液
强心药物	去乙酰毛花苷注射液 毒毛旋花子苷 K 注射液
利尿药物	呋塞米注射液
抗心律失常药物	盐酸利多卡因注射液 硫酸阿托品注射液 盐酸胺碘酮注射液
血管扩张药物	注射用硝普钠
中枢兴奋药物	尼可刹米注射液 盐酸洛贝林注射液
解痉药物	盐酸消旋山莨菪碱注射液（654-2 针）

药物类型	药品名称
抗过敏药物	盐酸异丙嗪注射液 马来酸氯苯那敏注射液 氯雷他定片 盐酸西替利嗪片 依巴斯汀片
平喘药物	氨茶碱注射液 孟鲁司特钠片
激素类药物	地塞米松磷酸钠注射液 氢化可的松注射液 注射用甲泼尼龙琥珀酸钠（甲强龙） 醋酸泼尼松龙注射液
水电解质平衡药物	葡萄糖酸钙注射液

第一节　抗休克药物

【药品名称】

盐酸肾上腺素注射液（adrenaline hydrochloride injection）

【剂型与规格】

注射剂：每支 1mg。

【主要成分】

盐酸肾上腺素。

【药理作用】

兼有 α 受体和 β 受体激动作用。α 受体激动引起皮肤、黏膜、内脏血管收缩。β 受体激动引起冠状血管扩张、骨骼肌、心肌兴奋、心率增快、支气管平滑肌和胃肠道平滑肌松弛。对血压的影响与剂量有关，常用剂量使收缩压上升而舒张压不升或略降，大剂量使收缩压、舒张压均升高。

【适应证】

主要适用于因支气管痉挛所致严重呼吸困难，可迅速缓解药物等引起的过敏性休克，亦可用于延长浸润麻醉用药的作用时间。是各种原因引起的心搏骤停进行心肺复苏的主要抢救用药。

【用法用量】

常用量：皮下注射，1 次 0.25~1mg；极量：皮下注射，1 次 1mg（1 支）。

临床用于：

1. 抢救过敏性休克　如青霉素等引起的过敏性休克。因为本品具有兴奋心肌、升高血压、松弛支气管等作用，故可缓解过敏性休克的心跳微弱、血压下降、呼吸困难等症状。皮下注射或肌内注射 0.5~1mg，也可用 0.1~0.5mg 缓慢静脉注射（以 0.9% 氯化钠注射液稀释到 10mL），如疗效不好，可改用 4~8mg（4~8 支）静脉滴注（溶于 5% 葡萄糖液 500 ~ 1 000mL）。

2. **抢救心搏骤停** 可用于麻醉和手术中的意外、药物中毒或心脏传导阻滞等原因引起的心搏骤停，以 0.25 ~ 0.5mg 用 10mL 生理盐水稀释后静脉（或心内）注射，同时进行心脏按压、人工呼吸、纠正酸中毒。对电击引起的心搏骤停，亦可用本品配合电除颤仪或利多卡因等进行抢救。

3. **治疗支气管哮喘** 效果迅速但不持久。皮下注射 0.25 ~ 0.5mg，3 ~ 5 分钟见效，但仅能维持 1 小时。必要时每 4 小时可重复注射 1 次。

【医嘱模板】

盐酸肾上腺素注射液	0.25mg ·········· 皮下注射
或盐酸肾上腺素注射液	0.5mg ·········· 肌内注射
或 0.9% 氯化钠注射液	10mL ⎱ ········ 静脉滴注
盐酸肾上腺素注射液	0.25mg ⎰

【禁忌证】

下列情况慎用：器质性脑病、心血管病、青光眼、帕金森病、噻嗪类引起的循环虚脱及低血压、精神神经疾病。

1. 用量过大或皮下注射时误入血管，可引起血压突然上升而导致脑出血。

2. 每次局麻使用剂量不可超过 $300\mu g$，否则可引起心悸、头痛、血压升高等。

3. 与其他拟交感药有交叉过敏反应。

4. 可透过胎盘。

5. 抗过敏休克时，须补充血容量。

【不良反应】

心悸、头痛、血压升高、震颤、无力、眩晕、呕吐、四肢发凉。

有时可有心律失常，严重者可由于心室颤动而致死。

用药局部可有水肿、充血、炎症。

【注意事项】

高血压、器质性心脏病、冠状动脉疾病、糖尿病、甲状腺功能亢进、洋地黄中毒、外伤性及出血性休克、心源性哮喘等患者禁用。

【药品名称】

盐酸异丙肾上腺素注射液（isoprenaline hydrochloride injection）

【剂型与规格】

注射剂：每支 1mg（2mL）。

【主要成分】

盐酸异丙肾上腺素。

【药理作用】

本品为 β 受体激动剂，对 β_1 和 β_2 受体均有强大的激动作用，对 α 受体几无作用。主要作用是：

1. 作用于心脏 β_1 受体，使心收缩力增强，心率加快，传导加速，心输出量和心肌耗氧量增加。

2. 作用于血管平滑肌 β_2 受体，使骨骼肌血管明显舒张，肾、肠系膜血管及冠脉亦不同程度舒张，血管总外周阻力降低。其心血管作用导致收缩压升高，舒张压降低，脉压差变大。

3. 作用于支气管平滑肌 β_2 受体，使支气管平滑肌松弛。

4. 促进糖原和脂肪分解，增加组织耗氧量。

【适应证】

1. 治疗心源性或感染性休克。

2. 治疗完全性房室传导阻滞、心搏骤停。

【用法用量】

1. 救治心搏骤停，心腔内注射 0.5～1mg。

2. 三度房室传导阻滞，心率每分钟不及 40 次时，可以本品 0.5～1mg 加在 200～300mL 5% 葡萄糖注射液内缓慢静脉滴注。

【医嘱模板】

盐酸异丙肾上腺素注射液　　0.5mg ………… 心内注射

或 5% 葡萄糖注射液　　　　250mL ⎫
盐酸异丙肾上腺素注射液　　0.5mg ⎭ ……… 静脉滴注

【禁忌证】

心绞痛、心肌梗死、甲状腺功能亢进及嗜铬细胞瘤患者禁用。

【不良反应】

常见的不良反应有：口咽发干、心悸不安；少见的不良反应有：头晕、目眩、面潮红、恶心、心率增加、震颤、多汗、乏力等。

【注意事项】

1. 心律失常并伴有心动过速；心血管疾患，包括心绞痛、冠状动脉供血不足；糖尿病；高血压；甲状腺功能亢进；洋地黄中毒所致的心动过速慎用。

2. 遇有胸痛及心律失常应及早重视。

3. 交叉过敏，患者对其他肾上腺能激动药过敏者，对本品也常过敏。

【药品名称】

重酒石酸去甲肾上腺素注射液（noradrenaline bitartrate injection）

【剂型与规格】

注射剂：每支 2mg（1mL）；10mg（2mL）。

【主要成分】

重酒石酸去甲肾上腺素。

【药理作用】

本品为肾上腺素受体激动药，是强烈的 α 受体激动药，同时也激动 β 受体。通过激动 α 受体，可引起血管极度收缩，使血压升高，冠状动脉血流增加；通过激动 β 受体，使心肌收缩加强，心排出量增加。用量按每分钟 0.4μg/kg 时，以 β 受体激动为主；用较大剂量时，以 α 受体激动为主。

【适应证】

用于治疗急性心肌梗死、体外循环等引起的低血压；对血容量不足所致的休克、低血压或嗜铬细胞瘤切除术后的低血压。

本品作为急救时补充血容量的辅助治疗，以使血压回升，暂时维持脑与冠状动脉灌注，直到补充血容量治疗发生作用；也可用于椎管内阻滞时的低血压及心搏骤停复苏后的血压维持。

【用法用量】

用 5% 葡萄糖注射液或葡萄糖氯化钠注射液稀释后静脉滴注。

1. 成人常用量 开始以每分钟 8~12μg 的速度滴注，调整滴速以使血压升到理想水平；维持量为每分钟 2~4μg。在必要时可按医嘱超越上述剂量，但需注意保持或补足血容量。

2. 小儿常用量 开始按体重以每分钟 0.02~0.1μg/kg 的速度滴注，按需要调节滴速。

【医嘱模板】

0.9% 氯化钠注射液	49mL	
重酒石酸去甲肾上腺素注射液	2mg	} ········· 泵入

【禁忌证】

禁止与含卤素的麻醉剂和其他儿茶酚胺类药合并使用，可卡因中毒及心动过速患者禁用。

【不良反应】

1. 药液外漏可引起局部组织坏死。

2. 本品强烈的血管收缩可以使重要脏器器官血流减少，肾血流量锐减后尿量减少，组织供血不足导致缺氧和酸中毒；持久或大量使用时，可使回心血流量减少，外周血管阻力升高，心排血量减少，后果严重。

3. 应重视的反应包括静脉滴注时沿静脉路径皮肤发白，注射局部皮肤破溃，皮肤紫绀，发红，严重眩晕，上述反应虽属少见，但后果严重。

4. 个别患者因过敏而有皮疹、面部水肿。

5. 缺氧、电解质平衡失调、器质性心脏病患者，在血压升高后可出现反射性心动过缓。

【注意事项】

1. 缺氧、高血压、动脉硬化、甲状腺功能亢进症、糖尿病、闭塞性血管炎、血栓病患者慎用。

2. 用药过程中必须监测动脉压、中心静脉压、尿量、心电图。

3. 运动员慎用。

【药品名称】

盐酸多巴胺注射液（dopamine hydrochloride injection）

【剂型与规格】

注射剂：每支 20mg（2mL）。

【主要成分】

盐酸多巴胺。

【药理作用】

激动交感神经系统肾上腺素受体和位于肾、肠系膜、冠状动脉、脑动脉的多巴胺受体，其效应为剂量依赖性。

1. 小剂量时（每分钟按体重 0.5～2μg/kg），主要作用于多巴胺受体，使肾及肠系膜血管扩张，肾血流量及肾小球滤过率增加，尿量及钠排泄量增加。

2. 小到中等剂量（每分钟按体重 2～10μg/kg），能直接激动 $β_1$ 受体及间接促使去甲肾上腺素自储藏部位释放，对心肌产生正性应力作用，使心肌收缩力及每搏输出量增加，最终使心排血量增加、收缩压升高、脉压可能增大，舒张压无变化或有轻度升高，外周总阻力常无改变，冠脉血流及耗氧改善。

3. 大剂量时（每分钟按体重大于 10μg/kg），激动 α 受体，导致周围血管阻力增加，肾血管收缩，肾血流量及尿量反而减少。由于心排血量及周围血管阻力增加，致使收缩压及舒张压均增高。

（1）使心脏 $β_1$ 受体激动，增加心肌收缩力的作用很强。

（2）由于增加肾和肠系膜的血流量，可防止由这些器官缺血所致的休克恶性发展。在相同的增加心肌收缩力的情况下，致心律失常和增加心肌耗氧的作用较弱。总之，多巴胺对于伴有心肌收缩力减弱、尿量减少而血容量已补足的休克患者尤为适用。

【适应证】

1. 适用于心肌梗死、创伤、内毒素败血症、心脏手术、肾功能衰竭、充血性心力衰竭等引起的休克综合征。

2. 补充血容量后休克仍不能纠正者，尤其有少尿及周围血管阻力正常或较低的休克。因为本品可增加心排血量，也用于洋地黄和利尿剂无效的心功能不全。

【用法用量】

成人常用量

（1）静脉注射：开始时每分钟按体重 1～5μg/kg，10 分钟内以每分钟 1～4μg/kg 的速度递增，以达到最大疗效。

（2）静脉滴注：慢性顽固性心力衰竭，静脉滴注开始时，每分钟按体重 0.5～2μg/kg 逐渐递增。多数患者按 1～3μg/（kg·min）给予即可生效。闭塞性血管病变患者，静脉滴注开始时按 1μg/（kg·min），逐增至 5～10μg/（kg·min），直到 20μg/（kg·min），以达到最满意效应。

危重病例，先按 5μg/（kg·min）滴注，然后以 5～10μg/（kg·min）递增至 20～50μg/（kg·min），以达到满意效应。或本品 20mg 加入 200～300mL 5% 葡萄糖注射液中静脉滴注，开始时按 75～100μg/min 滴入，以后根据血压情况，可加快速度和加大浓度，但最大剂量不超过每分钟 500μg。

【医嘱模板】

以 60kg 为例：

5% 葡萄糖注射液　　　　250mL ⎫·········· 静脉滴注
盐酸多巴胺注射液　　　　20mg　⎭

【禁忌证】

嗜铬细胞瘤患者不宜使用。

【不良反应】

常见的有胸痛、呼吸困难、心悸、心律失常（尤其用大剂量）、全身软弱无力感；心跳缓慢、头痛、恶心呕吐者少见。长期应用大剂量或小剂量用于外周血管病的患者，出现的反应有手足疼痛或手足发凉；外周血管长时间收缩，可能导致局部坏死或坏疽；过量时可出现血压升高，此时应停药，必要时给予 α 受体阻滞剂。

【注意事项】

1. 交叉过敏反应　对其他拟交感胺类药高度敏感的患者，可能对本品也异常敏感。

2. 应用多巴胺治疗前必须先纠正低血容量。

3. 在滴注前必须稀释，稀释液的浓度取决于剂量及个体需要的液量，若不需要扩容，可用 0.8mg/mL 溶液，如有液体潴留，可用 1.6 ~ 3.2mg/mL 溶液。中、小剂量对周围血管阻力无作用，用于处理低心排血量引起的低血压；较大剂量则用于提高周围血管阻力以纠正低血压。

4. 选用粗大的静脉作静脉注射或静脉滴注，以防药液外溢及产生组织坏死；如确已发生液体外溢，可用 5 ~ 10mg 酚妥拉明稀释溶液在注射部位作浸润。

5. 静脉滴注时应控制每分钟滴速，滴注的速度和时间需根据血压、心率、尿量、外周血管灌流情况、异位搏动出现与否等而定，可能时应做心排血量测定。

6. 休克纠正时即减慢滴速。

7. 遇有血管过度收缩引起舒张压不成比例升高和脉压减小、尿量减少、心率增快或出现心律失常时，滴速必须减慢或暂停滴注。

8. 如在滴注多巴胺时血压继续下降或经调整剂量仍持续低血压，应停用多巴胺，改用更强的血管收缩药。

9. 突然停药可产生严重低血压，故停用时应逐渐递减。

10. 下列情况应慎用：①闭塞性血管病（或有既往史者），包括动脉栓塞、动脉粥样硬化、血栓闭塞性脉管炎、冻伤（如冻疮）、糖尿病性动脉内膜炎、雷诺病等；②对肢端循环不良的患者，须严密监测，注意坏死及坏疽的可能性；③频繁的室性心律失常时，应用本品也须谨慎。

11. 在滴注本品时须进行血压、心排血量、心电图及尿量的监测。

【药品名称】

重酒石酸间羟胺注射液（metaraminol bitartrate injection）

【剂型与规格】

注射剂：每支 10mg（1mL）间羟胺（相当于重酒石酸间羟胺 19mg）。

【主要成分】

重酒石酸间羟胺。

【药理作用】

本品主要作用于 α 受体，直接兴奋 α 受体，较去甲肾上腺素作用弱但较持久，对心血管的作用与去甲肾上腺素相似。能收缩血管，持续地升高收缩压和舒张压，也可增强心肌收缩力。

正常人心输出量变化不大，但能使休克患者的心输出量增加。对心率的兴奋不很显著，很少引起心律失常，无中枢神经兴奋作用。由于其升压作用可靠，维持时间较长，较少引起心悸或尿量减少等反应。连续给药时，因本品间接在肾上腺素神经囊泡中取代递质，可使递质减少，内在效应减弱，故不能突然停药，以免发生低血压反跳。

【适应证】

1. 防治椎管内阻滞麻醉时发生的急性低血压。

2. 因为出血、药物过敏、手术并发症及脑外伤或脑肿瘤合并休克而发生的低血压，本品可用于辅助性对症治疗。

3. 也可用于心源性休克或败血症所致的低血压。

【用法用量】

1. 成人用量

（1）肌内或皮下注射：1 次 2～10mg（0.2～1 支，以间羟胺计），由于最大效应不是马上显现，在重复用药前对初始量效应至少观察 10 分钟。

（2）静脉注射：初量 0.5～5mg（0.05～0.5 支），继而静脉滴注，用于重症休克。

（3）静脉滴注：将间羟胺 15～100mg（1.5～10 支），加入 500mL 5% 葡萄糖液或氯化钠注射液中滴注，调节滴速以维持合适的血压。

成人极量 1 次 100mg（10 支）每分钟 0.3～0.4mg。

2. 小儿用量

（1）肌内或皮下注射：按 0.1mg/kg，用于严重休克。

（2）静脉滴注：0.4mg/kg 或按体表面积 $12mg/m^2$，用氯化钠注射液稀释至每 25mL 中含间羟胺 1mg 的溶液，滴速以维持合适的血压水平为度。配制后应于 24 小时内用完，滴注液中不得加入其他难溶于酸性溶液配伍禁忌的药物。

【医嘱模板】

重酒石酸间羟胺注射液	2mg	……………… 皮下注射
或 5% 葡萄糖注射液	500mL	⎫
重酒石酸间羟胺注射液	15mg	⎬ ……… 静脉滴注

【不良反应】

1. 心律失常，发生率随用量及患者的敏感性而异。

2. 升压反应过快过猛可致急性肺水肿、心律失常、心跳停顿。

3. 过量的表现为抽搐、严重高血压、严重心律失常，此时应立即停药观察，血压过高者可用 5～10mg 酚妥拉明静脉注射，必要时可重复。

4. 静脉时药液外溢，可引起局部血管严重收缩，导致组织坏死糜烂或红肿硬结形成脓肿。

5. 长期使用骤然停药时可能发生低血压。

【注意事项】

1. 甲状腺功能亢进、高血压、冠心病、充血性心力衰竭、糖尿病患者和疟疾病史者慎用。

2. 血容量不足者应先纠正后再用本品。

3. 本品有蓄积作用，如用药后血压上升不明显，须观察 10 分钟以上再决定是否增加剂量，以免贸然增量致使血压上升过高。

4. 给药时应选用较粗大静脉注射，并避免药液外溢。

5. 短期内连续使用，出现快速耐受性，作用会逐渐减弱。

第二节 强心药物

【药品名称】

去乙酰毛花苷注射液（deslanoside injection）

【剂型与规格】

注射剂：每支 0.4mg（2mL）。

【主要成分】

去乙酰毛花苷。

【药理作用】

1. 正性肌力作用 本品选择性地与心肌细胞膜 Na^+-K^+-ATP 酶结合而抑制该酶活性，使心肌细胞膜内外 Na^+-K^+ 主动偶联转运受损，心肌细胞内 Na^+ 浓度升高，从而使肌膜上 Na^+-Ca^{2+} 交换趋于活跃，使细胞质内 Ca^{2+} 增多，肌质网内 Ca^{2+} 储量亦增多，心肌兴奋时，有较多的 Ca^{2+} 释放；心肌细胞内 Ca^{2+} 浓度增高，激动心肌收缩蛋白从而增加心肌收缩力。

2. 负性频率作用 由于其正性肌力作用，使衰竭心脏心输出量增加，血流动力学状态改善，消除交感神经张力的反射性增高，并增强迷走神经张力，因而减慢心率、延缓房室传导。此外，小剂量时提高窦房结对迷走神经冲动的敏感性，可增强其减慢心率的作用。由于其负性频率作用，使舒张期相对延长，有利于增加心肌血供；大剂量（通常接近中毒量）则可直接抑制窦房结、房室结和房室束而呈现窦性心动过缓和不同程度的房室传导阻滞。

3. 心脏电生理作用 通过对心肌电活动的直接作用和对迷走神经的间接作用，降低窦房结自律性；提高浦肯野纤维的自律性；减慢房室结传导速度，延长其有效不应期，导致房室结隐匿性传导增加，可减慢心房纤颤或心房扑动的心室率；由于本药可缩短心房有效不应期，用于房性心动过速和心房扑动时，可能导致心房率加速和心房扑动转为心房纤颤；缩短浦肯野纤维的有效不应期。

【适应证】

1. 主要用于心力衰竭。因为其作用较快，适用于急性心功能不全或慢性心功能不全急性加重的患者。

2. 亦可用于控制伴快速心室率的心房颤动、心房扑动患者的心室率。

3. 终止室上性心动过速起效慢，已少用。

【用法用量】

1. 成人常用量 静脉注射：用 5% 葡萄糖注射液稀释后缓慢注射，首剂 0.4～0.6mg（1～1.5 支），以后每 2～4 小时可再给 0.2～0.4mg（0.5～1 支），总量 1～1.6mg（2.5～4 支）。

2. 小儿常用量 按下列剂量分 2～3 次间隔 3～4 小时给予。早产儿和足月新生儿或肾功能减退、心肌炎患儿，肌内或静脉注射按体重 0.020mg/kg；2 周～3 岁，按体重 0.025mg/kg。本品静脉注射获满意疗效后，可改用地高辛常用维持量以保持疗效。

【医嘱模板】

5% 葡萄糖注射液	100mL	⎫
去乙酰毛花苷注射液	0.4mg	⎭ ········· 静脉滴注

【禁忌证】

1. 与钙注射剂合用。

2. 任何强心苷制剂中毒。

3. 室性心动过速、心室颤动。

4. 梗阻性肥厚型心肌病（若伴收缩功能不全或心房颤动仍可考虑）。

5. 预激综合征伴心房颤动或扑动。

【不良反应】

1. 常见的不良反应　新出现的心律失常、胃纳不佳或恶心、呕吐（刺激延髓中枢）、下腹痛、异常的无力、软弱。

2. 少见的反应　视力模糊或黄视（中毒症状）、腹泻、中枢神经系统反应如精神抑郁或错乱。

3. 罕见的反应　嗜睡、头痛及皮疹、荨麻疹（过敏反应）。

4. 在洋地黄的中毒表现中，心律失常最重要，最常见者为室性早搏，约占心脏反应的 33%。其次为房室传导阻滞，阵发性或加速性交界性心动过速，阵发性房性心动过速伴房室传导阻滞，室性心动过速、窦性停搏、心室颤动等。

【注意事项】

1. 不宜与酸、碱类配伍。

2. 以下情况慎用：①低钾血症；②不完全性房室传导阻滞；③高钙血症；④甲状腺功能减退；⑤缺血性心脏病；⑥急性心肌梗死早期（AMI）；⑦心肌炎活动期；⑧肾功能损害。

3. 用药期间应注意随访检查：①血压、心率及心律；②心电图；③心功能监测；④电解质，尤其是钾、钙、镁；⑤肾功能；⑥疑有洋地黄中毒时，应作地高辛血药浓度测定。过量时，由于蓄积性小，一般停药后 1~2 日中毒表现可以消退。

【药品名称】

毒毛旋花子苷 K 注射液（strophanthin K injection）

【剂型与规格】

注射剂：每支 0.25mg。

【主要成分】

毒毛旋花子苷 K。

【药理作用】

本品系从康毗毒毛旋花种子中提取的强心苷，其化学极性高，脂溶性低，为常用、高效、速效、短效的强心苷。

1. 正性肌力作用　本品选择性地与心肌细胞膜 Na^+-K^+-ATP 酶结合而抑制该酶活性，使心肌细胞膜内外 Na^+-K^+ 主动偶联转运受损，心肌细胞内 Na^+ 浓度升高，从而使肌膜上 Na^+-Ca^{2+} 交换趋于活跃，使细胞质内 Ca^{2+} 增多，肌质网内 Ca^{2+} 储量亦增多，心肌兴奋时，有较多 Ca^{2+} 释放；心肌细胞内 Ca^{2+} 浓度增高，激动心肌收缩蛋白增加心肌收缩力。

2. 负性频率作用　由于其正性肌力作用，血流动力学状态改善，消除反射性交感神经张力的增高，增强迷走神经张力，因而减慢心率、延缓房室传导。

3. 心脏电生理作用 降低窦房结自律性；提高浦肯野纤维自律性；减慢房室结传导速度，延长其有效不应期，导致房室结隐匿性传导增加，可减慢心房纤颤或心房扑动的心室率；由于本药可缩短心房有效不应期，当用于房性心动过速和心房扑动时，可能导致心房率加速和心房扑动转为心房纤颤；缩短浦肯野纤维的有效不应期。

4. 强心苷的心外作用 中毒量的强心苷可致中枢神经兴奋，出现头痛、头晕、疲倦和嗜睡，有时可出现神经痛，面部下 1/3 区痛，表现类似三叉神经痛。因兴奋延髓极后区催吐化学感受区而致呕吐，严重者甚至引发行为异常和精神症状，尤其易发生于动脉硬化症的老人，如定向困难、失语、幻觉和谵妄等。由于强心苷影响视神经功能，甚至引发球后视神经炎而发生视神经障碍，如视力模糊、复视及色视（黄视或绿视症）。中毒量强心苷对中枢交感神经的兴奋，致使交感神经张力过高，是强心苷诱发心律失常的神经性因素。强心苷对人的动脉和静脉有直接收缩作用。

5. 洋地黄毒苷的治疗浓度为 15～30ng/mL；交叉浓度为 25～35ng/mL；中毒浓度为＞35ng/mL。

6. 中毒浓度强心苷的电生理影响是由于强心苷明显抑制心肌细胞膜 Na^+-K^+-ATP 酶，使 Na^+ 积聚增高，K^+ 明显降低，致使心肌细胞膜最大舒张电位降低，自律性增高，心肌、浦肯野纤维兴奋下降，房室结、浦肯野纤维和心肌传导速度延缓，呈现不同程度的房室传导阻滞。中毒量强心苷还可使心肌细胞内 Ca^{2+} 浓度过高，Ca^{2+} 呈超负荷状态，使细胞内 Ca^{2+} 贮库振荡性地释出和再摄取 Ca^{2+}，同时细胞膜对 Na^+ 通透性增高，激发短暂的内向电流，心肌细胞膜出现迟后去极化，引起心肌触发活动，这是中毒量强心苷诱发心律失常的机制之一。

【适应证】

本品适用于急性充血性心力衰竭，特别适用于洋地黄无效的患者，亦可用于心率正常或心率缓慢的心房颤动的急性心力衰竭患者。

【用法用量】

静脉注射。

1. 成人常用量 首剂 0.125～0.25mg，加入等渗葡萄糖液 20～40mL 内缓慢注入（时间不少于 5 分钟），2 小时后按需要重复再给 1 次 0.125～0.25mg，总量每日 0.25～0.5mg。极量：静脉注射 1 次 0.5mg，1 日 1mg。病情好转后，可改用洋地黄口服制剂。成人致死量为 10mg。

2. 小儿常用量 按体重 0.007～0.01mg/kg 或按体表面积 0.3mg/m²，首剂给予一半剂量，其余分成几个相等部分，间隔 0.5～2 小时给予。

【医嘱模板】

5% 葡萄糖注射液	20mL	
毒毛旋花子苷 K 注射液	0.125mg	⟩ ········· 静脉注射＞5min

【禁忌证】

1. 任何强心苷制剂中毒患者。

2. 室性心动过速、心室颤动。

3. 梗阻性肥厚型心肌病（若伴收缩功能不全或心房颤动仍可考虑）。

4. 预激综合征伴心房颤动或扑动。

5. 二度以上 AVB（房室传导阻滞）。

【不良反应】

1. 常见的不良反应　新出现的心律失常、胃纳不佳或恶心、呕吐（刺激延髓中枢）、下腹痛、明显的无力、软弱。

2. 少见的反应　视力模糊或"黄视"（中毒症状）、腹泻、中枢神经系统反应如精神抑郁或错乱。

3. 罕见的反应　嗜睡、头痛及皮疹、荨麻疹（过敏反应）等。

4. 中毒表现中，心律失常最重要，最常见为室性早搏，约占心脏不良反应的33%。其次为房室传导阻滞，阵发性或加速性交界区心动过速，阵发性房性心动过速伴房室传导阻滞、室性心动过速、心室颤动、窦性停搏等。儿童中心律失常比其他反应多见，但室性心律失常比成人少见。新生儿可有 P-R 间期延长。

5. 皮下注射可以引起局部炎症反应。

【注意事项】

本品毒性剧烈，过量时可引起严重心律失常。

1. 近 1 周内用过洋地黄制剂者，不宜应用，以免中毒危险。

2. 已用全效量洋地黄者禁用，停药 7 日后慎用。

3. 不宜与碱性溶液配伍。

4. 急性心肌炎、感染性心内膜炎、晚期心肌硬化等患者忌用。

5. 本品慎用于：低钾血症；不完全性房室传导阻滞；高钙血症；甲状腺功能减退；缺血性心脏病；急性心肌梗死早期；活动性心肌炎；肾功能损害；房、室早搏者。

6. 皮下注射或肌内注射可以引起局部炎症反应，一般仅用于静脉注射。

7. 强心苷中毒，一般会有恶心、呕吐、厌食、头痛、眩晕等，首先应鉴别是因为心功能不全加重，还是强心苷过量所致，因前者需调整剂量，后者则宜停药。

8. 用药期间忌用钙剂。

9. 用药期间应注意随访检查：血压、心率及心律；心电图；心功能监测；电解质尤其是钾、钙、镁；肾功能；疑有洋地黄中毒时，应作洋地黄血药浓度测定。

第三节　利尿药物

【药品名称】

呋塞米注射液（furosemide injection）

【剂型与规格】

注射剂：每支 20mg（2mL）。

【主要成分】

呋塞米。

【药理作用】

本品为强效利尿剂，其作用机制如下：

1. 对水和电解质的排泄作用　能增加水、钠、氯、钾、钙、镁、磷等的排泄。与噻嗪类利尿药不同，呋塞米等袢利尿药存在明显的剂量 – 效应关系。

随着剂量加大，利尿效果明显增强，且药物剂量范围较大。本类药物主要通过抑制肾小管髓袢厚壁段对氯化钠的主动重吸收，结果管腔液 Na^+、Cl^- 浓度升高，而髓质间液 Na^+、Cl^- 浓度降低，使渗透压梯度差降低，肾小管浓缩功能下降，从而导致水、Na^+、Cl^- 排泄增多。

因为 Na^+ 重吸收减少，远端小管 Na^+ 浓度升高，促进 Na^+-K^+ 和 Na^+-H^+ 交换增加，K^+ 和 H^+ 排出增多。至于呋塞米抑制肾小管髓袢升支厚壁段重吸收 Cl^- 的机制，过去曾认为该部位存在氯泵，目前研究表明，该部位基底膜外侧存在与 Na^+-K^+-ATP 酶有关的 Na^+、Cl^- 配对转运系统，呋塞米通过抑制该系统功能而减少 Na^+、Cl^- 的重吸收。

另外，呋塞米可能尚能抑制近端小管和远端小管对 Na^+、Cl^- 的重吸收，促进远端小管分泌 K^+。呋塞米通过抑制髓袢对 Ca^{2+}、Mg^{2+} 的重吸收而增加 Ca^{2+}、Mg^{2+} 排泄。

短期用药能增加尿酸排泄，而长期用药则可引起高尿酸血症。

2. 对血流动力学的影响　呋塞米能抑制前列腺素分解酶的活性，使前列腺素 E_2 的含量升高，从而具有扩张血管的作用。

扩张肾血管，降低肾血管阻力，使肾血流量尤其是肾皮质深部血流量增加，在呋塞米的利尿作用中具有重要意义，也是其用于预防急性肾功能衰竭的理论基础。

另外，与其他利尿药不同，袢利尿药在肾小管液流量增加的同时肾小球滤过率不下降，可能与流经致密斑的氯减少，从而减弱或阻断了球 – 管平衡有关。

呋塞米能扩张肺部容量静脉，降低肺毛细血管通透性，加上其利尿作用，使回心血量减少，左心室舒张末期压力降低，有助于急性左心衰竭的治疗。

由于呋塞米可降低肺毛细血管通透性，为其治疗成人呼吸窘迫综合征提供了理论依据。

【适应证】

1. 水肿性疾病　包括充血性心力衰竭、肝硬化、肾脏疾病（肾炎、肾病及各种原因所致的急、慢性肾功能衰竭），尤其是应用其他利尿药效果不佳时，应用本类药物仍可能有效。与其他药物合用治疗急性肺水肿和急性脑水肿等。

2. 在高血压的阶梯疗法中，不作为治疗原发性高血压的首选药物，但当噻嗪类药物疗效不佳时，尤其当伴有肾功能不全或出现高血压危象时，本类药物尤为适用。

3. 预防急性肾功能衰竭　用于各种原因导致的肾脏血流灌注不足，例如失水、休克、中毒、麻醉意外和循环功能不全等，在纠正血容量不足的同时及时应用，可减少急性肾小管坏死的机会。

4. 高钾血症及高钙血症。

5. 稀释性低钠血症，尤其是当血钠浓度低于 120mmol/L 时。

6. 抗利尿激素分泌过多症。

7. 急性药物毒物中毒如巴比妥类药物中毒等。

【用法用量】

1. 成人常用量

（1）治疗水肿性疾病：紧急情况或不能口服者，可静脉注射，开始 20～40mg，必要时每 2 小时追加剂量，直至出现满意疗效。维持用药阶段可分次给药。治疗急性左心衰竭时，起始 40mg 静脉注射，必要时每小时追加 80mg，直至出现满意疗效。

治疗急性肾功能衰竭时，可用 200～400mg 加于 100mL 氯化钠注射液内静脉滴注，滴注速度每分钟不超过 4mg。有效者可按原剂量重复应用或酌情调整剂量，每日总剂量不超过 1g。利尿效果差时不宜再增加剂量，以免出现肾毒性，对急性肾功能衰竭功能恢复不利。治疗慢性肾功能衰竭时，一般每日剂量 40～120mg。

（2）治疗高血压危象时，起始 40～80mg 静脉注射，伴急性左心衰竭或急性肾功能衰竭时，可酌情增加剂量。

（3）治疗高钙血症时，可静脉注射，1 次 20～80mg。

2. 小儿常用量　治疗水肿性疾病，起始按 1mg/kg 静脉注射，必要时每隔 2 小时追加 1mg/kg。最大剂量可达每日 6mg/kg。新生儿应延长用药间隔。

【医嘱模板】

0.9% 氯化钠注射液　　　100mL ⎫
呋塞米注射液　　　　　　20mg ⎭ ·········· 静脉滴注

【禁忌证】

1. 对本品及磺胺药、噻嗪类利尿药过敏者禁用。

2. 妊娠 3 个月以内孕妇禁用。

【不良反应】

常与水、电解质紊乱有关，尤其是大剂量或长期应用时，如体位性低血压、休克、低钾血症、低氯血症、低氯性碱中毒、低钠血症、低钙血症，以及与此有关的口渴、乏力、肌肉酸痛、心律失常等。少见者有过敏反应（包括皮疹、间质性肾炎、心搏骤停）、视觉模糊、黄视症、光敏感、头晕、头痛、纳差、恶心、呕吐、腹痛、腹泻、胰腺炎、肌肉强直等，骨髓抑制导致粒细胞减少，血小板减少性紫癜和再生障碍性贫血，肝功能损害，指（趾）感觉异常，高糖血症，尿糖阳性，原有糖尿病加重，高尿酸血症。耳鸣、听力障碍多见于大剂量静脉快速注射时（每分钟剂量大于 4～15mg），多为暂时性，少数为不可逆性，尤其在与其他有耳毒性的药物同时应用时。在高钙血症时，可引起肾结石。尚有报道本药可加重特发性水肿。

【注意事项】

1. 运动员慎用。

2. 交叉过敏。对磺胺药和噻嗪类利尿药过敏者，对本药可能亦过敏。

3. 对诊断的干扰：可致血糖升高、尿糖阳性，尤其是糖尿病或糖尿病前期患者。过度脱水可使血尿酸和尿素氮水平暂时性升高。血 Na^+、Cl^-、K^+、Ca^{2+} 和 Mg^{2+} 浓度下降。

4. 下列情况慎用：①无尿或严重肾功能损害者，后者因需加大剂量，故用药间隔时间应延长，以免出现耳毒性等副作用；②糖尿病；③高尿酸血症或有痛风病史者；④严重肝功能损害者，因水电解质紊乱可诱发肝昏迷；⑤急性心肌梗死，过度利尿可促发休克；⑥胰腺炎或有此病史者；⑦有低钾血症倾向者，尤其是应用洋地黄类药物或有室性心律失常者；⑧红斑狼疮，本药可加重病情或诱发活动；⑨前列腺肥大。

5. 随访检查：①血电解质，尤其是合用洋地黄类药物或皮质激素类药物、肝肾功能损害者；②血压，尤其是用于降压，大剂量应用或用于老年人；③肾功能；④肝功能；⑤血糖；⑥血尿酸；⑦酸碱平衡情况；⑧听力。

6. 药物剂量应从最小有效剂量开始，然后根据利尿反应调整剂量，以减少水、电解质紊乱等不良反应的发生。

7. 肠道外用药宜静脉给药，不主张肌内注射。常规剂量静脉注射时间应超过 1～2 分钟，大剂量静脉注射时每分钟不超过 4mg。

8．本药为钠盐注射液，碱性较高，故静脉注射时宜用氯化钠注射液稀释，而不宜用葡萄糖注射液稀释。

9．存在低钾血症或低钾血症倾向时，应注意补充钾盐。

10．与降压药合用时，后者剂量应酌情调整。

11．少尿或无尿患者应用最大剂量后 24 小时仍无效时应停药。

第四节　抗心律失常药物

【药品名称】

盐酸利多卡因注射液（lidocaine hydrochloride injection）

【剂型与规格】

注射剂：每支 0.1g（5mL）。

【主要成分】

盐酸利多卡因。

【药理作用】

本品为酰胺类局麻药。血液吸收后或静脉给药，对中枢神经系统有明显的兴奋和抑制双相作用，且可无先驱的兴奋，血药浓度较低时，出现镇痛和嗜睡、痛阈提高；随着剂量加大，作用或毒性增强，亚中毒血药浓度时有抗惊厥作用；当血药浓度超过 5μg/mL 时可发生惊厥。本品在低剂量时，可促进心肌细胞内 K^+ 外流，降低心肌的自律性，而具有抗室性心律失常作用；在治疗剂量时，对心肌细胞的电活动、房室传导和心肌的收缩无明显影响；血药浓度进一步升高，可引起心脏传导速度减慢，房室传导阻滞，抑制心肌收缩力，使心排血量下降。

【适应证】

本品可用于急性心肌梗死后室性早搏和室性心动过速，亦可用于洋地黄类中毒、心脏外科手术及心导管引起的室性心律失常。本品对室上性心律失常通常无效。

【用法用量】

抗心律失常

1．静脉注射　1 ~ 1.5mg/kg（一般用 50 ~ 100mg）作第 1 次负荷量静脉注射 2 ~ 3 分钟，必要时每 5 分钟后重复静脉注射 1 ~ 2 次，但 1 小时之内的总量不得超过 300mg。

2．静脉滴注　一般以 5% 葡萄糖注射液配成 1 ~ 4mg/mL 药液滴注或用输液泵给药。在达到负荷量后可继续以每分钟 1 ~ 4mg 的速度静脉滴注维持，或以每分钟 0.015 ~ 0.03mg/kg 的速度静脉滴注。老年人、心力衰竭、心源性休克、肝血流量减少、肝或肾功能障碍时应减少用量，以每分钟 0.5 ~ 1mg 的速度静脉滴注，即可用本品 0.1% 溶液静脉滴注，每小时不超过 100mg。

3．极量静脉注射　1 小时内最大负荷量为 4.5mg/kg（或 300mg）。最大维持量为每分钟 4mg。

【医嘱模板】

以 60kg 为例：

盐酸利多卡因注射液　　　60mg…………静脉注射 2 ~ 3min

或 5% 葡萄糖注射液   50mL

盐酸利多卡因注射液   100mg }·········· 泵入

【禁忌证】

1. 对局部麻醉药过敏者禁用。

2. 阿 – 斯综合征（急性心源性脑缺血综合征）、预激综合征、严重心传导阻滞（包括窦房、房室及心室内传导阻滞）患者静脉禁用。

【不良反应】

1. 本品可作用于中枢神经系统，引起嗜睡、感觉异常、肌肉震颤、惊厥昏迷及呼吸抑制等不良反应。

2. 可引起低血压及心动过缓。血药浓度过高，可引起心房传导速度减慢、房室传导阻滞，抑制心肌收缩力，使心输出量下降。

【注意事项】

1. 防止误入血管，注意局麻药中毒症状的诊治。

2. 肝肾功能障碍、肝血流量减低、充血性心力衰竭、严重心肌受损、低血容量及休克等患者慎用。

3. 对其他局麻药过敏者，可能对本品也过敏，但利多卡因与普鲁卡因胺、奎尼丁间尚无交叉过敏反应的报道。

4. 本品应严格掌握浓度和用药总量，超量可引起惊厥及心搏骤停。

5. 其体内代谢较普鲁卡因慢，有蓄积作用，可引起中毒而发生惊厥。

6. 某些疾病如急性心肌梗死患者常伴有 α_1– 酸性蛋白及蛋白率增加，利多卡因蛋白结合也增加，从而降低了游离血药浓度。

7. 用药期间应注意检查血压、监测心电图，并备有抢救设备。心电图 P-R 间期延长或 QRS 波增宽，出现其他心律失常或原有心律失常加重者应马上停药。

【药品名称】

硫酸阿托品注射液（atropine sulfate injection）

【剂型与规格】

注射剂：每支 0.5mg（1mL）。

【主要成分】

硫酸阿托品。

【药理作用】

文献报道，本品为典型的 M 胆碱受体阻滞剂。除一般的抗 M 胆碱作用解除胃肠平滑肌痉挛、抑制腺体分泌、扩大瞳孔、升高眼压、视力调节麻痹、心率加快、支气管扩张等外，大剂量时能作用于血管平滑肌，扩张血管、解除痉挛性收缩，改善微循环。此外，本品能兴奋或抑制中枢神经系统，具有一定的剂量依赖性。对心脏、肠和支气管平滑肌的作用比其他颠茄生物碱更强且持久。

【适应证】

1. 各种内脏绞痛，如胃肠绞痛及膀胱刺激症状。对胆绞痛、肾绞痛的疗效较差。

2. 全身麻醉前给药、严重盗汗和流涎症。

3. 迷走神经过度兴奋所致的窦房阻滞、房室阻滞等缓慢型心律失常，也可用于继发于窦房结功能低下而出现的室性异位节律。

4. 抗休克。

5. 解救有机磷酸酯类中毒。

【用法用量】

1. 皮下、肌肉或静脉注射

成人常用量：每次 0.3 ~ 0.5mg，1 日 0.5 ~ 3mg（1 ~ 6 支）；极量：1 次 2mg（4 支）。

儿童皮下注射：每次 0.01 ~ 0.02mg/kg，每日 2 ~ 3 次。

静脉注射：用于治疗阿 – 斯综合征，每次 0.03 ~ 0.05mg/kg，必要时 15 分钟重复 1 次，直至面色潮红、循环好转、血压回升、延长间隔时间至血压稳定。

2. 抗心律失常 成人静脉注射 0.5 ~ 1mg（1 ~ 2 支），按需可 1 ~ 2 小时 1 次，最大量为 2mg（4 支）。

3. 解毒 ①用于锑剂引起的阿 – 斯综合征，静脉注射 1 ~ 2mg（2 ~ 4 支），15 ~ 30 分钟后再注射 1mg（2 支），如患者无发作，按需每 3 ~ 4 小时皮下或肌内注射 1mg（2 支）。②用于有机磷中毒时，肌内注射或静脉注射 1 ~ 2mg（2 ~ 4 支）（严重有机磷中毒时可加大 5 ~ 10 倍），每 10 ~ 20 分钟重复，直到青紫消失，继续用药至病情稳定，然后用维持量，有时需 2 ~ 3 日。

4. 抗休克改善循环 成人一般按体重 0.02 ~ 0.05mg/kg，用 50% 葡萄糖注射液稀释后静脉注射或用葡萄糖水稀释后静脉滴注。

5. 麻醉前用药 成人术前 0.5 ~ 1 小时，肌内注射 0.5mg（1 支）。

6. 小儿皮下注射用量 体重 3kg 以下者为 0.1mg，7 ~ 9kg 为 0.2mg，12 ~ 16kg 为 0.3mg，20 ~ 27kg 为 0.4mg，32kg 以上为 0.5mg（1 支）。

【医嘱模板】

0.9% 氯化钠注射液 100mL
硫酸阿托品注射液 0.5mg }········ 静脉滴注

【禁忌证】

青光眼、前列腺肥大者、高热者禁用。

【不良反应】

不同剂量所致的不良反应大致如下：0.5mg，轻微心率减慢，略有口干及少汗；1mg，口干、心率加速、瞳孔轻度扩大；2mg，心悸、显著口干、瞳孔扩大，有时出现视物模糊；5mg，上述症状加重，并有语言不清、烦躁不安、皮肤干燥发热、小便困难、肠蠕动减少；10mg 以上，上述症状更重，脉速而弱，中枢兴奋现象严重，呼吸加快加深，出现谵妄、幻觉、惊厥等；严重中毒时可由中枢兴奋转入抑制，产生昏迷和呼吸麻痹等。最低致死剂量成人为 80 ~ 130mg，儿童为 10mg。发热、脉速、腹泻和老年人慎用。

【注意事项】

1. 对其他颠茄生物碱不耐受者，对本品也不耐受。

2. 孕妇静脉注射阿托品可使胎儿心动过速。

3. 本品可分泌入乳汁，并有抑制泌乳作用。

4. 婴幼儿对本品的毒性反应极敏感，特别是痉挛性麻痹与脑损伤的小儿，反应更强，环境温度较高时，因闭汗有体温急骤升高的危险，应用时要严密观察。

5. 老年人容易发生抗 M 胆碱样副作用，如排尿困难、便秘、口干（特别是男性），也易诱发未经诊断的青光眼，一经发现，应即刻停药。本品对老年人尤易致汗液分泌减少，影响散热，故夏天慎用。

6. 下列情况应慎用：①脑损害，尤其是儿童；②心脏病，特别是心律失常，充血性心力衰竭、冠心病、二尖瓣狭窄等；③反流性食管炎、食管与胃的运动减弱、下食管括约肌松弛，可使胃排空延迟，从而促成胃潴留，并增加胃食管的反流；④青光眼患者禁用，20 岁以上患者存在潜隐性青光眼时，有诱发的危险；⑤溃疡性结肠炎，用量大时肠能动度降低，可导致麻痹性肠梗阻，并可诱发加重中毒性巨结肠症；⑥前列腺肥大引起的尿路感染（膀胱张力减低）及尿路阻塞性疾病，可导致完全性尿潴留；⑦对诊断的干扰，酚磺酞试验时可减少酚磺酞的排出量。

【药品名称】

盐酸胺碘酮注射液（amiodarone hydrochloride injection）

【剂型与规格】

注射剂：每支 0.15g（3mL）。

【主要成分】

盐酸胺碘酮。

【药理作用】

抗心律失常特性：

1. 延长心肌细胞 3 相动作电位，但不影响动作电位的高度和下降速率（Vaughan Wlilams 分类Ⅲ类）；单纯延长心肌细胞 3 相动作电位是由于钾离子外流减少所致，钠离子和钙离子外流不变。

2. 降低窦房结自律性，该作用不能用阿托品逆转。

3. 非竞争性的 α 和 β 肾上腺素能抑制作用。

4. 减慢窦房、心房及结区传导性，心率快时表现更明显。

5. 不改变心室内传导。

6. 延长不应期，降低心房、结区和心室的心肌兴奋性。

7. 减慢房室旁路的传导并延长其不应期。

8. 无负性肌力作用。

【适应证】

当不宜口服给药时应用本品治疗严重的心律失常，尤其适用于下列情况：

1. 房性心律失常伴快速室性心律。

2. W-P-W 综合征的心动过速。

3. 严重的室性心律失常。

4. 体外电除颤无效的室颤相关心脏停搏的心肺复苏。

【用法用量】

因为产品配方的原因，500mL 中少于 2 安瓿注射液的浓度不宜使用。仅用等渗葡萄糖溶液配制。不要向输液中加入任何其他制剂。胺碘酮应尽量通过中心静脉途径给药。对盐酸胺碘酮注射液的反应，个体间差异较大，所以，尽管需要给予负荷剂量来抑制危及生命的心律失常，根据需要严密监测并调整剂量也是必不可少的。

通常初始推荐剂量为开始治疗的第一个 24 小时内给予约 1 000mg 盐酸胺碘酮注射液，按照下述的用法给药。

第一个 24 小时后，维持滴注速度 0.5mg/min（720mg/24h），浓度为 1～6mg/mL（盐酸胺碘酮注射液浓度超过 2mg/mL 时，需通过中央静脉导管给药），需持续滴注。

当发生室颤或血流动力学不稳定的室性心动过速（以下简称室速）时，可以追加盐酸胺碘酮注射 150mg，溶于 100mL 的葡萄糖溶液给药。10 分钟给药以减少低血压的发生。维持滴注的速度可以增加，以有效抑制心律失常。

第一个 24 小时的剂量可以根据患者情况个体化给药，然而，在临床对照研究中，每日平均剂量在 2 100mg 以上，与增加低血压的危险性相关。初始滴注速度不超过 30mg/min。

基于盐酸胺碘酮注射液的临床研究经验，无论患者的年龄、肾功能、左心室功能如何，维持滴注达 0.5mg/min 能谨慎地持续 2～3 周。患者接受盐酸胺碘酮注射液超过 3 周的经验有限。

盐酸胺碘酮注射液应尽可能通过中央静脉导管滴注。盐酸胺碘酮注射液稀释于 5% 葡萄糖溶液中，浓度超过 3mg/mL 时，会增加外周静脉炎的发生率，如果浓度在 2.5mg/mL 以下，出现上述情况较少。所以静脉滴注超过 1 小时时，盐酸胺碘酮注射液的浓度不应超过 2mg/mL。除非使用中央静脉导管。

在应用 PVC 材料或器材时，胺碘酮溶液可使酞酸二乙酯（DEHP）释放到溶液中，为了减少患者接触 DEHP，建议应用不含 DEHP 的 PVC 或玻璃器具，于应用前临时配制和稀释盐酸胺碘酮注射液的输注溶液。

体外电除颤无效的室颤相关心脏停搏的心肺复苏。

根据胺碘酮的给药途径和适应证的应用状况，如果能够立刻获得，则推荐使用中心静脉导管；否则，使用最大的外周静脉并以最高的流速通过外周静脉途径给药。初始静脉注射给药剂量为 300mg（或 5mg/kg），稀释于 20mL 的 5% 葡萄糖溶液中并快速注射。如果室颤持续存在，需考虑静脉途径追加 150mg（或 2.5mg/kg）。注射器内不得添加其他任何药品。

【医嘱模板】

| 5% 葡萄糖注射液 | 1 000mL | ⎫ |
| 盐酸胺碘酮注射液 | 1.05g | ⎭……… 静脉滴注 |

【禁忌证】

本品在如下情况下禁用：

1. 未安装人工起搏器的窦性心动过缓和窦房传导阻滞的患者。
2. 未安装人工起搏器的窦房结疾病的患者（有窦性停搏的危险）。
3. 未安装人工起搏器的高度房室传导障碍的患者。
4. 双或三分支传导阻滞，除非安装永久人工起搏器。
5. 甲状腺功能异常。
6. 已知对碘、胺碘酮或其中的辅料过敏。
7. 妊娠。
8. 循环衰竭。

9. 严重低血压。

10. 静脉注射禁用于低血压、严重呼吸衰竭、心肌病或心力衰竭（可能导致病情恶化）。

11. 3 岁以下儿童（因含有苯甲醇）。

12. 本品含苯甲醇，禁止用于儿童肌内注射。

13. 哺乳期。

14. 与某些可导致尖端扭转性室速的药物合用（不包括抗寄生虫药物、抗精神病药和美沙酮）：Ⅰa 类抗心律失常药（奎尼丁、双氢奎尼丁、丙吡胺）；Ⅲ类抗心律失常药（索他洛尔、多非利特、伊布利特）；其他药物：砷化合物、苄普地尔、西沙必利、西酞普兰、艾司西酞普兰、二苯马尼、静脉注射多拉司琼、多潘立酮、决奈达隆、静脉注射红霉素、左氧氟沙星、甲喹吩嗪、咪唑斯汀、莫西沙星、普芦卡必利、静脉注射螺旋霉素、静脉注射长春胺（见药物相互作用）；舒托必利；特拉匹韦；可比司他；精神抑制剂，喷他脒（静脉注射时）。

这些禁忌证不适用于胺碘酮用于体外电除颤无效的室颤相关心脏停搏的心肺复苏急诊治疗。

【不良反应】

心血管系统：较其他抗心律失常药对心血管的不良反应要少。主要包括：①窦性心动过缓、一过性窦性停搏或窦房阻滞，阿托品不能对抗此反应。②房室传导阻滞。③偶有QT 间期延长伴扭转性室性心动过速。④促心律失常作用，特别是长期大剂量和伴有低钾血症时易发生。⑤静脉注射时产生低血压。以上情况均应停药，可用升压药、异丙肾上腺素、碳酸氢钠（或乳酸钠）或起搏器治疗；注意纠正电解质紊乱；扭转性室性心动过速发展成室颤时可用直流电转复。

【注意事项】

1. 必须预防低血钾的发生（并纠正低血钾）；应当对 QT 间期进行监测，如果出现尖端扭转型室性心动过速，不得使用抗心律失常药物（应给予心室起搏，可静脉给予镁剂）。

2. 由于存在血流动力学风险（重度低血压、循环衰竭），通常不推荐静脉注射；只要有可能，应优先采用静脉滴注。

3. 静脉注射仅用于体外电除颤无效的室颤相关心脏停搏的心肺复苏等紧急情况，且应在持续监护（心电图、血压）下使用，推荐在重症监护室中应用。

4. 剂量约为 5mg/kg 体重。除体外电除颤无效的室颤相关心脏停搏的心肺复苏外，胺碘酮的注射时间应超过 3 分钟。第 1 次注射后的 15 分钟内不可重复进行静脉注射，即使随后剂量仅为 1 安瓿（可能造成不可逆衰竭）。

5. 同一注射器中不可混入其他制剂。不可在同一注射容器中加入其他药品。如胺碘酮需持续给药，应通过静脉滴注方式。

6. 为避免注射部位的反应，胺碘酮应尽可能通过中心静脉途径给药。

7. 应监测低血压、重度呼吸衰竭、失代偿性或重度心力衰竭的发生。

8. 心脏异常　已有新发心律失常或经治疗心律失常恶化的报道，且有时致命。药物无效可能表现为心脏疾病加重，与致心律失常作用的区分很重要且又非常困难。胺碘酮致心律失常作用较其他抗心律失常药物更为罕见，且通常发生在药物相互作用和/或电解质紊乱的情况下。如存在促进 QT 间期延长的因素（例如与特定药物的联合使用和低血钾），胺碘酮可能会产生致心律失常效应。在 QT 间期延长程度相同的患者中，胺碘酮药物诱导的尖端扭转风险低于其他抗心律失常药物。

9. 严重皮肤异常　可能发生威胁生命甚至致命性的皮肤反应，例如 Stevens-Johnson 综合征或中毒性表皮坏死松解症。如果患者出现提示这些疾病的体征或症状（比如渐进皮疹伴水疱或黏膜病变），应马上中止胺碘酮治疗。

10. 严重心动过缓　已观察到胺碘酮与索菲布韦单独联用或与其他直接作用于丙肝病毒（HCV）的抗病毒药（DA）（如达卡他韦、西米普韦或雷迪帕韦）联用时，可出现严重威胁生命的心动过线和心脏传导阻滞的病例。所以，不推荐胺碘酮与这些药物联用。

11. 肺部异常　呼吸困难或干咳的发生可能与肺部毒性相关，如间质性肺炎。静脉给予胺碘酮时，有非常罕见的间质性肺炎病例的报道。对于进行性呼吸困难，无论单独或伴随一般情况恶化（疲劳、体重减轻、发热）的患者，当诊断可疑时，应进行胸部 X 线检查。由于间质性肺病一般在停用胺碘酮的早期是可逆的（临床症状通常在 3～4 周内缓解，随后放射学及肺部功能在几个月内缓慢改善），因此对于胺碘酮的治疗应进行评价，且应考虑激素治疗。

有极个别病例在手术后立即出现严重呼吸并发症（成人急性呼吸窘迫综合征），且有时致命。可能与高浓度氧的相互作用相关。

12. 肝脏异常　建议在治疗开始时密切监测肝功能（转氨酶），并在治疗期间定期监测。开始静脉给予胺碘酮的第一个 24 小时内可能出现急性肝损害（包括重度肝细胞衰竭或肝衰竭，有时为致死性）及慢性肝损害。因此，当转氨酶升高超过正常值的 3 倍时，减少胺碘酮的剂量或停止给药。

13. 不建议胺碘酮与下列药物合用：β 受体阻滞剂、减缓心率的钙通道阻滞剂（维拉帕米、地尔硫䓬）、可能导致低钾血症的刺激性通便剂、环孢素、某些抗寄生虫药（卤泛群、本芴醇及喷他脒）、某些抗精神病药（氨磺必利、氯丙嗪、氰美马嗪、氟哌利多、氟哌噻吨、氟奋乃静、氟哌啶醇、左美丙嗪、匹莫齐特、匹洋哌隆、哌泊噻嗪、舍吲哚、舒必利、舒托必利、硫必利、氯哌噻吨）、喹诺酮类（而不是左氧氟沙星和莫西沙星）、刺激性泻药、美沙酮或芬戈莫德。

14. 本药品每 3mL 安瓿含有 60mg 苯甲醇。苯甲醇可导致婴儿和年龄达 3 岁的儿童发生毒性反应和过敏反应。

含苯甲醇的药品在早产儿和足月新生儿中的给药一直与喘息综合征（症状包括喘息综合征突然发作、低血压、心动过缓和心血管虚脱）致命病例相关。

15. 使用注意事项　电解质紊乱，尤其是低钾血症：应重视易于发生低钾血症风险的任何情况，因为低钾血症可诱发心律失常。在胺碘酮治疗开始前，应纠正低钾血症。

除紧急情况外，应仅在专科医院并且进行连续监测（ECG、BP）时，才能进行胺碘酮注射给药。

第五节　血管扩张药物

【药品名称】

注射用硝普钠（sodium nitroprusside for injection）

【剂型与规格】

注射剂：每支 50mg。

【主要成分】

硝普钠。

【药理作用】

据文献报道，本品为一种速效和短时作用的血管扩张药。通过血管内皮细胞产生 NO，对动脉和静脉平滑肌均有直接扩张作用，但不影响子宫、十二指肠或心肌的收缩。血管扩张使周围血管阻力减低，因而有降压作用。

血管扩张使心脏前、后负荷均减低，心排血量改善，故对心力衰竭有益。后负荷减低可减少瓣膜关闭不全时主动脉和左心室的阻抗而减轻反流。

【适应证】

1. 用于高血压急症，如高血压危象、高血压脑病、恶性高血压、嗜铬细胞瘤手术前后阵发性高血压等的紧急降压，也可用于外科麻醉期间进行控制性降压。

2. 用于急性心力衰竭，包括急性肺水肿。亦用于急性心肌梗死或瓣膜（二尖瓣或主动脉瓣）关闭不全时的急性心力衰竭。

【用法用量】

用前将本品 50mg（1 支）溶解于 5mL 5% 葡萄糖注射液中，再稀释于 250～1 000mL 5% 葡萄糖注射液中，在避光输液瓶中静脉滴注。

1. 成人常用量　静脉滴注，开始每分钟按体重 0.5μg/kg。根据治疗反应以每分钟 0.5μg/kg 递增，逐渐调整剂量，常用剂量为每分钟按体重 3μg/kg，极量为每分钟按体重 10μg/kg。总量为按体重 3.5mg/kg。

2. 小儿常用量　静脉滴注，每分钟按体重 1.4μg/kg，按效应逐渐调整用量。

【医嘱模板】

5% 葡萄糖注射液	500mL	⎫
注射用硝普钠	50mg	⎭……… 静脉滴注

【禁忌证】

代偿性高血压如动静脉分流或主动脉缩窄时，禁用本品。

【不良反应】

恶心、呕吐、精神不安、肌肉痉挛、头痛、皮疹、出汗、发热等。大剂量连续使用时，有肝肾功能损害的患者，可引起血浆氰化物和硫氰化物浓度升高而中毒。本品可导致甲状腺功能减退、高铁血红蛋白血症、静脉炎和代谢性酸中毒。

【注意事项】

1. 本品对光敏感，溶液稳定性较差，滴注溶液应新鲜配制并迅速将输液瓶用黑纸或铝箔包裹避光。新配溶液为淡棕色，如变为暗棕色、橙色或蓝色，应弃去。溶液的保存与应用不应超过 24 小时。溶液内不宜加入其他药品。

2. 配制溶液只可静脉慢速点滴，切不可直接推注。最好使用微量输液泵，这样可以精确控制给药速度，从而减少不良反应的发生率。

3. 对诊断的干扰：用本品时，血二氧化碳分压（PCO_2）、pH 值、碳酸氢盐浓度可能降低；血浆氰化物、硫氰酸盐浓度可能因本品代谢后而增高，本品超量时，动脉血乳酸盐浓度可增高，提示代谢性酸中毒。

4. 下列情况慎用：①脑血管或冠状动脉供血不足时，对低血压的耐受性降低。②麻醉中控制性降压时，如有贫血或低血容量，应先予纠正再给药。③脑病或其他颅内压增高时，扩张脑血管可进一步增高颅内压。④肝、肾功能损害时，本品可能加重肝、肾损害。⑤甲状腺功能过低时，本品的代谢产物硫氰酸盐可抑制碘的摄取和结合，因而可能加重病情。⑥肺功能不全时，本品可能加重低氧血症。⑦维生素 B_{12} 缺乏时使用本品，可能使病情加重。

5. 应用本品的过程中，应经常测血压，最好在监护室内进行；肾功能不全而本品应用超过 48~72 小时者，每日须测定血浆中氰化物或硫氰酸盐，保持硫氰酸盐不超过 100μg/mL；氰化物不超过 3μmol/mL，急性心肌梗死患者使用本品时，须测定肺动脉舒张压或嵌压。

6. 药液有局部刺激性，谨防外渗，推荐自中心静脉给药。

7. 少壮男性患者麻醉期间用本品做控制性降压时，需要用大量，甚至接近极量。

8. 如静脉滴注已达每分钟 10μg/kg，经 10 分钟而降压仍不满意，应考虑停用本品，改用或加用其他降压药。

9. 左心衰竭时，应用本品可恢复心脏的泵血功能，但伴有低血压时，须同时加用心肌正性肌力药如多巴胺或多巴酚丁胺。

10. 应用本品的过程中，偶可出现明显耐药性，此应视为氰化物中毒的先兆征象，此时减慢滴速，即可消失。

第六节　中枢兴奋药物

【药品名称】

尼可刹米注射液（nikethamide injection）

【剂型与规格】

注射剂：每支 0.375g（1.5mL）。

【主要成分】

尼可刹米。

【药理作用】

本品选择性兴奋延髓呼吸中枢，也可作用于颈动脉体和主动脉体化学感受器反射性地兴奋呼吸中枢，并提高呼吸中枢对二氧化碳的敏感性，使呼吸加深加快，对血管运动中枢有微弱的兴奋作用，剂量过大可引起惊厥。

【适应证】

用于中枢性呼吸抑制及各种原因引起的呼吸抑制。

【用法用量】

1. 皮下注射、肌内注射、静脉注射。

2. 成人　常用量，1 次 0.25~0.5g，必要时 1~2 小时重复用药；极量 1 次 1.25g。

3. 小儿　常用量，6 个月以下，1 次 75mg；1 岁，1 次 0.125g；4~7 岁，1 次 0.175g。

【医嘱模板】

尼可刹米注射液　　0.25g………皮下注射

【禁忌证】

抽搐及惊厥患者。

【不良反应】

常见面部刺激症、烦躁不安、抽搐、恶心、呕吐等。大剂量时可出现血压升高、心悸、出汗、面部潮红、呕吐、震颤、心律失常、惊厥，甚至昏迷。

【注意事项】

作用时间短暂，应视病情间隔给药。

【药品名称】

盐酸洛贝林注射液（lobeline hydrochloride injection）

【剂型与规格】

注射剂：每支 3mg（1mL）。

【主要成分】

盐酸洛贝林。

【药理作用】

文献报道，可刺激颈动脉体和主动脉体化学感受器（均为 N1 受体），反射性地兴奋呼吸中枢而使呼吸加快，但对呼吸中枢并无直接兴奋作用。对迷走神经中枢和血管运动中枢也同时有反射性的兴奋作用；对植物神经节先兴奋而后阻断。

【适应证】

本品主要用于各种原因引起的中枢性呼吸抑制。临床上常用于新生儿窒息，一氧化碳、阿片中毒等。

【用法用量】

1. 静脉注射　常用量：成人 1 次 3mg（1 支）；极量：1 次 6mg（2 支），1 日 20mg。小儿 1 次 0.3～3mg，必要时每隔 30 分钟可重复使用；新生儿窒息可注入脐静脉 3mg（1 支）。

2. 皮下或肌内注射　常用量：成人 1 次 10mg；极量：1 次 20mg，1 日 50mg。小儿 1 次 1～3mg。

【医嘱模板】

盐酸洛贝林注射液　　　10mg·········皮下注射

【不良反应】

可有恶心、呕吐、呛咳、头痛、心悸等。

【注意事项】

剂量较大时，能引起心动过速、传导阻滞、呼吸抑制，甚至惊厥。

第七节　解痉药物

【药品名称】

盐酸消旋山莨菪碱注射液（raceanisodamine hydrochloride injection），又称 654-2 针

【剂型与规格】

注射剂：每支 10mg（1mL）。

【主要成分】

消旋山莨菪碱。

【药理作用】

具有外周抗 M 胆碱受体作用，能解除乙酰胆碱所致平滑肌痉挛，也能解除微血管痉挛，改善微循环。

对胃肠道平滑肌有松弛作用，并抑制其蠕动，作用较阿托品稍弱，其抑制消化道腺体分泌作用为阿托品的 1/10。

抑制唾液腺分泌及扩瞳作用较弱，为阿托品的 1/20 ~ 1/10。因不易通过血 – 脑脊液屏障，故中枢作用亦弱于阿托品。

【适应证】

抗 M 胆碱药，主要用于解除平滑肌痉挛，胃肠绞痛、胆道痉挛、急性微循环障碍及有机磷中毒等。

【用法用量】

1. 常用量　成人每次肌内注射 5 ~ 10mg（0.5 ~ 1 支），小儿 0.1 ~ 0.2mg/kg，每日 1 ~ 2 次。

2. 抗休克及有机磷中毒　静脉注射，成人每次 10 ~ 40mg（1 ~ 4 支），小儿每次 0.3 ~ 2mg/kg，必要时每隔 10 ~ 30 分钟重复给药，也可增加剂量。病情好转后应逐渐延长给药间隔，至停药。

【医嘱模板】

盐酸消旋山莨菪碱注射液　　　5mg………肌内注射

【禁忌证】

颅内压增高、脑出血急性期、青光眼、幽门梗阻、肠梗阻及前列腺肥大者禁用；反流性食管炎、重症溃疡性结肠炎慎用。

【不良反应】

常见的有：口干、面红、视物模糊等；少见的有：心跳加快、排尿困难等。上述症状多在 1 ~ 3 小时内消失。用量过大时可出现阿托品样中毒症状。

【注意事项】

1. 急腹症诊断未明确时，不宜轻易使用。

2. 夏季用药时，因其闭汗作用，可使体温升高。

3. 静脉滴注过程中若出现排尿困难，对于成人可肌内注射新斯的明 0.5 ~ 1.0mg 或氢溴酸加兰他敏 2.5 ~ 5mg，对于小儿可肌内注射新斯的明 0.01 ~ 0.02mg/kg，以解除症状。

第八节　抗过敏药物

【药品名称】

盐酸异丙嗪注射液（promethazine hydrochloride injection）

【剂型与规格】

注射剂：25mg（1mL）。

【主要成分】

盐酸异丙嗪。

【药理作用】

异丙嗪是吩噻嗪类抗组胺药，也可用于镇吐、抗晕动和镇静催眠。

1. 抗组胺作用　与组织释放的组胺竞争 H_1 受体，能拮抗组胺对胃肠道、气管、支气管或细支气管平滑肌的收缩或挛缩，解除组胺对支气管平滑肌的致痉和充血作用。

2. 止吐作用　可能与抑制了延髓的催吐化学感受区有关。

3. 抗晕动症　可能通过中枢性抗胆碱性能，作用于前庭和呕吐中枢及中脑髓质感受器，主要是阻断前庭核区胆碱能突触迷路冲动的兴奋。

4. 镇静催眠作用　可能因为间接降低了脑干网状上行激活系统的应激性。

【适应证】

1. 皮肤黏膜的过敏　适用于长期的、季节性的过敏性鼻炎，血管运动性鼻炎，过敏性结膜炎，荨麻疹，血管神经性水肿，对血液或血浆制品的过敏反应，皮肤划痕症。

2. 晕动病　防治晕车、晕船、晕飞机。

3. 用于麻醉和手术前后的辅助治疗，包括镇静、催眠、镇痛、止吐。

4. 用于防治放射病性或药源性恶心、呕吐。

【用法用量】

肌内注射。

1. 成人用量

（1）抗过敏：1 次 25mg，必要时 2 小时后重复；严重过敏时可肌内注射 25～50mg，最高量不得超过 100mg。

（2）在特殊紧急情况下，可用灭菌注射用水稀释至 0.25%，缓慢静脉注射。

（3）止吐：1 次 12.5～25mg，必要时每 4 小时重复 1 次。

（4）镇静催眠：1 次 25～50mg。

2. 小儿常用量

（1）抗过敏：每次按体重 0.125mg/kg 或按体表面积 3.75mg/m²，每 4～6 小时 1 次。

（2）抗眩晕：睡前可按需给予，按体重 0.25～0.5mg/kg 或按体表面积 7.5～15mg/m²，或 1 次 6.25～12.5mg，每日 3 次。

（3）止吐：每次按体重 0.25～0.5mg/kg 或按体表面积 7.5～15mg/m²，必要时每 4～6 小时重复；或每次 12.5～25mg，必要时每 4～6 小时重复。

（4）镇静催眠：必要时每次按体重 0.5～1mg/kg 或每次 12.5～25mg。

【医嘱模板】

盐酸异丙嗪注射液　　　25mg………肌内注射

【不良反应】

主要不良反应为困倦、思睡、口干，偶有胃肠道刺激症状，高剂量时易发生锥体外系症状；老年人用药多发生头晕、痴呆、精神错乱和低血压；少数患者用药后出现兴奋、失眠、心悸、头痛、耳鸣、视力模糊和排尿困难。过量时可发生动作笨拙，反应迟钝，震颤。

【注意事项】

1. 已知对吩噻嗪类药高度过敏的人，也对本品也过敏禁用。

2. 下列情况应慎用：急性哮喘，膀胱颈部梗阻，骨髓抑制，心血管疾病，昏迷，闭角型青光眼，肝功能不全，高血压，胃溃疡，前列腺肥大症状明显者，幽门或十二指肠梗阻，呼吸系统疾病（尤其是儿童，服用本品后痰液黏稠，影响排痰，并可抑制咳嗽反射），癫痫患者（注射给药时可增加抽搐的严重程度），黄疸，各种肝病和肾功能衰竭，Reye 综合征（异丙嗪所致的锥体外系症状易与 Reye 综合征混淆）。

应用异丙嗪时，应特别注意有无肠梗阻，或药物的逾量、中毒等问题，因其症状体征可被异丙嗪的镇吐作用所掩盖。

【药品名称】

马来酸氯苯那敏注射液（chlorphenamine maleate injection）

【剂型与规格】

注射剂：每支 10mg（1mL）。

【主要成分】

马来酸氯苯那敏。

【药理作用】

1. 抗组胺作用　通过拮抗 H_1 受体而对抗组胺的过敏效应；本品不影响组胺的代谢，也不阻止体内组胺的释放。

2. 有抗 M 胆碱受体的作用。

3. 本品具有中枢抑制作用。

【适应证】

马来酸氯苯那敏可治疗过敏性鼻炎：对过敏性鼻炎和上呼吸道感染引起的鼻充血有效，可用于感冒或鼻窦炎；皮肤黏膜的过敏：对荨麻疹、花粉症、血管运动性鼻炎均有效，并能缓解虫咬所致皮肤瘙痒和水肿；也可用于控制药疹和接触性皮炎，但同时必须停用或避免接触致敏药物。当症状急、重时可应用注射液。

【用法用量】

成人：肌内注射，1 次 5~20mg（0.5~2 支）。

【医嘱模板】

马来酸氯苯那敏注射液　　5mg………肌内注射

【不良反应】

主要不良反应为嗜睡、口渴、多尿、咽喉痛、困倦、虚弱感、心悸、皮肤瘀斑、出血倾向。

【注意事项】

1. 对其他抗组胺药或下列药物过敏者，也可能对本药过敏，如麻黄碱、肾上腺素、异丙肾上腺素、间羟异丙肾上腺素、去甲肾上腺素等拟交感神经药。对碘过敏者对本品可能也过敏。

2. 下列情况慎用：膀胱颈部梗阻、幽门十二指肠梗阻、消化性溃疡所致幽门狭窄、心血管疾病、青光眼（或有青光眼倾向者）、高血压、高血压危象、甲状腺功能亢进、前列腺肥大体征明显时。

3．本品不可应用于下呼吸道感染和哮喘发作的患者（可使痰液变稠而加重疾病）。

4．用药期间，不得驾驶车、船或操作危险的机器。

【药品名称】

氯雷他定片（loratadine tablets）

【剂型与规格】

片剂：每片 10mg。

【主要成分】

氯雷他定。

【药理作用】

本品为长效三环类抗组胺药，可通过选择性拮抗外周 H_1 受体，缓解季节性过敏性鼻炎或非鼻部症状。

【适应证】

用于缓解过敏性鼻炎的鼻部或非鼻部症状，如喷嚏、流涕、鼻痒、眼痒及眼部烧灼感等。亦适用于减轻慢性荨麻疹及其他过敏性皮肤病的症状及体征。

【用法用量】

口服，成人及大于 12 岁的儿童每日 1 次，每 10mg。2~12 岁儿童：体重＞30kg，每次 10mg，每日 1 次，体重≤30kg，每次 5mg，每日 1 次。

【医嘱模板】

氯雷他定片　　　　10mg………口服

【不良反应】

在每日 10mg 的推荐剂量下，本品未见明显的镇静作用。常见不良反应有乏力、头痛、嗜睡、口干、胃肠道不适（包括恶心、胃炎）、皮疹等。罕见不良反应有脱发、过敏反应、肝功能异常、心动过速及心悸等。在大约 90 000 名患者参加的临床试验中，还发生下述不良反应，发生率小于 2%。自主神经系统：流泪、流涎、潮红、感觉迟钝、阳痿、多汗；一般状况：血管神经性水肿、虚弱、背痛、视物模糊、胸痛、耳痛、眼痛、腿部抽筋、抑郁、寒战、耳鸣、病毒感染、体重增加；心血管系统：高血压、低血压、室上性快速性心律失常、晕厥；中枢和外周神经系统：眼睑痉挛、眩晕、感觉异常、震颤；胃肠道系统：消化不良、胃胀、味觉改变、食欲下降、便秘、腹泻、呃逆、食欲增加、牙痛、呕吐；肌肉骨骼系统：关节炎、肌痛；精神神经系统：激动、健忘、焦虑、精神错乱、性欲下降、抑郁、注意力不集中、失眠、易怒；生殖系统：乳房痛、痛经、月经过多、阴道炎；呼吸系统：支气管炎、支气管痉挛、咳嗽、呼吸困难、鼻出血、咯血、喉炎、鼻干、咽炎、鼻窦炎、喷嚏；皮肤及附属器：真皮炎、毛发干燥、皮肤干燥、光敏反应、瘙痒症、紫癜。

【注意事项】

1．精神运动试验研究表明，本品与酒同时服用，不会产生药力相加作用。

2．抗组胺药能清除或减轻皮肤对所有变应原的阳性反应，所以在作皮试前约 48 小时应停止使用氯雷他定。

3．本品对心脏功能无影响，但偶有心律失常的报道，有心律失常病史者应慎用。

4. 对肝功能不全者，消除半衰期有所延长，请在医生指导下使用，可按 10mg/ 次，隔日 1 次服用。

5. 肾功能不全者慎用。

【药品名称】

盐酸西替利嗪片（cetirizine hydrochloride tablets）

【剂型与规格】

片剂：每片 10mg。

【主要成分】

盐酸西替利嗪。

【药理作用】

本品为选择性组胺 H_1 受体拮抗剂。动物实验表明，本品无明显抗胆碱和抗 5- 羟色胺作用，不易通过血 – 脑屏障而作用于中枢 H_1 受体，临床使用时中枢抑制作用较轻。

【适应证】

季节性鼻炎、常年性过敏性鼻炎、过敏性结膜炎及过敏引起的瘙痒和荨麻疹的对症治疗。

【用法用量】

口服。

推荐成人和 2 岁以上儿童使用。

1. 成人　1 次 1 片，可于晚餐时用少量液体送服，若对不良反应敏感，可每日早晚各 1 次，1 次半片。

2. 6～12 岁儿童　1 次 1 片，1 日 1 次；或 1 次半片，1 日 2 次。

3. 2～6 岁儿童　1 次半片，1 日 1 次；或 1 次 1/4 片，1 日 2 次。

【医嘱模板】

盐酸西替利嗪片　　　　10mg……… 口服

【禁忌证】

1. 对羟嗪过敏者禁用。

2. 严重肾功能损害患者禁用。

【不良反应】

1. 急性毒性　昆明小鼠口服本品的 LD_{50} 为 758.1mg/kg（95% 可信区间为 712.1～806.9mg/kg），尾静脉注射本品的 LD_{50} 为 131.1mg/kg（95% 可信区间为 120.8～142.1mg/kg）。长期毒性：2mg/kg 为大鼠的安全剂量。肝损伤与肾功能不全者，服用本品后，有蓄积现象发生。

2. 生殖毒性　本品无生殖毒性。

3. 本品无致癌、致突变作用。

4. 偶见轻度的困倦、头痛、头晕、口干与胃肠道不适。

【注意事项】

1. 肾功能不全患者应在医生指导下使用。

2. 妊娠的前 3 个月及哺乳期妇女不推荐使用。

3. 服用本品时应谨慎饮酒。

4. 服药期间不得驾驶飞机、车、船、从事高空作业、机械作业及操作精密仪器。

【药品名称】

依巴斯汀片（ebastine tablets）

【剂型与规格】

片剂：每片 10mg。

【主要成分】

依巴斯汀。

【药理作用】

依巴斯汀具有迅速而长效的组胺抑制作用，并且对组胺 H_1 受体具有超强的亲和力。口服给药，依巴斯汀及其代谢产物均不能穿过血 – 脑屏障。这解释了在试验过程中观察到依巴斯汀对于中枢神经系统轻微的镇静作用。

【适应证】

适用于伴有或不伴有过敏性结膜炎的过敏性鼻炎（季节性和常年性）。慢性特发性荨麻疹的对症治疗。

【用法用量】

1. 成人及 12 岁以上儿童　1 日 1 片或 2 片 1 次口服。

2. 6～11 岁儿童　片剂 1 日 1 次半片（5mg）口服。

3. 2～5 岁儿童　常用量为 1 日 1 次 2.5mg 口服。

4. 2 岁以下儿童　本品的安全性有待进一步验证。

老年及肝肾功能不全患者无须作剂量调整。对于严重肝功能衰竭患者，每日用量严禁超过 10mg/d。

【医嘱模板】

依巴斯汀片　　　　10mg………口服

【不良反应】

1. 过敏症，罕见皮疹、浮肿发生。

2. 消化道，偶见口干、胃不适。

3. 肝功能异常，偶见 GPT、ALP 升高。

4. 罕见心动过速。

5. 有时困倦，偶见头痛、头昏。

6. 偶见嗜酸性粒细胞增多。

【注意事项】

1. 对已知具有心脏病风险因素，例如 QT 间期延长综合征、低钾血症患者，以及正在服用具有延长 QT 间期或 CYP3A4 酶抑制剂，例如吡咯类抗真菌药物和大环内酯类抗生素药物的患者，服用时需注意（参见药物相互作用）。

2. 因为依巴斯汀在服后 1～3 小时内起作用，所以不适用于急性过敏的单药紧急治疗。

3. 对驾驶和机械操作的影响：经过深入的研究表明，在建议治疗剂量下对人精神运动系统无影响。一项研究依巴斯汀对驾驶能力影响的试验表明，30mg 以下的依巴斯汀对驾驶能力无任何不良影响。以上结论表明，依巴斯汀在治疗剂量下对驾驶或使用机械的能力没有影响。

第九节　平喘药物

【药品名称】
　　氨茶碱注射液（aminophylline injection）
【剂型与规格】
　　注射剂：每支 0.5g（2mL）；0.125g（2mL）。
【主要成分】
　　氨茶碱。
【药理作用】
　　本品为茶碱与乙二胺复盐，其药理作用主要来自茶碱，乙二胺使其水溶性增强。本品对呼吸道平滑肌有直接松弛作用。其作用机制比较复杂，过去认为是通过抑制磷酸二酯酶，使细胞内 cAMP 含量提高所致。
　　近来实验认为，茶碱的支气管扩张作用部分是因为内源性肾上腺素与去甲肾上腺素释放的结果，此外，茶碱是嘌呤受体阻滞剂，能对抗腺嘌呤等对呼吸道的收缩作用。
　　茶碱能增强膈肌的收缩力，尤其在膈肌收缩无力时作用更显著，所以有益于改善呼吸功能。本品尚有微弱舒张冠状动脉、外周血管和胆管平滑肌的作用。有轻微增加收缩力和轻微利尿的作用。
【适应证】
　　适用于支气管哮喘、慢性喘息性支气管炎、慢性阻塞性肺病等，可缓解喘息症状；也可用于心功能不全和心源性哮喘。
【用法用量】
　　1. 成人常用量　静脉注射，1 次 0.125～0.25g，1 日 0.5～1g，每次 0.125～0.25g 用 50% 葡萄糖注射液稀释至 20～40mL，注射时间不得短于 10 分钟。静脉滴注，1 次 0.25～0.5g，1 日 0.5～1g，以 5%～10% 葡萄糖注射液稀释后缓慢滴注。注射给药，极量 1 次 0.5g（1 次 1 支），1 日 1g（1 日 2 支）。
　　2. 小儿常用量　静脉注射，1 次按体重 2～4mg/kg，以 5%～25% 葡萄糖注射液稀释后缓慢注射。
【医嘱模板】

50% 葡萄糖注射液	20mL	
氨茶碱注射液	0.125g	}·········静脉注射＞10min
或 5% 葡萄糖注射液	100mL	
氨茶碱注射液	0.125g	}·········静脉滴注

【禁忌证】
　　对本品过敏的患者，活动性消化溃疡和未经控制的惊厥性疾病患者禁用。
【不良反应】
　　茶碱的毒性常出现在血清浓度为 15～20μg/mL，特别是在治疗开始，早期多见的有恶心、呕吐、易激动、失眠等，当血清浓度超过 20μg/mL，可出现心动过速、心律失常，血清中茶碱超过 40μg/mL，可出现发热、失水、惊厥等症状，严重的甚至引起呼吸、心跳停止而致死。

【注意事项】

1. 应定期监测血清茶碱浓度，以保证最大的疗效而不发生血药浓度过高的危险。

2. 肾功能或肝功能不全的患者，年龄超过 55 岁，特别是男性和伴发慢性肺部疾病的患者，任何原因引起的心功能不全患者，持续发热的患者。使用某些药物的患者及茶碱清除率降低者，血清茶碱浓度的维持时间往往显著延长。应酌情调整用药剂量或延长用药间隔时间。

3. 茶碱制剂可致心律失常和 / 或使原有的心律失常加重；患者心率和 / 或节律的任何改变均应进行监测。

4. 高血压或者非活动性消化道溃疡病史的患者慎用本品。

【药品名称】

孟鲁司特钠片（montelukast sodium tablets）

【剂型与规格】

片剂：每片 10mg（以孟鲁司特计）。

【主要成分】

孟鲁司特钠片。

【药理作用】

半胱氨酰白三烯（LTC4，LTD4，LTE4）是强效的炎症介质，由包括肥大细胞和嗜酸性粒细胞在内的多种细胞释放。这些重要的哮喘前介质与半胱氨酰白三烯（CysLT）受体结合。

Ⅰ型半胱氨酰白三烯（CysLT1）受体分布于人体的气道（包括气道平滑肌细胞和气道巨噬细胞）和其他的前炎症细胞（包括嗜酸性粒细胞和某些骨髓干细胞）。CysLT 与哮喘和过敏性鼻炎的病理生理过程相关。在哮喘中，白三烯介导的效应包括一系列的气道反应，如支气管收缩、黏液分泌、血管通透性增加及嗜酸性粒细胞聚集。

在过敏性鼻炎中，过敏原暴露后的速发相和迟发相反应中，鼻黏膜均会释放与过敏性鼻炎症状相关的 CysLT。鼻内 CysLT 激发会增加鼻部气道阻力和鼻阻塞的症状。

本品是一种能显著改善哮喘炎症指标的强效口服制剂。生物化学和药理学的生物测定显示，孟鲁司特对 CysLT1 受体有高度的亲和性和选择性（与其他有药理学重要意义的气道受体如类前列腺素、胆碱能和 β 肾上腺能受体相比）。

孟鲁司特能有效地抑制 LTC4、LTD4 和 LTE4 与 CysLT1 受体结合所产生的生理效应，而无任何受体激动活性。目前的研究认为，孟鲁司特并不拮抗 CysLT2 受体。

【适应证】

本品适用于 15 岁及 15 岁以上成人哮喘的预防和长期治疗，包括预防白天和夜间的哮喘症状，治疗对阿司匹林敏感的哮喘患者和预防运动诱发的支气管收缩。

本品适用于减轻性过敏性鼻炎引起的症状（15 岁及 15 岁以上成人的季节性过敏性鼻炎和常年性过敏性鼻炎）。

【用法用量】

1. 每日 1 次，每次 1 片（10mg）。哮喘患者应在睡前服用。过敏性鼻炎患者可根据自身的情况在需要时服药。

2. 同时患有哮喘和季节性过敏性鼻炎的患者，应每晚用药 1 次。

3. 15 岁及 15 岁以上患有哮喘和 / 或过敏性鼻炎的成人患者，每日 1 次，每次 10mg。

4. 一般建议　以哮喘控制指标来评价治疗效果，本品的疗效在用药 1 日内即出现。本品可与食物同服或另服。应建议患者无论在哮喘控制还是恶化阶段都坚持服用。老年患者、肾功能不全患者、轻至中度肝损害的患者及不同性别的患者无须调整剂量。

5. 孟鲁司特与其他治疗哮喘药物的关系　本品可加入患者现有的治疗方案中，减少合并用药物的剂量。

（1）支气管扩张剂：单用支气管扩张剂不能有效控制的哮喘患者，可在治疗方案中加入本品，一旦有临床治疗反应（一般出现在首剂用药后），根据患者的耐受情况，可将支气管扩张剂剂量减少。

（2）吸入糖皮质激素：对接受吸入糖皮质激素治疗的哮喘患者，加用本品后，可根据患者的耐受情况适当减少糖皮质激素的剂量。应在医师指导下逐渐减量。某些患者可逐渐减量直至完全停用吸入糖皮质激素，但不应当用本品突然取代吸入糖皮质激素。

【医嘱模板】

孟鲁司特钠片　　1 片………口服

【禁忌证】

对本品中任何成分过敏者禁用。

【不良反应】

本品一般耐受性良好，不良反应轻微，通常不需要终止治疗。本品总的不良反应发生率与安慰剂相似。

1. 15 岁及 15 岁以上哮喘患者　已在大约 2 600 名 15 岁及 15 岁以上的哮喘患者中进行了临床研究，评价了本品的安全性。在两项设计相似、安慰剂对照的、为期 12 周的临床研究中，本品治疗组中与药物相关的发生率≥1% 且高于安慰剂组的不良事件是腹痛和头痛。但这些不良事件的发生率在两组间无显著差异。

在临床研究中，累计有 544 名患者使用本品治疗至少 6 个月、253 名患者治疗 1 年、21 名患者治疗 2 年。随着使用本品治疗时间的延长，不良事件发生的情况无改变。

2. 15 岁及 15 岁以上季节性过敏性鼻炎患者　已在 2 199 名 15 岁及 15 岁以上季节性过敏性鼻炎患者中进行了临床研究，评价本品的安全性。每日早晨或夜间服用本品 1 次耐受性良好，不良反应发生率与服用安慰剂类似。在安慰剂对照的临床研究中，本品治疗组中未发现与药物相关的发生率≥1% 且高于安慰剂组的不良事件。在为期 4 周的安慰剂对照临床研究中，安全性情况与 2 周的临床研究一致。在所有的临床研究中，嗜睡的发生率与安慰剂组相似。

3. 15 岁及 15 岁以上常年性过敏性鼻炎患者　已在 3 235 名 15 岁及 15 岁以上常年性过敏性鼻炎患者中进行了两项为期 6 周的安慰剂对照的临床研究，评价本品的安全性情况。每日服用本品 1 次耐受性良好，不良反应发生率与服用安慰剂组类似，且与季节性过敏性鼻炎的临床研究结果一致。在这两项临床研究中，治疗组中的不良事件发生率低于 1%，且未发现与药物相关、发生率高于安慰剂组的不良事件。嗜睡的发生率与安慰剂组相似。

4. 临床实践的合并分析 使用有效的自杀行为评估方法对 41 项安慰剂对照临床研究（35 项研究针对 15 岁及以上患者；6 项研究针对 6～14 岁儿童患者）进行了合并分析。在 9 929 例服用本品的患者和 7 780 例服用安慰剂的患者中，1 例有自杀意念的患者服用了本品。任何一组均未出现完成自杀、自杀企图或针对自杀行为的预备行动。

针对 46 项安慰剂对照临床研究（35 项研究针对 15 岁及以上的患者；11 项研究针对 3 个月至 14 岁的儿童患者）进行了独立的合并分析，评估行为相关性不良事件。在 11 673 例服用本品的患者和 8 827 例服用安慰剂的患者中，行为相关性不良事件的发生率分别为 2.73% 和 2.27%；比值比为 1.12（95% 可信区间 0.93；1.36）。

这些合并分析中包含的临床试验没有特定设计自杀率或行为相关性不良事件的检查。

【注意事项】

口服本品治疗急性哮喘发作的疗效尚未确定。所以，不应用于治疗急性哮喘发作。应告知患者准备适当的抢救用药。

虽然在医师的指导下可逐渐减少合并使用的吸入糖皮质激素剂量，但不应用本品突然替代吸入或口服糖皮质激素。

接受包括白三烯受体拮抗剂在内的抗哮喘药物治疗的患者，在减少全身皮质类固醇剂量时，极少病例发生以下一项或多项情况：嗜酸性粒细胞增多症、血管性皮疹、肺部症状恶化、心脏并发症和 / 或神经病变（有时诊断为 Churg-Strauss 综合征——一种系统性嗜酸性细胞性血管炎）。虽然尚未确定这些情况与白三烯受体拮抗剂的因果关系，但在接受本品治疗的患者减少全身糖皮质激素剂量时，应加以注意并作适当的临床监控。

罕见的遗传性半乳糖不耐受、乳糖酶缺乏症或葡萄糖半乳糖吸收不良的患者不能服用此药物。

孟鲁司特可能对驾驶和操纵机器的能力无影响或存在微小的影响。然而，有个别嗜睡和头晕的报道。

据报道，服用本品的成人、青少年和儿童患者可出现神经精神事件。本品上市后报告的不良反应包括兴奋、攻击行为或敌意、焦虑、抑郁症、定向力障碍、注意力障碍、梦境异常、幻觉、失眠、易怒、记忆缺陷、不安、梦游症、自杀念头和行为（包括自杀）、抽搐和震颤。有关本品的一些上市后报告的临床细节似乎与药物引起的效应一致。

服用本品的患者有精神神经事件的报道（见不良反应）。因为其他因素也可能导致这些事件，因此不能确认是否与本品相关。医生应与患者和 / 或护理人员探讨这些不良事件。患者和 / 或护理人员应被告知，如果发生这些情况，应通知医生。

已知对阿司匹林敏感的患者在服用本品时应继续避免使用阿司匹林或非甾体抗炎药。

第十节 激素类药物

【药品名称】

地塞米松磷酸钠注射液（dexamethasone sodium phosphate injection）

【剂型与规格】

注射剂：每支 2mg（1mL）；5mg（1mL）。

【主要成分】

地塞米松磷酸钠。

【药理作用】

肾上腺皮质激素类药，具有抗炎、抗过敏、抗风湿、免疫抑制作用，其作用机制为：

1. 抗炎作用　本品可减轻和防止组织对炎症的反应，其主要通过抑制炎症细胞，包括巨噬细胞和白细胞在炎症部位的集聚，并抑制吞噬作用、溶酶体酶的释放，以及炎症化学中介物的合成和释放，从而减轻炎症的表现。

2. 免疫抑制作用　包括防止或抑制细胞介导的免疫反应，延迟性的过敏反应，减少 T 淋巴细胞、单核细胞、嗜酸性细胞的数目，降低免疫球蛋白与细胞－表面受体的结合能力，并抑制白介素的合成与释放，从而降低 T 淋巴细胞向淋巴母细胞转化，并减轻原发免疫反应的扩展。本品还降低免疫复合物通过基底膜的速率，并能减少补体成分及免疫球蛋白的浓度。

【适应证】

主要用于过敏性与自身免疫性炎症性疾病。多用于结缔组织病、活动性风湿病、类风湿性关节炎、红斑狼疮、严重支气管哮喘、严重皮炎、溃疡性结肠炎、急性白血病等，也用于某些严重感染及中毒、恶性淋巴瘤的综合治疗。

【超说明书适应证】

缓解化疗药物所致呕吐：根据不同的化疗方案使用不同的剂量，用法用量参考指南。

【用法用量】

一般剂量静脉注射，每次 2～20mg；静脉滴注时，应以 5% 葡萄糖注射液稀释，可 2～6 小时重复给药至病情稳定，但大剂量连续给药一般不超过 72 小时。

还可用于缓解恶性肿瘤所致的脑水肿，首剂静脉注射 10mg，随后每 6 小时肌内注射 4mg，一般 12～24 小时患者可有所好转，2～4 日后逐渐减量，5～7 日停药。

对不宜手术的脑肿瘤，首剂可静脉注射 50mg，以后每 2 小时重复给予 8mg，数日后再减至每日 2mg，分 2～3 次静脉给予。用于鞘内注射每次 5mg，间隔 1～3 周注射 1 次；关节腔内注射一般每次 0.8～4mg，按关节腔大小而定。

【医嘱模板】

5% 葡萄糖注射液	100mL
地塞米松磷酸钠注射液	2mg

}·········静脉滴注

【禁忌证】

对本品及肾上腺皮质激素类药物有过敏史的患者禁用，特殊情况下权衡利弊使用，注意病情恶化的可能；高血压、血栓症、胃与十二指肠溃疡、精神病、电解质代谢异常、心肌梗死、内脏手术、青光眼等患者一般不宜使用。

【不良反应】

糖皮质激素在应用生理剂量替代治疗时无明显不良反应，不良反应多发生在应用药理剂量时，而且与疗程、剂量、用药种类、用法及给药途径等有密切关系。常见不良反应有以下几类：

1. 长程使用可引起以下副作用：医源性库欣综合征面容和体态、体重增加、下肢浮肿、紫纹、易出血倾向、创口愈合不良、痤疮、月经紊乱、肱骨或股骨头缺血性坏死、骨质疏松及骨折（包括脊椎压缩性骨折、长骨病理性骨折）、肌无力、肌萎缩、低血钾综合征、胃肠道刺激（恶心、呕吐）、胰腺炎、消化性溃疡或穿孔、儿童生长受到抑制、青光眼、白内障、良性颅内压升高综合征、糖耐量减退和糖尿病加重。

2. 患者可出现精神症状：欣快感、激动、谵妄、不安、定向力障碍，也可表现为抑制。精神症状尤易发生于患慢性消耗性疾病的人及以往有过精神不正常者。

3. 并发感染为肾上腺皮质激素的主要不良反应，以真菌、结核菌、葡萄球菌、变形杆菌、铜绿假单胞菌和各种疱疹病毒为主。

4. 糖皮质激素停药综合征。有时患者在停药后出现头晕、昏厥倾向、腹痛或背痛、低热、食欲减退、恶心、呕吐、肌肉或关节疼痛、头疼、乏力、软弱，经仔细检查如能排除肾上腺皮质功能减退和原来疾病的复燃，则可考虑为对糖皮质激素的依赖综合征。

【注意事项】

1. 结核病、急性细菌性或病毒性感染患者应用时，必须给予适当的抗感染治疗。

2. 长期服药后，停药前应逐渐减量。

3. 糖尿病、骨质疏松症、肝硬化、肾功能不良、甲状腺功能减退的患者慎用。

4. 运动员慎用。

【药品名称】

氢化可的松注射液（hydrocortisone injection）

【剂型与规格】

注射剂：每支 10mg（2mL）；100mg/（20mL）。

【主要成分】

氢化可的松。

【药理作用】

本品为糖皮质激素，具有抗炎、免疫抑制、抗毒素和抗休克作用。

1. 抗炎作用　对除病毒外的各种病因引起的炎症均有作用，糖皮质激素减轻和防止组织对炎症的反应，从而减轻炎症的症状，亦可抑制炎症后期组织的修复，减少后遗症。

2. 免疫抑制作用　防止或抑制细胞中介的免疫反应，延迟性的过敏反应，并减轻原发免疫反应的扩展。

3. 抗毒、抗休克作用　糖皮质激素能提高机体的耐受能力，减轻细胞损伤，发挥保护机体的作用。还有扩张血管、增强心肌收缩力、改善微循环的作用。

【适应证】

肾上腺皮质功能减退症及垂体功能减退症，也用于过敏性和炎症性疾病，抢救危重中毒性感染。

【用法用量】

肌内注射：1 日 20～40mg，静脉滴注 1 次 100mg，1 日 1 次。

临用前加 25 倍的氯化钠注射液或 5% 葡萄糖注射液 500mL 稀释后静脉滴注，同时加用维生素 C 0.5～1g。

【医嘱模板】

氢化可的松注射液　　　20mg………肌内注射

【禁忌证】

1. 下列疾病患者一般不宜使用，特殊情况应权衡利弊使用，但应注意病情恶化可能：严重的精神病（过去或现在）和癫痫，活动性消化性溃疡病，新近胃肠吻合手术，骨折，创伤修复期，角膜溃疡，肾上腺皮质功能亢进症，高血压，糖尿病，孕妇，抗菌药物不能控制的霉菌感染、水痘、麻疹，较重的骨质疏松症等。

2. 本品禁用于已明确对本品及其他甾体激素过敏的患者。

3. 本品禁用于已明确对乙醇过敏的患者。

【不良反应】

本品在应用生理剂量替代治疗时一般无明显不良反应。不良反应多发生在应用药理剂量时，而且与疗程、剂量、用药种类、用法及给药途径等有密切关系。常见不良反应有以下几类：

1. 长程使用可引起以下副作用：医源性库欣综合征面容和体态、体重增加、下肢浮肿、紫纹、易出血倾向、创口愈合不良、痤疮、月经紊乱、肱或股骨头缺血性坏死、骨质疏松及骨折（包括脊椎压缩性骨折、长骨病理性骨折）、肌无力、肌萎缩、低血钾综合征、胃肠道刺激（恶心、呕吐）、胰腺炎、消化性溃疡或穿孔、儿童生长受到抑制、青光眼、白内障、良性颅内压升高综合征、糖耐量减退和糖尿病加重。

2. 患者可出现精神症状：欣快感、激动、谵妄、不安、定向力障碍，也可表现为抑制。精神症状尤易发生于患慢性消耗性疾病的人及以往有过精神不正常者。

3. 并发感染为肾上腺皮质激素的主要不良反应，以真菌、结核菌、葡萄球菌、变形杆菌、铜绿假单胞菌和各种疱疹病毒为主。

4. 糖皮质激素停药综合征：有时患者在停药后出现头晕、昏厥倾向、腹痛或背痛、低热、食欲减退、恶心、呕吐、肌肉或关节疼痛、头疼、乏力、软弱，经仔细检查如能排除肾上腺皮质功能减退和原来疾病的复燃，则可考虑为对糖皮质激素的依赖综合征。

【注意事项】

1. 诱发感染　在激素作用下，原来已被控制的感染可活动起来，最常见者为结核感染复发。在某些感染时应用激素可减轻组织的破坏、减少渗出、减轻感染中毒症状，但必须同时用有效的抗生素治疗，密切观察病情变化，在短期用本药后，即应迅速减量、停药。

2. 对诊断的干扰　①糖皮质激素可使血糖、血胆固醇和血脂肪酸、血钠水平升高，使血钙、血钾下降。②对外周血象的影响为淋巴细胞、真核细胞及嗜酸、嗜碱性细胞数下降，多核白细胞和血小板增加，后者也可下降。③长期大剂量服用糖皮质激素可使皮肤试验结果呈假阴性，如结核菌素试验、组织胞浆菌素试验和过敏反应皮试等。④还可使甲状腺 ^{131}I 摄取率下降，减弱促甲状腺激素（TSH）对 TSH 释放素（TRH）刺激的反应，使 TRH 兴奋试验结果呈假阳性。干扰促黄体生成素释放素（LHRH）兴奋试验的结果。⑤使同位素脑和骨显像减弱或稀疏。

3. 下列情况应慎用：心脏病或急性心力衰竭、糖尿病、憩室炎、情绪不稳定和有精神病倾向、全身性真菌感染、青光眼、肝功能损害、眼单纯性疱疹、高脂蛋白血症、高血压、甲减（此时糖皮质激素反应增强）、重症肌无力、骨质疏松、胃溃疡、胃炎或食管炎、肾功能损害或结石、结核病等。

4. 随访检查　长期应用糖皮质激素者，应定期检查以下项目：①血糖、尿糖或糖耐量试验，尤其是糖尿病或糖尿病倾向者。②小儿应定期检测生长和发育情况。③眼科检查，注意白内障、青光眼或眼部感染的发生。④血清电解质和大便隐血。⑤高血压和骨质疏松的检查，尤其注意老年人。⑥用药过程中减量宜缓慢，不可突然停药。

5. 如遇变色、结晶、浑浊、异物应禁用。

【注意事项】

1. 用药前应仔细阅读药品说明书，并仔细询问患者情况、用药史和既往过敏史。

2. 因本品中含有50%乙醇，故必须充分稀释至0.2mg/mL后供静脉滴注，需用大剂量时，应改用不含乙醇的氢化可的松琥珀酸钠。

3. 本品作为糖皮质激素药物，具有抗炎、抗过敏和抑制免疫等多种药理作用。但据上市后监测数据和报道，本品会诱发潮红、皮疹、心悸、胸闷、恶心、呕吐、瘙痒、呼吸困难、头晕、过敏反应、过敏样反应等不良反应。已明确对本品及其他甾体激素过敏者禁用本品。

对使用本品治疗过敏性疾病的患者，应加强监测。若症状恶化或出现新的过敏症状，应马上停药，必要时采取恰当的干预措施。

4. 本品辅料中包含乙醇，据报道，对乙醇过敏的患者在使用本品治疗过敏性疾病时曾发生严重的变态反应。已明确对乙醇过敏的患者禁用本品，有中枢神经系统抑制或肝功能不全者慎用本品。

5. 本品辅料中包含乙醇，据报道，与硝基咪唑类药物如甲硝唑、具有甲硫四氮唑侧链结构的药物如头孢哌酮、具有甲硫三嗪侧链结构的药物如头孢曲松等抑制乙醛脱氢酶活性的药物联用会引起双硫仑样反应，如潮红、皮疹、胸闷、气短、恶心、呕吐、呼吸困难、血压下降等。应避免本品与抑制乙醛脱氢酶活性的药物联用。用药后不得驾驶飞机、车、船、从事高空作业、机械作业及操作精密仪器。

【药品名称】

注射用甲泼尼龙琥珀酸钠（methylprednisolone sodium succinate for injection）

【剂型与规格】

注射剂：每支40mg（以甲泼尼龙计）；125mg（以甲泼尼龙计）；500mg（以甲泼尼龙计）。

【主要成分】

甲泼尼龙琥珀酸钠。

【药理作用】

甲泼尼龙为人工合成的糖皮质激素。糖皮质激素扩散透过细胞膜，并与胞质内特异的受体结合。

此结合物随后进入细胞核内与DNA（染色体）结合，启动mRNA的转录，继而合成各种酶蛋白，多认为全身给药的糖皮质激素最终通过这些酶发挥多种作用。

糖皮质激素不仅对炎症和免疫过程有重要影响，而且影响碳水化合物、蛋白质和脂肪代谢，并且对心血管系统、骨骼和肌肉系统及中枢神经系统也有作用。4.4mg醋酸甲泼尼龙（4mg甲泼尼龙）的糖皮质激素样作用（抗炎作用）与20mg氢化可的松相同。甲泼尼龙仅有很低的盐皮质激素样作用。

【适应证】

除非用于某些内分泌疾病的替代治疗，糖皮质激素仅仅是一种对症治疗的药物。

1. 风湿性疾病　作为短期使用的辅助药物（帮助患者度过急性期或危重期），用于：创伤后骨关节炎；骨关节炎引发的滑膜炎；类风湿性关节炎，包括幼年型类风湿性关节炎（个别患者可能需要低剂量维持治疗）急性或亚急性滑囊炎；上踝炎；急性非特异性腱鞘炎；急性痛风性关节炎；银屑病关节炎；强直性脊柱炎。

2. 胶原疾病（免疫复合物疾病）　用于下列疾病危重期或维持治疗：系统性红斑狼疮和狼疮性肾炎；急性风湿性心肌炎；全身性皮肌炎（多发性肌炎）；结节性多动脉炎；古德帕斯彻综合征（Good Pasture's syndrome）。

3. 皮肤疾病　天疱疮；严重的多形红斑（Stevens-Johnson 综合征）；剥脱性皮炎；大疱疱疹性皮炎；严重的脂溢性皮炎；严重的银屑病；蕈样真菌病；荨麻疹。

4. 过敏状态　用于控制如下以常规疗法难以处理的严重的或造成功能损伤的过敏性疾病：支气管哮喘；接触性皮炎；异位性皮炎；血清病；季节性或全年性过敏性鼻炎；药物过敏反应；荨麻疹样输血反应；急性非感染性喉头水肿（肾上腺素为首选药物）。

5. 眼部疾病　严重的眼部急慢性过敏和炎症，如：眼部带状疱疹；虹膜炎、虹膜睫状体炎；脉络膜视网膜炎；扩散性后房色素层炎和脉络膜炎；视神经炎；交感性眼炎。

6. 胃肠道疾病　帮助患者度过以下疾病的危重期：溃疡性结肠炎（全身治疗）；局限性回肠炎（全身治疗）。

7. 呼吸道疾病　肺部肉瘤病；铍中毒；与适当的抗结核化疗法合用于暴发性或扩散性肺结核；其他方法不能控制的吕弗勒氏综合征（Loeffler's syndrome）；吸入性肺炎。

8. 水肿状态　用于无尿毒症的自发性或狼疮性肾病综合征的利尿及缓解蛋白尿；免疫抑制治疗。

9. 器官移植　治疗血液疾病及肿瘤。

10. 血液疾病　获得性（自身免疫性）溶血性贫血；成人自发性血小板减少性紫癜（仅允许静脉注射，禁忌肌内注射）；成人继发性血小板减少；幼红细胞减少（红细胞性贫血）；先天性（红细胞）再生不良性贫血。

11. 肿瘤　用于下列疾病的姑息治疗：成人白血病和淋巴瘤；儿童急性白血病；治疗休克；继发于肾上腺皮质功能不全的休克，或因可能存在的肾上腺皮质功能不全而使休克对常规治疗无反应（常用药是氢化可的松；若不希望有盐皮质激素活性，可使用甲泼尼龙）。对常规治疗无反应的失血性、创伤性及手术性休克。尽管没有完善的（双盲对照）临床研究，但动物实验的资料显示，本品可能对常规疗法（如补液）无效的休克有效。

12. 其他

（1）神经系统：由原发性或转移性肿瘤、手术及放疗引起的脑水肿；多发性硬化症急性危重期；急性脊髓损伤。治疗应在创伤后 8 小时内开始。

（2）与适当的抗结核化疗法合用，用于伴有蛛网膜下腔阻塞或趋于阻塞的结核性脑膜炎癌症引起的高钙血症。

【用法用量】

作为对生命构成威胁的情况的辅助药物时，推荐剂量为 30mg/kg，应至少用 30 分钟静脉注射。根据临床需要，此剂量可在医院内于 48 小时内每隔 4~6 小时重复 1 次。

冲击疗法，用于疾病严重恶化和 / 或对常规治疗（如非甾体抗炎药、金盐及青霉胺）

无反应的疾病。

建议方案：

1. 风湿性关节炎　1g/d，静脉注射，用1、2、3或4日。1g/月，静脉注射，用6个月。

因大剂量皮质类固醇能引起心律失常，所以仅限在医院内使用本治疗方法，以便及时做心电图及除颤。每次应至少用30分钟给药，如果治疗后1周内病情无好转，或因病情需要，本治疗方案可重复。

预防肿瘤化疗引起的恶心及呕吐

建议方案：

2. 关于化疗引起的轻至中度呕吐　在化疗前1小时、化疗开始时及化疗结束后，以至少5分钟静脉注射本品250mg。在给予首剂本品时，可同时给予氯化吩噻嗪以增强效果。

3. 关于化疗引起的重度呕吐　化疗前1小时，以至少5分钟静脉注射给予250mg本品，同时给予适量的甲氧氯普胺或丁酰苯类药物，随后在化疗开始及结束时分别静脉注射本品250mg。

4. 急性脊髓损伤　治疗应在损伤后8小时内开始。

对于在损伤3小时内接受治疗的患者：初始剂量为每千克体重30mg甲泼尼龙，在持续的医疗监护下，以15分钟静脉注射。

大剂量注射后应暂停45分钟，随后以5.4mg/（kg·h）的速度持续静脉滴注23小时。应选择与大剂量注射不同的注射部位安置输液泵。

对于在损伤3~8小时内接受治疗的患者：初始剂量为每千克体重30mg甲波尼龙，在持续的医疗监护下，以15分钟静脉注射。大剂量注射后应暂停45分钟，随后以5.4mg/（kg·h）的速度持续静脉滴注47小时。

仅此适应证能以此速度进行大剂量注射，应在心电监护并能提供除颤器的情况下进行。短时间内静脉注射大剂量甲泼尼龙（以不到10分钟的时间给予大于500mg的甲泼尼龙）可能引起心律失常、循环性虚脱及心脏停搏。

5. 其他适应证　初始剂量从10mg到500mg不等，依临床疾病而变化。大剂量甲泼尼龙可用于短期内控制某些急性重症疾病，如：支气管哮喘、血清病、荨麻疹样输血反应及多发性硬化症急性恶化期。

≤250mg的初始剂量应至少用5分钟静脉注射；>250mg的初始剂量应至少用30分钟静脉注射。根据患者的反应及临床需要，间隔一段时间后可静脉注射或肌内注射下一剂量。皮质类固醇只可辅助，不可替代常规疗法。

婴儿和儿童可减量，但不仅仅是依据年龄和体格大小，而更应考虑疾病的严重程度及患者的反应。每24小时总量不应少于0.5mg/kg。

用药数日后，必须逐量递减用药剂量或逐步停药。如果慢性疾病自发缓解，应停止治疗。长期治疗的患者应定期作常规实验室检查，如：尿常规、饭后2小时血糖、血压、体重、胸部X线检查。有溃疡史或明显消化不良的患者应作上消化道X线检查。中断长期治疗的患者也需要作医疗监护。

本品可通过静脉注射、肌内注射或静脉滴注给药，紧急情况的治疗应使用静脉注射。静脉注射（肌内注射）时，按指导方法配制溶液。

关于使用双室瓶的指导

1. 按下塑料推动器，使稀释液流入下层瓶室。

2. 轻轻摇动药瓶。

3. 除去塞子中心的塑料袢。

4. 用适当的消毒剂消毒顶部橡皮头。

5. 将针头垂直插入橡皮头中心直至可以见到针尖，倒转药瓶并抽取药液。

关于使用小瓶的指导

在无菌的环境下将灭菌注射用水加入含无菌粉末的小瓶。

制备输注溶液

首先按指示制备溶液。起始治疗方法可能是用至少 5 分钟（剂量小于或等于 250mg）或至少 30 分钟（剂量大于 250mg）静脉注射甲泼尼龙；下一剂量可能减少并用同样方法给药。

如果需要，该药物可稀释后给药，方法为将已溶解的药品与 5% 葡萄糖水溶液、生理盐水或 5% 葡萄糖与 0.45% 氯化钠的混合液混合。双室瓶包装配制后的溶液在 12 小时内物理和化学性质保持稳定，小瓶包装配制后的溶液应马上使用。

【医嘱模板】

注射用甲泼尼龙琥珀酸钠　　　125mg………静脉注射

【禁忌证】

1. 下列情况禁止使用甲泼尼龙琥珀酸钠：

（1）全身性霉菌感染的患者。

（2）已知对甲泼尼龙或者配方中的任何成分过敏的患者。甲泼尼龙琥珀酸钠 40mg 制剂禁用于已知或疑似对牛乳过敏的患者。

（3）鞘内注射途径给药。

（4）硬脑膜外途径给药。

（5）禁止对正在接受皮质类固醇类免疫抑制剂量治疗的患者使用活疫苗或减毒活疫苗。

（6）本品禁用于已明确对牛乳过敏的患者。

2. 相对禁忌证　对属于下列特殊危险人群的患者应采取严密的医疗监护并尽可能缩短疗程：儿童；糖尿病患者；高血压患者；有精神病史者；有明显症状的某些感染性疾病，如结核病；有明显症状的某些病毒性疾病，如波及眼部的疱疹及带状疱疹。为避免相容性和稳定性问题，应尽可能将本品与其他药物分开给药。

【不良反应】

可能会观察到全身性副作用。尽管在短期治疗时很少出现，但仍应仔细随访。这是类固醇治疗随访工作的一部分，并不针对某一药物。糖皮质激素（如甲泼尼龙）可能的不良反应有：

1. 体液与电解质紊乱　相对于可的松和氢化可的松，合成的衍生物（如甲泼尼龙）较少发生盐皮质激素作用。限钠、补钾的饮食可能是必要的。所有皮质类固醇都会增加钙离子的丧失。钠潴留、体液潴留、某些敏感患者的充血性心力衰竭、钾离子丧失（低钾性碱中毒）、高血压。

2. 肌肉骨骼系统　肌无力、类固醇性肌病、骨质疏松、压迫性脊椎骨折、无菌性坏死、病理性骨折。

3. 胃肠道　可能发生穿孔或出血的消化道溃疡、消化道出血、胰腺炎、食管炎、肠穿孔。

4. 皮肤病 妨碍伤口愈合、皮肤变薄脆弱、瘀点和瘀斑、反复局部皮下注射可能引起局部皮肤萎缩。

5. 神经病 颅内压升高、假性脑肿瘤、癫痫发作、眩晕。服用皮质类固醇可能出现下列精神紊乱的症状：欣快感、失眠、情绪变化、个性改变及重度抑郁直至明显的精神病表现。

6. 内分泌 月经失调、出现库欣综合征体态、抑制儿童生长、抑制垂体–肾上腺皮质轴、糖耐量降低、引发潜在的糖尿病、增加糖尿病患者对胰岛素和口服降糖药的需求。

7. 眼部 长期使用糖皮质激素可能引起后房囊下白内障、青光眼（可能累及视神经），并增加眼部继发性真菌或病毒感染的机会。为防止角膜穿孔，糖皮质激素应慎用于眼部单纯疱疹、眼内压增高、眼球突出患者。

8. 代谢方面 因蛋白质分解造成的负氮平衡。

9. 免疫系统 掩盖感染、潜在感染发作、机会性感染、过敏反应，可能抑制皮试反应。

10. 以下不良反应与胃肠道外给予类固醇皮质激素有关：过敏反应，伴有或不伴有循环性虚脱、心脏停搏、支气管痉挛、低血压或高血压、心律不齐。据报道，短时间内静脉注射大剂量甲泼尼龙（10分钟内所给的量超过0.5g）会引起心律不齐和/或循环性虚脱和/或心脏停搏。也有报道说大剂量甲泼尼龙会引起心动过缓，但与给药速度或滴注时间可能无关。另有报道说大剂量糖皮质激素会引起心动过速。

【注意事项】

1. 对属于特殊危险人群的患者应采取严密的医疗监护并应尽可能缩短疗程。①儿童：长期每日服用分次给予糖皮质激素会抑制儿童的生长，这种治疗方法只可用于非常危重的情况。②糖尿病患者：引发潜在的糖尿病或增加糖尿病患者对胰岛素和口服降糖药的需求。③高血压患者：使动脉性高血压病情恶化。④有精神病史者：已有的情绪不稳和精神病倾向可能会因服用皮质类固醇而加重。

2. 因糖皮质激素治疗的并发症与用药的剂量和时间有关，故对每个病例均需就剂量、疗程及每日给药还是隔日给药作出风险利益评价。

3. 采用皮质类固醇治疗异常紧急状况的患者，在紧急状况发生前、发生时和发生后需加大速效皮质类固醇的剂量。

4. 皮质类固醇可能会掩盖感染的若干症状，治疗期间亦可能发生新的感染。使用皮质类固醇可能会减弱抵抗力而无法使感染局限。

5. 一项为明确甲泼尼龙琥珀酸钠对感染性休克的有效性的研究发现，参加研究时已有血清肌酐水平升高或激素治疗开始后有继发感染的患者死亡率较高。

6. 甲泼尼龙琥珀酸钠用于结核活动期患者时，应仅限于暴发性或扩散性结核病，皮质激素可与适当的抗结核病药物联用以控制病情。如皮质类固醇用于结核病潜伏期或结核菌素试验阳性的患者时，必须小心观察以防疾病复发。此类患者长期服用皮质类固醇期间应接受化学预防治疗。

7. 由于极少数经胃肠道外接受类固醇治疗的患者发生过过敏反应（如支气管痉挛），因此在给药前应采取适当的预防措施，特别是对有药物过敏史的患者。

8. 逐量递减用药量可减少因用药而产生的肾上腺皮质功能不全现象。这种相对功能不全现象可在停药后持续数月，因而在此期间一旦出现紧急情况应恢复服药；由于盐皮质激素的分泌也可能被抑制，应同时补充盐分和 / 或给予盐皮质激素。

9. 甲状腺功能减退和肝硬化会增强皮质类固醇的作用。

10. 皮质类固醇应慎用于眼部单纯疱疹患者，以免引起角膜穿孔。

11. 糖皮质激素应慎用于非特异性溃疡性结肠炎的患者。

12. 应注意观察长期接受类固醇激素治疗的婴儿及儿童的生长发育情况。

13. 某些制剂中含苯甲醇。据报道苯甲醇与致命的早产儿"喘息综合征"（以持续喘息为特征的呼吸紊乱）有关。

14. 在解释整套生物学检查和数据时（如皮试、甲状腺素水平），应将类固醇治疗因素考虑在内。

15. 通常情况下应尽量缩短疗程（同时参阅用法和用量）。长期治疗后停药也应在医疗监护下进行（逐量递减，评估肾上腺皮质的功能）。肾上腺皮质功能不全最重要的症状为无力、体位性低血压及抑郁。

16. 避免在三角肌内注射，因为此部位皮下萎缩发病率高。

【药品名称】

醋酸泼尼松龙注射液（prednisolone acetate injection）

【剂型与规格】

注射剂：每支 0.125g（5mL）。

【主要成分】

醋酸泼尼松龙。

【药理作用】

本品为肾上腺皮质激素类药物，具有抗炎、抗过敏和抑制免疫等多种药理作用。

1. 抗炎作用　糖皮质激素可减轻和防止组织对炎症的反应，从而减轻炎症的表现。

2. 免疫抑制作用　防止或抑制细胞中介的免疫反应，延迟性的过敏反应，并减轻原发免疫反应的扩展。

3. 抗毒、抗休克作用　糖皮质激素能对抗细菌内毒素对机体的刺激反应，减轻细胞损伤，发挥保护机体的作用；临床上也常用于严重休克，特别是中毒性休克的治疗。

【适应证】

主要用于过敏性与自身免疫性炎症疾病。现多用于活动性风湿、类风湿性关节炎、红斑狼疮、严重支气管哮喘、肾病综合征、血小板减少性紫癜、粒细胞减少症、各种肾上腺皮质功能不足症、严重皮炎、急性白血病等，也用于某些感染的综合治疗。

【用法用量】

肌内注射或关节腔注射：1 日 10～40mg，必要时可加量。

【医嘱模板】

醋酸泼尼松龙注射液　　　　10mg………肌内注射

【禁忌证】

对本品及甾体激素类药物过敏者禁用，以下疾病患者一般不宜使用，特殊情况下应权衡利弊使用，注意病情恶化的可能：严重的精神病（过去或现在）和癫痫，活动性消化性溃疡病，新近胃肠吻合手术，骨折，创伤修复期，角膜溃疡，肾上腺皮质功能亢进症，高血压，糖尿病，孕妇，抗菌药物不能控制的感染如水痘、麻疹、霉菌感染、较重的骨质疏松症等。

【不良反应】

糖皮质激素在应用生理剂量替代治疗时无明显不良反应，不良反应多发生在应用药理剂量时，而且与疗程、剂量、用药种类、用法及给药途径等有密切关系。如本品关节腔内注射引起的全身性不良反应较少较轻，常见不良反应有以下几类：①长程使用可引起医源性库欣综合征面容和体态、体重增加、下肢浮肿、紫纹、易出血倾向、创口愈合不良、痤疮、月经紊乱、肱骨或股骨头缺血性坏死、骨质疏松及骨折（包括脊椎压缩性骨折、长骨病理性骨折）、肌无力、肌萎缩、低血钾综合征、胃肠道刺激（恶心、呕吐）、胰腺炎、消化性溃疡或穿孔、儿童生长受到抑制、青光眼、白内障、良性颅内压升高综合征、糖耐量减退和糖尿病加重。②患者可出现精神症状：欣快感、激动、谵妄、不安、定向力障碍，也可表现为抑制。精神症状尤易发生于患慢性消耗性疾病的人及以往有过精神不正常者。③并发感染为肾上腺皮质激素的主要不良反应，以真菌、结核菌、葡萄球菌、变形杆菌、铜绿假单胞菌和各种疱疹病毒为主。④糖皮质激素停药综合征。有时患者在停药后出现头晕、昏厥倾向、腹痛或背痛、低热、食欲减退、恶心、呕吐、肌肉或关节疼痛、头疼、乏力、软弱，经仔细检查如能排除肾上腺皮质功能减退和原来疾病的复燃，则可考虑为对糖皮质激素的依赖综合征。

【注意事项】

1. 诱发感染 在激素作用下，原来已被控制的感染可活动起来，最常见者为结核感染复发。在某些感染时应用激素可减轻组织的破坏、减少渗出、减轻感染中毒症状，但必须同时用有效的抗生素治疗，密切观察病情变化，在短期用药后，即应迅速减量、停药。

2. 对诊断的干扰 ①糖皮质激素可使血糖、血胆固醇和血脂肪酸、血钠水平升高，使血钙、血钾下降。②对外周血象的影响为淋巴细胞、真核细胞及嗜酸、嗜碱性细胞数下降，多核白细胞和血小板增加，后者也可下降。③长期大剂量服用糖皮质激素可使皮肤试验结果呈假阴性，如结核菌素试验、组织胞浆菌素试验和过敏反应皮试等。④还可使甲状腺 ^{131}I 摄取率下降，减弱促甲状腺激素（TSH）对 TSH 释放素（TRH）刺激的反应，使 TRH 兴奋试验结果呈假阳性。干扰促黄体生成素释放素（LHRH）兴奋试验的结果。⑤使同位素脑和骨显像减弱或稀疏。

3. 下列情况应慎用：心脏病或急性心力衰竭、糖尿病、憩室炎、情绪不稳定和有精神病倾向、全身性真菌感染、青光眼、肝功能损害、眼单纯性疱疹、高脂蛋白血症、高血压、甲减（此时糖皮质激素作用增强）、重症肌无力、骨质疏松、胃溃疡、胃炎或食管炎、肾功能损害或结石、结核病等。

4. 长期应用糖皮质激素者，应定期检查以下项目：①血糖、尿糖或糖耐量试验，尤其是糖尿病或糖尿病倾向者。②小儿应定期检测生长和发育情况。③眼科检查，注意白内障、青光眼或眼部感染的发生。④血清电解质和大便隐血。⑤高血压和骨质疏松的检查，尤以老年人为然。⑥运动员慎用。

第十一节 水电解质平衡药物

【药品名称】

葡萄糖酸钙注射液（calcium gluconate injection）

【剂型与规格】

注射剂：1g（10mL）。

【主要成分】

葡萄糖酸钙。

【药理作用】

本品为钙补充剂。钙可以维持神经肌肉的正常兴奋性，促进神经末梢分泌乙酰胆碱。

血清钙降低时可出现神经肌肉兴奋性升高，发生抽搐，血钙过高则兴奋性降低，出现软弱无力等。

钙离子能改善细胞膜的通透性，增加毛细血管的致密性，使渗出减少，起抗过敏作用。钙离子能促进骨骼与牙齿的钙化形成；钙离子与镁离子之间存在竞争性拮抗作用，可用于镁中毒的解救；钙离子可与氟化物生成不溶性氟化钙，用于氟中毒的解救。

【适应证】

1. 治疗钙缺乏，急性血钙过低、碱中毒及甲状旁腺功能低下所致的手足抽搐症。

2. 过敏性疾患。

3. 镁中毒时的解救。

4. 氟中毒的解救。

5. 心脏复苏时应用（如高血钾或低血钙，或钙通道阻滞引起的心功能异常的解救）。

【用法用量】

1. 用 10% 葡萄糖注射液稀释后缓慢注射，每分钟不超过 5mL。成人用于低钙血症，1 次 1g，需要时可重复。

2. 用于高镁血症，1 次 1~2g；用于氟中毒解救，静脉注射本品 1g，1 小时后重复，如有抽搐，可静脉注射本品 3g；如有皮肤组织氟化物损伤，每平方厘米受损面积应用 10% 葡萄糖酸钙 50mg。

3. 小儿用于低钙血症，按 25mg/kg（6.8mg 钙）缓慢静脉注射。但因刺激性较大，本品一般情况下不用于小儿。

【医嘱模板】

10% 葡萄糖注射液　　　100mL ⎫
葡萄糖酸钙注射液　　　1g　　 ⎬········ 静脉滴注

【禁忌证】

1. 对本品中任何成分过敏者禁用。

2. 应用强心苷期间禁止使用本品。

3. 高血钙症患者禁用。

【不良反应】

静脉注射可有全身发热，静脉注射过快可产生心律失常，甚至心跳停止、呕吐、恶心。可致高钙血症，早期可表现便秘、倦睡、持续头痛、食欲不振、口中有金属味、异常口干等，晚期征象表现为精神错乱、高血压、眼和皮肤对光敏感、恶心、呕吐、心律失常等。

【注意事项】

1. 静脉注射时如漏出血管外，可致注射部位皮肤发红、皮疹和疼痛，并可随后出现皮肤剥脱和组织坏死。若发现药液漏出血管外，应马上停止注射，并用氯化钠注射液作局部冲洗注射，局部给予氢化可的松、1% 利多卡因和透明质酸，并抬高局部肢体及热敷。

2. 对诊断的干扰　可使血清淀粉酶增高，血清 H- 羟基皮质醇浓度短暂升高。长期或大量应用本品，血清磷酸盐浓度降低。

3. 不宜用于肾功能不全和呼吸性酸中毒患者。

4. 应用强心苷期间禁止静脉注射本品。

5. 葡萄糖酸钙在水中的溶解度约为 3.3%，故本品为过饱和溶液，可能会出现结晶现象。国外同品种说明书中提出如有结晶，水浴加热复溶后可使用。但目前暂不推荐结晶后使用。

（韩治宇　武翀　王硕）

第三章

止血药物

出血是介入超声相关操作中及操作后最常见的并发症之一，根据患者出血的程度可给予局部加压、止血药物或止血材料、消融针消融止血等。大多数介入超声相关性出血均可以通过以上方法达到止血的目的，极少数难以控制的活动性出血需要紧急介入栓塞或外科手术止血等。因此介入超声医师应当掌握常用的止血药物及止血材料的用法，并根据患者具体情况、出血原因采用多种不同作用机制的止血药物联合应用，对于保证介入超声操作安全性至关重要。（表 3-1 ）

表 3-1   止血药物分类及作用

药物类型	药物名称	作用机制	适应证
促凝血类	蛇毒血凝酶注射液	补充凝血酶，缩短出血时间	用于需减少流血或止血的各种情况，也可用来预防出血，如有创操作前用药，可避免或减少治疗部位及治疗后出血
	维生素 K_1 注射液	维生素 K 是肝脏合成因子 Ⅱ、Ⅶ、Ⅸ、Ⅹ 所必需的物质。维生素 K 缺乏，临床可见出血倾向和凝血酶原时间延长	用于维生素 K 缺乏引起的出血，如梗阻性黄疸、胆瘘、慢性腹泻等所致出血，香豆素类、水杨酸钠等所致的低凝血酶原血症，新生儿出血和长期应用广谱抗生素所致的体内维生素 K 缺乏
	凝血酶冻干粉	促使纤维蛋白原转化为纤维蛋白，应用于创口，使血液凝固而止血	适用于结扎止血困难的小血管、毛细血管，以及实质性脏器出血的止血。也可用于介入超声诊疗操作中的穿刺出血
	氨甲苯酸注射液	促凝血	主要用于因原发性纤维蛋白溶解过度所引起的出血，包括急性和慢性、局限性或全身性的高纤溶出血，后者常见于癌肿、白血病、妇产科意外、严重肝病出血等
	氨甲环酸注射液	抑制纤溶酶的作用，达到止血、抗变态反应、消炎效果	1. 用于全身纤溶亢进所致的出血，如白血病、再生不良性贫血、紫癜等，以及手术中和手术后的异常出血 2. 用于局部纤溶亢进所致的异常出血，如肺出血、鼻出血、生殖器出血、肾出血、前列腺手术中和术后的异常出血

续表

药物类型	药物名称	作用机制	适应证
促凝血类	醋酸去氨加压素注射液	促凝血	在介入性治疗或诊断性手术前，使延长的出血时间缩短或恢复正常；适用于先天性或药物诱发的血小板功能障碍、尿毒症、肝硬化及不明病因所致出血时间延长的患者
收缩血管类	注射用酚磺乙胺	收缩血管，降低毛细血管通透性，增强血小板聚集性和黏附性，促进血小板释放凝血活性物质，缩短凝血时间	用于防治各种有创操作前后的出血，也可用于血小板功能不良、血管脆性增加引起的出血
	注射用卡络磺钠	降低毛细血管的通透性，增进毛细血管断裂端的回缩作用，常用于毛细血管通透性增加而产生的多种出血	用于泌尿系统、上消化道、呼吸道和妇产科出血。对泌尿系统疗效显著，也可用于外伤和手术出血
	特利加压素	收缩内脏血管平滑肌，减少内脏血流量（如减少肠系膜、脾、子宫等的血流），从而减少门静脉血流、降低门静脉压	胃肠道、泌尿生殖系统出血或术后出血
	垂体后叶注射液	收缩平滑肌	用于肺、支气管出血（如咯血）、消化道出血（呕血、便血），并适用于产科催产及产后收缩子宫、止血等。对于腹腔手术后肠道麻痹亦有功效
降低血流量类	生长抑素	可抑制胃泌素和胃酸，以及胃蛋白酶的分泌，从而治疗消化道出血。生长抑素可以明显减少内脏器官的血流量，又不引起体循环动脉血压的显著变化，在治疗食管静脉曲张出血方面有临床价值	严重急性食管静脉曲张出血
	醋酸奥曲肽	同生长抑素，但作用减弱	肝硬化所致食管 - 胃底静脉曲张出血的紧急治疗
机械性止血	明胶海绵颗粒栓塞剂	明胶海绵在血管内引起机械性栓塞，使局部组织的血流减缓和中断，阻断肿瘤组织的血液供应和出血性病变组织的出血	适用于各种富血管性实质脏器肿瘤和动脉性出血性病变的栓塞治疗，对需要永久性栓塞治疗的病例不宜使用

第一节 促凝血类药物

【药品名称】

蛇毒血凝酶注射液（hemocoagulase injection）

【剂型与规格】

注射剂：每支 1 单位（1mL）。

【主要成分】

蛇毒血凝酶（含巴曲酶及磷脂依赖性凝血因子 X 激活物）。

【药理作用】

注射 1 单位的蛇毒血凝酶注射液后 20 分钟，健康正常成年人的出血时间测定会缩短至 1/2 或 1/3，这种止血功能可维持 2~3 日。蛇毒血凝酶注射液仅具有止血功能，并不影响血液的凝血酶原数目，所以使用本品无血栓形成危险。

【适应证】

用于需减少流血或止血的各种医疗情况，如外科、内科、妇产科、眼科、耳鼻喉科、口腔科等临床科室的出血及出血性疾病；也可用来预防出血，如有创操作前用药，可避免或减少治疗部位及术后出血。

【禁忌证】

1. 虽无关于血栓的报道，为安全计，有血栓病史者禁用。

2. 对本品或同类药品过敏者禁用。

【用法用量】

静脉注射、肌肉或皮下注射，也可局部用药。

【配伍与应用】

1. 一般出血　成人 1~2 单位；儿童 0.3~0.5 单位。紧急出血：立即静脉注射 0.25~0.5 单位，同时肌内注射 1 单位。

2. 各类外科手术　术前 1 日晚肌内注射 1 单位，术前 1 小时肌内注射 1 单位，术前 15 分钟静脉注射 1 单位，术后 3 日，每日肌内注射 1 单位。咯血：每 12 小时皮下注射 1 单位，必要时，开始时再加静脉注射 1 单位，最好加入 10mL 的 0.9% 氯化钠溶液中，混合注射。

3. 异常出血　剂量加倍，间隔 6 小时肌内注射 1 单位，至出血完全停止。

4. 在有创操作前，若评估出血风险较高，可术前给予 0.5~1 单位；在治疗后若有明确出血，可按 1~3 中所述给予止血治疗。

【医嘱模板】

蛇毒血凝酶注射液	1 单位	………肌内注射
或 0.9% 氯化钠注射液	100mL	………静脉滴注
蛇毒血凝酶注射液	1 单位	………滴斗入

【不良反应】

发生率极低，偶见过敏样反应。如出现此类情况，可按一般抗过敏处理方法，给予抗组胺药和 / 或糖皮质激素及对症治疗。

【注意事项】

1. 本品如有外观异常或瓶子破裂、过期失效等情况禁止使用。

2. 弥散性血管内凝血（DIC）及血液病所致的出血不宜使用本品。

3. 血中缺乏血小板或某些凝血因子（如凝血酶原）时，本品没有代偿作用，宜在补充血小板或缺乏的凝血因子或输注新鲜血液的基础上应用本品。

4. 在原发性纤溶系统亢进（如内分泌腺、癌症手术等）的情况下，宜与抗纤溶酶的药物联合应用。

5. 应注意防止用药过量，否则其止血作用会降低。

6. 使用期间还应注意观察患者的出、凝血时间。

7. 大、中动脉和大静脉受损出血，必须及时用外科手术处理，配合应用蛇毒血凝酶注射液可控制创面渗血，使手术视野清晰，提高手术效率，从而减少失血和输血量。

【药品名称】

维生素 K_1 注射液（vitamin K_1 injection）

【剂型与规格】

注射剂：每支 10mg（1mL）。

【主要成分】

维生素 K_1。

【药理作用】

本品为维生素类药。维生素 K 是肝脏合成因子 Ⅱ、Ⅶ、Ⅸ、Ⅹ 所必需的物质。维生素 K 缺乏可引起这些凝血因子合成障碍或异常，临床可见出血倾向和凝血酶原时间延长。

【适应证】

用于维生素 K 缺乏引起的出血，如梗阻性黄疸、胆瘘、慢性腹泻等所致出血，香豆素类、水杨酸钠等所致的低凝血酶原血症，新生儿出血和长期应用广谱抗生素所致的体内维生素 K 缺乏。

【禁忌证】

严重肝脏疾患或肝功不良者禁用。

【用法用量】

肌内或深部皮下注射，10mg/ 次，1～2 次 /d。

【配伍与应用】

1. 低凝血酶原血症　肌内或深部皮下注射，每次 10mg，每日 1～2 次，24 小时内总量不超过 40mg。

2. 预防新生儿出血　可于分娩前 12～24 小时给母亲肌内注射或缓慢静脉注射 2～5mg。也可在新生儿出生后肌内或皮下注射 0.5～1mg，8 小时后可重复。

3. 本品用于重症患者静脉注射时，给药速度不应超过 1mg/min。

【医嘱模板】

维生素 K_1 注射液　　　10mg………肌内注射　2 次 /d

【常见轻度不良反应】

1. 偶见过敏反应　静脉注射过快，超过 5mg/min，可引起面部潮红、出汗、支气管痉挛、心动过速、低血压等，曾有快速静脉注射致死的报道。肌内注射可引起局部红肿和疼痛。新生儿应用本品后可能出现高胆红素血症、黄疸和溶血性贫血。

2. 全身性损害　过敏性休克、过敏样反应、发热、寒战、晕厥等。

3. 呼吸系统损害　呼吸困难、胸闷、呼吸急促、支气管痉挛、喉水肿、憋气、咳嗽、哮喘、憋喘、呼吸抑制等。

4. 心血管系统损害　紫绀、低血压、心悸、心动过速等。

【严重不良反应】

过敏性休克，甚至死亡。

【注意事项】

1. 有肝功能损伤的患者，本品的疗效不明显，盲目加量可加重肝损伤。

2. 本品对肝素引起的出血倾向无效。外伤出血无必要使用本品。

3. 本品用于静脉注射宜缓慢，给药速度不应超过 1mg/min。

4. 本品应避免冻结，如有油滴析出或分层则不宜使用，但可在避光条件下加热至 70～80℃，振摇使其自然冷却，如澄明度正常则仍可继续使用。

5. 维生素 K_1 遇光快速分解，使用过程中应避光。

【药品名称】

凝血酶冻干粉（lyophilizing thrombin powder）

【剂型与规格】

凝血酶无菌冻干粉末：每支 500 单位；1 000 单位；2 000 单位；5 000 单位。

【主要成分】

本品为牛血或猪血中提取的凝血酶原，经激活而得的供口服或局部止血用凝血酶的无菌冻干制品。每 1mg 效价不得少于 10 单位。含凝血酶应为标示量的 80% 以上。

【药理作用】

促使纤维蛋白原转化为纤维蛋白，应用于创口，使血液凝固而止血。

【适应证】

适用于结扎止血困难的小血管、毛细血管和实质性脏器出血的止血。用于外伤、手术、口腔、耳、鼻、喉、泌尿、烧伤、骨科、神经外科、眼科、妇产科和消化道等部位出血的止血。也可用于介入超声诊疗操作中的穿刺出血。

【禁忌证】

严禁静脉注射。对本品有过敏史者禁用。

【用法用量】

用于出血创面局部的直接止血，也可用于穿刺针道出血。根据出血部位和程度调整用量和使用频次。

【配伍与应用】

1. 局部止血　用灭菌生理盐水溶解成含凝血酶 50～500 单位 /mL 的溶液喷雾或灌注于创面或以明胶海绵、纱条沾后敷于创面，也可直接撒布粉末状凝血酶于创面。

2. 消化道止血　用适当的缓冲液或生理盐水或牛奶（温度不超 37℃为宜）溶解凝血酶，使其成为 50～500 单位 /mL 的溶液，口服或局部灌注，每次用量 2 000～20 000 单位，严重出血者可增加用量，每 1～6 小时 1 次。根据出血部位及程度，可适当增减浓度、用量、次数。

3．假性动脉瘤的治疗　用生理盐水 20mL 溶解 5 000 单位的凝血酶冻干粉，抽取 1mL 液体，经超声引导将 0.1～0.2mL 该药物直接注入瘤体内，局部加压，必要时可重复注射。

4．泌尿、妇产科等的出血。

【医嘱模板】

0.9% 氯化钠注射液　　　　20mL
凝血酶冻干粉　　　　　　5 000 单位 } ⋯⋯⋯ 出血局部根据需要少量用药

【不良反应】

1．偶可致过敏反应，应及时停药。

2．外科止血中应用本品曾有致低热反应的报道。

【注意事项】

1．本品严禁注射。如误入血管可导致血栓形成、局部坏死危及生命。

2．本品必须直接与创面接触，才能起止血作用。

3．本品应新鲜配制使用。

4．药物的相互作用

（1）本品遇酸、碱、重金属易发生反应而降效。

（2）为提高上消化道出血的止血效果，宜先服一定量制酸剂中和胃酸后口服本品，或同时静脉给予抑酸剂。

（3）本品还可用磷酸盐缓冲液（pH 值 7.6）或冷牛奶溶解。如用阿拉伯胶、明胶、果糖胶、蜂蜜等配制成乳胶状溶液，可提高凝血酶的止血效果，并可适当减少本品用量。

【药品名称】

氨甲苯酸注射液（aminomethylbenzoic acid injection）

【剂型与规格】

注射剂：每支 0.1g（10mL）。

【主要成分】

对氨甲基苯甲酸 – 水合物。

【药理作用】

本品为促凝血药。血液循环中存在各种纤溶酶（原）的天然拮抗物，如抗纤溶酶等。正常情况下，血液总抗纤溶物质比纤溶物质高很多倍，所以不致发生纤溶性出血。但这些拮抗物不能阻滞被吸附在纤维蛋白网上的激活物（如尿激酶）所激活而形成的纤溶酶。本品能竞争性阻抑纤溶酶原吸附在纤维蛋白网上，从而防止其激活，保护纤维蛋白不被纤溶酶降解而达到止血作用。

【适应证】

本品主要用于因原发性纤维蛋白溶解过度所引起的出血，包括急性和慢性、局限性或全身性的高纤溶出血，后者常见于癌肿、白血病、妇产科意外、严重肝病出血等。

【禁忌证】

尚不明确。

【用法用量】

静脉注射或滴注 1 次 0.1 ~ 0.3g，1 日不超过 0.6g。

【配伍与应用】

本药物采用静脉方式给药，可静脉快速输注或滴斗入。本药物与青霉素或尿激酶等溶栓剂有配伍禁忌；口服避孕药、雌激素或凝血酶原复合物浓缩剂与本药合用，有增加血栓形成的危险。

【医嘱模板】

0.9% 氯化钠注射液	100mL	⎫
氨甲苯酸注射液	0.1g	⎭ ········ 静脉滴注
或氨甲苯酸注射液	0.1g ············· 滴斗入	
0.9% 氯化钠注射液	100mL ········· 静脉滴注	

【不良反应】

本品与 6- 氨基己酸相比，抗纤溶活性强 5 倍。不良反应极少见。长期应用未见血栓形成，偶有头昏、头痛、腹部不适。有心肌梗死倾向者应慎用。

【注意事项】

1. 应用本品患者要监护血栓形成并发症的可能性。对于有血栓形成倾向者（如急性心肌梗死）应慎用。

2. 本品一般不单独用于弥散性血管内凝血所致的继发性纤溶性出血，以防进一步血栓形成，影响脏器功能，特别是急性肾功能衰竭。如有必要，应在肝素化的基础上应用本品。

3. 如与其他凝血因子（如因子Ⅸ）等合用，应警惕血栓形成。一般认为在凝血因子使用后 8 小时再用本品较为妥善。

4. 由于本品可导致继发肾盂和输尿管凝血块阻塞，血友病或肾盂实质病变发生大量血尿时要慎用。

5. 宫内死胎所致低纤维蛋白原血症出血，肝素治疗较本品安全。

6. 慢性肾功能不全时用量酌减，给药后尿液浓度常较高。治疗前列腺手术出血时，用量也应减少。

【药品名称】

氨甲环酸注射液（tranexamic acid injection）

【剂型与规格】

注射剂：每支 1.0g（10mL）。

【主要成分】

氨甲环酸。

【药理作用】

纤溶现象与机体在生理或病理状态下的纤维蛋白分解、血管通透性增加等有关，亦与纤溶引起的机体反应、各种出血症状及变态反应等的发生发展和治愈相关联。氨甲环酸可抑制这种纤溶酶的作用，达到止血、抗变态反应、消炎的效果。

【适应证】

1. 用于全身纤溶亢进所致的出血，如白血病、再生不良性贫血、紫癜等，以及手术中和手术后的异常出血。

2. 用于局部纤溶亢进所致的异常出血，如肺出血、鼻出血、生殖器出血、肾出血、前列腺手术中和术后的异常出血。

【禁忌证】

对本品中任何成分过敏者禁用。

【用法用量】

一般成人每日为 1 000～2 000mg，分 1～2 次静脉注射或静脉滴注，根据年龄和症状可适当增减剂量。

【配伍与输注】

本药物采用静脉方式给药。由 0.9% 氯化钠注射液 100mL 配制 1g 氨甲苯酸注射液静脉滴注，时间大于 10 分钟。

【医嘱模板】

0.9% 氯化钠注射液　　　　100mL
氨甲苯酸注射液　　　　　　1g　　　 }·········静脉滴注

【不良反应】

在一项 2 972 例的报告中，主要的不良反应为恶心 0.07%（2 例）、呕吐 0.17%（5 例）、食欲不振 0.03%（1 例）、腹泻 0.07%（2 例）、胃灼热 0.03%（1 例）等。

1. 严重的不良反应　休克：由于可能引起休克，应密切观察，如情况异常，应停止给药并进行适当处置。

2. 其他不良反应　由于可能出现下述不良反应，情况异常时停止给药并适当处置：过敏症瘙痒、皮疹等；消化系统如恶心、呕吐食欲不振、腹泻；眼一过性色觉异常（静脉内注射时）；其他如倦怠感、头痛。

【注意事项】

1. 以下患者应慎重给药：

（1）有血栓的患者（脑血栓、心肌梗死、血栓静脉炎等），以及可能引起血栓症的患者，有使血栓稳定化的倾向。

（2）有消耗性凝血障碍的患者。与肝素等并用，有使血栓稳定化的倾向。

（3）对本剂有既往过敏史的患者。

2. 正确用药的注意

（1）应缓慢静脉注射，静脉注射时间为 2～5 分钟，或根据临床上的需要缓慢至 5～10 分钟（注射速度过快时，偶会产生恶心、胸内不适、心悸、血压下降等症状）。

（2）启封时，为了防止混入异物，应用酒精棉消毒后再开启。

3. 孕妇及哺乳期妇女用药　少量在怀孕期间使用氨甲环酸的数据显示对胎儿没有危害。由于母乳中氨甲环酸的浓度很低（只有血中的 1%），婴儿每日从母乳中吸收的药量很少，所以哺乳期妇女可以使用氨甲环酸。

4. 儿童用药　根据患者的年龄和体重可以调整剂量。

5. 老年用药　一般高龄患者因生理功能减退，应注意减少用药量。

6. 大量合用时可引起血栓形成倾向：本制剂具有的抗纤溶作用，有可能导致这些药物引起纤维蛋白块存留较长时间，从而使栓塞的状态延续。

【药品名称】

醋酸去氨加压素注射液（desmopressin acetate injection）

【剂型与规格】

注射剂：每支 4μg（1mL）（按去氨加压素计为 3.56μg）。

【主要成分】

醋酸去氨加压素。

【药理作用】

F Ⅷ：C 和 vWF 以复合物的形式存在于血浆中，前者具有凝血活性，被激活后参与因子 X 的内源性激活；后者作为一种黏附分子，参与血小板与内皮的黏附，并有稳定及保护 F Ⅷ：C 的作用。本药可促进内皮细胞释放 F Ⅷ：C，也可促进 vWF 释放而增加 F Ⅷ：C 的稳定性，使 F Ⅷ：C 活性升高，故可用于治疗血友病 A 和血管性血友病。

【适应证】

1. 在介入性治疗或诊断性手术前，使延长的出血时间缩短或恢复正常；适用于先天性或药物诱发的血小板功能障碍、尿毒症、肝硬化及不明病因所致出血时间延长的患者，使延长的出血时间缩短或恢复正常。

2. 对本品试验剂量呈阳性反应的轻度甲型血友病及血管性血友病的患者，可用于控制及预防小型手术时的出血。在个别情况下，本品甚至会对中度病情的患者产生疗效。禁用于Ⅱ B 型血管性血友病患者。

3. 中枢性尿崩症　本品可用于治疗中枢性尿崩症。给药后可增加尿渗透压，降低血浆渗透压，从而减少尿液排出，减少排尿次数和夜尿。

4. 肾尿液浓缩功能试验　本品可用作测试肾尿液浓缩功能，有助于对肾功能的诊断；对于诊断尿道感染的程度尤其有效；膀胱炎有别于肾盂肾炎，因此并不会引起低于正常值的肾尿液浓缩功能。

【禁忌证】

下列患者禁用本品：

1. 习惯性及精神性烦渴症者。

2. 不稳定型心绞痛患者。

3. 代偿失调的心功能不全患者。

4. Ⅱ B 型血管性血友病的患者。

5. 需服用利尿剂的其他疾病患者。

【用法用量】

本药物用量不同，效果不同。可用于控制出血或手术前预防出血，治疗中枢性尿崩症，并可用于肾尿液浓缩功能试验。

【配伍与应用】

1. 控制出血或手术前预防出血　按体重 0.3μg/kg 的剂量，用生理盐水稀释到 50～100mL，在 15～30 分钟内静脉滴注；若效果显著，可间隔 6～12 小时重复给药 1～2 次；若再次重复给药可能会降低疗效。血友病患者Ⅷ：C 的预期增加值应按使用第Ⅷ因子浓缩物的同一标准来衡量。一些病例在重复给药后疗效降低，因此应定期监测Ⅷ：C的水平，同时必须监测患者的血压。如果给药后血浆内Ⅷ：C的浓度并未达到预期的增加值，则可协同使用第Ⅷ因子浓缩物。治疗血友病患者时，应与血液检验室配合。使用本品前测定凝血因子的浓度及出血时间。使用本品后血浆中的Ⅷ：C及vWF：Ag会显著增加，但目前仍不可能在使用本品前后，在这些因子的血浆浓度和凝血时间之间建立任何相关关系。所以在可能的情况下，应测试本品对每个患者出血时间的影响。使用本品时应注意监测患者的血压。

2. 中枢性尿崩症　当鼻腔给药不适合时，可使用本品注射液，根据患者的尿量和尿渗透压而调整剂量。静脉注射的常用剂量：成人每日 1~2 次，每次 1~4μg（0.25~1mL）；1 岁以上儿童每日 1~2 次，每次 0.1~1μg（0.025~0.25mL）；由于 1 岁以下儿童的用药经验有限，建议首剂量为 0.05μg（0.012 5mL），然后根据患者的尿量和电解质状态进行滴定。本品注射液通常采用静脉给药，但如需要，也可进行肌肉或皮下给药。

3. 肾尿液浓缩功能试验　成人肌内注射或皮下注射的常用剂量为 4μg（1mL）；1 岁以上的儿童剂量为 1~2μg（0.25~0.5mL）；1 岁以下的婴儿剂量为 0.4μg（0.1mL）。建议对儿童首先使用鼻腔给药的制剂。使用本品后 1 小时内排出的尿液应不计入，此后的 8 小时内收集尿液 2 次以测量尿渗透压。应注意限制饮水量，同时参阅"注意事项"。多数患者使用本品后尿渗透压的正常值为 800mOsm/kg。若低于这个水平，应重复试验；若仍低于该值，表明肾尿液浓缩功能受到损害，应对患者做进一步检查以便确诊。

【医嘱模板】

控制出血或手术前预防出血时：

0.9% 氯化钠注射液　　　　　　100mL　　⎫
　　　　　　　　　　　　　　　　　　　⎬ ········ 静脉滴注
醋酸去氨加压素注射液　　　　　0.3μg/kg　⎭

【常见轻度不良反应】

1. 常见（>1/100）的不良反应　一般反应：头痛。高剂量时可引起疲劳。循环系统：高剂量时可引起血压一过性降低及反射性心动过速；给药时面部潮红。肠胃系统：胃痛及恶心。

2. 偶见（<1/1 000）的副作用　一般反应：高剂量时可产生眩晕现象。使用本品时若不限制饮水，可能会引起水潴留 / 低钠血症及并发症（头痛、恶心、呕吐、血清钠降低和体重增加，更严重者可引起惊厥）。个别病例报道出现皮肤过敏和更为严重的全身过敏反应。少见情绪障碍。曾报道儿童患者用药后出现兴奋过度、有攻击性或噩梦。

【注意事项】

本品不能缩短因血小板明显减少而引起的出血时间延长。

第二节　收缩血管类药物

【药品名称】

注射用酚磺乙胺（etamsylate for injection）

【剂型与规格】

注射剂：每支 0.5g。

【主要成分】

酚磺乙胺。

【药理作用】

酚磺乙胺能使血管收缩，毛细血管通透性降低，也能增强血小板聚集性和黏附性，促进血小板释放凝血活性物质，缩短凝血时间，从而达到止血效果。

【适应证】

用于防治各种手术前后的出血，也可用于血小板功能不良、血管脆性增加引起的出血。

【禁忌证】

对本品过敏者。

【用法用量】

肌内注射、静脉注射或静脉滴注。1 次 0.5g，1 日 2 ~ 3 次。

【配伍与应用】

用灭菌生理盐水 2mL 溶解后使用，也可稀释于 0.9% 氯化钠注射液或 5% 葡萄糖注射液中使用。

肌内注射或静脉注射：1 次 0.5g，1 日 0.5 ~ 1.5g。静脉滴注：1 次 0.5g，1 日 2 ~ 3 次，或遵医嘱。

预防手术后出血：术前 15 ~ 30 分钟静脉滴注或肌内注射 0.5g，必要时 2 小时后再注射 0.25g，或遵医嘱。

【医嘱模板】

0.9% 氯化钠注射液	2mL

}·········肌内注射 / 滴斗入

注射用酚磺乙胺　　　　　0.5g

或 0.9% 氯化钠注射液 /5% 葡萄糖注射液　　100mL

}·········静脉滴注

注射用酚磺乙胺　　　　　　　　　0.5g

【不良反应】

本品毒性低，可有恶心、头痛、皮疹、暂时性低血压、血栓形成等，偶有静脉注射后发生过敏性休克的报道。

【注意事项】

1. 本品可与维生素 K 注射液混合使用，但不可与氨基己酸注射液混合使用。

2. 血栓栓塞性疾病（缺血性卒中、肺栓塞、深静脉血栓形成）患者或有此病史者慎用。

3. 本品主要以原形从肾脏排出，肾功能不全者慎用。

4. 不得与碳酸氢钠注射液配伍使用，以免引起变色反应。

5. 勿与氨基酸混合注射，以免引起中毒。

6. 药物相互作用　右旋糖酐：抑制血小板聚集，延长出血时间，与本品同时使用可能对本品的疗效产生影响。必须合用时，尽量先使用本品，间隔一定时间后再使用右旋糖酐。

7. 老年患者用药的有效性和安全性尚未确立。必须使用时请进行利弊权衡或遵医嘱。

【药品名称】

注射用卡络磺钠（carbazochrome sodium sulfonate for injection）

【剂型与规格】

注射剂：每支 20mg。

【主要成分】

卡络磺钠。

【药理作用】

降低毛细血管的通透性，增进毛细血管断裂端的回缩作用，常用于毛细血管通透性增加而产生的多种出血。

【适应证】

用于泌尿系统、上消化道、呼吸道和妇产科出血疾病。对泌尿系统疗效显著，也可用于外伤和手术出血。

【禁忌证】

对本品过敏者。

【用法用量】

肌内注射或静脉滴注。

【配伍与应用】

由灭菌注射用水或氯化钠注射液适量将药物溶解。肌内注射，1 次 20mg，2 次 /d，或静脉滴注，60 ~ 80mg/ 次。

【医嘱模板】

0.9% 氯化钠注射液	2mL	⎫ ········· 肌内注射
注射用卡络磺钠	20mg	⎭
或 0.9% 氯化钠注射液	100mL	⎫ ········· 静脉滴注
注射用卡络磺钠	60 ~ 80mg	⎭

【不良反应】

个别患者出现恶心、眩晕及注射部位红、痛，未见严重不良反应。

【注意事项】

尚不明确。

【药品名称】

注射用特利加压素（terlipressin for injection）

【剂型与规格】

注射剂：每支 1mg（相当于特利加压素 0.86mg），附稀释剂 5mL。

【主要成分】

特利加压素。

【药理作用】

特利加压素，化学名三甘氨酰赖氨酸加压素，是一种新型的人工合成的长效血管升压素制剂。它是一种前体药物，本身无活性，在体内经氨基肽酶作用，脱去其 N 端的 3 个甘氨酰残基后，缓慢"释放"出有活性的赖氨酸加压素，因此特利加压素相当于一个能以稳定速率释放出赖氨酸加压素的储藏库。

特利加压素的主要作用是收缩内脏血管平滑肌，减少内脏血流量（如减少肠系膜、脾、子宫等的血流），从而减少门静脉血流、降低门静脉压，同时也可作用于食管和子宫等平滑肌。

另外，在对肝肾综合征的防治研究中发现，特利加压素还可降低血浆肾素浓度，从而减少血管紧张素Ⅱ的产生，减轻肾血管收缩，增加肝肾综合征患者的肾血流量，显著增加了患者的肾小球滤过率，改善了肾功能。与血管升压素相比，它作用持久，不引起危险性并发症，包括促纤维蛋白溶解和心血管系统方面的严重并发症。

【适应证】

1. 胃肠道出血，如食管静脉曲张出血、胃或十二指肠溃疡出血，以及其他胃肠道出血。

2. 泌尿生殖系统出血，如功能性或其他原因引起的子宫出血、生产或流产等引起的出血。

3. 术后出血的治疗，特别是腹腔和盆腔区域的出血。

4. 妇科手术的局部使用，如在子宫颈的手术。

5. 肝肾综合征，如（慢性肝炎、重型肝炎、肝硬化等）合并肝肾综合征，也用于肝移植患者术前术后肝肾综合征的治疗或预防等。

6. 顽固性（对儿茶酚胺抵抗性）休克，如败血症性休克等对扩容和/或儿茶酚胺等常规治疗无反应时。

【禁忌证】

1. 败血性休克患者禁用。

2. 对本品过敏者禁用。

3. 本品对平滑肌有收缩作用，孕妇禁用。

【用法用量】

可静脉或局部用药，根据出血原因不同，调整输注速度。多为静脉持续给药。

【配伍与应用】

1. 治疗食管 – 胃底静脉曲张出血　首剂 2.0mg（用生理盐水稀释）静脉缓慢注射（超过 1 分钟），维持剂量为每 4 小时静脉缓慢注射 1.0 ~ 2.0mg 延续 24 ~ 48 小时，直至出血控制。建议出血停止后仍维持治疗 1 ~ 2 日，以防止再出血；其他胃肠道出血：对疑为上消化道出血的患者进行早期治疗时，可每 4 ~ 6 小时静脉缓慢注射 1.0mg，连续用药，直至出血控制。本品也可作为急救药物使用。

2. 治疗泌尿生殖道出血　可每 4 ~ 6 小时静脉滴注 0.2 ~ 1.0mg；用于治疗少女子宫出血时，建议给药剂量为 5 ~ 20μg/kg。

3. 用于儿童内脏出血　每 4 ~ 8 小时静脉给药 1 次，每次剂量为 8 ~ 20μg/kg，连续用药，直至出血控制，治疗方式同成人。用硬化法治疗后的食管静脉曲张，建议采用 20μg/kg 1 次性推注。

4. 妇科手术后的局部应用　将 0.4mg 稀释于生理盐水至 10mL，在子宫颈管内或子宫颈管旁注射给药，在给药后 5 ~ 10 分钟内观察疗效。若有必要，可重复给药。

5. 治疗肝肾综合征

（1）（慢性肝炎、重型肝炎、肝硬化等合并）肝肾综合征，每 8 ~ 12 小时静脉缓慢注射 1.0mg（也可将 1.0mg 溶于 500mL 糖水中静脉滴注），连续使用直至肾功能改善。

（2）对肝移植术前合并肝肾综合征的患者，在等待接受肝移植术期间，每 8 ~ 12 小时静脉缓滴 1.0 ~ 2.0mg（每次滴注时间约 4 小时），连续使用直至肾功能恢复或接受肝移植术。也有术前每日使用 10mg 的报道。

（3）对肝移植术后没有合并肝肾综合征的患者，可术后每 8 小时予 1.0mg 静脉缓滴，2 ~ 3 日，作为肝肾综合征的预防治疗；对肝移植术后合并肝肾综合征的患者，术后根据肾功能受损程度予 1.0 ~ 2.0mg 静脉缓滴，每日 3 ~ 4 次，连续 4 ~ 8 日，直到肾功能改善。具体用法用量可根据临床情况进行调整。

6. 治疗顽固性休克　1mg 静脉缓慢注射，每日 1 ~ 2 次；儿童用药，每 4 小时静脉缓慢注射 20μg/kg。用药时间视血流动力学改善情况而定。使用中注意观察血压及心率。

【医嘱模板】

| 0.9% 氯化钠注射液 | 44mL |
| 注射用特利加压素 | 2mg |

.... 静脉泵入　12mL/h

【不良反应】

本品很少有不良反应发生，已报告的不良反应包括腹部痉挛、头痛、面色苍白、动脉血压升高。

临床试验中最常见的不良反应（发生率 1% ~ 10%）为皮肤苍白、血压升高、腹痛、恶心、腹泻和头痛。

【严重不良反应】

1. 心血管系统异常　心动过缓，甚至心肌缺血和心肌梗死、左心室衰竭、心律失常。
2. 呼吸系统、胸廓和纵隔异常　呼吸困难。
3. 一般症状和给药部位异常　给药部分坏死。
4. 本品的抗利尿作用可以引起低钠血症和低钙血症，除非液体平衡得到控制。
5. 使用本品可能会出现子宫肌肉痉挛，子宫肌肉和子宫内膜的血液循环障碍。

【注意事项】

本药的增压与抗利尿作用虽然较赖氨酸加压素及精氨酸加压素低，但高血压、心脏功能紊乱或肾功能不全者仍应慎用。

因为本药对平滑肌会产生影响，所以孕妇不宜使用。

高血压患者应用本药使血压增高时，可静脉注射可乐定 150mg。

【药品名称】

垂体后叶注射液（posterior pituitary injection）

【剂型与规格】

注射剂：每支 6 单位（1mL）；3 单位（0.5mL）。

【主要成分】

垂体后叶。

【药理作用】

垂体后叶注射液对平滑肌有强烈的收缩作用，尤其对血管、子宫的肌层作用更强，因为剂量不同，可引起子宫节律性收缩至强直收缩。对于肠道及膀胱亦能增加张力而使其收缩。

【适应证】

用于肺、支气管出血（如咯血）、消化道出血（呕血、便血），并适用于产科催产及产后收缩子宫、止血等。对于腹腔手术后肠道麻痹亦有功效。本品尚对尿崩症有减少排尿量的作用。

【禁忌证】

1．对本品及所含成分过敏者禁用。

2．患有心肌炎、血管硬化等患者禁用。

3．禁用于剖宫产史患者。催产时禁用于骨盆狭窄、双胎、羊水过多、子宫膨胀过度、产道梗阻、产前出血（前置胎盘、胎盘早剥）的患者。禁用于子宫口未开的晚期妊娠的引产和催产。

4．中重度肾功能不全者禁用。本品对患有肾脏炎、心肌炎、血管硬化、骨盆过窄、双胎、羊水过多、子宫膨胀过度等患者不宜应用。在子宫颈尚未完全扩大时亦不宜采用本品。高血压导致冠状动脉病患者慎用。

【用法用量】

肌内、皮下注射或稀释后静脉滴注。引产或催产静脉滴注。呼吸道或消化道出血：1 次 6～12 单位。产后子宫出血：1 次 3～6 单位。

【配伍与应用】

1．引产或催产　1 次 2.5～5 单位，用氯化钠注射液稀释至每 1mL 中含有 0.01 单位。静脉滴注开始时每分钟不超过 0.001～0.002 单位，每 15～30 分钟增加 0.001～0.002 单位，直至宫缩与正常分娩期相似，最快每分钟不超过 0.02 单位，通常为每分钟 0.002～0.005 单位。

2．控制产后出血　每分钟静脉滴注 0.02～0.04 单位，胎盘排出后可肌内注射 5～10 单位。

3．呼吸道或消化道出血　1 次 6～12 单位，肌内注射。

4．产后子宫出血　1 次 3～6 单位，肌内注射。

【医嘱模板】

垂体后叶注射液　　　　　6 单位……………肌内注射 / 皮下注射

或 0.9% 氯化钠注射液　　100mL ⎫
垂体后叶注射液　　　　　6 单位 ⎭……………静脉滴注

引产或催产时静脉滴注的速度要求：

0.9% 氯化钠注射液　　　500mL ⎫　开始时 6～12mL/min，之后每 15～30 分钟
垂体后叶注射液　　　　　6 单位 ⎭……………增加 0.1～0.2mL，直至宫缩与正常分娩期相似，最快每分钟不超过 2mL

【不良反应】

1．消化系统　腹痛、腹泻、恶心、呕吐、腹胀、腹部不适、呃逆等。

2．心血管系统　血压升高、心悸、心律失常、心绞痛、心动过缓、血压下降、心动过速等。

3．精神神经系统　头晕、头痛、烦躁、抽搐、麻木、食欲异常、意识障碍、精神异常、精神障碍等。

4．代谢和营养障碍　主要表现为低钠血症，也有血钾、血氯、血钙、血镁降低等电解质异常的报道。低钠血症如纠正过快可出现渗透性脱髓鞘溶解综合征。

5. 呼吸系统　胸闷、呼吸困难、呼吸急促等。

6. 全身性反应　面色苍白、乏力、发热、寒战、全身不适、严重过敏样反应、过敏性休克等。

7. 皮肤及附件　多汗、皮肤潮红、红肿、皮疹、瘙痒、局部皮肤坏死、血管性水肿等。

8. 其他　静脉炎、注射部位红肿、注射部位疼痛、尿量减少、停药后多尿、血尿。有肾功能异常的个例报告。

【注意事项】

1. 用药后如出现严重不良反应如心悸、胸闷、过敏性休克等，应立即停药。

2. 用药后注意电解质监测，尤其注意低钠血症的发生。在纠正低钠血症时，补钠速度不宜过快，以避免出现渗透性脱髓鞘综合征。

3. 静脉给药时，避免药液外渗导致皮肤坏死的发生。

4. 高血压、冠状动脉病、脑血管疾病患者和老年患者慎用，如需使用，应严格掌握适应证，加强监测。

第三节　降低血流量类药物

【药品名称】

注射用生长抑素（somatostatin for injection）

【剂型与规格】

注射剂：每支 3mg。

【主要成分】

生长抑素醋酸盐。

【药理作用】

本品是人工合成的环状十四氨基酸肽，其与天然的生长抑素在化学结构和作用方面完全相同。

静脉注射本品可抑制生长激素、甲状腺刺激激素、胰岛素和胰高血糖素的分泌，并抑制胃酸的分泌。它还影响胃肠道的吸收、动力、内脏血流和营养功能。生长抑素可抑制胃泌素、胃酸和胃蛋白酶的分泌，从而治疗消化道出血。而且，生长抑素可以明显减少内脏器官的血流量，而又不引起体循环动脉血压的显著变化，因而在治疗食管静脉曲张出血方面有临床价值。生长抑素可减少胰腺的内分泌和外分泌，从而可有效预防和治疗胰腺手术后并发症。生长抑素可以抑制胰高血糖素的分泌，因此可有效治疗糖尿病酮症酸中毒。

【适应证】

严重急性食管静脉曲张出血。严重急性胃或十二指肠溃疡出血，或并发急性糜烂性胃炎或出血性胃炎。胰、胆和肠瘘的辅助治疗，胰腺术后并发症的预防和治疗。糖尿病酮症酸中毒的辅助治疗。

【禁忌证】

已证实对于本品过敏的患者，不得使用此药。

孕妇不得使用本品，除非无其他安全替代措施。

【用法用量】

药物冻干粉须在使用前用生理盐水溶解。本品采用静脉给药，通过慢速冲击注射（3～5分钟）250μg或以每小时250μg的速度连续滴注（约相当于每千克体重，每小时3.5μg）给药。对于连续滴注给药，需用1支3mg的本品配制足够使用12小时的药液，溶剂既可以是生理盐水，也可以是5%葡萄糖溶液，输液量应调节为每小时250μg，并建议使用输液注射器。对严重急性上消化道出血（包括食管静脉曲张出血）的治疗：建议首先缓慢静脉注射250μg作为负荷剂量，而后马上以每小时250μg的静脉滴注给药。当两次输液给药间隔大于3～5分钟时，应重新静脉注射250μg本品，以确保给药的连续性。

止住大出血后（一般在12～24小时），治疗应继续48～72小时，以防再次出血。

对胰瘘、胆瘘、肠瘘的辅助治疗：应采用每小时250μg的速度静脉连续滴注给药，直到瘘管闭合（2～20日），这种治疗可作为全胃肠外营养的辅助措施。当瘘管闭合后，本品静脉滴注应继续进行1～3日，而后逐渐停药，以防反跳作用。

对胰腺外科手术后并发症的预防和治疗：手术开始时，作为辅助治疗，以每小时250μg的速度静脉滴注；手术后，持续静脉滴注给药5日。

对糖尿病酮症酸中毒的辅助治疗：对酮症酸中毒的患者，以每小时100～500μg的速度静脉滴注同时配合胰岛素治疗，3小时内可缓解酮症酸中毒，4小时内可使血糖恢复正常。

【配伍与应用】

消化道出血时：

0.9%氯化钠注射液　　　　96mL
注射用生长抑素　　　　　6 000μg } ········· 静脉泵入，4mL/h

【不良反应】

少数患者用药后产生恶心、眩晕、脸红等反应。

当滴注本品的速度高于每分钟50μg时，患者会出现恶心和呕吐现象。

1. 胃肠系统损害　恶心、呕吐、腹泻、腹痛、腹胀、腹部不适、干呕。

2. 皮肤及其附件损害　皮疹、瘙痒、出汗、多汗。

3. 心血管系统损害　心悸、潮红、心动过缓、血压升高。

4. 神经系统损害　头晕、眩晕、头痛。

5. 呼吸系统损害　胸闷、呼吸困难、呼吸急促。

6. 代谢和营养障碍　低血糖反应、低血糖、血糖降低、血糖升高、高血糖、低血糖昏迷。

7. 全身性损害　寒战、发热、乏力、高热。

8. 免疫疾病与感染　过敏样反应、过敏反应、过敏性休克。

9. 用药部位损害　局部麻木、静脉炎、注射部位疼痛。

【注意事项】

因为本品抑制胰岛素及胰高血糖素的分泌，在治疗初期会引起短暂的血糖水平下降。更应注意的是，胰岛素依赖型糖尿病患者使用本品后，每隔3～4小时应测试1次血糖浓度。尽可能避免同时摄入能刺激胰岛素分泌的糖类。如果必须给予，应同时给予胰岛素。

因肿瘤性或炎症性肠病引起的胰瘘或肠瘘，需对原发疾病进行治疗。

上市后监测到注射用生长抑素有过敏性休克的病例报告，用药前应仔细询问药物过敏史，用药过程中注意观察，一旦出现皮疹、瘙痒、呼吸困难、血压下降等症状和体征，应立即停药并及时治疗。

【药品名称】

注射用醋酸奥曲肽（octreotide acetate for injection）

【剂型与规格】

注射剂：每瓶 0.1mg。

【主要成分】

醋酸奥曲肽。

【药理作用】

奥曲肽是人工合成的八肽化合物，为十四肽人生长抑素类似物，奥曲肽的药理作用与天然激素相似，但其抑制生长激素、胰高血糖素、胰岛素的作用较强。与生长抑素相似，奥曲肽也可抑制黄体生成素（LH）对促性腺激素释放激素（GnRH）的反应、降低内脏血流，抑制 5- 羟色胺、胃泌素、血管活血肠肽、糜蛋白酶、胃动素、胰高血糖素的分泌。

【适应证】

1. 肝硬化所致食管 – 胃静脉曲张出血的紧急治疗，与特殊治疗（如内镜硬化剂治疗）合用。

2. 预防胰腺术后并发症。

3. 缓解与胃肠内分泌瘤有关的症状和体征，有充足的证据显示，本品对下列肿瘤有效：具有类癌综合征的类癌瘤；VIP 瘤；胰高糖素瘤。本品对下列肿瘤的有效率约为 50%（至今应用本品治疗的病例有限）：胃泌素瘤 /Zollinger-Ellison 综合征、胰岛瘤、生长激素释放因子瘤。

4. 经手术、放射治疗或多巴胺受体激动剂治疗失败的肢端肥大症患者，可控制症状，降低生长激素（GH）及生长素介质 C 的浓度。也适用于不能或不愿手术的肢端肥大症患者，以及放射治疗尚未生效的间歇期患者。

【禁忌证】

对奥曲肽或本品中任一赋形剂过敏者禁用。

【用法用量】

本品可静脉滴注或持续泵入治疗。

【配伍与应用】

1. 食管 – 胃静脉曲张出血　持续静脉滴注 0.025mg/h。最多治疗 5 日，可用生理盐水稀释或葡萄糖液稀释。

2. 预防胰腺术后并发症　0.1mg 皮下注射，每日 3 次，持续治疗 7 日，第 1 次注射应在手术前至少 1 小时进行。

3. 胃肠胰内分泌肿瘤　初始剂量为 0.05mg 皮下注射，每日 1 ~ 2 次，然后根据耐受性和疗效可逐渐增加剂量至 0.2mg，每日 3 次。

4. 肢端肥大症　初始量为 0.05 ~ 0.1mg 皮下注射，每 8 小时 1 次，然后根据对循环 GH 浓度、临床反应及耐受性的每月评估而调整剂量。多数患者的最适剂量为 0.2 ~ 0.3mg/d。最大剂量不应超过 1.5mg/d。在血浆 GH 水平的指导下治疗数月后可酌情减量。使用本品治疗 1 个月后，若 GH 浓度无下降、临床症状无改善，则应考虑停药。

【医嘱模板】

消化道出血时：

0.9% 氯化钠注射液　　　　96mL ⎫
　　　　　　　　　　　　　　　⎬ ········ 静脉泵入，4mL/h
注射用醋酸奥曲肽　　　0.6mg ⎭

【不良反应】

1. 注射局部反应　包括疼痛，注射部位针刺、麻刺或烧灼感，伴红肿。这些现象极少超过 15 分钟。注射前使药液达室温，则可减少局部不适。

2. 胃肠道反应　包括食欲不振、恶心、呕吐、痉挛性腹痛、胀气、稀便、腹泻和脂肪痢。在罕见的病例中，胃肠道反应可类似急性肠梗阻伴进行性严重上腹痛、腹部触痛、肌紧张和腹胀。长期使用可能导致胆结石的形成。

因为本品可抑制 GH、胰高血糖素和胰岛素的释放，故本品可能引起血糖调节紊乱。由于可降低患者餐后糖耐量，少数长期给药者可引起持续的高血糖症，也曾观察到低血糖的出现。

3. 其他　少数报道出现急性胰腺炎，停药后可逐渐消失；罕见情况下，曾报道醋酸奥曲肽治疗引起患者脱发；长期应用本品且发生胆结石者，也可能出现胰腺炎；个别患者发生肝功能失调，包括缓慢发生的高胆红素血症伴碱性磷酸酶、γ–谷氨酰转移酶和转氨酶轻度增高。

【注意事项】

由于分泌 GH 的垂体瘤有时可能扩散而引起严重的并发症（如视野缺损），故应仔细观察患者，若有肿瘤扩散的迹象，则应考虑转换其他治疗。长期使用，应每隔 6～12 个月作胆囊超声波检查。

胰岛素依赖型糖尿病或已患糖尿病的患者，应密切监测血糖水平。

对接受胰岛素治疗的糖尿病患者，给予本品后，其胰岛素用量可能减少。

避免短期内在同一部位多次注射。

在治疗胃肠胰内分泌肿瘤时，偶尔发生症状失控而致严重症状迅速复发。

肾功能衰竭：肾功能损害对皮下给药的奥曲肽总暴露水平（AUC）无影响。

肝功能衰竭：肝硬化，而非脂肪肝，会使奥曲肽的消除降低 30%。

第四节　机械性止血

【器械名称】

明胶海绵颗粒栓塞剂（gelatin sponge particle embolic agent）

【剂型与规格】

栓塞剂：150～350μm；350～560μm；560～710μm；710～1 000μm；1 000～1 400μm；1 400～2 000μm。

【主要成分】

本品由猪皮明胶制备而成，为白色或微黄色质轻而软的多孔海绵颗粒状物。不溶于水，但在体内可降解，是中期栓塞物质，完全降解时间为 14～90 日。每 100mg 产品中游离甲醛含量不大于 50μg。

【产品性能】

1. 物理性能

 a. 不溶于水和乙醇；

 b. 吸水能力不少于供试品量的 10 倍。

2. 化学性能

 a. 每 100mg 产品含游离甲醛不大于 50μg；

 b. 重金属含量≤0.003%。

3. 生物性能

 a. 无菌，采用辐射方面灭菌；

 b. 细菌内毒素限量<0.5EU/mL；

 c. 细胞毒性轻微（Ⅰ）；

 d. 无致敏反应；

 e. 溶血率≤5%；

 f. 无全身继续毒性；

 g. 无皮内刺激反应；

 h. 无亚慢性毒性；

 i. 无遗传毒性；

 j. 植入：符合 GB/T 16175—2008 的规定，植入材料在 90 日内全部降解。

【治疗机制】

明胶海绵在血管内引起机械性栓塞，使局部组织的血流减缓和中断，阻断肿瘤组织的血液供应和出血性病变组织的出血。明胶海绵的多孔海绵结构有物理吸附能力，在机体内 90 日内可被降解吸收，其本身不具任何药理作用。

【适应证】

本品为血管栓塞剂，适用于各种富血管性实质脏器肿瘤和动脉性出血性病变的栓塞治疗，对需要永久性栓塞治疗的病例不宜使用。每次用量不应超过 200mg。

【用法用量】

1. 使用前先进行血管造影，以了解病灶的供血动脉及插管途径有无相关的侧支循环。

2. 按照标准计算继续超选择插管，插入导管的位置应尽可能接近治疗部位，要防止对正常血管的栓塞。

3. 根据病灶的情况选择大小适宜的颗粒，颗粒大小选择不当，可能导致颗粒进入正常组织的供血动脉或进入病灶流出的静脉。

4. 用适量浓度的造影剂（通常为 30%～40%）与明胶海绵颗粒混合，使之成为均匀的混悬液并浓度适当，在透视下可见，不得有泡沫存在。

5. 将混悬液吸入注射器，并且浓度适当，颗粒混悬良好，若混悬液太浓，则会堵塞导管，应设法避免。

6. 在血管造影机透视下，将明胶海绵混悬液通过导管注入，注入速度适当，不得反流，否则有可能进入非栓塞动脉，引起异位栓塞，从而导致组织器官坏死。

7. 在介入超声的诊疗工作中，本品多用于出血部位的物理性止血。

【配伍与应用】

在介入超声的诊疗工作中，本品多用于出血部位的物理性止血，如穿刺针道的出血等。

用法：首先将明胶海绵颗粒栓塞剂置于5mL注射器中，之后使用0.9%氯化钠注射液2mL溶解该栓塞剂。根据临床需要，在超声引导下将适量明胶海绵颗粒栓塞剂注入至出血局部。

【禁忌证】

在下列情况下不宜使用本品：

1. 超选择插管困难。

2. 动脉太细颗粒不宜进入。

3. 动静脉瘘口比颗粒大。

4. 需要使用永久性栓塞剂治疗的病例不宜使用。

【注意事项】

1. 血管栓塞由于操作不当或其他原因可能出现下列合并症：①非病灶组织局部缺血；②栓塞颗粒进入病灶相邻的正常血管；③血管破裂及出血；④感染。

2. 在栓塞过程中，不宜采用加压注射等方法清洗疏通管道。

3. 血管不完全的栓塞，将可能引起术后出血，局部缺少梗死、症状复发等问题，应注意防止，使栓塞完全。

（刘方义　董雪娟）

第四章

止痛药物

疼痛是一种感觉，它被定义为是与组织损伤或潜在的组织损伤相关联的一种不愉快的主观感觉和情感体验。很多疾病可以引起疼痛，比如关节炎、痛风、扭伤、肿瘤等，超声引导下局部药物注射治疗可以起到局部止疼的作用，同时超声引导下肿瘤消融治疗所引起的疼痛也可以通过口服或局部注射药物止痛，临床中很多疼痛，尤其是一些慢性难治性疼痛难以根治，也需要不断地开发新的药物和开拓新的方法去缓解或根治疼痛，下面介绍一下目前临床中，特别是介入超声领域常见的处理疼痛的药物及其具体应用。（表 4-1）

表 4-1   止痛药物作用机制及其适应证

药物类型	药物名称	作用机制	适应证
非甾体抗炎药	阿司匹林、对乙酰氨基酚、吲哚美辛、布洛芬、双氯芬酸、萘普生、美洛昔康、塞来昔布、依托考昔、氟比洛芬酯	抑制炎症部位前列腺素的合成，降低局部痛觉感受器对致痛物质的敏感性，从而达到镇痛作用	关节炎、滑囊炎、肌腱炎、痛风、扭伤等，以及消融术后引起的疼痛
甾体抗炎药	地塞米松、曲安奈德	阻止炎症细胞向炎症部位集中，抑制炎症因子的释放	创伤、风湿性关节炎、骨关节炎、滑膜炎、黏液囊炎、肌腱炎等，以及消融术后引起的炎性疼痛
阿片类药物	吗啡、羟考酮、芬太尼、丁丙诺啡、曲马多	通过神经末梢释放乙酰胆碱、去甲肾上腺素、多巴胺及 p 物质等神经抵制，减少阿片类作用于受体后，引起膜电位超极化，使神经递质释放减少，从而阻断神经冲动的传递和减少阵痛等各种效应	癌痛和消融术后引起的中重度疼痛
局部麻醉药物	普鲁卡因、利多卡因、罗哌卡因	阻断局部周围末梢神经的信号传递，起到止痛作用	表面麻醉，各种针穿刺和皮肤及皮下组织的局部麻醉止痛

第一节 非甾体抗炎药

【药品名称】

阿司匹林（aspirin）

【剂型与规格】

片剂：每片 25mg。

【主要成分】

阿司匹林。

【药理作用】

本品可抑制血小板聚集，而有抗血栓的作用，其作用机制是通过抑制血小板的环氧酶使血小板的环氧化酶乙酰化，从而减少血栓素$_2$（TXA_2）的生成，对 TXA_2 诱导的血小板聚集产生不可逆的抑制作用。

同时对二磷酸腺苷、肾上腺素诱导的血小板聚集也有抑制作用；还可抑制凝血酶、胶原、抗原 – 抗体复合物和某些病毒、细菌所致的血小板聚集及释放反应、自发性聚集。

本品常规用量无抑制血管壁前列环素（PGI_2）合成的作用，PGI_2 是 TXA_2 的生理对抗剂，具有抑制血小板聚集的作用。

【适应证】

抗血栓：本品对血小板聚集有抑制作用，可防止血栓形成，临床用于预防一过性脑缺血发作、心肌梗死、心房颤动、人工心脏瓣膜、动静脉瘘或其他手术后的血栓形成。也可用于治疗不稳定型心绞痛。

【禁忌证】

1. 对本品过敏者禁用。

2. 下列情况应禁用：

（1）活动性溃疡病或其他原因引起的消化道出血。

（2）血友病或血小板减少症。

（3）有阿司匹林或其他非甾体抗炎药过敏史者，尤其是出现哮喘、神经血管性水肿或休克者。

【用法用量】

口服。1 日 75～160mg，每日 1 次，或遵医嘱。

【不良反应】

一般用于解热镇痛的剂量很少引起不良反应。长期大量用药（如治疗风湿热），尤其当药物血浓度＞200μg/mL 时，较易出现不良反应。血药浓度愈高，不良反应愈明显。

较常见的有恶心、呕吐、上腹部不适或疼痛（由本品对胃黏膜的直接刺激引起）等胃肠道反应（发生率 3%～9%），停药后多可消失。长期或大剂量服用可有胃肠道出血或溃疡。

中枢神经：出现可逆性耳鸣、听力下降，多在服用一定疗程，血药浓度达 200～300μg/L 后出现。

过敏反应：出现于 0.2% 的患者，表现为哮喘、荨麻疹、血管神经性水肿或休克。多为易感者，服药后迅速出现呼吸困难，严重者可致死亡，称为阿司匹林哮喘。有的是阿司匹林过敏、哮喘和鼻息肉三联征，往往与遗传和环境因素有关。

肝、肾功能损害，与剂量大小有关，尤其是剂量过大使血药浓度达 250μg/mL 时易发生。损害均是可逆的，停药后可恢复。但有引起肾乳头坏死的报道。

【注意事项】

1. 交叉过敏反应　对本品过敏时也可能对另一种水杨酸类药或另一种非水杨酸类的非甾体抗炎药过敏，但非绝对。必须警惕交叉过敏的可能性。

2. 对诊断的干扰　可干扰尿酮体试验；当血药浓度超过 130μg/mL 时，用比色法测定血尿酸可得假性高值，但用尿酸酶法则不受影响；用荧光法测定尿 5- 羟吲哚醋酸（5-HIAA）时可受本品干扰；尿香草基杏仁酸（VMA）的测定，由于所用方法不同，结果可高可低；由于本品抑制血小板聚集，可使出血时间延长。剂量小到 40mg/d 也会影响血小板功能，但是临床上尚未见小剂量（<150mg/d）引起出血的报道；肝功能试验，当血药浓度＞250μg/mL 时，谷丙转氨酶、谷草转氨酶及血清碱性磷酸酶可有异常改变，剂量减少时可恢复正常；大剂量应用，尤其是血药浓度＞300μg/mL 时，凝血酶原时间可延长；每日用量超过 5g 时血清胆固醇低；由于本品作用于肾小管，使钾排泄增多，可导致血钾降低；大剂量应用本品时，用放射免疫法测定血清甲状腺素（T_4）及三碘甲状腺素（T_3）可得较低结果；由于本品与酚磺酞在肾小管竞争性排泄，而使酚磺酞排泄减少（即 PSP 排泄试验）。

3. 下列情况应慎用：有哮喘及其他过敏性反应时；葡萄糖 -6- 磷酸脱氢酶缺陷者（本品偶见引起溶血性贫血）；痛风（本品可影响其他排尿酸药的作用，小剂量时可能引起尿酸滞留）；肝功能减退时可加重肝脏毒性反应，加重出血倾向，肝功能不全和肝硬变患者易出现肾脏不良反应；心功能不全或高血压，大量用药时可能引起心力衰竭或肺水肿；肾功能不全时有加重肾脏毒性的危险；血小板减少者。长期大量用药时应定期检查红细胞压积、肝功能及血清水杨酸含量。

【药品名称】

对乙酰氨基酚片（paracetamol tablets）

【剂型与规格】

片剂：每片 0.1g。

【主要成分】

主要成分为对乙酰氨基酚。

【药理作用】

本品能抑制前列腺素的合成，具有解热、镇痛作用。

【适应证】

用于普通感冒或感冒引起的发热。也用于缓解轻至中度疼痛如头痛、关节痛、偏头痛、肌肉痛、神经痛、痛经。

【禁忌证】

严重肝肾功能不全者禁用。

对本品过敏者禁用。

【用法用量】

口服。

6~12 岁儿童，1 次 0.5 片；12 岁以上儿童及成人 1 次 1 片。

若持续发热或疼痛，可间隔 4~6 小时重复用药 1 次，24 小时内不得超过 4 次。

【不良反应】

偶见皮疹、荨麻疹、药热及粒细胞减少。长期大量用药会导致肝肾功能异常。

【注意事项】

1. 特别注意

（1）严重肝损伤：超剂量使用对乙酰氨基酚可引起严重肝损伤，故本品用量应严格按说明书应用；长期用药应定时检查肝生化指标。用药期间如发现肝生化指标异常或出现全身乏力、食欲不振、厌油、恶心、上腹胀痛、尿黄、目黄、皮肤黄染等可能与肝损伤有关的临床表现时，应立即停药并就医，建议对乙酰氨基酚口服 1 日最大量不超过 2g。

（2）过敏体质者慎用，对本品过敏者禁用。

（3）应尽量避免合并使用含有对乙酰氨基酚或其他解热镇痛药的药品，以避免药物过量或导致毒性协同作用。

（4）N- 乙酰半胱氨酸是对乙酰氨基酚中毒的拮抗药，宜尽早应用，12 小时内给药疗效满意，超过 24 小时疗效较差。

2. 一般注意事项

（1）本品为对症治疗药，用于解热连续使用不得超过 3 日，用于止痛不得超过 5 日，症状未缓解请咨询医师或药师。

（2）对阿司匹林过敏者慎用。

（3）不能同时服用其他含有解热镇痛药的药品（如某些复方抗感冒药）。

（4）肝肾功能不全者慎用。

（5）孕妇及哺乳期妇女慎用。

（6）服用本品期间不得饮酒或含有酒精的饮料。

（7）对本品过敏者禁用，过敏体质者慎用。

（8）本品性状发生改变时禁止使用。

（9）请将本品放在儿童不能接触的地方。

（10）儿童必须在成人监护下使用。

（11）如正在使用其他药品，使用本品前请咨询医师或药师。

【药品名称】

吲哚美辛搽剂（indometacin liniment）

【剂型与规格】

搽剂：每瓶 45g（吲哚美辛 0.45g 与 1- 薄荷醇 1.35g）。

【主要成分】

本品每 1 瓶含吲哚美辛 0.45g 与 1- 薄荷醇 1.35g。

【药理作用】

本品为前列腺素合成抑制剂，具有抗炎、镇痛作用。局部应用，其有效成分可穿透皮肤到达炎症区域，使炎性肿胀减轻、疼痛缓解。

【适应证】

肌肉痛、肩部僵硬酸痛、腰痛、关节痛、腱鞘炎（手和腕部疼痛）、肘部疼痛（网球肘等）及跌打损伤、扭伤引起的疼痛。

【禁忌证】

1. 下列患者禁止使用：对本品过敏者；有哮喘病史者。

2. 下列部位禁止使用：眼部周围、黏膜等；湿疹、斑疹、伤口部位；脚气和顽癣等；化脓部位。

3. 禁止长期连续使用。

【用法用量】

1日1~4次，适量涂于患处，每日不超过4次。

【不良反应】

涂药部位偶有发疹、发红、瘙痒、肿胀、刺痛感、发热、干燥感等症状出现。

【注意事项】

1. 下列患者使用前应咨询医生或药师：正在接受医生治疗者；正在使用其他药品者；妊娠及可能妊娠的妇女；本人或家族为过敏体质者；有药物过敏史者。

2. 出现下列情况时，应马上停止用药，并咨询医生或药师：使用后皮肤出现发疹、发红、瘙痒、肿胀、刺痛感、发热、干燥感；使用5~6日仍未见症状改善。

用法用量注意事项：

1. 应按照规定的用法用量使用。

2. 11岁以上儿童应在成人监督指导下使用。

3. 未满11岁儿童请勿使用。

4. 注意不要让本品进入眼睛。万一不慎进入眼部，应立即用清水或温水清洗。情况严重时，应到眼科就诊。

5. 本品仅限于外用，不可内服。

6. 每周的使用量不可超过50g。

7. 请勿用透气性差的塑料布等裹覆涂药部位。

8. 本品性状发生改变时禁止使用。

保管及其他注意事项：

1. 请将本品放在儿童不能接触的地方。

2. 请勿放入其他容器存放，以避免误用及产品变质。

3. 为避免容器变形，请勿长时间存放于车中等高温处。容器变形易造成海绵部分脱落和溶液外泄，故注意保管。

4. 请勿用沾有本品的手接触眼睛等黏膜部位。

5. 如衣服或被褥沾到本品，应尽快用水或者洗涤剂清洗。

6. 请勿与眼镜、装饰用金属类、化纤类衣服、塑料类、底板和家具类等接触，以免引起性质改变。

7. 请勿靠近火源。

8. 超过有效期（见外包装及瓶体）的产品不得使用。

【药品名称】

布洛芬缓释片（ibuprofen sustained release tablets）

【剂型与规格】

片剂：每片 0.3g。

【主要成分】

布洛芬 0.3g。

【药理作用】

本品能抑制前列／腺素的合成，具有镇痛、解热和抗炎的作用。

【适应证】

用于减轻中度疼痛，如关节痛、神经痛、肌肉痛、偏头痛、头痛、痛经、牙痛；也可用于普通感冒或流行性感冒引起的发热。

【禁忌证】

1. 对本品及其他解热、镇痛抗炎药物过敏者禁用。

2. 孕妇及哺乳期妇女禁用。

3. 活动期消化道溃疡患者禁用。

【用法用量】

口服。成人，1 次 1 片，1 日 2 次（早晚各 1 次）。儿童用量请咨询医师或药师。

【不良反应】

少数患者可出现恶心、呕吐、胃烧灼感或轻度消化不良、胃肠道溃疡及出血、转氨酶升高、头痛、头晕、耳鸣、视力模糊、精神紧张、嗜睡、下肢水肿或体重骤增。罕见皮疹、过敏性肾炎、膀胱炎、肾病综合征、肾乳头坏死、肾功能衰竭、支气管痉挛。

【注意事项】

1. 本品为对症治疗药，用于止痛不得超过 5 日，用于解热不得超过 3 日，症状未缓解，请咨询医师或药师。

2. 肾功能不全、高血压、心功能不全、消化性溃疡、血友病或其他出血性疾病（包括凝血或血小板功能异常）的患者，使用前必须咨询医师或药师。

3. 服药期间如出现胃肠道出血、肝、肾功能损害、视力、听力障碍、血象异常，应马上停止用药。

4. 当药品性状发生改变时禁用。

5. 如服用过量或发生严重不良反应时应立即就医。

6. 儿童必须在成人监护下使用。

7. 请将此药品放在儿童不能接触的地方。

【药品名称】

尼美舒利分散片（nimesulide dispersible tablets）

【剂型与规格】

片剂：每片 0.1g。

【主要成分】

本品主要成分为尼美舒利。

【药理作用】

本品属非甾体抗炎药（NSAID），具有抗炎、镇痛、解热作用。其作用机制尚未完全清楚，可能主要与抑制前列腺素的合成、白细胞的介质释放和多形核白细胞的氧化反应有关。

【适应证】

本品为非甾体抗炎药，仅在至少 1 种其他非甾体抗炎药治疗失败的情况下使用。可用于慢性关节炎（如骨关节炎等）的疼痛、手术和急性创伤后的疼痛、原发性痛经的症状治疗。

【禁忌证】

已知对尼美舒利或本品中任何成分过敏者。

具有对乙酰水杨酸或其他非甾体抗炎药过敏史者（支气管痉挛、鼻炎、风疹）。

禁用于冠状动脉搭桥手术（CABG）围手术期疼痛的治疗。

对尼美舒利具有肝毒性反应病史者。

有应用非甾体抗炎药后发生胃肠道出血或穿孔病史的患者。

患有活动性消化道溃疡 / 出血，脑血管出血或其他活动性出血 / 出血性疾病者，或者既往曾复发溃疡 / 出血的患者。

严重凝血障碍者。

严重心衰患者。

严重肾功能损害患者。

肝功能损害患者。

【用法用量】

口服，1 次 0.05 ~ 0.1g，每日 2 次，餐后服用。最大单次剂量不超过 100mg，疗程不能超过 15 日。建议使用最小的有效剂量、最短的疗程，以减少药品不良反应的发生。

【不良反应】

主要有：胃灼热、恶心、胃痛，但症状都很轻微、短暂，很少需要中断治疗。极少情况下，患者服药后出现过敏性皮疹。

【注意事项】

建议使用最小的有效剂量、最短的疗程，以减少药品不良反应的发生。

如果治疗无效，请终止本品的治疗。

在治疗期间应监测肝肾心功能等检查。

罕见本品引起严重肝损伤的报道，致死性报道更为罕见。服用本品治疗期间出现肝损伤症状。（如厌食、恶心、呕吐、腹痛、疲倦、尿赤）的患者及肝功能检查出现异常的患者应该被终止治疗。这些患者不应该继续服用本品。有报道显示本品短期服用后引起肝损害，其中绝大多数属于可逆性病变。

服用本品进行治疗期间必须避免同时使用已知的肝损害性药物与过量饮酒，因为任何一种因素均可能增加本品的肝损害风险。

服用本品进行治疗期间，应建议患者避免使用镇痛药物。不推荐联合应用其他NSAID，包括选择性 COX-2 抑制剂。

胃肠道出血、溃疡和穿孔的风险可能是致命的。无论患者是否具有消化道方面的病史、伴有或不伴有预兆症状，本品在治疗期间内的任何时间，均有可能导致患者出现消化道出血或溃疡 / 穿孔。如果出现消化道出血或溃疡，应终止本品的治疗。

对于伴有包括消化性溃疡史、消化道出血史、溃疡性结肠炎或克罗恩病在内的消化道疾病的患者，应谨慎使用本品。老年患者使用非甾体抗炎药出现不良反应的频率增加，尤其是胃肠道出血和穿孔，其风险可能是致命的。

对肾功能损害或心功能不全的患者应谨慎使用本品，因为本品可能导致肾功能损害。一旦发生肾功能损害，应终止本品的治疗。

因为本品可影响血小板的功能，所以对于伴有出血倾向的患者应谨慎使用。然而，本品不能作为乙酰水杨酸预防心血管事件方面的替代品。

NSAID 可能掩盖潜在细菌感染引起的发热。

本品可能损害女性的生育能力，因此不推荐用于准备受孕的女性。对于受孕困难或正在进行不孕原因检查的女性患者，应考虑终止使用本品。

尼美舒利属 NSAID，以下内容根据美国食品和药品监督管理局报道：

针对多种 COX-2 选择性或非选择性 NSAID 药物持续时间达 3 年的临床试验显示，本品可能引起严重心血管血栓性不良事件、心肌梗死和脑卒中的风险增加，其风险可能是致命的。

所有的 NSAID，包括 COX-2 选择性或非选择性药物，可能有相似的风险。有心血管疾病或心血管疾病危险因素的患者，其风险更大。即使既往没有心血管症状，医生和患者也应对此类事件的发生保持警惕。

应告知患者严重心血管安全性的症状和／或体征，以及如果发生应采取的步骤。患者应该警惕诸如胸痛、气短、无力、言语含糊等症状和体征，当有任何上述症状或体征发生时，应该马上寻求医生帮助。

和所有 NSAID 一样，本品可导致新发高血压或使已有的高血压加重，其中的任何一种都可导致心血管事件的发生率增加。服用噻嗪类或髓袢利尿剂的患者服用 NSAID 时，可能会影响这些治疗的疗效。高血压病患者应慎用 NSAID，包括本品。在开始本品治疗和整个治疗过程中应密切监测血压。

有高血压和／或心力衰竭（如液体潴留和水肿）病史的患者应慎用。

NSAID，包括本品可引起可能致命的、严重的皮肤不良反应，例如剥脱性皮炎、Stevens Johnson 综合征（SJS）和中毒性表皮坏死溶解症（TEN）。这些严重事件可在没有征兆的情况下出现。应告知患者严重皮肤反应的症状和体征，在第 1 次出现皮肤皮疹或过敏反应的任何其他征象时，应停用本品。

【药品名称】

美洛昔康片（meloxicam tablets）

【剂型与规格】

片剂：每片 7.5mg。

【主要成分】

美洛昔康。

【药理作用】

美洛昔康是昔康家族中的一种非类固醇抗炎药，有消炎、止痛和退热的性质。美洛昔康对于所有的标准炎症模型都具有消炎活性。和其他非类固醇抗炎药一样，其确切的作用机制尚不清楚。但是所有的非类固醇抗炎药至少有一个共同的作用机制（包括美洛昔康）：抑制已知的炎症介质前列腺素的生物合成。

【适应证】

骨关节炎症状加重时的短期症状治疗。

类风湿关节炎和强直性脊柱炎的长期症状治疗。

【禁忌证】

已知对美洛昔康或本产品任何辅料超敏者；因为存在交叉过敏的可能，本品禁用于在服用阿司匹林或其他非甾体抗炎药后出现哮喘、鼻息肉、血管性水肿或荨麻疹的患者；治疗冠状动脉旁路移植术（CABG）的围手术期疼痛；活动性或新发胃肠道溃疡/穿孔；活动性炎症性肠病（克罗恩病或溃疡性结肠炎）；重度肝功能不全；未透析的重度肾功能不全；明显的胃肠道出血、新发脑出血或其他出血性疾病；未控制的重度心功能衰竭；妊娠或哺乳期间；由于极罕见的遗传性疾病而对产品中所使用的辅料有排异反应的患者禁用。儿童及 16 岁以下青少年禁用。

【用法用量】

口服。

骨关节炎症状加重时：1 次 1 片，1 日 1 次，如果症状没有改善，需要时，剂量可增至 1 次 2 片，1 日 1 次，每片 7.5mg。

类风湿性关节炎，强直性脊柱炎：1 次 2 片，1 日 1 次，根据治疗后反应，剂量可减至 1 次 1 片，1 日 1 次，每片 7.5mg。每日剂量不得超过 15mg/d。每日的总剂量应 1 次性服用，用水或其他流体与食物一起送服。使用最低有效剂量治疗最短时间来控制症状，可能会使不良影响减少到最低程度。应定期重新评价患者的症状缓解和治疗反应情况，特别是骨关节炎患者。

特殊人群：老年患者和发生不良反应危险性增加的患者。对老年患者，类风湿性关节炎和强直性脊柱炎长期治疗的推荐剂量为 7.5mg/d。发生不良反应危险性增加的患者的起始剂量为 7.5mg/d。

肾功能不全的患者：严重肾衰竭需透析的患者，剂量不应超过 7.5mg/d。轻度至中度肾功能不全的患者（即患者肌酐清除率大于 25mL/min）无须降低剂量。严重肾衰竭无须透析的患者。

肝功能不全的患者：轻度至中度肝功能不全的患者无须降低剂量。严重肝功能不全的患者禁用。

儿童和青少年：本品不得用于儿童及 16 岁以下的青少年。美洛昔康有其他剂型，可能适用。

【不良反应】

1. 血液和淋巴系统疾病　少见：贫血。罕见：血细胞计数异常（包括白细胞计数变动），白细胞、血小板减少。同时给予具有潜在骨髓毒性药物，特别是氨甲蝶呤，是发生血细胞减少的易患因素。已报告有极罕见的粒细胞缺乏症。

2. 免疫系统疾病　少见：其他速发型超敏反应。频率未知：过敏反应，过敏样反应，过敏性休克（仅限注射液）。

3. 精神疾病　罕见：情绪变化，梦魇。频率未知：意识混乱状态，定向力障碍。

4. 神经系统疾病　常见：头痛。少见：头晕，嗜睡。

5．眼部疾病　罕见：结膜炎，视觉障碍，包括视觉模糊。

6．耳及迷路疾病　少见：眩晕。罕见：耳鸣。

7．心脏疾病　罕见：心悸。已报告有与使用非甾体抗炎药相关的心力衰竭事件。

8．血管疾病　少见：血压升高，面色潮红。

9．呼吸、胸腔和纵隔疾病　罕见：某些对阿司匹林或其他非甾体抗炎药过敏的患者可以出现哮喘发作。

10．胃肠道疾病　常见：腹痛，消化不良，腹泻，恶心，呕吐。少见：隐匿性或显著的胃肠道出血，胃炎，口腔炎，便秘，胃肠胀气，嗳气。罕见：胃十二指肠溃疡，结肠炎，食管炎。非常罕见：胃肠道穿孔、出血、溃疡或穿孔可能致命。

11．肝胆疾病　少见：肝功能检查异常（如转氨酶或胆红素升高）。非常罕见：肝炎。

12．皮肤及皮下组织疾病　少见：血管性水肿，皮疹，瘙痒。罕见：中毒性表皮坏死松解症，Stevens-Johnson 综合征，荨麻疹。非常罕见：大疱性皮炎，多形红斑。频率未知：光敏反应。

13．肾脏和泌尿疾病　少见：水钠潴留，高钾血症，肾功能检查异常（血清肌酐和／或血清尿素升高）。非常罕见：急性肾衰竭。

14．生殖系统和乳房疾病　少见：排卵延迟。频率未知：女性不孕。

15．全身和给药部位疾病　少见：水肿。

【注意事项】

不论同时伴有或不伴有先兆症状或严重胃肠道病史，与其他非甾体抗炎药相同，治疗的任何时间均可能出现致命的胃肠道出血、溃疡或穿孔，这些事件的后果在老年人中通常更为严重。如同其他非甾体抗炎药，治疗具有胃肠疾病史的患者时应当谨慎。应当监测具有胃肠道症状的患者。如果发生消化性溃疡或胃肠道出血，应当停止使用本品。与使用其他的非甾体抗炎药一样，正在服用抗凝血药物的患者使用本品时应当谨慎。在与非甾体抗炎药使用相关的报道中，罕有报道严重的皮肤不良反应（有些是致命的，如剥脱性皮炎、Stevens-Johnson 综合征和中毒性表皮坏死松解症）出现。患者在治疗的早期发生上述反应的风险最高，绝大部分事件发生在治疗开始的第一个月。患者一旦开始出现皮疹、黏膜损害或任何其他超敏体征，应当马上停止使用本品。非甾体抗炎药可能增加严重的心血管栓塞事件、心肌梗死和卒中等致命性事件的危险。这种风险可能随使用持续时间的增加而增大。患有心血管疾病或有相应高危因素的患者可能具有更大的风险。非甾体抗炎药对在维持肾脏灌注中起支持作用的肾前列腺素的合成具有抑制作用。对于肾血流和血容量减少的患者，给予非甾体抗炎药可以促进肾功能失代偿的发生。但停用非甾体抗炎药后，肾功能通常恢复到治疗前水平。下列患者出现上述反应的危险性最高：老年患者、脱水患者、充血性心衰患者、肝硬化患者、肾病综合征与明显的肾脏疾病患者、同时使用利尿剂、ACE抑制剂或血管紧张素Ⅱ受体拮抗剂的患者、因进行大手术而导致血容量减少的患者。在治疗开始时，应当密切监护上述患者的尿量和肾功能。在极少情况下，非甾体抗炎药可以引起间质性肾炎、肾小球肾炎、肾髓质坏死或肾病综合征。

接受血液透析治疗的终末期肾衰竭患者在使用本品时剂量不应超过 7.5mg。轻中度肾功能不全患者无须减量（即肌酐清除率高于 25mL/min 的患者）。和其他非甾体抗炎药一样，曾报道血清转氨酶或其他肝功能指标偶有升高。大多数病例只是轻度和暂时性地高于正常范围。如果异常显著或呈持续性，应停用本品并进行随访检查。临床稳定的肝硬化患者无须减量。

虚弱或疲惫的患者对不良反应的耐受性差，故应进行密切监护。与其他非甾体抗炎药相同，治疗老年患者时，此类患者更易出现肾、肝及心功能损害，使用本品应当谨慎。使用非甾体抗炎药可能引起钠、钾和水潴留，并干扰利尿剂的排钠作用。作为结果，易感患者可能出现或加重心功能衰竭或者高血压。与其他非甾体抗炎药相同，美洛昔康可能掩盖感染性疾病的症状。同时使用美洛昔康和抑制环氧化酶 / 前列腺素合成的任何药物，可以损害生殖能力，所以不建议用于准备怀孕的妇女。因此，无法怀孕或正在调查不孕症的妇女应当考虑停用美洛昔康。根据每日最大推荐剂量美洛昔康片剂 7.5mg 规格含 47mg 乳糖：患有罕见遗传病乳糖不耐受者（如半乳糖血症患者）不能服用本品。尚未专门研究本品对驾驶车辆及操作机械能力的影响。但是，应当提前告知患者可能会出现类似视力障碍的不良反应，包括视力模糊、头晕、嗜睡、眩晕和其他中枢神经系统紊乱。因此，驾驶或者操作机械时应当谨慎使用本品。如果患者出现以上任何反应，应当避免这些有潜在危险的任务比如驾驶或者操作机械。

【药品名称】

萘普生钠片（naproxen sodium tablets）

【剂型与规格】

片剂：每片 0.275g。

【主要成分】

主要成分为萘普生钠。

【药理作用】

萘普生具有剂量依赖性的抗炎镇痛和解热作用。抗炎作用强度约为等剂量保泰松的 11 倍，镇痛、解热作用是阿司匹林的 7 倍和 22 倍。抗炎、镇痛、解热作用相当于吲哚美辛。作用机制为萘普生通过抑制 COX 的活性，从而抑制前列腺素（PG）合成而产生作用，但对 COX-2 的选择性抑制作用更强，故其抗炎作用强，而胃肠道不良反应较小。

【适应证】

本品为非甾体抗炎药。适用于缓解各种轻度至中等度的疼痛，如拔牙及其他手术后的疼痛、原发性痛经及头痛等。也适用于类风湿关节炎、骨关节炎、强直性脊柱炎、幼年型关节炎（juvenile arthritis）、肌腱炎、滑囊炎及急性痛风性关节炎，对于关节炎的疼痛、肿胀及活动受限均有缓解症状的作用。与阿司匹林和吲哚美辛比较，症状缓解的效应相仿，但胃肠道和神经系统不良反应的发生率和严重程度均较低。

【禁忌证】

对阿司匹林过敏者禁止使用，对伴有消化道溃疡或消化道溃疡史者慎用。

【用法用量】

口服。

成人常用量

（1）抗风湿：1 次 0.25 ~ 0.5g，每日早晚各 1 次，或早晨服 0.25g，晚上服 0.5g。

（2）止痛：第 1 次 0.5g，以后 1 次 0.25g，必要时每 6 ~ 8 小时 1 次。

（3）痛风性关节炎急性发作：首次 0.7g，以后 1 次 0.25g，每 8 小时 1 次，直到急性发作停止。

（4）痛经：首次 0.5g，以后必要时 0.25g，每 6～8 小时 1 次，直到急性发作停止。

【不良反应】

1. 皮肤瘙痒、呼吸短促、呼吸困难、哮喘、耳鸣、下肢水肿、胃烧灼感、消化不良、胃痛或不适、便秘、头晕、嗜睡、头痛、恶心及呕吐等，发生率为 3%～9%。

2. 视力模糊或视觉障碍、听力减退、腹泻、口腔刺激或痛感、心慌及多汗等，发生率为 1%～3%。

3. 胃肠出血、肾脏损害（过敏性肾炎、痛病、肾乳头坏死及肾功能衰竭等）、荨麻疹、过敏性皮疹、精神抑郁、肌肉无力、出血或粒细胞减少及肝功损害等较少见，发生率为 1%～3%。

【注意事项】

1. 交叉过敏　对阿司匹林或其他非甾体抗炎药过敏者，对本品也过敏。

本品对胎儿的影响研究尚不充分，因为其他非甾体抗炎药可使胎儿动脉导管早闭，又因可抑制前列腺素合成导致难产或产程延长，故除非另有原因，否则孕妇不宜应用。

本品分泌入乳汁中的浓度相当于血药浓度的 1%，哺乳期妇女不宜应用。

2. 对诊断的干扰　可影响尿 5- 羟吲哚醋酸（5-HIAA）及 17- 酮的测定值。

下列情况应慎用：有凝血机制或血小板功能障碍时、哮喘、心功能不全或高血压、肝和肾功能不全、活动性胃肠出血或活动性消化道溃疡及老年人。

长期用药应定期进行肝、肾功能、血象及眼科检查。

丙磺舒与本品合用时可增强本品的血浆水平并延长本品的血浆半衰期。

【药品名称】

塞来昔布胶囊（celecoxib capsules）

【剂型与规格】

胶囊：每粒 0.2g。

【主要成分】

本品主要成分及其化学名称为：塞来昔布，4-［5-（4- 甲苯基）-3-（三氟甲基）-1氢 -1- 吡唑 -1- 基］苯磺酰胺。

【药理作用】

塞来昔布是非甾体抗炎药，通过抑制环氧化酶 -2（COX-2）来抑制前列腺素生成。

【适应证】

用于缓解骨关节炎的症状和体征。

用于缓解成人类风湿关节炎的症状和体征。

用于治疗成人急性疼痛。

用于缓解强直性脊柱炎的症状和体征。

【禁忌证】

本品禁用于对塞来昔布或药物中其他任何一种成分过敏者（如过敏性反应和严重皮肤反应）。

塞来昔布不可用于已知对磺胺过敏者。

塞来昔布不可用于服用阿司匹林或其他包括其他 COX-2 特异性抑制剂在内的 NSAID 后诱发哮喘、荨麻疹或其他过敏反应的患者。在这些患者中已有 NSAID 诱发的严重的（有时是致命的）过敏样反应报道。

塞来昔布禁用于冠状动脉旁路搭桥（CABG）手术、有活动性消化道溃疡／出血、重度心力衰竭的患者。

【用法用量】

急性疼痛：推荐剂量为第 1 日首剂 400mg，必要时，可再服 200mg；随后根据需要，每日 2 次，每次 200mg。

【不良反应】

心血管血栓事件；胃肠道出血、溃疡和穿孔；高血压；心力衰竭和水肿；肾毒性和高钾血症；过敏性反应；严重皮肤反应；血液学毒性。

【注意事项】

1. 塞来昔布可能会增加严重心血管血栓性事件，包括心肌梗死和卒中，其风险可能是致命的。避免对近期出现心肌梗死的患者使用塞来昔布，除非预期获益超过心血管血栓事件复发的风险。如果对近期出现心肌梗死的患者使用了塞来昔布，应监测患者是否出现心肌缺血的体征。

2. 塞来昔布会引发严重胃肠道（GI）不良事件，其中包括发生在食管、胃、小肠或大肠的炎症、出血、溃疡和穿孔，这些不良反应均可致命。

3. 塞来昔布应慎用于有液体潴留、心衰或者患有其他可能导致或加重液体潴留的疾病（包括那些正在接受利尿治疗或者具有血容量减少风险）的患者。

【药品名称】

双氯芬酸钠缓释片（diclofenac sodium sustained release tablets）

【剂型与规格】

片剂：每片 0.1g。

【主要成分】

本品主要成分为双氯芬酸钠。

【药理作用】

双氯芬酸钠是一种衍生于苯乙酸类的非甾体消炎镇痛药，其作用机制为抑制环氧化酶活性，从而阻断花生四烯酸向前列腺素的转化。同时，它也能促进花生四烯酸与甘油三酯结合，降低细胞内游离的花生四烯酸浓度，而间接抑制白三烯的合成。双氯芬酸钠是非甾体消炎药中作用较强的一种，它对前列腺素合成的抑制作用强于阿司匹林和吲哚美辛等。

【适应证】

1. 急慢性风湿性、急慢性关节炎、急慢性强直性脊椎炎、骨关节炎。

2. 肩周炎、滑囊炎、肌腱炎及腱鞘炎。

3. 腰背痛、扭伤、劳损及其他软组织损伤。

4. 急性痛风。

5. 痛经或附件炎、牙痛和术后疼痛。

6. 创伤后的疼痛与炎症，如扭伤、肌肉拉伤等。

7. 耳鼻喉严重的感染性疼痛和炎症（如扁桃体炎、耳炎、鼻窦炎等），应同时使用抗感染药物。

【禁忌证】

1. 已知对本品过敏的患者。

2. 服用阿司匹林或其他非甾体抗炎药后诱发哮喘、荨麻疹或过敏反应的患者。

3. 禁用于冠状动脉搭桥手术（CABG）围手术期疼痛的治疗。

4. 有应用非甾体抗炎药后发生胃肠道出血或穿孔病史的患者。

5. 有活动性消化道溃疡／出血，或者既往曾复发溃疡／出血的患者。

6. 重度心力衰竭患者。

【用法用量】

口服。

1 日 1 次，1 次 1 片（0.1g），或遵医嘱。晚餐后用温开水送服，需整片吞服，不要弄碎或咀嚼。

【不良反应】

偶见皮疹、荨麻疹、药热及粒细胞减少。长期大量用药会导致肝肾功能异常。

【注意事项】

同"尼美舒利分散片"。

【药品名称】

依托考昔片（etoricoxib tablets）

【剂型与规格】

片剂：每片 30mg；60mg；90mg；120mg。

【主要成分】

依托考昔。

【药理作用】

依托考昔是一种非甾体抗炎药，在动物模型中具有抗炎、镇痛和解热作用。在临床剂量范围之内或更高剂量下，本品是具有口服活性的选择性环氧化酶 –2 抑制剂。目前已确认了环氧化酶的两种亚型：环氧化酶 –1（COX-1）和环氧化酶 –2（COX-2）。

COX-1 参与前列腺素介导的正常生理功能，如胃黏膜细胞保护和血小板凝集等。非选择性非甾体抗炎药抑制了 COX-1 的产生，因此可引起胃黏膜损伤和血小板聚集作用减弱。

COX-2 主要参与前列腺素的产生，而前列腺素可引起疼痛、炎症和发热等。依托考昔是选择性的环氧化酶 –2 抑制剂，可减轻这些症状和体征，降低胃肠道副作用，且不影响血小板的功能。

【适应证】

治疗骨关节炎急性期和慢性期的症状和体征、急性痛风性关节炎、原发性痛经。

【禁忌证】

对其任何一种成分过敏。

有活动性消化道溃疡／出血，或者既往曾复发溃疡／出血的患者。

服用阿司匹林或其他非甾体抗炎药后诱发哮喘、荨麻疹或过敏反应的患者。

充血性心衰（纽约心脏病学会心功能分级 II ~ IV）。

确诊的缺血性心脏病、外周动脉疾病和 / 或脑血管病（包括近期进行过冠状动脉旁路移植术或血管成形术的患者）。

【用法用量】

口服。

1. 骨关节炎　推荐剂量为 30mg 每日 1 次。对于症状不能充分缓解的患者，可以增加至 60mg，每日 1 次。在使用本品 60mg，每日 1 次，4 周以后疗效仍不明显时，其他治疗手段应该被考虑。

2. 急性痛风性关节炎　推荐剂量为 120mg，每日 1 次。本品 120mg 只适用于症状急性发作期，最长使用 8 日。

3. 原发性痛经　推荐剂量为 120mg，每日 1 次，最长使用 8 日。

使用剂量大于推荐剂量时，尚未被证实有更好的疗效或目前尚未进行研究。所以，治疗骨关节炎最大推荐剂量为每日不超过 60mg，急性痛风性关节炎最大推荐剂量为每日不超过 120mg，原发性痛经最大推荐剂量为每日不超过 120mg。

【不良反应】

1. 血液、淋巴系统异常　血小板减少症。

2. 免疫系统异常　过敏反应，包括过敏性或类过敏反应（休克）。

3. 代谢和营养紊乱　高钾血症。

4. 精神异常　失眠意识错乱，幻觉，烦乱不安。

5. 神经系统异常　味觉障碍。

6. 呼吸、胸部和纵隔异常　支气管痉挛。

7. 胃肠道异常　腹痛、口腔溃疡，消化道溃疡包括穿孔和出血（主要发生在老年患者）。

8. 肝胆异常　肝炎、黄疸。

9. 皮肤和皮下组织异常　血管性水肿，瘙痒、红斑、Stevens-Johnson 综合征，中毒性表皮坏死溶解症，风疹。

10. 肾脏和泌尿系统异常　肾功能不全，包括肾功能衰竭（见注意事项）。

【注意事项】

临床试验提示，相比于安慰剂和一些非甾体抗炎药（萘普生），选择性环氧化酶 -2 抑制剂发生血栓事件（尤其是心肌梗死和脑卒中）的危险性增加。因为选择性环氧化酶 -2 抑制剂的心血管危险性可能会随剂量升高和用药时间延长而增加，所以应尽可能缩短用药时间和使用每日最低有效剂量。应定期评估患者症状的缓解情况和患者对治疗的反应。

对于有明显的心血管事件危险因素（如高血压、高血脂、糖尿病、吸烟）或末梢动脉病的患者，在接受本品治疗前应经过谨慎评估。

即使既往没有心血管症状，医生和患者也应对此类事件的发生保持警惕。应告知患者严重心血管安全性的症状和 / 或体征，以及如果发生应采取的步骤。

患者应该警惕诸如胸痛、气短、无力、言语含糊等症状和体征，如有任何上述症状或体征，应该马上寻求医生帮助。

因为选择性环氧化酶 -2 抑制剂对血小板不具有作用，因此不可以此类药物替代阿司匹林用于预防心血管疾病。本品是此类药物中的一种，并不能抑制血小板凝集，所以不能停止抗血小板治疗。

避免与其他任何非甾体抗炎药或者阿司匹林合并用药。

当依托考昔、其他选择性环氧化酶-2抑制剂和非甾体抗炎药与阿司匹林（即使是低剂量）合用时，发生胃肠道不良事件（胃肠道溃疡或其他胃肠道并发症）的危险性增高。目前尚未有长期临床试验充分评估比较选择性环氧化酶-2抑制剂与阿司匹林合用和非甾体抗炎药与阿司匹林合用对胃肠道的安全性差异。

对晚期肾脏疾病患者，不推荐用本品治疗。肌酐清除率<30mL/min的患者应用本品的临床经验非常有限。如必须用本品开始治疗这些患者，建议密切监测患者的肾功能。

非甾体抗炎药的长期使用可导致肾乳头坏死和其他肾脏损伤。肾脏分泌的前列腺素可能对维持肾灌注起到代偿作用。因此，在肾脏灌注受损时，使用本品可导致前列腺素生成减少，继而使肾血流量减少，从而损害了肾功能。最有可能发生这种反应的病患包括已患有明显肾功能不全、失代偿性心功能衰竭或肝硬化的患者。对这些患者应考虑监测肾功能。

对有明显脱水征象的患者，应当谨慎使用本品。建议在开始用本品治疗前补充水分。

与其他已知能抑制前列腺素合成的药物一样，一些患者服用本品后出现体液潴留、水肿和高血压。对原有水肿、高血压或心衰的患者，使用本品时应考虑到体液潴留、水肿或高血压的可能性。所有NSAID，包括依托考昔与新发和复发性的充血性心力衰竭有关（见不良反应）。尤其在高剂量时，服用本品可能比其他非甾体抗炎药和选择性环氧化酶-2抑制剂使用者，较常发生高血压且严重，因此使用本品治疗期间，要特别注意血压监测。如果血压明显升高，须考虑其他治疗。

在使用所有非甾体抗炎药治疗的过程中，可能出现胃肠道出血、溃疡和穿孔，其风险可能是致命的。这些不良反应可能伴有或不伴有警示症状，也无论患者是否有胃肠道不良反应史或严重的胃肠事件病史。医生应当注意到某些患者可能会发生与治疗无关的上消化道（GI）溃疡/溃疡并发症。虽然不排除依托考昔胃肠毒性的危险性，但是MEDAL项目的结果显示，患者服用依托考昔60mg或90mg每日1次的胃肠毒性危险性明显低于双氯芬酸钠每日150mg。在对比布洛芬和萘普生的临床研究中，服用本品120mg每日1次的患者发生内镜所能检测到的上消化道溃疡的危险性要比应用非选择性非甾体抗炎药的患者低，但比安慰剂组高。用本品治疗的患者中有上消化道溃疡/溃疡并发症发生。这些事件可以发生在使用的任何时间而没有任何预先征兆。除了治疗因素，既往有胃肠道穿孔、溃疡和出血（PUB）史的患者，包括有溃疡性大肠炎、克罗恩病病史，以及年龄大于65岁的患者，发生PUB的危险性较高，应慎用，以免病情恶化。

临床试验显示，在服用本品每日60mg和90mg治疗1年的患者中，约有1%曾出现谷丙转氨酶和/或谷草转氨酶升高（约为正常值上限的3倍或以上）。在与活性药物进行比较的临床试验中，用本品每日60mg和90mg治疗的患者中，谷草转氨酶和/或谷丙转氨酶升高的发生率与用萘普生每日1000mg治疗组相似，但要明显低于双氯芬酸150mg组的发生率。在用本品治疗的患者中，谷草转氨酶和/或谷丙转氨酶升高都能恢复，而且在患者持续接受治疗的情况下，约半数患者谷草转氨酶和/或谷丙转氨酶恢复正常。

对症状和/或体征提示肝功能异常，或经化验证实肝功能异常的患者，应评估有无肝功能持续异常。如果肝功能持续异常（正常值上限的3倍），应当停用本品治疗。

对正在服用依托考昔的老年人和肾脏、肝脏或心脏功能障碍的患者，应当维持适当监测。如果治疗过程中出现恶化，应采取适当的措施，包括终止治疗。

据上市后监测过程的报道，与使用非甾体抗炎药和某些选择性环氧化酶 -2 抑制剂有关的严重皮肤反应，包括剥脱性皮炎、Stevens-Johnson 综合征和中毒性表皮坏死松解症型风疹在内的部分致命性反应（参见不良反应）极为罕见。这些严重事件可以发生在没有任何预兆的情况下。患者在治疗期早期出现以下反应时具有最高的危险性：大多数病例在治疗开始的第 1 个月发生。已经报道接受依托考昔的患者出现严重的超敏反应（如过敏反应和血管性水肿）（见不良反应）。某些选择性环氧化酶 -2 抑制剂可以增加有药物过敏史的患者诱发皮肤反应的危险性。依托考昔应该在第 1 次出现皮疹、黏膜损伤或任何其他过敏症候时停止使用。

此外，本品可掩盖感染的体征——发热。尤其给正在进行抗感染治疗的患者应用本品时应注意。

【药品名称】

氟比洛芬酯注射液（flurbiprofen axetil injection）

【剂型与规格】

注射剂：每支 50mg（5mL）。

【主要成分】

本品主要成分为氟比洛芬酯，其化学名称为：（±）2-（2- 氟 -4- 联苯基）丙酸 -1-乙酰氧基乙酯。

【药理作用】

本品是以脂微球为药 / 物载体的非甾体抗炎药。药物进入体内靶向分布到创伤及肿瘤部位后，氟比洛芬酯从脂微球中释放出来，在羧基酯酶的作用下迅速水解生成氟比洛芬，通过氟比洛芬抑制前列腺素的合成而发挥镇痛作用。

【适应证】

术后及癌症的镇痛。

【禁忌证】

已知对本品过敏的患者。

服用阿司匹林或其他非甾体抗炎药后诱发哮喘、荨麻疹或过敏反应的患者。

禁用于冠状动脉搭桥手术（CABG）围手术期疼痛的治疗。

有应用非甾体抗炎药后发生胃肠道出血或穿孔病史的患者。

有活动性消化道溃疡 / 出血，或者既往曾复发溃疡 / 出血的患者。

重度心力衰竭患者、高血压患者。

严重的肝、肾及血液系统功能障碍患者。

正在使用依诺沙星、洛美沙星、诺氟沙星的患者。

【用法用量】

通常成人每次静脉给予氟比洛芬酯 50mg，尽可能缓慢给药（1 分钟以上），根据需要使用镇痛泵，必要时可重复应用。并根据年龄、症状适当增减用量。一般情况下，本品应在不能口服药物或口服药物效果不理想时应用。

【不良反应】

1. 严重不良反应　罕见休克、急性肾衰、肾病综合征、胃肠道出血、伴意识障碍的抽搐。

在氟比洛芬的其他制剂研究中还观察到以下严重不良反应：罕见再生障碍性贫血、中毒性表皮坏死症（Lyell 综合征）、剥脱性皮炎。

2. 一般的不良反应

（1）注射部位：偶见注射部位疼痛及皮下出血。

（2）消化系统：有时出现恶心、呕吐，转氨酶升高，偶见腹泻，罕见胃肠出血。

（3）精神和神经系统：有时出现发热，偶见头痛、倦怠、嗜睡、畏寒。

（4）循环系统：偶见血压上升、心悸。

（5）皮肤：偶见瘙痒、皮疹等过敏反应。

（6）血液系统：罕见血小板减少，血小板功能低下。

【注意事项】

同"尼美舒利分散片"。

第二节　甾体抗炎药

【药品名称】

醋酸地塞米松注射液（dexamethasone acetate injection）

【剂型与规格】

注射剂：每支 2.5mg（0.5mL）。

【主要成分】

主要成分为醋酸地塞米松。

【药理作用】

肾上腺皮质 / 激素类药，其抗炎、抗过敏抗休克作用比泼尼松更显著，而对水钠潴留和促进排钾作用很轻，对垂体 – 肾上腺抑制作用较强。

1. 抗炎作用　本产品可减轻和防止组织对炎症的反应，从而减轻炎症的表现。激素抑制炎症细胞，包括巨噬细胞和白细胞在炎症部位的集聚，并抑制吞噬作用、溶酶体酶的释放，以及炎症化学中介物的合成和释放。

2. 免疫抑制作用　包括防止或抑制细胞介导的免疫反应，延迟性的过敏反应，减少 T 淋巴细胞、单核细胞、嗜酸性细胞的数目，降低免疫球蛋白与细胞表面受体的结合能力，并抑制白介素的合成与释放，从而降低 T 淋巴细胞向淋巴母细胞转化，并减轻原发免疫反应的扩展。可降低免疫复合物通过基底膜，并能减少补体成分及免疫球蛋白的浓度。

【适应证】

主要用于过敏性与自身免疫性炎症性疾病，如结缔组织病、类风湿性关节炎、严重的支气管哮喘、皮炎等过敏性疾病、溃疡性结肠炎、急性白血病、恶性淋巴瘤等。

【禁忌证】

对本品过敏者禁用，对肾上腺皮质激素类药物有过敏史的患者慎用。

对辅料中含有亚硫酸盐的品种，增加"本品辅料中含有亚硫酸盐，对亚硫酸盐过敏者禁用。"

以下疾病患者一般情况下不宜使用，在特殊情况下权衡利弊使用，且应注意病情恶化的可能：高血压、血栓症、心肌梗死、胃与十二指肠溃疡、内脏手术、精神病、电解质代谢异常、青光眼。

【用法用量】

肌内注射，1次1~8mg，1日1次；也可用于腱鞘内注射或关节腔，软组织的损伤部位内注射，1次0.8~6mg，间隔两周1次。

局部皮内注射，每点0.05~0.25mg，共2.5mg，1周1次。

鼻腔、喉头、气管、中耳腔、耳管注入0.1~0.2mg，1日1~3次；静脉注射一般2~20mg。

【不良反应】

糖皮质激素在应用生理剂量替代治疗时无明显不良反应，不良反应多发生在应用药理剂量时，而且与疗程、剂量、用药种类、用法及给药途径等有密切关系。本品不良反应有以下几类：

感染：并发感染（如真菌、细菌和病毒等感染）为肾上腺皮质激素的主要不良反应，特别是长期或大量应用的情况下。

胃肠道：胃肠道刺激（恶心、呕吐）、胰腺炎、消化性溃疡或穿孔。

神经精神系统：患者可出现精神症状，如欣快感、激动、失眠、谵妄、不安、定向力障碍，也可表现为抑制。精神症状易发生在患慢性消耗性疾病的人及以往有过精神不正常者。良性颅内压升高综合征。

内分泌系统和水、电解质紊乱：医源性库欣综合征面容和体态、体重增加、下肢浮肿、月经紊乱、低血钾、儿童生长受到抑制、糖耐量减退和糖尿病加重。

肌肉骨骼：缺血性骨坏死、骨质疏松及骨折、肌无力、肌萎缩。

局部用药部位：关节内注射后急性炎症。肌肉及皮下注射后组织萎缩造成凹陷，以及皮肤色素沉着或色素减退，肌腱断裂。

皮肤及其附件：紫纹、创口愈合不良、痤疮、会阴区或肛周瘙痒、发热、刺痛感。

眼部：青光眼、白内障。

过敏反应：表现为皮疹、瘙痒、面部潮红、心悸、发热、寒战、胸闷、呼吸困难等症状，严重者可发生过敏性休克。

糖皮质激素停药综合征：有时患者在停药后出现头晕、昏厥倾向、腹痛或背痛、低热、食欲减退、恶心、呕吐、肌肉或关节疼痛、头疼、乏力、软弱，经仔细检查如能排除肾上腺皮质功能减退和原患疾病的复发，则可考虑为对糖皮质激素的依赖综合征。

其他：呃逆、沙尔科关节病、肝功能异常、白细胞增多、血栓栓塞。

【注意事项】

糖皮质激素可以诱发或加重感染，细菌性、真菌性、病毒性或寄生虫（如阿米巴病、线虫）等感染患者应慎用，如须使用，必须给予适当的抗感染治疗。

溃疡性结肠炎、憩室炎、肠吻合术后、肝硬化、肾功能不良、癫痫、偏头痛、重症肌无力、糖尿病、骨质疏松症、甲状腺功能减退患者慎用。

长期应用本品，停药前应逐渐减量。

运动员慎用。

对于眼部单纯疱疹的患者，因为可能发生角膜穿孔，因而建议慎用糖皮质激素类药物。

长期使用糖皮质激素可产生后囊下白内障和可能损伤视神经的青光眼，并可增加真菌和病毒继发性眼部感染的机会。

关节内注射糖皮质激素，会增加关节感染的风险。

国外有报告指出，严重神经系统损害事件（一些导致死亡）与糖皮质激素硬膜外注射有关。不良事件包括但不限于脊髓梗死、截瘫、四肢麻痹、皮质盲和卒中。

在使用本品时感染水痘或麻疹，可能加重病情，严重者会导致生命危险。在使用本品过程中，应充分予以观察和注意。

长期、大量使用本品，或长期用药后停药 6 个月以内的患者，由于免疫力低下，不宜接种减毒活疫苗（如脊髓灰质炎减毒活疫苗糖丸等）。

潜伏性结核或陈旧性结核的患者，在长期使用糖皮质激素治疗期间，应密切观察病情，必要时接受预防治疗。

乙肝病毒携带者使用肾上腺皮质激素时，可能会使乙肝病毒增殖，引发肝炎。在本制剂给药期间及给药结束后，应当继续进行肝功能检查及肝炎病毒标志物的监测。

【药品名称】

曲安奈德注射液（triamcinolone acetonide injection）

【剂型与规格】

注射剂：每支 40mg（1mL）。

【主要成分】

主要成分为曲安奈德。

【药理作用】

曲安奈德注射液为长效糖皮质激素，具有强而持久的抗炎、抗过敏作用。

其抗炎和抗过敏作用机制如下：抑制巨噬细胞对抗原的吞噬和处理；抑制 B 细胞转化为浆细胞，干扰体液免疫；稳定溶酶体膜，减少溶酶体内水解酶的释放；抑制白细胞和巨噬细胞移行至血管外，减少炎症反应；增加肥大胞颗粒的稳定性，减少组胺释放，从而减轻血管舒张及降低毛细血管通透性；使血管敏感性增高，收缩性加强，减少局部充血及体液外渗；对成纤维细胞 DNA 有直接抑制作用，抑制肉芽组织形成。

【适应证】

曲安奈德（曲安奈德注射液）肌内注射给药用于皮质类固醇类药物治疗的疾病，例如变态反应性疾病（用于患者处于严重虚弱状态，使用传统药物无效时）、皮肤病、弥漫性风湿性关节炎、其他结缔组织疾病。当口服皮质类固醇药物不可行时，肌肉内注射给药对于以上疾病疗效显著。

曲安奈德可经关节内注射或囊内注射，还可直接进行腱鞘或关节囊给药。这种给药方式能够对疼痛、关节肿胀、僵直（这些症状是的典型症状）给予有效的局部、短期治疗。在治疗弥漫性关节疾病时，关节内注射曲安奈德可辅助传统方法的治疗。

另外，在关节创伤或黏液囊炎等治疗条件受限制的条件下，关节内注射曲安奈德为治疗疾病提供了一种新的选择。

【禁忌证】

本品与其他糖皮质激素类药物相同，不得用于活动性胃溃疡、结核病、急性肾小球炎或任何未为抗生素所制止的感染。

【用法用量】

1. 全身用药

（1）用于成人和大于 12 岁的儿童：初次推荐剂量是 60mg。根据患者的反应程度，应用的剂量可在 40～80mg 之间。但是在一些患者中，给药剂量在 20mg 或更低时也可有效控制病情。对于花粉热患者或花粉引起的哮喘患者，当脱敏疗法或其他传统疗法不起作用时，可以在花粉季节 1 次注射给药 40～100mg。

（2）对于 6～12 岁的儿童：初次推荐剂量是 40mg，但同时需要考虑患者的病情，而不只是根据患者的年龄和体重考虑给药剂量。因为药物作用持续时间的差别，后续给药应是在症状重新出现时。注射时应深入臀部肌肉以使药物有效吸收。对于成人，推荐针头的最小长度为 4cm，对于肥胖患者，针头长度应加长。每次注射不得在同一位置。

2. 局部用药　关节腔、囊内、腱鞘内注射的剂量依赖于病情的程度和病情部位的大小。对于成人，小面积给药 10mg，大面积给药 40mg 即可有效减轻症状。对于多关节病变的进行性疾病，可以分部位给药，总剂量可达到 80mg 而不产生不良反应。通常曲安奈德 1 次局部给药就可以有效缓解症状，但是有时需要多次给药。治疗后患者的反应存在个体差异：有时一两次给药后可以长时间减轻症状；有时则需要在给药后几个月再次给药。在连续给药后症状缓解的持续时间可以延长，所以推荐病情发作后再次重复给药而不是根据预先制定的时间间隔给药。通常关节腔、囊内、腱鞘内注射需要局部麻醉。麻醉时应注意观察。在此种情形下，局部给药前应在注射部位周围的软组织给予麻醉剂，也可以在关节部位注射少量麻醉剂溶液。由于关节部位有丰富的渗出物，在给药前可以抽出部分滑膜液，注意不要抽出全部液体，这样既可以减轻症状，也不会过分稀释注射的药物。注射部位麻醉后，应用相应的关节腔内注射技术于关节内给药。腱囊内给药，药物可以直接注射入囊腔。对于腱炎、腱鞘炎和扳机指症（Notta 病）的治疗，应将药物注射入鞘内而不是肌腱内。治疗腱鞘炎、肩部关节周炎、风湿性结节、纤维组织炎、创伤性囊肿和膝盖韧带损伤（如侧部肌腱充血肿胀）可同时在疼痛部位浸润给药。

注意：药物用前摇匀。用注射器抽吸药物后应马上注射防止药物沉淀。注意防止感染，不得静脉注射。

【不良反应】

本品属于肾上腺皮质激素类药物，有肾上腺皮质激素类药可能产生的不良反应。请遵守药品说明书的内容以减少药物的不良反应。如有任何不良反应，应及时通知医生或药师。

上市后不良反应监测数据显示本品可见以下不良反应／事件：

皮肤及其附件损害：皮疹、瘙痒、皮肤变色、局部皮肤反应、皮肤色素减退、皮肤发红、多汗等。

全身性损害：胸闷、疼痛、乏力、发热、寒战、疼痛加重、面色苍白、水肿等。

消化系统损害：恶心、呕吐、腹痛、呃逆等。

神经系统损害：头晕、头痛、局部麻木等。

免疫功能紊乱：过敏反应、过敏样反应、过敏性休克等。

用药部位损害：注射部位疼痛、局部红肿、注射部位瘙痒、注射部位反应等。

呼吸系统损害：呼吸困难等。

精神障碍：失眠、焦急不安等。

生殖系统损害：月经紊乱等。

血管损害和出凝血障碍：潮红等。

【注意事项】

用药期间应多摄取蛋白。对于感染性疾病，应与抗生素联合使用。虽然很少有病例报道对注射皮质激素过敏，但对于有药物过敏史的患者，在使用本品时，也应该用适当的方法防止过敏。给药期间禁止接种天花疫苗。对于肺结核的治疗应限于患有传染性或暴发性肺结核，给予皮质类固醇药物时应同时进行抗肺结核的治疗。当患者有潜伏性肺结核或肺结核检验呈阳性，给予皮质类固醇药物时应密切观察，防止肺结核复发。

第三节　阿片类药物

【药品名称】

盐酸吗啡注射液（morphine hydrochloride injection）

【剂型与规格】

注射剂：每支 10mg（1mL）。

【主要成分】

化学名称：17- 甲基 -4，5α- 环氧 -7，8- 二脱氢吗啡喃 -3，6α- 二醇盐酸盐三水合物。

【药理作用】

本品为纯粹的阿片受体激动剂，有强大的镇痛作用，同时也有明显的镇静作用，并有镇咳作用（因其可致成瘾而不用于临床）。对呼吸中枢有抑制作用，使其对二氧化碳张力的反应性降低，过量可致呼吸衰竭而死亡。本品兴奋平滑肌，增强肠道平滑肌张力引起便秘，并使胆道、输尿管、支气管平滑肌张力增加，可使外周血管扩张，尚有缩瞳、镇吐等作用（因其可致成瘾而不用于临床）。

【适应证】

本品为强效镇痛药，适用于其他镇痛药无效的急性锐痛，如严重创伤、战伤、烧伤、晚期癌症等疼痛。心肌梗死而血压尚正常者，应用本品可使患者镇静，并减轻心脏负担。

应用于心源性哮喘可使肺水肿症状暂时缓解。麻醉和手术前给药可保持患者宁静进入嗜睡。因本品对平滑肌的兴奋作用较强，故不能单独用于内脏绞痛（如胆绞痛等），而应与阿托品等有效的解痉药合用。本品不适宜慢性重度癌痛患者的长期使用。

【禁忌证】

呼吸抑制已显示紫绀、颅内压增高和颅脑损伤、支气管哮喘、肺源性心脏病代偿失调、甲状腺功能减退、皮质功能不全、前列腺肥大、排尿困难及严重肝功能不全、休克尚未纠正控制前、炎性肠梗等患者禁用。

【用法用量】

1. 皮下注射　成人常用量，1 次 5～15mg，1 日 10～40mg；极量，1 次 20mg，1 日 60mg。

2. 静脉注射　成人镇痛时常用量，5～10mg；用作静脉全麻时，按体重不得超过 1mg/kg，不够时，加用作用时效短的本类镇痛药，以免苏醒延迟，术后发生血压下降和长时间呼吸抑制。

3. 手术后镇痛注入硬膜外间隙，成人自腰脊部位注入，1 次极限 5mg，胸脊部位应减为 2～3mg。按一定的间隔可重复给药多次。注入蛛网膜下腔，1 次 0.1～0.3mg。原则上不再重复给药。

对于重度癌痛患者，第 1 次剂量范围较大，每日 3～6 次，以预防癌痛发生及充分缓解癌痛。

【不良反应】

连用 3～5 日即产生耐药性，1 周以上可成瘾，慎用。但对于晚期中重度癌痛患者，如果治疗适当，少见依赖及成瘾现象。

有恶心、呕吐、呼吸抑制、嗜睡、眩晕、便秘、排尿困难、胆绞痛等。偶见瘙痒、荨麻疹、皮肤水肿等过敏反应。

本品急性中毒的主要症状为昏迷，呼吸深度抑制、瞳孔极度缩小、两侧对称，或呈针尖样大、血压下降、发绀、尿少，体温下降，皮肤湿冷，肌无力，严重缺氧致休克、循环衰竭、瞳孔散大、死亡。

【注意事项】

本品为国家特殊管理的麻醉药品，务必严格遵守国家对麻醉药品的管理条例，医院和病室的贮药处均须加锁，处方颜色应与其他药处方区别开。各级负责保管人员均应遵守交接班制度，不可稍有疏忽。使用该药的医生处方量每次不应超过 3 日常用量。处方留存 3 年备查。

根据 WHO《癌症疼痛三阶梯止痛治疗指导原则》中关于癌症疼痛治疗用药个体化的规定，对癌症患者镇痛使用吗啡，应由医师根据病情需要和耐受情况决定剂量。

未明确诊断的疼痛，尽可能不用本品，以免掩盖病情，贻误诊断。

可干扰对脑脊液压升高的病因诊断，这是因为本品会使二氧化碳滞留，脑血管扩张。

能促使胆道括约肌收缩，引起胆管系的内压上升；可使血浆淀粉酶和脂肪酶均升高。

对血清碱性磷酸酶、内氨酸氨基转移酶、谷草转氨酶、胆红素、乳酸脱氢酶等测定有一定影响，故应在本品停药 24 小时以上方可进行以上项目测定，以防出现假阳性。

因本品对平滑肌的兴奋作用较强，故不能单独用于内脏绞痛（如胆、肾绞痛），而应与阿托品等有效的解痉药合用，单独使用会使绞痛加剧。

应用大量吗啡进行静脉全麻时，常和神经安定药（neuroleptics）并用，诱导中可发生低血压，手术开始遇到外科刺激时血压又会骤升，应及早对症处理。

吗啡注入硬膜外间隙或蛛网膜下腔后，应监测呼吸和循环功能，前者 24 小时，后者 12 小时。

药液不得与氨茶碱、巴比妥类药钠盐等碱性液，溴或碘化合物、碳酸氢盐、氧化剂（如高锰酸钾）、植物收敛剂，氢氯噻嗪、肝素钠，苯妥英钠、呋喃妥因，新生霉素，甲氧西林、氯丙嗪、异丙嗪、哌替啶、磺胺嘧啶、磺胺甲异噁唑，以及铁、铝、镁、银、锌化合物等接触或混合，以免发生浑浊甚至出现沉淀。

【药品名称】

盐酸羟考酮片（oxycodone hydrochloride tablets）

【剂型与规格】

片剂：每片 5mg；10mg；20mg；40mg。

【主要成分】

本品活性成分为盐酸羟考酮。

【药理作用】

盐酸羟考酮是一种阿片类镇痛药，为纯阿片受体激动剂，其主要治疗作用为镇痛。与其他所有纯阿片受体激动剂相同，羟考酮随剂量增加而镇痛作用增强，但混合阿片受体激动 / 拮抗剂或非阿片类镇痛药则不同，剂量增加，其镇痛作用仅增加至有限的程度。对于纯阿片受体激动型镇痛药，没有确定的最大给药剂量，镇痛作用的最高限度只能通过副作用来确定，较为严重的副作用可能包括嗜睡、呼吸抑制。

【适应证】

用于缓解持续的中度到重度疼痛。

【禁忌证】

尚不明确。

【用法用量】

必须整片吞服，不得掰开、咀嚼或研磨。如果掰开、嚼碎或研磨药片，会导致羟考酮快速释放与潜在致死量的吸收。

每 12 小时服用 1 次，用药剂量取决于患者的疼痛严重程度和既往镇痛药用药史。

疼痛程度增加，需要增大给药剂量以达到缓解疼痛的目的。对所有患者而言，恰当的给药剂量是能 12 小时控制疼痛，且患者能很好地耐受。除难以控制的不良反应影响外，应滴定给药至患者疼痛缓解。当脱离给药方案的需求（需要用即释镇痛药物处理突破性疼痛）超出每日 2 次，表明应增加该药的给药剂量。每次剂量调整的幅度是在上一次用药剂量的基础上增长 25% ~ 50%。

第 1 次服用阿片类药物或用弱阿片类药物不能控制其疼痛的中重度疼痛患者，初始用药剂量一般为 5mg，每 12 小时服用 1 次。随后，根据病情仔细滴定剂量，直至理想止痛。大多数患者的最高用药剂量为 200mg/12h，少数患者可能需要更高的剂量。迄今为止，临床报道的个体用药最高剂量为 800mg/12h。

已接受口服吗啡治疗的患者，改用本品的每日用药剂量换算比例：口服本品 10mg 相当于口服吗啡 15 ~ 20mg。

因为存在个体差异，所以应根据患者的个体情况滴定用药剂量。

【不良反应】

可能出现阿片受体激动剂的不良反应。可能产生耐受性和依赖性。

【注意事项】

本品按照麻醉药品管理。用于非癌症慢性疼痛治疗时，应遵循《强阿片类药物在慢性非癌痛治疗中的指导原则》的各项规定。

【药品名称】

枸橼酸舒芬太尼注射液（sufentanil citrate injection）

【剂型与规格】

注射剂：每支 50μg（1mL）；100μg（2mL）；250μg（5mL）。

【主要成分】

主要成分：枸橼酸舒芬太尼；1mL 静脉注射液含 75μg 舒芬太尼的枸橼酸盐，相当于 50μg 舒芬太尼。

【药理作用】

本品能抑制前列腺素的合成，具有解热、镇痛的作用。

【适应证】

用于气管内插管，使用人工呼吸的全身麻醉。

作为复合麻醉的镇痛用药。

作为全身麻醉大手术的麻醉诱导和维持用药。

【禁忌证】

对舒芬太尼或其他阿片类药物过敏者禁用。分娩期间，或实施剖腹产手术期间婴儿剪断脐带之前，静脉内禁用本品，这是因为舒芬太尼可以引起新生儿的呼吸抑制。本品禁用于新生儿、妊娠期和哺乳期的妇女。

如果哺乳期妇女必须使用舒芬太尼，则应在用药后 24 小时方能再次哺乳婴儿。

禁止与单胺氧化酶抑制剂同时使用。在使用舒芬太尼前 14 日内用过单胺氧化酶抑制剂者，禁用本品。

急性肝卟啉症禁用。

因用其他药物而存在呼吸抑制者禁用。

患有呼吸抑制疾病的患者禁用。

低血容量症、低血压患者禁用。

重症肌无力患者禁用。

【用法用量】

本品应该根据个体反应和临床情况的不同来调整使用剂量，须考虑如下因素：患者的年龄、体重、一般情况和同时使用的药物等。剂量也取决于手术难度和持续时间，以及所需要的麻醉深度。在计算进一步的使用剂量时，应考虑初始用药的作用。在诱导麻醉期间可以加用氟哌利多，以防恶心和呕吐的发生。

请注意下述推荐的用药剂量。

用药的途径和方法：静脉内快速推注给药或静脉内输注给药。用药的时间间隔长短取决于手术的持续时间。根据个体的需要可重复给予额外的（维持）剂量。

当作为复合麻醉的一种镇痛成分进行诱导应用时，按 0.1 ~ 5.0μg/kg 静脉内推注，或加入输液管中，在 2 ~ 10 分钟内滴完。当临床表现显示镇痛效应减弱时，可按 0.15 ~ 0.7μg/kg 追加维持剂量（相当于舒芬太尼注射 0.2 ~ 1.0mL/70kg）。

在以枸橼酸舒芬太尼为主的全身麻醉中，舒芬太尼用药总量可为 8 ~ 30μg/kg。当临床表现显示镇痛效应减弱时，可按 0.35 ~ 1.4μg/kg 追加维持剂量（相当于舒芬太尼注射液 0.5 ~ 2.0mL/70kg）。

其他剂量的信息：在有如下疾病的患者中，如非代偿性甲状腺功能减退、肺部疾患

（尤其是那些呼吸贮备降低的疾病）、肝和／或肾功能不全、肥胖和酒精中毒等，其用药量应酌情给予。

对这些患者，建议做较长时间的术后观察。对体弱患者和老年患者，以及已经使用能抑制呼吸的药物的患者，应减少用量。而对那些接受过阿片类药物治疗的或有过阿片类滥用史的患者，则可能需要使用较大的剂量。

【不良反应】

典型的阿片样症状，如呼吸抑制、呼吸暂停、骨骼肌强直（脚肌强直）、肌阵挛、低血压、心动过缓、恶心、呕吐和眩晕、缩瞳和尿潴留。

在注射部位偶有瘙痒和疼痛。其他较少见的不良反应有：咽部痉挛。

过敏反应和心搏停止，因在麻醉时使用其他药物，很难确定这些反应是否与舒芬太尼有关。

偶尔可出现术后恢复期的呼吸再抑制。

【注意事项】

本品按麻醉药品管理，只能由受过训练的麻醉医师，在医院和其他具有气管插管和人工呼吸设施的条件下进行。

每次给药之后，都应对患者进行足够时间的监测。在颅脑创伤和颅内压增高的患者中使用需要注意。避免对有脑血流量减少的患者应用快速的静脉推注方法给予阿片类药物，如本品。在颅脑创伤和颅内压增高患者中，其平均动脉压降低会偶尔伴有短期的脑灌流量减少。深度麻醉的呼吸抑制，可持续至术后或复发。所以应对这类患者做适当的监测观察，复苏器具与药物（包括拮抗剂）应准备到位。

呼吸抑制往往和剂量相关，可用特异性拮抗剂（如纳洛酮）使其完全逆转。因为呼吸抑制持续的时间可能长于其拮抗剂的效应，有可能需要重复使用拮抗剂。麻醉期间过度换气可能减少呼吸中枢对 CO_2 的反应，也会影响术后呼吸的恢复。舒芬太尼可导致肌肉僵直，包括胸壁肌肉的僵直，可以通过缓慢地静脉注射本品加以预防（通常在低剂量时可以奏效），或同时使用苯二氮䓬类药物及肌松药。如果术前所用的抗胆碱药物剂量不足，或本品与非迷走神经抑制的肌肉松弛药合并使用，可能导致心动过缓甚至心搏停止，心动过缓可用阿托品治疗。对甲状腺功能减退、肺病疾患、肝和／或肾功能不全、老年人、肥胖、酒精中毒和使用过其他已知对中枢神经系统有抑制作用的药物的患者，在使用本品时均需要特别注意。建议对这些患者做较长时间的术后观察。使用本品后，患者不能驾车与操作机械，直到得到医师的允许，患者应该在家里受到护理并不能饮用含酒精饮料。

药品使用和处理中的特殊注意事项：剩余药液应该丢弃。使用前应对容器及溶液进行仔细检查。正常溶液为清澈、无颗粒、无色状。破损容器内药品应丢弃。运动员慎用。

【药品名称】

盐酸丁丙诺啡舌下片（buprenorphine hydrochloride sublingual tablets）

【剂型与规格】

片剂：每片 0.2mg。

【主要成分】

化学名称：21- 环丙基 -7α［（S）-1- 羟基 -1，2，2- 三甲基丙基］-6，14- 桥亚乙

基 –6，7，8，14– 四氢东罂粟碱盐酸盐。

【药理作用】

本品为阿片类镇痛药物，为阿片受体的部分激动 – 拮抗剂。丁丙诺啡与中枢神经系统 μ 阿片受体亲和力高，并具有从受体上解离速度非常慢（体外试验）的独特性质，所以具有较吗啡更持久的中枢性镇痛作用，被阿片受体拮抗剂翻转的可预见性差，躯体依赖性相对较低。在临床推荐的条件下用药（肌内注射），其表现与典型的 μ 受体激动剂（如吗啡）很相似。动物实验表明，作为吗啡拮抗剂，其拮抗作用效果与纳洛酮相等。常规条件成人用药（肌内注射），本品可产生与吗啡类似的剂量依赖性的呼吸抑制作用；对某些患者可引起心率和血压降低，偶尔使两者升高。

【适应证】

适用于各种阿片类依赖的脱毒治疗。

【禁忌证】

对本品中任何成分过敏者禁用。严重的呼吸或肝功能不全、急性酒精中毒、精神错乱患者禁用。

【用法用量】

舌下含服。舌下含化 5 ~ 8 分钟，不得咀嚼或吞服，含化期间不要吞咽。依照患者使用阿片类药物的种类不同，可在末次使用后 12 ~ 24 小时开始使用本品，如患者出现早期或轻微戒断症状时开始给药更佳，用药最初的 1 ~ 3 日剂量应尽量充分。根据依赖性程度轻重，第 1 次给药剂量为 1 ~ 6mg。轻度依赖者使用盐酸丁丙诺啡的剂量为每次 1 ~ 1.5mg，每隔 8 小时 1 次。中度依赖为每次 2 ~ 2.5mg，每隔 8 小时 1 次。重度依赖为每次 3 ~ 6mg，每隔 8 小时 1 次。首次用药 2 小时后，根据戒断症状控制的情况决定是否需要追加剂量，追加剂量为首剂的 30% ~ 60%。第 2 ~ 3 日后可酌情逐渐减量，每日可减少 20% ~ 30%，直至 1 次 0.2mg，每日 1 次。脱毒治疗周期为 10 ~ 14 日。

【不良反应】

1. 常见不良反应为头晕、头痛、恶心、呕吐、嗜睡、便秘等。
2. 罕见体位性低血压、晕厥、呼吸抑制。

【注意事项】

1. 本品为国家特殊管理的第一类精神药品，有一定的依赖性，必须严格遵守国家对精神药品的管理条例，严格在医生指导下使用。
2. 颅脑损伤及呼吸抑制的患者慎用。
3. 哮喘及呼吸、肝、肾功能不全的患者慎用。
4. 颅内压增高、已接受其他中枢神经抑制剂者慎用。
5. 使用本品之前应常规进行肝功能检查，如在用药过程中出现肝细胞坏死或黄疸的表现，则应停药。
6. 使用本品期间尽量不合并使用镇静催眠药。
7. 运动员慎用。

【药品名称】

盐酸曲马多胶囊（tramadol hydrochloride capsules）

【剂型与规格】

　　胶囊：每粒 50mg。

【主要成分】

　　本品活性成分为盐酸曲马多。

【药理作用】

　　本品为中枢作用的阿片类镇痛药。该品为非选择性的 μ、δ 和 κ 阿片受体完全激动剂，与 μ 受体的亲和力最高。本品具镇咳作用。与吗啡相比，盐酸曲马多在推荐的止痛剂量范围内无呼吸抑制作用。胃肠动力也不受本品的影响。对心血管系统的影响轻微。

【适应证】

　　中度至重度疼痛。

【禁忌证】

　　对盐酸曲马多或其赋形剂过敏，酒精、镇静剂、镇痛剂或其他中枢神经系统作用药物急性中毒的患者禁用。本品不宜用于正在接受单胺氧化酶（MAO）抑制剂治疗或在过去的 14 日内已服用上述药物的患者。

　　本品不能用于经治疗未能充分控制的癫痫患者。

　　本品不能用于戒毒治疗。

【用法用量】

　　本品用量视疼痛程度而定。除另有医嘱外，本品的用法和用量如下（与用餐无关）：

　　单次剂量：1～2 个胶囊（50～100mg 盐酸曲马多）。如果镇痛不满意，30～60 分钟以后可再给予 1 个胶囊。如果疼痛较剧烈，镇痛要求较高，应给予较高的初始剂量（2 个胶囊）。

　　每日剂量：一般情况下每日本品总量 400mg（8 个胶囊）已足够，但在治疗癌性疼痛和重度术后疼痛时，可使用更高的日剂量。

　　肝肾功能不全者：肝肾功能受损的患者，本品作用持续时间可能延长，应延长给药间隔时间。

　　疗程：本品的疗程不应超过治疗所需。如因疾病性质和严重程度需长期应用本品，应定期作仔细检查（必要时中断治疗），以便决定进一步用药程度及是否继续用药。

【不良反应】

　　最常见的药物不良反应是恶心和眩晕。偶见呕吐、便秘、口干、出汗、头痛及精神不振等不良反应发生。

【注意事项】

　　对阿片类药物依赖、有头部损伤、休克、不明原因的神志模糊、呼吸中枢及呼吸功能异常、颅内压增高的患者，应用本品应特别小心。

　　对阿片类药物敏感的患者慎用本品。

　　当使用超过推荐日剂量上限（400mg）时，有产生惊厥的危险性。另外，在服用其他药物使癫痫发作的阈值下降时，使用盐酸曲马多可使患者发生癫痫的危险增加。癫痫患者或易感者在强制性条件下应只使用盐酸曲马多。

　　本品有产生依赖性可能，长期应用本品可能引起耐药及心身依赖。所以，对有药物滥用和依赖倾向的患者，应在医生严格指导下短期使用。

　　将本品用作阿片类药物依赖患者的替代品是不合适的。虽然盐酸曲马多是阿片受体激动剂，但其并不能抑制吗啡戒断症状。

驾驶员应注意：即使按照指导的用法使用本品，也有可能影响患者的驾驶和机械操作能力。治疗初期、从其他药物改用本品、与其他中枢作用药物，特别是与酒精合用时应特别小心。

第四节　局部麻醉药

【药品名称】
盐酸利多卡因注射液（lidocaine hydrochloride injection）

【剂型与规格】
注射剂：0.1g（5mL）。

【主要成分】
本品主要成分：盐酸利多卡因。其化学名称：N-（2，6-二甲苯基）-2-（二乙氨基）乙酰胺盐酸盐水合物。

【药理作用】
本品为酰胺类局麻药。血液吸收后或静脉给药，对中枢神经系统有明显的兴奋和抑制双相作用，且可无先驱的兴奋，血药浓度较低时，出现镇痛和嗜睡、痛阈提高；随着剂量加大，作用或毒性增强，亚中毒血药浓度时有抗惊厥作用；当血药浓度超过 $5\mu g/mL$ 时，可发生惊厥。本品在低剂量时，可促进心肌细胞内 K^+ 外流，降低心肌的自律性，具有抗室性心律失常的作用；在治疗剂量时，对心肌细胞的电活动、房室传导和心肌的收缩无明显影响；血药浓度进一步升高，可引起心脏传导速度减慢，房室传导阻滞，抑制心肌收缩力，使心排血量下降。

【适应证】
本品为局麻药及抗心律失常药，主要用于浸润麻醉、硬膜外麻醉、表面麻醉（包括在胸腔镜检查或腹腔手术时作黏膜麻醉用）及神经传导阻滞。

本品可用于急性心肌梗死后室性早搏和室性心动过速，亦可用于洋地黄类中毒、心脏外科手术及心导管引起的室性心律失常。本品对室上性心律失常通常无效。

【禁忌证】
严重肝肾功能不全者禁用。
对本品过敏者禁用。

【用法用量】
1. 成人常用量
（1）表面麻醉：2%～4% 溶液 1 次不超过 100mg（1 支）。注射给药时 1 次量不超过 4.5mg/kg（不用肾上腺素）或每 7mg/kg（用 1∶200 000 浓度的肾上腺素）。
（2）骶管阻滞：用于分娩镇痛，用 1.0% 溶液，以 200mg 为限。
（3）硬脊膜外阻滞：胸腰段用 1.5%～2.0% 溶液，250～300mg。
（4）浸润麻醉或静脉注射区域阻滞：用 0.25%～0.5% 溶液，50～300mg。
（5）外周神经阻滞：臂丛（单侧）用 1.5% 溶液，250～300mg；牙科用 2% 溶液，20～100mg；肋间神经（每支）用 1% 溶液，30mg，300mg 为限；宫颈旁浸润用 0.5%～1.0%

溶液，左右侧各 100mg；椎旁脊神经阻滞（每支）用 1.0% 溶液，30～50mg，300mg 为限；阴部神经用 0.5%～1.0% 溶液，左右侧各 100mg。

（6）交感神经节阻滞：颈星状神经用 1.0% 溶液，50mg；腰麻用 1.0% 溶液，50～100mg。1 次限量，不加肾上腺为 200mg（4mg/kg），加肾上腺素为 300～350mg（6mg/kg）；静脉注射区域阻滞，极量 4mg/kg；治疗用静脉注射，第 1 次初量 1～2mg/kg，极量 4mg/kg，成人静脉滴注每分钟以 1mg 为限；反复多次给药，间隔时间不得短于 45～60 分钟。

2. 小儿常用量　随个体而异，1 次给药总量不得超过 4.0～4.5mg/kg，常用 0.25%～0.5% 溶液，特殊情况才用 1.0% 溶液。

【不良反应】

本品可作用于中枢神经系统，引起嗜睡、感觉异常、肌肉震颤、惊厥昏迷及呼吸抑制等不良反应；还可引起低血压及心动过缓，血药浓度过高，可引起心房传导速度减慢、房室传导阻滞，以及抑制心肌收缩力，使心输出量下降。

【注意事项】

防止误入血管，注意局麻药中毒症状的诊治。

肝肾功能障碍、肝血流量减低、充血性心力衰竭、严重心肌受损、低血容量及休克等患者慎用。

对其他局麻药过敏者，可能对本品也过敏，但利多卡因与普鲁卡因胺、奎尼丁间尚无交叉过敏反应的报道。

本品应严格掌握浓度和用药总量，超量可引起惊厥及心搏骤停。

其体内代谢较普鲁卡因慢，有蓄积作用，可引起中毒而发生惊厥。

某些疾病如急性心肌梗死患者常伴有 α_1- 酸性蛋白及蛋白率增加，利多卡因蛋白结合也增加而降低了游离血药浓度。

用药期间应注意检查血压、监测心电图，并备有抢救设备，心电图 P-R 间期延长或 QRS 波增宽，出现其他心律失常或原有心律失常加重，应马上停药。

【药品名称】

盐酸罗哌卡因注射液（ropivacaine hydrochloride injection）

【剂型与规格】

注射剂：每支 20mg（10mL）；50mg（10mL）；75mg（10mL）；100mg（10mL）。

【主要成分】

主要成分为盐酸罗哌卡因，化学名称：（S）–（－）–1– 丙基 –N–（2,6– 二甲基苯基）–2– 哌啶甲酰胺甲磺酸盐一水合物。

【药理作用】

罗哌卡因是第一个纯左旋体长效酰胺类局麻药，有麻醉和镇痛双重效应，大剂量可产生外科麻醉，小剂量时则产生感觉阻滞（镇痛）仅伴有局限的非进行性运动阻滞。加用肾上腺素不改变罗哌卡因的阻滞强度和持续时间。

罗哌卡因通过阻断钠离子流入神经纤维细胞膜内对沿神经纤维的冲动传导产生可逆性的阻滞。

【适应证】

外科手术麻醉。

硬膜外麻醉，包括剖宫产术。

蛛网膜下腔麻醉。

区域阻滞。

急性疼痛控制。

持续硬膜外输注或间歇性单次用药，如术后或阴道分娩镇痛。

【禁忌证】

对本品或本品中任何成分或对同类药品过敏者禁用。

【用法用量】

盐酸罗哌卡因仅供有麻醉经验的临床医生或在其指导下使用。其目的是使用尽可能低的剂量达到足够的麻醉，根据麻醉程度和患者的身体状况调整剂量。

一般情况下，外科麻醉需要较高的浓度和剂量。而对于控制急性疼痛的镇痛用药，则使用较低的浓度和剂量。对术后疼痛的治疗，建议采用以下技术：如果术前已经使用 10mg/mL 或 7.5mg/mL 罗哌卡因建立阻滞，可在术后经硬膜外单次注射 7.5mg/mL 盐酸罗哌卡因注射液，然后使用 2mg/mL 盐酸罗哌卡因维持镇痛。对大多数中度至重度的术后疼痛，临床研究表明，每小时 6~14mL（12~28mg）的输液速度，能够提供有效镇痛，仅伴有轻微且非进行性的运动阻滞。采用这一技术后，对阿片类药物的需求明显下降。

【不良反应】

临床试验中报告的大量症状多为神经阻滞本身和临床中的生理反应。神经阻滞本身的生理反应在各种局麻药均可能发生，包括硬膜外和蛛网膜下腔麻醉中的低血压和心动过缓，以及穿刺引起的不良事件（如脊髓血肿、椎管穿刺后头痛、脑膜炎及硬膜外脓肿）。

1. 十分常见（≥1/10） 全身：恶心。循环系统：低血压。

2. 常见（≥1/100） 全身：体温升高，僵直，背痛。循环系统：心动过缓，心动过速，高血压。中枢神经系统：感觉异常，头晕，头痛。消化系统：呕吐。肾脏及泌尿系统：尿潴留。

3. 偶见（≥1/1 000） 全身：低体温。循环系统：晕厥。中枢神经系统：焦虑，中枢神经系统毒性症状（惊厥、癫痫大发作、癫痫发作、头晕、口周感觉异常、舌头麻木、听觉过敏、耳鸣、视觉障碍、构音障碍、肌肉抽搐、震颤），感觉减退。呼吸系统：呼吸困难。

4. 罕见（<1/1 000） 全身：过敏反应，最严重的情况是过敏性休克。循环系统：心搏停止，心律不齐。多发生于蛛网膜下腔麻醉之后。多由误注入血管，药物过量或快速吸收所引起。

【注意事项】

有些局部麻醉如头颈部区域的注射，严重不良反应的发生率较高。

对于有二度或三度房室传导阻滞的患者要谨慎。对于老年患者和伴有严重肝病、严重肾功能损害或全身状况不佳的患者，要特别注意。

第Ⅲ类抗心律失常药物（如胺碘酮）可能与罗哌卡因存在对心脏的相加作用，所以应该对使用这类药物的患者进行严密监护，可考虑进行心电图监护。

盐酸罗哌卡因用于硬膜外麻醉或外周神经阻滞，特别是老年患者和伴有心脏病患者发生局麻药误入血管时，曾有心跳停止的报道。有些病例复苏困难。发生心跳停止时，为了提高复苏成功率，可能应该延长复苏时间。

盐酸罗哌卡因在肝脏代谢。尚无用于伴有严重肝病的患者的临床研究或药物代谢动力学研究。

通常情况下肾功能不全的患者如用单一剂量或短期治疗，不需要调整用药剂量。

慢性肾功能不全的患者常伴有酸中毒及低蛋白血症，其发生全身性中毒的可能性增大。对于营养不良或低血容量性休克经过治疗的患者，也应考虑到此风险。

硬膜外麻醉可导致低血压和心动过缓，如预先输注扩容或使用升压药物，可减少这一副作用。一旦发生低血压，可以用 5～10mg 麻黄素静脉注射治疗，必要时可重复用药。

过量或意外注入血管会引起中枢神经系统毒性反应（惊厥、意识障碍）和 / 或心血管系统毒性反应（心律失常、血压下降、心肌抑制）。

盐酸罗哌卡因注射液和输注液可能具有生卟啉作用，仅当无更安全的替代药物时，才应用于急性卟啉症患者。对于易感患者，应注意警惕。

对驾驶和机械操作者的影响：即使没有明显的中枢神经系统毒性，局部麻醉也会轻微地影响精神状况及共济协调，还会暂时损害运动和灵活性，这些作用与剂量有关。

药品不含防腐剂，故只能 1 次性使用，任何残留在打开容器中的液体必须抛弃，完整的容器不能再高压灭菌，当要求无菌外表时，应该选择水泡眼外包装的规格。

【药品名称】
盐酸普鲁卡因注射液（procaine hydrochloride injection）

【剂型与规格】
注射剂：每支 40mg（2mL）。

【主要成分】
主要成分为盐酸普鲁卡因。

【药理作用】
本品为酯类局麻药，能暂时阻断神经纤维的传导而具有麻醉作用，本品对皮肤、黏膜穿透力弱，不适于表面麻醉。

本品弥散性和通透性差，其盐酸盐的结合形式在组织中释放出游离碱而发挥局部麻醉作用。

本品对中枢神经系统常量抑制，过量兴奋。首先引起镇静、头昏，痛阈提高，继而引起眩晕、定向障碍、共济失调，中枢抑制继续加深，出现知觉迟钝、意识模糊，进而进入昏迷状态。剂量继续加大，可出现肌肉震颤、烦躁不安和惊厥等中枢兴奋的中毒症状。

本品小剂量有兴奋交感神经的作用，使心率加快、血压上升，剂量加大，因为心肌抑制、外周血管扩张、神经节轻度阻断而血压下降，心率增快。

本品可抑制突触前膜乙酰胆碱的释放，产生一定的神经肌肉阻断，增强非去极化肌松药的作用，并直接抑制平滑肌，解除平滑肌痉挛。

【适应证】
局部麻醉药。用于浸润麻醉、阻滞麻醉、腰椎麻醉、硬膜外麻醉及封闭疗法等。

【禁忌证】
心、肾功能不全，重症肌无力等患者禁用。

【用法用量】

浸润麻醉：0.25%～0.5%水溶液，每小时不得过1.5g。

阻滞麻醉：1%～2%水溶液，每小时不得过1.0g。

硬膜外麻醉：2%水溶液，每小时不得过0.75g。

【不良反应】

本品可有高敏反应和过敏反应，个别患者可出现高铁血红蛋白症；剂量过大，吸收速度过快或误入血管可致中毒反应。

【注意事项】

给药前必须作皮内敏感试验，遇周围有较大红晕时应谨慎，必须分次给药，有丘肿者应作较长时间观察，每次不超过30～50mg，证明无不良反应时，方可继续给药；有明显丘肿者，马上停药。

除有特殊原因，一般不必加肾上腺素，如确要加入，应在临用时加，且高血压患者应谨慎。

药液不得注入血管内，给药时应反复抽吸，不得有回血。

本品的毒性与给药途径、注速、药液浓度、注射部位、是否加入肾上腺素等有关，应严格按照本说明书给药。营养不良、饥饿状态更易出现毒性反应，应予减量。给予最大剂量后应休息1小时以上方准行动。

脊椎麻醉时尤其需调节阻滞平面，随时观察血压和脉搏的变化。

注射器械不可用碱性物质如肥皂、煤酚皂溶液等洗涤消毒，注射部位应避免接触碘，否则会引起普鲁卡因沉淀。

（刘方义　毕名森　陈思彤）

第五章

囊肿治疗药物

囊肿主要源于人体皮肤、皮下或脏器组织，可发生在人体的任何部位。囊肿具有囊腔结构，囊内可以是单纯的渗出液，也可以是感染性或出血性的液体。囊肿可分为真性囊肿和假性囊肿。真性囊肿是先天性的或者后天逐渐形成的，囊壁由含有内皮细胞的组织构成，如肝、肾、肠系膜囊肿；假性囊肿则是由于局部炎症、外伤或手术后渗出液或者子宫内膜异位出血被周围纤维组织包裹形成，囊壁是纤维化组织，没有内皮细胞，如卵巢子宫内膜异位囊肿。多数囊肿在体检时被发现，如无明显不适症状，一般无须治疗，但应定期复查了解囊肿变化情况。如发现囊肿体积增大，伴有对周围组织器官的压迫症状，导致患者隐痛、胀痛或者脏器功能改变，以及囊内液体感染形成脓肿，或者囊肿发生蒂扭转导致急腹症等情况，则需要及时治疗。随着介入超声治疗技术的迅速发展，超声引导穿刺肝、肾囊肿，甲状腺囊性或囊实性良性结节，卵巢子宫内膜异位囊肿及卵巢单纯性囊肿等囊性肿物硬化治疗技术已经得到了广泛的临床应用，成为目前临床首选的微创治疗方法之一。早期的囊肿介入治疗只是单纯用穿刺针抽出囊液，术后复发率较高（28.6%~97.6%），其复发原因为单纯抽出囊液后，分泌囊液的囊壁内皮细胞并没有被破坏，仍具有分泌功能。为解决这一问题，囊肿介入治疗相关药物出现，抽出囊液后在囊内注入治疗药物，以此破坏囊壁内皮细胞，抑制囊液分泌，使囊腔闭合，达到使囊肿消失或明显缩小的治疗目的。

本节总结了目前在临床中应用于囊肿介入治疗的常用药物及其药理作用、适应证、禁忌证、不良反应、注意事项等信息（表 5-1）。

表 5-1　囊肿治疗药物种类作用机制及其适应证

药物类型	药品名称	作用机制	适应证
乙醇类制剂	无水乙醇	使蛋白质变性、细胞坏死，破坏神经组织	肝、肾等多脏器囊肿、卵巢子宫内膜异位囊肿 子宫肌瘤及恶性肿瘤的介入辅助治疗及神经阻滞
	聚桂醇注射液		肝、肾等多脏器囊肿、卵巢子宫内膜异位囊肿 血管瘤及静脉畸形；子宫肌瘤及恶性肿瘤的介入辅助治疗

续表

药物类型	药品名称	作用机制	适应证
化学类制剂	注射用盐酸平阳霉素	抑制细胞 DNA 的合成，在局部积聚高浓度药物致囊腔内的内皮细胞萎缩变性，破坏内皮细胞，使囊腔闭合	多脏器囊肿 血管瘤、淋巴管瘤等良性肿瘤
	博来霉素		多脏器囊肿 血管瘤、淋巴管瘤等良性肿瘤 癌性胸腔积液
	尿激酶	内源性纤维蛋白溶解系统，能催化裂解纤溶酶原成纤溶酶，能降解纤维蛋白凝块和血液循环中的纤维蛋白原、凝血因子 V 和凝血因子Ⅷ等，从而发挥溶栓、溶解血凝块的作用	囊液极其黏稠的卵巢子宫内膜异位囊肿 肝、肾等合并出血抽吸困难的多脏器囊肿

【药品名称】

体内用无水乙醇（absolute ethyl alcohol）

【主要成分】

乙醇。

【药理作用】

本品为无色澄清液体，味灼烈，易挥发，易燃烧。乙醇可使蛋白质变性，细胞坏死，破坏神经组织。

【适应证】

用于肝、肾、卵巢、肠系膜等脏器囊肿，肝、肾、子宫肌瘤等实体肿瘤介入治疗及神经阻滞。

【禁忌证】

对本品过敏者禁用。

【用法用量】

最大直径<10cm 的囊肿，影像引导穿刺全部抽出囊液后，向囊内注射抽出囊液量 1/3～1/2 的无水乙醇进行囊壁硬化，3～5 分钟后全部抽出。对于最大径≥10cm 的囊肿，建议术者对患者进行获益风险评估，并结合术者的操作经验，可缓慢抽尽囊液后使用无水乙醇硬化治疗，也可采取置管引流法分次硬化治疗。使用无水乙醇硬化量为抽取囊液量的 1/3～1/2，依据囊肿类型凝固 3～10 分钟后全部抽出。单次治疗最大冲洗剂量<120mL。用于子宫肌瘤等实体肿瘤化学消融：采用 21-22GPTC 针穿刺瘤体，瘤内多点注射无水乙醇，最大剂量 20mL/ 次。

【不良反应】

1. 发热　术后 1 周内可能出现低热，体温在 38℃左右，常为坏死组织的吸收热，一般无须处理。如体温高于 38.5℃，需给予干预，同时应排除感染可能。

2. 疼痛　硬化剂沿着穿刺针道溢出或误注射入囊腔外可能引起疼痛，应立即注入生理盐水冲洗、稀释并抽出。如疼痛时间延长、加剧，应排除出血、感染或其他急腹症可能，之后予以镇痛和对症处理。

3. 术中或术后脏器或囊肿出血　可酌情局部穿刺注药止血或介入栓塞止血，严重者专科处理。

4. 醉酒样反应　由于无水乙醇在组织中具有较强的渗透性，进入囊腔内可渗入周围的血管和组织中，出现醉酒样反应。

【注意事项】

有酒精过敏史者慎用或禁用。如患者全身状况较差，在对患者进行获益风险评估后，也可选择单次小剂量冲洗或保留的方法，多次进行硬化治疗，直至囊肿缩小或消失。注射无水乙醇前需确认穿刺针不在血管内，严禁向血管内注射。

【药品名称】

聚桂醇注射液（lauromacrogol injection）

【剂型与规格】

注射剂：每支 100mg（10mL）。

【主要成分】

本品主要成分为聚桂醇；化学名称：聚氧乙烯月桂醇醚。

【药理作用】

使囊壁上皮细胞凝固，组织细胞变性，从而促进囊肿内壁闭合、缩小直至消失，达到治疗的目的。

【适应证】

1. 肝囊肿、肾囊肿、卵巢囊肿、子宫内膜异位囊肿、甲状腺囊肿、乳腺囊肿、腱鞘囊肿等。子宫肌瘤等脏器实性肿瘤。

2. 血管瘤及静脉畸形。

【禁忌证】

1. 相对禁忌证

（1）急性严重心脏病，如心内膜炎、心肌炎、心力衰竭和高血压，经过治疗病情稳定，可进行硬化疗法。

（2）发热。

（3）急性肺部疾病包括呼吸困难时（如支气管哮喘）。

2. 绝对禁忌证

（1）已知对聚多卡醇注射泡沫过敏。

（2）急性血栓栓塞性疾病。

（3）处于休克状态或对本品过敏者禁用。

（4）妊娠头 3 个月和妊娠 36 周后禁用。

【用法用量】

1. 原液保留法　最大直径<10cm 的囊肿，抽尽囊液后，向腔内注射抽出囊液量 1/10～1/4 的聚桂醇原液，保留于囊腔内。单次治疗最大保留剂量<20mL。

2. 原液冲洗法　最大直径<10cm 的囊肿，注射抽出囊液量的 1/3～1/2 聚桂醇原液进行冲洗，10～20 分钟后抽尽。最大直径≥10cm 的囊肿，建议术者对患者进行获益风险评估，并结合术者的操作经验，可缓慢抽尽囊液后使用聚桂醇硬化治疗，也可采取置管引

流法分次硬化治疗策略。使用聚桂醇原液的冲洗量为抽取囊液量的 1/4 ~ 1/2，冲洗 5 ~ 10 分钟后保留聚桂醇原液<20mL 或采用聚桂醇泡沫保留法处理。单次治疗最大冲洗剂量<120mL。

3. 泡沫保留法　最大直径≥10cm 的囊肿，可选择使用聚桂醇原液冲洗抽尽后，使用液气比为 1：4 ~ 1：2 的聚桂醇泡沫硬化剂 40 ~ 80mL 进行保留。泡沫硬化剂制备材料：聚桂醇注射液、气体，配制比例 1：4 ~ 1：2。制备方法：以 1：4 配制比例为例，三通阀连接 1 个装有 2mL 聚桂醇注射液的 20mL 注射器和 1 个装有 8mL 气体的 20mL 注射器，相互多次快速推注注射器内的药液，直至获得乳化状的泡沫硬化剂。

【不良反应】

1. 发热　术后 1 周内可能出现低热，体温在 38℃左右，常为坏死组织的吸收热，一般无须处理。如体温高于 38.5℃，需给予干预，同时应排除感染可能。

2. 疼痛　硬化剂沿着穿刺针道溢出或误注射入囊腔外可能引起疼痛，应立即注入生理盐水冲洗、稀释并抽出。如疼痛时间延长、加剧，应排除出血、感染或其他急腹症可能，之后予以镇痛和对症处理。

3. 术中或术后脏器或囊肿出血　可酌情局部穿刺注药止血或介入栓塞止血，严重者专科处理。

【注意事项】

1. 过敏反应　据报道，偶有用药后会出现严重的过敏反应，其中一些是致命的。注射后至少观察 10 分钟，如出现过敏反应征兆，可对症治疗处理。

2. 注入聚桂醇前应确保针尖或导管在囊腔内，不能确定时禁止注入硬化剂。可在超声影像监视下试验性注入少量生理盐水，如见囊腔逐渐充盈且注入液可顺利抽出，方可完全抽出液体后再注射硬化剂。

【药品名称】

注射用盐酸平阳霉素（bleomycin A5 hydrochloride for injection）

【剂型与规格】

注射剂：每支 4mg；8mg。

【主要成分】

本品主要成分为盐酸平阳霉素。

【药理作用】

平阳霉素是由平阳链霉菌产生的博来霉素类抗肿瘤抗生素，能抑制癌细胞 DNA 的合成，影响癌细胞代谢功能，促进癌细胞变性、坏死。介入治疗囊肿时，将平阳霉素注入囊腔后，通过抑制细胞 DNA 的合成，在局部积聚高浓度药物致囊腔内的内皮细胞萎缩变性，达到破坏内皮细胞，使囊腔闭合的目的。

【适应证】

1. 肝囊肿、肾囊肿、甲状腺囊肿、乳腺囊肿、腱鞘囊肿等。

2. 血管瘤、淋巴管瘤等良性肿瘤。

【禁忌证】

1. 对博来霉素类抗生素有过敏史的患者禁用。

2. 对有肺、肝、肾功能障碍的患者慎用。

【用法用量】

1. 治疗囊肿　超声引导下将 PTC 针穿入囊腔，连接 10/20/50mL 注射器（视囊腔大小而定）抽吸囊液，囊液抽至剩余 10mL 左右时停止抽吸，以防针尖贴住囊壁，造成穿孔；注入造影剂 2mL 观察囊液是否有外渗；确定无外渗后，根据病灶大小用 5mL 生理盐水溶解平阳霉素 8mg 或 16mg 注入囊肿内。嘱患者放松、平静呼吸，拔针，包扎穿刺点。

2. 治疗血管瘤及淋巴管瘤　平阳霉素瘤体内注射治疗淋巴管瘤，每次 4～8mg，溶入注射用水 2～4mL，有囊者尽可能抽尽囊内液后注药，间歇期至少 1 个月，5 次为 1 个疗程。3 个月以下新生儿暂不使用或减量使用。治疗血管瘤，每次注射平阳霉素 4～8mg，用生理盐水或利多可因注射液 3～5mL 稀释。注入瘤体内，注射 1 次未愈者，间歇 7～10日重复注射，药物总量一般不超过 70mg。

【不良反应】

1. 发热。

2. 胃肠道反应（恶心、呕吐、食欲不振）。

3. 皮肤反应（色素沉着、角化增厚、皮炎）。

4. 休克。

5. 肺纤维化、肺炎样病变等。

【注意事项】

1. 发热　给药后如患者出现发热现象，可给予退热药。对出现高热的患者，在以后的治疗中应减少剂量，缩短给药时间，并在给药前后给予解热药或抗过敏剂。

2. 患者出现皮疹等过敏症状时应停止给药，停药后症状可自然消失。

3. 偶尔出现休克样症状（血压低下、发冷、发热、喘鸣、意识模糊等），应马上停止给药，对症处理。

【药品名称】

博来霉素（bleomycin）

【剂型与规格】

1.5 万博来霉素单位（相当于 15 个 USP 博来霉素单位）。

【主要成分】

本品主要成分为博来霉素 A_2、博来霉素 B_2。

【药理作用】

本品与铁的复合物嵌入 DNA，引起 DNA 单链和双链断裂。在局部积聚高浓度药物致囊腔内的内皮细胞萎缩变性，达到破坏内皮细胞，使囊腔闭合的目的。

【适应证】

1. 肝囊肿、肾囊肿、甲状腺囊肿、乳腺囊肿、腱鞘囊肿等。

2. 癌性胸腔积液、胸膜炎。

【禁忌证】

1. 对本品过敏者。

2. 水痘患者。

3. 白细胞计数低于 2.5×10^9/L 者。

【用法用量】

1. 治疗囊肿　超声引导下将 PTC 针穿入囊腔，连接 10/20/50mL 注射器（视囊腔大小而定）抽吸囊液，囊液抽至剩余 10mL 左右时停止抽吸，以防针尖贴住囊壁，造成穿孔；注入造影剂 2mL 观察囊液是否有外渗；确定无外渗后，根据病灶大小采用 5mL 生理盐水或葡萄糖溶液溶解博来霉素 15～30mg（效价），注射至囊腔内，注射时应避开神经，嘱患者放松、平静呼吸，拔针，包扎穿刺点。局部皮下注射时可引起硬结，不宜在同一部位反复注射。

2. 治疗癌性胸膜炎　取 60mg（效价）博来霉素溶解后，缓慢注入胸腔内，保留 4～6小时后，抽出残留积液，一般 1 次可缓解。

本药副作用个体差异性显著，即使使用较少剂量，也可出现副作用，故应从小剂量开始使用。

【不良反应】

1. 呼吸系统　肺活量减少、肺炎、肺纤维化等。

2. 胃肠道系统　厌食、体重减轻、呕吐等。

3. 中枢神经系统　发热、发冷等。

4. 过敏反应　低血压、精神错乱、发热、发冷和喘息、红斑、皮疹等皮肤改变。

5. 心血管系统　心肌梗死、脑血管意外。

【注意事项】

1. 因所有抗癌药均可影响细胞动力学，并引起诱变和畸形形成，孕妇与哺乳期妇女应谨慎给药，特别是妊娠初期的 3 个月内。

2. 下列情况应慎用：70 岁以上老年患者、肺功能损害、肝肾功能损害。发热患者及白细胞低于 2.5×10^9/L 不宜用。

3. 本药总剂量不可超过 400mg，因其可导致严重的与剂量相关的肺纤维化。

4. 注射本药前，先服吲哚美辛 50mg 可减轻发热反应。

5. 淋巴瘤患者易引起高热、过敏，甚至休克，用药前应作好充分准备。

6. 用药后避免日晒。

7. 对于肌酐清除率小于 50mL/min 的患者，在博来霉素使用期间应谨慎治疗，并密切监测其肾功能。与肾功能正常的患者相比，这些患者可能需要更低剂量的博来霉素。

【药品名称】

尿激酶（urokinase）

【剂型与规格】

1 万单位；5 万单位；10 万单位；20 万单位；25 万单位；50 万单位；100 万单位；150万单位。

【主要成分】

本品为从健康人尿中分离的或从人肾组织培养获得的一种酶蛋白。本品的主要成分为尿激酶。

【药理作用】

本品直接作用于内源性纤维蛋白溶解系统，能催化裂解纤溶酶原成纤溶酶，后者不仅能降解纤维蛋白凝块，亦能降解血液循环中的纤维蛋白原、凝血因子 V 和凝血因子Ⅷ等，从而发挥溶栓、溶解血凝块的作用。

【适应证】

1. 囊液极其黏稠、有较多血凝块、抽吸困难的卵巢子宫内膜异位囊肿。

2. 肝、肾等多脏器合并出血、囊液抽吸困难的囊肿。

【禁忌证】

1. 对该产品过敏史的患者禁用。

2. 活动性内出血　脑血管意外，如急性内脏出血、急性颅内出血、陈旧性脑梗死、血液凝固异常、严重难控制的高血压患者；颅内或脊柱内手术，如近 2 个月内进行过颅内或脊髓内外科手术。

3. 创伤，包括心肺复苏。

4. 严重的不受控制的高血压患者禁用。

【用法用量】

本品临用前应以注射用灭菌生理盐水或 5% 葡萄糖溶液配制。囊腔内注入尿激酶 + 0.9% 氯化钠注射液混合液（1 000～3 000U 尿激酶 /1mL 0.9% 氯化钠），冲洗囊腔后即刻抽出。

【不良反应】

1. 过敏反应　支气管痉挛、喉头水肿、荨麻疹、皮疹和瘙痒。

2. 其他　心肌梗死、复发性肺栓塞、偏瘫、卒中、红细胞压积降低、胸骨下疼痛、血小板减少和发汗。

【注意事项】

1. 应用本品前，应对患者进行红细胞压积、血小板计数、凝血酶时间（TT）、凝血酶原时间（PT）、激活的部分凝血激活酶时间（APTT）的测定。TT 和 APTT 应小于 2 倍延长的范围。

2. 用药期间应密切观察患者反应，如脉率、体温、呼吸频率、血压、出血倾向等。

3. 已配制的注射液在室温下（25℃）8 小时内使用，冰箱内（2～5℃）可保存 48 小时。废弃药品包装不应随意丢弃。

4. 本品不得用酸性溶液稀释，以免药效下降。

5. 出血风险

（1）将尿激酶与其他溶栓剂、抗凝剂或抑制血小板功能的药物并用可能会进一步增加发生严重出血的风险。

（2）尿激酶治疗要求仔细注意所有潜在的出血部位（包括导管插入部位，动脉和静脉穿刺部位，切开部位和其他针刺部位）。

6. 下述情况使用本品会使所冒风险增大，应权衡利弊后慎用本品。

（1）近 10 日内分娩、进行过组织活检、静脉穿刺、大手术的患者及严重胃肠道出血患者。

（2）极有可能出现左心血栓的患者，如二尖瓣狭窄伴心房纤颤。

（3）亚急性细菌性心内膜炎患者。

（4）继发于肝肾疾病而有出血倾向或凝血障碍的患者。

（5）妊娠妇女、脑血管病患者和糖尿病性出血性视网膜病患者。

7. 过敏反应　上市后报告包括过敏反应（罕见的致命过敏反应报告）、支气管痉挛、喉头水肿和荨麻疹。也有其他输注反应的报告，包括以下一种或多种：发热或发冷、缺氧、呼吸困难、心动过速、低血压、高血压、酸中毒、背痛、呕吐和恶心。反应通常在开始尿激酶输注后 1 小时内发生。表现出反应的患者应受到严密监测并采取适当的治疗措施。

（张晶　李健明）

第六章

介入超声成像用药

介入超声成像用药主要指能够在围介入超声诊断和治疗期提高介入诊疗精准性及安全性的一类药物。本章主要介绍可直接应用在超声引导下介入诊疗期增强超声显像对比度的超声造影剂，超声引导下介入诊疗中需要借助其他影像帮助判识的泛影葡胺，以及介入治疗前后需要评估患者肝脏储备功能状态的吲哚菁绿。这类药物的合理使用，可以更好地帮助围介入超声诊疗期的靶目标病灶显示与鉴别、判识与定位、完善介入方案、精准介入操作、评判诊疗效果、评估介入风险及协助并发症诊治等，在介入超声诊疗中发挥着重要作用。

第一节　超声造影剂

超声造影剂是一种含有微泡的超声增强对比剂，能增加含造影剂液体与其周围组织结构的超声显影对比度。在介入超声诊断与治疗中，主要通过经静脉内注射后，应用超声观察有无血供及有血供组织的造影动态增强表现，借以对需要诊疗的靶病灶进行判识、术中引导及评估效果；另外，通过非血管造影途径进行超声造影，可以显示管腔、窦道、脓肿、人工管道等液体流向和累及范围。总之，超声造影可以帮助对靶目标的显示与辨识、了解病灶与邻近结构关系、背景脏器局部血供状态等，便于介入方案的制订、介入操作中对靶目标的确认与引导穿刺，以及介入术中、术后效果评判和协助并发症的诊治等。

【药品名称】

注射用六氟化硫微泡（sulphur hexafluoride microbubbles for injection）

【剂型与规格】

注射剂：每瓶 59mg。

【主要成分】

每瓶含：白色冻干粉末 25mg，六氟化硫气体 59mg。

【药理作用】

通过六氟化硫微泡与溶液介质的接触界面形成超声波的散射反射，能增加含造影剂液体与其周围组织结构的超声显影对比度，从而增加超声影像分辨率，回波信号强度主要取决于微泡的浓度和超声波的频率。

【适应证】

介入超声诊断与治疗：①通过血管注射造影剂后，可显著增强肝脏、甲状腺、乳腺、淋巴结、肾脏等脏器和病变内有血液循环的血管显像效果，观察有血供组织与无血供组织的区别及血供分布动态增强特征等，从而更准确地对病灶进行定位、鉴别及精准引导穿刺。②非血管途径使用：越来越多地作为脓肿、胆道系统、泌尿系统、积液/体腔、窦道/瘘、复杂囊肿等超声引导介入技术的辅助手段，可帮助描述腔隙情况、液体流向、梗阻水平、寻找合适穿刺/置管部位，评估导管位置、是否通畅、移位、堵塞情况等。

【禁忌证】

1. 对本品中任何成分过敏者禁用。

2. 伴有右向左分流的心脏病患者，已知患有重度肺动脉高压的患者（肺动脉压＞90mmHg），未得到控制的原发性高血压患者和成人呼吸窘迫综合征患者禁用本品。

3. 本品不应与多巴酚丁胺合并用于对多巴酚丁胺使用有禁忌的心血管功能不稳定的患者。

【用法用量】

推荐剂量：经静脉注射的成人肝脏等造影推荐剂量为2.4mL，应用浅表高频探头超声造影时，造影剂使用剂量可依据显影效果适当增加，最多团注剂量为4.8mL/次。欧洲儿科放射学会（ESPR）腹部工作组2018年专家共识对六氟化硫微泡的剂量推荐，儿童按体重使用不同剂量：新生儿0.1~0.15mL/kg，婴幼儿0.08~0.1mL/kg，儿童＞20kg 0.05~0.08mL/kg（最大2.4mL），青少年2.4~4.8mL；另有研究按照年龄使用不同剂量：0.1mL/岁直至达到成人剂量。非血管途径经腔隙/导管内用药推荐剂量：世超联2020版指南推荐，配制好的造影剂混悬液1滴加入10mL生理盐水，临床应用时根据具体需要推注的液体剂量适当增加，但不建议加入过多造影剂，以免因较高造影剂浓度造成显影区域外溢伪像或影响其后方结构的显示。

【配伍与应用】

使用前向造影剂药瓶内注入注射用生理盐水（即0.9%无菌氯化钠注射液）5mL，立即摇晃药瓶约20秒，直至瓶内冻干粉末完全分散，瓶内药液呈均一的白色乳状混悬液后备用。经静脉途径：使用时先另取注射器抽取冲管用的5mL生理盐水备用，在推注造影剂前再次混匀药液，抽取1次用量后即刻静脉注射，随后立刻用5mL生理盐水冲管路，确保造影剂完全注入体内，同时开启超声仪计时键计时。经腔隙/置管管内用药推荐剂量：配制好的造影剂混悬液1滴加入10mL生理盐水内混匀并推注，同时超声观察并记录含造影剂液体流及分布区域等。

【不良反应】

不良反应多为非严重的、短暂的、可自行恢复并无后遗效应的症状，如头痛（1.1%）、注射部位反应（0.8%）和恶心（0.5%）等。严重不良反应：有极少数（＜0.1%）患者发生超敏反应，出现皮肤红斑、心动过缓、低血压、呼吸困难、意识丧失、心搏骤停/呼吸心搏骤停、过敏性休克。

【注意事项】

1. 心肺状况不稳定的患者：建议在注射本品的过程中及注射后至少30分钟对患者进行密切医学观察。

2. 发生过敏反应时，β受体阻滞剂（包括滴眼制剂）可加重过敏反应。患者可能对治疗过敏反应的常规剂量肾上腺素失去反应。

3. 血管内注药适用于静脉内给药，请勿动脉内注射本品，暂无经动脉给药相关临床验证。

4. 伴随急性心内膜炎、人工心脏瓣膜、急性全身性感染和 / 或败血症、高凝状态和 / 或近期的血栓栓塞，以及肝脏、肾脏疾病终末期等疾病慎用本品。

5. 本品不适用于使用呼吸机的患者和不稳定的神经系统疾病患者。

【药品名称】

注射用全氟丁烷微球（perflubutane microspheres for injection）

【剂型与规格】

注射剂：每瓶 16μL。

【主要成分】

全氟丁烷微球。

【药理机制】

本品中的活性成分是全氟丁烷（PFB）微泡，静脉注射后能够穿过肺毛细血管床流到左侧心腔，随后循环至全身。发射的超声波被微泡表面有效地反向散射，因而增强管腔内血液和周围组织对比度。诊断肝脏病变时，给药后 1 分钟内可立即观察病变及其周围血管影像，进行鉴别诊断（定性诊断）。另外，本品中的部分微球在给药后 5 ~ 10 分钟被网状内皮系统（如肝脏的库普弗细胞摄取）摄取，因而增强了含有网状内皮系统的正常组织与没有网状内皮系统的恶性病变之间的显影对比，使得 Kupffer 相影像尤其有助于病变的定性诊断和探查。

【适应证】

本品仅用于诊断使用；注射用全氟丁烷微球是一种超声造影剂，目前用于肝脏局灶性病变血管相和 Kupffer 相的超声成像。

【禁忌证】

对本品中任何成分有过敏史的患者禁用本品。

【用法用量】

推荐剂量为 0.12μL/kg。

【配伍与应用】

采用静脉滴注的方式给药。由 5% 葡萄糖注射液或 0.9% 氯化钠注射液 2mL 配制，在不取下注射器的情况下，立即摇晃药瓶约 1 分钟；复溶后溶液应在配制后 2 小时内使用。患者在开始注射本品前须进行超声成像，本品给药后即刻的血管相造影效果最佳。注射后须立刻用 0.9% 氯化钠注射液 5 ~ 10mL 冲洗管路，静脉给药，确保造影剂完全注射。

【不良反应】

最常见不良反应包括头痛、腹泻、白蛋白尿、呕吐、腹痛、血清乳酸脱氢酶水平升高、注射部位疼痛、一过性味觉异常、口渴和发热等。

【注意事项】

使用前，检查产品包装密闭、容器完整未破损。应始终考虑发生超敏反应的可能性，包括严重、危及生命的类过敏反应 / 类过敏反应性休克。应准备好抢救设备。检查前：使用本品进行超声检查当天，应避免进行消化系统检查（例如腹腔镜检查或使用发泡剂的钡餐试验）。

第二节　复方泛影葡胺注射液

【药品名称】

复方泛影葡胺注射液（compound meglumine diatrizoate injection）

【剂型与规格】

注射剂：每支 15.2g（20mL）。

【主要成分】

泛影酸钠和泛影葡胺。

【显影机制】

复方泛影葡胺注射液中产生对比效果的物质是泛影酸钠和泛影葡胺，二者为离子型单体碘造影剂，碘可吸收较多量 X 线，注入体内后与周围组织在 X 线下形成密度对比而显影。

【适应证】

经皮穿刺或经腔道对人工管道、自然通道、窦道、积液区及囊性结构等造影（如经皮肝穿刺胆道造影、逆行肾盂尿路造影、子宫输卵管造影、关节腔造影等）。

【禁忌证】

对碘过敏者禁用。肝肾功能减退、活动性肺结核、多发性脊髓瘤、甲状腺功能亢进和失代偿性心功能不全的患者禁用。妊娠或急性盆腔炎症时，禁行子宫输卵管造影。

【用法用量】

逆行肾盂输尿管造影采用 30% 浓度溶液经输尿管导管缓慢注入，成人常用单侧剂量为 10～15mL；子宫输卵管造影经宫颈口注入 10mL（76%）；术中或术后 T 管胆管造影 10mL（60%）；经皮肝穿刺胆管造影 20～40mL（60%）。

【配伍与应用】

应用前应做碘过敏试验。忌与抗组胺药品混合注射，混合可发生沉淀。

【不良反应】

恶心、呕吐、疼痛和发热是最常见的反应。过敏样反应包括血管神经性水肿、结膜炎、咳嗽、瘙痒、鼻炎、喷嚏和荨麻疹等。

【注意事项】

对含碘对比剂过敏或以前对含碘对比剂有反应的患者发生重度反应的危险性增加。血液中白细胞、红细胞计数可以减少；血清转氨酶可有暂时性轻度升高。可通过胎盘进入胎儿体内，孕妇使用应谨慎。婴儿注入后易产生惊厥。具有渗透利尿作用，可使脱水情况加重，对已有脱水症状、多尿、尿少或糖尿病患者应加以注意，宜在注入前补充足量水分。

第三节　注射用吲哚菁绿

【药品名称】

注射用吲哚菁绿（indocyanine green for injection）

【剂型与规格】

注射剂：每瓶 25mg。

【主要成分】

吲哚菁绿。

【药理作用】

本品为诊断用药，是检查肝脏功能和肝有效血流量的染料药。吲哚菁绿（ICG）静脉注入体内后，迅速和蛋白质结合，色素不沉着于皮肤，也不被其他组织吸收。药物成分需要肝脏代谢清除，通过检查其清除率，能够反映肝脏代谢储备功能，且结果不受胆红素及溶血影响，能较准确地表达肝脏储备功能。

【适应证】

用于了解各种肝脏疾病患者肝脏的损害程度及其储备功能。该项检查应用于介入超声治疗，可以更准确地评估肝脏肿瘤消融或介入治疗患者的肝脏功能特别是肝储备功能，用于诊断肝硬化、肝纤维化、韧性肝炎、职业和药物中毒性肝病。

【禁忌证】

1. 对本制剂有过敏既往史的患者。

2. 有碘过敏史的患者（本制剂含碘，故有引起碘过敏的可能）。

【用法用量】

试验前用"ICG 试敏针"。于患者前臂掌侧皮内注射 0.1mL，10～15 分钟，观察有无红晕，确认无过敏反应后，再按下述方法进行肝脏功能检查。

1. 测定血中滞留率或血浆消失率时，以灭菌注射用水将 ICG 稀释成 5mg/mL，按每千克体重相当于 0.5mg 的 ICG 溶液，由肘静脉注入，边观察患者反应，边徐徐注入，一般在 10 秒内注完。

2. 测定肝血流量时，将 25mg 的 ICG 溶解在尽可能少量的灭菌注射水中，再用生理盐水稀释成 2.5～5.0mg/mL 浓度，静脉注入相当于 3mg ICG 的上述溶液。之后以每分钟 0.27～0.49mg 比例持续以一定速度静脉滴注约 50 分钟，直至采完血样为止（同时需采周围静脉和肝静脉血）。

【医嘱模板】

灭菌注射用水　　　5mL
注射用吲哚菁绿　　25mg ｝·········静脉推注

【配伍与应用】

1. 根据患者体重计算 ICG 总量，5mg/kg。

2. 使用自带的无菌注射用水充分溶解并注射于（500mL 无菌注射用水体积）生理盐水中静脉滴注。

【不良反应】

本制剂不完全溶解时，可能发生恶心、发热、休克等反应。

【注意事项】

1. 为预防过敏性休克，要充分问诊，对过敏性体质者慎重使用。

2. 一定要用附带的灭菌注射用水溶解 ICG，并使其完全溶解。不得使用其他溶液如生理盐水等。可用注射器反复抽吸、推注，使其完全溶解后，水平观察玻璃壁确定无残存不溶药剂，方可使用。

3. 临用前调配注射液，已溶解的溶液不能保存再使用；滴注过程需注意监测患者情况。输注后 3 日内可出现大便变绿，属正常代谢。

4. 特殊人群用药

（1）儿童注意事项：尚无儿童用药经验。

（2）妊娠与哺乳期注意事项：尚无孕妇用药经验，哺乳期妇女需要使用时应停止哺乳。

（3）老人注意事项：一般老年人生理功能状态低下，应谨慎给药。

（于晓玲　郝秀秀）

第七章

补血药物

超声引导下穿刺或消融治疗等介入操作均有其相应的适应证及禁忌证，确保介入操作前患者的血常规等相关指标符合适应证范围是保障医疗安全的前提。部分患者因为基础疾病或放化疗等导致白细胞、血红蛋白、血小板减少，因此介入治疗前需要给予相应的药物调整，以满足介入操作的基本要求，降低医疗风险。（表 7-1）

表 7-1　补血药物分类及作用

药物类型	药物名称	作用机制	适应证
升血小板药物	升血小板胶囊	清热解毒，凉血止血，散瘀消斑	用于原发性血小板减少性紫癜。症见：全身瘀点或瘀斑，发热烦渴，小便短赤，大便秘结，或见鼻衄，齿衄，舌红苔黄，脉滑数或弦数
	艾曲泊帕乙醇胺片	血小板生成素受体激动剂	本品适用于既往对糖皮质激素、免疫球蛋白等治疗反应不佳的成人和 12 岁及以上儿童慢性免疫性（特发性）血小板减少症（ITP）患者，使血小板计数升高并减少或防止出血。 本品仅用于因血小板减少和临床条件导致出血风险增加的 ITP 患者
	氨肽素片	增强机体代谢和抗病能力，有助于血细胞增殖、分化、成熟与释放	用于原发性血小板减少性紫癜、再生障碍性贫血、白细胞减少症，亦可用于银屑病
	重组人血小板生成素注射液	诱导造血干细胞向巨核细胞分化，刺激巨核细胞增殖和核内复制，增加巨核细胞胞质物，最终形成碎片，促进血小板的生成，释放功能性循环血小板	1. 本品适用于治疗实体瘤化疗后所致的血小板减少症，适用对象为血小板低于 50×10^9/L 且医生认为有必要升高血小板治疗的患者 2. 本品用于原发免疫性血小板减少症（ITP）的辅助治疗，适用对象为血小板低于 20×10^9/L 的糖皮质激素治疗无效（包括初始治疗无效、或有效后复发而再度治疗无效）未接受脾切除治疗的患者。本品仅用于血小板减少及临床状态具有增加出血风险的患者，不应用于试图使血小板计数升至正常数值的目的

药物类型	药物名称	作用机制	适应证
升血红蛋白药物	复方硫酸亚铁叶酸片	补充铁元素	缺铁性贫血
	维生素 B_{12} 注射液	抗贫血	主要用于因内因子缺乏所致的巨幼红细胞贫血，也可用于亚急性联合变性神经系统病变，如神经炎的辅助治疗
	重组人促红素注射液	增加红系造血祖细胞（CFU-E）的集落生成率	治疗非骨髓恶性肿瘤应用化疗引起的贫血。不用于治疗肿瘤患者由其他因素（如铁或叶酸盐缺乏、溶血或胃肠道出血）引起的贫血
升白/粒细胞药物	重组人粒细胞刺激因子注射液	调节骨髓中粒系造血，选择性作用于粒系造血祖细胞，促进其增殖、分化，并可增加粒系终末分化细胞的功能	1. 癌症化疗等原因导致的中性粒细胞减少症；癌症患者使用骨髓抑制性化疗药物，特别在强烈的骨髓剥夺性化学药物治疗后，注射本品有助于预防中性粒细胞减少症的发生，减轻中性粒细胞减少的程度，缩短粒细胞缺乏症的持续时间，加速粒细胞数的恢复，从而减少合并感染发热的危险性 2. 促进骨髓移植后的中性粒细胞数升高 3. 骨髓发育不良综合征引起的中性粒细胞减少症；再生障碍性贫血引起的中性粒细胞减少症；先天性、特发性中性粒细胞减少症；骨髓增生异常综合征伴中性粒细胞减少症；周期性中性粒细胞减少症
	聚乙二醇化重组人粒细胞刺激因子注射液	粒细胞刺激因子与造血细胞的表面受体结合后作用于造血细胞，从而刺激增殖、分化、定型与成熟细胞功能活化	1. 适用于非髓性恶性肿瘤患者在接受易引起临床上显著的发热性中性粒细胞减少的骨髓抑制性抗癌药物治疗时，降低以发热性中性粒细胞减少症为表现的感染的发生率 2. 不用于造血干细胞移植的外周血祖细胞的动员
	利可君片	在十二指肠碱性条件下与蛋白结合形成可溶的物质迅速被肠所吸收，增强骨髓造血系统的功能	用于预防、治疗白细胞减少症及血小板减少症
	芪胶升白胶囊	补血益气	用于气血亏损所引起的头昏眼花，气短乏力，自汗盗汗，以及白细胞减少症见上述症候者
	生白口服液	温肾健脾，补益气血	用于癌症放、化疗引起的白细胞减少属脾肾阳虚、气血不足证候者，症见神脾乏力，少气懒言，畏寒肢冷，纳差便溏，腰膝酸软等
	贞芪扶正胶囊	补气养阴	配合手术、放射治疗、化学治疗，促进正常功能的恢复

第一节 升血小板药物

【药品名称】

升血小板胶囊（sheng xuexiaoban jiaonang）

【剂型与规格】

胶囊：每粒 0.45g。

【主要成分】

青黛、连翘、仙鹤草、牡丹皮、甘草。

【药理作用】

1. 止血 有显著的解热、抗菌、抗炎、抑制毛细血管通透性，缩短出、凝血时间，提高血小板聚集的作用。

2. 生血 可促进巨核细胞成熟，显著升高血小板数量。

3. 调节免疫 可显著降低脾指数，抑制抗体生成，并抑制体液免疫。

【适应证】

清热解毒，凉血止血，散瘀消斑。用于原发性血小板减少性紫癜。症见：全身瘀点或瘀斑，发热烦渴，小便短赤，大便秘结，或见鼻衄，齿衄，舌红苔黄，脉滑数或弦数。

【禁忌证】

孕妇及哺乳期妇女禁用。

【用法用量】

口服。推荐剂量：1 次 4 粒，1 日 3 次，2 个月为 1 个疗程。

【医嘱模板】

升血小板胶囊　　4 粒………口服　3 次 /d

【不良反应】

1. 腹胀、腹泻、恶心、呕吐、胃部不适等胃肠系统反应，减量服用可耐受。

2. 皮疹、瘙痒、心悸、头晕。

3. 有便血个例报告，如若发现，应立即停药就医。

【注意事项】

1. 骨髓巨核细胞减少型的血小板减少症及白细胞减少者慎用。

2. 定期复查血象。

3. 儿童应在医师指导下使用。

4. 本品宜饭后服用。

5. 对本品过敏者禁用，过敏体质者慎用。

6. 本品的代谢产物可使尿液呈浅红色，此为正常现象，不应与血尿混淆。

【药品名称】

艾曲泊帕乙醇胺片（eltrombopag olamine tablets）

【剂型与规格】

片剂：每片 25mg。

【主要成分】

艾曲泊帕乙醇胺。

【药理作用】

艾曲泊帕是首个口服小分子的非肽类血小板生成素（thrombopoietin，TPO）受体激动剂，艾曲泊帕与 TPO 受体的跨膜结构域选择性相互作用，通过刺激人类骨髓祖细胞向巨核细胞的分化和增殖，从而增加血小板的生成，可使 ITP 患者的血小板水平显著升高。

虽然是 TPO 受体激动剂，但艾曲泊帕的作用位置与内源性 TPO 不同，TPO 作用于 TPO 受体的膜外部分，艾曲泊帕作用于跨膜部分，艾曲泊帕不与内源性 TPO 竞争，还可能与 TPO 产生协同作用，艾曲泊帕与内源 TPO 的协同作用，能更大程度地激活 JAK 和 Tyk，随后引起信号转导与转录激活因子 5（STAT5）、MAPK 激酶磷酸化，诱导巨核细胞从骨髓祖细胞的增殖和分化，刺激血小板生成，艾曲泊帕直接改善 Treg 活性或通过升高 TGF-β_1 水平改善其活性，调节增殖诱导配体（APRIL），提升 B 细胞成熟及生存率，使 ITP 患者 APRIL 血浆从较高水平恢复到正常水平，恢复 FcγR 平衡，通过抑制 FcγRⅡb 调节单核 FcγR 平衡，纠正复发或难治性 ITP 患者巨噬细胞的吞噬能力。

【适应证】

本品适用于既往对糖皮质激素、免疫球蛋白等治疗反应不佳的成人和 12 岁及以上儿童慢性免疫性（特发性）血小板减少症（ITP）患者，使血小板计数升高并减少或防止出血。

本品仅用于因血小板减少和临床条件导致出血风险增加的 ITP 患者。

【禁忌证】

对艾曲泊帕乙醇胺或任何辅料过敏者禁用。

【用法用量】

1 日 1 次，口服。

1. 起始剂量

欧美人群：初始剂量 50mg/d，最大剂量 75mg。

东亚人群：由于血浆暴露量高，初始剂量为 25mg/d。

2. 给药途径

空腹服用（餐前间隔 1 小时或餐后间隔 2 小时）。

应在以下产品使用前间隔至少 2 小时或使用后间隔至少 4 小时服用，包括抗酸药、乳制品、含有多价阳离子（如铝、钙、铁、镁、硒和锌）的矿物质补充剂。

不得将本品碾碎后混入食物或液体服用。

达到最大浓度的时间：2～6 小时（血浆）。

半衰期：21～32 小时（血浆）。

【医嘱模板】

艾曲泊帕乙醇胺片　　　25mg………口服　1 次 /d

【不良反应】

在 ITP 研究中，所有级别的不良反应中最常见的（至少 10% 患者发生）包括：头痛、贫血、食欲减退、失眠、咳嗽、恶心、腹泻、脱发、瘙痒、肌痛、发热、乏力、流感样疾病、无力、寒战和外周水肿。

【注意事项】

1．肝毒性

（1）本品可引起肝胆实验室检查异常、严重肝毒性和潜在致命性肝损伤。

（2）在临床试验中发现了严重肝损伤的孤立病例。肝脏实验室检查值升高发生在开始服用本品后大约3个月。在所有病例中，不良事件在停用本品后缓解。

肝病患者应慎用本品。有肝功能损害的ITP患者应采用较低剂量开始本品治疗。

（3）本品不应用于肝功能损害（Child-Pugh评分N5）的ITP患者，除非预期获益大于已知的门脉血栓形成的风险。当评估后要对肝功能损害患者应用本品治疗时，给药应非常谨慎。

2．血栓形成/血栓栓塞并发症

（1）血小板计数高于正常范围时，理论上存在血栓形成/血栓栓塞并发症风险。在ITP患者中开展的艾曲泊帕乙醇胺临床试验显示，血小板计数低和正常时，也观察到血栓事件发生。

（2）已知有血栓栓塞风险因素的患者，包括但不限于遗传性（如因子V Leiden突变）或获得性因素（如AT Ⅲ缺乏、抗磷脂综合征）、高龄、长期制动、恶性肿瘤、避孕和激素替代治疗、手术/外伤、肥胖及吸烟，应慎用本品。为了降低发生血栓/栓塞事件的风险，不应以达到正常血小板计数作为本品的用药目标。

（3）应严格遵守剂量调整指南维持目标血小板计数。应密切监测血小板计数，并在血小板计数超过目标水平时考虑减少剂量或终止本品治疗。

3．停用本品后出血

（1）停用本品治疗后，大多数患者在2周内血小板计数恢复至基线水平，使得出血风险增加，有些情况下可能导致出血。

（2）在使用抗凝药物或抗血小板药物时停用本品，出血风险增加。如果停止本品治疗，建议按当前的治疗指南重新开始ITP治疗。

（3）其他医疗处理包括停止抗凝药物和/或抗血小板药物治疗、拮抗抗凝或血小板支持。停用本品治疗后，必须每周监测一次血小板计数，连续监测4周。

4．骨髓网硬蛋白形成和骨髓纤维化风险　本品可能会增加骨髓中网硬蛋白纤维形成和发展的风险。该风险与本品的相关性和其他TPO受体激动剂一样，尚未被确定。

5．恶性肿瘤和恶性肿瘤进展

（1）TPO-R激动剂是促进产血小板祖细胞扩增、分化和促进血小板生成的生长因子。TPO-R主要在髓系细胞表面表达。TPO-R激动剂可能刺激已有的造血系统恶性肿瘤如骨髓增生异常综合征（MDS）进展。尚不明确本品用于治疗MDS引起的血小板减少症的有效性和安全性。本品不应在临床试验之外用于治疗MDS引起的血小板减少症。

（2）在成人和老年患者中，应通过排除以血小板减少为表现的其他疾病来证实ITP的诊断，特别是MDS诊断必须排除在外。疾病和治疗的过程中应考虑进行骨髓穿刺和活检，尤其是在60岁以上的患者、具有全身症状的患者或有异常体征如外周原始细胞增多的患者中。

6．白内障　在啮齿动物的艾曲泊帕乙醇胺毒理学研究中观察到白内障。推荐患者定期进行白内障监测。在3项针对成年慢性ITP患者的临床研究中，接受本品每日50mg剂量治疗的患者有15例（7%）出现新发白内障或者白内障恶化，安慰剂组有8例（7%）

发生上述不良事件。在扩展研究中，开始本品治疗前，11% 的患者在眼科检查中出现新发白内障或者白内障恶化。

7. QTc 间期延长　在健康志愿者中进行的 QTc 研究显示，每日接受 150mg 艾曲泊帕乙醇胺治疗，未发现对心脏复极化产生有临床意义的作用。在 ITP 患者中进行的临床试验中，报告有 QTc 间期延长。上述 QTc 间期延长的临床意义尚不明确。

8. 艾曲泊帕乙醇胺失去疗效　如果推荐剂量范围内艾曲泊帕乙醇胺治疗失去疗效或不能维持血小板疗效，应立即寻找诱发因素，包括骨髓网硬蛋白增加。

9. 对血清学检测的干扰　艾曲泊帕乙醇胺是高度着色的，因此有可能干扰一些实验室测试。已有报告服用本品的患者血清变色、发生对总胆红素和肌酐测试的干扰。如果实验室结果和临床观察结果不一致，同期氨基转移酶值评价可能有助于在发生临床黄疸时确定低总胆红素水平的可信度；如果发生非预期高血清肌酐值，应评价血尿素水平。使用另一种方法重新测试也可能有助于确定结果的可信度。

10. 对驾驶和机械操作能力的影响　本品对驾驶和操作机器能力几乎没有影响。评价本品对判断力、驾驶或认知能力的影响时，应考虑到患者的临床状态和本品不良事件特征，包括眩晕和缺乏警觉性。

【药品名称】

氨肽素片（amino-polypeptide tablets）

【剂型与规格】

片剂：每片 0.2g。

【主要成分】

本品主要成分为氨肽素，由猪蹄甲提取制成。

【药理作用】

能增强机体代谢和抗病能力，有助于血细胞增殖、分化、成熟与释放，对提升白细胞和血小板均有较好的作用。

【适应证】

用于原发性血小板减少性紫癜、再生障碍性贫血、白细胞减少症，亦可用于银屑病。

【禁忌证】

对本品过敏者禁用。

【用法用量】

口服。1 次 5 片，1 日 3 次。儿童用药酌减或遵医嘱。

【医嘱模板】

氨肽素片　　　　5 片………口服　3 次 /d

【不良反应】

尚未见有关不良反应报道。

【注意事项】

当药品性状发生改变时禁止使用。

【药品名称】

重组人血小板生成素注射液（recombinant human thrombopoietin injection）

【剂型与规格】

注射剂：每支 7 500U/mL；15 000U/mL。

【主要成分】

主要成分：重组人血小板生成素，由含有高效表达人血小板生成素基因的中国仓鼠卵巢（CHO）细胞，经细胞培养、分离和高度纯化后制成。

【药理作用】

血小板生成素（thrombopoietin，TPO）是刺激巨核细胞生长及分化的内源性细胞因子，对巨核细胞生成的各阶段均有刺激作用，包括前体细胞的增殖和多倍体巨核细胞的发育及成熟，从而升高血小板数目。重组人血小板生成素（rhTPO）是利用基因重组技术由中国仓鼠卵巢细胞表达，经提纯制成的全长糖基化血小板生成素，与内源性血小板生成素具有相似的升高血小板的药理作用。rhTPO 诱导造血干细胞向巨核细胞分化，刺激巨核细胞增殖和核内复制，增加巨核细胞胞质物，最终形成碎片，促进血小板生成，释放功能性循环血小板。

【适应证】

1. 本品适用于治疗实体瘤化疗后所致的血小板减少症，适用对象为血小板低于 $50 \times 10^9/L$ 且医生认为有必要升高血小板治疗的患者。

2. 本品用于原发免疫性血小板减少症（ITP）的辅助治疗，适用对象为血小板低于 $20 \times 10^9/L$ 的糖皮质激素治疗无效（包括初始治疗无效或有效后复发而再度治疗无效）未接受脾切除治疗的患者。本品仅用于血小板减少及临床状态具有增加出血风险的患者，不应用于试图使血小板计数升至正常数值的目的。

【禁忌证】

1. 对本品成分过敏者。

2. 严重心、脑血管疾病者。

3. 患有其他血液高凝状态疾病者，近期发生血栓病者。

4. 合并严重感染者，宜控制感染后再使用本品。

【用法用量】

本品应在临床医师指导下使用。具体用法、剂量和疗程因病而异，推荐剂量和方法如下：

1. 恶性实体肿瘤化疗时，预计药物剂量可能引起血小板减少及诱发出血且需要升高血小板时，可于给药结束后 6~24 小时皮下注射本品，剂量为每日每千克体重 300U，每日 1 次，连续应用 14 日；用药过程中待血小板计数恢复至 $100 \times 10^9/L$ 以上，或血小板计数绝对值升高 $>50 \times 10^9/L$ 时即应停用。当化疗中伴发白细胞严重减少或出现贫血时，本品可分别与重组人粒细胞集落刺激因子（rhG-CSF）或重组人红细胞生成素（rhEPO）合并使用。

2. 原发免疫性血小板减少症（ITP）使用糖皮质激素治疗无效（包括上述适应证第 2 条中所涵盖的范围）时，可皮下注射本品，剂量为每日每千克体重 300U，每日 1 次，连续应用 14 日；若不足 14 日血小板计数已经升至 $>100 \times 10^9/L$ 时，则停止使用本品。若出现口、鼻或内脏等部位出血，可给予输注血小板、抗纤溶止血药等应急处理。

【医嘱模板】

重组人血小板生成素注射液　　　15 000U·········皮下注射　1 次 /d

【不良反应】

1. 较少发生不良反应，偶有发热、肌肉酸痛、头晕等，一般不需要处理，多可自行恢复。个别患者症状明显时可对症处理。本品在 III 期临床试验中未见严重不良反应。在 311 例受试者中有 12 例（3.86%）共 18 例次出现与 rhTPO 用药有关的轻微不良反应，其中发热 4 例，寒战 2 例，全身不适 1 例，乏力 2 例，膝关节痛 2 例，头痛 2 例，头晕 3 例，血压升高 2 例，症状大多轻微，无须特殊处理。实验室检查 rhTPO 对化疗后血红蛋白和白细胞计数的恢复无影响，对血小板形态、血小板聚集功能、凝血功能、肝肾等脏器功能无显著影响。74 例患者在治疗周期接受了抗体动态检测，3 例患者（4%）于给药后第 21 日和第 28 日的血清中检测出低滴度（1∶5）非中和性抗 rhTPO 抗体，未发现对 rhTPO 升高血小板的作用造成影响。

2. 糖皮质激素治疗无效的 ITP 临床研究中，与 rhTPO 相关的不良反应在多中心、随机对照试验中（该试验共分两个阶段：第一阶段治疗 14 日，试验组给予 rhTPO+ 达那唑，对照组给予达那唑；第二阶段试验组治疗方案不变，对照组中血小板计数仍 $<20 \times 10^9/L$ 者加用 rhTPO 治疗）共有 138 例受试者纳入安全性分析集（试验组 73 例，对照组 65 例），试验期间，试验组和对照组的不良事件发生率分别为 34.25% 和 26.15%。两个阶段共有 122 例受试者接受 rhTPO 治疗（试验组 73 例，对照组 49 例），其中不良事件导致脱落者共 4 例次，对照组 2 例次（肝功异常和口腔出血各 1 例次）；试验组 2 例次（用药 9 日 I 度颅内出血 1 例次，用药 1 日 V 度颅内出血 1 例次），试验组有 1 例脑出血死亡病例，经研究者判断与本品无关。两研究组接受 rhTPO 治疗的 122 例受试者中，与 rhTPO 治疗相关的不良事件的发生率分别为 15.07% 和 4.08%。试验组相关不良事件表现为轻度嗜睡 2 例次、轻度头晕 2 例次、重度阵发性视野缺损 1 例次、轻度过敏样反应 1 例次、轻度皮疹 1 例次、轻度无力 2 例次、轻度腹泻 1 例次、轻度高血压 2 例次及注射部位轻度疼痛 2 例次，对照组相关不良事件表现为中度荨麻疹和轻度下肢疼痛各 1 例次。rhTPO 对血红蛋白、白细胞计数、凝血功能的变化无明显影响。

【注意事项】

1. 本品过量应用或常规应用于特异体质者可造成血小板过度升高，必须在有经验的临床医师指导下使用。

2. 本品治疗实体瘤化疗后所致的血小板减少症，适用对象为血小板低于 $50 \times 10^9/L$ 且医生认为有必要升高血小板治疗的患者。

本品治疗糖皮质激素治疗无效的原发免疫性血小板减少症（TTP）的适用对象为血小板低于 $20 \times 10^9/L$ 或医生认为有必要升高血小板治疗的患者；即使应用本品治疗，患者也应继续避免可能增加出血风险的状况或者药物的应用。

3. 本品实体瘤化疗后所致的血小板减少症应在化疗结束后 6 ~ 24 小时开始使用。

4. 并发血栓形成 / 血栓栓子　血小板计数过度升高可能会导致并发血栓形成 / 血栓栓子。过量或错误使用本品可能会使血小板计数升高到可导致并发血栓形成 / 血栓栓子的水平。为了使发生血栓形成 / 血栓栓子的风险降到最低，在应用本品时不应试图使血小板计数达到正常值。

5. 对低反应性或不能维持血小板应答者应进一步查找诱发因素，包括本品的中和抗体或者骨髓纤维化。如果血小板计数不能升高到足以避免临床重症出血的水平，请停药。对本品临床研究中的 74 名患者（包括 ITP 患者和肿瘤患者）的检查结果显示，有 3 例（4%）出现 1∶5 滴度的抗 TPO 抗体，无中和作用。

6. 恶性肿瘤和恶性肿瘤恶化　本品对造血细胞表面的 TPO 受体的刺激可能会增加恶性血液病的发生风险。除治疗糖皮质激素治疗无效的原发免疫性血小板减少症（ITP）外，本品不用于治疗骨髓增生异常综合征（MDS）或者其他原因引起的血小板减少症。

7. 使用本品的过程中应定期检查血常规，一般应隔日 1 次，密切注意外周血小板计数的变化，血小板计数达到所需指标时，应及时停药。在用药之前、用药过程中，以及用药之后的随访中，应监测包括血小板计数和外周血涂片在内的血常规。在应用本品前需检查外周血分类，建立红细胞和白细胞异常形态的基线水平。定期检查血常规，包括血小板计数和外周血涂片。停药后定期监测至少 2 周。

第二节　升血红蛋白药物

【药品名称】

复方硫酸亚铁叶酸片（compound ferrous sulfate and folic acid tablets）

【剂型与规格】

片剂，规格见主要成分。

【主要成分】

本品为复方制剂，其组分为：每片含硫酸亚铁 50mg、叶酸 1mg、干酵母、当归、黄芪、白术。

【药理作用】

本品为铁元素补充剂。铁作为造血原料促进血红蛋白合成及红细胞成熟。所含干酵母及中药可减轻铁剂引起的胃肠道不良反应。

【适应证】

缺铁性贫血。

【禁忌证】

血色病或含铁血黄素沉着症及不伴缺铁的贫血。

【用法用量】

饭后口服，连用 5~6 周。成人：1 次 4 片，1 日 3 次。儿童：1~4 岁，1 次 1 片，1 日 3 次；5~15 岁，1 次 2 片，1 日 3 次。

【医嘱模板】

复方硫酸亚铁叶酸片　　　4 片………口服　3 次/d

【注意事项】

下列情况应慎用：

1. 酒精中毒。

2. 肝炎。

3. 急性感染。

4. 肠道炎症。

5. 胰腺炎。

6. 消化性溃疡。

用药期间应定期作下列检查，以观察治疗反应：血红蛋白测定、网织红细胞计数、血清铁蛋白测定。

本品禁止与下列药物合用：碳酸氢钠、磷酸盐类、茶及含鞣酸的药物、四环素类药物。

贫血纠正后，不宜长期服用，否则可引起铁负荷过度。

【孕妇及哺乳期妇女用药】

本品适宜孕妇、哺乳期妇女使用。中后期妊娠妇女铁摄入量减少，而需要量增加，此时是补铁的最佳时期。

【药品名称】

维生素 B_{12} 注射液（vitamin B_{12} injection）

【主要成分】

维生素 B_{12}。

【适应证】

主要用于因内因子缺乏所致的巨幼红细胞贫血，也可用于亚急性联合变性神经系统病变，如神经炎的辅助治疗。

【禁忌证】

无。

【用法用量】

肌内注射，成人，1 日 0.025 ~ 0.1mg 或隔日 0.05 ~ 0.2mg。用于神经炎时，用量可酌增。本品也可用于穴位封闭。

【医嘱模板】

维生素 B_{12} 注射液　　　0.025mg ………肌内注射　1 次 /d

【注意事项】

1. 可致过敏反应，甚至过敏性休克，不宜滥用。

2. 有条件时，用药过程中应监测血中维生素 B_{12} 的浓度。

3. 痛风患者使用本品可能发生高尿酸血症。

4. 治疗巨细胞贫血，在起始 48 小时，宜查血钾，以防止低钾血症。

【孕妇及哺乳期妇女用药】

尚不明确。

【药理作用】

本品为抗贫血药。维生素 B_{12} 参与体内甲基转换及叶酸代谢，促进 5– 甲基四氢叶酸转变为四氢叶酸。缺乏时，导致 DNA 合成障碍，影响红细胞的成熟。本品还促使甲基丙二酸转变为琥珀酸，参与三羧酸循环。此作用关系到神经髓鞘脂类的合成及维持有髓神经纤维功能完整，维生素 B_{12} 缺乏症的神经损害可能与此有关。

【药代动力学】

肌内注射后吸收迅速而完全，约 1 小时血药浓度达峰值；体内分布较广，但主要贮存于肝脏，成人总贮量为 4 ~ 5mg；大部分在 8 小时经肾脏排泄，剂量愈大，排泄愈多。

【药品名称】

重组人促红素注射液（CHO 细胞）[recombinant human erythropoietin injection（CHO Cell）]

【剂型与规格】

注射剂：每支 2 000IU（1mL）；3 000IU（1mL）；4 000IU（1mL）；10 000IU（1mL）；360 000IU（1mL）（仅适用于肿瘤化疗引起的贫血适应证，每周单次给药）。

【主要成分】

重组人促红素，由高效表达人红细胞生成素（简称人促红素）基因的重组中国仓鼠卵巢（CHO）细胞，经细胞培养表达、分离和高度纯化后制成。

36 000 国际单位 / 支（36 000IU/ 支）。规格所含辅料为：吐温 20、氯化钠、一水枸橼酸、二水枸橼酸三钠、L– 组氨酸盐酸盐。

其他规格所含辅料为：人血白蛋白、氯化钠、一水枸橼酸、二水枸橼酸三钠。

【药理作用】

促红素（EPO）是由肾脏分泌的一种活性糖蛋白，作用于骨髓中红系造血祖细胞，能促进其增殖、分化。本品为重组人促红素（rhEPO），与天然产品相比，生物学作用在体内、体外基本一致。

药效学试验表明，本品可增加红系造血祖细胞（CFU-E）的集落生成率，并对慢性肾功能衰竭性贫血有明显的治疗作用。

【适应证】

治疗非骨髓恶性肿瘤应用化疗引起的贫血。不用于治疗肿瘤患者由其他因素（如铁或叶酸盐缺乏、溶血或胃肠道出血）引起的贫血。

【禁忌证】

1. 未控制的重度高血压患者。

2. 对本品及其他哺乳动物细胞衍生物过敏者，对人血清白蛋白过敏者。

3. 合并感染者，宜控制感染后再使用本品。

【用法用量】

当患者总体血清促红素水平＞200mu/mL 时，不推荐使用本品治疗。临床资料表明，基础促红素水平低的患者较基础水平高的疗效要好。

每周分次给药：起始剂量 150IU/（kg·次），皮下注射，每周 3 次。如果经过 8 周治疗，不能有效地减少输血需求或增加红细胞压积，可增加剂量至 200IU/（kg·次），皮下注射，每周 3 次。如红细胞压积＞40%，应减少本品的剂量直到红细胞压积降至 36%。当治疗再次开始或调整剂量维持需要的红细胞压积时，本品应以 25% 的剂量减量。如果起始治疗剂量即获得非常快的红细胞压积增加（如在任何 2 周内增加 4%），也应该减量。

每周单次给药：当患者外周血血红蛋白（Hb）男性＜110g/L，女性＜100g/L 时，可给予重组人促红素注射液 36 000IU，皮下注射，每周 1 次，疗程 8 周。若治疗疗程未达 8 周，Hb 升高达到 120g/L 时，应停止给药，直至 Hb 男性下降到＜110g/L，女性下降到＜100g/L，可重新开始给药。若治疗后 2 周内 Hb 升高过快，绝对值超过 13g/L 时，应酌情减少剂量。

【医嘱模板】

重组人促红素注射液　　　10 000IU·········皮下注射　3 次 / 周

【配伍与应用】

采用无菌技术，打开药瓶，将消毒针连接消毒注射器，吸入适量药液，静脉或皮下注射。如果为预充式注射器包装，拔掉针护帽，直接静脉或皮下注射。

【不良反应】

1. 一般反应　少数患者用药初期可出现头痛、低热、乏力等，个别患者可出现肌痛、关节痛等，绝大多数不良反应经对症处理后可以好转，不影响继续用药，极个别病例上述症状持续存在，应考虑停药。

2. 过敏反应　极少数患者用药后可能出现皮疹或荨麻疹等过敏反应，包括过敏性休克。因此，初次使用本品或重新使用本品时，建议先使用少量，确定无异常反应后，再注射全量；如发现异常，应立即停药并妥善处理。

3. 心脑血管系统　血压升高、原有的高血压恶化和因高血压脑病而有头痛、意识障碍、痉挛发生，甚至可引起脑出血。因此在红细胞生成素注射液治疗期间应注意并定期观察血压变化，必要时应减量或停药，并调整降压药的剂量。

4. 血液系统　随着红细胞压积增高，血液黏度可明显增高，因此应注意防止血栓形成。

5. 肝脏　偶有 ALT 和 AST 上升。

6. 胃肠　有时会有恶心、呕吐、食欲不振、腹泻的情况发生。

【注意事项】

1. 特别注意

（1）文献报道，在对乳腺癌、非小细胞肺癌、头颈癌、淋巴癌和宫颈癌患者进行的临床研究中，促红细胞生成刺激剂（ESA）可缩短患者的生存期和 / 或增加肿瘤进展或复发的风险。为降低包括严重心血管栓塞事件在内的这些风险，应使用可避免红细胞输注的最小剂量。

（2）ESA 仅用于由骨髓抑制性化疗引起的贫血。

（3）ESA 不适用于骨髓抑制治疗患者的贫血症状。

（4）化疗疗程结束后，应停止使用 ESA。

2. 一般注意

（1）生物制品的胃肠外给药，应注意过敏或其他不良反应的发生。

（2）本品用药期间应定期检查红细胞压积（用药初期每星期 1 次，维持期每 2 星期 1 次），注意避免过度的纤细胞生成（确认红细胞压积 36% 以下），如发现过度的红细胞生长，应采取暂停用药等适当处理。应用 36 000IU/ 支规格的本品时，还应定期检查血红蛋白（每 1～2 个星期检查 1 次），当血红蛋白高于 120g/L 时，不建议继续给药，如发现过度的红细胞生长，应采取适当措施。

（3）接受治疗的慢性肾功能衰竭患者中罕见有血卟啉病加重。对血卟啉病患者，应慎用重组人促红素。

治疗期间，可能发生绝对性或功能性缺铁。功能性缺铁时，铁蛋白水平正常，但转铁蛋白饱和度降低，其原因可能是因为不能迅速动员和释放体内的储存铁以满足促红素刺激作用下骨髓造血加快对铁的需求。转铁蛋白饱和度应≥20%，铁蛋白应≥100ng/mL。本品治疗前和治疗期间，应对患者进行铁状态评估，评估指标包括：转铁蛋白饱和度（指血清铁与转铁蛋白结合能力的比值）和血清铁蛋白。实际上所有患者最终都需要补铁以提高或维持转铁蛋白饱和度，使其满足应用本品促进的红细胞生成所需。手术患者使用本品，应在整个治疗过程中补充足够的铁用以支持红细胞生成并避免储存铁的耗尽。

（4）本品治疗期间会引起血压升高，因此治疗开始前患者的血压应得到充分控制。

治疗早期，当红细胞压积升高时，约 25% 的透析患者需要开始或加强抗高血压的治疗。应用本品治疗期间，需严格监测和控制患者血压。应告知患者进行抗高血压治疗和饮食限制的重要性。若血压难以控制，减少或停用本品，会使血红蛋白降低。

如果在任何 2 周的时间内，血红蛋白上升超过 1g/dL，建议减少本品的使用剂量，因为高血压加重可能与血红蛋白增长速度过快有关。对于进行血液透析治疗的慢性肾功能衰竭（CRF）患者，若临床上具有明显的缺血性心脏病或充血性心衰，应仔细调整本品的使用剂量，使血红蛋白水平达到并保持在 10 ~ 12g/dL。

（5）对具有癫痫发作或血液病（如镰刀型红细胞贫血症、骨髓增生异常综合征或高凝血症）病史的患者，用药安全性和有效性尚未明确。鉴于治疗的前 90 日，癫痫发生的风险增加，应严密监控血压和先兆神经症状。在此期间，患者应避免从事有潜在危险的活动（如驾驶或操作重型机械）。

（6）血液透析期间，使用本品的患者需要加强肝素抗凝治疗，以预防人工肾脏凝血栓塞。对伴有缺血性心脏病或充血性心衰的成年 CRF 患者，与达标红细胞压积为 30% 者相比，达标红细胞压积为 42%（正常红细胞压积）的患者发生血栓事件（包括血管通路血栓）的风险较高。对于先前就患有心血管疾病的患者，应严密监控。

（7）对有心肌梗死、肺梗死、脑梗死的患者，有药物过敏症病史的患者及有过敏倾向的患者应慎重给药。

（8）叶酸或维生素 B_{12} 不足会降低本品疗效。严重铝过多也会影响疗效。

（9）应用本品有时会引起血清钾轻度升高，应适当调整饮食，若发生血钾升高，应遵医嘱调整剂量。

（10）西林瓶或预充式注射器有裂缝、破损者，有混浊、沉淀等现象不能使用。本产品开启后，应 1 次使用完，不得多次使用。

（11）运动员慎用。

第三节　升白／粒细胞药物

【药品名称】

重组人粒细胞刺激因子注射液（recombinant human granulocyte colony-stimulating factor injection）

【剂型与规格】

注射剂：6.0×10^6IU（0.6mL）；9.0×10^6IU（0.9mL）；1.2×10^7IU（1.2mL）；1.8×10^7IU（0.9mL）。

【主要成分】

主要成分：重组人粒细胞刺激因子，本品系由含有高效表达的人类细胞刺激因子（G-CSF）基因的大肠杆菌，经发酵、分离和高度纯化后制成。

【药理作用】

本品为利用基因重组技术生产的人粒细胞刺激因子（G-CSF）。与天然产品相比，生物活性在体内、体外基本一致。rhG-CSF 是调节骨髓中粒系造血的主要细胞因子之一，选择性作用于粒系造血祖细胞，促进其增殖、分化，并可增加粒系终末分化细胞的功能。

【适应证】

1. 癌症化疗等原因导致的中性粒细胞减少症；癌症患者使用骨髓抑制性化疗药物，特别是在强烈的骨髓剥夺性化学药物治疗后，注射本品有助于预防中性粒细胞减少症的发生，减轻中性粒细胞减少的程度，缩短粒细胞缺乏症的持续时间，加速粒细胞数的恢复，从而减少合并感染发热的危险性。

2. 促进骨髓移植后的中性粒细胞数升高。

3. 骨髓发育不良综合征引起的中性粒细胞减少症；再生障碍性贫血引起的中性粒细胞减少症；先天性、特发性中性粒细胞减少症；骨髓增生异常综合征伴中性粒细胞减少症；周期性中性粒细胞减少症。

【禁忌证】

1. 对粒细胞集落刺激因子过敏者和对大肠杆菌表达的其他制剂过敏者禁用。

2. 严重肝、肾、心、肺功能障碍者禁用。

3. 骨髓中幼稚粒细胞未显著减少的骨髓性白血病患者或外周血中检出幼稚粒细胞的骨髓性白血病患者禁用。

【用法用量】

肿瘤围消融期及化后中性粒细胞减少症的治疗：

肝癌因抗肿瘤治疗等原因导致的中性粒细胞减少症，即当中性粒细胞减少至 1.5×10^9/L 以下时，围消融期可考虑给予 G-CSF。成年患者化疗后，中性粒细胞数降至 1 000/mm³（白细胞计数 2 000/mm³）以下者，在开始化疗后 2~5μg/kg，每日 1 次皮下或静脉注射给药。儿童患者化疗后，中性粒细胞数降至 500/mm³（白细胞计数 1 000/mm³）以下者，在开始化疗后 2~5μg/kg，每日 1 次皮下或静脉注射给药。当中性粒细胞数回升至 5 000/mm³（白细胞计数 10 000/mm³）以上时，停止给药。在细胞毒性化疗后至少 24 小时使用重组人粒细胞刺激因子，不要在化疗前的 24 小时内使用。

具体如下：

1. 骨髓功能抑制是化疗常见的非特异性毒性，也是影响化疗疗程及剂量的关键因素。大多联合化疗在用药后 1~2 周出现白细胞数下降，10~14 日达到最低点，3~4 周时恢复正常。其中发热性中性粒细胞减少症（febrile neutropenia，FN）是指严重的中性粒细胞降低合并发热，通常被定义为中性粒细胞计数（absolute neutrophil count，ANC）< 0.5×10^9/L，或 ANC< 1.0×10^9/L 且预计在 48 小时内< 0.5×10^9/L，同时患者单次口腔温度≥38.5℃或≥38.0℃且持续 1 小时以上，或腋下温度>38.5℃持续 1 小时以上。

2. 粒细胞集落刺激因子（granulocyte colony stimulating factor，G-CSF）主要包括重组人粒细胞刺激因子（rhG-CSF）和聚乙二醇重组人粒细胞刺激因子（PEG-rhG-CSF）等。

3. 化疗前应评估 FN 的发生风险，根据化疗方案、给药剂量强度、患者的危险因素、治疗目的，采取相应的预防措施。

（1）对于接受中、高风险 FN 化疗方案的患者，无论治疗目的是治愈、延长生存期或是改善疾病相关症状，均应考虑预防性使用 G-CSF。

（2）对于接受低风险化疗方案的患者，不予常规预防性使用 G-CSF，但若在第一个化疗周期中患者发生 FN 或剂量限制性中性粒细胞减少及缺乏症，则下一个化疗周期可以考虑预防性使用 G-CSF（二级预防）。

（3）基于 PEG-rhG-CSF 预防使用的疗效和便捷性，专家建议对于高 FN 风险的患者应优先使用长效制剂。预防性应用 CSF 剂量：体重>45kg，PEG-rhG-CSF 剂量每周期推荐使用 6mg，体重≤45kg，PEG-rhG-CSF 剂量每周期推荐使用 3mg，并于化疗给药结束后 24~72 小时给予。对于第一周期应用后，粒细胞数升高过于明显的患者，可在后续治疗过程中减量至 3mg；若预防措施为应用 rhG-CSF，则剂量为 2μg/kg，每日 1 次，于化疗后第 3~4 日给予，直到 ANC 恢复到正常或接近正常水平（实验室标准）。

【医嘱模板】

重组人粒细胞刺激因子注射液　　　120μg………皮下注射　1 次 /d

【配伍与应用】

本品为预充式注射器包装，拔掉针护帽，直接静脉或皮下注射。

【不良反应】

1. 肌肉骨骼系统　有时会有肌肉酸痛、骨痛、腰痛、胸痛的现象。

2. 消化系统　有时会出现食欲不振的现象，或肝脏谷丙转氨酶、谷草转氨酶升高。

3. 其他　有人会出现发热、头疼、乏力及皮疹，ALP、LDH 升高。

4. 极少数人会出现休克、间质性肺炎、成人呼吸窘迫综合征、幼稚细胞增加。

【注意事项】

1. 本品应在化疗药物给药结束后 24~48 小时开始使用。

2. 使用本品过程中应每周监测血象 2 次，特别是中性粒细胞数目变化的情况。

3. 对髓性细胞系统的恶性增殖（急性粒细胞性白血病等），本品应慎重使用。

4. 长期使用本品的安全有效性尚未建立，曾有报道可见脾脏增大。虽然本品临床试验未发生过敏反应病例，但国外同类制剂曾发生少数过敏反应（发生率<1/4 000），可表现为皮疹、荨麻疹、颜面浮肿、呼吸困难、心动过速及低血压，多在使用本品 30 分钟内发生，应立即停用，经抗组胺、皮质激素、支气管解痉剂和 / 或肾上腺素等处理后症状能迅速消失。这些病例不应再次使用致敏药物。

5. 用预装式注射器给药后应将针头护帽重新套回到针头上防止意外被针刺伤。

6. 本品仅供在医生指导下使用。

【药品名称】

聚乙二醇化重组人粒细胞刺激因子注射液（pegylated recombinant human granulocyte colony-stimulating factor injection）

【剂型与规格】

注射剂：1.35×10^8IU（3.0mg）：1.0mL（安瓿）；1.35×10^8IU（3.0mg）：1.0mL（预装式注射器）。

【主要成分】

活性成分：聚乙二醇化重组人粒细胞刺激因子（PEG-rhG-CSF）。

【药理作用】

聚乙二醇化重组人粒细胞刺激因子（PEG-rhG-CSF）的作用机制是粒细胞刺激因子与造血细胞的表面受体结合后作用于造血细胞，从而刺激增殖、分化、定型与成熟细胞功能活化。与 rhG-CSF 相比，PEG-rhG-CSF 能降低血浆清除率，延长半衰期。

【适应证】

1. 适用于非髓性恶性肿瘤患者在接受易引起临床上显著的发热性中性粒细胞减少的骨髓抑制性抗癌药物治疗时，降低以发热性中性粒细胞减少症为表现的感染的发生率。

2. 不用于造血干细胞移植的外周血祖细胞的动员。

【禁忌证】

1. 已知对聚乙二醇化重组人粒细胞刺激因子、重组人粒细胞刺激因子及对大肠杆菌表达的其他制剂过敏者禁用。

2. 严重肝、肾、心、肺功能障碍者禁用。

【用法用量】

本品在每个化疗周期抗肿瘤药物给药结束后皮下注射。推荐使用剂量为 1 次注射固定剂量 6mg。本品也可按患者体重，以 100μg/kg 进行个体化治疗。请勿在使用细胞毒性化疗药物前 14 日到化疗后 24 小时内给予本品。注射前，应当检查本品溶液是否澄清透明，如果有悬浮物质产生或变色，不得继续使用。

注：注射 6mg 或 100μg/kg 剂量不推荐用于婴儿、儿童和体重低于 45kg 的发育期少年。

【医嘱模板】

聚乙二醇化重组人粒细胞刺激因子注射液　　　6mg………皮下注射

【配伍与应用】

本品为预充式注射器包装，拔掉针护帽，直接皮下注射。

【不良反应】

根据本品临床试验结果，主要不良反应如下：

1. 肌肉骨骼系统　骨骼肌肉痛。

2. 消化系统　便秘、恶心、呕吐、腹泻、纳差。

3. 其他系统　乏力、发热、头晕、失眠、心率及心律紊乱。

4. 免疫原性　与所有治疗性蛋白一样，PEG-rhG-CSF 具有现在的免疫原性。

对 359 例肿瘤患者采集血样进行免疫原性试验，结果显示，PEG-rhG-CSF 100μg/kg、6mg 和 G-CSF H 5μg/kg 各组产生结合抗体的阳性率分别为 2.6%（3/117）、3.2%（4/125）和 1.7%（2/117），结合抗体不具有中和 PEG-rhG-CSF/rhG-CSF 的活性。

以上不良反应发生率均<5%，且多为轻度。

综合 Ⅲ 期临床试验结果，于化疗后 48 小时皮下注射 PEG-rhG-CSF 100μg/kg 或 6mg 固定剂量，不良反应的发生率在 0.61%～2.92%，严重程度较轻，NCI 分级多为 1～2 级，详见表 7-2。

表 7-2　PEG-G-CSF 与 G-CSF 不良反应列表（全部周期）

不良反应	PEG-G-CSF 100μg/kg（n=165）			PEG-G-CSF 6mg（n=171）			G-CSF H 5μg/kg（n=164）		
	例数	发生率/%	严重程度*（n）	例数	发生率/%	严重程度*（n）	例数	发生率/%	严重程度*（n）
乏力	2	1.21	1级（2）	0	0.00		0	0.00	
发热	3	1.82	1级（3）	5	2.92	1级（6）	4	2.44	1级（3）
									3级（1）
恶心	1	0.61	1级（1）	0	0.00		0	0.00	
呕吐	1	0.61	1级（1）	0	0.00		0	0 00	
纳差	1	0.61	1级（1）	0	0.00		0	0.00	
便秘	1	0.61	1级（1）	0	0.00		1	0.61	1级（1）
腹泻	1	0.61	1级（1）	0	0.00		0	0.00	
骨骼肌肉 疼痛	4	2.42	1级（4）	2	1.17	1级（1）	3	1.83	1级（1）
						2级（1）			2级（2）
	1	0.61	1级（1）	0	0.00		0	0.00	
疼痛	0	0.00		0	0.00		1	0.61	2级（1）
头痛	1	0.61	2级（1）	0	0.00		1	0.61	2级（1）
头晕	0	0.00		1	0.58	轻度（1）	0	0.00	
失眠	0	0.00		0	0.00		1	0.61	轻度（1）
心包积液	1	0.61	轻度（1）	0	0.00		0	0.00	

*NCI 分级，不适用 NCI 分级的用轻中重划分。

【注意事项】

包括但不限于以下：

1. 本品应在化疗药物给药结束后 48 小时内使用。

2. 请勿在使用细胞毒性化疗药物前 14 日到化疗后 24 小时内注射。

3. 使用本品过程中应注意血常规的监测，特别是中性粒细胞计数的变化情况。

4. 如使用本品出现过敏症状或疑似过敏症状，需对症治疗，如重复使用本品后过敏症状仍出现，建议不再使用本品。

5. 本品仅供在医生指导下使用。

虽然以下不良反应在本品临床研究中尚未观察到，但据国外同类药物研究报道，PEG-rhG-CSF 还可能引起以下极少见不良反应：

1. 脾破裂 使用 PEG-rhG-CSF 后可能发生脾破裂，可为致命性。若患者在使用 PEG-rhG-CSF 后左上腹或肩部疼痛，应警惕并及时评估是否发生了脾肿大或脾破裂。

2. 急性呼吸窘迫综合征（ARDS） 使用 PEG-rhG-CSF 的患者可能发生急性呼吸窘迫综合征。若患者在使用 PEG-rhG-CSF 后出现发热、肺浸润或呼吸窘迫，应马上就诊确定其是否为急性呼吸窘迫综合征。若患者出现急性呼吸窘迫综合征，应停止使用 PEG-rhG-CSF。

3. 严重过敏反应 患者使用 PEG-rhG-CSF 后可能发生严重过敏反应，所报道的事件大多数发生在初次给药。过敏反应可在最初抗过敏治疗停止后的数日内复发。对 PEG-rhG-CSF 发生严重过敏反应的患者，应永久停止用 PEG-rhG-CSF。对已知 PEG-rhG-CSF 和 rhG-CSF 有严重过敏反应病史的患者，不得给予 PEG-rhG-CSF。

4. 镰状细胞疾病 镰状细胞病患者使用 PEG-rhG-CSF 后可能发生镰状细胞危象。镰状细胞病患者在使用 rhG-CSF（PEG-rhG-CSF 的母体药物）后可发生严重的甚至致命的镰状细胞危象。

5. 对肿瘤恶性细胞生长的潜在刺激效应 在肿瘤细胞系中发现可与 PEG-rhG-CSF 和 rhG-CSF 作用的 G-CSF 受体，PEG-rhG-CSF 作为任何类型肿瘤的生长因子的可能性不能被排除，包括 PEG-rhG-CSF 未被批准应用的髓性恶性肿瘤和脊髓发育不良。

【药品名称】
利可君片（leucogen tablets）

【剂型与规格】
片剂：每片 20mg。

【主要成分】
本品主要成分为利可君。

化学名称：2-（α- 苯基 -α- 乙氧碳基 - 甲基）噻唑烷 -4- 羧酸。

化学结构式：

分子式：$C_{14}H_{17}O_4NS$

分子量：295.36

【药理作用】
本品为半胱氨酸衍生物，服用后在十二指肠碱性条件下与蛋白结合形成可溶的物质迅速被肠所吸收，增强骨髓造血系统的功能。

【适应证】
用于预防、治疗白细胞减少症及血小板减少症。

【禁忌证】

对本品过敏者禁用。

【用法用量】

口服。1 次 20mg（1 片），1 日 3 次，或遵医嘱。

【医嘱模板】

利可君片　　　20mg………口服　3 次 /d

【不良反应】

尚未发现有关不良反应报道。

【注意事项】

1．本品性状发生改变后，禁止使用。

2．请放在儿童不易拿到之处。

3．急、慢性髓细胞白血病患者慎用。

【药品名称】

芪胶升白胶囊（qijiao shengbai jiaonang）

【剂型与规格】

胶囊：每粒 0.5g。

【主要成分】

大枣、阿胶、血人参、淫羊藿、苦参、黄芪、当归。

【适应证】

补血益气。用于气血亏损所引起的头昏眼花、气短乏力、自汗盗汗，以及白细胞减少症见上述症候者。

【禁忌证】

尚不明确。

【用法用量】

口服，1 次 4 粒，1 日 3 次；或遵医嘱。

【医嘱模板】

芪胶升白胶囊　　　4 粒………口服　3 次 /d

【不良反应】

尚不明确。

【注意事项】

孕妇慎服。

【药品名称】

生白口服液（shengbai koufuye）

【剂型与规格】

口服液：每支 20mL。

【主要成分】

淫羊藿、补骨脂、附子（制）、枸杞子、黄芪、鸡血藤、茜草、当归、芦根、麦冬、甘草。

【药理作用】

本品对化疗药物和放射线造成的小鼠白细胞减少有提升作用，对环磷酰胺造成的小鼠骨髓抑制有保护作用，并能促进骨髓粒系干细胞增殖，具有一定的提高小鼠巨噬细胞吞噬功能的作用。

【适应证】

温肾健脾，补益气血；用于癌症放、化疗引起的白细胞减少属脾肾阳虚，气血不足证候者，症见神脾乏力，少气懒言，畏寒肢冷，纳差便溏，腰膝酸软等。

【禁忌证】

阴虚火旺及有出血倾向者禁用。热毒证禁用。孕妇禁用。

【用法用量】

口服。1 次 40mL，1 日 3 次，用温开水送服。或遵医嘱。

【医嘱模板】

生白口服液 40mL ⋯⋯⋯口服 3 次 /d

【不良反应】

个别患者服后有轻度胃脘不适。

【注意事项】

尚不明确。

（刘方义 杨永峰 李通捷）

第八章
输血指南适应证及可替代药物

输血是指将同血型的全血或成分血（如红细胞、血浆或血小板等）通过静脉途径输入体内，是挽救患者生命的重要手段。随着输血治疗技术不断发展，输血治疗目前已广泛应用于临床治疗当中，比如：常见的大量失血、贫血或低蛋白血症，及各种原因导致的凝血功能障碍，原发及继发难治性感染等，在重症疾病的治疗中效果显著，而且越来越占据不可或缺的地位。实施时需严格把控输血治疗适应证及操作规范，确保治疗安全有效。

第一节　输血适应证

包括成分输血及血浆增量剂输注，主要作用为补充血容量，改善循环，增加携氧能力，提高血浆蛋白和改善凝血功能，临床常用于外科及危、重症疾病领域，同时，我们也应该认识到输血在治疗疾病的同时也有可能带来一些严重的不良后果。因此，严格掌握输血的适应证，合理选用各种血液制品，有效防止输血可能出现的并发症，对保证治疗的成功和节约血液资源有着重要意义。常见输血适应证如下：

1. 急性大量出血　输血的主要适应证，例如严重创伤和手术时出血。1 次失血量低于总血容量的 10%（500mL）时，临床上无血容量不足的表现（如口渴、血压下降、四肢冰凉等末梢循环衰竭的症状），可以不输血。失血量低于总血容量的 20%（500~800mL）时，应根据有无血容量不足的临床症状及其严重程度，同时参考血红蛋白和红细胞压积（HCT）的变化选择治疗方案。一般首选输注晶体液、胶体液［晶体液有乳酸钠林格注射液（平衡液）、复方氯化钠注射液（林格液）、0.9% 氯化钠注射液，胶体液有右旋糖酐注射液、羟乙基淀粉注射液（706 代血浆）］，不输全血或血浆。当失血量超过总血容量的 20%（1 000mL）时，需及时输注适量全血。

2. 贫血或低蛋白血症　常由慢性失血、红细胞破坏增加或清蛋白合成不足引起。手术前如有贫血或低清蛋白血症，应予纠正。贫血而血容量正常的患者，原则上应输注浓缩红细胞；低蛋白血症者可补充血浆或清蛋白液。

3. 重症感染　全身严重感染或脓毒血症、恶性肿瘤化疗后所致严重骨髓抑制继发难治性感染者，可通过输血提供抗体和补体，以增加抗感染能力。

4. 凝血功能障碍　根据引起患者凝血功能障碍的原发疾病，输注相关的血液成分加以纠正，如血友病患者应输注凝血因子或抗血友病因子，凝血因子 I 缺乏症患者应补充凝血因子 I 或冷沉淀制剂，也可用新鲜全血或血浆替代。

第二节　临床用血技术规范（2020年版）

一、成分血的适应证

1. 全血（WB）　需交叉配血。200mL为1个单位（U）。有效成分主要是红细胞、血浆蛋白、稳定的凝血因子。

适应证：严重的急性失血（失血量超过自身血容量的30%时）；体外循环；换血治疗。

目的：用于补充红细胞、稳定的凝血因子和扩容。

剂量：成人（60kg）每输入1U大约可提高Hb 5g/L、HCT 0.015；儿童每千克体重6mL输入，大约可提高Hb 10g/L。

2. 悬浮红细胞（CRCs）　需交叉配血。全血200mL移去血浆在剩下的浓缩红细胞中加入添加剂（晶体盐保存液约50mL）即成悬浮红细胞液1个单位（U）。

适应证：适用于临床各科输血。①外伤、手术、消化道、呼吸道、产科大出血需输血的患者。②容量正常的贫血需输血的患者。③心、肝、肾功能不全需输血的患者。④特别适用于儿童慢性贫血。

剂量：儿童增加Hb（g/L）所需血量=0.6×体重（kg），婴儿每千克体重输红细胞10mL可使Hb升高30g/L。

输注：输前将血袋反复颠倒数次，使红细胞与添加剂充分混匀；必要时边输边摇。

3. 浓缩红细胞（CRC）　需交叉配血。将新鲜全血或保存不久的库存血离心后将血浆移去，剩下的红细胞和少量的血浆即浓缩红细胞。HCT 70%~80%。

1U容量为120mL±12mL，含200mL全血中的红细胞、30mL血浆、15mL抗凝剂。

适应证：同红悬液红细胞（CRC）。

注意事项：通过Y型管加生理盐水输注，一般1U浓缩红细胞（CRC）加50mL生理盐水。

4. 少白细胞的红细胞（LPRC）　要求ABO血型相同。使用白细胞滤器可去除99.9%的白细胞，红细胞回收率在90%以上。1U总量约120mL、红细胞60~80mL、生理盐水50mL。

适用于临床各科输血，同浓缩红细胞（CRC）。

优点：①降低输血非溶血性发热反应的发生；②降低输血后移植物抗宿主病（GVHD）的发生；③防止部分输血相关病毒的传染；④预防HLA同种异体免疫反应引起的血小板无效输注。

5. 洗涤红细胞（WRC）　要求主侧配血。全血经离心去除血浆和白细胞，再用无菌生理盐水洗涤3~6次（一般洗3次），最后加50mL生理盐水悬浮即得。1U量为120mL±12mL，其中红细胞60~70mL、生理盐水50mL。

适应证：①输全血或血浆发生过敏反应者；②自身免疫性溶血性贫血和PNH；③高钾血症及肝肾功障碍者；④由于反复输血产生白细胞或血小板抗体引起输血发热的患者可试用。

剂量：输注时量要比其他红细胞成分大一些。

6. 血小板（PLT）　ABO血型相同，交叉配血。手工法以200mL全血制备的浓缩血小板为 1U，容量为 20~30mL，血小板≥$2.0×10^{10}$ 个，红细胞≤$1.0×10^9$ 个。机采 1 个（袋）为 1 个治疗量，血小板≥$2.5×10^{11}$ 个，纯度高，半透明，橙黄，白细胞及红细胞极少。

适应证：治疗性输注及预防性输注。①PLT<$20×10^9$/L 伴严重出血。②大量输血致 PLT 稀释性减少，计数<$50×10^9$/L。③血小板不低，但功能异常致严重出血者。④急性 ITP 有大出血或需进行手术时。⑤预防性输注：a. PLT<$10×10^9$/L；b. PLT<$20×10^9$/L，伴导致 PLT 消耗或破坏的情况，如感染、发热、脾肿大、DIC 等；c. PLT<$50×10^9$/L，需进行创伤性检查或手术。

剂量：每平方米体表面积输入血小板 $1.0×10^{11}$，输注后 1 小时外周血小板增高（5~10）×10^9/L，成人每次输机采血小板 $2.5×10^{11}$ 1 个治疗量，儿童可将 1 个治疗量分成 2~4 袋，分次输注。输入的血小板存活期 5 日，故 2~3 日输注 1 次，直到出血停止。

CCI=（输注后血小板计数 − 输注前血小板计数）（10^{11}）× 体表面积（m^2）/ 输入血小板总数（10^{11}）

注：输注后血小板计数为输注后 1 小时测定值。CCI>10 者为输注有效。

7. 新鲜冰冻血浆（FFP）　要求 ABO 血型相同或相容。新鲜冰冻血浆中含白蛋白、免疫球蛋白、补体、凝血因子、纤维蛋白、蛋白酶抑制物、转运蛋白和尚未确定的功能蛋白。

适应证：WHO 规定。①补充多种凝血因子缺乏，如肝病、双香豆素抗凝治疗过量时，接受大剂量输血的受血者凝血因子稀释性减少。②DIC。③血栓性血小板减少性紫癜（TTP）。④补充：a. 无相应浓缩的凝血因子时；b. AT-Ⅲ缺乏，无浓缩剂的情况下；c. 血浆置换。

禁忌证：①血浆过敏。②用来扩容时效果差，风险大，应使用代血浆、白蛋白等代替。③不可用来补充白蛋白，因其白蛋白浓度低，且可能增加水钠潴留和发生输血不良反应。④不可用来增强免疫力。⑤严重心肾功能不全。

剂量：首次 10~15mL/kg，维持 5~10mL/kg，速度 10mL/min，大多受血者凝血因子被提高到正常水平的 25% 以上，并能止血。

注意事项：①应待新鲜冰冻血浆完全融化后，立即输注，若不能及时输注，应将血浆暂时放在 4℃ 冰箱中，但应小于 24 小时，如果大于 24 小时且小于 5 日则成为冰冻血浆。②避免在室温下自然融化，以免有大量纤维蛋白原析出。③融化后应尽快输注，以免蛋白变性、凝血因子丧失活性。④要求与受血者 ABO 相同或相容，AB→所有，A→A.O，B→B.O，O→O。⑤新鲜冰冻血浆肉眼肉眼外观应为淡黄色、半透明状，若有外观颜色异常或有凝块时，不能输。⑥目前 FFP 在国内有滥用的趋势，多为补充血容量、增强免疫力、替代白蛋白等，应避免。

8. 普通冰冻血浆（FP）　要求 ABO 血型相同。

适应证：①主要用于补充稳定的凝血因子，如Ⅱ、Ⅶ、Ⅸ、Ⅹ；②手术、外伤、烧伤、肠梗阻等大出血或血浆大量丢失。

9. 冷沉淀（Cory）　要求 ABO 相同或相容。国内通常以 400mL 新鲜全血（6~8h 内）血浆为 1 个制备单位，主要含Ⅷ因子、vWF 因子、FIB 及纤维蛋白稳定因子和纤维结合蛋白。

适应证：①甲型血友病及Ⅷ因子缺乏；②血管性血友病（vWD）；③纤维蛋白原缺乏

症；④局部使用促进创口、溃疡修复。

10. 白蛋白（Alb）

适应证：①主要适应证为补充血管内外的白蛋白缺乏。a. 扩充血容量是使用白蛋白的主要临床指征。对血容量损失 50%~80% 的患者需加输 5% 白蛋白，使血浆蛋白维持在 52g/L 以上，血容量损失＞80% 的患者可考虑输部分全血和 FFP（补充凝血因子）。在输 20% 或 25% 的白蛋白时应同时补充适量的晶体溶液以防脱水。b. 白蛋白丢失。c. 体外循环，用晶体液和白蛋白作为泵底液要比全血更安全、更能为患者接受，特别是有明显的血液稀释时使用。保持 HCT 0.20, Alb 25~30g/L。d. 血浆置换。②相对适应证为辅助治疗，如对成人呼吸窘迫综合征、脑水肿改善症状。作"化学缓冲剂"，如在新生儿溶血病时用白蛋白带负电荷结合胆红素。手术后或创伤后，用于改善预后，尚未肯定。

剂量：所需白蛋白量（g）=［期望白蛋白浓度（g/L）－输前白蛋白浓度（g/L）］×体重（kg）×0.08

注意事项：除有特殊要求，一般不使用输血器。速度根据病情调节，快速扩容时要快。血容量正常或轻度减少时，5% 的白蛋白输注速度为 2~4mL/min，25% 的白蛋白输注速度为 1mL/min，儿童是成人的 1/3~1/2。

11. 免疫球蛋白（IG）

（1）正常人免疫球蛋白即肌内注射免疫球蛋白（IMIG），曾称丙种球蛋白。国内一般是 10% 的免疫球蛋白，主要是 IgG，有抗病毒、细菌和毒素的抗体，IgM、IgA 含量很少。由于正常人免疫球蛋白抗补体活性高只能肌内注射，禁止静脉注射。

（2）静脉注射免疫球蛋白（IVIG），它是以千人份以上健康人血浆为原料，将 IgG 聚合体去除或降低其补体活性而制备的，宜静脉注射。静脉注射 IgG 能使循环中的抗体水平迅速升高，同时也使应用大剂量 IgG 治疗某些疾病成为可能。IVIG 的主要作用是补充免疫抗体，有助于免疫调节。

（3）特异性免疫球蛋白，含大量的特异性抗体，比正常人的免疫球蛋白所含的特异性抗体高，对某些疾病的治疗要优于正常免疫球蛋白。目前国内有抗狂犬病、抗乙型肝炎、抗破伤风、抗 RhD 免疫球蛋白等。

上述各种免疫球蛋白从制备之日在 2~8℃可保存 3 年。

适应证：原发性或获得性免疫缺陷性疾病、自身免疫性疾病、特异性的被动免疫和其他疾病。

剂量：IMIG 可 0.3~0.6g/ 次，必要时加倍。

IVIG 要单独输注，避免与其他溶液混合，若是冻干粉剂可配成 5% 或 10% 的溶液使用。常用剂量 100mg/kg，每 3~4 周静脉注射 1 次，一般提高患者 IgG 水平 2~4g/L 即可。静脉注射开始时应低速，前 30 分钟为 0.01~0.02mL/min，无不良反应可提速到 0.02~0.04mL/min。

特异性免疫球蛋白使用参考有关说明书。

12. 此外尚有冰冻红细胞（FTRC），浓缩白细胞悬液（GRANS），新鲜体液血浆（FLP）凝血因子制剂如纤维蛋白原浓缩剂、Ⅷ浓缩剂、Ⅸ浓缩剂、凝血酶原复合物、纤维蛋白胶、抗凝血酶Ⅲ浓缩剂等。

二、输血指南

1. 输红细胞的指征　用于需要提高血液携氧能力，血容量基本正常或低血容量已被纠正的患者。低血容量患者可配晶体液或胶体液应用。（表 8-1）

（1）血红蛋白>100g/L，不必输血。

（2）血红蛋白<70g/L，应考虑输浓缩红细胞。

（3）血红蛋白在 70~100g/L 之间，根据患者代偿能力、一般情况和病情决定是否输血。

（4）烧伤患者 Hct 小于 0.30 时，可输注悬浮红细胞，使 Hct 达 0.35 以上为宜。

（5）妊娠<36 周，Hb≤50g/L，或 Hb 在 50~70g/L，伴有心力衰竭或缺氧的临床证据时；妊娠≥36 周，Hb≤60g/L，或血红蛋白在 60~80g/L，伴有心力衰竭或缺氧的临床证据时，均可输注悬浮红细胞。

（6）急性大出血，出血量>30% 血容量，可输全血。

表 8-1　急性大量失血时红细胞补充参考量

失血量	补充红细胞量
<1 000mL	不输血
1 000~2 000mL	3~5 个单位
2 000~4 000mL	5~15 个单位
>4 000mL	>15 个单位

2. 输血小板的指征　用于患者血小板数量减少或功能异常伴有出血倾向或表现。

（1）术前、大量输血，血小板计数<50×10⁹/L，应考虑输。

（2）败血症、骨髓抑制，血小板计数<20×10⁹/L，应考虑输。

（3）特发性血小板减少性紫癜。

（4）尿毒症。

（5）血小板计数在 $10×10^9~50×10^9$/L 之间，根据临床出血情况决定。

（6）如术中出现不可控渗血，确定血小板功能低下，输血小板不受上述限制。

（7）血小板计数<5×10⁹/L，无论有无出血，应立即输注。

3. 输新鲜冰冻血浆（FFP）的指征　用于凝血因子缺乏的患者。

（1）PT 或 APTT>正常 1.5 倍，创面弥漫性渗血。

（2）患者急性大出血输入大量库存全血或浓缩红细胞后（出血量或输血量相当于患者自身血容量）。

（3）抗凝血酶Ⅲ缺乏。

（4）病史或临床过程表现有先天性或获得性凝血功能障碍。

（5）紧急对抗华法林的抗凝血作用（FFP：5~8mL/kg）。

4. 输普通冰冻血浆（FP）的指征　补充稳定的凝血因子和血浆蛋白。

（1）主要用于补充稳定的凝血因子，如Ⅱ、Ⅶ、Ⅸ、Ⅹ。

（2）手术、外伤、烧伤、肠梗阻等大出血或血浆大量丢失。

5. 输冷沉淀（Cory）的指征

（1）血友病 A。

（2）血管性血友病。

（3）活动性出血并纤维蛋白原缺乏。

（4）尿毒症致血小板功能障碍。

6. 内科输血指征

（1）慢性贫血伴缺氧症状。血红蛋白<60g/L 或红细胞压积<0.2 时可考虑输注红细胞。

（2）内科急性出血引起血红蛋白和血容量迅速下降并伴有缺氧症状。血红蛋白<70g/L 或红细胞压积<0.22，或出现失血性休克时考虑输全血。

（3）用晶体液或用胶体液扩容仍是治疗失血性休克的主要输血方案。

（4）如果没有引起输血无效的因素，一般慢性骨髓造血功能障碍者每 2 周输红细胞 2U；造血物质缺乏的患者需要输血时往往输 1 次红细胞即可。

第三节　胶体溶液及血浆增量剂

胶体液的溶质是大分子物质，不能自由通过大部分毛细血管而在血管内产生较高的胶体渗透压。胶体溶液的优点是维持血容量效率高、持续时间长。天然胶体液包括白蛋白和血浆。

【药品名称】

人血白蛋白注射液（human albumin injection）

【剂型与规格】

注射剂：2g（白蛋白浓度 5%）、40mL/ 瓶；5g（20%）、25mL/ 瓶；5g（10%）、50mL/ 瓶；10g（20%）、50mL/ 瓶等。

【主要成分】

主要成分：人血白蛋白。由健康人血浆，经两次 60℃、10 小时加热灭活病毒处理。

【药理作用】

1. 增加血容量和维持血浆胶体渗透压　白蛋白占血浆胶体渗透压的 80%，主要调节组织与血管之间水分的动态平衡。由于白蛋白分子量较高，与盐类及水分相比，透过膜内速度较慢，使白蛋白的胶体渗透压与毛细管的静力压抗衡，以此维持正常与恒定的血容量；同时在血液循环中，1g 白蛋白可保留 18mL 水，每 5g 白蛋白保留循环内水分的能力约相当于 100mL 血浆或 200mL 全血的功能，从而起到增加循环血容量和维持血浆胶体渗透压的作用。

2. 运输及解毒　白蛋白能结合阴离子也能结合阳离子，可以输送不同的物质，也可以将有毒物质输送到解毒器官。

3. 营养供给　组织蛋白和血浆蛋白可互相转化，在氮代谢障碍时，白蛋白可作为氮源为组织提供营养。

【适应证】

1. 失血创伤、烧伤引起的休克。
2. 脑水肿及损伤引起的颅压升高。
3. 肝硬化及肾病引起的水肿或腹水。
4. 低蛋白血症的防治。
5. 新生儿高胆红素血症。
6. 用于心肺分流术、烧伤的辅助治疗、血液透析的辅助治疗和成人呼吸窘迫综合征。

【禁忌证】

1. 对白蛋白有严重过敏者。
2. 高血压患者、急性心脏病者、正常血容量及高血容量的心力衰竭患者。
3. 严重贫血患者。
4. 肾功能不全者。

【用法用量】

静脉滴注或静脉注射。为防止大量注射时机体组织脱水，可采用 5% 葡萄糖注射液或氯化钠注射液适当稀释作静脉滴注（宜用备有滤网装置的输血器）。滴注速度应以每分钟不超过 2mL 为宜，但在开始 15 分钟内，应特别注意速度缓慢，逐渐加速至上述速度。

使用剂量由医师酌情考虑，一般因严重烧伤或失血等所致休克，可直接注射本品 5 ~ 10g，隔 4 ~ 6 小时重复注射 1 次。在治疗肾病及肝硬化等慢性白蛋白缺乏症时，可每日注射本品 5 ~ 10g，直至水肿消失，人血清白蛋白含量恢复正常为止。

【配伍与应用】

静脉滴注或静脉推注。

【不良反应】

一般不会产生不良反应，偶可出现寒战、发热、颜面潮红、皮疹、恶心呕吐等症状，快速输注可引起血管超负荷导致肺水肿，偶有过敏反应。

【注意事项】

1. 药液呈现混浊、沉淀、异物或瓶子有裂纹、瓶盖松动、过期失效等情况不可使用。
2. 本品开启后，应一次输注完毕，不得分次或给第二人输用。
3. 输注过程中如发现患者有不适反应，应立即停止输用。
4. 有明显脱水者应同时补液。
5. 运输及贮存过程中严禁冻结。

【药品名称】

琥珀酰明胶注射液（succinylated gelatin injection）

【剂型与规格】

注射剂：每支 20g（500mL）。

【主要成分】

为 4% 琥珀酰明胶（改良液体明胶）的生理盐水静脉滴注液。每 1 000mL 中含琥珀酰明胶 40g、氯化钠 7.01g、氢氧化钠 1.36g、注射用 969g；电解质：Na^+ 154mmol/L，Cl^- 120mmol/L，K^+、Ca^{2+}、Mg^{2+} 均小于 0.4mmol/L。

【药理作用】

1. 琥珀酰明胶注射液的容量效应相当于所输入量，不会产生内源性扩容效应。

2. 琥珀酰明胶注射液静脉输入能增加血浆容量，使静脉回流量、心输出量、动脉血压和外周灌注增加，其产生的渗透性利尿作用有助于维持休克患者的肾功能。

3. 琥珀酰明胶注射液以下的综合作用有助于改善对组织的供氧：

（1）琥珀酰明胶注射液的相对黏稠度与血浆相似，所产生的血液稀释作用可降低血液相对黏稠度，改善微循环，增加心输出量，加快血液流速。

（2）输入琥珀酰明胶注射液会减少红细胞压积，影响血液携氧能力，然而，由于血液黏稠度降低，微循环改善，心脏负荷减少，使心输出量增加而心肌耗氧量不增加。因此输入本品所产生的总体效果增加了氧的运输（如果红细胞压积不低于 25%，年龄大者不低于 30%）。

（3）琥珀酰明胶注射液的胶体渗透压可防止和减少组织水肿，而后者往往会限制组织的氧气利用。外周组织缺氧时，血红蛋白对氧的释放会增加，有利于对组织供氧。

【适应证】

低血容量时的胶体性容量替代液；血液稀释；体外循环（心肺机、人工肾）；预防脊髓或硬膜外麻醉后可能出现的低血压；作为输入胰岛素的载体（防止胰岛素被容器和管路吸收而丢失）。

【禁忌证】

有过敏反应的患者禁用，有循环超负荷、水潴留、严重肾功能衰竭、出血素质、肺水肿的患者禁用。

【用法用量】

静脉滴注，输注时间和剂量根据患者脉搏、血压、外周灌注及尿量而定。如果血液或血浆丢失不严重，或术前及术中预防性治疗，一般 1 ~ 3 小时输注 500 ~ 1 000mL。休克时容量补充和维持时，可在 24 小时内输注 10 ~ 15L（红细胞压积不应低于 25%，年龄大者不低于 30%，同时避免血液稀释引起的凝血异常）。

【配伍与应用】

静脉滴注。

【不良反应】

偶有过敏反应，可出现轻微荨麻疹。本品引起严重不良反应的发生率在 1/13 000 ~ 1/6 000 之间，由血管活性物质引起。患者通常表现为变态反应。如患者已处于过敏状态，如哮喘，则出现反应的机会增加，程度也会加重，应慎用。一旦出现过敏反应，应立即停止输注，并根据患者情况做相应处理：更换容量替代液；抬高双腿；增加供氧；监测电解质；给予肾上腺素（1∶1 000 浓度 0.5 ~ 1.0mL 肌内注射，必要时每 15 分重复 1 次或 1∶10 000 浓度 5 ~ 10mL 缓慢静脉滴注）及大剂量肾上腺皮质激素（如泼尼松龙 250 ~ 1 000mg）；也可使用抗生素组胺药（如氯苯那敏 10 ~ 20mg 缓慢静脉滴注）及钙剂（小心患者服过强心苷）；必要时可用利尿剂加快液体排出。

【注意事项】

1. 以下电解质仅有很少含量：$K^+ < 0.40mmol/L$，$Ca^{2+} < 0.40mmol/L$，$Mg^{2+} < 0.40mmol/L$。

2. 本品能有效维持血容量，但不能补充失血或血浆引起的蛋白缺乏。因此，如果术前或术中输入本品的量大于 2 000 ~ 3 000mL，建议术后检查血浆蛋白浓度，特别是有组织水肿现象时。在某些情况下（如败血症休克时，可能需要特别的球蛋白），应适当选择人体白蛋白制剂，用于进一步容量扩充。

3. 心衰时可能伴有循环超负荷，输液应缓慢进行。应注意患者是否有水过多、肾衰、出血倾向、肺水肿、钠或钾缺乏及对输液成分过敏。

4. 对于失血后血液成分的补充，一般在失血量相当于总血容量的 20% 时才考虑输入红细胞。

5. 即使是大剂量输入（作为大量输液的组分，24 小时输入达 15L），本品也不影响凝血功能和肾功能。

6. 输入本品期间，以下临床化验结果可能不稳定：血糖、血沉（ESR）、尿液比重、蛋白、双缩脲、脂肪酸、胆固醇、果糖、山梨醇脱氢酶。

【药品名称】

低分子右旋糖酐氨基酸注射液（dextran 40 and amino acid injection）

【剂型与规格】

注射剂：每支 250mL；500mL。

【主要成分】

复方制剂，其组分为：每 1 000mL 含亮氨酸 4.1g、异亮氨酸 1.8g、苯丙氨酸 2.9g、苏氨酸 1.8g、缬氨酸 2.0g、色氨酸 0.6g、甲硫氨酸 2.4g、甘氨酸 3.4g、赖氨酸 5.0g、精氨酸 2.2g、组氨酸 1.0g、右旋糖酐 40 60.0g。辅料为亚硫酸氢钠。

【药理作用】

低分子右旋糖酐氨基酸注射液为营养性血容量扩充剂，静脉注射后能提高血浆胶体渗透压，吸收血管外水分而增加血容量，升高和维持血压。其扩充血容量作用比右旋糖酐 70 弱且短暂，但改善微循环的作用比右旋糖酐 70 强。它可使已经聚集的红细胞和血小板解聚，降低血液黏滞性，改善微循环，防止血栓形成。此外，还具有渗透性利尿作用。本品具有强抗原性。鉴于正常肠道中有产生本品的细菌，因此，即使初次注射本品，部分患者也有过敏反应发生。主要为皮肤、黏膜过敏反应。可补充体内必需氨基酸，使蛋白质合成显著增加而改善营养情况。具有促进人体蛋白质代谢正常，纠正负氮平衡，补充蛋白质，加快伤口愈合的作用。

【适应证】

用于治疗兼有蛋白质缺乏的血容量减少的患者。

【禁忌证】

1. 充血性心力衰竭及其他血容量过多的患者禁用。

2. 严重血小板减少、凝血障碍等出血患者禁用。

3. 心、肝、肾功能不良患者慎用；少尿或无尿者禁用。

4. 尿毒症患者、氨基酸代谢障碍者禁用。

【用法用量】

静脉滴注，1 次 500mL，1 日 1 次，可连续用药 4～5 日或遵医嘱。

【配伍与应用】

静脉滴注。

【不良反应】

1. 少数患者可出现过敏反应，表现为皮肤瘙痒、荨麻疹、恶心、呕吐、哮喘，重者口唇发绀、虚脱、血压剧降、支气管痉挛，个别患者甚至出现过敏性休克，直至死亡。过敏反应的发生率为 0.03%～4.7%。过敏体质者用前应做皮试。

2. 偶见发热、寒战、淋巴结肿大、关节炎等。

3. 出血倾向可引起凝血障碍，使出血时间延长，该反应常与剂量有关。

4. 滴注速度过快可引起恶心、呕吐、头痛和气喘。

【注意事项】

1. 首次输用本品，开始几毫升应缓慢静脉滴注，并在注射开始后严密观察 5～10 分钟，出现所有不正常征象（寒战、皮疹等）都应马上停药。

2. 对严重的肾功能不全、尿量减少的患者，因本品可从肾脏快速排泄，增加尿黏度，可能导致少尿或肾功能衰竭，因此，本品禁用于少尿患者。一旦使用中出现少尿或无尿，应停用。

3. 避免用量过大，尤其是老年人、动脉粥样硬化或补液不足者。

4. 重度休克时，如大量输注右旋糖酐，应同时给予一定数量的全血，以维持血液携氧功能。如未同时输血，由于血液在短时间内过度稀释，则携氧功能降低，组织供氧不足，而且影响血液凝固，出现低蛋白血症。

5. 活动性肺结核患者慎用。

6. 有过敏史者慎用。

7. 某些手术创面渗血较多的患者，不应过多使用本品，以免增加渗血。

8. 伴有急性脉管炎者，不宜使用本品，以免炎症扩散。

9. 对于脱水患者，应同时纠正水电解质平衡紊乱。

10. 每日用量不宜超过 1 500mL，否则易引起出血倾向和低蛋白血症。

11. 本品不应与维生素 C、维生素 B_{12}、维生素 K、双嘧达莫在同一溶液中混合给药。

12. 本品能吸附于细胞表面，与红细胞形成假凝集，干扰血型鉴定。输血患者的血型检查和交叉配血试验应在使用右旋糖酐前进行，以确保输血安全。

13. 应严格控制滴注速度。

14. 药液须澄清透明方可应用。开启后应一次用完，切勿中途停注或贮藏再用。

15. 在 30℃以下贮存时易析出结晶，须经适当加温待溶解后方可使用。

【药品名称】

羟乙基淀粉注射液（hydroxyethyl starch injection）

【剂型与规格】

注射剂：每支 1mg（2mL）；5mg（2mL）；10mg（2mL）。

【主要成分】

本品为复方制剂，1L 溶液含：聚（O-2- 羟乙基）淀粉 100.00g，摩尔取代度 0.43～0.55，平均分子量 200 000，氯化钠 9.00g。其他成分：氢氧化钠、盐酸、注射用水。电解质：Na^+ 154mmol/L，Cl^- 154mmol/L。

【药理作用】

　　血容量扩充剂。羟乙基淀粉溶液的容量扩充效应和血液稀释效果取决于羟乙基淀粉的分子量大小、取代度、取代方式和药物浓度，以及给药剂量和速度。快速输注羟乙基淀粉6%，其容量扩充效应为输注量的100%，并维持3~4小时，随后血容量持续下降。至少在3~4小时内，血液容量、血流动力学及组织氧供将得到改善，同时，由于红细胞聚集减少、红细胞压积和血液黏稠度下降，血液流变学指标得到改善，从而改善循环及微循环系统。分子量为200 000Da的羟乙基淀粉对小鼠的半数致死剂量（LDSUB>50）超过6g/kg，相当于将420g的羟乙基淀粉用于体重为70kg的患者，此剂量远超过临床常用剂量。狗的慢性及亚急性毒性实验结果表明，按体重每日4g/kg的羟乙基淀粉用量，除引起脏器重量增加及组织病理显示暂时性网状内皮系统空泡样变性外，对肝、脾、肺、淋巴结没有不可逆性的毒副作用。本品无致畸性。

【适应证】

　　治疗和预防与下列情况有关的循环血量不足或休克（容量替代治疗）：

　　1. 手术（失血性休克）。

　　2. 创伤（创伤性休克）。

　　3. 感染（感染性休克）。

　　4. 烧伤（烧伤性休克）。

　　5. 减少手术中对供血的需要，如急性等容血液稀释（ANH）。

【禁忌证】

　　1. 严重充血性心力衰竭、心功能不全。

　　2. 肾功能衰竭（血清肌酐>2mg/dL或>177μmol/L）。

　　3. 严重凝血障碍（但危及生命的急症病例仍可考虑使用）。

　　4. 液体负荷过重（水分过多）或液体严重缺乏（脱水）。

　　5. 脑出血。

　　6. 淀粉过敏。

【用法用量】

　　静脉滴注。1日500~1 000mL。

【配伍与应用】

　　静脉滴注。

【不良反应】

　　极个别病例可能发生过敏性样反应，如果反应不能耐受，立即停止输注并采取常规急救措施：长期中、高剂量输注羟乙基淀粉6%，患者常出现一种难治性瘙痒，即使停药数周后，仍可能发生该症状，并可能持续数月，导致患者情绪紧张。极个别病例可能出现肾区疼痛，一旦出现该症状，应立即停药，并补充足够的液体，密切监测血清肌酐值。较高剂量使用时，由于血液稀释可能出现出血时间延长，但不会引起临床出血。应监测血小板压积的下降和血浆蛋白的稀释。

【注意事项】

　　治疗早期应监测血清肌酐水平。代偿期肾功能不全（血清肌酐值为1.2~2.0mg/dL或106~177μmol/L）时，应每日监测液体平衡。血清肌酐值正常，当尿液检查提示有肾功能损害时，应每日监测血清肌酐值。血清肌酐值及尿检查结果正常，需持续数日使用羟乙基淀粉 6% 治疗，应监测液体平衡 1~2 次，并确保补充足够的液体（每日 2~3L）。肺水肿及慢性肝病的患者使用时，应特别小心。使用羟乙基淀粉后，血清淀粉酶浓度可能会升高（干扰胰腺炎的诊断），应定期检查血清电解质水平及液体出入量。必须与其他药物混合时，首先应确保它们相容，并保证 100% 无菌和完全混匀。据文献报道，耳神经障碍患者，如突发性耳聋、耳鸣或听觉损伤，使用羟乙基淀粉时，其发生瘙痒的可能性与使用剂量有关。建议这类患者的每日最大使用剂量为 500mL，以减少皮肤瘙痒的发生，但同时应给患者补充足够的液体。瓶或袋开启后，必须马上使用。超过有效期后不能使用。一些未用的溶液应丢弃。只能在溶液澄清及容器未损坏时用。放在儿童不能接触的地方。

（韩治宇　王琦）

第九章
抗感染及抗病毒药物

第一节　抗感染药物

临床常用的抗感染药物也称为抗生素，包括β-内酰胺类、氨基糖苷类、大环内酯类、林可霉素类、多肽类、喹诺酮类、磺胺类、抗结核药、抗真菌药及其他抗生素。本章主要围绕介入操作中常用的抗生素类别进行介绍，不常用及特殊少见的抗生素应用，请相关科室会诊或参考病原微生物培养结果指导药物使用。

介入超声科消融手术及操作抗生素预防用药主要参考外科手术预防用药原则，同时应结合介入手术本身特点进行使用。对于甲状腺、乳腺及其他浅表组织病灶的消融一般不预防应用抗生素治疗；肝脏、肾脏、子宫部位病灶消融需预防性应用抗生素治疗，尤其当患者白细胞低于正常及患有其他基础疾病导致感染风险增加时，需应用抗生素治疗，如消融后出现发热及发热持续加重情况，可延长抗生素使用时间，必要时根据病原微生物培养结果调整用药；各种置管（经皮经肝胆管置管、胸腹腔积液置管等）、各种穿刺、各部位囊肿（肝、肾、甲状腺、卵巢）的治疗不预防应用抗生素治疗，但如上述操作合并感染时，需应用抗生素治疗，另卵巢囊肿因感染后可能会影响生育功能，一般于治疗后建议口服抗生素治疗；各种脓肿在置管后或抽液后建议根据药敏结果指导抗生素治疗。一般预防性抗生素治疗选用一代或二代头孢菌素，用药时机选在术前 0.5 ~ 1 小时，总的预防性抗生素使用时间一般不超过 24 小时，必要时可延长至 48 小时。消融过程中或消融后发现已合并感染者，抗生素使用时间参考治疗性应用方法。因感染病原菌及部位不同，抗生素使用疗程存在差异，但一般原则为患者体温正常，炎症指标恢复正常，症状消退后 72 ~ 96 小时停用，临床可根据具体情况而定。

抗生素使用过程的注意事项还有以下几点：①青霉素类及头孢类应用前需询问患者是否有过敏史，如有过敏史应避免使用，如无过敏史，需皮试阴性后方可使用。②应用前需关注患者的肾功能情况，如肾功能不全，需根据药品说明书指导用药。③感染严重程度不同，参考药品说明用药。④特殊类人群：儿童、哺乳期、老年人用药前需参考说明书进行用药。⑤本章给出药物模板为参考正常成年患者正常体重及正常肾功能时推荐剂量，临床应用过程中尚需结合患者的具体情况。

介入操作过程中比较常用的抗生素有：β-内酰胺类/β-内酰胺酶抑制剂复合物、头孢类、碳青霉烯类、喹诺酮类、硝基咪唑类、氨基糖苷类。（表 9-1）

表 9-1　介入操作过程中比较常用的抗生素

药物类型	药物分类		抗菌谱及代表药物	作用机制
β- 内酰胺类抗生素	青霉素类		窄谱青霉素：青霉素（天然）、青霉素 V（耐酶）	抑制细胞壁生成
			耐酶青霉素：苯唑西林、甲氧西林等	
			广谱青霉素：氨苄西林、阿莫西林等	
			抗铜绿假单胞菌：哌拉西林、羧苄西林等	
			抗革兰氏阴性菌：替莫西林	
	头孢菌素	第一代	G^+：头孢氨苄、头孢唑林、头孢拉啶	
		第二代	$G^- G^+$：头孢呋辛、头孢克洛	
		第三代	G^-：头孢噻肟、头孢他啶、头孢哌酮、头孢曲松	
		第四代	$G^- G^+$：头孢匹罗、头孢吡肟	
	其他 β- 内酰胺类抗生素		碳青霉烯类：亚安培南、美罗培南、比阿培南	
			单环类：氨曲南	
			氧头孢烯类：拉氧头孢、氟氧头孢	
			青霉烯类：呋罗培南	
			氧青霉烷类：克拉维酸	
			β- 内酰胺酶抑制剂：与克拉维酸、舒巴坦合成制剂	
氨基糖苷类	第一代		需氧性 G^- 杆菌 链霉素、新霉素、卡那霉素等	抑制蛋白质合成，破坏细胞膜完整 30S 亚基，静止期杀菌
	第二代		需氧性 G^- 杆菌，部分 G^+ 菌 妥布霉素、庆大霉素等	
	第三代		需氧性 G^- 杆菌，部分 G^+ 菌 阿米卡星、硫酸依替米星、异帕米星、奈替米星等	

续表

药物类型	药物分类	抗菌谱及代表药物	作用机制
喹诺酮类	第一代	大肠杆菌、痢疾杆菌、克雷伯杆菌、少部分变形杆菌有抗菌；萘啶酸、吡咯酸	抑制细菌DNA螺旋酶和拓扑异构酶Ⅳ，阻碍DNA复制
	第二代	肠杆菌属、枸橼酸杆菌、铜绿假单胞菌、沙雷杆菌 新恶酸、甲氧噁喹酸	
	第三代	G⁻、葡萄球菌革兰氏阳性菌 诺氟沙星、氧氟沙星、培氟沙星、依诺沙星、环丙沙星等	
	第四代	G⁻ G⁺ 加替沙星、莫西沙星	
硝基咪唑类	第一代	厌氧菌、阿米巴病、滴虫病、小袋虫病、皮肤利什曼病、麦地那龙线虫病 甲硝唑	抑制细菌和原虫的DNA合成
	第二代	厌氧菌、阿米巴病、滴虫病、小袋虫病、皮肤利什曼病、麦地那龙线虫病、贾第氏鞭毛虫 替硝唑	
	第三代	厌氧菌、阿米巴病、滴虫病、小袋虫病、皮肤利什曼病、麦地那龙线虫病 奥硝唑	

一、头孢菌素类

【药品名称】

注射用头孢唑林钠（cefazolin sodium for injection）

【剂型与规格】

注射剂：每支 0.5g。

【主要成分】

头孢唑林钠。

【药理作用】

头孢唑林为第一代头孢菌素，抗菌谱广。对除肠球菌属、耐甲氧西林葡萄球菌属外的革兰氏阳性球菌均有良好的抗菌活性，肺炎链球菌和溶血性链球菌对本品高度敏感。本品对部分大肠埃希菌、奇异变形杆菌和肺炎克雷伯菌具有良好抗菌活性，但对金黄色葡萄球菌的抗菌作用较差。伤寒杆菌、志贺菌属和奈瑟菌属对本品敏感，其他肠杆菌科细菌、不动杆菌属和铜绿假单胞菌耐药。产酶淋球菌对本品耐药；流感嗜血杆菌仅中度敏感。革兰氏阳性厌氧菌和某些革兰氏阴性厌氧菌对本品多敏感。脆弱拟杆菌耐药。

【适应证】

1. 适用于治疗敏感细菌所致的中耳炎、支气管炎、肺炎等呼吸道感染、尿路感染、皮肤软组织感染、骨和关节感染、败血症、感染性心内膜炎、肝胆系统感染及眼、耳、鼻、喉科等感染。

2. 本品也可作为外科手术前的预防用药。

3. 本品不宜用于中枢神经系统感染。对慢性尿路感染，尤其伴有尿路解剖异常者的疗效较差。本品不宜用于治疗淋病和梅毒。

【禁忌证】

对头孢菌素过敏者及有青霉素过敏性休克或即刻反应史者禁用本品。

【用法用量】

成人常用剂量：静脉缓慢推注、静脉滴注或肌内注射，1 次 0.5 ~ 1g，1 日 2 ~ 4 次，严重感染可增加至 1 日 6g，分 2 ~ 4 次静脉给予。本品用于预防介入手术后感染时，一般为术前 0.5 ~ 1 小时肌内注射或静脉给药 1g，手术时间超过 6 小时者，术中加用 0.5 ~ 1g，术后每 6 ~ 8 小时 0.5 ~ 1g，至手术后 24 小时止。

【医嘱模板】

注射用头孢唑林钠　　　皮试（－）

0.9% 氯化钠注射液　　　100mL　　⎫
　　　　　　　　　　　　　　　　⎬········ 静脉滴注
注射用头孢唑林钠　　　1.0g　　　⎭

【不良反应】

1. 药疹的发生率为 1.1%，嗜酸性粒细胞增高的发生率为 1.7%，偶有药物热。

2. 个别患者可出现暂时性血清氨基转移酶、碱性磷酸酶升高。

3. 肾功能减退患者应用高剂量（每日 12g）的本品时可出现脑病反应。

4. 白念珠菌二重感染偶见。

【注意事项】

1. 对青霉素过敏或过敏体质者慎用。

2. 约 1% 的用药患者可出现直接和间接 Coombs 试验阳性及尿糖假阳性反应（硫酸铜法）。

【药品名称】

注射用头孢呋辛钠（cefuroxime sodium for injection）

【剂型与规格】

注射剂：每支 0.75g；1.0g。

【主要成分】

头孢呋辛钠。

【药理作用】

本品为第二代头孢菌素类抗生素。对革兰氏阳性球菌的抗菌活性与第一代头孢菌素相似或略差，但对葡萄球菌和革兰氏阴性杆菌产生的 β- 内酰胺酶相当稳定。耐甲氧西林葡萄球菌、肠球菌属和李斯特菌属耐药，其他革兰氏阳性球菌（包括厌氧球菌）对本品均敏感。大肠埃希菌、奇异变形杆菌等可对本品敏感；其作用机制为与细菌细胞膜上的青霉素结合蛋白（PBPs）结合，使转肽酶酰化，抑制细菌中隔和细胞壁的合成，影响细胞壁黏肽成分的交叉连结，使细胞分裂和生长受到抑制，细菌形态变长，最后溶解和死亡。

【适应证】

用于敏感菌所致的以下病症：①呼吸道感染。急、慢性支气管炎，感染性支气管扩张症，细菌性肺炎，肺脓肿和术后胸腔感染。②耳、鼻、喉科感染。鼻窦炎、扁桃腺炎、咽炎。③泌尿道感染。急、慢性肾盂肾炎、膀胱炎及无症状的菌尿症。④皮肤和软组织感染。蜂窝织炎、丹毒、腹膜炎及创伤感染。⑤骨和关节感染。骨髓炎及脓毒性关节炎。⑥产科和妇科感染。盆腔炎。⑦淋病。尤其适用于不宜用青霉素治疗者。⑧其他感染。包括败血症及脑膜炎；腹部骨盆及矫形外科手术；心脏、肺部、食管及血管手术；全关节置换手术中预防感染。

【禁忌证】

对头孢菌素类药物过敏者禁用本品。

【用法用量】

肌内注射、静脉注射或静脉滴注。介入手术时常选用静脉滴注：可将 1.5g 注射用头孢呋辛钠溶于 50mL 注射用水中或与大多数常用的静脉注射液配伍（氨基糖苷类除外）。一般或中度感染：1 次 0.75g，1 日 3 次，肌内或静脉注射。重症感染：剂量加倍，1 次 1.5g，1 日 3 次，静脉滴注 20～30 分钟。

【医嘱模板】

注射用头孢呋辛钠　　　　皮试（－）

0.9% 氯化钠注射液　　　　100mL

注射用头孢呋辛钠　　　　0.75g ⎫⎬⎭·········静脉滴注

【不良反应】

1. 偶见皮疹及血清氨基转移酶升高，停药后症状消失。

2. 与青霉素有交叉过敏反应。

3. 据文献报道，长期使用本品可导致非敏感菌增殖，胃肠失调，包括治疗中、后期甚少出现的假膜性结肠炎。

4. 罕见短暂性的血红蛋白浓度降低，嗜酸性粒细胞增多，白细胞和中性粒细胞减少，停药后症状消失。

【注意事项】

1. 交叉过敏反应　对一种头孢菌素或头霉素（cephamycin）过敏者，对其他头孢菌素或头霉素也可能过敏。

2. 有胃肠道疾病史者，特别是溃疡性结肠炎、局限性肠炎或抗生素相关性结肠炎（头孢菌素类很少产生伪膜性结肠炎）者，以及有肾功能减退者慎用。

3. 如溶液发生浑浊或有沉淀不能使用。

4. 不同浓度的溶液可呈微黄色至琥珀色，本品粉末、悬液和溶液在不同的存放条件下颜色可变深，但不影响其效价。

5. 对诊断的干扰：应用本品的患者，抗球蛋白（Coombs）试验（直接）可出现阳性；本品可致高铁氰化物血糖试验呈假阴性，故应用本品期间，应以葡萄糖酶法或抗坏血酸氧化酶试验测定血糖浓度；本品可使硫酸铜尿糖试验呈假阳性，但葡萄糖酶法则不受影响。

6. 介入手术中的预防用药常选用该药。

【药品名称】

注射用头孢哌酮钠（acetylspiramycin tablets）

【剂型与规格】

粉剂：0.5g；0.75g；1.0g；1.5g；2.0g；3.0g。

【主要成分】

头孢哌酮钠。

【药理作用】

头孢哌酮为第三代头孢菌素，对大肠埃希菌、克雷伯菌属、变形杆菌属、伤寒沙门菌、志贺菌属、枸橼酸杆菌属等肠杆菌科细菌和铜绿假单胞菌有良好的抗菌作用，对产气肠杆菌、阴沟肠杆菌、鼠伤寒杆菌和不动杆菌属等的作用较差。流感杆菌、淋病奈瑟菌和脑膜炎奈瑟菌对本品高度敏感。本品对各组链球菌、肺炎球菌亦有良好作用，对葡萄球菌（甲氧西林敏感株）仅具中度作用，肠球菌属对本品耐药。头孢哌酮对多数革兰氏阳性厌氧菌和某些革兰氏阴性厌氧菌有良好作用，脆弱拟杆菌对本品耐药。头孢哌酮对多数 β-内酰胺酶的稳定性较差。本品主要抑制细菌细胞壁的合成。

【适应证】

适用于敏感菌所致的各种感染，如肺炎及其他下呼吸道感染、尿路感染、胆道感染、皮肤软组织感染、败血症、腹膜炎、盆腔感染等，后两者宜与抗厌氧菌药联合应用。

【禁忌证】

对头孢菌素类过敏及有青霉素过敏性休克或即刻反应史者禁用本品。

【用法用量】

可供肌内注射、静脉注射或静脉滴注。成人常用量：一般感染，1 次 1~2g，每 12 小时 1 次；严重感染，1 次 2~3g，每 8 小时 1 次。接受血液透析者，透析后应补给 1 次剂量。成人 1 日剂量不超过 9g，但在免疫缺陷患者有严重感染时，剂量可加大至每日 12g。静脉徐缓注射者，每 1g 药物加葡萄糖氯化钠注射液 40mL 溶解；供静脉滴注者，取 1~2g 头孢哌酮溶解于 100~200mL 葡萄糖氯化钠注射液或其他稀释液中，最后药物浓度为 5~25mg/mL。每 1g 头孢哌酮的钠含量为 1.5mmol（34mg）。

【医嘱模板】

注射用头孢哌酮钠 　　　皮试（－）

0.9% 氯化钠注射液 　　　100mL ⎫
　　　　　　　　　　　　　　　⎬ ········· 静脉滴注
注射用头孢哌酮钠 　　　1.0g ⎭

【不良反应】

1. 皮疹较为多见，达 2.3% 或以上。

2. 少数患者尚可发生腹泻、腹痛、嗜酸性粒细胞增多，轻度中性粒细胞减少。

3. 暂时性血清氨基转移酶、碱性磷酸酶、尿素氮或血肌酐升高。

4. 血小板减少、凝血酶原时间延长等可见于个别病例。偶有出血者，可用维生素 K 预防或控制。

5．菌群失调可在少数患者出现。

6．应用本品期间饮酒或接受含酒精药物或饮料者可出现双硫仑（disulfiram）样反应。

【注意事项】

1．本品治疗婴儿感染也可获得较好的疗效，但对早产儿和新生儿的研究尚缺乏资料。

2．肝病和／或胆道梗阻患者，半衰期延长（病情严重者延长 2～4 倍），尿中头孢哌酮排泄量增多；但肝病、胆道梗阻严重或同时有肾功能减退者，胆汁中仍可获得有效治疗浓度；给药剂量须予适当调整，且应进行血药浓度监测。如不能进行血药浓度监测，每日给药剂量不应超过 2g。

3．部分患者用本品治疗可引起维生素 K 缺乏和低凝血酶原血症，用药期间应进行出血时间、凝血酶原时间监测。同时应用维生素 K_1 可防止出血现象的发生。

4．长期应用头孢哌酮可引起二重感染。

5．交叉过敏　对任何一种头孢菌素过敏者，对本品也可能过敏。

6．介入治疗中本品较少应用。

【药品名称】

注射用头孢他啶（ceftazidime for injection）

【剂型与规格】

粉剂：0.5g；0.75g；1.0g；1.5g；2.0g；3.0g。

【主要成分】

头孢他啶。

【药理作用】

本品为第三代头孢菌素类抗生素。对大肠埃希菌、肺炎杆菌等肠杆菌科细菌和流感嗜血杆菌、铜绿假单胞菌等有高度抗菌活性。对硝酸盐阴性杆菌、产碱杆菌等亦有良好抗菌作用。肺炎球菌、溶血性链球菌等革兰氏阳性球菌对本品高度敏感，但本品对葡萄球菌仅具中度活性，肠球菌和耐甲氧西林葡萄球菌则往往对本品耐药。本品对消化球菌和消化链球菌等厌氧菌具一定抗菌活性，但对脆弱拟杆菌抗菌作用差。

其作用机制为与细菌细胞膜上的青霉素结合蛋白（PBPs）结合，使转肽酶酰化，抑制细菌中隔和细胞壁的合成，影响细胞壁黏肽成分的交叉连结，使细胞分裂和生长受到抑制，细菌形态变长，最后溶解和死亡。

【适应证】

本品可用于敏感革兰氏阴性杆菌所致败血症、下呼吸道感染、腹腔胆系感染、复杂性尿路感染和严重皮肤软组织感染等。对于由多种耐药革兰氏阴性杆菌引起的免疫缺陷者感染、医院内感染，以及革兰氏阴性杆菌或铜绿假单胞菌所致中枢神经系统感染尤为适用。

【禁忌证】

禁用于对本品或对头孢菌素类抗生素有过敏反应史者。有青霉素过敏性休克史的患者，则应避免使用本品。

【用法用量】

静脉注射或静脉滴注。临用前，加灭菌注射用水适量，使其溶解。

1．败血症、下呼吸道感染、胆系感染等每日 4～6g，分 2～3 次静脉滴注或静脉注射,疗程 10 ~ 14 日。

2. 泌尿系感染和重度皮肤软组织感染等每日 2 ~ 4g,分 2 次静脉滴注或静脉注射,疗程 7 ~ 14 日。

3. 对于某些危及生命的感染、严重铜绿假单胞菌感染和中枢神经系感染,可酌情增量每日 150 ~ 200mg/kg,分 3 次静脉滴注或静脉注射。

【医嘱模板】

注射用头孢他啶　　　　　皮试(−)
0.9% 氯化钠注射液　　　　100mL　⎫
　　　　　　　　　　　　　　　　　⎬ ········· 静脉滴注
注射用头孢他啶　　　　　2.0g　　⎭

【不良反应】

本品的不良反应少见而轻微,发生率约为 2.5%。少数患者发生皮疹(0.5% ~ 2%)、皮肤瘙痒、药物热;恶心、腹泻、腹痛;注射部位轻度静脉炎;偶可发生一过性血清转氨酶(SGPT)、血尿素氮、血肌酐值的轻度升高;白细胞、血小板减少及嗜酸性粒细胞增多等。疗程中发生轻或中度可逆性肾小球滤过率降低的情况也有报告。Coombs 试验阳性者发生于 5% 的患者,溶血性贫血和血小板增多偶见,可逆性中性粒细胞减少见于个别患者。二重感染的发生率为 2.5%,常见病原菌有肠球菌属、念珠菌属等。

【注意事项】

1. 本品慎用于有青霉素类过敏的患者,因可能发生交叉过敏。应用本品发生过敏性休克时,应予以肾上腺素、保持呼吸道通畅、吸氧、糖皮质激素及抗组胺药等紧急措施。

2. 有胃肠道疾病史者,特别是溃疡性结肠炎、局限性肠炎或抗生素相关性结肠炎者慎用(头孢菌素类很少产生伪膜性结肠炎)。

3. 肾功能不全患者应用常规剂量时,可发生药物浓度增高,半衰期延长,因此肾功能不全患者需减量应用。血药浓度升高可导致惊厥、脑病、扑翼样震颤、神经肌肉兴奋和肌阵挛。

4. 对重症革兰氏阳性球菌感染,本品为非首选品种。

5. 在不同存放条件下,本品粉末的颜色可变暗,但不影响其活性。

6. 对诊断的干扰　应用本品的患者直接抗球蛋白(Coombs)试验可出现阳性;本品可使硫酸铜尿糖试验呈假阳性;血清谷丙转氨酶(ALT)、谷草转氨酶(AST)、碱性磷酸酶、血尿素氮和血清肌酐皆可升高。

7. 以生理盐水、5% 葡萄糖注射液或乳酸钠稀释成的静脉注射液(20mg/mL)在室温存放不宜超过 24 小时。

8. 长期应用本品可能导致不敏感或耐药菌的过度繁殖,需要严密观察,一旦发生二重感染,需采取相应措施。

9. 介入治疗中本品较少应用,必要时根据细菌培养药敏结果选用。

【药品名称】

注射用头孢曲松钠(ceftriaxone sodium for injection)

【剂型与规格】

粉剂:1.0g。

【主要成分】

头孢曲松钠。

【药理作用】

本品为第三代头孢菌素类抗生素，对肠杆菌科细菌有强大活性。阴沟肠杆菌、不动杆菌属和铜绿假单胞菌对本品的敏感性差。对流感嗜血杆菌、淋病奈瑟菌和脑膜炎奈瑟菌有较强的抗菌作用，对溶血性链球菌和肺炎球菌亦有良好作用。耐甲氧西林葡萄球菌和肠球菌对本品耐药。多数脆弱拟杆菌对本品耐药。

【适应证】

用于敏感致病菌所致的下呼吸道感染、尿路、胆道感染，以及腹腔感染、盆腔感染、皮肤软组织感染、骨和关节感染、败血症、脑膜炎等及手术期感染预防。本品单剂可治疗单纯性淋病。

【禁忌证】

对头孢菌素类抗生素过敏者禁用。

【用法用量】

肌内注射或静脉滴注给药。

1. 肌内注射溶液的配制：以 3.6mL 灭菌注射用水、氯化钠注射液、5% 葡萄糖注液或 1% 盐酸利多卡因加入 1g 瓶装中，制成每 1mL 含 250mg 头孢曲松的溶液。

2. 静脉给药溶液的配制：将 9.6mL 前述稀释液（除利多卡因外）加入 1g 瓶装中，制成每 1mL 含 100mg 头孢曲松的溶液，再用 5% 葡萄糖注射液或氯化钠注射液 100～250mL 稀释后静脉滴注。成人常用量：肌内或静脉滴注，每 24 小时 1～2g 或每 12 小时 0.5～1g。最高剂量 1 日 4g。疗程 7～14 日。

【医嘱模板】

注射用头孢曲松钠　　　　皮试（－）

0.9% 氯化钠注射液　　　　100mL ⎫
注射用头孢曲松钠　　　　2.0g 　⎭ ·········· 静脉滴注

【不良反应】

不良反应与治疗的剂量、疗程有关。局部反应有静脉炎（1.86%），此外可有皮疹、瘙痒、发热、支气管痉挛和血清病等过敏反应（2.77%），头痛或头晕（0.27%），腹泻、恶心、呕吐、腹痛、结肠炎、黄疸、胀气、味觉障碍和消化不良等消化道反应（3.45%）。实验室检查异常约 19%，其中血液学检查异常占 14%，包括嗜酸性粒细胞增多，血小板增多或减少和白细胞减少。肝肾功能异常者为 5% 和 1.4%。

【注意事项】

1. 交叉过敏反应　对一种头孢菌素或头霉素（cephamycin）过敏者对其他头孢菌素或头霉素也可能过敏。对青霉素类、青霉素衍生物或青霉胺过敏者也可能对头孢菌素或头霉素过敏。

2. 有胃肠道疾病史者，特别是溃疡性结肠炎、局限性肠炎或抗生素相关性结肠炎（头孢菌素类很少产生伪膜性结肠炎）者慎用。

3. 由于头孢菌素类毒性低，所以有慢性肝病患者应用本品时不需调整剂量。患者有严重肝肾损害或肝硬化者应调整剂量。

4. 肾功能不全患者肌酐清除大于 5mL/min，每日应用本品剂量少于 2g 时，不需作剂量调整。血液透析清除本品的量不多，透析后无须增补剂量。

5. 对诊断的干扰 应用本品的患者以硫酸铜法测尿糖时可获得假阳性反应，葡萄糖酶法则不受影响；血尿素氮和血清肌酐可有暂时性升高；血清胆红质、碱性磷酸酶、谷丙转氨酶（ALT）和谷草转氨酶（AST）皆可升高。

6. 介入治疗中本品为非常规用药，必要时根据细菌培养药敏结果选用。

【药品名称】

注射用盐酸头孢吡肟（cefepime hydrochloride for injection）

【剂型与规格】

注射剂：每支 0.5g。

【主要成分】

盐酸头孢吡肟。

【药理作用】

头孢吡肟为广谱第四代头孢菌素，通过抑制细菌细胞壁的生物合成达到杀菌作用。体外和临床研究证实本品对以下大多数微生物有活性：革兰氏阴性需氧微生物，肠杆菌属、肺炎克雷伯杆菌、大肠杆菌、奇异变形杆菌、铜绿假单胞菌。革兰氏阳性需氧微生物，金黄色葡萄球菌（仅针对甲氧西林敏感的菌株）、化脓性链球菌（A 组链球菌）、肺炎链球菌。

【适应证】

适用于治疗由对头孢吡肟敏感的细菌引起的成年人中、重度感染，包括呼吸系统感染，复杂性、单纯性上尿路和下尿路感染，皮肤和软组织感染，包括腹膜炎和胆道感染在内的腹腔感染，败血症 / 菌血症和免疫力低下患者的发热。

【禁忌证】

1. 对头孢吡肟或 L- 精氨酸，头孢菌素类药物，青霉素或其他 β- 内酰胺类抗生素有即刻过敏反应的患者禁用。

2. 2 个月龄以下儿童慎用。

【用法用量】

本品用于治疗成人和 2 个月龄至 16 岁儿童上述敏感细菌引起的中重度感染，包括下呼吸道感染（肺炎和支气管炎），单纯性下尿路感染和复杂性尿路感染（包括肾盂肾炎），非复杂性皮肤和皮肤软组织感染，复杂性腹腔内感染（包括腹膜炎和胆道感染），妇产科感染，败血症，以及中性粒细胞减少伴发热患者的经验治疗。也可用于儿童细菌性脑脊髓膜炎。

【医嘱模板】

注射用盐酸头孢吡肟	皮试（－）	
0.9% 氯化钠注射液	100mL	⎫
注射用盐酸头孢吡肟	2.0g	⎬ ········· 静脉滴注

【不良反应】

通常本品耐受性良好，不良反应轻微且多为短暂，终止治疗少见。常见的与本品可能有关的不良反应主要是腹泻、皮疹和注射局部反应（如静脉炎、注射部位疼痛和炎症）。

其他不良反应包括恶心、呕吐、过敏、瘙痒、发热、感觉异常和头痛。肾功能不全患者而未相应调整头孢吡肟剂量时，可引起脑病、肌痉挛、癫痫（如发生与治疗有关的癫痫），应停止用药，必要时，应进行抗惊厥治疗。偶有肠炎（包括假膜性肠炎）、口腔念珠菌感染报告。与本品有关的实验室检查异常多为一过性，停药即可恢复。

【注意事项】

1. 使用本品前，应该确定患者是否有头孢吡肟、其他头孢菌素类药物，青霉素或其他 β- 内酰胺类抗生素过敏史。对于任何有过敏，特别是药物过敏史的患者应谨慎。

2. 广谱抗菌药可诱发伪膜性肠炎。在用本品治疗期间，患者出现腹泻时应考虑伪膜性肠炎发生的可能性。

3. 本品所含精氨酸在所用剂量为最大推荐剂量的 33 倍时，会引起葡萄糖代谢紊乱和一过性血钾升高。

4. 对肾功能不全（肌酐清除率≤60mL/min）的患者，应根据肾功能调整本品剂量或给药间歇时间。

5. 本品与氨基糖苷类药物或强效利尿剂合用时，应加强临床观察，并监测肾功能，避免引发氨基糖苷类药物的肾毒性或耳毒性作用。

6. 介入治疗中本品较少应用，必要时根据细菌培养药敏结果选用。

二、β- 内酰胺类 /β- 内酰胺酶抑制剂复合物

【药品名称】

注射用哌拉西林钠他唑巴坦钠（piperacillin sodium and tazobactam sodium for injection）

【剂型与规格】

注射剂：每支 1.125g；2.25g；4.5g。

【主要成分】

哌拉西林钠、他唑巴坦钠。

【药理作用】

哌拉西林为半合成青霉素类抗生素，他唑巴坦为 β- 内酰胺酶抑制药。本品对哌拉西林敏感的细菌和产 β- 内酰胺酶耐哌拉西林的细菌有抗菌作用。

【适应证】

本品适用于对哌拉西林耐药，但对哌拉西林他唑巴坦敏感的产 β- 内酰胺酶的细菌引起的中、重度感染。阑尾炎（伴发穿孔或脓肿）和腹膜炎；非复杂性和复杂性皮肤及软组织感染，包括蜂窝织炎、皮肤脓肿、缺血性或糖尿病性足部感染；产后子宫内膜炎或盆腔炎性疾病；社区获得性肺炎（仅限中度）；中、重度医院获得性肺炎（医院内肺炎）；治疗敏感细菌所致的全身和 / 或局部细菌感染。

【禁忌证】

对青霉素类、头孢菌素类抗生素或 β- 内酰胺酶抑制药过敏者禁用。

【用法用量】

将适量本品用 20mL 稀释液（氯化钠注射液或灭菌注射用水）充分溶解后，立即加入到 250mL 液体（5% 葡萄糖注射液或氯化钠注射液）中，静脉滴注，每次至少 30 分钟，并可根据病情及细菌学检查结果进行调整。对于正常肾功能（肌酐清除率＞90mL/min）

成人及 12 岁以上儿童，1 次 3.375g（含哌拉西林 3g 和他唑巴坦 0.375g）静脉滴注，每 6 小时 1 次。治疗医院内肺炎时，起始剂量为 1 次 3.375g，每 4 小时 1 次。对于肾功能不全的患者参考说明书推荐的用量用药。

【医嘱模板】

注射用哌拉西林钠他唑巴坦钠　　　　皮试（－）

0.9% 氯化钠注射液　　　　　　　100mL

注射用哌拉西林钠他唑巴坦钠　　　3.375g ⎫........ 静脉滴注　　1 次 /6h

【不良反应】

1. 皮肤反应　皮疹、瘙痒等。

2. 消化道反应　如腹泻、恶心、呕吐等。

3. 过敏反应。

4. 局部反应　如注射局部刺激反应、疼痛、静脉炎、血栓性静脉炎和水肿等。

5. 其他反应　如血小板减少、胰腺炎、发热、发热伴嗜酸性粒细胞增多、血清氨基转移酶升高等。

【注意事项】

1. 用药前须做皮肤试验，阳性者禁用。

2. 交叉过敏反应　对头孢菌素类、头霉素类、灰黄霉素或青霉胺过敏者，对本品也可能过敏，对一种青霉素过敏者也可能对其他青霉素过敏，故有青霉素过敏史者应避免使用本品。

3. 有过敏史、出血史、溃疡性结肠炎、局限性肠炎或抗生素相关肠炎者皆应慎用；肾功能减退者应适当减量。

4. 本品含钠，需要控制盐摄入量的患者使用本品时，应定期检查血清电解质水平；对于同时接受细胞毒药物或利尿药治疗的患者，要警惕发生低血钾症的可能。该药在介入诊疗过程中不作为预防性用药，但如进行介入手术合并敏感菌感染时，或进行体液或血培养药敏提示该药敏感，可根据药敏试验应用。

【药品名称】

注射用头孢哌酮钠舒巴坦钠（cefoperazone sodium and sulbactam sodium for injection）

【剂型与规格】

注射剂：每支 3.0g。

【主要成分】

头孢哌酮钠、舒巴坦钠。

【药理作用】

头孢哌酮对多数革兰氏阳性厌氧菌和某些革兰氏阴性厌氧菌有良好作用。头孢哌酮主要抑制细菌细胞壁的合成。舒巴坦本身抑菌作用较弱，是一种竞争性、不可逆的 β- 内酰胺酶抑制药，与头孢哌酮联合应用后，可增加头孢哌酮抵抗多种 β- 内酰胺酶降解的能力，对头孢哌酮产生明显的增效作用。

【适应证】

用于敏感菌所致的呼吸道感染、泌尿道感染、腹膜炎、胆囊炎、胆管炎和其他腹腔内感染、败血症、脑膜炎、皮肤软组织感染、骨骼及关节感染、盆腔炎、子宫内膜炎、淋病及其他生殖系统感染。

【禁忌证】

已知对青霉素类、舒巴坦、头孢哌酮及其他头孢菌素类抗生素过敏者禁用。

【用法用量】

静脉滴注。先用 5% 葡萄糖注射液或氯化钠注射液适量溶解，然后再用同一溶媒稀释至 50~100mL 供静脉滴注，滴注时间为 30~60 分钟。成人：常用量 1 日 2~4g，严重或难治性感染可增至 1 日 8g。分等量每 12 小时静脉滴注 1 次。舒巴坦每日最高剂量不超过 4g。

【医嘱模板】

注射用头孢哌酮钠舒巴坦钠　　　皮试（－）

0.9% 氯化钠注射液　　　　　　 100mL

注射用头孢哌酮钠舒巴坦钠　　　3.0g 　　}·········静脉滴注　1 次 /12h

【不良反应】

1. 主要为胃肠道反应，如稀便或轻度腹泻、恶心、呕吐等。

2. 过敏反应　斑丘疹、荨麻疹、嗜酸性粒细胞增多、药物热。这些过敏反应易发生在有过敏史，特别是对青霉素过敏的患者中。

3. 血液系统　中性粒细胞减少症、血红蛋白减少、血小板减少、低凝血酶原血症、嗜酸性粒细胞增多等。

4. 实验室检查　谷丙转氨酶、谷草转氨酶、碱性磷酸酶和血胆红素增高，尿素氮或肌酐升高，多呈一过性。

5. 其他反应　头痛、发热、寒战、注射部位疼痛及静脉炎、菌落失调等。

【注意事项】

1. 对青霉素类抗生素过敏的患者慎用。

2. 应用本品时，一旦发生过敏反应，应立即停药。如发生过敏性休克，立即就地抢救，予以肾上腺素、保持呼吸道通畅、吸氧、糖皮质激素及抗组胺药等紧急措施。

3. 肝、肾功能减退及严重胆道梗阻的患者，使用本品时应调整用药剂量与给药间期，并监测血药浓度。

4. 部分患者用本品治疗可引起维生素 K 缺乏和低凝血酶原血症，用药期间应进行出血时间、凝血酶原时间监测。同时应用维生素 K_1 可防止出血现象的发生。

5. 在使用本品进行较长时间的治疗时，应定期检查患者肝、肾、血液等系统功能。同时也应防止引起二重感染。

6. 患者在应用本品时应避免饮用含有酒精的饮料。也应避免如鼻饲等胃肠外给予含酒精成分的高营养制剂。

7. 与氨基糖苷类抗生素联合应用时，应注意监测肾功能变化。

8. 对诊断的干扰　用硫酸铜法进行尿糖测定时可出现假阳性反应，直接抗球蛋白（Coombs）试验阳性反应。

9. 介入手术时，如肝脓肿、脓胸考虑为敏感菌感染时可选用。但对于部分患者，如高龄、消融前白细胞低于正常、血糖控制不佳、肝移植术后复发、肾脏消融病灶靠近肾盂、既往介入手术后有感染病史等，可提高抗生素使用级别，直接选用该药进行治疗。

三、碳青霉烯类

【药品名称】

注射用亚胺培南西司他丁钠（imipenem and cilastatin sodium for injection）

【剂型与规格】

注射剂：每支 1.0g。

【主要成分】

亚胺培南、西司他丁钠。

【药理作用】

本品为碳青霉烯类抗生素。亚胺培南对革兰氏阳性、阴性的需氧和厌氧菌具有抗菌作用。本品对肺炎链球菌、化脓性链球菌、金黄色葡萄球菌（包括产酶株）、大肠杆菌、克雷伯杆菌、不动杆菌部分菌株、脆弱拟杆菌及其他拟杆菌、消化球菌和消化链球菌的部分菌株很敏感。本品对粪链球菌、表皮链球菌、流感嗜血杆菌、奇异变形杆菌、沙雷杆菌、产气肠杆菌、阴沟肠杆菌、铜绿假单胞菌、气性坏疽梭菌、难辨梭菌等也相当敏感。本品有较好的耐酶性能，与其他 β- 内酰胺类药物间较少出现交叉耐药性。

【适应证】

本品用于敏感菌所致的各种感染，特别适用于多种细菌复合感染和需氧菌及厌氧菌的混合感染，如腹膜炎、肝胆感染、腹腔内脓肿、阑尾炎、妇科感染、下呼吸道感染、皮肤和软组织感染、尿路感染、骨和关节感染、败血症等。

【禁忌证】

对本品过敏者禁用。

【用法用量】

静脉滴注或肌内注射。该类药品主要用于治疗复杂难治性感染，不作为介入操作常用抗菌药物，具体用法用量可根据患者病情参考说明书应用，必要时请相关科室会诊。

【药物相互作用】

尚不明确。

【医嘱模板】

0.9% 氯化钠注射液	250mL	
注射用亚胺培南西司他丁钠	1.0g	⎫ .... 静脉滴注

【药品名称】

注射用美罗培南（meropenem for injection）

【剂型与规格】

注射剂：每支 0.25g；0.5g。

【主要成分】

本品主要成分为美罗培南。

【药理作用】

美罗培南为人工合成的广谱碳青霉烯类抗生素，通过抑制细菌细胞壁的合成而产生抗菌作用，美罗培南容易穿透大多数革兰氏阳性和阴性细菌的细胞壁，达到其作用靶点青霉素结合蛋白（PBPS）。除金属 β- 内酰胺酶外，其对大多数 β- 内酰胺酶（包括由革兰氏阳性菌及革兰氏阴性菌所产生的青霉素酶和头孢菌素酶）的水解作用具有较强的稳定性。美罗培南不宜用于治疗对甲氧西林耐药的葡萄球菌感染，有时对其他碳青霉烯类的耐药菌株亦表现出交叉耐药性。体外试验显示，对一些铜绿假单胞菌的分离菌株，美罗培南与氨基糖苷类抗生素合用可产生协同作用。体外试验和临床感染应用均表明美罗培南对以下大多数微生物有活性：

1. 革兰氏阳性需氧菌　肺炎链球菌（不包括青霉素耐药性菌株）、草绿色链球菌。
2. 革兰氏阴性需氧菌　大肠杆菌、流感嗜血杆菌（β- 内酰胺酶阳性菌株及 β- 内酰胺酶阴性菌株）、肺炎克雷伯菌、绿脓假单胞菌、脑膜炎奈瑟菌。
3. 厌氧菌　脆弱拟杆菌、多形拟杆菌、消化链球菌。

【适应证】

美罗培南适用于成人和儿童由单一或多种对美罗培南敏感的细菌引起的感染：肺炎（包括院内获得性肺炎）、尿路感染、妇科感染（如子宫内膜炎和盆腔炎）、皮肤软组织感染、脑膜炎、败血症。经验性治疗，对成人粒细胞减少症伴发热的患者，可单独应用本品或联合抗病毒药或抗真菌药使用。美罗培南单用或与其他抗微生物制剂联合使用可用于治疗多重感染。对于中性粒细胞减少或原发性、继发性免疫缺陷的婴儿患者，目前尚无本品的使用经验。

【禁忌证】

1. 对本品成分及其他碳青霉烯类抗生素过敏者禁用。
2. 使用丙戊酸的患者禁用。

【用法用量】

该类药品主要用于治疗复杂难治性感染，不作为介入操作常用抗菌药物，具体用法用量可根据患者病情参考说明书应用，必要时请相关科室会诊。

【药物相互作用】

美罗培南和具有潜在肾毒性的药物联用时，应注意：丙磺舒和美罗培南合用可竞争性激活肾小管分泌，抑制肾脏排泄，导致美罗培南消除半衰期延长，血药浓度增加，因此不推荐美罗培南与丙磺舒联用。本品与丙戊酸同时应用时，会使丙戊酸的血药浓度降低，而导致癫痫发作。美罗培南不能与戊酸甘油酯等同时使用。美罗培南不应与其他药物混合使用。

【医嘱模板】

0.9% 氯化钠注射液　　　250mL ⎫
　　　　　　　　　　　　　　　⎬ ········ 静脉滴注
注射用美罗培南　　　　　1.0g ⎭

四、氨基糖苷类

【药品名称】

硫酸庆大霉素注射液（gentamycin sulfate injection）

【剂型与规格】

注射剂：每支 8 万单位（2mL）。

【主要成分】

主要成分为硫酸庆大霉素。

【药理作用】

本品为氨基糖苷类抗生素。对各种革兰氏阴性细菌及革兰氏阳性细菌都有良好的抗菌作用，对各种肠杆菌科细菌如大肠埃希菌、克雷伯菌属、变形杆菌属、沙门菌属、志贺菌属、肠杆菌属、沙雷菌属及铜绿假单胞菌等有良好抗菌作用。奈瑟菌属和流感嗜血杆菌对本品中度敏感。对布鲁菌属、鼠疫杆菌、不动杆菌属、胎儿弯曲菌也有一定作用。对葡萄球菌属（包括金黄色葡萄球菌和凝固酶阴性葡萄球菌）中甲氧西林敏感菌株的约80%有良好抗菌作用，但甲氧西林耐药株则对本品多数耐药。对链球菌属和肺炎链球菌的作用较差，肠球菌属则对本品大多耐药。本品与β-内酰胺类合用时，多数可获得协同抗菌作用。

【适应证】

1. 适用于治疗敏感革兰氏阴性杆菌，如大肠埃希菌、克雷伯菌属、肠杆菌属、变形杆菌属、沙雷菌属、铜绿假单胞菌和葡萄球菌甲氧西林敏感株所致的严重感染，如败血症、下呼吸道感染、肠道感染、盆腔感染、腹腔感染、皮肤软组织感染、复杂性尿路感染等。治疗腹腔感染及盆腔感染时，应与抗厌氧菌药物合用，临床上多采用庆大霉素与其他抗菌药联合应用。与青霉素（或氨苄西林）合用可治疗肠球菌属感染。

2. 用于敏感细菌所致中枢神经系统感染，如脑膜炎、脑室炎时，可同时用本品鞘内注射作为辅助治疗。

【禁忌证】

对本品或其他氨基糖苷类过敏者禁用。

【用法用量】

成人肌内注射或稀释后静脉滴注，1次80mg（8万单位），或按体重1次1~1.7mg/kg，每8小时1次；或1次5mg/kg，每24小时1次。静脉滴注时将1次剂量加入50~200mL的0.9%氯化钠注射液或5%葡萄糖注射液中，1日1次静脉滴注时加入的液体量应不少于300mL，使药液浓度不超过0.1%，该溶液应在30~60分钟内缓慢滴入，以免发生神经肌肉阻滞作用。

【医嘱模板】

硫酸庆大霉素注射液　　　80mg………静脉滴注　3次/d

【不良反应】

1. 用药过程中可能引起听力减退、耳鸣或耳部饱满感等耳毒性反应，影响前庭功能时可发生步履不稳、眩晕，也可能发生血尿、排尿次数显著减少或尿量减少、食欲减退、极度口渴等肾毒性反应。发生率较低者有因神经肌肉阻滞或肾毒性引起的呼吸困难、嗜睡、软弱无力等。偶有皮疹、恶心、呕吐、肝功能减退、白细胞减少、粒细胞减少、贫血、低血压等。

2. 少数患者停药后可发生听力减退、耳鸣或耳部饱满感等耳毒性症状，应引起注意。

3. 全身给药合并鞘内注射可引起腿部抽搐、皮疹、发热和全身痉挛等。

【注意事项】

1. 对于肾功能不全者或长期用药者应进行药物监测。

2. 本品1日量宜分2~3次给药，以维持有效血药浓度，并减轻毒性反应。不要把1日量集中在1次给予。

3. 毒性反应与卡那霉素近似，因剂量小，故毒性反应稍轻。但若用量过大或疗程延长，仍可发生耳、肾损害，应予注意。

4. 对链球菌感染无效。由链球菌引起的上呼吸道感染不应使用。

5. 有抑制呼吸作用，不可静脉注射。

6. 本品在介入操作过程为非常规用药，但胆肠吻合术后患者肝肿瘤消融后消融区继发感染的发生率较高，消融前应行肠道准备，其中包括口服庆大霉素治疗，具体用法见医嘱模板。

【药品名称】

硫酸依替米星注射液（etimicin sulfate injection）

【剂型与规格】

注射剂：每支 100mg（2mL）。

【主要成分】

硫酸依替米星。

【药理作用】

本品系半合成水溶性抗生素，属氨基糖苷类。体外抗菌作用研究表明：本品抗菌谱广，对多种病原菌有较好的抗菌作用，其中对大肠埃希杆菌、克雷伯杆菌、肠杆菌属、沙雷菌属、奇异变形杆菌、沙门菌属、流感嗜血杆菌及葡萄球菌属等有较高的抗菌活性，对部分假单胞杆菌、不动杆菌属等具有一定的抗菌活性，对部分庆大霉素、小诺霉素和头孢唑林耐药的金黄色葡萄球菌、大肠埃希菌和克雷伯杆菌，其体外 MIC 值仍在本品治疗剂量的血药浓度范围内。对产生青霉素酶的部分葡萄球菌和部分低水平甲氧西林耐药的葡萄球菌（MRSA）亦有一定的抗菌活性。本品的作用机制是抑制敏感菌正常的蛋白质合成。动物耳毒性实验结果可见本品肌内注射的耳毒性比其他氨基糖苷类抗生素偏低。与奈替米星相似。

【适应证】

适用于对其敏感的大肠埃希杆菌、克雷伯杆菌、沙雷杆菌属、枸橼酸杆菌、肠杆菌属、不动杆菌属、变形杆菌属、流感嗜血杆菌、铜绿假单胞菌和葡萄球菌等引起的各种感染。临床研究显示，本品对以下感染有较好的疗效：呼吸道感染，如急性支气管炎、慢性支气管炎急性发作、社区肺部感染等。肾脏和泌尿生殖系统感染，如急性肾盂肾炎、膀胱炎、慢性肾盂肾炎或慢性膀胱炎急性发作等。皮肤软组织和其他感染，如皮肤及软组织感染、外伤、创伤和手术产后的感染及其他敏感菌感染。

【禁忌证】

对本品及其他氨基糖苷类抗生素过敏者禁用。

【用法用量】

静脉滴注。成人推荐剂量：对于肾功能正常泌尿系感染或全身性感染的患者，1 日 2 次，1 次 0.1 ~ 0.15g（每 12 小时 1 次），稀释于 100mL 的氯化钠注射液或 5% 葡萄糖注射液中，静脉滴注，滴注 1 小时。疗程为 5 ~ 10 日。

【医嘱模板】

0.9% 氯化钠注射液	100mL	⎱	
硫酸依替米星注射液	0.1g	⎰ ········· 静脉滴注	

【不良反应】

本品系半合成氨基糖苷类抗生素，其不良反应为耳、肾的不良反应，发生率和严重程度与奈替米星相似。个别病例可见尿素氮（BUN）、肌酐（Scr）或谷丙转氨酶（ALT）、谷草转氨酶（AST）、碱性磷酸酶（ALP）等肝肾功能指标轻度升高，但停药后即恢复正常。本品的耳毒性和前庭毒性主要发生于肾功能不全、剂量过大或过量的患者，表现为眩晕、耳鸣等，个别患者电测听力下降，程度均较轻。其他罕见的反应有恶心、皮疹、静脉炎、心悸、胸闷及皮肤瘙痒等。

【注意事项】

1. 孕妇使用本品前必须充分权衡利弊。哺乳期妇女在用药期间应暂停哺乳。本品属氨基糖苷类抗生素，儿童慎用。由于生理性肾功能的衰退，本品剂量与用药间期需调整。

2. 肾功能受损的患者，不宜使用本品。必要时应调整剂量，并应监测血清中硫酸依替米星的浓度，此外，血清肌酐水平及肌酐清除率也是最适合观察肾功能程度的指标。

3. 介入治疗中本品为非常规用药，必要时根据细菌培养药敏结果选用。

五、多肽类

【药品名称】

注射用盐酸万古霉素（vancomycin hydrochloride for injection）

【剂型与规格】

注射剂：每支 0.5g（50 万单位）。

【主要成分】

盐酸万古霉素。

【性状】

本品为类白色或微粉红色粉末或疏松块状物。

【药理作用】

万古霉素是一种糖肽类窄谱抗生素。主要对革兰氏阳性菌有效，如金黄色葡萄球菌、表皮葡萄球菌（包括耐甲氧西林菌株）和链球菌。万古霉素通过抑制细菌细胞壁的合成而发挥速效杀菌的作用。但其作用部位与青霉素类及头孢菌素类不同，主要为抑制细胞壁糖肽的合成，也可能改变细菌细胞膜的渗透性，并选择性地抑制 RNA 的生物合成。本品不与青霉素类竞争结合部位。

【适应证】

本品静脉滴注主要用于治疗对甲氧西林耐药的葡萄球菌引起的感染，对青霉素过敏的患者及不能使用其他抗生素包括青霉素、头孢菌素类，或使用后治疗无效的葡萄球菌、肠球菌和棒状杆菌、类白喉杆菌属等感染的患者，如心内膜炎、骨髓炎、败血症或软组织感染等。也可用于防治血液透析患者发生的葡萄球菌属所致的动、静脉血分流感染。本品口服用于治疗由于长期服用广谱抗生素所致难辨梭状杆菌引起的伪膜性结肠炎或葡萄球菌性肠炎。

【禁忌证】

对本品过敏者，严重肝、肾功能不全者，孕妇及哺乳期妇女禁用。

【用法用量】

静脉滴注：滴注引起的副作用与药物浓度及输液速度有关，成人建议用量 5 mg/kg，给药速度不高于 10mg/min，对某些需要限制液体的患者，可采用最高不超过 10mg/kg 的浓度，但采用高浓度可能增加相应不良反应，然而不论采用何种浓度，均有可能发生不良反应。肾功能正常的患者：成人每日常用剂量为 2g，可分为每 6 小时 0.5g 或每 12 小时 1g，临用前先用 10mL 注射用水溶解 0.5g，再用 100mL 或 100mL 以上 0.9% 氯化钠或 5% 葡萄糖注射液稀释，每次静脉滴注时间 60 分钟以上或以不高于 10mg/min 的速度给药。特殊情况请遵医嘱。

【医嘱模板】

0.9% 氯化钠注射液	100mL
注射用盐酸万古霉素	1.0g

} ········· 静脉滴注

【不良反应】

静脉滴注引起的副作用：快速静脉滴注万古霉素时或之后，可能发生类过敏性反应，包括低血压、喘息、呼吸困难、荨麻疹或瘙痒。快速静脉滴注亦可能引起身体上部的潮红（红颈）或疼痛及胸部和背部的肌肉抽搐。这些反应通常在 20 分钟内即可解除，但亦有可能持续数小时。若万古霉素采用 60 分钟以上的缓慢静脉滴注，此类情况罕见发生。

【注意事项】

1. 稀释溶液静脉点滴，点滴时间＞60 分钟。用药期间如有腹泻，需鉴别是否为药物引发的伪膜性肠炎。轻度患者，只需停药即可，对于中度至重度病例，则需采取补液、补充电解质、蛋白质等相应治疗措施。

2. 治疗期间需监测肾功能、听力，如肾功能异常或听力发生障碍，需调整用药剂量或停用。

3. 用药期间需监测中性粒细胞计数，如有减少，必要时停用。

4. 在治疗过程中应监测血药浓度，尤其是需延长疗程者或有肾功能、听力减退者和耳聋病史者。血药浓度峰值不应超过 20～40μg/mL，谷浓度不应超过 10μg/mL。血药浓度高于 60μg/mL 为中毒浓度。

六、喹诺酮类

【药品名称】

氧氟沙星氯化钠注射液（ofloxacin and sodium chloride injection）

【剂型与规格】

注射剂：每支含氧氟沙星 0.2g 与氯化钠 0.9g（100mL）。

【主要成分】

氧氟沙星。

【性状】

本品为淡黄绿色的澄明液体。

【药理作用】

本品具广谱抗菌作用，尤其对需氧革兰氏阴性杆菌的抗菌活性高。常对多重耐药菌也具有抗菌活性。对青霉素耐药的淋病奈瑟菌、产酶流感嗜血杆菌和莫拉菌属均具有高度抗菌活性。对铜绿假单胞菌等假单胞菌属的大多数菌株具有抗菌作用。本品对甲氧西林敏感葡萄球菌具有抗菌活性，对肺炎链球菌、溶血性链球菌和粪肠球菌仅具中等抗菌活性。对沙眼衣原体、支原体、军团菌具有良好的抗微生物作用，对结核杆菌和非典型分枝杆菌也有抗菌活性。对厌氧菌的抗菌活性差。氧氟沙星为杀菌剂。

【适应证】

适用于敏感菌引起的：①泌尿生殖系统感染。②呼吸道感染，包括敏感革兰氏阴性杆菌所致支气管感染急性发作及肺部感染。③胃肠道感染。④伤寒。⑤骨和关节感染。⑥皮肤软组织感染。⑦败血症等全身感染。

【禁忌证】

对本品及喹诺酮类药过敏的患者禁用。

【用法用量】

静脉滴注。

成人常用量　①支气管感染、肺部感染：1 次 0.3g，1 日 2 次，疗程为 7 ~ 14 日。②急性单纯性下尿路感染：1 次 0.2g，1 日 2 次，疗程为 5 ~ 7 日；复杂性尿路感染：1 次 0.2g，1 日 2 次，疗程为 10 ~ 14 日。③前列腺炎：1 次 0.3g，1 日 2 次，疗程为 6 周；衣原体宫颈炎或尿道炎，1 次 0.3g，1 日 2 次，疗程为 7 ~ 14 日。

【医嘱模板】

氧氟沙星氯化钠注射液　　　0.3g··········静脉滴注

【不良反应】

1. 胃肠道反应　腹部不适或疼痛、腹泻、恶心或呕吐。

2. 中枢神经系统反应　可有头昏、头痛、嗜睡或失眠。

3. 过敏反应　皮疹、皮肤瘙痒，偶可发生渗出性多形性红斑及血管神经性水肿。光敏反应较少见。

4. 偶可发生：①癫痫发作、精神异常、烦躁不安、意识混乱、幻觉、震颤。②血尿、发热、皮疹等间质性肾炎表现。③静脉炎。④结晶尿，多见于高剂量应用时。⑤关节疼痛。

5. 少数患者可发生血清氨基转移酶升高、血尿素氮增高及周围血象白细胞降低，注射部位刺激症状多属轻度，并呈一过性。

【注意事项】

1. 本品每 0.2g 静脉滴注时间不得少于 30 分钟。

2. 由于目前大肠埃希菌对氟喹诺酮类药物耐药者多见，应在给药前留取尿培养标本，参考细菌药敏结果调整用药。

3. 本品大剂量应用或尿 pH 值在 7 以上时可发生结晶尿。为避免结晶尿的发生，宜多饮水，保持 24 小时排尿量在 1 200mL 以上。

4. 肾功能减退者，需根据肾功能调整给药剂量。

5. 应用本品时应避免过度暴露于阳光，如发生光敏反应需停药。

6. 肝功能减退时，如属重度（肝硬化腹水），可减少药物清除，使血药浓度增高，肝、肾功能均减退者尤为明显，均需权衡利弊后应用，并调整剂量。

7. 原有中枢神经系统疾患者，如癫痫及癫痫病史者，均应避免应用，有指征时需仔细权衡利弊后应用。不宜用于 18 岁以下的小儿及青少年。

七、硝基咪唑类

【药品名称】

甲硝唑氯化钠注射液（metronidazole and sodium chloride injection）

【剂型与规格】

注射剂：每支含甲硝唑 0.5g 与氯化钠 0.8g（100mL）。

【主要成分】

甲硝唑。

【性状】

本品为无色或几乎无色的澄明液体。

【药理作用】

甲硝唑对大多数厌氧菌具有强大的抗菌作用；尚可抑制阿米巴原虫氧化还原反应，使原虫氮链发生断裂；本品有强大的杀灭滴虫的作用，其机制未明。对某些动物有致癌作用。

【适应证】

本品主要用于厌氧菌感染的治疗。

【禁忌证】

有活动性中枢神经系统疾患和血液病者禁用。

【用法用量】

静脉滴注。

1. 成人常用量　厌氧菌感染，静脉给药首次按体重 15mg/kg（70kg 成人为 1g），维持量按体重 7.5mg/kg，每 6~8 小时静脉滴注 1 次。

2. 小儿常用量　厌氧菌感染的注射剂量同成人。

【医嘱模板】

甲硝唑氯化钠注射液　　　　0.5g………静脉滴注

【不良反应】

15%~30% 的病例出现不良反应，以消化道反应最为常见，包括恶心、呕吐、食欲不振、腹部绞痛，一般不影响治疗；神经系统症状有头痛、眩晕，偶有感觉异常、肢体麻木、共济失调、多发性神经炎等，大剂量可致抽搐。少数病例发生荨麻疹、潮红、瘙痒、膀胱炎、排尿困难、口中金属味及白细胞减少等，均属可逆性，停药后自行恢复。

【注意事项】

1. 对诊断的干扰　本品的代谢产物可使尿液呈深红色。

2. 原有肝脏疾患者，剂量应减少。出现运动失调或其他中枢神经系统症状时应停药。重复一个疗程之前，应做白细胞计数。

3. 介入治疗中如患者合并厌氧菌感染，可应用该药治疗。

【药品名称】

奥硝唑氯化钠注射液（ornidazole and sodium chloride injection）

【剂型与规格】

注射剂：每支含奥硝唑 0.25g 与氯化钠 0.9g（100mL）。

【主要成分】

奥硝唑。

【性状】

本品为无色至微黄绿色的澄明液体。

【药理作用】

本品为第三代硝基咪唑类衍生物，其发挥抗微生物作用的机制可能是：通过其分子中的硝基，在无氧环境中还原成氨基或通过自由基的形成，与细胞成分相互作用，从而导致微生物死亡。

【适应证】

本品主要用于厌氧菌感染的治疗。

【禁忌证】

1. 禁用于对硝基咪唑类药物过敏的患者。

2. 禁用于脑和脊髓发生病变、癫痫患者。

3. 禁用于器官硬化症、造血功能低下、慢性酒精中毒的患者。

【用法用量】

静脉滴注，每瓶（100mL，浓度为 5mg/mL）滴注时间不少于 30 分钟。

1. 术前术后预防厌氧菌引起的感染　术前 1 次静脉滴注 1g 奥硝唑。

2. 治疗厌氧菌引起的感染　首剂静脉滴注为 0.5~1g，然后每 12 小时静脉滴注 0.5g，厌氧菌引起的感染如患者症状改善，可改用口服制剂。

【医嘱模板】

奥硝唑氯化钠注射液　　　0.5g………静脉滴注

【不良反应】

本品通常具有良好的耐受性，用药期间可能会出现下列反应：

1. 消化系统　包括轻度胃部不适、恶心、口腔异味等。

2. 神经系统　包括头晕及困倦、眩晕等。

3. 过敏反应　如皮疹、瘙痒等。

4. 其他　白细胞减少等。

【注意事项】

1. 肝损伤患者每次用药剂量与正常用量相同，使用药间隔时间要加倍，以免药物蓄积。

2. 使用过程中，如有异常神经症状反应即刻停药，并进一步观察治疗。

3. 介入治疗中，如患者合并厌氧菌感染，可应用该药治疗，必要时根据细菌培养药敏结果选用。

八、噁唑烷酮类

【药品名称】

利奈唑胺注射液（linezolid injection）

【剂型与规格】

注射剂：每支 600mg（300mL）。

【主要成分】

利奈唑胺。

【药理作用】

利奈唑胺为噁唑烷酮类的合成抗生素，可用于治疗由需氧的革兰氏阳性菌引起的感染。利奈唑胺的体外抗菌谱还包括一些革兰氏阴性菌和厌氧菌。其通过与其他抗菌药物不同的作用机制抑制细菌的蛋白质合成，因此利奈唑胺与其他类别的抗菌药物间不具有交叉耐药性。

【适应证】

本品用于治疗由特定微生物敏感株引起的下列感染：

1. 耐万古霉素的屎肠球菌引起的感染，包括并发的菌血症。院内获得性肺炎，致病菌为金黄色葡萄球菌（甲氧西林敏感或耐甲氧西林的菌株）或肺炎链球菌［包括多药耐药的菌株（MDRSP）］。如果已证实或怀疑存在革兰氏阴性致病菌感染，临床上可能需要联合用药。

2. 复杂性皮肤和皮肤软组织感染，包括未并发骨髓炎的糖尿病足部感染，由金黄色葡萄球菌（甲氧西林敏感或耐甲氧西林的菌株）、化脓链球菌或无乳链球菌引起。

【禁忌证】

本品禁用于已知对利奈唑胺或本品其他成分过敏的患者。

【用法用量】

每12小时600mg，静脉注射或口服。该类药品主要用于治疗复杂难治性感染，不作为介入操作的常用抗菌药物，具体用法用量可根据患者病情参考说明书应用，必要时请相关科室会诊。

【医嘱模板】

利奈唑胺注射液　　　300mL………静脉滴注

第二节　抗病毒药物

介入超声科涉及的抗病毒药物主要有治疗乙型肝炎和丙型肝炎相关的药物。乙型肝炎和丙型肝炎在肝癌的发生过程中起着促进的作用，因此有效控制肝炎病毒是肝癌治疗的重要环节之一。对于病毒复制量较高的肝癌患者，在积极治疗肿瘤的同时，还应采用药物治疗控制肝炎病毒。（表9-2）

表9-2　介入超声科涉及的抗病毒药物

种类	分类	代表药物
抗乙型肝炎类	干扰素 α 类	聚乙二醇干扰素 α-2a 聚乙二醇干扰素 α-2b
	核苷（酸）类	拉米夫定、替比夫定、恩替卡韦、阿德福韦酯、替诺福韦酯

种类	分类	代表药物
抗丙型肝炎类	干扰素 α 类	聚乙二醇干扰素 α-2a 聚乙二醇干扰素 α-2b
	核苷（酸）类	波普瑞韦、特拉匹韦、西美瑞韦、索磷布韦、索磷布韦 / 雷迪帕韦、奥比帕利 + 帕利瑞韦 + 利托那韦 + 达塞布韦、达拉他韦、依巴司伟 + 格佐普韦、阿舒瑞韦

【药品名称】

注射用重组人干扰素 α-2b（recombinant human interferon for injection）

【剂型与规格】

注射剂：每支 500 万 IU。

【主要成分】

重组人干扰素 α-2b。

【性状】

本品为微黄色或白色疏松体，溶解后为澄明液体，无肉眼可见的不溶物。

【药理作用】

重组人干扰素 α-2b 具有广谱抗病毒、抗肿瘤、抑制细胞增殖和提高免疫功能等作用。干扰素与细胞表面受体结合诱导细胞产生多种抗病毒蛋白，抑制病毒在细胞内繁殖，提高免疫功能包括增强巨噬细胞的吞噬功能，增强淋巴细胞对靶细胞的细胞毒性和天然杀伤性细胞的功能。

【适应证】

可用于急慢性病毒性肝炎（乙型、丙型等）、尖锐湿疣、毛细胞白血病、慢性粒细胞白血病、淋巴瘤、艾滋病相关性卡波西肉瘤、恶性黑色素瘤等疾病的治疗。

【禁忌证】

1. 对重组人干扰素 α-2b 或该制剂的任何成分有过敏史。

2. 患有严重心脏疾病。

3. 严重的肝、肾或骨髓功能不正常者。

4. 癫痫及中枢神经系统功能损伤者。

5. 有其他严重疾病不能耐受本品者，不宜使用。

【用法用量】

本品可以肌内注射、皮下注射和病灶注射。

1. 慢性乙型肝炎　皮下或肌内注射，$3 \times 10^6 \sim 6 \times 10^6 \mathrm{IU/d}$，连用 4 周后改为 3 次 / 周，连用 16 周以上。

2. 急慢性丙型肝炎　皮下或肌内注射，$3 \times 10^6 \sim 6 \times 10^6 \mathrm{IU/d}$，连用 4 周后改为 3 次 / 周，连用 16 周以上。

3. 丁型肝炎　皮下或肌内注射，$4 \times 10^6 \sim 5 \times 10^6 \mathrm{IU/d}$，连用 4 周后改为 3 次 / 周，连用 16 周以上。

【医嘱模板】

注射用重组人干扰素 α-2b　　　500 万 IU………肌内注射

【不良反应】

使用本品常见有发热、头痛、寒战、乏力、肌痛、关节痛等症状，常出现在用药的第一周，不良反应多在注射 48 小时后消失。如遇严重不良反应，需修改治疗方案或停止用药。一旦发生过敏反应，应立即停止用药。少数患者还可出现白细胞减少、血小板减少等血象异常，停药后即可恢复正常。偶见有厌食、恶心、腹泻、呕吐、脱发、高（或低）血压、神经系统紊乱等不良反应。

【注意事项】

1. 一旦发生过敏反应，应立即停止用药，并给予适当的治疗。

2. 患者发生的不良反应常出现在用药的初期，多为一过性和可逆性反应；如发生中等程度至严重的不良反应，可考虑调整患者的用药剂量直至停止使用本品。

3. 心血管病患者、原有精神病障碍患者需要使用本品时，应密切注意患者反应。

4. 为避免可能的污染，对于任何已开启的药瓶，在抽取所需剂量药液后应弃去。如遇药瓶有裂缝或药液有浑浊现象时，不得使用。

5. 本药尚可用于其他疾病的治疗，本书主要介绍与肝炎相关的用法用量，但目前临床因乙型肝炎、丙型肝炎口服药物效果较好，目前用干扰素治疗肝炎在临床上已不常见。

【药品名称】

拉米夫定片（lamivudine tablets）

【剂型与规格】

片剂：每片 0.1g。

【主要成分】

拉米夫定。

【性状】

本品为薄膜衣片，除去薄膜衣后显白色。

【药理作用】

拉米夫定是核苷类抗病毒药。

【适应证】

拉米夫定片适用于伴有谷丙转氨酶（ALT）升高和病毒活动复制的、肝功能代偿的成年慢性乙型肝炎患者的治疗。

【禁忌证】

对拉米夫定或制剂中其他任何成分过敏者禁用。

【用法用量】

口服，成人 1 次 0.1g，1 日 1 次。

【医嘱模板】

拉米夫定片　　　0.1g………口服

【药物相互作用】

1. 拉米夫定与具有相同排泄机制的药物（如甲氧苄啶）同时使用时，拉米夫定的血浓度可增加 40%，无临床意义，但有肾脏功能损害的患者应注意。

2. 与齐多夫定合用可增加后者的血药峰浓度（Cmax），但不影响两者的消除和药时曲线下面积。

【不良反应】

常见的不良反应有上呼吸道感染样症状、头痛、恶心、身体不适、腹痛和腹泻，症状一般较轻并可自行缓解。

【注意事项】

1. 治疗期间应对患者的临床情况及病毒学指标进行定期检查。

2. 少数患者停止使用本品后，肝炎病情可能加重。因此如果停用本品，要对患者进行严密观察，若肝炎恶化，应考虑重新使用本品治疗。

3. 患者肾功能不全会影响拉米夫定的排泄，对于肌酐清除率小于 30mL/min 的患者，不建议使用本品。肝脏损害不影响拉米夫定的药物代谢过程。

4. 本品治疗期间不能防止患者将乙型肝炎病毒通过性接触或血源性传播方式感染他人，故仍应采取适当防护措施。

5. 目前尚无资料显示孕妇服用本品后可抑制乙型肝炎病毒的垂直传播。

6. 介入治疗过程中检测患者乙肝病毒的复制量，根据结果调整或更换抗病毒药品。

【药品名称】

阿德福韦酯片（adefovir dipivoxil tablets）

【剂型与规格】

片剂：每片 10mg。

【主要成分】

阿德福韦酯。

【性状】

本品为白色至类白色片。

【药理作用】

阿德福韦是一种单磷酸腺苷的无环核苷类似物，在细胞激酶的作用下被磷酸化为有活性的代谢产物阿德福韦二磷酸盐。阿德福韦二磷酸盐通过下列两种方式来抑制 HBV DNA 多聚酶（逆转录酶）：一是与自然底物脱氧腺苷三磷酸竞争，二是整合到病毒 DNA 后引起 DNA 链延长终止。

【适应证】

本品适用于治疗乙型肝炎病毒活动复制和血清氨基酸转移酶持续升高的肝功能代偿的成年慢性乙型肝炎患者。

【禁忌证】

禁止用于已经证实对本品任何组分过敏的患者。

【用法用量】

患者必须在有慢性乙型肝炎治疗经验的医生指导下使用本品。成人（18～65 岁）：本品的推荐剂量为每日 1 次，每次 10mg，饭前或饭后口服均可。勿超过推荐剂量使用。患者应当定期监测乙型肝炎生化指标、病毒学指标和血清标志物，至少每 6 个月 1 次。

【医嘱模板】

阿德福韦酯片　　　10mg ⋯⋯⋯口服

【药物相互作用】

阿德福韦酯在体内快速转化为阿德福韦。在浓度显著高于体内观察到的浓度时（4 000 倍），阿德福韦对任何一种下列常见的人体 CYP450 酶都无抑制作用：CYP1A2、CYP2C9、CYP2C19、CYP2D6 和 CYP3A4。阿德福韦不是这些酶的作用底物。但是，尚不清楚阿德福韦是否诱导 CYP450 酶。根据体外试验的结果和阿德福韦的肾脏消除途径，阿德福韦作为抑制剂或底物，由 CYP450 介导与其他药物发生相互作用的可能性很小。阿德福韦通过肾小球滤过和肾小管主动分泌的方式经肾脏排泄。10mg 阿德福韦酯与其他经肾小管分泌的药物或改变肾小管分泌功能的药物合用，可以增加阿德福韦酯或合用药物的血清浓度。10mg 阿德福韦酯与 100mg 拉米夫定合用，两种药物的药代动力学特性都不改变。10mg 阿德福韦酯与经肾小管主动分泌的药物合用时应当慎重，因为两种药物竞争同一消除途径，可能引起阿德福韦或合用药物的血清浓度升高。

【不良反应】

国外临床研究中常见不良反应为虚弱、头痛、腹痛、恶心、（胃肠）气胀、腹泻和消化不良。国内临床研究中不良反应为乏力、白细胞减少（轻度）、腹泻（轻度）、脱发（中度）、尿蛋白异常、肌酐升高及可逆性肝脏转氨酶升高。

【注意事项】

1. 患者停止乙肝治疗会发生肝炎急性加重，包括停止使用阿德福韦酯。因此，停止乙肝治疗的患者应密切监测肝功能，若必要，应重新进行抗乙肝治疗。

2. 对于肾功能障碍或潜在肾功能障碍风险的患者，使用阿德福韦酯慢性治疗会导致肾毒性。这些患者应密切监测肾功能并适当调整剂量。

3. 使用阿德福韦酯治疗前，应对所有患者进行人类免疫缺陷病毒（HIV）抗体检查。使用抗乙肝治疗药物，如阿德福韦酯，会对慢性乙肝患者携带的未知或未治疗的 HIV 产生作用，也许会出现 HIV 耐药。

4. 单用核苷类似物或合用其他抗逆转录病毒药物会导致乳酸性酸中毒和严重的伴有脂肪变性的肝肿大，包括致命事件。

5. 因为对发育中的人类胚胎的危险性尚不明确，所以建议用阿德福韦酯治疗的育龄妇女要采取有效的避孕措施。

6. 介入治疗过程中应检测患者的乙肝病毒复制量，根据结果调整或更换抗病毒药品。

【药品名称】

替比夫定片（telbivudine tablets）

【剂型与规格】

片剂：每片 600mg。

【主要成分】

替比夫定。

【性状】

本品为薄膜包衣片，除去包衣后显白色至微黄色。

【药理作用】

替比夫定是一种合成的胸腺嘧啶核苷类似物，具有抑制乙型肝炎病毒脱氧核糖核酸（HBV DNA）聚合酶的活性。

【适应证】

1. 替比夫定用于有病毒复制证据，以及有血清转氨酶（ALT 或 AST）持续升高或肝组织活动性病变证据的慢性乙型肝炎成人患者。

2. 本适应证基于核苷类似物初治的、HBeAg 阳性和 HBeAg 阴性的、肝功能代偿的、慢性乙型肝炎成年患者的病毒学、血清学、生化学和组织学应答结果。

【禁忌证】

1. 对替比夫定或其任何辅料过敏者禁用。

2. 替比夫定 600mg（每日 1 次）与聚乙二醇干扰素 180μg（每周 1 次）联合使用。

【用法用量】

成人和青少年（≥16 岁）：本品治疗慢性乙型肝炎的推荐剂量为 600mg，每日 1 次，口服、餐前或餐后均可，不受进食影响。最佳治疗疗程尚未确定。

【医嘱模板】

替比夫定片　　　600mg·········口服

【药物相互作用】

替比夫定主要通过被动扩散消除，所以替比夫定与其他通过肾排泄消除的药物产生相互作用的可能性很低。但因为替比夫定主要通过肾排泄消除，所以同时服用可改变肾功能的药物可能影响替比夫定的血浆浓度。

【不良反应】

国外临床研究中常见不良反应为虚弱、头痛、腹痛、恶心、（胃肠）气胀、腹泻和消化不良。

【注意事项】

替比夫定主要通过肾脏排泄而消除，用药前应关注患者的肾功能情况。介入治疗过程中应检测患者的乙肝病毒复制量，根据结果调整或更换抗病毒药品。

【药品名称】

恩替卡韦片（entecavir tablets）

【剂型与规格】

片剂：每片 0.5mg。

【主要成分】

恩替卡韦。

【药理作用】

本品为鸟嘌呤核苷类似物，对乙肝病毒（HBV）多聚酶具有抑制作用。

【适应证】

本品适用于病毒复制活跃、血清谷丙转氨酶（ALT）持续升高或肝脏组织学显示有活动性病变的慢性成人乙型肝炎的治疗。

【禁忌证】

对恩替卡韦或制剂中任何成分过敏者禁用。

【用法用量】

患者应在有经验的医生指导下服用。

推荐剂量：成人和 16 岁以上青年口服，每日 1 次，每次 0.5mg。拉米夫定治疗时出现病毒血症或拉米夫定耐药突变的患者，每日 1 次，每次 1.0mg（0.5mg 两片）。应空腹服用（餐前或餐后至少 2 小时）。

【医嘱模板】

恩替卡韦片　　　0.5mg………口服

【药物相互作用】

恩替卡韦主要通过肾脏清除，服用降低肾功能或竞争性通过主动肾小球分泌的药物的同时服用恩替卡韦，可能增加这两个药物的血药浓度。同时服用恩替卡韦与拉米夫定、阿德福韦、特诺福韦不会引起明显的药物相互作用。

【不良反应】

最常见的不良反应有：头痛、疲劳、眩晕、恶心。

【注意事项】

患者应在医生的指导下服用恩替卡韦，并告知医生任何新出现的症状及合并用药情况。应告知患者如果停药有时会出现肝脏病情加重，所以应在医生的指导下改变治疗方法。使用恩替卡韦治疗并不能降低经性接触或污染血源传播 HBV 的危险性。因此，需要采取适当的防护措施。介入治疗过程中应检测患者的乙肝病毒复制量，根据结果调整或更换抗病毒药品。

【药品名称】

富马酸替诺福韦二吡呋酯片（tenofovir disoproxil fumarate tablets）

【剂型与规格】

片剂：每片 300mg。

【主要成分】

富马酸替诺福韦二吡呋酯。

【药理作用】

富马酸替诺福韦酯是一种一磷酸腺苷的开环核苷膦化二酯结构类似物。富马酸替诺福韦二吡呋酯首先需要经二酯的水解转化为替诺福韦，然后通过细胞酶的磷酸化形成二磷酸替诺福韦，也叫链末端终止剂。二磷酸替诺福韦通过与天然底物 5- 三磷酸脱氧腺苷竞争，并且在与 DNA 整合后终止 DNA 链，从而抑制 HIV-1 反转录酶和 HBV 反转录酶的活性。二磷酸替诺福韦对哺乳动物 DNA 聚合酶 α、β 和线粒体 DNA 聚合酶 γ 是弱抑制剂。

【适应证】

适合与其他抗逆转录病毒药物联用。适用于治疗慢性乙肝成人和 12 岁以上的儿童患者。

【禁忌证】

禁用于先前对本药物中任何一种成分过敏的患者。

【用法用量】

成人和 12 岁及 12 岁以上儿童患者（35kg 或以上）推荐对 HIV-1 或慢性乙肝的治疗剂量：剂量为每次 300mg（一片），每日 1 次，口服，空腹或与食物同时服用。

【药物相互作用】

在明显高于（1 ~ 300 倍）体内所观察到的浓度时，替诺福韦在体外没有对下列任何一种人 CYP 异构体介导的体外药物代谢产生抑制作用：CYP3A4、CYP2D6、CYP2C9 或 CYP2E1。然而，在 CYP1A 底物的代谢中观察到小幅度（6%）但具有统计学意义的降低。根据体外试验结果和已知的替诺福韦清除途径，替诺福韦与其他药品之间存在由 CYP 介导的相互作用的可能性很小。

【医嘱模板】

富马酸替诺福韦二吡呋酯片　　　300mg………口服

【不良反应】

使用富马酸替诺福韦二吡呋酯片的患者，有罕见的肾功能损害、肾功能衰竭和近端肾小管病变（包括 Fanconi 综合征）的发生，并已有导致骨骼异常的报告（有时导致骨折）。推荐服用本品进行肾功能监测。

【注意事项】

乳酸性酸中毒、严重肝肿大伴脂肪变性，任何患者的临床或实验室结果如果提示有乳酸性酸中毒或显著的肝毒性（可能包括肝肿大和脂肪变性，即便转氨酶没有显著升高），应当暂停富马酸替诺福韦二吡呋酯的治疗。中断治疗后有乙肝恶化风险，对感染 HBV 但中断富马酸替诺福韦二吡呋酯的患者，必须严密监测，包括临床及实验室随访，在停止治疗后还要持续至少几个月。如果条件适当，可以准许患者重新开始抗乙肝病毒治疗。替诺福韦主要通过肾脏清除，用药前及用药过程中需监测肾功能，并进行肌酐清除率计算。介入治疗过程中应检测患者乙肝病毒复制量，根据结果调整或更换抗病毒药品。

【药品名称】

富马酸丙酚替诺福韦片（tenofovir alafenamide fumarate tablets）

【剂型与规格】

片剂，本品含富马酸丙酚替诺福韦，以丙酚替诺福韦计为 25mg。

【主要成分】

化学名称：丙 -2- 基 N- ［（S）-（｛ [（2R）-1-（6- 氨基 -9H- 嘌呤 -9- 基）丙 -2- 基] - 氧化 ｝甲基)（苯氧基）磷酰基] -1- 丙氨酸酯，（2E）- 丁 -2- 烯二酸（2：1）。

【药理作用】

丙酚替诺福韦是替诺福韦（2'- 脱氧腺苷单磷酸类似物）的亚磷酰胺药物前体。丙酚替诺福韦通过被动扩散和肝脏摄取性转运体 OATP1B1、OATP1B3 进入原代肝细胞。然后通过羧酸酯酶 1 进行水解转化为替诺福韦，随后替诺福韦经细胞激酶磷酸化为活性代谢产物二磷酸替诺福韦。二磷酸替诺福韦通过 HBV 逆转录酶嵌入到病毒 DNA 中，导致 DNA 链终止，从而抑制 HBV 复制。

【适应证】

适于治疗成人和青少年（年龄 12 岁及以上，体重至少为 35kg）慢性乙型肝炎。

【禁忌证】

对活性成分或以下所列任一赋形剂过敏：α乳糖、微晶纤维素、交联羧甲基纤维素钠、硬脂酸镁、聚乙烯醇、二氧化钛、聚乙二醇、滑石粉和氧化铁黄。

【用法用量】

应当由具备慢性乙型肝炎管理经验的医生开始治疗。成人和青少年（年龄为12岁及以上且体重至少为35kg）：每日1次，1次1片。口服。需随食物服用。

【医嘱模板】

富马酸丙酚替诺福韦片　　　25mg⋯⋯⋯口服

【不良反应】

最常报告的不良反应为头痛（12%）、恶心（6%）和疲劳（6%）。

【注意事项】

1. 肝炎恶化　停止治疗后突发，已有报告指出，停止乙型肝炎治疗的患者出现了肝炎急性加重的情况（通常与血浆中HBV DNA水平升高相关）。

2. HBV传播　必须告知患者富马酸丙酚替诺福韦片不能预防通过性接触或血液污染的方式传播HBV的风险，因此必须继续采取适当的预防措施。

3. 介入治疗过程中应检测患者乙肝病毒复制量，根据结果调整或更换抗病毒药品。

【药品名称】

索磷布韦维帕他韦片（sofosbuvir and velpatasvir tablets）

【剂型与规格】

片剂：每片含400mg索磷布韦和100mg维帕他韦。

【主要成分】

复方制剂，每片含400mg索磷布韦和100mg维帕他韦。

【药理作用】

本品为索磷布韦与维帕他韦组成的复方制剂。索磷布韦是丙肝非结构蛋白5B依赖性RNA聚合酶抑制剂，是一种核苷酸药物前体。代谢产物GS-461203（尿苷类似物三磷酸盐）被NS5B聚合酶嵌入HCV RNA而终止复制，GS-461203既不是人类DNA和RNA聚合酶抑制剂，也不是线粒体RNA聚合酶抑制剂。维帕他韦是丙肝非结构蛋白5A依赖性RNA聚合酶抑制剂，体外耐药性选择和交叉耐药性研究提示，维帕他韦的作用靶标为NS5A。

【适应证】

本品用于治疗成人慢性丙型肝炎病毒（HCV）感染。

【禁忌证】

对活性成分或任一赋形剂出现超敏反应。

【用法用量】

推荐剂量为每日1次，每次口服1片。口服。应指示患者将片剂整粒吞下，可随食物或不随食物服用。由于味苦，建议不要咀嚼或碾碎薄膜衣片。

【医嘱模板】

索磷布韦维帕他韦片　　　500mg⋯⋯⋯口服

【药物相互作用】

由于本品含索磷布韦和维帕他韦，单独使用这些活性物质时发现的任何相互作用均可能在使用本品时发生。

【不良反应】

头痛、疲劳和恶心是最常见（发生率≥10%）的治疗引发的不良事件。

【注意事项】

HCV 和乙型肝炎病毒（HBV）合并感染的患者，存在 HBV 再激活的风险。在开始本品治疗前对所有患者进行当前或既往 HBV 感染检测。正接受或已完成 HCV 直接抗病毒药物治疗及未接受 HBV 抗病毒治疗的 HCV/HBV 合并感染患者中报告了 HBV 再激活。一些病例导致了暴发性肝炎、肝衰竭和死亡。在 HCV 治疗和治疗后随访期间应监测 HCV/HBV 合并感染患者是否出现肝炎发作或 HBV 再激活。根据临床指征对 HBV 感染实施适当的患者管理。本品不应与含索磷布韦的其他药品同时给药。介入治疗过程中应检测患者丙肝病毒的复制量，根据结果调整或更换抗病毒药品。

（程志刚　谭水莲）

第十章

保肝药物

　　肝脏是身体内以代谢功能为主的一个器官，主要功能为分泌胆汁、储藏糖原，调节蛋白质、脂肪和碳水化合物的新陈代谢等，还有解毒、造血和凝血作用。肝脏还是人体内最大的解毒器官，体内产生的毒物、废物，吃进去的毒物、有损肝脏的药物等也必须依靠肝脏解毒。常见肝脏功能下降的症状：全身倦怠感日趋严重；食欲不振，有恶心感觉；持续性微热，或发恶寒；注意力不容易集中；酒量突然减少；脸色晦暗失去光泽；皮肤呈黄疸色或觉瘙痒；尿液变为啤酒色；肝掌、蜘蛛痣；头昏；全身发黄，特别是巩膜发黄等。肝脏常见疾病包括：良恶性肿瘤、病毒性肝炎、酒精肝、肝硬化、脂肪肝、肝囊肿、肝脓肿、肝包虫病、肝血管瘤、肝内胆管结石、自身免疫性肝病等，严重时还会出现黄疸、胆汁淤积、肝大、门静脉高压、腹水、肝性脑病和肝衰竭，甚至危及生命。肝脏保护至关重要，除了日常生活调理外，必要时还需要保肝药物的干预。

　　由于肝脏是人体新陈代谢和解毒的重要器官，其解毒功能主要依靠肝细胞的各种合成酶和解毒酶完成。保肝药主要用于保护肝细胞，凡是预防治疗肝脏疾患，减轻肝脏负担，解除对肝脏的毒性与损害，有利于肝组织与肝功能恢复的药物即为保肝药或护肝药，随着近年来上市新药的不断增多，使得临床保肝药的应用出现新的变化。本章节就常用保肝药物做简单介绍。（表10-1）

保肝药物的应用原则：

　　去因原则：去因治本，保肝治标，保肝药物起辅助治疗作用。

　　用药宜简原则：①同时使用的抗炎保肝药物种类一般不超过3种，通常选用1~2种抗炎保肝药物；②不推荐选用主要成分相同或相似的药物联用。

　　减负原则：避免使用成分不明的药物，以免增加肝脏负担。

　　个体化原则：结合患者年龄、病因、病情、经济状况等情况选择药物，病情严重患者先静脉后口服维持。

　　维持时间宜长：动态观察肝功能指标，肝功能正常后逐渐减量或停药，建议维持肝功能正常3个月左右。

表 10-1 常用保肝药物及作用机制

药物类型	药物名称	作用机制
基础代谢类药	维生素 C 注射液 维生素 B_2 注射液 注射用辅酶 A 维生素 E 注射液	维生素 C 具有可逆的还原性，在体内形成单独的还原系统，起到递氢作用，参与氧化还原反应，减轻肝细胞的脂肪变性、促进肝细胞再生及肝糖原合成。维生素 B 是糖代谢、组织呼吸、脂质代谢、蛋白质代谢所需辅酶的重要组成成分。辅酶 A（CoA）为体内乙酰化反应的辅酶，体内三羧酸循环、乙酰胆碱的合成、肝糖原的储存、胆固醇量的降低及血浆脂肪含量的调节等，均与本药有密切关系。维生素 E 有促进肝细胞再生的作用
肝细胞膜保护剂	多烯磷脂酰胆碱注射液	促进肝细胞再生、将中性脂肪和胆固醇转化成容易代谢的形式、减少氧化应激与脂质过氧化、抑制肝细胞凋亡、降低炎症反应和抑制肝星状细胞活化、防治肝纤维化等
祛毒护肝类药	注射用还原型谷胱甘肽 葡醛内酯片 硫普罗宁注射液 联苯双酯片	还原型谷胱甘肽可调节细胞的代谢过程，保护肝脏的合成、解毒、灭活激素等功能，加速自由基的排泄。葡醛内酯在体内转化为葡萄糖醛酸，与体内含有酚基、羟基、羧基和氨基的代谢产物、毒物或药物结合，形成无毒的葡萄糖醛酸结合物，随尿排出体外，从而发挥保护肝脏和解毒的作用。硫普罗宁可使肝细胞内 ATP 含量升高，从而改善肝细胞功能，对抗各类肝损伤负效应，且可以清除自由基，促进体内重金属的排出以保护肝功能和物质代谢酶
抗感染护肝药	复方甘草甜素注射液复方甘草酸单铵注射液	可抑制炎症反应、兼具抗过敏、抑制钙离子内流等作用
利胆类药	熊去氧胆酸胶囊 / 片 注射用丁二磺酸腺苷蛋氨酸	熊去氧胆酸可降低胆汁中胆固醇的饱和度，减少总胆汁酸中有毒害作用的疏水性胆汁酸，保护受损的胆管上皮细胞，刺激胆汁分泌。腺苷蛋氨酸有助于防止胆汁淤积，治疗肝硬化前和肝硬化所致胆汁淤积，也用于治疗妊娠期肝内胆汁淤积，以及其他原因所致胆汁淤积
降血氨类药	乳果糖口服液 注射用门冬氨酸鸟氨酸 /注射液 / 颗粒 门冬氨酸钾镁片 / 注射液	减少肠内毒物的生成和吸收；促进有毒物质的代谢清除，纠正氨基酸代谢的紊乱
中药制剂	水飞蓟宾胶囊 齐墩果酸片 茵栀黄注射液 / 胶囊 / 口服液	蓟丁是目前公认的具有保肝作用的天然活性成分，其主要的作用机制是清除氧自由基，抗脂质过氧化，对中毒性肝炎、酒精性肝病、代谢性脂肪肝有治疗效果

第一节 基础代谢类药

【药品名称】

维生素 C 注射液（vitamin C），又称 L- 抗坏血酸

【剂型与规格】

注射剂：每支 0.5g（2mL）；1g（2.5mL）。

【主要成分】

活性成分为维生素 C，辅料为盐酸半胱氨酸、亚硫酸氢钠或焦亚硫酸钠、乙二胺四乙酸二钠。活性成分的化学名称：L- 抗坏血酸。化学式：$C_6H_8O_6$。

【药理作用】

维生素类药。维生素 C 参与氨基酸代谢，神经递质、胶原蛋白和组织细胞间质的合成，保持血管完整，促进非血红素铁吸收；维持免疫功能，增加对感染的抵抗力；参与解毒功能，且有抗组胺及阻止致癌物质（亚硝胺）生成的作用。

【适应证】

1. 用于防治坏血病，也可用于各种急慢性传染性疾病及紫癜等辅助治疗。

2. 慢性铁中毒的治疗 维生素 C 可促进去铁胺对铁的整合，使铁排出加速。

3. 特发性高铁血红蛋白症的治疗。

4. 克山病患者发生心源性休克时，可用大剂量该药治疗。

5. 下列情况对维生素 C 的需要量增加：

（1）患者接受消融治疗、慢性血液透析、胃肠道疾病（长期腹泻、胃或回肠切除术后）、艾滋病、结核病、癌症、溃疡病、甲状腺功能亢进、发热、感染、创伤、烧伤、手术后等。

（2）因严格控制或选择饮食，接受肠道外营养的患者，营养不良，体重骤降，以及在妊娠期和哺乳期。

（3）应用巴比妥类、四环素类、水杨酸类，或以维生素 C 作为泌尿系统酸化药时。

【禁忌证】

与氨茶碱、博来霉素、头孢唑林、头孢匹林、结合雌激素、右旋糖酐、多沙普仑、红霉素、甲氧西林、青霉素 G、维生素 K、法华林、碳酸氢钠配伍禁忌。

【用法用量】

肌内或静脉注射，成人每次 100～250mg，每日 1～3 次；小儿每日 100～300mg，分次注射。救治克山病可用大剂量，由医师决定。

【配伍与应用】

过敏反应：5% 葡萄糖注射液 250mL + 维生素 C 2.0g，1 次 /d 静脉滴注；病毒性肝炎：5% 葡萄糖注射液 500mL + 维生素 C 10g，1 次 /d 静脉滴注，10 日为 1 个疗程；病毒性心肌炎：5% 葡萄糖注射液 500mL + 维生素 C 100～200mg/kg，1 次 /d 静脉滴注，疗程 1 个月；晚期癌痛：5% 葡萄糖注射液 500mL + 维生素 C 10～20g，1 次 /d 静脉滴注，疗程 1～3 周；急性胰腺炎：5% 葡萄糖注射液 500mL + 维生素 C 10g，1 次 /d 静脉滴注，连用 5 日。

【医嘱模板】

```
5% 葡萄糖注射液     250mL  ⎫
                          ⎬ ········ 静脉滴注   1 次 /d
维生素 C           2.0g   ⎭
```

$$
\begin{array}{l}
5\% \text{ 葡萄糖注射液} \qquad 500\text{mL} \\
\text{维生素 C} \qquad\qquad\quad 10 \sim 20\text{g}
\end{array} \Bigg\} \cdots\cdots \text{静脉滴注} \quad 1 \text{ 次 /d}
$$

$$
\begin{array}{l}
5\% \text{ 葡萄糖注射液} \qquad 500\text{mL} \\
\text{维生素 C} \qquad\qquad\quad 100 \sim 200\text{mg/kg}
\end{array} \Bigg\} \cdots\cdots \text{静脉滴注} \quad 1 \text{ 次 /d}
$$

【不良反应】

1. 长期应用每日 2 ~ 3g 可引起停药后坏血病。

2. 长期应用大量维生素 C 偶可引起尿酸盐、半胱氨酸盐或草酸盐结石。

3. 快速静脉注射可引起头晕、晕厥。

【注意事项】

1. 维生素 C 对下列情况的作用未被证实：预防或治疗癌症、牙龈炎、化脓、出血、血尿、视网膜出血、抑郁症、龋齿、贫血、痤疮、不育症、衰老、动脉硬化、溃疡病、结核、痢疾、胶原性疾病、骨折、皮肤溃疡、花粉症、药物中毒、血管栓塞、感冒等。

2. 大量服用将影响以下诊断性试验的结果：①大便隐血可致假阳性；②能干扰血清乳酸脱氢酶和血清转氨酶浓度的自动分析结果；③尿糖（硫酸铜法）、葡萄糖（氧化酶法）均可致假阳性；④尿酸盐和半胱氨酸等浓度增高；⑤血清胆红素浓度上升；⑥尿 pH 值下降。

3. 下列情况应慎用：①半胱氨酸尿症；②痛风；③高草酸盐尿症；④草酸盐沉积症；⑤尿酸盐性肾结石；⑥糖尿病（因维生素 C 可能干扰血糖定量）；⑦葡萄糖 –6– 磷酸脱氢酶缺乏症（可引起溶血性贫血）；⑧血色病；⑨铁粒幼细胞性贫血或地中海贫血；⑩镰形红细胞贫血（可致溶血危象）。

4. 长期大量应用突然停药，有可能出现坏血病症状，故宜逐渐减量停药。

5. 该药浓度大，不宜静脉直接推注或肌内注射，避免发生血栓或溶血反应。

【药品名称】

维生素 B_2 注射液（vitamin B_2 injection）

【剂型与规格】

注射剂：每支 1mg（2mL）；5mg（2mL）；10mg（2mL）。

【主要成分】

维生素 B_2，化学名为核黄素 5'-（二氢磷酸酯）单钠盐二水合物，分子式为 $C_{17}H_{20}N_4O_6$，分子量为 376.36。

【药理作用】

该药为维生素类药。维生素 B_2 是体内黄酶类辅基的组成部分（黄酶在生物氧化还原中发挥递氢作用），缺乏时可影响机体的生物氧化，使代谢发生障碍。生理功能：①参与体内生物氧化与能量代谢，与碳水化合物、蛋白质、核酸和脂肪的代谢有关，可提高肌体对蛋白质的利用率，促进生长发育，维护皮肤和细胞膜的完整性。具有保护皮肤毛囊黏膜及皮脂腺的功能。②参与细胞的生长代谢，是肌体组织代谢和修复的必需营养素，如强化肝功能、调节肾上腺素的分泌。③参与维生素 B_6 和烟酸的代谢，是 B 族维生素协调作用的一个典范。FAD 和 FMN 作为辅基参与色氨酸转化为尼克酸，维生素 B_6 转化为磷酸吡哆醛的过程。④与机体铁的吸收、储存和动员有关。⑤还具有抗氧化活性，可能与黄素酶－谷胱甘肽还原酶有关。

【适应证】

肝消融治疗后肝功能强化、口角炎、唇炎、舌炎、眼结膜炎、脂溢性皮炎和阴囊炎等。

【禁忌证】

尚不明确。

【用法用量】

成人每日的需要量为 2 ~ 3mg。皮下注射或肌内注射 1 次 5 ~ 10mg，每日 1 次，连用数周。

【配伍与应用】

皮下注射或肌内注射。

【医嘱模板】

维生素 B$_2$ 注射液　　5 ~ 10mg·········皮下注射 / 肌内注射

【不良反应】

推荐剂量未见不良反应。

【注意事项】

使用该药后，尿呈黄绿色；可使荧光法测定尿中儿茶酚胺浓度结果呈假性增高，尿胆原呈假阳性。

【药品名称】

注射用辅酶 A（coenzyme A for injection）

【剂型与规格】

注射剂：每支 200 单位。

【主要成分】

辅酶 A。

【药理作用】

体内乙酰化反应的辅酶。参与体内乙酰化反应，对糖、脂肪和蛋白质的代谢起着重要作用，如三羧酸循环、肝糖原积存、乙酰胆碱合成、降低胆固醇量、调节血脂含量及合成甾体物质等，均与该药有密切关系。

【适应证】

用于白细胞减少症、原发性血小板减少性紫癜及功能性低热的辅助治疗。

【禁忌证】

急性心肌梗死患者禁用。对该药过敏者禁用。

【用法用量】

静脉滴注：1 次 50 ~ 200 单位，1 日 50 ~ 400 单位；肌内注射：1 次 50 ~ 200 单位，1 日 50 ~ 400 单位。

【配伍与应用】

静脉滴注：5% 葡萄糖注射液 500mL ＋ 注射用辅酶 A 50 ~ 400 单位，1 次 /d 静脉滴注；肌内注射：临用前用氯化钠注射液 2mL 溶解后注射。

【医嘱模板】

5% 葡萄糖注射液	500mL	} ········· 静脉滴注　1 次 /d	
注射用辅酶 A	50～400 单位		
氯化钠注射液	2mL	} ········· 肌内注射	
注射用辅酶 A	50～400 单位		

【不良反应】

静脉注射要缓慢，否则易引起心悸、出汗等。

【注意事项】

尚不明确。

【药品名称】

维生素 E 注射液（vitamin E injection）

【剂型与规格】

注射剂：每支 5mg（1mL）；50mg（1mL）。

【主要成分】

维生素 E，化学名（α）-2，5，7，8- 四甲基 -2-（4，8，12- 三甲基十三烷基）-6- 苯并二氢吡喃醇醋酸酯，分子式为 $C_6H_4BrNO_2$，分子量 202.00。

【药理作用】

该药为维生素类药。维生素 E 是一种基本营养素，确切功能尚不明确，属于抗氧化剂，可结合饮食中的硒，防止膜及其他细胞结构的多价不饱和脂酸受自由基损伤；降低细胞需要氧量，维持生命力、耐力、持久力。强化肝细胞膜，加速伤口的愈合。保护红细胞免于溶血，保护神经与肌肉免受氧自由基损伤，维持神经、肌肉的正常发育与功能。亦可作为某些酶系统的辅助因子。

【适应证】

1. 心、脑血管疾病的辅助治疗。

2. 习惯性流产、不孕症的辅助治疗。

3. 维生素 E 需要量增加的情况，如甲状腺功能亢进、吸收不良综合征、肝胆系统疾病等。

【禁忌证】

避免香豆素及其衍生物与该药同用，以防发生低凝血酶原血症。

【用法用量】

肌内注射：1 日 1 次，每次 5～50mg。

【配伍与应用】

直接肌内注射。

【医嘱模板】

维生素 E 注射液　　5～50mg ········· 肌内注射　1 次 /d

【不良反应】

长期大量使用（每日量 400～800mg），可引起视力模糊、乳腺肿大、腹泻、头晕、流感样症状、头痛、恶心及胃痉挛、乏力软弱。个别患者有皲裂、唇炎、口角炎、胃肠功能紊乱、肌无力，停药后上述反应可逐渐消失。

【注意事项】

1. 对诊断的干扰　大量维生素 E 可致血清胆固醇及血清甘油三酯浓度升高。

2. 对维生素 K 缺乏而引起的低凝血酶原血症及缺铁性贫血患者，应谨慎用药，以免病情加重。

第二节　肝细胞膜保护剂

【药品名称】

多烯磷脂酰胆碱注射液（polyene phosphatidylcholine injection）

【剂型与规格】

注射剂：每支 232.5mg（5mL）。

【主要成分】

主要成分为多烯磷脂酰胆碱。

【药理作用】

当患肝脏疾病时，肝脏的代谢活力受到严重损伤。多烯磷脂酰胆碱注射液可提供高剂量容易吸收利用的高能多烯磷脂酰胆碱，这些多烯磷脂酰胆碱在化学结构上与重要的内源性磷脂一致，而且在功能上优于后者。它们主要进入肝细胞，并以完整的分子与肝细胞膜及细胞器膜相结合。另外，这些磷脂分子尚可分泌入胆汁。因此多烯磷脂酰胆碱注射液具有下列生理功能：通过直接影响膜结构使受损的肝功能和酶活力恢复正常，调节肝脏的能量平衡，促进肝组织再生，将中性脂肪和胆固醇转化成容易代谢的形式稳定胆汁。

【适应证】

不同原因引起的脂肪肝、急慢性肝炎，包括肝硬化、肝性脑病及继发性肝功能失调。辅助改善中毒性肝损伤（如药物、毒物、化学物质和酒精引起的肝损伤）。

【禁忌证】

对本药所含的任何一种成分过敏者禁用。

【用法用量】

缓慢静脉注射或静脉滴注。静脉注射：成人和青少年一般每日缓慢静脉注射 1~2 安瓿，严重病例每日注射 2~4 安瓿。1 次可同时注射 2 安瓿的量。只可使用澄清的溶液。不可与其他任何注射液混合注射。静脉滴注：严重病例每日输注 2~4 安瓿。如需要，每日剂量可增加至 6~8 安瓿。

【配伍与应用】

严禁用电解质溶液（生理氯化钠溶液、林格液等）稀释。若要配制静脉输液，只能用不含电解质的葡萄糖溶液稀释（如 5%/10% 葡萄糖溶液；5% 木糖醇溶液）。若用其他输液配制，混合液 pH 值不得低于 7.5，配制好的溶液在输注过程中应保持澄清。只可使用澄清的溶液。如果病情允许，尽早用口服多烯磷脂酰胆碱胶囊进行治疗。

【医嘱模板】

5%/10% 葡萄糖溶液　　　　　100mL　⎫
　　　　　　　　　　　　　　　　　⎬ ……… 静脉滴注　1 次/d
多烯磷脂酰胆碱注射液　　　465mg　⎭

5% 木糖醇溶液　　　　　　　100mL ⎫
多烯磷脂酰胆碱注射液　　　　465mg ⎭ ……… 静脉滴注　1 次 /d

【不良反应】

极少数患者可能对该药中所含的苯甲醇产生过敏反应。

【注意事项】

1. 只可使用澄清的溶液。

2. 缓慢静脉注射。

3. 该药在静脉注射使用时，可能出现疼痛、静脉炎等血管刺激症状，建议采用静脉滴注给药方式。

4. 制剂中含有苯甲醇（见不良反应和禁忌证）。

第三节　祛毒护肝类药

【药品名称】

注射用还原型谷胱甘肽（reduced glutathione for injection）

【剂型与规格】

注射剂：每支 0.3g；0.6g；0.9g；1.2g。

【主要成分】

还原型谷胱甘肽，其结构式为：$C_{10}H_{18}O_6N_3S$。

【药理作用】

1. 还原型谷胱甘肽是含有巯基（SH）的三肽类化合物，在人体内具有活化氧化还原系统，激活 SH 酶、解毒作用等重要生理活性。

2. 该药参与体内三羧酸循环和糖代谢，促进体内产生高能量，起到辅酶的作用，是甘油醛磷酸脱氢酶的辅基，又是乙二醛酶及丙糖脱氢酶的辅酶。

3. 该药能激活体内的 SH 酶等，促进碳水化合物、脂肪及蛋白质的代谢，以调节细胞膜的代谢过程。

4. 该药与多种外源性、内源性有毒物质结合生成减毒物质。

【适应证】

1. 化疗患者　包括用顺氯铵铂、环磷酰胺、阿霉素、红比霉素、博来霉素化疗，尤其是大剂量化疗时。

2. 放射治疗患者。

3. 各种低氧血症　急性贫血、成人呼吸窘迫综合征、败血症等。

4. 肝脏疾病　包括病毒性、药物毒性、酒精毒性（包括酒精性脂肪肝、酒精性肝纤维化、酒精性肝硬化、急性酒精性肝炎）及其他化学物质毒性引起的肝脏损害。

5. 亦可用于有机磷、胺基或硝基化合物中毒的辅助治疗。

6. 解药物毒性　肿瘤化疗药物、抗结核药物、精神神经科药物、抗抑郁药物、扑热息痛等。

【禁忌证】

对该药有过敏反应者禁用。

【用法用量】

1. 给药途径

（1）静脉注射：将之溶解于注射用水后，加入 100mL、250～500mL 生理盐水或 5% 葡萄糖注射液中静脉滴注。

（2）肌内注射：将之溶解于注射用水后肌内注射。

2. 用量

（1）化疗患者：应用化疗药物前 l5 分钟内按照 $1.5g/m^2$ 的剂量将该药溶解于 100mL 生理盐水中，于 15 分钟内静脉滴注，第 2～5 日每日肌内注射该药 0.6g。使用环磷酰胺（CTX）时，为预防泌尿系统损害，建议在 CTX 注射完后立即静脉注射该药，于 15 分钟内输注完毕；用顺铂化疗时，建议该药的用量不超过 35mg/mg，以免影响化疗效果。

（2）肝脏疾病的辅助治疗。

对于病毒性肝炎：1.2g，q.d.，静脉滴注，30 日；

重症肝炎：1.2～2.4g，q.d.，静脉滴注，30 日；

活动性肝硬化：1.2g，q.d.，静脉滴注，30 日；

脂肪肝：1.8g，q.d.，静脉滴注，30 日；

酒精性肝炎：1.8g，q.d.，静脉滴注，14～30 日；

药物性肝炎：1.2～1.8g，q.d.，静脉滴注，14～30 日

（3）用于放疗辅助用药，照射后给药，剂量 $1.5g/m^2$，或遵医嘱。

（4）其他疾病：建议肝消融术前 3 日左右开始使用，如低氧血症，可将 $1.5g/m^2$ 该药溶解于 0.9% 生理盐水 100mL 中静脉滴注，病情好转后每日肌内注射 0.3～0.6g 维持。

3. 疗程　肝脏疾病一般 30 日为 1 个疗程，其他情况根据病情决定。

【配伍与应用】

见用法用量。

【医嘱模板】

0.9% 氯化钠注射液 /5% 葡萄糖注射液	100mL	}⋯⋯⋯ 静脉滴注　1 次 /d
注射用还原型谷胱甘肽	1.2g	
0.9% 氯化钠注射液 /5% 葡萄糖注射液	250～500mL	}⋯⋯⋯ 静脉滴注　1 次 /d
注射用还原型谷胱甘肽	1.2g	
注射用水	2mL	}⋯⋯⋯ 肌内注射　1 次 /d
注射用还原型谷胱甘肽	1.2g	

【不良反应】

偶见脸色苍白、血压下降、脉搏异常等类过敏症状，应停药。偶见皮疹等过敏症状，应停药。偶有食欲不振、恶心、呕吐、胃痛等消化道症状，停药后消失。注射局部轻度疼痛。

【注意事项】

1. 在医生的监护下，在医院内使用该药。

2. 本药不得与维生素 B_{12}、维生素 K_3、甲萘醌、泛酸钙、乳清酸、抗组胺药、磺胺药或四环素合用。

3. 注射前必须完全溶解，外观澄清、无色；该药溶解后在室温下可保存 2 小时，0～5℃保存 8 小时。

4. 放在儿童不易触及的地方。

【药品名称】

葡醛内酯片（glucurolactone tablets）

【剂型与规格】

片剂：每片 100mg。

【主要成分】

主要成分为葡醛内酯。

【药理作用】

进入机体后可与含有羟基或羧基的毒物结合，形成低毒或无毒结合物由尿排出，有保护肝脏及解毒作用。另外，葡糖醛酸可使肝糖原含量增加，脂肪储量减少。

【适应证】

用于急慢性肝炎的辅助治疗。

【禁忌证】

对该药过敏者禁用。

【用法用量】

口服。成人 1 次 1 ~ 2 片，1 日 3 次。5 岁以下小儿 1 次半片；5 岁以上 1 次 1 片，1 日 3 次。

【配伍与应用】

口服药物。

【医嘱模板】

（成人）葡醛内酯片	1 ~ 2 片	口服	3 次 /d
（小于等于 5 岁）葡醛内酯片	半片（50mg）	口服	3 次 /d
（大于 5 岁）葡醛内酯片	1 片	口服	3 次 /d

【不良反应】

偶有面红、轻度胃肠不适，减量或停药后即消失。

【注意事项】

1. 该药为肝病辅助治疗药，第一次使用该药前应咨询医师。治疗期间应定期到医院检查。

2. 如服用过量或出现严重不良反应，应立即就医。

3. 对该药过敏者禁用，过敏体质者慎用。

4. 该药性状发生改变时禁止使用。

5. 请将该药放在儿童不能接触的地方。

6. 儿童必须在成人监护下使用。

7. 如正在使用其他药品，使用该药前请咨询医师或药师。

8. 老人、孕妇及哺乳期妇女应在医师指导下使用。

【药品名称】

硫普罗宁注射液（tiopronin injection）

【剂型与规格】

注射剂：每支 0.1g（2mL）。

【主要成分】

主要成分为硫普罗宁。

【药理作用】

动物实验表明，硫普罗宁对硫代乙酰胺、四氯化碳造成的动物急性肝损伤模型中血清 AST、ALT 升高有降低作用，对慢性肝损伤模型引起的甘油三酯蓄积有抑制作用；可以促进肝糖原合成，抑制胆固醇增高，有利于血清白蛋白 / 球蛋白比值回升。

【适应证】

1. 用于改善各类急慢性肝炎所致的肝功能受损。

2. 用于脂肪肝、酒精肝、药物性肝损伤的治疗及重金属的解毒。

3. 可降低放化疗的毒副作用，并可预防放化疗所致的外周白细胞减少和二次肿瘤的发生。

4. 对早期老年性白内障和玻璃体浑浊有显著的治疗作用。

【禁忌证】

1. 对该药成分过敏的患者。

2. 重症肝炎并伴有高度黄疸、顽固性腹水、消化道出血等并发症的肝病患者。

3. 肾功能不全合并糖尿病者。

4. 孕妇及哺乳妇女。

5. 儿童。

6. 急性重症铅、汞中毒患者。

7. 既往使用本药时发生过粒细胞缺乏症、再生障碍性贫血、血小板减少或其他严重不良反应者。

【用法用量】

静脉滴注，1 次 0.2g，1 日 1 次，连续 4 周。

【配伍与应用】

临用前溶于 5%～10% 的葡萄糖注射液或生理盐水 250～500mL 中，按常规静脉滴注。

【医嘱模板】

5%/10% 的葡萄糖注射液	250～500mL	}·········· 静脉滴注　1 次 /d
硫普罗宁注射液	0.2g	
0.9% 氯化钠注射液	250～500mL	}·········· 静脉滴注　1 次 /d
硫普罗宁注射液	0.2g	

【不良反应】

1. 过敏反应　在硫普罗宁注射剂型上市后收集的 1 560 例不良反应病例报告中，严重不良反应病例报告 115 例，主要表现为过敏性休克的 79 例（死亡 1 例）。其他不良反应还有皮疹、瘙痒、恶心、呕吐、发热、寒战、头晕、心慌、胸闷、腮腺肿大、喉水肿、呼吸困难、过敏样反应等。

2. 本药可能引起青霉胺具有的所有不良反应，但其不良反应的发生频率较青霉胺低。

3. 血液系统　少见粒细胞缺乏症，偶见血小板减少。如果外周白细胞计数降到每毫升 3.5×10^6 以下，或者血小板计数降到每毫升 10×10^6 以下，建议停药。

4. 泌尿系统　可出现蛋白尿，发生率约为 10%，停药后通常很快即可完全恢复。另有个案报道本药可引起尿液变色。

5. 消化系统　可出现味觉减退、味觉异常、恶心、呕吐、腹痛、腹泻、食欲减退、胃胀气、口腔溃疡等。另有报道可出现胆汁淤积、肝功能检测指标（如谷丙转氨酶、谷草转氨酶、总胆红素、碱性磷酸酶等）上升，如出现异常应停用该药，或进行相应治疗。

6. 皮肤　皮肤反应是本药最常见的不良反应，发生率为 10%~32%，表现为皮疹、皮肤瘙痒、皮肤发红、荨麻疹、皮肤皱纹、天疱疮、皮肤巩膜黄染等，其中皮肤皱纹通常仅在长期治疗后发生。

7. 呼吸系统　据报道，本药可引起肺炎、肺出血和支气管痉挛。另有个案报道可出现呼吸困难或呼吸窘迫，以及闭塞性细支气管炎。

8. 肌肉骨骼　有个案报道使用本药治疗可引起肌无力。

9. 长期、大量应用罕见蛋白尿或肾病综合征。

10. 其他　罕见胰岛素性自体免疫综合征，出现疲劳感和肢体麻木应停用。

【注意事项】

1. 出现过敏反应的患者应停用本药。以下患者慎用：①老年患者。②有哮喘病史的患者。③既往曾使用过青霉胺或使用青霉胺时发生过严重不良反应的患者。对于曾出现过青霉胺毒性的患者，使用本药应从较小的剂量开始。

2. 用药前后及用药时应定期进行下列检查以监测本药的毒性作用：外周血细胞计数、血小板计数、血红蛋白量、血浆白蛋白量、肝功能、24 小时尿蛋白。此外，治疗中每 3 个月或 6 个月应检查 1 次尿常规。

【药品名称】

联苯双酯片（bifendate tablets）

【剂型与规格】

片剂：每片 25mg。

【主要成分】

联苯双酯。

【药理作用】

本药为合成五味子丙素时的中间体。小鼠口服本药 150~200mg/kg，可减轻四氯化碳所致的肝脏损害和谷丙转氨酶（ALT）升高。对四氯化碳所致的肝脏微粒体脂质过氧化、四氯化碳代谢转化为一氧化碳有抑制作用，并降低四氯化碳代谢过程中还原辅酶Ⅱ及氧的消耗，从而保护肝细胞生物膜的结构和功能。本药亦可降低泼尼松诱导的肝脏 ALT 升高，能促进部分肝切除小鼠的肝脏再生。本药的降酶作用并非直接抑制血清及肝脏 ALT 的活性，也不加速血液中 ALT 的失活，可能是肝组织损害减轻的反映。该药对细胞色素 P450 酶活性有明显的诱导作用，从而加强对四氯化碳及某些致癌物的解毒能力。对部分肝炎患者有改善蛋白代谢的作用，使白蛋白升高，球蛋白降低。对 HbsAg 及 HbeAg 无转阴作用，也不能使肿大的肝脾缩小。

【适应证】

用于慢性迁延型肝炎伴有谷丙转氨酶（ALT）升高异常者，也可用于化学药物引起的 ALT 升高。

【禁忌证】

1. 对本药过敏者禁用。

2. 肝硬化者禁用。

3. 孕妇及哺乳期妇女禁用。

【用法用量】

口服。1 次 25 ~ 50mg（1 ~ 2 片），1 日 3 次。

【配伍与应用】

口服药物。

【医嘱模板】

联苯双酯片　　25 ~ 50mg（1 ~ 2 片）………3 次 /d　口服

【不良反应】

个别病例服用后可出现轻度恶心，偶有皮疹发生。

【注意事项】

1. 少数患者用药过程中 ALT 可回升，加大剂量可使之降低。停药后部分患者 ALT 反跳，但继续服药仍有效。

2. 个别患者于服药过程中可出现黄疸及病情恶化，应停药。

第四节　抗炎保肝药

【药品名称】

复方甘草甜素（甘草酸苷）注射液（compound glycyrrhizin injection）

【剂型与规格】

注射剂：每支 20mL。

【主要成分】

为复方制剂，其组分（每 20mL）为：甘草酸苷（glycyrrhizin）40mg，甘氨酸（aminoacetic acid）400mg，盐酸半胱氨酸（cysteine hydrochloride）20mg。

【药理作用】

1. 抗炎症作用

（1）抗过敏作用：甘草甜素具有抑制兔的局部过敏坏死反应（Arthus phenomenon）及施瓦茨曼现象（Shwartzman phenomenon）等抗过敏作用。对皮质激素，有增强激素的抑制应激反应作用，拮抗激素的抗肉芽形成和胸腺萎缩作用。对激素的渗出作用无影响。

（2）对花生四烯酸代谢酶的阻碍作用：甘草甜素可以直接与花生四烯酸代谢途径的启动酶磷脂酶 A2（phospholipase A2）结合，以及与作用于花生四烯酸使其产生炎性介质的脂氧合酶（lipoxygenase）结合，选择性地阻碍这些酶的磷酸化而抑制其活化。

2. 免疫调节作用　甘草甜素在体外试验（in vitro）具有以下免疫调节作用：①对 T 细胞活化的调节作用；②对 γ 干扰素的诱导作用；③活化 NK 细胞的作用；④促进胸腺外 T 淋巴细胞分化的作用。

3. 对实验性肝细胞损伤的抑制作用　在 in vitro 初代培养的大白鼠肝细胞系，甘草甜素有抑制由四氯化碳所致的肝细胞损伤的作用。

4. 抑制病毒增殖和对病毒的灭活作用　在小白鼠 MHV（小白鼠肝炎病毒）感染实验中，给予甘草甜素可延长其生存天数。在兔的牛痘病毒（Vaccinia virus）发痘阻止实验中，有阻止发痘作用；在体外试验系，也观察到了抑制疱疹病毒等的增殖作用，以及对病毒的灭活作用。

甘氨酸及盐酸半胱氨酸可以抑制或减轻由于大量长期使用甘草甜素可能出现的电解质代谢异常所致的假性醛固酮症状。

【适应证】

治疗慢性肝病，改善肝功能异常。可用于治疗湿疹、皮肤炎、荨麻疹。

【禁忌证】

以下患者不宜给药：

1. 对本剂既往有过敏史患者。

2. 醛固酮症患者，肌病患者，低钾血症患者（可加重低钾血症和高血压症）。

【用法用量】

成人通常 1 次 /d，5～20mL 静脉注射。可依年龄、症状适当增减。慢性肝病可 1 次 /d，40～60mL 静脉注射或者静脉滴注。可依年龄、症状适当增减。

【配伍与应用】

0.9% 氯化钠注射液或 5% 葡萄糖注射液适量溶解后静脉注射，给药浓度以 40mg（以甘酸酸苷计）/20mL 为宜。成人通常 1 日 1 次 10～40mg（以甘酸酸苷计）静脉注射。

【医嘱模板】

0.9% 氯化钠注射液 /5% 葡萄糖注射液	100～250mL	⎫
复方甘草甜素（甘草酸苷）注射液	10～40mg	⎭ ……… 静脉滴注　1 次 /d

【不良反应】

1. 重要副作用　①休克、过敏性休克（发生频率不明）：有时可能出现休克、过敏性休克（血压下降，意识不清，呼吸困难，心肺衰竭，面色潮红，颜面浮肿等），因此要充分观察，一旦发现异常，应立即停药，并给予适当处置。②过敏样症状（anaphylaxis-like symptom）（发生频率不明）：有时可能出现过敏样症状（呼吸困难，面色潮红，颜面浮肿等），因此要充分观察，一旦发现异常，应立即停药，并给予适当处置。③假性醛固酮症（pseudoaldosteronism）（发生频率不明）：增大药量或长期连续使用，可出现重度低血钾症、增加低血钾症的发生率，以及血压上升、水钠潴留、浮肿、体重增加等假性醛固酮增多症状。在用药过程中，要充分观察（如测定血清钾值等），发现异常情况，应停止给药。另外，可出现由于低血钾症导致的乏力感、肌力低下等症状。

2. 其他副作用　在增大用药剂量时，可增加血清钾下降、血压升高的发生率。体液、电解质血清钾低下，血压升高，浮肿，全身倦怠，肌痛，其他如皮疹，皮肤异样感，头痛，发热感。

【注意事项】

1. 慎重给药　对高龄患者应慎重给药（高龄患者低血钾症发生率高）。

2. 重要注意事项　①为防止休克的出现，问诊要充分。②事先准备急救设施，以便发生休克时能及时抢救。③给药后，需保持患者安静，并密切观察患者的状态。④与含甘草制剂并用时，由于本片亦为甘草酸苷制剂，容易出现假性醛固酮增多症，应予注意。

3. 给药时注意　静脉内给药时，应注意观察患者的状态，尽量缓慢速度给药。

4. 有报道口服甘草酸及含有甘草的制剂时，可出现横纹肌溶解症。

【药品名称】

复方甘草酸单铵注射液（compound ammonium glycyrrhetate injection）

【剂型与规格】

注射剂：每支 20mL。

【主要成分】

含甘草酸单铵盐 S40mg、盐酸半胱氨酸 30mg 与甘氨酸 400mg。

【药理作用】

甘草酸单铵对肝脏类固醇代谢酶有较强的亲和力，从而阻碍皮质醇与醛固酮的灭活，使用后显示明显的皮质激素样效应，如抗炎作用、抗过敏及保护膜结构等作用；无明显皮质激素样副作用。该药可促进胆色素代谢，减少 ALT、AST 的释放；诱生 γ-IFN 及白细胞介素 Ⅱ，提高 NK 细胞活性、OKT4/OKT8 比值，激活网状内皮系统；抑制肥大细胞释放组胺；抑制细胞膜磷脂酶 A_2（PL-A_2）和前列腺素 E_2（PGE_2）的形成和肉芽肿性反应；抑制自由基和过氧化脂的产生和形成，降低脯氨羟化酶的活性；调节钙离子通道，保护溶酶体膜及线粒体，减轻细胞的损伤和坏死；促进上皮细胞产生黏多糖。盐酸半胱氨酸在体内可转换为蛋氨酸，是一种必需氨基酸，在人体可合成胆碱和肌酸。胆碱是一种抗脂肪肝物质。对由砷剂、巴比妥类药物、四氯化碳等有机物质引起的中毒性肝炎，蛋氨酸有治疗和保护肝功能的作用。

【适应证】

用于急、慢性肝炎引起的肝功能异常；对中毒性肝炎有一定的辅助治疗作用；亦可用于食物中毒、药物中毒、药物过敏等。

【禁忌证】

1. 对该药过敏者禁用。

2. 严重低钾血症、高钠血症患者禁用。

3. 高血压、心衰患者禁用。

4. 肾功能衰竭患者禁用。

5. 醛固酮增多症患者及肌瘤患者禁用。

【用法用量】

静脉滴注。1 次 20～80mL，1 次 /d。

【配伍与应用】

1 次 20～80mL，1 次 /d，加入 5% 葡萄糖或 0.9% 氯化钠 250～500mL 注射液稀释后，缓慢滴注。1 次 20～80mL，1 日 1 次，加入等量 5% 葡萄糖注射液，缓慢静脉注射。

【医嘱模板】

5% 葡萄糖注射液 /0.9% 氯化钠注射液	250～500mL		
复方甘草酸单铵注射液	20～80mL	} ……… 静脉滴注　1 次 /d	
5% 葡萄糖注射液	20～80mL		
复方甘草酸单铵注射液	20～80mL	} ……… 静脉推注　1 次 /d	

【不良反应】

可见低钾血症、血压升高、水钠潴留、浮肿、假性醛固酮症等，偶见胸闷、口渴及过敏反应。

【注意事项】

1. 为防止出现过敏性休克，使用前要充分询问用药史，并做好紧急处置的准备。

2. 治疗过程中应定期监测血压、血清钾、钠浓度。如出现高血压、水钠潴留、低血钾等情况，应停药或适当减量。

【药品名称】

甘草酸二铵（diammonium glycyrrhizinate）

【剂型与规格】

胶囊：50mg。注射剂：50mg（10mL）。

【主要成分】

20β- 羧基 -11- 氧代正齐墩果烷 -12- 烯 -3β 基 -2-0-β-D- 葡萄吡喃糖醛酸基 -α-D- 葡萄吡喃糖苷醛酸二铵盐。按干燥品计算，含 $C_{42}H_{68}N_2O_{16}$ 不得少于 97.0%。

【药理作用】

甘草酸二铵系中药甘草中提取的有效成分，是甘草酸单铵盐的更新换代产品，为中药甘草有效成分的第三代提取物，是一种药理活性较强的治疗慢性肝炎药。甘草酸二铵具有较强的抗炎、保护肝细胞膜及改善肝功能的作用，对多种肝毒剂所致肝脏损伤均有防治作用，并呈剂量依赖性；对复合致病因子引起的慢性肝损害，能明显提高存活率及改善肝功能。实验证明，甘草酸二铵能明显阻止半乳糖胺、四氯化碳及硫代乙酰胺引起的血清谷丙转氨酶（ALT）增高，改善肝脏受损组织。肝组织切片显示，甘草酸二铵可以对抗半乳糖胺所致肝细胞线粒体及核仁的损害，并使肝糖原及核酸含量增加，减轻肝细胞坏死，加速肝细胞恢复。

【适应证】

甘草酸二铵适用于急慢性病毒性肝炎的治疗，特别对乙型慢性活动性肝炎和丙型慢性活动性肝炎，可明显改善临床症状和肝功能，其疗效优于甘草酸单铵和肾上腺皮质激素。

【禁忌证】

1. 严重低钾血症。

2. 高钠血症。

3. 心力衰竭。

4. 肾功能衰竭。

5. 妊娠妇女。

6. 新生儿、婴幼儿。

【用法用量】

静脉滴注，1 次 0.15g（1 次 1 瓶）。

【配伍与应用】

用注射用水溶解后，再以 10% 葡萄糖注射液 250mL 稀释后缓慢滴注，1 日 1 次。

【医嘱模板】

10% 葡萄糖注射液 250mL
注射用甘草酸二铵 0.15g
} ……… 静脉滴注 1 次 /d

【不良反应】

1. 消化系统 可出现纳差、恶心、呕吐、腹胀。
2. 心脑血管系统 可出现头痛、头晕、胸闷、心悸及血压增高。
3. 其他 皮肤瘙痒、荨麻疹、口干和浮肿。以上症状一般较轻，不影响治疗。

【注意事项】

1. 该药未经稀释不得进行注射。
2. 治疗过程中应定期检测血压、血清钾、钠浓度，如出现高血压、血钠潴留、低血钾等情况，应停药或适当减量。

第五节 利胆类药

【药品名称】

熊去氧胆酸（ursodeoxycholic acid）

【剂型与规格】

片剂：50mg；150mg。胶囊：250mg。

【主要成分】

该药为 3α，7β– 二羟基 –5β– 胆甾烷 –24– 酸。按干燥品计算，含 $C_{24}H_{40}O_4$ 不得少于 98.5%。

【药理作用】

胆汁淤积性肝病与鹅去氧胆酸、去氧胆酸和石胆酸的积聚有关，这些胆酸由于去垢作用而引起肝细胞损害。熊去氧胆酸（UDCA）是一种无毒性的亲水胆酸，能竞争性地抑制毒性内源性胆酸在回肠的吸收。通过激活钙离子、蛋白激酶 C 组成的信号网络，并通过激活分裂活性蛋白激酶来增强胆汁淤积肝细胞的分泌能力，使血液及肝细胞中内源性疏水胆酸浓度降低，达到减少胆汁淤积的作用。UDCA 还能竞争性地取代细胞膜和细胞器上的毒性胆酸分子，防止肝细胞和胆管细胞受到更多毒性胆酸的损害。上述作用具体表现在：①细胞保护作用。UDCA 结合物能明显减轻疏水胆酸诱发的肝细胞的细胞溶解，减少培养鼠和人类肝细胞由毒性胆酸诱发的细胞凋亡。②膜稳定作用。UDCA 可防止胆酸诱发的线粒体膜渗透性改变，即通过膜稳定作用来防止毒性胆酸诱发的线粒体膜、基底膜和小胆管膜损害。③抗氧化作用。UDCA 能抑制毒性胆酸引起的库普弗细胞激活，还能增加肝细胞谷胱甘肽和含硫醇蛋白的水平，防止肝细胞的氧化损伤。④免疫调节作用。UDCA 通过降低疏水胆酸的刺激作用间接抑制，并通过激活糖皮质激素受体直接抑制组织相容性复合体（MHC）Ⅰ类和Ⅱ类基因的表达。

【适应证】

1. 适用于胆囊功能正常、透光、直径 10～15mm 的非钙化结石。
2. 预防胆结石形成 长期用易形成胆固醇结石的药物（如雌激素、氯贝丁酯及其衍生物、考来烯胺）的患者、长期高胆固醇饮食者、有易感遗传因素者，均可服用熊去氧胆酸预防胆结石形成。

3. 治疗胆囊炎、胆管炎、胆汁性消化不良、黄疸等。

4. 治疗回肠切除术后脂肪泻、高甘油三酯血症、肝大、慢性肝炎，亦可用于胆汁反流性胃炎。

5. 还用于原发性胆汁性肝硬化和原发性硬化性胆管炎。

6. 建议肝消融术后胆红素升高患者使用。

【禁忌证】

1. 严重肝炎及严重肝功能减退者。

2. 胆道完全阻塞者。

3. 胃、十二指肠溃疡及其他肠道疾病者。

4. 对胆汁酸过敏者。

5. 有胆囊切除术指征的患者，包括持续性急性胆囊炎、胆管炎、胆石性胰腺炎或胆道胃肠瘘。

6. 孕妇、儿童、哺乳妇女禁用。

【用法用量】

1. 利胆　每次 50mg，每日 150mg。

2. 溶解胆结石　每日 450~600mg，或每日 8~10mg/kg，分早晚 2 次服。胆石清除后，每晚口服 500mg，以防止复发。

3. 肝大、慢性肝炎　每日 8~13mg/kg，疗程为 6~24 个月。

4. 胆汁反流性胃炎　每日 1 000mg，分 2 次服。

【配伍与应用】

口服药物。

【医嘱模板】

（利胆）熊去氧胆酸胶囊 / 片　　　50mg………3 次 /d　口服

【不良反应】

1. 主要为腹泻，发生率约为 2%。偶见便秘、胃痛、胰腺炎等。

2. 肝毒性　熊去氧胆酸对肝脏毒性不明显。

3. 呼吸系统　国外资料报道，可出现支气管炎、咳嗽、咽炎等呼吸系统的不良反应。

4. 中枢神经系统　偶见头痛、头晕等。

5. 皮肤　可出现瘙痒、脱发等。

6. 肌肉骨骼　可出现关节痛、关节炎、背痛和肌痛等。

7. 致癌及致突变作用　动物实验未发现熊去氧胆酸有致突变作用，光镜和电镜下观察未发现肝细胞与熊去氧胆酸一起孵化后有结构上的改变。动物实验（小鼠和大鼠）表明，熊去氧胆酸用到最大剂量的 5.4 倍也不会致癌。

8. 其他　偶见过敏、心动过缓、心动过速等。

【注意事项】

熊去氧胆酸胶囊必须在医生监督下使用。主治医师在治疗的前 3 个月必须每 4 周检查 1 次患者的一些肝功能指标，如 AST（SGOT）、ALT（SGPT）和 γ-GT 等，并且以后每 3 个月检查 1 次肝功能指标。为了评价治疗效果，及早发现胆结石钙化，应根据结石大小，在治疗开始后 6~10 个月，做胆囊 X 射线检查（口服胆囊造影）。于站立位及躺卧位

（超声监测）拍 X 射线照片。

【药品名称】

注射用丁二磺酸腺苷蛋氨酸（ademetionine 1，4-butanedisulfonate for injection）

【剂型与规格】

注射剂：每支 0.5g（以腺苷蛋氨酸计）。

【主要成分】

注射用溶剂：L– 赖氨酸、氢氧化钠和注射用水。

【药理作用】

腺苷蛋氨酸是存在于人体所有组织和体液中的一种生理活性分子。它作为甲基供体（转甲基作用）和生理性巯基化合物（如半胱氨酸、牛磺酸、谷胱甘肽和辅酶 A 等）的前体（转硫基作用），参与体内重要的生化反应。在肝内，通过使质膜磷脂甲基化来调节肝脏细胞膜的流动性，而且通过转硫基反应可以促进解毒过程中硫化产物的合成。只要肝内腺苷蛋氨酸的生物利用度在正常范围内，这些反应就有助于防止肝内胆汁淤积。现已发现，肝硬化时肝腺苷蛋氨酸的合成明显下降，这是因为腺苷蛋氨酸合成酶（催化必需氨基酸蛋氨酸向腺苷蛋氨酸转化）的活性显著下降（–50%）所致。这种代谢障碍使蛋氨酸向腺苷蛋氨酸转化减少，削弱了防止胆汁淤积的正常生理过程，使肝硬化患者饮食中的蛋氨酸血浆清除率降低，并造成其代谢产物，特别是半胱氨酸、谷胱甘肽和牛磺酸利用度下降。这种代谢障碍还造成高蛋氨酸血症，使发生肝性脑病的危险性增加。有研究证明，体内蛋氨酸累积可导致其降解产物（如硫醇、甲硫醇）在血中的浓度升高，而这些降解产物在肝性脑病的发病机制中起重要作用。由于腺苷蛋氨酸使巯基化合物合成增加，但不增加血液循环中蛋氨酸的浓度，给肝硬化患者补充腺苷蛋氨酸可以使一种在肝病时生物利用度降低的必需化合物恢复至内源性水平。

肝内胆汁淤积可能是急性和慢性肝病的并发症，而且不管它们的病因如何，这种并发症都可能发生。这是由于肝细胞分泌胆汁减少，因而本应随着胆汁被清除的物质在血液中聚积，特别是胆红素、胆盐和各种酶。肝内胆汁淤积表现为黄疸和 / 或瘙痒，生化改变的特点是血液中的胆汁成分（主要是总胆红素和结合胆红素、胆盐）和胆管酶（碱性磷酸酶和 γ– 谷氨酰转移酶升高）。补充腺苷蛋氨酸可以清除因腺苷蛋氨酸合成酶活性降低而造成的代谢阻滞，恢复胆汁排泌的生理机制。事实上各种实验模型证明，腺苷蛋氨酸抗胆汁淤积的活性应归于：

（1）通过依赖腺苷蛋氨酸合成膜磷脂（降低胆固醇与磷脂的比例）恢复细胞膜的流动性。

（2）通过转硫基途径合成参与内源解毒过程的含硫化合物。该药没有致突变作用，也不影响动物的生育能力。在整个孕期该药既不干扰动物胚胎的形成，也不影响胎仔的发育。

【适应证】

适用于肝硬化前和肝硬化所致肝内胆汁淤积。适用于妊娠期肝内胆汁淤积。建议肝消融术后胆红素升高患者使用。

【禁忌证】

对该药过敏者。

【用法用量】

初始治疗：使用注射用丁二磺酸腺苷蛋氨酸，每日 500～1 000mg，肌内或静脉注射，共 2 周。静脉注射必须非常缓慢。维持治疗：使用丁二磺酸腺苷蛋氨酸肠溶片，每日 1 000～2 000mg，口服。

【配伍与应用】

使用 0.9% 生理盐水 100mL 进行静脉注射。配伍禁忌：该药不应与碱性溶液或含钙的溶液混合。

【医嘱模板】

0.9% 氯化钠注射液	100mL	} ········· 静脉滴注　1 次 /d
注射用丁二磺酸腺苷蛋氨酸	500～1 000mg	
0.9% 氯化钠注射液	2mL	} ········· 肌内注射　1 次 /d
注射用丁二磺酸腺苷蛋氨酸	500～1 000mg	

【不良反应】

即使长期大量应用亦未见与该药相关的不良反应。改变用药习惯或增加用药剂量同样未见不良反应的报告。对该药特别敏感的个体，偶可引起昼夜节律紊乱，睡前服用催眠药可减轻此症状。以上症状均表现轻微，不需要中断治疗。另外，若出现其他症状，请与医生联系。抑郁症患者使用该药出现自杀意识 / 观念或行为者极为罕见。

【注意事项】

注射用冻干粉针须在临用前用所附溶剂溶解。静脉注射必须非常缓慢。有血氨增高的肝硬化前期及肝硬化患者必须在医生指导下服用该药，并注意血氨水平。请不要使用过期药品。请远离热源。若粉针安瓿由于储存不当而有微小裂口或暴露于热源，结晶由白色变为其他颜色时，应将该药连同整个包装去药房退换。对驾驶或操作机械的能力无影响。

第六节　降血氨类药

【药品名称】

乳果糖口服溶液（lactulose oral solution）

【剂型与规格】

口服液：每瓶 60mL；100mL；200mL。

【主要成分】

主要成分为乳果糖，化学名称为 4–O–β–D 吡喃半乳糖基 –D– 呋喃果糖。分子式：$C_{12}H_{22}O_{11}$，分子量：342.3。

【药理作用】

1. 乳果糖系人工合成的不吸收性双糖，在肠道内不被吸收，可被结肠细菌分解成乳酸和醋酸，使肠道 pH 值降至 6 以下，从而阻断氨的吸收，减少内毒素的蓄积和吸收，使患者血氨恢复正常，并由昏迷转为清醒。

2. 乳果糖还具有双糖的渗透活性，可使水、电解质保留在肠腔而产生高渗效果，故又是一种渗透性泻药，因为无肠道刺激性，亦可用于治疗慢性功能性便秘。

【适应证】

用于治疗高血氨症及由血氨升高引起的疾病；用于治疗慢性功能性便秘。建议肝消融术后血氨升高患者使用。

【禁忌证】

糖尿病患者慎用，对半乳糖不能耐受者不宜服用。阑尾炎、肠梗阻、不明原因的腹痛者均禁用。

【用法用量】

口服，成人1次10mL，1日3次。

【配伍与应用】

口服药物。

【医嘱模板】

（成人）乳果糖口服溶液　　10mL………3次/d　口服

【不良反应】

经临床使用，除个别患者服用后稍感恶心外，无其他不适，经继续服药或用一倍水稀释后可消失。

【注意事项】

1. 对该药过敏者禁用。

2. 当药品性状发生改变时禁止使用。

3. 请将此药品放在儿童不能接触的地方。

【药品名称】

门冬氨酸鸟氨酸（L-ornithine L-aspartate）

【剂型与规格】

注射剂：5g（10mL）。颗粒：1g；3g。

【主要成分】

门冬氨酸鸟氨酸。

【药理作用】

该药可提供尿素和谷氨酰胺合成的底物。而谷氨酰胺是氨的解毒产物，同时也是氨的储存及运输形式；在生理和病理条件下，尿素的合成及谷氨酰胺的合成会受到鸟氨酸、门冬氨酸和其他二羧基化合物的影响。鸟氨酸几乎涉及尿素循环的活化和氨的解毒的全过程。在此过程中形成精氨酸，继而分裂出尿素形成鸟氨酸。门冬氨酸参与肝细胞内核酸的合成，以利于修复被损伤的肝细胞。另外，由于门冬氨酸对肝细胞内三羧酸循环代谢过程起间接促进作用，促进了肝细胞的能量生成，使得被损伤的肝细胞各项功能得以迅速恢复。

【适应证】

因急、慢性肝病（如各型肝炎、肝硬化、脂肪肝、肝炎后综合征）引发的血氨升高及治疗肝性脑病，如伴发或继发于肝脏解毒功能受损（如肝硬化）的潜在性或发作期肝性脑病，尤其适用于治疗肝昏迷早期或肝昏迷期的意识模糊状态。建议肝消融术后血氨升高患者使用。

【禁忌证】

严重肾功能不全的患者（血清中肌酐水平超过 3mg/100mL）禁用该药。

【用法用量】

口服颗粒：除非特别说明，每日 1~3 次，每次 3g，将每包内容物溶于足够的溶液中（如水、茶和果汁）。静脉注射：急性肝炎，每日 5~10g 静脉滴注。慢性肝炎或肝硬化，每日 10~20g 静脉滴注（病情严重者可酌量增加，但根据目前的临床经验，每日不超过 40g）。肝昏迷治疗可以参考以下方案：第一日的第一个 6 小时内用 20g，第二个 6 小时内分两次给药，每次 10g，静脉滴注。使用时先将该药用适量注射用水充分溶解，再加入到 0.9% 氯化钠注射液或 5%、10% 葡萄糖注射液中，最终门冬氨酸鸟氨酸的浓度不超过 2%，缓慢静脉滴注。

【配伍与应用】

可加入任何常用注射液中，如生理盐水，5%、10% 葡萄糖水等静脉滴注，由于静脉耐受力的原因，在 500mL 注射液中加入的该药最好不超过 6 支。

【医嘱模板】

0.9% 氯化钠注射液　　　　　500mL
注射用门冬氨酸鸟氨酸　　　　5~10g ⎫⎬ ········· 静脉滴注（急性肝炎）　1 次 /d

【不良反应】

偶尔会有恶心，少数病例出现呕吐。总的来说，上述症状都是一过性的，不需要停止治疗。减少药物使用剂量或减慢输液速度，这些不良反应就可以消失。

【注意事项】

对氨基酸类药物过敏者及严重的肾功能衰竭者禁用。大量使用本药时，注意监测血及尿中的尿素指标。

【药品名称】

门冬氨酸钾镁（potassium magnesium aspartate）

【剂型与规格】

1. 注射剂：每支 10mL，含无水天门冬氨酸钾 0.425g，无水天门冬氨酸镁 0.4g。
2. 片剂：每片含无水天门冬氨酸钾 0.158g，无水天门冬氨酸镁 0.14g。

【主要成分】

为复方制剂，其组分为无水门冬氨酸钾、无水门冬氨酸镁。

【药理作用】

门冬氨酸钾镁是门冬氨酸钾盐和镁盐的混合物。门冬氨酸是体内草酰乙酸的前体，在三羧酸循环起重要作用。门冬氨酸钾镁还参与鸟氨酸循环，促进氨与二氧化碳的代谢，使之生成尿素，降低血中氨和二氧化化碳的含量。门冬氨酸与细胞有很强的亲和力，可作为钾离子的载体，使钾离子进入细胞内，促进细胞除极化和细胞代谢，维持其正常功能。镁离子是生成糖原及高能磷酸酯不可缺少的物质，可增强门冬氨酸钾盐的疗效。镁离子和钾离子是细胞内重要的阳离子，对许多酶的功能起着重要作用，能结合大分子到亚细胞结构上，并与肌肉收缩的机制有关。心肌细胞的收缩性受细胞内、外钾、钙、钠浓度比的影响。门冬氨酸钾镁可维持心肌收缩力，改善心肌收缩功能，降低耗氧量，促进纤维蛋白溶解，降低血液黏稠度。

【适应证】

主要用于病毒性肝炎、高胆红素血症、血氨升高引起的肝性脑病及其他急慢性肝炎；也用于低钾血症、洋地黄中毒引起的心律失常、心肌炎后遗症、慢性心功能不全等。用于预防和治疗镁不足、电解质平衡紊乱；也用于冠状粥样硬化性心脏病心绞痛、心肌梗死、心律失常、高血压病的辅助治疗；还可增加神经肌肉兴奋性。

【禁忌证】

高钾血症、高镁血症、急性和慢性肾功能衰竭、慢性肾上腺皮质功能减退症、三度房室传导阻滞、心源性休克（血压低于 90mmHg）。

【用法用量】

1. 每次 2 ~ 4 片，每日 3 次。预防用药，每次 1 ~ 2 片，每日 3 次。

2. 静脉滴注 每日 20 ~ 60mL，稀释于 5% ~ 10% 的葡萄糖液 100 ~ 250mL 中滴注，糖尿病患者可加入胰岛素滴注。

【配伍与应用】

见用法用量。

【医嘱模板】

5% ~ 10% 的葡萄糖液	100 ~ 250mL	} ········· 静脉滴注 1 次 /d
门冬氨酸钾镁注射液	20 ~ 60mL	
门冬氨酸钾镁片	2 ~ 4 片 ········· 口服 3 次 /d	
（预防用药）门冬氨酸钾镁片	1 ~ 2 片 ········· 口服 3 次 /d	

【不良反应】

滴注过快可能引起高钾血症和高镁血症，还可出现恶心、呕吐、颜面潮红、胸闷、血压下降，偶见血管刺激性疼痛。大剂量可能引起腹泻。

【注意事项】

不能肌内注射和静脉注射，需经稀释后缓慢滴注。肾功能损害、房室传导阻滞患者慎用。有电解质紊乱的患者应常规性检查血钾、镁离子浓度。

第七节 中药制剂

【药品名称】

水飞蓟宾胶囊（silibinin capsules）

【剂型与规格】

胶囊：每粒 35mg（以水飞蓟宾计）。

【主要成分】

水飞蓟宾。

【药理作用】

水飞蓟宾能够稳定肝细胞膜，保护肝细胞的酶系统，清除肝细胞内的活性氧自由基，从而提高肝脏的解毒能力，避免肝细胞长期接触毒物、服用肝毒性药物、吸烟、饮酒等情况下受到损伤。

【适应证】

用于急慢性肝炎、脂肪肝的肝功能异常的恢复。

【禁忌证】

尚不明确。

【用法用量】

口服，成人每日 3 次，每次 2～4 粒；或遵医嘱。

【配伍与应用】

口服药物。

【医嘱模板】

（成人）水飞蓟宾胶囊　　2～4 粒·········3 次 /d　口服

【不良反应】

主要表现为轻微的胃肠道症状（恶心、呃逆）和胸闷等。

【注意事项】

对该药过敏者慎用。

【药品名称】

齐墩果酸片（oleanolic acid tablets）

【剂型与规格】

片剂：每片 10mg。

【主要成分】

五环三萜类化合物。

【药理作用】

1. 减轻肝损伤　齐墩果酸为五环三萜类化合物，对四氯化碳引起的大鼠急慢性肝损伤有明显的保护作用。经治疗后，肿大的线粒体与扩张的粗面内质网得到恢复。还可使急性和慢性肝损伤的肝细胞气球样变性、坏死和炎性反应明显减轻。肝内甘油三酯蓄积减少，糖原量增多。

2. 降低血清谷丙转氨酶活性　齐墩果酸对急性、慢性肝炎及肝硬化动物均有明显的降酶作用。

3. 降低血清 γ 球蛋白，并与组织学观察所见的肝脏有关炎症反应减轻相一致。

4. 促进肝细胞的再生　齐墩果酸可促使大鼠残留肝脏的核分裂象数目明显增多，再生度高于对照组，提示具有促进细胞再生的作用。

5. 降低肝硬化大鼠脑匀浆酪氨酸水平　由于脑匀浆酪氨酸水平明显下降，可抑制假性神经递质的生成，故有利于肝性脑病的防治。

6. 抑制肝纤维增生　经齐墩果酸治疗的肝纤维化的大鼠，肝纤维增生严重并明显减轻，肝胶原蛋白含量减少，提示具有防治肝硬化的作用。

7. 齐墩果酸对小鼠单核吞噬细胞系统、巨噬细胞吞噬功能和实验性关节炎有明显抑制作用，但对异性体液免疫功能和抗原结合细胞有影响。增强免疫和抑制 S180 瘤株生长。

8. 对染色体损伤有保护作用，对实验性动脉粥样硬化有预防作用，还可纠正蛋白代谢障碍。

【适应证】

用于病毒性慢性迁延性肝炎，对症状、体征和肝功能均有明显的改善作用。此外，尚有纠正蛋白质代谢障碍的作用。

【禁忌证】

1. 本药为肝病辅助治疗药，第一次使用本药前应咨询医师。治疗期间应定期到医院检查。

2. 儿童用量请咨询医师或药师。

3. 如服用过量或出现严重不良反应，应立即就医。

4. 对该药过敏者禁用，过敏体质者慎用。

5. 该药性状发生改变时禁止使用。

6. 请将该药放在儿童不能接触的地方。

7. 儿童必须在成人监护下使用。

8. 如正在使用其他药品，使用该药前请咨询医师或药师。

【用法用量】

慢性肝炎：每日 3 次，每次 60~80mg，3 个月为 1 个疗程。急性黄疸性肝炎：每次 30mg，1 日 3 次。口服，成人，急性肝炎 1 次 2~4 片，慢性肝炎 1 次 4~8 片。1 日 3 次。

【配伍与应用】

口服药物。

【医嘱模板】

（慢性肝炎）齐墩果酸片　　　60~80mg………3 次 /d　口服

【不良反应】

1. 少数患者有口干、腹泻、上腹部不适感，经对症处理可消失。

2. 个别患者出现血小板轻度减少，停药后可恢复。

【注意事项】

对该药过敏者慎用。

【药品名称】

茵栀黄注射液 / 胶囊 / 口服液（yinzhihuang zhusheye/jiaonang/koufuye）

【剂型与规格】

注射剂：每支 10mL。胶囊：每粒 0.33g（含黄芩苷 0.18g）。口服液：每支 10mL。

【主要成分】

主要成分为茵陈提取物、栀子提取物、黄芩苷、金银花提取物（以绿原酸计）。

【药理作用】

方中茵陈为君药，具有清热利湿、退黄疸的作用。栀子味苦，性寒，为臣药，具有清热利湿，泻火除烦的作用。黄芩苦寒为臣药，具有清热燥湿，泻火解毒的作用。三药相伍，加强了其清利湿热的作用，方中佐以具有清热解毒作用的金银花，共同起到清热，解毒，利湿，退黄的作用。

【适应证】

清热，解毒，利湿，退黄。用于肝胆湿热，面目悉黄，胸胁胀痛，恶心呕吐，小便黄赤。急性、迁延性、慢性肝炎，属上述证候者。

【禁忌证】

1. 对该药或含有茵陈、栀子、黄芩、金银花制剂及成分中所列辅料过敏或有严重不良反应病史者禁用。

2. 新生儿、婴幼儿禁用。

3. 孕妇禁用。

【用法用量】

静脉滴注，1次10~20mL，用10%葡萄糖注射液250~500mL稀释后滴注；症状缓解后可改用肌内注射，1日2~4mL。胶囊：1次3粒，1日3次。口服液：口服液，每支10mL，口服，1次10mL，1日3次。

【配伍与应用】

1次10~20mL，用10%葡萄糖注射液250~500mL稀释后滴注。

【医嘱模板】

10%葡萄糖注射液	250~500mL	⎫
茵栀黄制注射液	10~20mL	⎬ ········ 静脉滴注　1次/d
茵栀黄制口服液	10mL ························· 3次/d　口服	

【不良反应】

1. 过敏反应　潮红、皮疹、瘙痒、过敏性皮炎、血管神经性水肿、呼吸困难、心悸、紫绀、血压下降、喉水肿、过敏性休克等。

2. 全身性损害　畏寒、寒战、发热、高热、疼痛、不适、水肿、乏力、多汗、面色苍白等。

3. 消化系统　恶心、呕吐、腹泻、腹痛、胃肠胀气、胃不适等，有胃肠道出血个案报告。

4. 呼吸系统　呼吸困难、呼吸急促、咳嗽等。

5. 心血管系统　心悸、胸闷等。

6. 精神及神经系统　头晕、头痛、抽搐等。

7. 用药部位　皮疹、瘙痒、静脉炎、局部麻木等。

8. 其他　有溶血反应、黄疸一过性加重、中毒性表皮坏死松解症、肾功能异常个案报告。

【注意事项】

1. 该药不良反应包括过敏性休克，应在有抢救条件的医疗机构使用，使用者应接受过过敏性休克抢救培训，用药后出现过敏反应或其他严重不良反应，须立即停药并及时救治。

2. 辨证施药，严格掌握功能主治，禁止超功能主治用药。

3. 严格掌握用法用量。按照药品说明书推荐剂量和溶媒使用药品。不超剂量、过快滴注和长期连续用药。

4. 该药保存不当可能会影响药品质量；用药前、配制后及使用过程中应认真检查该药及滴注液，发现药液出现浑浊、沉淀、变色、结晶等药物性状改变，以及瓶身有漏气、裂纹等现象时，均不得使用。

5. 严禁混合配伍，谨慎联合用药。该药应单独使用，禁与其他药品混合配伍使用。

如确需要联合使用其他药品，应谨慎考虑与该药的间隔时间和药物相互作用等问题。

6. 该药与葡萄糖酸钙注射液、红霉素、四环素、回苏灵注射液、钙剂、酸性药物存在配伍禁忌，尤其不能与青霉素类高敏类药物合并使用。该药不能与氨基糖苷类、头孢菌素类、复方氨基比林联合应用，与其他抗生素类药物、维生素 K_1、法莫西丁、还原型谷胱甘肽联合应用时也应谨慎使用。

7. 黄疸属寒湿阴黄者及虚黄引起的面目萎黄者不宜使用。

8. 老人、哺乳期妇女、过敏体质者、冠心病患者等特殊人群和初次使用中药注射剂的患者应慎重使用，如确需使用，应加强监测。

9. 目前尚无儿童应用该药的系统研究资料，不建议儿童使用。

10. 静脉滴注时，必须稀释以后使用。首次用药，宜选用小剂量，慢速滴注。加强用药监护。用药过程中，应密切观察用药反应，特别是开始的 30 分钟。发现异常，立即停药，及时采取积极的救治措施。

（韩冶宇　王琦　王玮琦）

第十一章

泌尿系统用药

肾脏是人体重要的代谢系统之一，各器官消融后的坏死产物都可能对肾脏功能产生影响，特别是消融前肾脏本身就存在基础问题时，更应该加强肾脏泌尿功能的保护。

【药品名称】

尿毒清颗粒（无糖型）［uremic clearance granule（sugar-free type）］

【剂型与规格】

5g/ 袋

【主要成分】

大黄、黄芪、白术、桑白皮、茯苓、川芎、丹参等 16 味中药。

【药理作用】

通腑降浊，健脾利湿，活血化瘀。用于慢性肾功能衰竭、氮质血症期和尿毒症早期、中医辨证属脾虚湿浊证和脾虚血瘀证者。本品可降低血肌酐、尿素氮、稳定肾功能，延缓透析时间，对改善肾性贫血，对提高血钙、降低血磷也有一定作用。

【适应证】

用于慢性肾功能衰竭、氮质血症期和尿毒症期。中医辨证属脾虚湿浊症和脾虚血瘀症者。可降低肌酐、尿素氮，稳定肾功能，延缓透析时间。对改善肾性贫血、提高血钙、降低血磷也有一定的作用。

【禁忌证】

含糖制剂，糖尿病肾病所致肾衰竭者不宜使用。

【用法用量】

温开水冲服。每日 4 次，6、12、18 时各服 1 袋，22 时服 2 袋，每日最大量 8 袋，也可另定服药时间，但两次服药间隔勿超过 8 小时。

【配伍与应用】

尿毒清颗粒是肾科临床的一种常用药物，尤其对于西医治疗，临床大夫经常使用包醛氧化淀粉、爱西特、尿毒清等药物治疗肾功能不全、肾衰竭等。由于尿毒清颗粒是一种排毒性药物，患者服用尿毒清颗粒后可自行排除体内毒素，代替肾脏已有功能。所以常用于慢性肾功能衰竭、氮质血症期和尿毒症早期，中医辨证属脾虚湿浊证和脾虚血瘀证者。其由大黄、黄芪、桑白皮、苦参、白术、茯苓、白芍、制何首乌、丹参、车前草等药味经加工制成。其功能主治为通腑降浊，健脾利湿，活血化瘀。

【常见轻度不良反应】

1. 服用本品期间，如果感到不适，要尽快告诉医师或药师。情况紧急可先停止使用，必要时到医院就诊。

2. 腹泻。调整剂量后腹泻停止。

【注意事项】

1. 应在医生指导下按主治证候用药，按时按量服用。
2. 按肾功能衰竭程度，采用相应的肾衰饮食，忌豆类食品。
3. 服药后大便呈半糊状为正常现象，如呈水样需减量使用。
4. 本品可与对肾功能无损害的抗生素、化学药降压、利尿、抗酸、降尿酸药并用。
5. 忌与氧化淀粉等化学吸附剂合用。
6. 孕妇及哺乳期妇女用药孕妇慎用。儿童和老人用药尚不明确。

【药品名称】

肾衰宁颗粒（shenshuaining keli）

【剂型与规格】

颗粒型：每袋 5g。

【主要成分】

丹参、大黄、太子参、黄连、牛膝、半夏（制）、红花、茯苓、陈皮、甘草。

【药理作用】

如与其他药物同时使用可能会发生药物相互作用，详情请咨询医师或药师。

【适应证】

益气健脾，活血化瘀，通腑泄浊。用于脾失运化，瘀浊阻滞，升降失调所引起的腰痛疲倦，面色萎黄，恶心呕吐，食欲不振，小便不利，大便黏滞及多种原因引起的慢性肾功能不全见上述证候者。

【禁忌证】

尚不明确。

【用法用量】

开水冲服。1 次 1 袋，1 日 3 ~ 4 次，45 日为 1 个疗程，小儿酌减。

【配伍与应用】

如与其他药物同时使用可能会发生药物相互作用，详情请咨询医师或药师。

【常见轻度不良反应】

尚不明确。

【注意事项】

请遵医嘱。

【药品名称】

百令胶囊（bailing capsules）

【剂型与规格】

胶囊：每粒 0.2g。

【主要成分】

发酵冬虫夏草菌粉（Cs-C-Q80）。

【药理作用】

本品可以降低肾切除及庆大霉素致肾损伤大鼠的血清肌酐、尿素氮及尿蛋白含量，减少组织病理学计分。

【适应证】

补肺肾，益精气。用于肺肾两虚引起的咳嗽、气喘、腰背酸痛；慢性支气管炎的辅助治疗。

【禁忌证】

尚不明确。

【用法用量】

口服。1次2~6粒，1日3次。慢性肾功能不全：1次4粒，1日3次；8周为1个疗程。

【配伍与应用】

1. 配伍用保肾康治疗糖尿病肾病　保肾康每次200mg，每日3次，百令胶囊每次5粒，每日3次。血压高者加服卡托普利及长效硝苯地平。

2. 联用叶下珠肝片治疗慢性肝炎　叶下珠肝片口服每日3次，每次6片（每片含叶下珠1g）；百令胶囊每次5粒，每日3次。

3. 配伍银杏叶片佐治儿童肾病综合征　在泼尼松［1.5~2mg/（kg·d）］治疗的基础上加用银杏叶片及百令胶囊。银杏叶片学龄前儿童每次20mg，每日3次，学龄儿童每次40mg，每日3次；百令胶囊学龄前儿童每次0.2g，每日3次，学龄儿童每次0.4g，每日3次。

4. 辅助治疗慢性支气管炎　予抗生素（头孢噻肟钠、替硝唑）、解痉药物（茶碱缓释片）、止咳药（咳喘宁）及促排痰药（盐酸氨溴索口服液）。在此基础上加服百令胶囊每次5粒，每日3次，每日3次；2个月后减至每次4粒，每日3次；4个月后减至每次3粒，每日3次，持续服用。

5. 与胸腺肽合用治疗中晚期肿瘤　百令胶囊口服，每次20g，每日3次；胸腺肽注射液200mg加5%葡萄糖注射液250mL静脉滴注，每日1次，15~20日为1个疗程。

6. 联合爱西特治疗慢性肾衰竭　爱西特片口服，每次5片，每日3次，2个月为1个疗程；百令胶囊口服，每次5粒，每日3次。

7. 联合甲泼尼松龙治疗急性药物性间质性肾炎　百令胶囊每日3g；甲泼尼松龙每日4mg/kg，治疗5日，然后给予泼尼松口服每日0.5mg/kg。

8. 联合干扰素治疗慢性乙型肝炎　干扰素（IFN-α）500万U，肌内注射，每周3次；百令胶囊1.0g口服，每日3次。

9. 联合缬沙坦治疗慢性肾脏病　缬沙坦口服每日80mg，1周后加量为每日160mg，百令胶囊1.0g，每日3次。

【常见轻度不良反应】

个别患者咽部不适。

【注意事项】

1. 忌不易消化食物。

2. 感冒发热患者不宜服用。

3. 高血压、心脏病、肝病、糖尿病、肾病等慢性病严重者应在医师指导下服用。

4. 儿童、孕妇、哺乳期妇女应在医师指导下服用。

5. 服药 4 周症状无缓解，应去医院就诊。

6. 对本品过敏者禁用，过敏体质者慎用。

7. 本品性状发生改变时禁止使用。

8. 儿童必须在成人监护下使用。

9. 请将本品放在儿童不能接触的地方。

10. 如正在使用其他药品，使用本品前请咨询医师或药师。

11. 孕妇及哺乳期妇女、儿童和老人用药应在医师指导下服用。

【药品名称】

海昆肾喜胶囊（haikunshenxi capsules）

【剂型与规格】

胶囊：每粒 0.22g。

【主要成分】

褐藻多糖硫酸酯。

【药理作用】

药效学试验表明，本品能降低肾衰大鼠血清肌酐、尿素氮水平，增加肾衰大鼠血清白蛋白含量，改善肾衰大鼠肾组织形态的病理改变；对 2，4- 二硝基氯苯所致小鼠迟发型超敏反应有抑制作用，对正常和水负荷大鼠有利尿作用，对麻醉犬肾血流量有增加作用。

【适应证】

化浊排毒。用于慢性肾功能衰竭（代偿期、失代偿期和尿毒症早期）湿浊证，症见恶心，呕吐，纳差，腹胀，身重困倦尿少，浮肿，苔厚腻。

【禁忌证】

尚不明确。

【用法用量】

口服，每次 2 粒，1 日 3 次；2 个月为 1 个疗程。餐后 1 小时服用。

【配伍与应用】

本品可与对肾功能无损害的抗生素、抗高血压药、抗酸、补钙、纠正肾性贫血等药物合用。但是没有与 ACEI 类制剂合用的经验。

【常见轻度不良反应】

个别患者服用后出现胃脘不适，纳差。

【注意事项】

1. 在医生的指导下按主治证候用药，按时按量服用。

2. 在医生的指导下根据肾功能衰竭程度注意合理膳食。

3. 对有明显出血征象者应慎用。

4. 使用期间注意观察不良反应。

5. 尚无老人、儿童应用本品的临床研究资料。

6. 儿童、老人、孕妇及哺乳期妇女用药尚不明确。

【药品名称】

金水宝胶囊（jinshuibao capsules）

【剂型与规格】

胶囊：每粒 0.33g。

【主要成分】

发酵虫草菌粉（Cs-4）。

【药理作用】

经药理试验证实，本品具有抗炎、止咳、祛痰、镇静、促性腺作用；能降低血清胆固醇、甘油三酯和脂质过氧化物，增加心肌与脑的供血，具有轻度降血压、抑制血小板聚集、延长缺氧时动物生存时间等作用，对心脑组织有保护作用。

【适应证】

补肺益肾，秘精益气。用于肺肾两虚，精气不足，久咳虚喘，神疲乏力，不寐健忘，腰膝酸软，月经不调，阳痿早泄；慢性支气管炎见上述证候者。

【禁忌证】

不适宜人群外感热病者禁用。

【用法用量】

口服。1 次 3 粒，1 日 3 次。用于慢性肾功能不全者，1 次 6 粒，1 日 3 次。

【配伍与应用】

本品的配伍禁忌，尚不明确。如正在使用其他药品，使用本品前请咨询医师或药师。

【常见轻度不良反应】

尚不明确。

【注意事项】

1. 忌不易消化食物。

2. 感冒发热患者不宜服用。

3. 高血压、心脏病、肝病、糖尿病、肾病等慢性病严重者应在医师指导下服用。

4. 儿童、孕妇、哺乳期妇女应在医师指导下服用。

5. 服药 4 周症状无缓解，应去医院就诊。

6. 对本品过敏者禁用，过敏体质者慎用。

7. 本品性状发生改变时禁止使用。

8. 儿童必须在成人监护下使用。

9. 请将本品放在儿童不能接触的地方。

10. 如正在使用其他药品，使用本品前请咨询医师或药师。

11. 儿童、孕妇及哺乳期妇女用药应在医师指导下服用。

（韩治宇　郝秀秀）

第十二章
抑酸止吐消胀药物

此类药品主要属于消化系统用药，见表12-1中的分类汇总。介入诊疗过程中经常涉及抑酸、止吐、消胀类药物的应用，常见于下列情况：因介入操作或麻醉需要，围治疗期需禁食水，禁食水24小时及以上时，必要时可进行抑酸治疗；患者因肝硬化引起门静脉高压性胃病时需进行抑酸治疗；食管-胃底静脉曲张破裂出血及胰腺炎抑酸是常规治疗；患者在介入诊疗过程中出现恶心、呕吐时，需进行止吐治疗；因各种原因导致腹胀时，可行消胀对症治疗。

表 12-1　抑酸止吐消胀药物分类汇总简表

药物类型		代表药物	作用机制
抑酸药物	PPI	奥美拉唑 兰索拉唑 泮托拉唑 雷贝拉唑 艾司奥美拉唑	作用于胃酸分泌的最后一个环节，进入胃壁细胞内，与 H^+-K^+-ATP 酶共价结合，不可逆地使泵分子失活
	H_2 受体拮抗剂	雷尼替丁 法莫替丁 西咪替丁	H_2 受体拮抗剂选择性地竞争结合壁细胞膜上的 H_2 受体，使壁细胞内 cAMP 产生，胃酸分泌减少。H_2 受体拮抗剂不仅对组胺刺激的酸分泌有抑制作用，尚可部分抑制胃泌素和乙酰胆碱刺激的酸分泌
胃黏膜保护剂		胶体铋剂：胶体果胶铋、枸橼酸铋钾 前列腺素及其衍生物：米索前列醇 其他：替普瑞酮、硫糖铝、L-谷氨酰胺呱仑酸钠颗粒	1. 增加胃黏膜血流 2. 增加胃黏膜细胞黏液和碳酸氢盐的分泌 3. 增加胃黏膜细胞前列腺素的合成 4. 增加胃黏膜和黏液中磷脂的含量，从而增加黏液层的疏水性 胃黏膜保护剂种类很多，有的还兼有一定的抗酸作用和杀灭幽门螺杆菌的作用
导泻药		比沙可啶 复方聚乙二醇电解质散 乳果糖 甘油灌肠剂	能促使排便通畅的药物。主要用于治疗便秘，排除肠内毒物和异物。按其作用性质，可分容积性泻药、接触性泻药和润滑性泻药。作用温和的导泻药仅起通便作用，排出软便，亦称"缓泻药"
止吐药		甲氧氯普胺 昂丹司琼 格拉司琼 氯丙嗪 阿瑞匹坦	1. 5-羟色胺受体拮抗；放化疗及手术可引起肠嗜铬细胞释放 5-HT，并激活中枢或迷走神经的 5-HT_3 受体而引起呕吐反射。通过拮抗中枢化学感受区及外周迷走神经末梢的 5-HT_3 受体，抑制恶心、呕吐 2. 神经激肽 1（NK1）受体的选择性高亲合力拮抗剂 3. 中枢多巴胺受体的拮抗药

药物类型	代表药物	作用机制
胃肠动力药	多巴胺 D_2 受体拮抗剂（多潘立酮）； 5-HT$_4$ 受体激动剂（莫沙必利）	胃肠动力药根据消化道运动失调的原因而消除诱因。胃食管反流性疾病是由于食管下括约肌张力下降，食管清除减慢；胃排空延迟是由于胃张力下降、胃蠕动减弱；胃十二指肠反流是由于胃窦十二指肠协调功能下降；潴留是由于肠推进作用减弱，直肠张力下降造成的。胃肠动力药针对这些诱因，通过不同的作用机制及作用途径，提高胃肠道的张力，协调器官之间的运动，从而达到改善和减轻肠运动障碍的目的

第一节　抑酸药物

一、质子泵抑制剂

【药品名称】

奥美拉唑（omeprazole）

【剂型与规格】

胶囊：每粒 20mg。注射剂（粉）：每支 40mg。注射剂：每支 40mg。片剂：每片 10mg。

【主要成分】

奥美拉唑。

【药理作用】

质子泵抑制剂是一种脂溶性弱碱性药物，易浓集于酸性环境中，特异性地作用于胃黏膜壁细胞顶端膜构成的分泌性微管和胞质内的管状泡上，即胃壁细胞质子泵（H^+，K^+-ATP 酶）所在部位，并转化为亚磺酰胺的活性形式，通过二硫键与质子泵的巯基发生不可逆性的结合，从而抑制 H^+，K^+-ATP 酶的活性，阻断胃酸分泌的最后步骤，使壁细胞内的 H^+ 不能转运到胃腔中，使胃液中的酸含量大为减少，对基础胃酸和刺激引起的胃酸分泌都有很强的抑制作用，对组胺、五肽胃泌素及刺激迷走神经引起的胃酸分泌有明显的抑制作用，对 H_2 受体拮抗剂不能抑制的由二丁基环腺苷酸引起的胃酸分泌也有强而持久的抑制作用。用药后随着胃酸分泌量的明显下降，胃内 pH 值迅速升高。对胃灼热和疼痛的缓解速度较快。对十二指肠溃疡的治愈率亦较高，且复发率较低。

【适应证】

1. 用于胃溃疡、十二指肠溃疡。奥美拉唑与抗生素联合使用的二联和三联用药方案，可用于治疗 HP 相关的消化性溃疡。

2. 用于反流性食管炎、胃泌素瘤（卓 – 艾综合征）。

3. 奥美拉唑静脉注射可用于消化性溃疡急性出血的治疗，如急性胃黏膜病变出血。

【禁忌证】

过敏、严重肾功能不全者、婴幼儿；哺乳期妇女及孕妇慎用。

【用法用量】

1. 用量

（1）胃、十二指肠溃疡：每次 20mg，清晨一次口服。十二指肠溃疡疗程通常为 2~4 周，胃溃疡的疗程为 4~8 周。对难治性溃疡者可用每次 20mg，每天 2 次或每次 40mg，每天 1 次。

（2）反流性食管炎：每天 20~60mg，每天 1 次。

（3）卓 – 艾综合征：初始剂量为每次 60mg，每天 1 次，以后调整为每天 20~120mg 的剂量即可控制症状。如剂量大于每天 80mg，则应分 2 次给药。

2. 途径

（1）静脉注射：用于治疗消化性溃疡出血时，可予静脉注射，40mg/ 次，1 次 /12h，连用 3 天。首次剂量可加倍。

（2）静脉滴注：出血量大者，首剂 80mg 静脉滴注，之后改为 8mg/h 维持，至出血停止。

【医嘱模板】

| 奥美拉唑胶囊 | 20mg | ············ | 口服 | 1 次 /d |

或

| 0.9% 氯化钠注射液 | 100mL | } ········ 静脉滴注 1/12h |
| 奥美拉唑注射液 | 40mg | |

【不良反应】

1. 可有口干、轻度恶心、呕吐、腹胀、便秘、腹泻、腹痛等。

2. 肝酶和胆红素升高也有发生，一般是轻微和短暂的，大多不影响治疗。

3. 长期奥美拉唑治疗的患者的胃体活检标本中可能观察到萎缩性胃炎的表现。

4. 神经精神系统　可有感觉异常、头晕、头痛、嗜睡、失眠、外周神经炎等。

5. 代谢 / 内分泌系统　长期应用奥美拉唑可导致维生素 B_{12} 缺乏。

6. 致癌性　动物实验表明，奥美拉唑可引起胃底部和胃体部主要内分泌细胞——肠嗜铬细胞增生，长期用药还可发生胃部类癌。

7. 其他　可有皮疹、男性乳腺发育、溶血性贫血等。

【注意事项】

1. 当怀疑或者确诊胃溃疡，出现报警症状（如无意识的明显消瘦、反复呕吐、吞咽困难、呕血或者黑便）时，应先排除恶性肿瘤，因为治疗可能会掩盖症状进而延误诊断。

2. 长期奥美拉唑治疗的患者，注意补充维生素 B_{12}。

3. 与氯吡格雷的相互作用：应避免本品与氯吡格雷联合使用。氯吡格雷是一种前体药物，其活性代谢产物抑制血小板聚集。与奥美拉唑等药物联合用药时，后者抑制 CYP2C19 的活性，可影响氯吡格雷代谢为活性代谢产物。联合使用氯吡格雷和 80mg 奥美拉唑可降低氯吡格雷的药理活性，即使两者相隔 12 小时给药。使用本品时，应考虑使用其他药物进行抗血小板治疗。

4. 低镁血症　预期需延长 PPI 治疗或有合并用药如地高辛或可能导致低镁血症的药物（如利尿剂），需要考虑定期监测血镁浓度。

5. 质子泵抑制剂　特别是在使用高剂量和使用时间＞1 年的情况下，可能会增加髋、腕和脊柱骨折的风险，主要是发生在老年人或存在其他已知风险因素的患者中。存在骨质疏松风险的患者应按照当前的临床指南接受治疗，且服用适量的维生素 D 和钙。

6. 肝功能不全时剂量　严重肝功能不全时慎用，必要时剂量减半。

7. 介入治疗中，本品主要用于禁食水 24 小时及以上患者，或根据患者存在胃液分泌过多症状，必要时应用。

【药品名称】

泮托拉唑（pantoprazole）

【剂型与规格】

胶囊：每粒 40mg。片剂：每片 40mg。注射剂（粉）：每支 40mg。

【主要成分】

泮托拉唑钠。

【药理作用】

泮托拉唑为泮托拉唑的钠盐，作用与泮托拉唑相同。泮托拉唑为第三代质子泵抑制药，可选择性地作用于胃黏膜壁细胞，抑制壁细胞中 H^+，K^+-ATP 酶的活性，从而抑制胃酸的分泌。泮托拉唑在弱酸环境中比同类药物更为稳定，被激活后仅与质子泵上活化部位两个位点结合（而奥美拉唑、兰索拉唑则显示更多的与活化部位两个位点结合），从分子水平上体现出与质子泵结合的高度选择性。与奥美拉唑和兰索拉唑相比，泮托拉唑对细胞色素 P450 依赖酶的抑制作用较弱。此外，泮托拉唑还能减少胃液分泌量并抑制胃蛋白酶的分泌及其活性。泮托拉唑与奥美拉唑疗效类似，但止痛效果优于奥美拉唑。泮托拉唑静脉滴注治疗消化性溃疡及急性胃黏膜病变、复合性溃疡（止痛、止血）疗效显著，总有效率为 98.04%。同时，泮托拉唑能治愈常规或高剂量 H_2 受体拮抗药治疗无效的消化性溃疡。

【适应证】

1. 十二指肠溃疡、胃溃疡、急性胃黏膜病变、复合性溃疡所致急性上消化道出血。

2. 反流性食管炎。

3. 胃泌素瘤（卓 – 艾综合征）。

4. 与其他抗菌药物（如克拉霉素、阿莫西林和甲硝唑）配伍应用，能根除 HP 感染，减少十二指肠溃疡和胃溃疡复发。

【禁忌证】

1. 对泮托拉唑过敏者。

2. 哺乳期妇女。

3. 妊娠前 3 个月的妇女。

4. 在根除 HP 感染的联合疗法中，有中、重度肝肾功能障碍的患者禁用本品，因为目前尚缺乏联合疗法对这类患者疗效及安全性的临床经验。

【用法用量】

1. 口服

（1）伴 HP 感染的十二指肠溃疡或胃溃疡（联合疗法）：泮托拉唑（40mg/ 次，2 次 /d）＋阿莫西林（1g/ 次，3 次 /d）＋克拉霉素（500mg/ 次，3 次 /d）；或泮托拉唑

（40mg/ 次，2 次 /d）＋甲硝唑（500mg/ 次，3 次 /d）＋克拉霉素（500mg/ 次，3 次 /d）；或泮托拉唑（40mg/ 次，2 次 /d）＋阿莫西林（1g/ 次，3 次 /d）＋甲硝唑（500mg/ 次，3 次 /d）。在联合疗法中，有甲硝唑的方案仅在其他方案不能根除 HP 感染的情况下方能使用。联合疗法一般持续 7 天，此后如症状持续存在，需继续服用泮托拉唑以保证溃疡的完全愈合，维持用量为 40mg/d。

（2）不伴 HP 感染的十二指肠溃疡或胃溃疡和反流性食管炎：口服 40mg/ 晨，1 次 /d。个别病例，特别是在其他治疗方法无效的情况下，可将剂量加倍（80mg/d）。十二指肠溃疡通常在 2 周内愈合；胃溃疡和反流性食管炎需要治疗 4 周。个别病例疗程可延长至 4 周（十二指肠溃疡）或 8 周（胃溃疡和反流性食管炎）。

2. 静脉滴注　40mg/ 次，1~2 次 /d。临用前将 10mL 专用溶剂注入冻干粉小瓶内，再将溶解后的液体加入 100mL 氯化钠注射剂中稀释后给予，13~50 分钟内滴完。

【医嘱模板】

泮托拉唑胶囊　　　　　　40mg…………口服　2 次 /d
或
0.9% 氯化钠注射液　　　100mL
泮托拉唑注射液　　　　　40mg }……… 静脉滴注（13~50 分钟内滴完）　2 次 /d

【不良反应】

泮托拉唑耐受性好。

1. 偶有头晕、失眠、嗜睡、恶心、腹泻、便秘、皮疹、肌肉疼痛等症状。个别病例可出现水肿、发热和一过性视力障碍（视物模糊）。

2. 大剂量使用时可出现心律失常、氨基转移酶增高、肾功能改变、粒细胞降低等。

【注意事项】

1. 肝、肾功能不全者慎用。

2. 泮托拉唑服用时切勿咀嚼。

3. 泮托拉唑注射剂只能用氯化钠注射剂或专用溶剂溶解稀释，禁止使用其他溶剂或药物溶解稀释，并且需在 4 小时内用完。

4. 介入治疗中，本品主要用于禁食水 24 小时及以上的患者，或根据患者存在胃液分泌过多症状，必要时应用。

【药品名称】

雷贝拉唑（rabeprazole）

【剂型与规格】

片剂：每片 10mg。胶囊：每粒 20mg。注射剂（粉）：每支 20mg。

【主要成分】

雷贝拉唑。

【药理作用】

1. 雷贝拉唑钠属于抑制分泌的药物，是苯并咪唑的替代品，无抗胆碱能及抗 H_2 组胺特征，但可附着在胃壁细胞表面通过抑制 H^+，K^+-ATP 酶来抑制胃酸的分泌。

2. 抑制胃酸分泌特性　在口服 20mg 后 1 小时内发挥药效，在 2~4 小时内血药浓度达峰值，在初次用雷贝拉唑钠 23 小时后可抑制基础胃酸量和由食物刺激产生的胃酸量，抑制率为 69% 和 82%，可长达 48 小时，此作用时间明显长于药代动力学中的半衰期（约 1 小时）。

【适应证】

适用于消化性溃疡、溃疡出血、反流性食管炎及卓–艾综合征。

【禁忌证】

对本品及苯并咪唑类药物过敏者禁用。孕妇和哺乳期妇女禁用。肝功能损伤的患者慎用。

【用法用量】

1. 口服

（1）侵蚀性或溃疡性的胃食管反流病（GERD）：20mg（2 片），1 次 /d，疗程为：4 ~ 8 周，维持治疗疗程：12 个月，剂量：10mg（1 片）或 20mg（2 片），1 次 /d。

（2）HP 阳性的十二指肠溃疡：20mg（2 片）1 次 /d，联用抗生素可根治。

（3）活动性十二指肠溃疡：20mg，1 次 /d，晨服，4 周疗程，2% 的患者需额外 4 周方可痊愈。

（4）活动性良性胃溃疡：20mg，1 次 /d，晨服，6 周疗程。9% 的患者需额外 6 周方可痊愈。

2. 静脉滴注 20mg/ 次，1 ~ 2 次 /d，疗程≤5 天。一旦患者可以口服给药，应改为口服剂型给药。

【配伍与应用】

1. 临用前以 0.9% 氯化钠注射液 5mL 溶解，溶解后的药液加入 0.9% 氯化钠注射液 100mL 中，稀释后静脉滴注，15 ~ 30 分钟内完成。

2. 本品溶解和稀释后 2 小时内使用。

3. 本品避免与 0.9% 氯化钠注射液以外的液体和其他药物混合静脉滴注。

【医嘱模板】

雷贝拉唑片　　　　　　20mg …………口服　1 次 /d

或

0.9% 氯化钠注射液　　100mL ⎫
　　　　　　　　　　　　　　 ⎬……… 静脉滴注（15 ~ 30 分钟内滴完）2 次 /d
雷贝拉唑注射液　　　　20mg ⎭

【不良反应】

1. 可引起红细胞、淋巴细胞减少，白细胞较少或增多，嗜酸性粒细胞及中性粒细胞增多。如出现上述情况，应立即停药并采取适当措施。

2. 可见腹泻、恶心、鼻炎、腹痛、乏力、胀气、口干等不良反应，停药后可消失。也可有转氨酶升高等肝脏异常表现。

3. 精神神经系统可见头痛、眩晕、困倦、四肢乏力、感觉迟钝、握力低下、口齿不清、步态蹒跚等。

4. 其他偶见可发生皮疹、瘙痒、水肿、总胆固醇及尿素氮升高、蛋白尿等。如出现上述异常，应立即停药并采取相应措施。

【注意事项】

1. 本品的口服药，不要咀嚼。与抗生素合用杀灭 HP 时应在早晨、餐前服药。

2. 本品治疗可能掩盖由胃癌引起的症状，故应在排除恶性肿瘤的前提下再行给药。

3. 介入治疗中，本品主要用于禁食水 24 小时及以上的患者，或根据患者存在胃液分泌过多症状，必要时应用。

【药品名称】

艾司奥美拉唑（esomeprazole）

【剂型与规格】

片剂：每片 40mg。胶囊：每粒 40mg。注射剂（粉）：每支 40mg。

【主要成分】

艾司奥美拉唑钠。

【药理作用】

1. 药效学特性　艾司奥美拉唑是奥美拉唑的 S- 异构体，为胃黏膜壁细胞中质子泵的特异性抑制剂，可减少胃酸分泌。奥美拉唑的 R- 异构体和 S- 异构体具有相似的药效学特性。

2. 作用部位和机制同奥美拉唑。

【适应证】

1. 口服　胃食管反流病（GERD）及其症状控制、反流性食管炎、已经治愈的食管炎患者预防复发的长期治疗、与适当的抗菌疗法联合用药根除 HP，并且愈合与 HP 相关的十二指肠溃疡、预防与 HP 相关的消化性溃疡复发、需要持续 NSAID 治疗的患者与使用 NSAID 治疗相关的胃溃疡的治疗。

2. 静脉注射

（1）作为口服疗法不适用时，胃食管反流病的替代疗法。

（2）用于口服疗法不适用的急性胃或十二指肠溃疡出血的低危患者（胃镜下 Forrest 分级 Ⅱ c ~ Ⅲ）。

【禁忌证】

1. 已知对艾司奥美拉唑、其他苯并咪唑类化合物或本品的任何其他成分过敏者禁用。

2. 艾司奥美拉唑不可与奈非那韦合用。

【用法用量】

1. 胃食管反流病（GERD）　40mg/ 次，1 次 /d，连服 4 周，对于食管炎未治愈或持续有症状的建议是再服药治疗 4 周。用药 4 周症状未控制，应进一步检查，一旦症状消除，随后的症状控制可采用按需疗法，即需要时口服 20mg/ 次，1 次 /d。

2. NSAID 治疗相关的胃溃疡　20mg/ 次，1 次 /d，4 ~ 8 周。

3. HP 相关的消化性溃疡　20mg + 阿莫西林 1g + 克拉霉素 500mg，2 次 /d，共 7 天。

【配伍与应用】

1. 使用指导　注射液的制备是通过加入 5mL 的 0.9% 氯化钠溶液至本品小瓶中供静脉注射使用。滴注液的制备是通过将本品 1 支溶解至 0.9% 氯化钠溶液 100mL，供静脉滴注使用。配制后的注射用或滴注用液体均是无色至极微黄色的澄清溶液，应在 12 小时内使用，保存在 30℃以下。从微生物学的角度考虑最好马上使用。

2. 配伍禁忌　配制溶液的降解对 pH 值的依赖性很强，所以药品必须按照使用指导应用。本品只能溶于 0.9% 氯化钠中供静脉使用。配制的溶液不应与其他药物混合或在同一输液装置中合用。

【医嘱模板】

艾司奥美拉唑片　　　　　40mg…………口服　1 次 /d
或
0.9% 氯化钠注射液　　　　100mL ⎫………… 静脉滴注　1 次 /d
艾司奥美拉唑注射液　　　　40mg　⎭

【注意事项】

1. 联合应用氯吡格雷会降低氯吡格雷的药理学活性。

2. 与贯叶连翘或利福平合并使用会降低艾司奥美拉唑的血药浓度。

3. 长期应用时须监测维生素 B_{12}。

4. 肾功能损害的患者无须调整剂量。严重肾功能不全者，治疗时应慎重。

5. 轻、中度肝功能损害者无须调整剂量。严重肝功能损害者，剂量不应超过 20mg。

6. 介入治疗中，本品主要用于禁食水 24 小时及以上的患者，或根据患者存在胃液分泌过多症状，必要时应用，但非常规用药。

【药品名称】

兰索拉唑（lansoprazole）

【剂型与规格】

胶囊：每粒 30mg；15mg。片剂：每片 30mg；15mg。粉剂：每支 30mg。

【主要成分】

兰索拉唑。

【药理作用】

本品为苯并咪唑类化合物，口服吸收后转移至胃黏膜，在酸性条件下转化为活性代谢体，该活化体特异性地抑制胃壁细胞 H^+，K^+-ATP 酶系统而阻断胃酸分泌的最后步骤。本品以剂量依赖方式抑制基础胃酸分泌和刺激状态下的胃酸分泌。本品对胆碱和组胺 H_2 受体无拮抗作用。

【适应证】

胃、十二指肠溃疡、急性应激溃疡、急性胃黏膜损伤、反流性食管炎、卓 – 艾（Zollinger-Ellison）综合征（胃泌素瘤）。

【禁忌证】

1. 对兰索拉唑及处方中任一成分过敏的患者禁止使用本品。

2. 正在使用硫酸阿扎那韦的患者禁止使用本品。

【用法用量】

1. 十二指肠溃疡　通常成人 1 次 /d，口服，15 ~ 30mg，连续服用 4 ~ 6 周；胃溃疡、反流性食管炎、Zollinger-Ellison 症候群、吻合口部溃疡：通常成人 1 次 /d，口服 30mg，连续服用 6 ~ 8 周。但用于维持治疗、高龄、有肝功能障碍、肾功能低下的患者，口服兰索拉唑 15mg 1 次 /d。

2. 静脉滴注　通常成人每次 30mg，2 次 /d，用 0.9% 氯化钠注射液 100mL 溶解后，

2 次 /d，推荐静脉滴注时间为 30 分钟，疗程不超过 7 天。

【配伍与应用】

1. 用 0.9% 氯化钠注射液 100mL 溶解后，推荐静脉滴注时间 30 分钟，疗程不超过 7 天。本品静脉滴注时应配有 1.2μm 的过滤器，以便去除输液过程中可能产生的沉淀物。这些沉淀物有可能引起小血管栓塞而产生严重后果。在喷出性或涌出性大量出血、血管暴露等危险性大的情况下，应先采用内镜下止血措施。本品仅用于静脉滴注。溶解后应尽快应用，勿保存。

2. 避免与 0.9% 氯化钠注射液以外的液体和其他药物混合静脉滴注。

3. 经本品治疗的前 3 日内达到止血效果的，应改用口服用药，不可无限制静脉给药。

【医嘱模板】

兰索拉唑胶囊　　　　　30mg…………口服　1 次 /d

或

0.9% 氯化钠注射液　　100mL　⎫
　　　　　　　　　　　　　　　⎬………静脉滴注（30min 滴完）　2 次 /d
兰索拉唑注射液　　　　30mg　⎭

【不良反应】

1. 过敏反应　偶有皮疹、瘙痒等症状，如出现上述症状，停止用药。

2. 血液系统　偶有贫血、白细胞减少，嗜酸性粒细胞增多等症状，血小板减少的症状极少发生。

3. 消化系统　偶有便秘、腹泻、口渴、腹胀等症状。偶有 GOT、GPT、ALP、LDH、γ-GTP 上升等现象，所以要细心观察，如有异常现象，应采取停药等适当的处置。

4. 精神神经系统　偶有头痛、嗜睡等症状。失眠，头晕等症状极少发生。

5. 泌尿生殖系统　可出现尿频、蛋白尿、阳痿等。

6. 其他　偶有发热，总胆固醇上升，尿酸上升等症状。

【注意事项】

1. 在治疗过程中，应充分观察，按其症状使用治疗上所需最小剂量。

2. 下列患者慎重用药：

（1）曾发生药物过敏症的患者，偶有皮疹、瘙痒等症状，如出现上述症状，停止用药。

（2）肝功能障碍的患者，偶有 GOT、GPT、ALP、LDH、γ-GTP 上升等现象，所以要细心观察，如有异常现象，应采取停药等适当的处置。

（3）对老年患者的用药，一般而言，老年患者的胃酸分泌能力和其他生理功能均会降低，故用药期间要注意观察。

（4）血液系统：偶有贫血、白细胞减少、嗜酸性粒细胞增多等症状，血小板减少极少发生。

（5）消化系统：偶有便秘、腹泻、口渴、腹胀等症状。

（6）神经系统：偶有头痛、嗜睡等症状。失眠、头晕等症状极少发生。

（7）其他：偶有发热、总胆固醇上升、尿酸上升等症状。

3. 孕妇及哺乳期妇女慎用。

4. 对小儿的安全性尚未被确立（由于在小儿的临床经验极少）。

5. 使用本品有可能掩盖胃癌症状，应在排除恶性肿瘤的基础上使用。

6. 介入治疗中，本品主要用于禁食水 24 小时及以上患者，或根据患者存在胃液分泌过多症状，必要时应用。

二、H₂ 受体拮抗剂

【药品名称】

雷尼替丁（ranitidine）

【剂型与规格】

片剂：每片 150mg；300mg。胶囊：每粒 150mg。注射剂：每支 50mg（2mL）；50mg（5mL）；150mg（2mL）；300mg（2mL）。

【主要成分】

雷尼替丁。

【药理作用】

雷尼替丁为选择性的 H_2 受体拮抗药，能竞争性地阻断组胺与胃壁细胞上的 H_2 受体结合，有效地抑制基础胃酸分泌及由组胺、五肽胃泌素和食物刺激后引起的胃酸分泌，降低胃酶的活性，还能抑制胃蛋白酶的分泌，但对胃泌素及性激素的分泌无影响。

【适应证】

1. 用于治疗活动性溃疡病及高胃酸分泌疾病。

2. 也用于全身麻醉或大手术后，以及衰弱昏迷患者，防止胃酸反流合并吸入性肺炎。

3. 适用于胃溃疡、十二指肠溃疡、术后溃疡、反流性食管炎等。

【禁忌证】

肝功能不全者及老年患者，偶见服药后出现定向力障碍、嗜睡、焦虑等精神状态。

肝肾功能不全者慎用。

孕妇、哺乳妇女及 8 岁以下儿童禁用。

【用法用量】

1. 口服

（1）十二指肠溃疡和良性胃溃疡：①急性期治疗，标准剂量 150mg，2 次 /d，早晚饭时服；或 300mg/ 睡前，疗程 4 ~ 8 周。大部分患者在 4 周内治愈，少部分在 8 周内治愈。②长期治疗，150mg/ 夜间顿服。对急性十二指肠溃疡愈合后的患者，应进行 1 年以上的维持治疗，以避免溃疡复发。

（2）非甾体抗炎药引起的胃黏膜损伤：①急性期治疗，150mg，2 次 /d 或 300mg/ 夜间顿服，疗程为 8 ~ 12 周；②预防，在非甾体抗炎药治疗的同时，服用 150mg，2 次 /d 或 300mg/ 夜间顿服。

（3）溃疡：150mg，2 次 /d。

（4）胃食管反流性疾病：①急性反流性食管炎，150mg，2 次 /d 或 300mg/ 夜间服，治疗 8 ~ 12 周；②中、重度食管炎，剂量可增加至 150mg，4 次 /d，治疗 12 周；③反流性食管炎的长期治疗，150mg，2 次 /d。

（5）卓 – 艾综合征：宜用大量，每天 600 ~ 1 200mg。

（6）预防重病患者的应激性溃疡出血或消化性溃疡引起的反复出血；一旦患者可恢复进食，可改为口服，每次 150mg，每天 2 次，以代替注射给药。

2．静脉注射

（1）消化性溃疡出血：每次 25～50mg，每 4～8 小时 1 次。将雷尼替丁注射剂 50mg 用生理盐水或 5% 葡萄糖稀释至 20mL，作缓慢静脉注射（超过 2 分钟）。

（2）术前用药：手术前 1.5 小时静脉注射 100mg。

3．静脉滴注

（1）消化性溃疡出血：以每小时 25mg 的速率间歇静脉滴注 2 小时，2 次 /d 或 1 次 /6～8h。

（2）术前用药：静脉滴注 100～300mg，加入 5% 葡萄糖注射剂 100mL，30 分钟滴完。

【配伍与应用】

1．静脉注射　将雷尼替丁注射剂 50mg 用生理盐水或 5% 葡萄糖稀释至 20mL，作缓慢静脉注射（超过 2 分钟）。

2．静脉滴注

（1）消化性溃疡出血：以 25mg/h 的速率间歇静脉滴注 2 小时，2 次 /d 或 1 次 /6～8h。

（2）术前用药：静脉滴注 100～300mg，加入 5% 葡萄糖注射剂 100mL，30 分钟滴完。

【医嘱模板】

雷尼替丁胶囊　　　　　150mg ············ 口服　2 次 /d

或

5% 葡萄糖注射液　　　　100mL ⎫
雷尼替丁注射液　　　　150mg ⎭ ········· 静脉滴注（25mg/h 2h 滴完）　2 次 /d

【不良反应】

1．常见的有恶心、皮疹、便秘、乏力、头痛、头晕等。

2．与西咪替丁相比，损伤肾功能、性腺功能和中枢神经的不良作用较轻。

3．偶见静脉注射后出现心动过缓。

4．少数患者服药后引起轻度肝功能损伤，停药后症状即消失，肝功能也恢复正常。曾怀疑可能系药物过敏反应，与药物的用量无关。

5．长期服用可持续降低胃液酸度，有利于细菌在胃内繁殖，从而使食物内硝酸盐还原为亚硝酸盐，形成 N- 亚硝基化合物。

【注意事项】

1．疑为癌性溃疡患者，使用前应先明确诊断，以免延误治疗。

2．孕妇及哺乳期妇女禁用。8 岁以下儿童禁用。

3．静脉滴注后部分患者出现面热感、头晕、恶心、出汗及胃刺激，持续 10 余分钟可自行消失。有时在静脉滴注部位出现瘙痒、发红，1 小时后消失。有时还可产生焦虑、兴奋、健忘等。

4．对肝有一定毒性，但停药后即可恢复。肝、肾功能不全患者慎用。

5．可降低维生素 B_{12} 的吸收，长期使用可致维生素 B_{12} 缺乏。

6．介入治疗中，本品可用于胃液分泌过多患者的口服药物治疗，但非常规用药。

【药品名称】

西咪替丁（cimetidine）

【剂型与规格】

片剂：每片 200mg；400mg；800mg。胶囊：每粒 200mg。注射剂：每支 200mg（2mL）。

【主要成分】

西咪替丁。

【药理作用】

组胺 H_2 受体拮抗剂，本品通过竞争性抑制机制最先用于阻断组胺对壁细胞 H_2 受体的作用。

【适应证】

1. 治疗已明确诊断的消化道溃疡。

2. 十二指肠溃疡短期治疗后复发的患者。

3. 持久性胃食管反流性疾病，对抗反流措施和单一药物治疗如抗酸剂无效的患者。

4. 预防危急患者发生应激性溃疡及出血。

5. 胃泌素瘤（卓 – 艾综合征）。

【禁忌证】

1. 对西咪替丁过敏者。

2. 由于西咪替丁能通过胎盘屏障，并能进入乳汁，故孕妇及哺乳期妇女禁用，以免引起胎儿和婴儿肝功能障碍。

3. 动物实验和临床均有应用西咪替丁导致急性胰腺炎的报道，故西咪替丁不宜用于急性胰腺炎的患者。

【用法用量】

1. 口服

（1）治疗十二指肠溃疡或病理性高分泌状态，一次 0.2～0.4g，4 次 /d，餐后及睡前服，或一次 0.8g，睡前服。

（2）预防溃疡复发，一次 0.4g，睡前服。

（3）肾功能不全患者用量减为一次 0.2g，1/12h。

（4）老年患者用量酌减。

（5）小儿：口服，一次按体重 5～10mg/kg，2～4 次 /d。

2. 注射液

（1）静脉滴注：本品 0.2g 用 5% 葡萄糖注射液或 0.9% 氯化钠注射液或葡萄糖氯化钠注射液 250～500mL 稀释后静脉滴注，滴速为每小时 1～4mg/kg，每次 0.2～0.6g。

（2）静脉注射：用上述溶液 20mL 稀释后缓慢静脉注射（2～3分钟），6 小时 1 次，每次 0.2g。

（3）肌内注射：一次 0.2g，6 小时 1 次。

【医嘱模板】

西咪替丁片 　　　　　200mg⋯⋯⋯⋯口服　4 次 /d

或

5% 葡萄糖注射液　　　250mL ⎱
西咪替丁注射液　　　　200mg ⎰ ⋯⋯⋯⋯ 静脉滴注　4 次 /d（滴速每小时 1～4mg/kg）

【不良反应】

1. 不良反应较多，常见有腹泻、腹胀、口苦、口干、血清转氨酶轻度升高等。

2．一次应用大剂量或长期较大剂量服用可致中毒。表现为：

（1）神经系统症状：头痛、头昏、幻觉、抑郁、精神障碍、嗜睡等。

（2）血液系统：白细胞和血小板减少及溶血性贫血，偶见继发性再生障碍性贫血。

（3）肝脏毒性：转氨酶及血清胆红素升高，严重者发生肝坏死。

（4）肾脏毒性：出现蛋白尿，尿素氮和肌酐升高，严重者导致肾衰竭。

（5）心血管系统：可见心律失常，静脉滴注偶致心搏骤停。

（6）内分泌紊乱：性功能减退，男性乳房增大、胀痛和溢乳、阳痿和精子减少；女性月经紊乱。

3．关节痛、肌肉痛、皮肤瘙痒、皮疹、发热和喉痉挛等过敏反应，甚至发生剥脱性皮炎，或过敏性休克。

【注意事项】

1．用药前及用药期间应定期检查肝、肾功能和血象。

2．突然停药后有"反跳现象"　突然停药，可能引起慢性消化性溃疡穿孔，估计为停药后回跳的高酸度所致。故完成治疗后尚需继续服药（每晚400mg）3个月。

3．本品可能会对实验室检查结果构成干扰　口服后15分钟内胃液隐血试验可出现假阳性；血液水杨酸浓度、血清肌酐、催乳素、氨基转移酶等浓度均可能升高；甲状旁腺激素浓度则可能降低。

4．动物实验和临床均有应用本品导致急性胰腺炎的报道，故不宜用于急性胰腺炎患者。

5．严重肝功能不全者服用常规剂量后，其脑脊液的药物浓度为正常人的两倍，故容易中毒。出现神经毒性后，一般只需适当减少剂量即可消失。本品的神经毒性症状与中枢抗胆碱药所致者极为相似，且用拟胆碱药毒扁豆碱治疗，其症状可得到改善。故应避免本品与中枢抗胆碱药同时使用，以防加重中枢神经毒性反应。

6．下列情况应慎用：严重心脏及呼吸系统疾患；慢性炎症，如系统性红斑狼疮，西咪替丁的骨髓毒性可能增高；器质性脑病；肾功能中、重度损害。

7．孕妇、哺乳期妇女、儿童慎用。

8．老年患者应减少剂量，以防止中毒性精神错乱的发生。

9．介入治疗中，本品可用于胃液分泌过多患者的口服药物治疗，但非常规用药。

【药品名称】

法莫替丁（famotidine）

【剂型与规格】

片剂：每片10mg；20mg；40mg。胶囊：每粒20mg。散剂：10%。注射剂：每支20mg（2mL）。

【主要成分】

法莫替丁。

【药理作用】

法莫替丁为高效、长效的胍基噻唑类的 H_2 受体阻滞药，具有对 H_2 受体亲和力高的特点，其作用机制与西咪替丁相似。法莫替丁可有效地抑制基础胃酸、夜间胃酸和食物刺激引起的胃酸分泌，亦可抑制组胺和五肽胃泌素等刺激引起的胃酸分泌。其抑制 H_2 受体的强度比西咪替丁强 20 倍，比雷尼替丁强 7.5 倍。此外，法莫替丁也可抑制胃蛋白酶的分泌。法莫替丁无抗雄激素与干扰药物代谢酶的作用。

【适应证】

用于胃及十二指肠溃疡、吻合口溃疡、反流性食管炎、上消化道出血（消化性溃疡、急性应激性溃疡、出血性胃炎所致）、卓－艾综合征。

【禁忌证】

1. 肾功能衰竭或肝病者、有药物过敏史的患者慎用。

2. 孕妇慎用，哺乳妇女使用时应停止哺乳。

3. 对小儿的安全性尚未确立。

4. 应排除肿瘤后再给药。

5. 肝肾功能不全者及婴幼儿慎用，应排除胃癌后才能使用本品。

【用法用量】

1. 口服

（1）活动性消化道溃疡：20mg，早、晚各 1 次，或睡前一次 40mg，疗程 4～6 周。

（2）十二指肠溃疡的维持治疗或预防复发：每天 20mg，睡前顿服。

（3）反流性食管炎：①Ⅰ度或Ⅱ度，20mg/d，分 2 次服，于早、晚饭后服用，治疗 4～8 周；②Ⅲ度或Ⅳ度，40mg/d，分 2 次服，于早、晚饭后服用，治疗 4～8 周。

（4）卓－艾综合征：开始剂量为每次 20mg，每 6 小时 1 次，以后可根据病情相应调整剂量。

2. 静脉注射　20mg，1/12h。

3. 静脉滴注　用量同静脉注射。

【配伍与应用】

1. 对成人，将本品一次 20mg 用生理盐水或葡萄糖注射液 20mL 进行溶解，一日两次（每 12 小时）缓慢地进行静脉注射，或与输液混合进行静脉滴注，也可将本品 20mg，用注射用水 1～1.5mL 溶解，一日两次肌内注射。

2. 麻醉前给药　对一般成人将本品用注射用水 1～1.5mL 溶解后，麻醉前 1 小时肌内注射，也可用生理盐水或葡萄糖注射液 20mL 溶解后，麻醉前 1 小时缓慢地进行静脉注射。

【医嘱模板】

法莫替丁胶囊　　　　　　20mg……………口服　2 次 /d

或

5% 葡萄糖注射液　　　　100mL ⎫……… 静脉滴注 1/12h
法莫替丁注射液　　　　　20mg ⎭

【不良反应】

1. 少数患者可出现皮疹、荨麻疹。

2. 神经 / 精神系统　常见头痛、头晕，也可出现乏力、幻觉等。如有发生，可用氟哌啶醇控制症状。

3. 消化系统　少数患者有口干、恶心、呕吐、便秘和腹泻，偶有轻度氨基转移酶增高，罕见腹部胀满感及食欲缺乏。

4. 血液系统　偶见白细胞减少。

5. 心血管系统　罕见心率增加，血压上升等。

6. 其他　①罕见耳鸣，颜面潮红、月经不调等；②法莫替丁可使胃酸降低，从而有利于细菌在胃内生长繁殖，因此在有胃反流的情况下可能发生感染。

【注意事项】

1. 本品连续使用不得超过 7 天，症状未缓解，应咨询医师或药师。

2. 儿童用量请咨询医师或药师。

3. 肝功能不全患者及小儿应慎用。

4. 本品主要由肾脏排泄，肾功能不全的患者应慎用。

5. 如服用过量或出现严重不良反应，应立即就医。

6. 对本品过敏者禁用，过敏体质者慎用。

7. 本品性状发生改变时禁止使用。

8. 请将本品放在儿童不能接触的地方。

9. 儿童必须在成人监护下使用。

10. 如正在使用其他药品，使用本品前请咨询医师或药师。

11. 介入治疗中，本品可用于胃液分泌过多患者的口服药物治疗，但非常规用药。

第二节　胃黏膜保护剂

【药品名称】

胶体果胶铋（colloidal bismuth pectin）

【剂型与规格】

1. 混悬剂 150mg（1 袋）。

2. 胶囊 100mg。

【主要成分】

胶体果胶铋是一种果胶与铋生成的组成不定的复合物。

【药理作用】

本品为胃肠黏膜保护药。口服后在胃液内形成溶胶，对溃疡面及炎症表面有很强的亲和力，能形成有效的保护膜，隔离胃酸，保护受损的黏膜，并刺激胃肠黏膜上皮细胞分泌黏液，促进上皮细胞自身修复。本品对受损黏膜的黏附性甚佳。本品尚能杀灭胃幽门螺杆菌。

【适应证】

本品适用于治疗消化性溃疡，特别是 HP 相关性溃疡，亦可用于慢性浅表性和萎缩性胃炎。

【禁忌证】

对本品过敏及肾功能不全者禁用。

【用法用量】

口服

1. 混悬剂　150mg（1 袋）/ 次，加入到 100mL 温水中，混悬均匀后服用。4 次 /d，分别于 3 餐前 1 小时及临睡时服用，4 周为 1 个疗程。

2．胶囊　2 粒 / 次，4 次 /d，分别于 3 餐前 1 小时及睡眠时服用，4 周为 1 个疗程。

【医嘱模板】

胶体果胶铋混悬剂　　　　150mg………口服　4 次 /d　3 餐前 1 小时及临睡时服用

胶体果胶铋胶囊　　　　　200mg………口服　4 次 /d　3 餐前 1 小时及临睡时服用

【不良反应】

偶可出现恶心、便秘等消化道症状。

【注意事项】

1．本品连续使用 1 个疗程后，症状未缓解或消失，请咨询医师。

2．服药期间若出现黑褐色无光泽大便但无其他不适，为正常现象，停药 1 ~ 2 天后粪便色泽可转为正常。

3．服用本品期间不得服用其他制剂，且本品不宜大剂量长期服用。

4．介入治疗中，本品非常规用药，根据患者的症状和体征，必要时选用。

【药品名称】

米索前列醇片（misoprostol）

【剂型与规格】

片剂：每片 200μg。

【主要成分】

米索前列醇。

【药理作用】

本品用于治疗十二指肠溃疡和胃溃疡，包括关节炎患者因为服用非甾体抗炎药（NSAID）所引起的十二指肠溃疡和胃溃疡，保障其仍可继续使用 NSAID 治疗。本品还可用于预防使用 NSAID 所引起的溃疡。

【适应证】

适用于胃及十二指肠溃疡。对十二指肠溃疡，口服本品 200μg，每日 4 次，4 周后愈合率为 54%，对照组口服西咪替丁 300mg，每日 4 次，4 周后愈合率为 61%，疗效似略低于西咪替丁，但本品在保护胃黏膜不受损伤方面比西咪替丁更为有效。本品尚可用于抗早孕。

【禁忌证】

1．对前列腺素类过敏者禁用。

2．有使用前列腺素类药物禁忌者，如青光眼、哮喘、过敏性结肠炎及过敏体质等应禁用。

3．有心、肝、肾或肾上腺皮质功能不全者禁用。

4．孕妇禁用。

【用法用量】

1．胃溃疡和十二指肠溃疡　每次 200μg，4 次 /d，于餐前和睡前口服。疗程 4 ~ 8 周，如溃疡复发，可继续延长疗程。

2．预防抗炎所致的消化性溃疡　每次 200μg，2 ~ 4 次 /d，剂量应根据个体差异、临床情况不同而定。

3. 抗早孕　停药≤49 天的健康早孕妇女，要求药物流产时，服用米非司酮 150mg，分次服用（25mg/ 次，2 次 /d，连服 3 天）或口服 200mg/ 次，服药前后应禁食 2 小时。服用米非司酮 36～48 小时后，再空腹顿服米索前列醇 400～600μg。

【医嘱模板】

米索前列醇片　　　200μg………口服　4 次 /d　餐前和睡前口服

【不良反应】

米索前列醇的不良反应以胃肠道反应最为常见，并与剂量有关。主要为稀便或腹泻，大多数不影响治疗，偶有较严重且持续时间长的情况，需停药。其他可有轻度恶心、呕吐、腹部不适、腹痛、消化不良、头痛、眩晕、乏力等。极个别妇女可出现皮疹、面部潮红、手掌瘙痒、寒战、一过性发热甚至过敏性休克。

【注意事项】

1. 脑血管或冠状动脉病变、低血压、癫痫患者慎用（米索前列醇仅应在癫痫得到控制或用药利大于弊时才能使用）。

2. 儿童使用米索前列醇的安全性和疗效尚未确定。

3. 米索前列醇对妊娠子宫有收缩作用，除用于终止早孕外，孕妇禁用。妇女使用米索前列醇治疗，前 2 周内血清妊娠试验必须是阴性。用药期间妇女必须使用有效的避孕方法；若怀疑妊娠，应立即停用米索前列醇。

4. 米索前列醇的活性代谢物是否可经乳汁排泄尚不清楚，因此不应用于哺乳期妇女。

5. 米索前列醇可引起腹泻，对高危患者，应监测有无脱水。

6. 米索前列醇用于终止早孕时，必须与米非司酮序贯配伍应用，且必须按药物流产常规的要求进行观察和随访。

7. 米索前列醇用于消化道溃疡时，治疗是否成功不应以症状学进行判断。

8. 过量用药时出现的症状是可以忍受的。米索前列醇每天用 1 200mg，持续使用 3 个月，未发现严重不良反应。

9. 介入治疗中，本品非常规用药，根据患者症状和体征，必要时选用。

【药品名称】

替普瑞酮（teprenone）

【剂型与规格】

胶囊：50mg。颗粒：1g（100mg）。

【主要成分】

替普瑞酮。

【药理作用】

本药为一种萜烯类化合物，具有组织修复作用，特别能强化抗溃疡作用。其具体作用如下：

1. 广谱的抗溃疡作用　本药不影响胃的正常生理功能，对各种实验性溃疡（如寒冷束缚应激、吲哚美辛、阿司匹林、利血平、醋酸和烧灼所致），以及各种实验性胃黏膜病变（如盐酸 / 阿司匹林、乙醇、放射线所致）均确认有较强的抗溃疡作用和改善胃黏膜病变的作用，而 H_2 受体拮抗药或抗胆碱能药则无此药理作用。

2. 促进高分子糖蛋白、磷脂的生物合成　本药可促进胃黏膜微粒体中糖脂质中间体的生物合成，加速胃黏膜及胃黏液层中主要的黏膜修复因子即高分子糖蛋白的合成，提高黏液中的磷脂质浓度，从而提高黏膜的防御功能。

3. 维持胃黏膜增生区细胞的稳定　本药能改善氢化可的松引起的胃黏膜增殖区细胞繁殖能力低下，保持胃黏膜细胞增殖区的稳定性，促使损伤愈合。

4. 提高胃黏膜中前列腺素的生物合成能力　本药通过改变磷脂的流动性而激活磷脂酶 A_2，使花生四烯酸的合成加快，从而促进内源性前列腺素的合成。

【适应证】

本药用于改善下列疾病的胃黏膜病变（如糜烂、出血、发红、水肿）：

1. 胃溃疡。对临床上认为难治的溃疡病，如 70 岁以上患者，或溃疡大于 21mm 者，或溃疡第二次复发者均有效。

2. 急性胃炎。

3. 慢性胃炎的急性加重期。

【禁忌证】

对本品中替普瑞酮及其他成分过敏者禁用。孕妇、哺乳妇女、儿童禁用。

【用法用量】

每次 1 粒胶囊（50mg）或颗粒剂 0.5g（含本药 50mg），3 次 /d，均于饭后 30 分钟内服用。可根据年龄、症状酌情适当增减。

【医嘱模板】

替普瑞酮胶囊　　50mg………口服　3 次 /d　饭后 30 分钟内服用

【不良反应】

本药不良反应的发生率约为 2.22%，一般停药后即可消失。

1. 消化系统　可出现便秘、腹胀、腹泻、口渴、恶心、腹痛等症状，也可出现谷草转氨酶（AST）及谷丙转氨酶（ALT）轻度升高。

2. 精神 / 神经系统　可出现头痛等症状。

3. 皮肤　可出现皮疹、全身瘙痒等症状。

4. 其他　有时会出现血清总胆固醇升高、上睑发红或发热等症状。

【注意事项】

出现皮疹、全身瘙痒等皮肤症状时，应停止用药。本药与 H_2 受体拮抗药合用时疗效增加。介入治疗中，本品非常规用药，根据患者症状和体征，必要时选用。

【药品名称】

硫糖铝（sucralfate）

【剂型与规格】

片剂：每片 0.25g；0.5g。胶囊：每粒 0.25g。混悬剂：1g（5mL）；20g（10mL）。

【主要成分】

硫糖铝。

【药理作用】

硫糖铝为蔗糖硫酸酯的碱式铝盐，是一种胃黏膜保护剂，具有保护溃疡面，促进溃疡愈合的作用。酸性环境下，可解离为带负电荷的八硫酸蔗糖，并聚合不溶性胶体，保护胃黏膜；能与溃疡或炎症处的带正电荷的渗出蛋白质结合，在溃疡面或炎症处形成一层薄膜，保护溃疡或炎症黏膜抵御胃酸的侵袭，促进溃疡愈合。与溃疡病灶的亲和力为正常黏膜的 6~7 倍。同时，硫糖铝能吸附胃蛋白酶，抑制该酶分解蛋白质。治疗剂量时，胃蛋白酶活性可下降约 30%。硫糖铝也可中和胃酸，但作用弱，1g 硫糖铝只能中和 2.5mmol/L 盐酸。此外，硫糖铝还能吸附唾液中的表皮生长因子，并将其浓聚于溃疡处，促进溃疡愈合；也能刺激内源性前列腺素 E 的合成，刺激表面上皮分泌碳酸氢根，从而起到细胞保护作用。硫糖铝用于治疗消化性溃疡时，与 H_2 受体拮抗剂相比，两者疗效无显著性差异。但硫糖铝可降低溃疡病的复发率。同时，硫糖铝和 H_2 受体拮抗剂均可有效地预防上消化道出血的发生，且效果相当。

【适应证】

用于胃和十二指肠溃疡的治疗。

【禁忌证】

肾功能不全的患者，服用硫糖铝后，血浆中铝的含量增加，虽不能确定长期用药后铝在体内的蓄积情况，但应小心使用。对本药过敏者、早产儿及未成熟新生儿、甲状腺功能亢进、抗维生素性佝偻病患者禁用。

【用法用量】

口服：10~20mL/次，2~4 次/d，餐前 1 小时及睡前服用，服时摇匀。疗程 4~6 周，或遵医嘱。

【医嘱模板】

硫糖铝混悬剂　　　10mL·········口服　3 次/d　餐前 1 小时及睡前服用

【不良反应】

可见口干、便秘。少见或偶见的不良反应有腰痛、腹泻、眩晕、消化不良、恶心、皮疹、瘙痒、胃痉挛、失眠、嗜睡及低磷血症。

【注意事项】

1. 如必须与抑酸药物合用，抑酸药应在本品服后 1~2 小时给予。
2. 胃痛较剧的患者，可加适量抗胆碱药物，待疼痛减轻后，再单独服用本品。
3. 连续应用不得超过 8 周。
4. 长期大剂量服用本品，可能会造成体液中的磷缺乏。
5. 肝肾功能不全或透析患者慎用或不用。
6. 甲状腺功能亢进、营养不良性佝偻病、血磷酸盐过少的患者，不宜长期服用本品。
7. 与多酶片合用时，两药的疗效均降低。
8. 介入治疗中，本品非常规用药，根据患者症状和体征，必要时选用。

【药品名称】

L-谷氨酰胺呱仑酸钠颗粒（L-glutamine and sodium gualenate granules）

【剂型与规格】

颗粒剂（袋）：L-谷氨酰胺 663.3mg，呱仑酸钠 2.0mg。

【主要成分】

本品为复方制剂，其组分为：0.67g/ 袋中含有 1，4– 二甲基 –7– 异丙薁 –3– 磺酸钠 2.0mg、L– 谷氨酰胺 663.3mg。

【药理作用】

本品由植物中提取的有效成分配制而成，可被机体直接吸收，参与机体的正常代谢活动，所以无明确的毒理作用。

【适应证】

胃炎、胃溃疡和十二指肠溃疡。

【禁忌证】

对本品及其成分过敏者禁用。

【用法用量】

成人 1 袋 / 次（0.67g），3 次 /d（共 2g），直接口服。可根据年龄、症状在医生指导下酌情增减。

【医嘱模板】

L– 谷氨酰胺呱仑酸钠颗粒　　　1 袋………口服　3 次 /d

【不良反应】

无严重不良反应，少见便秘、腹泻、恶心等。极少见过敏症、皮疹、荨麻疹、瘙痒感、肝功能障碍。

【注意事项】

建议直接吞服，避免用水冲服。介入治疗中，本品非常规用药，根据患者的症状和体征，必要时选用。

第三节　导泻药

【药品名称】

比沙可啶栓、比沙可啶肠溶片（bisacodyl）

【剂型与规格】

栓剂：5mg；10mg。片剂：每片 5mg；10mg。

【主要成分】

1. 栓剂　比沙可啶、硬脂。
2. 片剂　比沙可啶 5mg。

【药理作用】

比沙可啶是一种刺激性缓泻药，主要作用于大肠。比沙可啶口服后经肠内细菌分解的产物及药物本身对肠壁均有较强的刺激作用，可刺激感觉神经末梢产生副交感神经反射，引起肠反射性蠕动而导致排便。比沙可啶还可刺激局部轴突反射和节段反射，产生广泛的结肠蠕动，因此比沙可啶可能对神经节阻断或脊髓受损（截瘫、脊髓灰质炎）的患者有效。同时，比沙可啶可抑制结肠内钠、氯及水分的吸收，使肠内容积增大，引起反射性排便。临床应用已证实，使用比沙可啶后对心、肺、肝、肾、造血系统及免疫系统均无损害。

【适应证】

1．用于急、慢性便秘和习惯性便秘的治疗。

2．用于腹部 X 线检查或内镜检查前清洁和排空肠道。

3．用于手术前后、分娩前清洁肠道。

【禁忌证】

1．对比沙可啶过敏者。

2．急腹症（阑尾炎、胃肠炎、直肠出血、肠梗阻）。

3．炎症性肠病。

4．严重水电解质紊乱。

5．肛门破裂或痔疮溃疡。

6．粪块阻塞者。

【用法用量】

1．栓剂　塞入肛门，一次 1 枚（10mg），1 次 /d。

2．口服　6 岁以上儿童，一次 1 片；成人，一次 1 ~ 2 片，1 次 /d。整片吞服。

【医嘱模板】

比沙可啶栓剂　　　　10mg………纳肛　1 次 /d

比沙可啶肠溶片　　　10mg………口服　1 次 /d

【不良反应】

腹泻伴严重的功能性肠病、水电解质异常伴低血钾，并可对比沙可啶产生依赖性，以致必须增加药物剂量及在戒断情况下出现严重的便秘。

【注意事项】

1．口服药必须整片吞服，不得碾碎或溶解后服用。服药前后 2 小时不得服牛奶或抗酸药。

2．哺乳期妇女不宜使用。

3．本品不宜长期应用，使用 3 天无效，请马上就医。

4．对本品过敏者禁用，过敏体质者慎用。

5．本品性状发生改变时禁止使用。

6．介入治疗中，本品非常规用药。

【药品名称】

复方聚乙二醇电解质散（polyethylene glycol electrolytes powder）

【剂型与规格】

粉剂：

规格 I：每包 68.56g，其中第一袋含氯化钠 1.46g、无水硫酸钠 5.68g，第二袋含氯化钾 0.74g、碳酸氢钠 1.68g；第三袋含聚乙二醇 4000 59g。

规格 II：每包 137.15g，其中第一袋含氯化钠 2.93g、无水硫酸钠 11.37g，第二袋含氯化钾 1.48g、碳酸氢钠 3.37g；第三袋含聚乙二醇 4000 118g。

【主要成分】

本品为复方制剂，其组成为聚乙二醇 4000、无水硫酸钠、氯化钠、氯化钾、碳酸氢钠。包括两个规格。规格Ⅰ加水配1 000mL溶液或规格Ⅱ加水配成2 000mL溶液，即成Na^+ 125mmol/L、K^+ 10mmol/L、HCO_3^- 20mmol/L、SO_4^{2-} 40mmol/L、Cl^- 35mmol/L的等渗性全肠灌洗液。

【药理作用】

聚乙二醇4000为长链线性聚合物，口服后几乎不吸收，不分解，以氢键结合水分子，有效增加肠道体液成分，刺激肠蠕动，引起水样腹泻，达到清洗肠管的目的。处方中无机盐成分与服用的适量水分，保证了肠道与体液之间的水、电解质交换平衡。

【适应证】

用于大肠内镜检查和手术前处置时的肠道内容物的清除。

【禁忌证】

肠道梗阻、肠穿孔、胃潴留、消化道出血、中毒性肠炎、中毒性巨结肠患者禁用。对本品各组分过敏者禁用。

【用法用量】

1. 术前处置：术前日午餐后禁食（可以饮水），午餐3小时后开始给药。

2. 大肠内镜检查前的处置（介入术前肠道准备可参考该用法）

（1）检查当日给药：当日早餐禁食（可以饮水），预定检查时间大约4小时前给药。

（2）检查前日给药：前日晚餐后禁食（可以饮水），晚餐后1小时给药。前日的早餐、午餐应该吃残渣少的食物，晚餐应该吃不含固形食物的流食。

用量：成人1次量为2~4L，以每1小时约1L的速度口服，在排出液变为透明液体时可结束给药；总给药量不能超过4L。

【配伍与应用】

将本品1大包内的3小袋药品全部溶解于水，搅拌均匀。

规格Ⅰ（68.56g/袋）配制成1L的溶液。

规格Ⅱ（137.15g/袋）配制成2L的溶液。

【医嘱模板】

复方聚乙二醇电解质散　　12袋………口服　1小时内饮完

【不良反应】

恶心、呕吐、腹胀、腹痛、疲倦、头晕、头痛、失眠等。

【严重不良反应】

1. 休克、过敏样症状　有时引起休克、过敏样症状，所以要充分进行观察，出现颜面苍白、血压下降、呕吐、持续呕气、不舒服、眩晕、发冷、荨麻疹、呼吸困难、颜面浮肿等时要进行适当的处置。

2. 肠穿孔。

3. 低钠血症　由于呕吐可引起低钠血症，有时出现意识障碍、痉挛等，出现这样的症状时，要进行补充电解质等适当的处置。

【注意事项】

1. 严重溃疡性结肠炎患者慎用。

2. 有肠道狭窄或便秘等肠内容物潴留的患者，应在确认给药前日或给药当日有排便后谨慎给药，以免引起肠内压升高。

3. 冠心病、陈旧性心肌梗死或肾功能障碍的患者慎用。

4. 当服用约 1L 后仍未排便时，在确认没有呕吐、腹痛之后才可以重新给药，并密切观察，直至排便。

5. 服药时间　宜于术前或检查前 4 小时开始服用，其中服药时间约为 3 小时，排空时间约为 1 小时。

6. 服药前 3~4 小时至手术或检查完毕，患者不得进食固形食物。

7. 服药后约 1 小时开始排便，此间患者活动应方便如厕。

8. 按服用方法及用量服药，每次服药时应尽可能快速服完。

9. 开始服药 1 小时后，肠道运动加快，如有严重腹胀或不适，可放慢服用速度或暂停服用，待症状消除后再继续服用直至排出水样清便。

10. 有肠管憩室的患者，由于肠道内压升高，有引起肠穿孔的报告，所以须特别注意并慎用。

11. 介入手术前用于患者肠道准备，参考大肠内镜检查前处置的用法。

【药品名称】

乳果糖口服溶液（lactulose oral solution）

【剂型与规格】

口服液：每瓶 667mg（以乳果糖计）。

【主要成分】

本品每毫升含主要成分乳果糖 667mg。

【药理作用】

乳果糖在结肠中被消化道菌丛转化成低分子量有机酸，导致肠道内 pH 值下降，并通过保留水分，增加粪便体积。上述作用刺激结肠蠕动，保持大便通畅，缓解便秘，同时恢复结肠的生理节律。

在肝性脑病（PSE）、肝昏迷和昏迷前期，上述作用促进肠道嗜酸菌（如乳酸杆菌）的生长，抑制蛋白分解菌，使氨转变为离子状态；通过降低 pH 值，发挥渗透效应，并改善细菌氨代谢，从而发挥导泻作用。

【适应证】

慢性功能性便秘。

【禁忌证】

1. 糖尿病、半乳糖血症患者禁用。

2. 肠梗阻、急腹痛及同时使用其他导泻剂者禁用。

3. 对乳果糖及其组分过敏者禁用。

4. 尿毒症患者禁用。

【用法用量】

常规口服，成人起始剂量每日 30mL，维持剂量每日 10~25mL。治疗几天后，可根据患者情况酌减剂量。本品宜在早餐时一次服用。肝昏迷及昏迷前期：起始剂量，30~50mL，1 日 3 次。维持剂量，应调至每日最多 2~3 次软便，大便 pH 值为 5.0~5.5。

【医嘱模板】

乳果糖口服溶液　　　30mL⋯⋯⋯口服

【不良反应】

治疗初始几天可能会有腹胀，通常继续治疗即可消失，当剂量高于推荐治疗剂量时，可能会出现腹痛和腹泻，此时应减少使用剂量。如果长期大剂量服用（通常仅见于 PSE 的治疗），患者可能会因腹泻出现电解质紊乱。

【注意事项】

1. 使用时应注意调整剂量，避免出现剧烈腹泻。
2. 妊娠期 3 个月以上及哺乳期妇女慎用。
3. 如果用于乳果糖缺乏症患者，需注意本品中乳糖的含量。
4. 对本品过敏者禁用，过敏体质者慎用。本品性状发生改变时禁止使用。
5. 介入术前用于便秘患者的导泻，也可以作为术前肠道准备的辅助药品。

【药品名称】

甘油灌肠剂（glycerol enema）

【剂型与规格】

无色溶液，110mL。

【主要成分】

本品每 100g 含甘油 42.7g。

【药理作用】

滑润性泻药。本品注入直肠后，不被吸收，能润滑、刺激肠壁，软化大便，使其易于排出。泻下作用温和。

【适应证】

润滑性通便药，用于清洁灌肠或便秘。

【禁忌证】

1. 肠道穿孔患者禁用。
2. 恶心呕吐、剧烈腹痛等患者禁用。
3. 痔疮伴有出血的患者禁用。

【用法用量】

肛门注入。

1. 便秘　一次 60mL，小儿用量遵医嘱。
2. 清洁灌肠　一次 110mL，重复 2~3 次。取下本品包装盖帽，让少量药液流出滋润管口。
3. 患者侧卧位插入肛门内（小儿插入 3~7cm，成人插入 6~10cm）。用力挤压容器，将药液缓慢注入直肠内，注完后，将注入管缓缓拔出，然后用清洁棉球按住肛门 1~2 分钟，通常 5~15 分钟可以排便。

【医嘱模板】

甘油灌肠剂　　　110mL·········纳肛

【不良反应】

尚未见有不良反应报道。

【注意事项】

1. 对年老体弱便秘者较好。
2. 严重心力衰竭患者使用遵医嘱。
3. 冬季本品宜用 40℃温水预热后使用。
4. 介入术前可用于患者导泻。

第四节　止吐药

【药品名称】

盐酸甲氧氯普胺注射液（metoclopramidedi hydrochloride injection）

【剂型与规格】

注射剂：每支 10mg（1mL）。

【主要成分】

甲氧氯普胺。

【药理作用】

本品为多巴胺 2（D_2）受体拮抗剂，同时还具有 5– 羟色胺 4（5-HT_4）受体激动效应，对 5-HT_3 受体有轻度抑制作用。可作用于延髓催吐化学感受区（CTZ）中多巴胺受体而提高 CTZ 的阈值，具有强大的中枢性镇吐作用。本品亦能阻断下丘脑多巴胺受体，抑制催乳素抑制因子，促进泌乳素的分泌，故有一定的催乳作用。对中枢其他部位的抑制作用较微，有较弱的安定作用，较少引起催眠作用。对于胃肠道的作用主要在上消化道，促进胃及上部肠段的运动；提高静息状态胃肠道括约肌的张力，增加下食管括约肌的张力和收缩的幅度，使食管下端压力增加，阻滞胃食管反流，加强胃和食管蠕动，并增强对食管内容物的廓清能力，促进胃的排空；促进幽门、十二指肠及上部空肠的松弛，形成胃窦、胃体与上部小肠间的功能协调。这些作用也可增强本品的镇吐效应。

【适应证】

1. 用于化疗、放疗、手术、颅脑损伤、脑外伤后遗症、海空作业和药物引起的呕吐。
2. 用于急性胃肠炎、胆道胰腺、尿毒症等各种疾患引起的恶心、呕吐。
3. 用于诊断性十二指肠插管前用，有助于顺利插管；胃肠钡剂 X 线检查，可减轻恶心、呕吐反应，促进钡剂通过。

【禁忌证】

1. 下列情况禁用：
（1）对普鲁卡因或普鲁卡因胺过敏者。
（2）癫痫发作的频率与严重性均可因用药而增加。
（3）胃肠道出血、机械性肠梗阻或穿孔，可因用药使胃肠道的动力增加，病情加重。
（4）嗜铬细胞瘤可因用药出现高血压危象。
（5）不能用于因行化疗和放疗而呕吐的乳癌患者。

2. 下列情况慎用：
（1）肝功能衰竭时，丧失了与蛋白结合的能力。

（2）肾衰，即重症慢性肾功能衰竭，可使锥体外系反应危险性增加，用量应减少。

【用法用量】

肌内或静脉注射。

成人，一次 10～20mg，一日剂量不超过 0.5mg/kg。

小儿，6 岁以下每次 0.1mg/kg，6～14 岁一次 2.5～5mg。肾功能不全者，剂量减半。

【医嘱模板】

盐酸甲氧氯普胺注射液　　　10mg………肌内注射

【不良反应】

1. 较常见的不良反应　昏睡、烦躁不安、疲怠无力。

2. 少见的不良反应　乳腺肿痛、恶心、便秘、皮疹、腹泻、睡眠障碍、眩晕、严重口渴、头痛、容易激动。

3. 用药期间出现乳汁增多，是由于催乳素的刺激所致。

4. 注射给药可引起体位性低血压。

5. 大剂量长期应用可能因阻断多巴胺受体，使胆碱能受体相对亢进而导致锥体外系反应（特别是年轻人），可出现肌震颤、发音困难、共济失调等，可用苯海索等抗胆碱药物治疗。

【注意事项】

1. 对晕动病所致呕吐无效。

2. 醛固酮与血清催乳素浓度可因甲氧氯普胺的使用而升高。

3. 严重肾功能不全的患者，剂量至少减少 60%，这类患者容易出现锥体外系症状。

4. 静脉注射甲氧氯普胺要慢，1～2 分钟注完，快速给药可出现躁动不安，随即进入昏睡状态。

5. 因本品可降低西咪替丁的口服生物利用度，若两药必须合用，间隔时间至少要 1 小时。

6. 本品遇光变成黄色或黄棕色后，毒性增高。

7. 如遇变色、结晶、浑浊、异物应禁用。

8. 介入术后用于缓解恶心、呕吐等症状。

【药品名称】

盐酸昂丹司琼注射液（ondansetron hydrochloride injection）

【剂型与规格】

注射剂：每支 4mg（2mL）；8mg（4mL）。

【主要成分】

盐酸昂丹司琼。

【药理作用】

昂丹司琼是一强效的、高选择性的 5-HT$_3$ 受体拮抗剂。其控制恶心和呕吐的确切作用机制尚不清楚。但已注意到化疗药物和放射治疗可造成小肠释放 5-HT，经由 5-HT 受体激活迷走神经的传入支，触发呕吐反射。昂丹司琼能阻断这一反射的触发。

迷走神经传入支的激动也可引起位于第四脑室底部后区的 5-HT 释放，从而经过中枢机制而加强。故昂丹司琼对化疗、放疗引起的恶心、呕吐，可能通过拮抗位于周围和中枢神经局部的神经元的 5-HT$_3$ 受体而发挥作用。目前认为控制手术后恶心、呕吐的作用机制未明，与控制细胞毒药物引起恶心、呕吐的机制相似。

【适应证】

本品用于控制癌症化疗和放射治疗引起的恶心和呕吐，亦适用于预防和手术后的恶心、呕吐。

【禁忌证】

对本品过敏者禁用。胃肠梗阻者忌用。

【用法用量】

本品通过静脉、肌内注射给药，剂量可以灵活掌握。

放、化疗所致呕吐：用药剂量和途径应视化疗及放疗所致的恶心、呕吐严重程度而定。

成人：

1. 对于高度催吐的化疗药引起的呕吐　分别于化疗前 15 分钟、化疗后 4 小时、8 小时静脉注射昂丹司琼注射液 8mg，停止化疗后每 8～12 小时口服昂丹司琼片 8mg，连用 5 天。

2. 对催吐程度不太强的化疗药引起的呕吐　化疗前 15 分钟静脉注射昂丹司琼注射液 8mg，以后每 8～12 小时口服昂丹司琼片 8mg，连用 5 天。

3. 对于放疗引起的呕吐　首剂需于放疗前 1～2 小时口服片剂 8mg，以后每 8 小时口服 8mg，疗程视放疗的疗程而定。

4. 对于预防手术后的恶心呕吐　在麻醉时同时静脉滴注 4mg，全麻消融治疗后如仍然存在恶心、呕吐症状，可再次静脉滴注 4mg。

5. 对于高剂量顺铂　可于化疗前静脉加注 20mg 地塞米松磷酸钠，可加强盐酸昂丹司琼注射液对高度催吐化疗导致呕吐的疗效。

【医嘱模板】

0.9% 氯化钠注射液　　　100mL ⎫
盐酸昂丹司琼注射液　　　4mg ⎭……… 静脉滴注

【不良反应】

1. 免疫系统疾病　罕见：速发型过敏反应，有时为严重的过敏反应。

2. 神经系统疾病　非常常见：头疼。不常见：癫痫发作、运动障碍（包括无明确持续性临床后遗症的锥体外系反应，例如肌张力障碍、动眼神经危象、运动障碍）。罕见：在快速静脉给药过程中出现的头晕。

3. 眼部异常　罕见：主要发生在静脉给药过程中的一过性视觉障碍（例如视力模糊）。非常罕见：主要发生在静脉给药过程中的一过性失明。

4. 心脏异常　不常见：心律不齐、伴或不伴 ST 段降低的胸痛、心动过缓。

5. 血管异常　常见：温热或潮红的感觉。不常见：低血压。

6. 呼吸、胸部和纵隔异常　不常见：呃逆。

7. 胃肠道疾病　常见：便秘。

【注意事项】

介入术后用于预防或缓解恶心、呕吐等症状。

【药品名称】

格拉司琼（granisetron）

【剂型与规格】

胶囊：每粒 1mg。片剂：每片 1mg。注射剂：每支 3mg。

【主要成分】

盐酸格拉司琼。

【药理作用】

同昂丹司琼。本品选择性高，无锥体外系反应、过度镇静等不良反应。

【适应证】

用于放射治疗、细胞毒类药物化疗引起的恶心和呕吐。

【禁忌证】

对本品或有关化合物过敏者禁用。胃肠道梗阻者禁用。

【用法用量】

1. 口服　1mg/ 次，2 次 /d。

2. 静脉滴注　3 ～ 6mg/ 次，于放疗或化疗前用。每日最高剂量不应超过 9mg。

【医嘱模板】

0.9% 氯化钠注射液　　　　100mL
格拉司琼注射液　　　　　3mg ｝········ 静脉滴注

【不良反应】

常见的不良反应为头痛、倦怠、发热、便秘，偶有短暂性无症状肝脏氨基转移酶增加。上述反应轻微，无须特殊处理。

【注意事项】

1. 因为本品可减慢消化道运动，故消化道运动障碍的患者使用本品时应严密观察。

2. 本品不应与其他药物混合使用。

3. 本品应在配制 24 小时内使用。

4. 介入术后用于预防或缓解恶心、呕吐等症状，特别是全麻消融治疗后如仍然存在恶心、呕吐症状，可再次静脉滴注 3mg。

【药品名称】

氯丙嗪（chlorpromazine）

【剂型与规格】

片剂：每片 12.5mg；25mg；50mg。注射剂：每支 10mg（1mL）；25mg（1mL）；50mg（2mL）。

【主要成分】

盐酸氯丙嗪。

【药理作用】

主要与其阻断中脑边缘系统及中脑皮质通路的多巴胺受体（DA_2）有关。对多巴胺（DA_1）受体、5- 羟色胺受体、M- 型乙酰胆碱受体、α 肾上腺素受体均有阻断作用，作用广泛。本品小剂量时可抑制延髓催吐化学感受区的多巴胺受体，大剂量时直接抑制呕吐中枢，产生强大的镇吐作用。

【适应证】

1. 对兴奋躁动、幻觉妄想、思维障碍及行为紊乱等阳性症状有较好的疗效。用于精神分裂症、躁狂症或其他精神病性障碍。

2. 各种原因所致的呕吐或顽固性呃逆。

【禁忌证】

基底神经节病变、帕金森病、帕金森综合征、骨髓抑制、青光眼、昏迷及对吩噻嗪类药过敏者。

【用法用量】

1. 口服　用于止呕一次 12.5～25mg（1～2 片），一日 2～3 次。

2. 静脉滴注　从小剂量开始，25～50mg 稀释于 500mL 葡萄糖氯化钠注射液中缓慢静脉滴注，1 日 1 次，每隔 1～2 日缓慢增加 25～50mg，治疗剂量 1 日 100～200mg。不宜静脉注射。

【医嘱模板】

氯丙嗪片　　　　　　　　　12.5mg…………口服　3 次 /d

或

葡萄糖氯化钠注射液　　　500mL ⎫

氯丙嗪注射液　　　　　　　50mg ⎭ ……… 静脉滴注　1 次 /d

【注意事项】

1. 患有心血管疾病（如心衰、心肌梗死、传导异常）慎用。

2. 出现迟发性运动障碍，应停用所有的抗精神病药。

3. 出现过敏性皮疹及恶性综合征应马上停药并进行相应的处理。

4. 用药后引起体位性低血压应卧床，血压过低可静脉滴注去甲肾上腺素，禁用肾上腺素。

5. 肝、肾功能不全者应减量。

6. 癫痫患者慎用。

7. 应定期检查肝功能与白细胞计数。

8. 对晕动症引起的呕吐效果差。

9. 用药期间不宜驾驶车辆、操作机械或高空作业。

10. 本品颜色变深或有沉淀时禁止使用。

11. 本品不宜皮下注射。静脉注射可引起血栓性静脉炎，应稀释后缓慢注射。

12. 不适用于有意识障碍的精神异常者。

13. 介入术后用于预防或缓解恶心、呕吐等症状，但非常规用药。

【药品名称】

阿瑞匹坦胶囊（aprepitant capsules）

【剂型与规格】

胶囊：每粒 80mg；125mg。

【主要成分】

阿瑞匹坦。

【药理作用】

阿瑞匹坦是人 P 物质神经激肽 1（NK1）受体的选择性高亲合力拮抗剂。对其他现有治疗化疗引起恶心、呕吐（CINV）和术后恶心、呕吐（PONV）的药物的作用靶点 5- 羟色胺受体 3（5-HT$_3$）、多巴胺受体和糖皮质激素受体的亲和力低或无亲和力。

【适应证】

阿瑞匹坦胶囊与其他止吐药物联合给药，适用于预防高度致吐性抗肿瘤化疗的初次和重复治疗过程中出现的急性和迟发性恶心、呕吐。

【禁忌证】

1. 禁用于对本品中任何成分过敏者。

2. 本品不应与匹莫齐特、特非那定、阿司咪唑、西沙比利同时使用。

【用法用量】

在阿瑞匹坦胶囊与一种糖皮质激素和一种 5-HT$_3$ 拮抗剂联合治疗方案中，本品给药 3 天。在开始治疗前应仔细阅读 5-HT$_3$ 拮抗剂的说明书。本品的推荐剂量是在化疗前 1 小时口服 125mg（第 1 天），在第 2 和第 3 天早晨每天一次口服 80mg。

【医嘱模板】

阿瑞匹坦胶囊	125mg ……… 口服	化疗前 1 小时
阿瑞匹坦胶囊	80mg ……… 口服	化疗第 2 天晨起
阿瑞匹坦胶囊	80mg ……… 口服	化疗第 3 天晨起

【不良反应】

呃逆、便秘、食欲减退、消化不良、疲乏无力。

【注意事项】

本品与华法林同时使用时，可导致凝血酶原时间的国际标准化比率（INR）明显降低。需要长期服用华法林治疗的患者，在每个化疗周期开始使用本品的 3 天给药方案后的两周时间内，特别是在第 7~10 天，应密切监测 INR。

在本品服药期间和服药后 28 天内，可使性激素避孕药的疗效减低。因此，在使用本品治疗期间和在本品最后一次给药后的 1 个月内，应该选择其他避孕措施或使用补救方法进行避孕。

介入治疗中，本品非常规用药，根据患者的症状和体征，必要时选用。

第五节　胃肠动力药

【药品名称】

多潘立酮片（domperidone tablets）

【剂型与规格】

片剂：每片 10mg。

【主要成分】

多潘立酮。

【药理作用】

多潘立酮为外周性多巴胺受体拮抗药，可直接阻断胃肠道的多巴胺 D_2 受体而起到促胃肠运动的作用。多潘立酮可促进上胃肠道的蠕动和张力恢复正常，促进胃排空，增加胃窦和十二指肠运动，协调幽门的收缩，抑制恶心、呕吐，并有效地防止胆汁反流；同时也能增强食管蠕动和食管下端括约肌的张力，防止胃食管反流。但对结肠的作用很小。由于它对血脑屏障的渗透力差，对脑内多巴胺受体几乎无拮抗作用，因此可排除精神和中枢神经的副作用。

【适应证】

1. 多潘立酮用于治疗胃轻瘫（尤其是糖尿病性胃轻瘫），可使胃潴留的症状消失，并缩短胃排空时间；对中度以上功能性消化不良（FD）的患者，可使餐后上腹胀、上腹痛、嗳气、早饱及恶心、呕吐等症状完全消失或明显减轻。

2. 反流性胃、食管疾病　多潘立酮对反流性胃炎有明显的效果，但对反流性食管炎的疗效不太满意。

3. 消化性溃疡　多潘立酮可作为消化性溃疡（主要是胃溃疡）的辅助治疗药物，用以消除胃窦部潴留。

4. 各种原因引起的恶心、呕吐。

（1）外科、妇科手术后的恶心、呕吐。

（2）抗帕金森综合征药物（如苯海索、莨菪碱等）引起的胃肠道症状及多巴胺受体激动药（如左旋多巴、溴隐亭）所致的不良反应。

（3）细胞毒性药物（如抗癌药）引起的呕吐。但对氮芥等强效致吐药引起的呕吐，只在不太严重的时期有效。

（4）消化系统疾病（胃炎、肝炎、胰腺炎等）引起的呕吐。

（5）其他疾病和检查、治疗措施引起的恶心、呕吐，如偏头痛、痛经、颅脑外伤、尿毒症、血液透析、胃镜检查和放疗等。

（6）儿童因各种原因引起的急性和持续性呕吐，如感染、餐后（包括反流和呕吐）等。

【禁忌证】

对多潘立酮过敏者、嗜铬细胞瘤、乳癌、机械性肠梗阻、胃肠道出血、孕妇禁用。

【用法用量】

每次 10～20mg 或混悬液 10mL，每天 3～4 次，餐前 15～30 分钟服用。

【医嘱模板】

多潘立酮片　　　　10mg………口服　3 次 /d　餐前 15～30 分钟服用

【不良反应】

1. 神经系统

（1）偶见头痛、头晕、嗜睡、倦怠、神经过敏等。

（2）锥体外系症状：多潘立酮与甲氧氯普胺同属于多巴胺受体拮抗药，但后者引起的锥体外系不良反应如帕金森综合征、迟缓性运动障碍和急性张力障碍性反应，在常用剂量的多潘立酮治疗中极少出现，仅有罕见几例出现张力障碍性反应。

（3）国外有静脉大剂量使用多潘立酮引起癫痫发作的报道。

2. 内分泌 / 代谢系统　多潘立酮是一种强力的催乳素释放药，临床上如使用较大剂量，可引起非哺乳期泌乳，并在一些更年期后的妇女及男性患者中出现乳房胀痛的现象；也有致月经失调的报道。

3. 消化系统　偶见口干、便秘、腹泻、短时的腹部痉挛性疼痛等。

4. 心血管系统　据国外报道，多潘立酮静脉注射可出现心律失常。

5. 皮肤　偶见一过性皮疹或瘙痒。

【注意事项】

1. 1 岁以下小儿慎用。

2. 介入治疗中，本品非常规用药，根据患者症状和体征，必要时选用。

【药品名称】

枸橼酸莫沙必利片（mosapride citrate tablets）

【剂型与规格】

片剂：每片 5mg。

【主要成分】

枸橼酸莫沙必利。

【药理作用】

本品为选择性 $5-HT_4$ 受体激动剂，通过兴奋胃肠道胆碱能中间神经元及肌间神经丛的 $5-HT_4$ 受体，促进乙酰胆碱的释放，从而增强胃肠道运动，改善功能性消化不良患者的胃肠道症状，不影响胃酸的分泌。

【适应证】

本品为消化道促动力剂，主要用于功能性消化不良伴有胃灼热、嗳气、恶心、呕吐、早饱、上腹胀等消化道症状；也可用于胃食管反流性疾病、糖尿病性胃轻瘫及部分胃切除患者的胃功能障碍。

【禁忌证】

对本品过敏者禁用。

【用法用量】

口服，一次 5mg（1 片），1 日 3 次，饭前服用。

【医嘱模板】

枸橼酸莫沙必利片　　　5mg………口服　3 次 /d　餐前服用

【不良反应】

主要表现为腹泻、腹痛、口干、皮疹及倦怠、头晕等。偶见嗜酸性粒细胞增多，甘油三酯、谷草转氨酶（AST）、谷丙转氨酶（ALT）、碱性磷酸酶（AKP）、γ- 谷氨酰转肽酶（GGT）升高。

【注意事项】

服用一段时间（通常为 2 周），消化道症状没有改变时，应停止服用。

介入治疗中，本品非常规用药，根据患者症状和体征，必要时选用。

（程志刚　令狐润泽）

第十三章
镇咳平喘抗过敏药物

此类药品主要属于呼吸系统用药，见表 13-1 中的分类汇总。介入诊疗过程中涉及的镇咳平喘用药常见于以下情况：入院时患有哮喘、慢性阻塞性肺炎、支气管扩张、急慢性肺部感染、间质性肺炎等肺部疾病；诊疗过程中患者出现咳嗽、咳痰等呼吸系统症状；患者长时间卧床需防止坠积性肺炎。介入诊疗过程中出现上述情况时，需要进行平喘、化痰、镇咳治疗。另外，患者在诊疗过程中出现过敏情况，需进行抗过敏治疗，介入诊疗过程中常见过敏反应多由使用药物引起，介入诊疗过程应特别注意患者的既往过敏史，并在患者发生过敏时及时进行处理。

表 13-1　镇咳平喘抗过敏药物分类汇总简表

药物类型		代表药物	作用机制
平喘药	抗炎平喘药	布地奈德	糖皮质激素类抗炎平喘药通过抑制气道炎症反应，可以达到长期防止哮喘发作的效果，已成为平喘药中的一线药物
	支气管扩张药	选择性 β_2 受体激动剂：沙丁胺醇、特布他林 茶碱类：氨茶碱、多索茶碱 抗胆碱药：异丙托溴铵	支气管扩张药是常用的平喘药，包括 β 肾上腺素受体激动药、茶碱类和抗胆碱药。本类药物是哮喘急性发作（气道痉挛）的首选药物。也用于慢性阻塞性肺疾病和慢性支气管炎伴喘息的平喘治疗
	抗过敏平喘药	炎症细胞膜稳定药：色甘酸钠 H_1 受体阻断药：酮替芬 半胱氨酰白三烯受体 1 阻断药：孟鲁司特	抗过敏平喘药的主要作用是抗过敏作用和轻度的抗炎作用。其平喘作用起效较慢，不宜用于哮喘急性发作期的治疗，主要用于预防哮喘的发作
镇咳与祛痰药	镇咳药	中枢镇咳药：磷酸可待因。含阿片类的中药：复方桔梗片、甘草片 外周镇咳药：盐酸那可汀	镇咳药根据其作用机制分为中枢镇咳药和外周镇咳药
	祛痰药	痰液稀释药：氯化铵、糜蛋白酶 痰液溶解药：乙酰半胱氨酸、氨溴索、溴己新	祛痰药包括痰液稀释药和痰液溶解药
抗过敏药	H_1 受体阻断药	第一代药物如苯海拉明、异丙嗪、氯苯那敏 第二代药物如西替利嗪、氯雷他定	主要是能拮抗引起过敏反应的介质（如组胺）对其受体（如组胺 H_1 受体）的作用，对抗组胺引起的毛细血管通透性增加，局部充血水肿

第一节　平喘药

一、抗炎平喘药

【药品名称】

吸入用布地奈德混悬液（budesonide suspension for inhalation）

【剂型与规格】

吸入剂：0.5mg（2mL）。

【主要成分】

布地奈德。

【药理作用】

布地奈德是一种强效糖皮质激素活性和弱盐皮质激素活性的抗炎性皮质类固醇药物。糖皮质激素在哮喘炎症中的确切作用机制尚不清楚。炎症是哮喘发病机制中的一个重要部分。糖皮质激素已被证实对多种细胞类型（如肥大细胞、嗜酸性粒细胞、中性粒细胞、巨噬细胞及淋巴细胞）和介导因子（如组胺、类花生酸类及细胞因子类）参与的过敏性或非过敏性炎症存在广泛的抑制作用。糖皮质激素对哮喘的治疗效果可能归功于其抗炎作用。

【适应证】

1. 本品适用于支气管哮喘的治疗。

2. 可替代或减少口服类固醇治疗。

3. 建议在其他方式给予类固醇治疗不适合时可应用吸入用布地奈德混悬液。

【禁忌证】

对布地奈德或其他任何成分过敏者。

【用法用量】

1. 起始剂量、严重哮喘期或减少口服糖皮质激素时的剂量　①成人，1次1~2mg，一日3次。②儿童，1次0.5~1mg，一日2次。

2. 维持剂量　维持剂量应个体化，应是使患者保持无症状的最低剂量。建议剂量：①成人，1次0.5~1mg，一日2次。②儿童，1次0.25~0.5mg，一日2次。

【配伍与应用】

吸入用布地奈德混悬液可与0.9%氯化钠溶液和/或特布他林、沙丁胺醇、非诺特罗、乙酰半胱氨酸、色甘酸钠或异丙托溴铵的雾化液混合，应在混合后30分钟内使用。吸入用布地奈德混悬液应经合适的雾化器给药，根据不同的雾化器，患者实际吸入的剂量为标示量的40%~60%。雾化时间和输出药量取决于流速、雾化器容积和药液容量。对大多数雾化器，适当的药液容量为2~4mL。

【医嘱模板】

0.9% 氯化钠注射液　　　　　2mL
吸入用布地奈德混悬液　　　1mg ⎫⎬⎭ ········ 氧气雾化吸入　2次/d

【不良反应】

本品可能发生以下不良反应：

1. 轻度喉部刺激、咳嗽、声嘶。

2. 口咽部念珠菌感染。

3. 速发或迟发的过敏反应，包括皮疹、接触性皮炎、荨麻疹、血管神经性水肿和支气管痉挛。

4. 精神症状，如紧张、不安、抑郁和行为障碍等。布地奈德的耐受性好，大多数不良反应都很轻，且为局部性。布地奈德引起的全身作用和口咽并发症与剂量有关。

【注意事项】

1. 布地奈德不适用于快速缓解支气管痉挛。因此布地奈德不宜单独用于治疗哮喘持续状态或其他哮喘急性发作，后者需加强治疗措施。

2. 对于由口服类固醇转为布地奈德治疗的患者，需要特别小心，因为下丘脑 – 垂体 – 肾上腺轴需要几个月才能完全恢复。在哮喘加重或严重发作期间，患者需要额外口服类固醇。

3. 以前曾接受高剂量类固醇全身治疗的患者，从口服治疗改用布地奈德治疗时，可能再发生早期的过敏症状，如鼻炎和湿疹，因为布地奈德的全身类固醇作用较低。

4. 高剂量的糖皮质类固醇可能会掩盖一些已有的感染症状，也可能在使用时产生新的感染，对活动或静止期肺结核病的患者或呼吸系统的真菌、细菌或病毒感染者，需特别小心。

5. 由于在长期高剂量治疗过程，发现部分患者有一定程度的肾上腺皮质功能抑制，因此建议进行血液学和肾上腺功能的监测。

6. 当存在气胸、气囊肿或纵隔气肿等情况时，不宜通过正压输送系统（如 IPPB）给药，除非已进行特殊的引流。

7. 应避免合用酮康唑、伊曲康唑或其他强效 CYP3A4 抑制剂，若必须合用上述药物，则用药间隔时间应尽可能长。

8. 口服甾体激素的患者换用本药时应格外注意，因为他们可能在相当长的时间内处于肾上腺皮质功能不全的危险状况中，需要高剂量皮质激素进行急救的患者，以及长期接受皮质激素吸入剂最大推荐剂量进行治疗的患者，可能也有肾上腺皮质功能不全的危险，当这些患者处于严重应激状态时，就可能表现出肾上腺皮质功能不全的症状和体征，在应激或择期手术期间，应给予全身性皮质激素。

9. 运动员慎用。

10. 介入治疗中，本品非常规用药，根据患者症状和体征，必要时选用。

二、支气管扩张药

【药品名称】

沙丁胺醇气雾剂（salbutamol aerosol）

【剂型与规格】

吸入剂：①溶液型，每瓶 200 揿，每揿沙丁胺醇 0.14mg。②悬浮型，每瓶 200 揿，每揿沙丁胺醇 0.10mg。③悬浮型，每瓶 240 揿，每揿沙丁胺醇 0.10mg。

【主要成分】

主要成分为沙丁胺醇。

【药理作用】

本品为选择性 β_2 受体激动剂，能选择性激动支气管平滑肌的 β_2 受体，有较强的支气管扩张作用。气雾吸入时对心脏的兴奋作用比异丙肾上腺素小。

【适应证】

本品适用于预防和治疗支气管哮喘或喘息型支气管炎等伴有支气管痉挛（喘鸣）的呼吸道疾病。

【禁忌证】

对沙丁胺醇或其他任何成分过敏者。

【用法用量】

1. 一般作为临时用药，有哮喘发作预兆或哮喘发作时，喷雾吸入。

2. 每次吸入 100～200μg，即 1～2 揿，必要时可每隔 4～8 小时吸入 1 次，但 24 小时内最多不宜超过 8 揿。

【配伍与应用】

1. 同时应用其他肾上腺素受体激动剂者，其作用可增加，不良反应也可能加重。

2. 并用茶碱类药时，可增加松弛支气管平滑肌的作用，也可能增加不良反应。

【医嘱模板】

沙丁胺醇气雾剂　　　1 揿………3 次 /d　视病情变化而定

【不良反应】

少数病例可见肌肉震颤，外周血管舒张及代偿性心率加速，头痛，不安，过敏反应。

【注意事项】

1. 高血压、冠心病、糖尿病、甲状腺功能亢进等患者慎用。

2. 长期使用可形成耐药性，不仅疗效降低，且有加重哮喘的危险。因此对经常使用本品者，应同时使用吸入或全身皮质类固醇治疗。若患者症状较重，需要每日多次吸入本品者，应同时监测最大呼气流速，并应到医院就诊，请专业医师指导治疗和用药。

3. 运动员慎用。

4. 孕妇及哺乳期妇女慎用。

5. 儿童慎用。

6. 老年用药尚不明确。

7. 药物过量　逾量中毒的早期表现：胸痛，头晕，持续、严重的头痛，严重高血压，持续恶心、呕吐，持续心悸，情绪烦躁不安等。反复过量使用偶可引起支气管痉挛，如有发生，应立即停用并在医生指导下调整治疗方案。

8. 介入治疗中，本品非常规用药，根据患者症状和体征，必要时选用。

【药品名称】

硫酸特布他林雾化液（terbutaline sulphate solution for inhalation）

【剂型与规格】

吸入剂：5mg（2mL）。

【主要成分】

硫酸特布他林。

【药理作用】

本品为选择性的 β$_2$ 受体激动剂，其支气管扩张作用比沙丁胺醇弱，临床用于治疗支气管哮喘、喘息性支气管炎、肺气肿等。

【适应证】

本品适用于缓解支气管哮喘、慢性支气管炎、肺气肿及其他肺部疾病所合并支气管痉挛。

【禁忌证】

对特布他林或其他任何成分过敏者。

【用法用量】

剂量应个体化。只能通过雾化器给药。成人及 20kg 以上儿童：经雾化器吸入 1 小瓶即 5mg（2mL）的药液，可以每日给药 3 次。20kg 以下的儿童：经雾化器吸入半小瓶即 2.5mg（1mL）的药液。每日最多可给药 4 次。

【配伍与应用】

本品可在雾化器中稳定存放 24 小时。开封后，其中的单剂量药液应在 3 个月内使用。病例报道提示，在氟烷麻醉中特布他林可诱发心律失常，二者联用需调节剂量。与 β 受体阻滞剂（包括滴眼液），特别是非选择性 β 受体阻滞剂会部分或完全抑制 β_2 受体激动剂的作用。

【医嘱模板】

0.9% 氯化钠注射液　　　　2mL　⎫
　　　　　　　　　　　　　　　⎬ ········· 氧气雾化吸入　3 次 /d
硫酸特布他林雾化液　　　　5mg　⎭

【不良反应】

1. 不良反应的程度和剂量相关，在使用推荐剂量时不良反应的发生率低。

2. 吸入给药的特布他林不会产生明显的全身性不良反应，因为药物在全身循环中达不到有药理活性的浓度。

3. 已有记载的不良反应如震颤和轻微心悸均为拟交感神经胺的特征反应，无论这些反应何时发生，大部分都可在治疗的第 1 ~ 2 周内自行逆转。

4. 罕有支气管痉挛副作用。

5. 偶见皮疹和荨麻疹副作用。

6. 亦发现过儿童睡眠和行为失调。

【注意事项】

1. 本品应慎用于可能对拟交感神经胺高敏的患者，如患有甲状腺功能亢进且症状未得到控制者。

2. 因 β_2 受体激动剂有引起高血糖的潜在危险，建议对伴有糖尿病的患者在开始使用特布他林治疗时进行血糖测。

3. β_2 受体激动剂有潜在的致心律不齐作用，在治疗个别肺部疾病患者时应考虑这一点。

4. 由于 β_2 受体激动剂的正性肌力作用，因此不可用于伴有肥大性心肌病的患者。

5. β_2 受体激动剂可能会引起低血钾，当与黄嘌呤衍生物、类固醇、利尿药合用及缺氧，都可能加重低血钾的发生，在这种情况下需监测血清钾的浓度，特别警告。

6. 应定期检查患者的吸入方法，调节每个喷雾器至最佳喷雾剂量，如原有的有效剂量方案已不能完全缓解症状，应尽快进行医疗咨询，因为这可能是哮喘恶化的一个前兆，可反复吸入 β_2 受体激动剂，但不应因此延迟重新确定哮喘治疗的方案。

7. 特布他林不影响使用者驾驶车辆和操作机器的能力。

8. 介入治疗中，本品非常规用药，根据患者症状和体征，必要时选用。

【药品名称】

氨茶碱注射液（aminophylline injection）

【剂型与规格】

注射剂：0.25g（2mL）。

【主要成分】

氨茶碱。

【药理作用】

本品为茶碱与乙二胺复盐，其药理作用主要来自茶碱，乙二胺使其水溶性增强。本品对呼吸道平滑肌有直接松弛作用。通过抑制磷酸二酯酶，使细胞内 cAMP 含量提高而舒张支气管平滑肌。此外，茶碱是嘌呤受体阻滞剂，能对抗腺嘌呤等对呼吸道的收缩作用。茶碱能增强膈肌收缩力，尤其在膈肌收缩无力时作用更显著，因此有益于改善呼吸功能。本品可使肾上腺髓质释放儿茶酚胺，间接舒张支气管。

【适应证】

适用于支气管哮喘、慢性喘息性支气管炎、慢性阻塞性肺病等，可缓解喘息症状；也可用于心功能不全和心源性哮喘。

【禁忌证】

对本品过敏、活动性消化溃疡和未经控制的惊厥性疾病患者禁用。

【用法用量】

成人常用量：静脉注射，1 次 0.125 ~ 0.25g，1 日 0.5 ~ 1g，每次 0.125 ~ 0.25g 用 50% 葡萄糖注射液稀释至 20 ~ 40mL，注射时间不得短于 10 分钟。静脉滴注，1 次 0.25 ~ 0.5g，1 日 0.5 ~ 1g，以 5% ~ 10% 葡萄糖注射液稀释后缓慢滴注。注射给药，极量 1 次 0.5g，1 日 1g。儿童慎用。

【配伍与应用】

1. 地尔硫䓬、维拉帕米可干扰茶碱在肝内的代谢，与本品合用，会增加本品血药浓度和毒性。

2. 西咪替丁可降低本品肝清除率，合用时可增加茶碱的血清浓度和 / 或毒性。

3. 某些抗菌药物，如大环内酯类的红霉素、罗红霉素、克拉霉素；氟喹诺酮类的依诺沙星、环丙沙星、氧氟沙星、左氧氟沙星；克林霉素、林可霉素等可降低茶碱清除率，提高其血药浓度。其中尤以红霉素、依诺沙星为著，当茶碱与上述药物配伍使用时，应适当减量或监测茶碱血药浓度。

4. 苯巴比妥、苯妥英、利福平可诱导肝药酶，加快茶碱的肝清除率，使茶碱血清浓度降低；茶碱也干扰苯妥英的吸收，使两者的血浆浓度均下降，合用时应调整剂量，并监测血药浓度。

5. 与锂盐合用，可使锂的肾排泄增加，影响锂盐的作用。

6. 与美西律合用，可降低茶碱清除率，增加血浆中茶碱的浓度，需调整剂量。

7. 与咖啡因或其他黄嘌呤类药并用，可增加其作用和毒性。

【医嘱模板】

5% 葡萄糖注射液　　　　100mL ⎫
氨茶碱注射液　　　　　　0.25g ⎭ ········ 缓慢静脉滴注　1 次 /d

【不良反应】

茶碱的毒性常出现在血清浓度为 15～20μg/mL，特别是在治疗开始时，早期多见的有恶心、呕吐、易激动、失眠等，血清浓度超过 20μg/mL，可出现心动过速、心律失常，血清中茶碱超过 40μg/mL，可发生发热、失水、惊厥等症状，严重的甚至引起呼吸、心跳停止致死。

【注意事项】

1. 应定期监测血清茶碱浓度，以保证最大的疗效而不发生血药浓度过高的危险。

2. 肾功能或肝功能不全的患者，年龄超过 55 岁，特别是男性和伴发慢性肺部疾病的患者，任何原因引起的心功能不全患者，持续发热的患者。使用某些药物的患者及茶碱清除率减低者，血清茶碱浓度的维持时间往往显著延长。应酌情调整用药剂量或延长用药间隔时间。

3. 茶碱制剂可致心律失常和 / 或使原有的心律失常加重；患者心率和 / 或节律的任何改变均应进行监测。

4. 介入治疗中，本品非常规用药，根据患者症状和体征，必要时选用。

【药品名称】

吸入用异丙托溴铵溶液（ipratropium bromide solution for inhalation）

【剂型与规格】

吸入剂：0.25mg（2mL）。

【主要成分】

主要成分为异丙托溴铵。

【药理作用】

异丙托溴铵是一种具有抗胆碱能（副交感）特性的四价铵化合物。抗胆碱能药物可阻止乙酰胆碱和支气管平滑肌上的毒蕈碱受体相互作用而引起细胞内环—磷酸鸟苷酸（cGMP）浓度增高。药物在支气管平滑肌局部产生抗胆碱能作用，从而起到支气管扩张作用。

【适应证】

用于慢性阻塞性肺部疾病引起的支气管痉挛的维持治疗，包括慢性支气管炎和肺气肿。与吸入性 β 受体激动剂合用于治疗慢性阻塞性肺部疾病，包括慢性支气管炎和哮喘引起的急性支气管痉挛。

【禁忌证】

对异丙托溴铵或其他任何成分过敏者。

【用法用量】

雾化吸入。每次 2mL，病情稳定前可重复给药，由于本品有良好的安全性，医师可根据患者的临床反应和治疗效果对用药的相关剂量和次数进行调整。不必区别成人和儿童的使用剂量。

【配伍与应用】

本品可与吸入性β受体激动剂联合使用。单剂量小瓶中每1mL雾化吸入液可用生理盐水稀释至终体积2~4mL，可以和祛痰剂盐酸氨溴索雾化吸入液、盐酸溴己新雾化吸入液和非诺特罗雾化吸入液共同吸入使用。

【医嘱模板】

0.9% 氯化钠注射液	2mL	
吸入用异丙托溴铵溶液	0.25mg	⎫ ········· 氧气雾化吸入

【不良反应】

1. 临床试验中最常见的非呼吸系统的不良反应为头痛、恶心和口干。

2. 由于异丙托溴铵肠道吸收较少，诸如心动过速、心悸、眼部调节障碍、胃肠动力障碍和尿潴留等抗胆碱能副作用少见并且可逆，但对已有尿道梗阻的患者，其尿潴留危险性增高。

3. 和其他吸入性的支气管扩张剂一样，可能引起咳嗽，局部刺激，极少情况下出现吸入刺激产生的支气管收缩。

【注意事项】

1. 有狭角性青光眼倾向、前列腺增生或膀胱癌颈部梗阻的患者应慎用。

2. 有囊性纤维变性的患者更易于出现胃肠动力障碍。

3. 使用异丙托溴铵雾化吸入液后可能会立即出现过敏反应，极少病例报道出现荨麻疹、血管性水肿、皮疹、支气管痉挛和口咽部水肿及过敏反应等。

4. 介入治疗中，本品非常规用药，根据患者症状和体征，必要时选用。

三、抗过敏平喘药

【药品名称】

孟鲁司特钠片（montelukast sodium tablets）

【剂型与规格】

片剂：每片10mg。

【主要成分】

孟鲁司特钠。

【药理作用】

孟鲁司特钠是一种口服的白三烯受体拮抗剂，能特异性抑制气道中的半胱氨酰白三烯（CysLT1）受体，从而改善气道炎症，有效控制哮喘症状。

【适应证】

本品适用于15岁及15岁以上成人哮喘的预防和长期治疗，包括预防白天和夜间的哮喘症状，治疗对阿司匹林敏感的哮喘患者，以及预防运动诱发的支气管收缩。

【禁忌证】

对孟鲁司特钠过敏者。

【用法用量】

成人每日1次，每次一片（10mg）。哮喘患者应在睡前服用。过敏性鼻炎患者可根据自身情况在需要时服用。儿童用孟鲁司特钠颗粒及孟鲁司特钠咀嚼片。

【配伍与应用】

单用支气管扩张剂不能有效控制的哮喘患者，可在治疗方案中加入本品，一旦有临床治疗反应（一般出现在首剂用药后），根据患者的耐受情况，可将支气管扩张剂剂量减少。对接受吸入糖皮质激素治疗的哮喘患者，加用本品后，可根据患者的耐受情况适当减少糖皮质激素的剂量。应在医师指导下逐渐减量。某些患者可逐渐减量直至完全停用吸入糖皮质激素。但不应当用本品突然替代吸入糖皮质激素，或遵医嘱。

【医嘱模板】

孟鲁司特钠片　　　10mg………1 次 /d　睡前服

【不良反应】

本品一般耐受性良好，不良反应轻微，通常不需要终止治疗。本品总的不良反应发生率与安慰剂相似。接受包括白三烯受体拮抗剂在内的抗哮喘药物治疗的患者，极少病例发生以下一项或多项情况：嗜酸性粒细胞增多症、血管性皮疹、肺部症状恶化、心脏并发症和 / 或神经病变（有时诊断为 Churg-Strauss 综合征，一种全身性嗜酸性细胞性血管炎）。这些情况有时与减少或停用口服糖皮质激素治疗有关。虽然这些情况与白三烯受体拮抗剂的因果关系尚未确定，但建议对服用孟鲁司特钠的患者加以注意并作适当的临床监控。

【注意事项】

1. 口服本品治疗急性哮喘发作的疗效尚未确定，因此，不应用于治疗急性哮喘发作。

2. 虽在医师指导下可逐渐减少合并使用的吸入糖皮质激素剂量，但不应用本品突然替代吸入或口服糖皮质激素。

3. 介入治疗中，本品非常规用药，根据患者症状和体征，必要时选用。

第二节　镇咳与祛痰药

一、镇咳药

【药品名称】

磷酸可待因片（codeine phosphate tablets）

【剂型与规格】

片剂：每片 15mg；30mg。

【主要成分】

磷酸可待因。

【药理作用】

对延髓的咳嗽中枢有选择性地抑制作用，镇咳作用强而迅速。也有镇痛作用，其镇痛作用为吗啡的 1/12 ~ 1/7，但强于一般解热镇痛药。能抑制支气管腺体的分泌，可使痰液黏稠，难以咳出，故不宜用于多痰且黏稠的患者。

【适应证】

1. 镇咳　用于较剧的频繁干咳，如痰液量较多，宜并用祛痰药。

2. 镇痛　用于中度以上的疼痛。

3. 镇静　用于局麻或全麻时。

【禁忌证】

对本品过敏的患者禁用。

【用法用量】

成人常用量：口服，1 次 15～30mg，1 日 30～90mg；极量：口服 1 次 100mg，1 日 250mg。

【医嘱模板】

磷酸可待因片　　　15mg………2 次 /d　具体视病情而定

【不良反应】

1. 较多见的不良反应　①心理变态或幻想；②呼吸微弱、缓慢或不规则；③心率或快或慢、异常。

2. 少见的不良反应　①惊厥、耳鸣、震颤或不能自控的肌肉运动等；②荨麻疹、瘙痒、皮疹或脸肿等过敏反应；③精神抑郁和肌肉强直等。

3. 长期应用可引起依赖性。常用量引起依赖性的倾向较其他吗啡类药弱。典型的症状为：鸡皮疙瘩、食欲减退、腹泻、牙痛、恶心呕吐、流涕、寒战、打喷嚏、打呵欠、睡眠障碍、胃痉挛、多汗、衰弱无力、心率增速、情绪激动或原因不明的发热。

【注意事项】

下列情况应慎用：

1. 支气管哮喘。

2. 急腹症，在诊断未明确时，可能因掩盖真相造成误诊。

3. 胆结石，可引起胆管痉挛。

4. 原因不明的腹泻，可使肠道蠕动减弱、减轻腹泻症状而误诊。

5. 颅脑外伤或颅内病变，本品可引起瞳孔变小，模糊临床体征。

6. 前列腺肥大可因本品易引起尿潴留而加重病情。

7. 重复给药可产生耐药性，久用有成瘾性。

8. 介入治疗中，本品非常规用药，根据患者症状和体征，必要时选用。

【药品名称】

复方桔梗片（compound platycodon tablets）

【剂型与规格】

片剂：每片含阿片粉 30mg、桔梗粉 90mg、硫酸钾 180mg。

【主要成分】

主要成分为阿片粉、桔梗粉、硫酸钾。

【药理作用】

本品主要含阿片粉及桔梗粉，阿片具有中枢镇咳及镇痛作用，长期使用有成瘾性；桔梗为恶心性祛痰药，口服后可刺激胃黏膜引起轻度恶心，反射性地引起呼吸道腺体分泌增加，使痰液变稀，易咳出。

【适应证】

有镇咳、祛痰作用。用于急性支气管炎及慢性支气管炎等有痰的咳嗽。

【禁忌证】

严重肝功能不全、肺源性心脏病、支气管哮喘者、婴儿及哺乳期妇女禁用。

【用法用量】

每次 1~2 片，每日 3 次。

【医嘱模板】

复方桔梗片　　　1 片………3 次 /d

【不良反应】

1. 一般反应　有眩晕、嗜睡、表情淡漠、注意力分散、思维减弱、视力减退、呼吸减慢、恶心、呕吐、便秘、排尿困难。少数患者可出现体位性低血压、胆绞痛。偶有过敏反应，出现皮疹和瘙痒。

2. 急性中毒　应用过量阿片，可致急性中毒。

3. 欣快症　应用阿片后常出现一种特别愉快的心理状态，自觉肉体和精神上的痛苦顿时消失，此即为阿片的欣快症，是吗啡成瘾的诱因。

4. 依赖症　连续使用阿片极易产生精神和肉体的依赖性。

【注意事项】

1. 因本品有成瘾性，不应长期使用。

2. 本品按麻醉药品管理。

3. 介入治疗中，本品非常规用药，根据患者症状和体征，必要时选用。

【药品名称】

复方甘草片（compound liquorice tablets）

【剂型与规格】

片剂：每片含甘草浸膏粉（中粉）112.5mg、阿片粉 4mg、樟脑 2mg、八角茴香油 2mg、苯甲酸钠（中粉）2mg。

【主要成分】

主要成分：甘草浸膏粉（中粉）、阿片粉、樟脑、八角茴香油、苯甲酸钠（中粉）。

【药理作用】

甘草流浸膏为保护性镇咳祛痰剂；阿片粉有较强镇咳作用；樟脑及八角茴香油能刺激支气管黏膜，反射性地增加腺体分泌，稀释痰液，使痰易于咳出；苯甲酸钠为防腐剂。上述成分组成复方制剂，有镇咳祛痰的协同作用。

【适应证】

用于镇咳祛痰。

【禁忌证】

对本品成分过敏者禁用。

【用法用量】

口服或含化，成人 1 次 3~4 片，1 日 3 次。

【医嘱模板】

复方甘草片　　　3 片………口服　3 次 /d

【不良反应】

有轻微的恶心、呕吐反应。

【注意事项】

1. 本品不宜长期服用，如服用 3～7 日症状未缓解，请及时咨询医师。

2. 胃炎及胃溃疡患者慎用。

3. 儿童用量请咨询医师或药师。

4. 当本品性状发生改变时禁用。

5. 如服用过量或发生严重不良反应时应立即就医。

6. 儿童必须在成人监护下使用。

7. 请将此药品放在儿童不能接触的地方。

8. 运动员慎用。

9. 介入治疗中，本品非常规用药，根据患者症状和体征，必要时选用。

二、祛痰药

【药品名称】

注射用糜蛋白酶（chymotrypsin）

【剂型与规格】

吸入剂：4 000 单位。

【主要成分】

糜蛋白酶。

【药理作用】

本品为胰腺分泌的一种蛋白水解酶，能迅速分解变性蛋白质，作用、用途与胰蛋白酶相似，比胰蛋白酶分解能力强、毒性低、不良反应小。可使黏稠的痰液稀化，便于咳出，对脓性和非脓性痰液均有效。

【适应证】

可使黏稠的痰液稀化，便于咳出，对脓性和非脓性痰液均有效。

【禁忌证】

严重肝脏疾患及血凝功能不正常的患者禁用。

【用法用量】

喷雾吸入：4 000U/ 次，浓度：400U/mL。

【医嘱模板】

0.9% 氯化钠注射液　　　20mL ⎫
注射用糜蛋白酶　　　　4 000 单位 ⎬·········· 氧气雾化吸入
　　　　　　　　　　　　　　　　⎭

【不良反应】

1. 常见有发热、头重、恶心、呕吐、皮疹、胃液酸度低下等。

2. 大量非口服给药可发生过敏反应。

3. 有时可引起凝血时间延长和纤维蛋白原减少。

【注意事项】

1. 不可作静脉注射。

2. 如引起过敏反应，可用抗组胺类药物治疗。

3. 本品水溶液极不稳定，必须临用前以注射用水现配。

4. 用前须做过敏试验。

5. 介入治疗中，本品非常规用药，根据患者的症状和体征，必要时选用。

【药品名称】

吸入用乙酰半胱氨酸溶液（acetylcysteine solution for inhalation）

【剂型与规格】

吸入剂：0.3g（3mL）。

【主要成分】

乙酰半胱氨酸。

【药理作用】

乙酰半胱氨酸分子结构中的巯基基团使黏蛋白分子复合物间的双硫键断裂，降低痰液黏度，使痰容易咳出。

【适应证】

治疗浓稠黏液分泌物过多的呼吸道疾病，如急性支气管炎、慢性支气管炎及其病情恶化者、肺气肿、黏稠物阻塞症和支气管扩张症。

【禁忌证】

对乙酰半胱氨酸或其他任何成分过敏者。

【用法用量】

雾化吸入。每次 3mL，每日 1~2 次，持续 5~10 日，由于本品有良好的安全性，医师可根据患者的临床反应和治疗效果对用药的相关剂量和次数进行调整。不必区别成人和儿童的使用剂量。

【配伍与应用】

本品可与支气管扩张剂及血管收缩剂等药物合用。如果本品与支气管扩张剂或其他药物混合，应立即使用，不能存放。

【医嘱模板】

0.9% 氯化钠注射液　　　　　　2mL ⎫

吸入用乙酰半胱氨酸溶液　　　　3mL ⎭ ········· 氧气雾化吸入　2 次 /d

【不良反应】

1. 全身用药时偶然出现过敏反应，如荨麻疹和罕见的支气管痉挛。喷雾药液对鼻咽和胃肠道有刺激，可出现鼻液溢、胃肠道刺激，如口腔炎、恶心和呕吐。

2. 在非常罕见的病例中已经报告，一些严重皮肤反应，如 Steven-Johnson 综合征和 Lyell 氏综合征等，其发生与乙酰半胱氨酸的给药有时间关系。如果皮肤或黏膜发生任何新变化，应立即就医，并立即停止使用乙酰半胱氨酸。

3. 一些研究证实，乙酰半胱氨酸给药后可出现血小板聚集降低的现象。尚未确定其临床意义。

【注意事项】

1. 使用乙酰半胱氨酸，特别是开始用喷雾剂方式治疗时，可液化支气管内的分泌物，并刺激分泌物量增加。如果患者不能适当排痰，应做体位引流或通过支气管内吸痰方式将分泌物排出，以避免分泌物潴留阻塞气道。患有支气管哮喘的患者，在治疗期间应密切观察病情，如有支气管痉挛发生，应立即终止治疗。

2. 安瓿开启后应立即使用，开启安瓿的药液应放置在冰箱内，并在 24 小时内使用。对于先前开启安瓿的药液不得给患者使用。

3. 开启安瓿时虽可闻到硫磺味，但不影响产品质量。用于或放入喷雾器中贮存，药液呈粉红色，但不影响本品的疗效和安全性。

4. 由于本品可与橡胶、铁、铜等发生反应，所以本品做喷雾吸入治疗时，应采用塑胶和玻璃制喷雾器。

5. 在使用后应清洗喷雾器。

6. 胃溃疡或有胃溃疡病史的患者，尤其是与其他对胃黏膜有刺激作用的药物合用时，慎用本品。

7. 本品每支含 43mg（1.9mmol）钠，限钠饮食的患者应慎用本品。

8. 介入治疗中，本品非常规用药，根据患者症状和体征，必要时选用。

【药品名称】

盐酸氨溴索注射液（ambroxol hydrochloride injection）

【剂型与规格】

注射剂：15mg（2mL）。

【主要成分】

主要成分为盐酸氨溴索（又称盐酸溴环己胺醇）。

【药理作用】

本品具有促进黏痰排出及溶解分泌物的特性，可促进呼吸道内黏稠分泌物的排出及减少黏液的滞留，因而能显著促进排痰，改善呼吸状况。应用本品治疗时，患者黏液的分泌可恢复至正常状况。咳嗽及痰量通常显著减少，呼吸道黏膜上的表面活性物质因而能发挥其正常的保护功能。

【适应证】

1. 适用于伴有痰液分泌不正常及排痰功能不良的急性、慢性肺部疾病。例如慢性支气管炎急性加重、喘息型支气管炎及支气管哮喘的祛痰治疗。手术后肺部并发症的预防性治疗。

2. 早产儿及新生儿的婴儿呼吸窘迫综合征（IRDS）的治疗。

【禁忌证】

对盐酸氨溴索或其他任何成分过敏者。

【用法用量】

1. 成人及 12 岁以上儿童：每日 2～3 次，每次 1 安瓿，慢速静脉滴注。

2. 严重病例可以增至每次 2 安瓿。

3. 6～12 岁儿童：每日 2～3 次，每次 1 安瓿。

4. 2～6 岁儿童：每日 3 次，每次 1/2 安瓿。

5. 2 岁以下儿童：每日 2 次，每次 1/2 安瓿。

6. 均为慢速静脉滴注。

【配伍与应用】

1. 本注射液亦可与葡萄糖、果糖、盐水或林格液混合静脉滴注使用。

2. 本品（pH 值 5.0）不能与 pH 值大于 6.3 的其他溶液混合，因为 pH 值增加会导致产生本品游离碱沉淀。

3. 与抗生素如阿莫西林、头孢呋辛、红霉素、强力霉素同时使用，可导致抗生素在肺组织浓度升高。

【医嘱模板】

0.9% 氯化钠注射液	100mL	
盐酸氨溴索注射液	15mg	⎫⎬⎭········· 静脉滴注　2 次 /d

【不良反应】

本品通常能很好耐受。轻微的上消化道不良反应曾有报道（主要为胃部灼热、消化不良和偶尔出现在的恶心、呕吐等）。过敏反应极少出现，主要为皮疹。极少病例报道出现严重的急性过敏反应，但其与盐酸氨基酸溴索的相关性尚不能肯定，这类患者通常对其他物质亦产生过敏。

【注意事项】

1. 孕妇及哺乳期妇女慎用。

2. 应避免同时服强力镇咳药。

3. 介入治疗中，本品非常规用药，根据患者症状和体征，必要时选用。

第三节　抗过敏药

【药品名称】

马来酸氯苯那敏注射液（chlorphenamine maleate injection）

【剂型与规格】

注射剂：每支 10mg（1mL）。

【药理作用】

1. 抗组胺作用　通过拮抗 H_1 受体而对抗组胺的过敏效应；本品不影响组胺的代谢，也不阻止体内组胺的释放。

2. 有抗 M 胆碱受体作用。

3. 本品具有中枢抑制作用。

【适应证】

马来酸氯苯那敏可治疗过敏性鼻炎：对过敏性鼻炎和上呼吸道感染引起的鼻充血有效，可用于感冒或鼻窦炎；皮肤黏膜过敏：对荨麻疹、花粉症、血管运动性鼻炎均有效，并能缓解虫咬所致皮肤瘙痒和水肿；也可用于控制药疹和接触性皮炎，但同时必须停用或避免接触致敏药物。当症状急、重时可应用注射液。

【用法用量】

成人：肌内注射，1 次 5～20mg（0.5～2 支）。

【医嘱模板】

马来酸氯苯那敏注射液　　　10mg………肌内注射

【不良反应】

主要不良反应为嗜睡、口渴、多尿、咽喉痛、困倦、虚弱感、心悸、皮肤瘀斑、出血倾向。

【注意事项】

1. 对其他抗组胺药或下列药物过敏者，也可能对本药过敏，如麻黄碱、肾上腺素、异丙肾上腺素、间羟异丙肾上腺素（羟喘）、去甲肾上腺素等拟交感神经药。对碘过敏者对本品可能也过敏。

2. 下列情况慎用：膀胱颈部梗阻、幽门十二指肠梗阻、消化性溃疡所致幽门狭窄、心血管疾病、青光眼（或有青光眼倾向者）、高血压、高血压危象、甲状腺功能亢进、前列腺肥大体征明显时。

3. 本品不可应用于下呼吸道感染和哮喘发作的患者（因可使痰液变稠而加重疾病）。

4. 用药期间，不得驾驶车、船或操作危险的机器。

5. 介入治疗中，本品非常规用药，根据患者症状和体征，必要时选用。

【药品名称】

氯雷他定片（loratadine tablets）

【剂型与规格】

片剂：每片 10mg。

【药理作用】

本品为长效三环类抗组胺药，可通过选择性拮抗外周 H_1 受体，缓解季节性过敏性鼻炎或非鼻部症状。

【适应证】

用于缓解过敏性鼻炎的鼻部或非鼻部症状，如喷嚏、流涕、鼻痒、眼痒及眼部烧灼感等。亦适用于减轻慢性荨麻疹及其他过敏性皮肤病的症状及体征。

【用法用量】

口服。成人及大于 12 岁的儿童：每次 10mg，每日 1 次。2 ~ 12 岁儿童：体重＞30kg，每次 10mg，每日 1 次；体重≤30kg，每次 5mg，每日 1 次。

【医嘱模板】

氯雷他定片　　　10mg………1 次 /d

【不良反应】

在每日 10mg 的推荐剂量下，本品未见明显的镇静作用。常见不良反应有乏力、头痛、嗜睡、口干、胃肠道不适（包括恶心、胃炎）和皮疹等。罕见不良反应有脱发、过敏反应、肝功能异常、心动过速及心悸等。在大约 90 000 名患者参加的临床试验中，还会发生下述不良反应，发生率小于 2%。自主神经系统：流泪、流涎、潮红、感觉迟钝、阳痿、多汗；一般状况：血管神经性水肿、虚弱、背痛、视物模糊、胸痛、耳痛、眼痛、腿部抽筋、抑郁、寒战、耳鸣、病毒感染、体重增加；心血管系统：高血压、低血压、室上性快速性心律失常、晕厥；中枢和外周神经系统：眼睑痉挛、眩晕、感觉异常、震颤；胃肠道系统：消化不良、胃胀、味觉改变、食欲下降、便秘、腹泻、呃逆、食欲增加、牙痛、呕吐；肌肉骨骼系统：关节炎、肌痛；精神神经系统：激动、健忘、焦虑、精神错乱、性欲下降、抑郁、注意力不集中、失眠、易怒；生殖系统：乳房痛、痛经、月经过多、阴道炎；呼吸系统：支气管炎、支气管痉挛、咳嗽、呼吸困难、鼻出血、咯血、喉炎、鼻干、咽炎、鼻窦炎、喷嚏；皮肤及附属器：真皮炎、毛发干燥、皮肤干燥、光敏反应、瘙痒症、紫癜。

【注意事项】

1. 精神运动试验研究表明，本品与酒同时服用不会产生药力相加作用。

2. 抗组胺药能清除或减轻皮肤对所有变应原的阳性反应，所以在进行皮试前约 48 小时应停止使用氯雷他定。

3. 本品对心脏功能无影响，但偶有心律失常报道，有心律失常病史者应慎用。

4. 对肝功能不全者，消除半衰期有所延长，请在医生指导下使用，可按 10mg/ 次，隔日 1 次服用。

5. 肾功能不全者慎用。

6. 介入治疗中，本品非常规用药，根据患者症状和体征，必要时选用。

【药品名称】

盐酸西替利嗪片（cetirizine hydrochloride tablets）

【剂型与规格】

片剂：每片 10mg。

【适应证】

季节性鼻炎、常年性过敏性鼻炎、过敏性结膜炎及过敏引起的瘙痒和荨麻疹的对症治疗。

【用法用量】

口服。推荐成人和 2 岁以上儿童使用。成人：1 次 1 片，可于晚餐时用少量液体送服，若对不良反应敏感，可每日早晚各 1 次，1 次半片。

6～12 岁儿童：1 次 1 片，1 日 1 次；或 1 次半片，1 日 2 次。

2～6 岁儿童：1 次半片，1 日 1 次；或 1 次 1/4 片，1 日 2 次。

【医嘱模板】

盐酸西替利嗪片　　　10mg………1 次 /d　晚餐时服

【禁忌证】

1. 对羟嗪过敏者禁用。

2. 严重肾功能损害患者禁用。

【不良反应】

急性毒性：昆明小鼠口服本品的 LD_{50} 为 758.1mg/kg（95% 可信区间为 712.1～806.9mg/kg），尾静脉注射本品的 LD_{50} 为 131.1mg/kg（95% 可信区间为 120.8～142.1mg/kg）。长期毒性：2mg/kg 为大鼠的安全剂量。肝损伤与肾功能不全者，服用本品后，有蓄积现象发生。

生殖毒性：本品无生殖毒性。

本品无致癌、致突变作用。

不良反应和注意：偶见轻度的困倦、头痛、头晕、口干与胃肠道不适。

【注意事项】

1. 肾功能不全患者应在医生指导下使用。

2. 妊娠前 3 个月及哺乳期妇女不推荐使用。

3. 服用本品时应谨慎饮酒。

4. 服药期间不得驾驶飞机、车、船、从事高空作业、机械作业及操作精密仪器。

5. 介入治疗中，本品非常规用药，根据患者症状和体征，必要时选用。

（程志刚　窦健萍　席俊青）

第十四章
心血管药物

第一节　降压药物

患者就诊时合并原发或继发性高血压的情况在介入超声诊疗工作中非常常见。穿刺活检、微波消融等治疗后，因疼痛、麻醉药物作用、紧张焦虑情绪等因素引起的术后血压升高或波动也常常发生。术前结合内科医生的治疗意见控制血压稳定，术后在确认安全、排除相关禁忌的前提下及时适量地给予短效降压药物控制血压稳定，对稳定患者病情，降低治疗风险，提高生活质量都有显著效益。（表 14-1）

表 14-1　介入超声中常用的降压药及作用机制

药物类型	代表药物	作用机制
利尿剂	氢氯噻嗪 吲达帕胺 呋塞米 螺内酯	减少细胞外液容量，降低心排出量，并能通过利钠作用使血压下降
β受体阻滞剂	美托洛尔 比索洛尔	降低心率，降低心脏排出量，抑制肾素释放并通过交感神经突触前膜阻滞使神经递质释放减少（抑制心脏收缩、心率）
钙通道阻滞剂	硝苯地平 氨氯地平	阻滞细胞外钙经电压依赖 L 型钙通道进入血管平滑肌细胞内，减弱兴奋 - 收缩耦联，降低阻力血管收缩反应性（减少钙内流→血管平滑肌松弛→扩血管）
血管紧张素转化酶抑制剂	卡托普利 依那普利	抑制周围和组织的 ACEI，使血管紧张素 II 生成减少，同时抑制激肽酶使缓激肽降解减少，降低外周阻力
血管紧张素 II 受体阻滞剂	厄贝沙坦 缬沙坦	拮抗血管紧张素 II 受体使得血管舒张，降低外周阻力
α受体阻滞剂	特拉唑嗪	选择性地与α肾上腺受体结合，阻滞相应的神经递质及药物与α受体结合，舒张血管平滑肌，使血管扩张，降低外周阻力

一、利尿剂

【药品名称】

氢氯噻嗪片（hydrochlorothiazide tablets）

【剂型与规格】

片剂：每片 25mg。

【主要成分】

本品主要成分为氢氯噻嗪，其化学名称为 6- 氯 -3，4- 二氢 -2H-1，2，4- 苯并噻二嗪 -7- 磺酰胺 -1，1- 二氧化物。

【药理作用】

1. 对水、电解质排泄的影响　①抑制远端小管前段和近端小管（作用较轻）对氯化钠的重吸收，从而增加远端小管和集合管的 Na^+-K^+ 交换，使 K^+ 分泌增多。其作用机制尚未完全明了。本类药物都能不同程度地抑制碳酸酐酶活性，故能解释其对近端小管的作用。该药还能抑制磷酸二酯酶活性，减少肾小管对脂肪酸的摄取和线粒体氧耗，从而抑制肾小管对 Na^+、Cl^- 的主动重吸收。②降压作用。除利尿排钠作用外，可能还有肾外作用机制参与降压，可能是增加胃肠道对 Na^+ 的排泄。

2. 对肾血流动力学和肾小球滤过功能的影响　由于肾小管对水、Na^+ 重吸收减少，肾小管内压力升高，以及流经远曲小管的水和 Na^+ 增多，刺激致密斑通过管 - 球反射，使肾内肾素、血管紧张素分泌增加，引起肾血管收缩，肾血流量下降，肾小球入球和出球小动脉收缩，肾小球滤过率也下降。肾血流量和肾小球滤过率下降，以及对髓袢无作用，是本类药物利尿作用远不如袢利尿药的主要原因。

【适应证】

1. 降压　作用缓和，适用于轻、中度高血压，尤其适用于老年人收缩期高血压及心力衰竭伴高血压的治疗，可单独或与其他降压药联合应用。

2. 水肿性疾病　排泄体内过多的钠和水，减少细胞外液容量，消除水肿，常见的包括充血性心力衰竭、肝硬化腹水、肾病综合征、急慢性肾炎水肿、慢性肾功能衰竭早期、肾上腺皮质激素和雌激素治疗所致的钠、水潴留等。

3. 中枢性或肾性尿崩症。

4. 肾石症主要用于预防含钙盐成分形成的结石。

【禁忌证】

以下情况慎用：

1. 无尿或严重肾功能减退者。

2. 高尿酸血症或痛风患者。

3. 严重肝功能损害者，因水、电解质紊乱可诱发肝昏迷。

4. 红斑狼疮患者，可加重病情或诱发活动。

5. 胰腺炎。

6. 交感神经切除者（降压作用加强）。

7. 有黄疸的婴儿。

8. 孕妇及哺乳期妇女。

【用法用量】

1. 治疗水肿性疾病 每次 25～50mg，每日 1～2 次，或隔日治疗，或每周连服 3～5 日。
2. 治疗高血压 每日 25～100mg，分 1～2 次服用，并按降压效果调整剂量。

【医嘱模板】

氢氯噻嗪片 50g·········口服 2 次/d

【不良反应】

1. 电解质紊乱 低钾低氯。
2. 代谢紊乱 高血糖、高尿酸血症、高胆固醇血症。

【注意事项】

1. 因对血糖、血脂等代谢产生影响，可能干扰相关疾病诊断。
2. 应从最小有效剂量开始用药，以减少副作用的发生，减少反射性肾素和醛固酮分泌。
3. 有低钾血症倾向的患者，应酌情补钾或与保钾利尿药合用。
4. 老年人应用本类药物较易发生低血压、电解质紊乱和肾功能损害。
5. 药物过量应尽早洗胃，给予支持、对症处理，并密切随访血压、电解质和肾功能。

【药品名称】

吲达帕胺片（indapamide tablets）

【剂型与规格】

片剂：每片 2.5mg。

【主要成分】

本品主要成分为吲达帕胺。化学名称：N-（2- 甲基 -2，3- 二氢 -1H- 吲哚基）-3- 氨磺酰基 -4- 氯 - 苯甲酰胺。

【药理作用】

是一种磺胺类利尿剂，通过抑制远端肾小管皮质稀释段的再吸收水与电解质而发挥作用。降压作用尚不明，其利尿作用不能解释降压作用，因降压作用出现的剂量远小于利尿作用的剂量，可能的机制包括以下几个方面：调节血管平滑肌细胞的钙内流；刺激前列腺素 PGE_2 和前列腺素 PGI_2 的合成；降低血管对血管加压胺的超敏感性，从而抑制血管收缩。

【适应证】

各种高血压。

【禁忌证】

1. 对磺胺过敏者。
2. 严重肾功能不全。
3. 肝性脑病或严重肝功能不全。
4. 低钾血症。

【用法用量】

1 次 2.5mg，每日 1 次。

【医嘱模板】

吲达帕胺片 2.5mg·········口服 1 次/d

【不良反应】

比较轻而短暂，呈剂量相关。

1. 较少见的有：腹泻、头痛、食欲减低、失眠、反胃、体位性低血压。

2. 少见的有：皮疹、瘙痒等过敏反应；低血钠、低血钾、低氯性碱中毒。

【注意事项】

1. 为减少电解质平衡失调出现的可能，宜用较小的有效剂量，并定期监测血钾、钠及尿酸等，注意维持水与电解质平衡，注意及时补钾。

2. 作利尿用时，最好每晨给药 1 次，以免夜间起床排尿。

3. 无尿或严重肾功能不全，可诱发氮质血症。

4. 痛风或高尿酸血症，此时血尿酸可进一步增高。

5. 肝功能不全，利尿后可促发肝昏迷。

6. 交感神经切除术后，此时降压作用会加强。

7. 运动员慎用。

【药品名称】

呋塞米注射液（furosemide injection）

【剂型与规格】

注射剂：每支 20mg（2mL）。

【主要成分】

本品主要成分为呋塞米。化学名称：2-［（2-呋喃甲基）氨基］-5-（氨磺酰基）-4-氯苯甲酸。

【药理作用】

通过抑制肾小管髓袢厚壁段对 NaCl 的主动重吸收，结果管腔液 Na^+、Cl^- 浓度升高，而髓质间液 Na^+、Cl^- 浓度降低，使渗透压梯度差降低，肾小管浓缩功能下降，从而导致水、Na^+、Cl^- 排泄增多。由于 Na^+ 重吸收减少，远端小管 Na^+ 浓度升高，促进 Na^+-K^+ 和 Na^+-H^+ 交换增加，K^+ 和 H^+ 排出增多。另外，呋塞米可能尚能抑制近端小管和远端小管对 Na^+、Cl^- 的重吸收，促进远端小管分泌 K^+。呋塞米能抑制前列腺素分解酶的活性，使前列腺素 E_2 含量升高，从而具有扩张血管的作用。

【适应证】

1. 在高血压的阶梯疗法中，不作为治疗原发性高血压的首选药物，但当噻嗪类药物疗效不佳，尤其是伴有肾功能不全或出现高血压危象时，本类药物尤为适用。

2. 水肿性疾病包括充血性心力衰竭、肝硬化、肾脏疾病、急性肺水肿、急性脑水肿。

3. 配合补液，加速某些经肾消除的毒物排泄。

4. 高钾血症及高钙血症。

5. 稀释性低钠血症尤其是当血钠浓度低于 120mmol/L 时。

6. 抗利尿激素分泌过多症。

7. 急性药物毒物中毒如巴比妥类药物中毒等。

【禁忌证】

下列情况慎用：

1. 无尿或严重肾功能损害者。
2. 糖尿病。
3. 高尿酸血症或有痛风病史者。
4. 严重肝功能损害者，因水电解质紊乱可诱发肝昏迷。
5. 急性心肌梗死，过度利尿可促发休克。
6. 胰腺炎或有此病史者。
7. 有低钾血症倾向者，尤其是应用洋地黄类药物或有室性心律失常者。
8. 红斑狼疮，本药可加重病情或诱发活动。
9. 前列腺肥大。
10. 运动员。

【用法用量】

1. 成人

（1）治疗水肿性疾病。紧急情况或不能口服者，可静脉注射，开始 20～40mg，必要时每 2 小时追加剂量，直至出现满意疗效。维持用药阶段可分次给药。治疗急性左心衰竭时，起始 40mg 静脉注射，必要时每小时追加 80mg，直至出现满意疗效。治疗急性肾功能衰竭时，可将 200～400mg 加于氯化钠注射液 100mL 内静脉滴注，滴注速度每分钟不超过 4mg。有效者可按原剂量重复应用或酌情调整剂量，每日总剂量不超过 1g。利尿效果差时不宜再增加剂量，以免出现肾毒性，对急性肾衰功能恢复不利。治疗慢性肾功能不全时，一般每日剂量 40～120mg。

（2）治疗高血压危象时，起始 40～80mg 静脉注射，伴急性左心衰竭或急性肾功能衰竭时，可酌情增加剂量。

（3）治疗高钙血症时，可静脉注射，1 次 20～80mg。

2. 小儿　治疗水肿性疾病，起始按 1mg/kg 静脉注射，必要时每隔 2 小时追加 1mg/kg。最大剂量可达每日 6mg/kg。新生儿应延长用药间隔。

【医嘱模板】

呋塞米注射液　　　40mg………静脉注射

【不良反应】

水、电解质紊乱，尤其是大剂量或长期应用时，如体位性低血压、休克、低钾血症、低氯血症、低氯性碱中毒、低钠血症、低钙血症，以及与此有关的口渴、乏力、肌肉酸痛、心律失常等。

【注意事项】

1. 药物剂量应从最小有效剂量开始，然后根据血压水平调整剂量，以减少水、电解质紊乱等副作用的发生。
2. 存在低钾血症或低钾血症倾向时，应注意补充钾盐。
3. 多种降压药合用时，剂量应酌情调整。

【药品名称】

呋塞米片（furosemide tablets）

【剂型与规格】

片剂：每片 20mg。

【主要成分】

同呋塞米注射液。

【药理作用】

同呋塞米注射液。

【适应证】

同呋塞米注射液。

【禁忌证】

同呋塞米注射液。

【用法用量】

1. 成人

（1）治疗水肿性疾病。起始剂量为口服 20～40mg（1～2 片），每日 1 次，必要时 6～8 小时后追加 20～40mg（1～2 片），直至出现满意利尿效果。最大剂量虽可达每日 600mg（30 片），但一般应控制在 100mg（5 片）以内，分 2～3 次服用。以防过度利尿和不良反应发生。部分患者剂量可减少至 20～40mg（1～2 片），隔日 1 次，或每周中连续服药 2～4 日，每日 20～40mg（1～2 片）。

（2）治疗高血压。起始每日 40～80mg（2～4 片），分 2 次服用，并酌情调整剂量。

（3）治疗高钙血症。每日口服 80～120mg（4～6 片），分 1～3 次服。

2. 小儿　治疗水肿性疾病，起始按体重 2mg/kg，口服，必要时每 4～6 小时追加 1～2mg/kg。新生儿应延长用药间隔。

【医嘱模板】

呋塞米片　　　40mg·········口服　2 次 /d

【不良反应】

同呋塞米注射液。

【注意事项】

同呋塞米注射液。

【药品名称】

螺内酯片（spironolactone tablets）

【剂型与规格】

片剂：每片 20mg。

【主要成分】

本品主要成分为螺内酯。化学名称：17β- 羟基 -3- 氧 -7α-（乙酰硫基）-17α- 孕甾 -4- 烯 -21- 羧基 γ- 内酯。

【药理作用】

螺内酯及其活性代谢产物是醛固酮的特异性拮抗剂，主要通过与远曲肾小管中醛固酮依赖性钠 - 钾交换位点的受体竞争性结合起作用。螺内酯可增加钠和水的排出量，同时具有保钾作用。基于以上作用机制，螺内酯具有利尿剂和降压药物的双重作用，可以单独用药，也可以与其他在近端肾小管发挥作用的利尿剂联合用药。

【适应证】

1. 水肿性疾病　与其他利尿药合用，治疗充血性水肿、肝硬化腹水、肾性水肿等水肿性疾病，其目的在于纠正上述疾病伴发的继发性醛固酮分泌增多，并对抗其他利尿药的排钾作用，也用于特发性水肿的治疗。

2. 高血压　作为治疗高血压的辅助药物。

3. 原发性醛固酮增多症　螺内酯可用于此病的诊断和治疗。

4. 低钾血症的预防　与噻嗪类利尿药合用，增强利尿效应和预防低钾血症。

【禁忌证】

高钾血症禁用。下列情况慎用：

1. 无尿或肾功能不全。

2. 肝功能不全，因本药引起电解质紊乱可诱发肝昏迷。

3. 低钠血症。

4. 酸中毒，一方面酸中毒可加重或促发本药所致的高钾血症，另一方面本药可加重酸中毒。

5. 乳房增大或月经失调者。

6. 运动员。

【用法用量】

开始每日 40 ~ 80mg（2 ~ 4 片），分次服用，至少 2 周，以后酌情调整剂量，不宜与血管紧张素转换酶抑制剂合用，以免增加发生高钾血症的机会。

【医嘱模板】

螺内酯片　　　40mg………口服　2 次 /d

【不良反应】

1. 高钾血症　最为常见，尤其是单独用药、进食高钾饮食、与钾剂或含钾药物如青霉素钾等，以及存在肾功能损害、少尿、无尿时，即使与噻嗪类利尿药合用，高钾血症的发生率仍可达 8.6% ~ 26%，且常以心律失常为首发表现，故用药期间必须密切随访血钾和心电图。

2. 低钠血症　单独应用时少见，与其他利尿药合用时发生率增高。

【注意事项】

1. 给药应个体化，从最小有效剂量开始使用，以减少电解质紊乱等副作用的发生。

2. 如每日服药 1 次，应于早晨服药，以免夜间排尿次数增多。

3. 用药期间如出现高钾血症，应立即停药。

4. 应于进食时或餐后服药，以减少胃肠道反应，并可能提高本药的生物利用度。

5. 不宜与 ACEI 或 ARB 合用，避免血钾升高。

二、β 受体阻滞剂

【药品名称】

酒石酸美托洛尔片（metoprolol tartrate tablets）

【剂型与规格】

片剂：每片 25mg。

【主要成分】

本品主要成分为酒石酸美托洛尔；化学名称为：1- 异丙氨基 -3-［对 -（2- 甲氧乙基）苯氧基］-2- 丙醇 L（+）- 酒石酸盐。

【药理作用】

美托洛尔是一种选择性的 β_1 受体阻滞剂，其对心脏 β_1 受体产生作用所需剂量低于其对外周血管和支气管上的 β_2 受体产生作用所需剂量。随着剂量增加，β_1 受体的选择性可能降低。

【适应证】

高血压伴心绞痛、心肌梗死、快速心律失常患者首选。

【禁忌证】

1. 急性心力衰竭、心源性休克。

2. 病态窦房结综合征。

3. 二、三度房室传导阻滞。

4. 有症状的心动过缓或低血压。

5. 伴有坏疽危险的严重外周血管疾病患者。

【用法用量】

剂量个体化，以避免心动过缓的发生。一般 1 次 25～50mg，1 日 2～3 次，或 1 次 100mg，1 日 2 次。应空腹服药，进餐时服药可使美托洛尔的生物利用度增加 40%。

【医嘱模板】

酒石酸美托洛尔片　　　25mg………口服　2 次 /d

【不良反应】

1. 心动过缓。

2. 支气管痉挛。

3. 肢体末梢冰冷。

【注意事项】

1. 增加胰岛素抵抗，还可能掩盖和延长降血糖治疗过程中的低血糖症，使用时应加以注意。

2. 对支气管哮喘或其他慢性阻塞性肺病患者，应同时给予足够的扩支气管治疗，β_2 受体激动剂的剂量可能需要增加。

3. 对于心率<45 次 /min、PQ 间期>0.24 秒或收缩压<100mmHg 的怀疑急性心肌梗死的患者，不能使用本药物。

4. 逐步撤药，逐渐减量，整个撤药过程应>2 周，撤药期间严密监测冠状动脉事件相关症状。

【药品名称】

富马酸比索洛尔片（bisoprolol fumarate tables）

【剂型与规格】

片剂：每片 2.5mg；5mg。

【主要成分】

本品主要成分为富马酸比索洛尔，其化学名称为：1-［4-［［2-（1-甲基乙氧基）乙氧基］甲基］-苯氧基］-3-［（1-甲基乙基）氨基］-2-丙醇富马酸盐。

【药理作用】

比索洛尔是一种高选择性的 β_1 肾上腺受体拮抗剂，无内在拟交感活性和膜稳定活性。比索洛尔对支气管和血管平滑肌的 β_1 受体有高亲和力，对支气管和血管平滑肌及调节代谢的 β_2 受体仅有很低的亲和力。因此，比索洛尔通常不会影响呼吸道阻力和 β_2 受体调节的代谢效应。比索洛尔在超出治疗剂量时仍具有 β_1 受体选择性作用。

【适应证】

高血压、冠心病。

【禁忌证】

1. 急性心力衰竭、心源性休克患者。

2. 二度和三度房室传导阻滞、病窦综合征、窦房传导阻滞、心动过缓者（50/min 以下）。

3. 严重支气管哮喘或严重慢性肺梗阻的患者。

4. 外周动脉阻塞型疾病晚期和雷诺现象的患者。

5. 未经治疗的嗜铬细胞瘤患者。

6. 代谢性酸中毒患者。

【用法用量】

每日 1 次，每次 2.5～5mg。应在早晨并可以在进餐时服药。用水送服，不应咀嚼。

【医嘱模板】

富马酸比索洛尔片　　　2.5mg………口服　1 次 /d

【不良反应】

1. 服药初期可能出现轻度乏力、胸闷、头晕、心动过缓、嗜睡、心悸、头痛和下肢浮肿等，继续服药后均自动减轻或消失。

2. 胃肠道功能紊乱。

3. 偶见血压明显下降，脉搏缓慢或房室传导失常。

4. 有时产生麻刺感或四肢冰凉，在极少情况下，会导致肌肉无力，肌肉痛性痉挛及泪少。

5. 对间歇性跛行或雷诺现象的患者，服药初期，病情可能加重。

6. 偶尔会出现气道阻力增加。

【注意事项】

1. 对伴有糖尿病的年老患者，其糖耐量可能降低，并掩盖低血糖表现（如心跳加快）。

2. 无医嘱不可改变本药的剂量，也不宜终止服药。如需停药，应逐渐停用，不可突然中断，缺血性心脏病患者尤需特别注意。

三、钙通道阻滞剂

【药品名称】

硝苯地平控释片（nifedipine controlled-release tablets）；硝苯地平缓释片（nifedipin extended-release tablets）

【剂型与规格】

片剂：每片 30mg；20mg。

【主要成分】

本品主要成分为硝苯地平，其化学名称为：2，6- 二甲基 -4-（2- 硝基苯基）-1，4- 二氢 -3，5 吡啶二甲酸二甲酯。

【药理作用】

硝苯地平是 1、4 二氢吡啶类钙离子拮抗剂。钙离子拮抗剂能减少钙离子经过慢钙通道进入细胞。硝苯地平特异性地作用于心肌细胞、冠状动脉，以及外周阻力血管的平滑肌细胞。

【适应证】

高血压，尤其适用于伴有血管痉挛的高血压；慢性稳定型心绞痛。

【禁忌证】

1. 心源性休克患者。
2. 怀孕 20 周内和哺乳期妇女。
3. 控释片禁用于直肠结肠切除后回肠造口患者。

【用法用量】

每日 1 次，初始剂量每次 1 片（控释片 30mg；缓释片 20mg），根据血压监测情况，可增加至 2 片 /d。

【医嘱模板】

硝苯地平控释片　　　　30mg………口服　　1 次 /d

硝苯地平缓释片　　　　20mg………口服　　2 次 /d

【不良反应】

心率增快；面部潮红；头痛；下肢水肿等。

【注意事项】

1. 起效迅速而强力，剂量与疗效呈正相关关系。
2. 除心力衰竭外，钙通道阻滞剂较少有治疗禁忌证，对血脂、血糖等代谢无明显影响。
3. 老年患者有较好的降压疗效。
4. 可用于合并糖尿病、冠心病或外周血管病患者。
5. 长期治疗具有抗动脉粥样硬化作用。

【药品名称】

苯磺酸氨氯地平片（amlodipine besylate tablets）

【剂型与规格】

片剂：每片 5mg。

【主要成分】

本品主要成分为苯磺酸氨氯地平，其化学名称为：3- 乙基 -5- 甲基 -2-（2- 氨基乙氧甲基）-4-（2- 氯苯基）-1，4- 二氢 -6- 甲基 -3，5- 吡啶二羧酸酯苯磺酸盐。

【药理作用】

氨氯地平是一种二氢吡啶钙拮抗剂（亦称钙离子拮抗剂或慢通道阻滞剂），能够抑制钙离子跨膜进入血管平滑肌和心肌。实验数据表明，氨氯地平与二氢吡啶及非二氢吡啶的结合位点均可结合。心肌和血管平滑肌的收缩过程依赖于细胞外钙离子通过离子通道进入细胞内来完成。氨氯地平可选择性抑制钙离子跨膜转运，对血管平滑肌细胞的作用要比心肌细胞的作用强。它直接作用于血管平滑肌，从而降低外周血管阻力和血压。

【适应证】

高血压；冠心病。

【禁忌证】

主动脉瓣狭窄。

【用法用量】

起始剂量为 5mg，每日 1 次，最大剂量为 10mg，每日 1 次。身材小、虚弱、老年或伴肝功能不全的患者，起始剂量为 2.5mg，每日 1 次。

【医嘱模板】

苯磺酸氨氯地平片　　　5mg………口服　1 次 /d

【不良反应】

心律失常（包括室性心动过速和房颤）；体位性低血压；面部潮红；头痛；下肢水肿等。

【注意事项】

1. 伴有严重冠状动脉阻塞性疾病的患者，在开始使用苯磺酸氨氯地平治疗或增加剂量时，可出现心绞痛恶化或发生急性心肌梗死。

2. 本品通过肝脏大量代谢，并且肝功能不全患者的血浆清除半衰期（$t_{1/2}$）为 56 小时，因此重度肝功能不全患者应缓慢增量。

3. 与噻嗪类利尿剂、β 受体阻滞剂和血管紧张素转换酶抑制剂合用时不需调剂量。

【药品名称】

卡托普利片（captopril tablets）

【剂型与规格】

片剂：每片 12.5mg；25mg；50mg。

【主要成分】

本药主要成分为卡托普利，其化学名称为：1-［（2S）-2- 甲基 -3- 巯基 -1- 氧化丙基］-L- 脯氨酸。

【药理作用】

本品为竞争性血管紧张素转换酶抑制剂，使血管紧张素 I 不能转化为血管紧张素 II，从而降低外周血管阻力，并通过抑制醛固酮分泌，减少水钠潴留。本品还可通过干扰缓激肽的降解扩张外周血管。对心力衰竭患者，本品也可降低肺毛细血管楔压及肺血管阻力，增加心输出量及运动耐受时间。

【适应证】

各种高血压，特别适用于伴有心力衰竭、心肌梗死后、糖耐量减低或糖尿病肾病的患者。

【禁忌证】

双侧肾动脉狭窄患者；妊娠妇女禁用。下列情况慎用：

1. 骨髓抑制。

2. 自身免疫性疾病，如严重系统性红斑狼疮。

3. 脑动脉或冠状动脉供血不足。

4. 血钾过高。

5. 肾功能障碍。

6. 主动脉瓣狭窄。

7. 严格饮食限制钠盐或进行透析者。

【用法用量】

1 次 12.5mg，每日 2 ～ 3 次，按需要 1 ～ 2 周内增至 50mg，每日 2 ～ 3 次。疗效仍不满意时可加用其他降压药。

【医嘱模板】

卡托普利片　　　12.5mg ┄┄┄┄ 口服　3 次 /d

【不良反应】

刺激性干咳、血管性水肿、皮疹、头晕、头痛、心悸、心动过速、胸痛等。

【注意事项】

1. 胃中食物可使本品吸收减少 30% ～ 40%，故宜在餐前 1 小时服药。

2. 肾功能差者应采用小剂量或减少给药次数，缓慢递增。若须同时用利尿药，建议用呋塞米而不用噻嗪类，血尿素氮和肌酐增高时，应减量或同时停用利尿剂。

【药品名称】

培哚普利片（perindopril tablets）

【剂型与规格】

片剂：每片 4mg。

【主要成分】

本药主要成分为培哚普利叔丁胺盐，其化学名称为:（2S，3aS，7aS）-1{（S）-N-[（S）-1- 乙酯基丁基] 丙氨酰 } 八氢 -1H- 吲哚 -2- 羧酸，叔丁胺盐（1：1）。

【药理作用】

培哚普利是一种使血管紧张素 I 转化为血管紧张素 II 的酶（血管紧张素转化酶）的抑制剂。这种转化酶或激酶是一种肽链端解酶，它使血管紧张素 I 转化为收缩血管的血管紧张素 II，还能使舒张血管的缓激肽降解为没有活性的七肽。血管紧张素转化酶的抑制会导致血浆中的血管紧张素 II 减少，使血浆肾素活性增加（通过抑制肾素释放的负反馈作用），并减少醛固酮的分泌。

【适应证】

各型高血压和心力衰竭。

【禁忌证】

肾动脉狭窄、肾功能不全者慎用；妊娠期妇女、哺乳妇女及儿童慎用。

【用法用量】

1 次 4mg，每日 1 次，1 个月后根据血压可增至 8mg/d。

【医嘱模板】

培哚普利片　　　4mg·········口服　1 次 /d

【不良反应】

头痛、眩晕、疲乏、嗜睡、恶心、咳嗽（持续性干咳）。最常见的停药原因为头痛和咳嗽（停药后均可消失）。

【注意事项】

1. 饭前服用，因为食物会改变其活性代谢产物培哚普利拉的生物利用度。

2. 与钾盐或含钾药物合用可引起高钾血症，用药过程中注意监测血钾。

3. 老年人用药之前应检查血钾和肾功能，必要时剂量减半。

4. 极少数情况下，ACEI 与胆汁淤积性黄疸有关，并可进展为突发性肝坏死和死亡，这一症状的发生机制尚不清楚。接受 ACEI 治疗的患者如出现黄疸或明显的肝脏酶升高，应停用 ACEI 并接受适当的医疗随访。

【药品名称】

厄贝沙坦片（irbesartan tablets）

【剂型与规格】

片剂：每片 0.15g；0.3g。

【主要成分】

本品主要成分为厄贝沙坦，其化学名称为：2- 丁基 –3–［（邻 –1H–5– 四唑基苯基）苄基］–1，3– 二氮杂螺［4，4］壬 –1– 烯 –4– 酮。

【药理作用】

厄贝沙坦是一种有效的、口服活性的选择性血管紧张素 Ⅱ 受体（AT1 亚型）拮抗剂。不管血管紧张素 Ⅱ 的来源或合成途径如何，它应该能阻断所有由 AT1 受体介导的血管紧张素 Ⅱ 的作用。其对血管紧张素 Ⅱ 受体（AT1）选择性拮抗作用导致血浆肾素和血管紧张素 Ⅱ 水平的升高和血浆醛固酮水平的降低。

【适应证】

原发性高血压；合并高血压的 2 型糖尿病肾病的治疗。

【禁忌证】

双侧肾动脉狭窄患者；妊娠妇女。

【用法用量】

0.15g，每日 1 次；对于使用厄贝沙坦 0.15g 每日 1 次不能有效控制血压的患者，可将本品剂量增至 0.3g，或者增加其他抗高血压药物。尤其是加用利尿剂如氢氯噻嗪已经显示出具有附加效应。

【医嘱模板】

　　厄贝沙坦片　　　0.15g┈┈┈口服　1 次 /d

【不良反应】

　　高钾血症；血管性水肿；眩晕；恶心、呕吐等。

【注意事项】

　　1. 当肾功能损害的患者使用本品时，需定期监测血清钾和肌酐。

　　2. 存在双侧肾动脉狭窄或单个功能肾的动脉发生狭窄的患者，发生严重低血压和肾功能不全的危险增加。

　　3. 原发性醛固酮增多症的患者通常对此类药物没有反应，不推荐使用。

【药品名称】

　　缬沙坦胶囊（valsartan capsules）

【剂型与规格】

　　胶囊：每粒 80mg。

【主要成分】

　　本品主要成分为缬沙坦。其化学名称为：N– 戊酰基 –N–［［2'–（1H– 四氮唑 –5– 基）［1，1'– 联苯 ］–4– 基 ］甲基 ］–L– 缬氨酸。

【药理作用】

　　本品为血管紧张素 Ⅱ（Ang Ⅱ）受体 AT1 的拮抗剂，通过选择性地阻断 Ang Ⅱ 与 AT1 受体的结合，抑制血管收缩和醛固酮的释放，产生降压作用。

【适应证】

　　各类轻至中度高血压，尤其适用于对 ACEI 不耐受的患者。

【禁忌证】

　　妊娠和哺乳期妇女。

【用法用量】

　　80mg，每日 1 次，与性别、年龄及种族无关。未能充分控制血压的患者，日剂量可增至 160mg 或加用利尿剂。

【医嘱模板】

　　缬沙坦胶囊　　　80mg┈┈┈口服　1 次 /d

【不良反应】

　　高钾血症；血管性水肿；眩晕；恶心、呕吐；偶见血红蛋白和中性粒细胞减少；偶有肝功能指标升高。

【注意事项】

　　1. 低钠或血容量不足的患者　严重缺钠和 / 或血容量不足的患者（如因服用大剂量利尿药），在使用缬沙坦开始治疗时，可能发生症状性低血压。因此，治疗前须纠正低钠或低血容量状况。

　　2. 肝功能损伤患者　约 70% 的缬沙坦以原形从胆汁排出；缬沙坦不经生物转化，因而其全身性影响与肝功能低下无关，所以非胆道性或非胆汁淤积性肝功能不全患者无须调整剂量；而胆汁型肝硬化或胆道梗阻患者的缬沙坦清除率降低（AUCS 较高），这些患者服用缬沙坦时应特别慎重。

3. 肾功能损伤患者　由于缬沙坦肾清除率只占总血浆清除率的 30%，故其全身性影响与肾功能之间没有关系，肾功能不全患者服用本品无须调整剂量。

4. 肾功能依赖肾素 – 血管紧张素 – 醛固酮系统活性的患者（如严重的充血性心力衰竭患者）　用血管紧张素转化酶抑制剂或血管紧张素受体拮抗剂治疗，可能导致尿少症和 / 或进行性氮血症及（罕见）急性肾功能衰竭和 / 或死亡。因此，严重肾功能不全（肌酐清除率＜10mL/min）患者应慎重用药。

【药品名称】

盐酸特拉唑嗪胶囊（terazosin hydrochloride capsules）

【剂型与规格】

胶囊：每粒 1mg；2mg。

【主要成分】

本品主要成分为盐酸特拉唑嗪。其化学名称为：1–（4– 氨基 –6，7– 二甲氧基 –2– 喹唑啉基）–4–（四氢呋喃 –2– 甲酰）哌嗪盐酸盐二水合物。

【药理作用】

特拉唑嗪通过减少总外周血管阻力从而使血压降低。特拉唑嗪的血管舒张、血压降低作用似乎主要是由 α_1 肾上腺素能受体阻断所引起的。在给药后 15 分钟内，特拉唑嗪使血压逐渐降低。

【适应证】

适用于轻度或中度高血压治疗，可与噻嗪类利尿剂或其他抗高血压药物合用，还可以在其他药物不适用或无效时单独使用。主要降低舒张压。

【禁忌证】

对特拉唑嗪过敏者禁用本品。

【用法用量】

初始剂量为睡前 1mg，1 ~ 2 周后每日剂量可加倍以达预期效应。常用维持剂量为每日 1 次，2 ~ 4mg。给药 2 周后症状明显改善。最大剂量 10mg。

【医嘱模板】

盐酸特拉唑嗪胶囊　　　1mg·········口服　1 次 / 晚

【不良反应】

常见体虚无力、心悸、恶心、外周水肿、眩晕、嗜睡、鼻充血、鼻炎和视觉模糊、弱视。

【注意事项】

1. 肾功能损伤患者无须改变推荐剂量。

2. 加用噻嗪类利尿药或其他抗高血压药时应减少特拉唑嗪的用量。

3. 与噻嗪类利尿药或其他抗高血压药合用时应注意防止发生低血压。

4. 不用于有排尿晕厥史的患者。

5. 如果用药中断数日，应当重新使用初始剂量方案进行治疗。

6. 建议在给予初始剂量 12 小时内或剂量增加时避免从事驾驶或危险工作。

7. 使用本品和其他相似的药物治疗均可能引起阴茎异常勃起，虽然该现象极少见，但医治不及时可导致永久性阳痿。

第二节　抗心律失常药

临床常用的抗心律失常药物主要包括离子通道阻滞剂和受体阻滞剂，在介入超声诊疗的实际操作中，尤其是治疗前后出现的心律失常，适当适量地给予抗心律失常药物对于改善患者心功能，降低介入治疗风险及改善患者预后都有显著获益。（表14-2）

表14-2　介入超声中常用的抗心律失常药及作用机制

药物类型	代表药物	作用机制
钠通道阻滞剂	I a：奎尼丁 I b：利多卡因 I c：普罗帕酮	阻断心肌和心脏传导系统的钠通道，具有膜稳定作用，降低动作电位 0 相除极上升速率和幅度，减慢传导速度，延长 APD 和 ERP
β 受体阻滞剂	普萘洛尔	抑制交感神经兴奋所致的起搏电流、钠电流和 L 型钙电流增加，表现为减慢 4 相舒张期除极速率而降低自律性，降低动作电位 0 相上升速率而减慢传导性
钾通道阻滞剂	胺碘酮	抑制细胞内钾外流，延长 APD 和 ERP
钙通道阻滞剂	维拉帕米	阻滞细胞外钙内流，减慢房室结的传导性和延长 ERP，使室上性异位起搏点的冲动不能传入心室，消除房室结的折返激动

一、钠通道阻滞剂

【药品名称】

硫酸奎尼丁片（quinidine sulfate tablets）

【剂型与规格】

片剂：每片 0.2g。

【主要成分】

本品主要成分为硫酸奎尼丁。

【药理作用】

本品为 I a 类抗心律失常药，对细胞膜有直接作用，主要抑制钠离子的跨膜运动，影响动作电位 0 相。抑制心肌的自律性，特别是异位兴奋点的自律性，降低传导速度，延长有效不应期，减低兴奋性，对心房不应期的延长较心室明显，缩短房室交界区的不应期，提高心房心室肌的颤动阈。其次抑制钙离子内流，降低心肌收缩力。通过抗胆碱能作用间接对心脏产生影响。大剂量可阻断 α 受体，产生扩血管作用及低血压。

【适应证】

用于各种快速型心律失常。包括：①房性和室性期前收缩；②转复心房扑动和心房颤动，转复室上性和室性心动过速；③预激综合征。

【禁忌证】

心力衰竭、低血压、严重窦房结病变、高度房室传导阻滞、妊娠。

【用法用量】

口服：第1日，每次0.2g，每2小时1次，连续5次；如无效而又无明显毒性反应，第2日增至每次0.3g、第3日每次0.4g，每2小时1次，连续5次。每日总量一般不宜超过2g。恢复正常心律后，改为维持量，每日0.2~0.4g。若连服3~4日无效或有毒性反应者，应停药。

【医嘱模板】

硫酸奎尼丁片　　　　0.5mg………口服　3次/d

【不良反应】

用药初期，常见的胃肠道反应，如恶心、呕吐、腹泻等。长时间用药，可出现"金鸡纳反应（cinchonism）"，表现为头痛、眩晕、耳鸣、视力模糊、精神失常等症状，以及药热、皮疹等过敏反应。奎尼丁晕厥多发生在用药最初数日内，属特异性反应，与药物剂量无平行关系，可能与低钾、心功能不全或对本药敏感有关。

【注意事项】

1. 用于纠正心房颤动、心房扑动时，应先给洋地黄饱和量，以免心律转变后心跳加快，导致心力衰竭。

2. 奎尼丁与地高辛联合应用时，由于奎尼丁可减少地高辛的经肾排泄而增加地高辛的血浓度，故联合应用时应减少地高辛的用量。

3. 每次给药前应仔细观察心律和血压改变，并避免夜间给药。在白天给药量较大时，夜间也应注意心律及血压。

4. 心房颤动的患者，用药过程中，当心律转至正常时，可能诱发心房内血栓脱落，产生栓塞性病变，如脑栓塞、肠系膜动脉栓塞等，应严密观察。

5. 对于有应用奎尼丁的指征，但血压偏低或处于休克状态的患者，应先提高血压、纠正休克，然后再用。如血压偏低是由于心动过速、心脏排血量小所造成，则应一面提高血压，一面使用奎尼丁。

6. 严重心肌损害的患者和孕妇忌用。

7. 静脉注射常引起严重的低血压，有较大的危险性，须注意。禁用于有严重心肌病变、二或三度房室传导阻滞、洋地黄中毒、原有QT间期延长、妊娠、严重肝肾功能损害及对本品有过敏反应者；慎用于一度房室传导阻滞、显著心动过缓、低血压、重症肌无力者。每次服药前要检查血压、心率和心律，并记录心电图，避免低血钾。

【药品名称】

葡萄糖酸奎尼丁注射液（quinidine gluconate injection）

【剂型与规格】

注射剂：每支0.5g（10mL）。

【主要成分】

同硫酸奎尼丁片。

【药理作用】

同硫酸奎尼丁片。

【适应证】

同硫酸奎尼丁片。

【禁忌证】

同硫酸奎尼丁片。

【用法用量】

在十分必要时采用，并须在心电图观察下进行。每次 0.25g，以 5% 葡萄糖液稀释至 50mL 缓慢静脉注射。小儿每次 2mg/kg。

【配伍与应用】

用 5% 溶液 50mL 稀释后缓慢滴注。

【医嘱模板】

5% 葡萄糖注射液   50mL
葡萄糖酸奎尼丁注射液   0.25g }········· 静脉滴注   60min

【不良反应】

同硫酸奎尼丁片。

【注意事项】

同硫酸奎尼丁片。

【药品名称】

盐酸利多卡因注射液（lidocaine hydrochloride injection）

【剂型与规格】

注射剂：每支 50mg（5mL）。

【主要成分】

本品活性成分为盐酸利多卡因。

【药理作用】

当血药浓度超过 5μg/mL 时，可发生惊厥。该品在低剂量时，可促进心肌细胞内 K^+ 外流，降低心肌的自律性，而具有抗室性心律失常作用；在治疗剂量时，对心肌细胞的电活动、房室传导和心肌的收缩无明显影响；血药浓度进一步升高，可引起心脏传导速度减慢，房室传导阻滞，抑制心肌收缩力和使心排血量下降。

【适应证】

转复和预防室性快速性心律失常，如心肌梗死、强心苷中毒及外科手术等引起的室性早搏、室内性心动过速、心室扑动和心室颤动等。

【禁忌证】

阿 – 斯综合征（急性心源性脑缺血综合征）、预激综合征、严重心传导阻滞（包括窦房、房室及心室内传导阻滞）患者静脉禁用。

【用法用量】

1. 静脉注射   1 ~ 1.5mg/kg 体重（一般用 50 ~ 100mg）作首次负荷量静脉注射 2 ~ 3 分钟，必要时每 5 分钟后重复静脉注射 1 ~ 2 次，但 1 小时之内的总量不得超过 300mg。

2. 静脉滴注　一般以 5% 葡萄糖注射液配成 1~4mg/mL 药液滴注或用输液泵给药。在用负荷量后可继续以每分钟 1~4mg 的速度静脉滴注维持，或以每分钟 0.015~0.03mg/kg 体重速度静脉滴注。老年人、心力衰竭、心源性休克、肝血流量减少、肝或肾功能障碍时应减少用量，以每分钟 0.5~1mg 静脉滴注。

3. 极量　静脉注射 1 小时内最大负荷量 4.5mg/kg 体重（或 300mg）。最大维持量为每分钟 4mg。

【配伍与应用】

用 5% 溶液 250mL 稀释后缓慢滴注。

【医嘱模板】

5% 葡萄糖注射液　　　　45mL
盐酸利多卡因注射液　　　50mg 　}········· 静脉滴注 30~60min　即刻

【不良反应】

较常见中枢症状，如嗜睡、头晕、兴奋、语言和吞咽困难，较大剂量出现烦躁不安，肌肉抽搐，低血压及传导阻滞等。

【注意事项】

1. 防止误入血管，注意局麻药中毒症状的诊治。

2. 用药期间应注意检查血压、监测心电图，并备有抢救设备；心电图 P-R 间期延长或 QRS 波增宽，出现其他心律失常或原有心律失常加重者应立即停药。

【药品名称】

盐酸普罗帕酮片（propafenone hydrochloride tablets）

【剂型与规格】

片剂：每片 50mg；100mg；150mg。

【药理作用】

本品属于 Ⅰc 类（即直接作用于细胞膜）的抗心律失常药。它既作用于心房、心室（主要影响浦金野纤维，对心肌的影响较小），也作用于兴奋的形成及传导。抗心律失常作用与其膜稳定作用及竞争性阻断作用有关。

【适应证】

各种室上性和室性期前收缩、室上性和室性心动过速、伴发心动过速和心房颤动的预激综合征。

【禁忌证】

无起搏器保护的窦房结功能障碍、严重房室传导阻滞、双束支传导阻滞患者，严重充血性心力衰竭、心源性休克、严重低血压者。

【用法用量】

口服：1 次 0.1~0.2g（1~2 片），1 日 3~4 次。治疗量，1 日 0.3~0.9g（3~9 片），分 4~6 次服用。维持量 1 日 0.3~0.6g（3~6 片），分 2~4 次服用。

【医嘱模板】

盐酸普罗帕酮片　　　100mg········口服　3 次 /d

【不良反应】

胃肠道反应，少数用药者出现心动过缓，房室传导阻滞，还可引起体位性低血压。

【注意事项】

1. 心肌严重损害者慎用。

2. 严重的心动过缓，肝、肾功能不全，明显低血压患者慎用。

3. 如出现窦房性或房室性传导高度阻滞时，可静脉注射乳酸钠、阿托品、异丙肾上腺素或间羟肾上腺素等解救。

4. QT 间期延长者宜减量或停药。

【药品名称】

盐酸普罗帕酮注射液（propafenone hydrochloride injection）

【剂型与规格】

注射剂：每支 35mg（10mL）；17.5mg（5mL）。

【药理作用】

同盐酸普罗帕酮片。

【适应证】

同盐酸普罗帕酮片。

【禁忌证】

同盐酸普罗帕酮片。

【用法用量】

静脉注射：成人常用量 1 ~ 1.5mg/kg 或以 70mg 加 5% 葡萄糖液稀释，于 10 分钟内缓慢注射，必要时 10 ~ 20 分钟重复 1 次，总量不超过 210mg。静脉注射起效后改为静脉滴注，滴速 0.5 ~ 1.0mg/min 或口服维持。

【配伍与应用】

用 5% 葡萄糖溶液 250mL 稀释后缓慢滴注。

【医嘱模板】

5% 葡萄糖注射液	50mL	⎫
盐酸普罗帕酮注射液	70mg	⎭ ········ 静脉注射 10min　即刻

【不良反应】

同盐酸普罗帕酮片。

【注意事项】

同盐酸普罗帕酮片。

二、β 受体阻滞剂

【药品名称】

盐酸普萘洛尔片（propranolol hydrochloride tablets）

【剂型与规格】

片剂：每片 10mg。

【主要成分】

本品活性成分为盐酸普萘洛尔。

【药理作用】

普萘洛尔为非选择性竞争抑制肾上腺素 β 受体阻滞剂。阻断心脏上的 $β_1$、$β_2$ 受体，拮抗交感神经兴奋和儿茶酚胺作用，降低心脏的收缩力与收缩速度，同时抑制血管平滑肌收缩，降低心肌耗氧量，使缺血心肌的氧供需关系在低水平上恢复平衡，可用于治疗心绞痛。抑制心脏起搏点电位的肾上腺素能兴奋，用于治疗心律失常。本品亦可通过中枢、肾上腺素能神经元阻滞，抑制肾素释放和降低心排出量等作用，用于治疗高血压。

【适应证】

窦性心动过速，特别是交感神经亢进、甲状腺功能亢进及嗜铬细胞瘤等所致者效果良好。亦可用于室上性和室性期前收缩及心动过速，预激综合征及 LQTS 引起的心律失常。减少肥厚型心肌病所致的心律失常。

【禁忌证】

1. 支气管哮喘。

2. 心源性休克。

3. 心传导阻滞（二至三度房室传导阻滞）。

4. 重度心力衰竭。

5. 窦性心动过缓。

【用法用量】

口服：1 次 10 ~ 30mg，1 日 3 ~ 4 次，应根据需要及耐受程度调整用量。

【医嘱模板】

盐酸普萘洛尔片　　　10mg………口服　3 次 /d

【不良反应】

窦性心动过缓，房室传导阻滞，并可能诱发心力衰竭和哮喘、低血压等。长期应用对脂质代谢和糖代谢有不良影响，故高脂血症、糖尿病患者应慎用。突然停药可产生反跳现象。

【注意事项】

1. 该品可通过胎盘进入胎儿体内，有报道妊娠高血压者用后可致宫内胎儿发育迟缓，分娩时无力造成难产，新生儿可产生低血压、低血糖、呼吸抑制及心率减慢，尽管也有报告对母亲及胎儿均无影响，但必须权衡利弊，不宜作为孕妇第一线治疗药物。

2. 可使乳汁分泌小量，故哺乳期妇女应用必须权衡利弊。

3. 老年人对该品代谢与排泄能力低，应适当调节剂量。

4. 下列情况应慎用：充血性心力衰竭；糖尿病；肺气肿或非过敏性支气管炎；肝功能不全；甲状腺功能减退；雷诺综合征或其他周围血管疾病；肾功能减退。

【药品名称】

盐酸普萘洛尔注射液（propranolol hydrochloride injention）

【剂型与规格】

注射剂：每支 5mg（5mL）。

【主要成分】

本品活性成分为盐酸普萘洛尔。

【药理作用】

同盐酸普萘洛尔片。

【适应证】

同盐酸普萘洛尔片。

【禁忌证】

同盐酸普萘洛尔片。

【用法用量】

严重心律失常应急时可静脉注射 1~3mg，以每分钟不超过 1mg 的速度静脉注射，必要时 2 分钟后可重复 1 次，以后隔 4 小时 1 次。小儿用量尚未确定，一般口服按体重每日 0.5~1.0mg/kg，分次服；静脉注射按体重 0.01~0.1mg/kg，缓慢注入，1 次量不宜超过 1mg。

【配伍与应用】

用 5% 葡萄糖注射液或 0.9% 氯化钠注射液 250mL 稀释后缓慢静脉注射。

【医嘱模板】

0.9% 氯化钠注射液　　　　10mL
盐酸普萘洛尔注射液　　　　1mg 　⎫
　　　　　　　　　　　　　　　⎬·········静脉推注 1min　即刻

【不良反应】

同盐酸普萘洛尔片。

【注意事项】

同盐酸普萘洛尔片。

三、钾通道阻滞剂

【药品名称】

盐酸胺碘酮片（amiodarone hydrochloride tablets）

【剂型与规格】

片剂：每片 0.1g；0.2g。

【主要成分】

本品主要成分为盐酸胺碘酮。

【药理作用】

延长心肌细胞 3 相动作电位，但不影响动作电位的高度和下降速率（Vaughan Williams 分类Ⅲ类）；单纯延长心肌细胞 3 相动作电位是由于钾离子外流减少所致，钠离子降低窦房结自律性，该作用不能用阿托品逆转；非竞争性的 α 和 β 肾上腺素能抑制作用；减慢窦房、心房及结区传导性，心率快时表现更明显；延长不应期，降低心房、结区和心室的心肌兴奋性；减慢房室旁路的传导并延长其不应期。

【适应证】

1. 房性心律失常，如心房颤动和心房扑动的转复。

2. 结性心律失常。

3. 室性心律失常，包括室性期前收缩、室性心动过速的治疗，以及室性心动过速或心室颤动的预防。

4. 小剂量适用于伴器质性心脏病的心律失常，如急性心肌梗死与心力衰竭等合并的室性心律失常。

【禁忌证】

1. 甲状腺功能异常或有既往史者。

2. 碘过敏者。

3. 二或三度房室传导阻滞，双束支传导阻滞（除非已有起搏器）。

4. 病态窦房结综合征。

5. 妊娠期和哺乳期。

【用法用量】

治疗室上性心律失常，每日 0.4～0.6g，分 3 次服，1～2 周后根据需要改为每日 0.2～0.4g 维持。治疗室性心律失常，每日 0.6～1.2g，分 3 次服，1～2 周后根据需要改为每日 0.2～0.6g 维持。

【医嘱模板】

盐酸胺碘酮片　　　0.4g·········口服　3 次 /d

【不良反应】

与剂量有关。常见心血管反应有窦性心动过缓、房室传导阻滞及 QT 间期延长。长期应用可见角膜褐色微粒沉着，通常无症状；少数患者发生甲状腺功能亢进或减退及肝坏死；个别患者出现间质性肺炎或肺纤维化。

【注意事项】

1. 用药期间需监测血压及心电图。

2. 应注意随访检查：肝功能、甲状腺功能（包括 T_3、T_4 及促甲状腺激素，每 3～6 个月 1 次）、肺功能和胸部 X 线片（每 6～12 个月 1 次）及眼科检查。

3. 停药后换用其他抗心律失常药时应注意相互作用。

4. 下列情况应慎用：窦性心动过缓；QT 间期延长综合征；低血压；肝功能不全；肺功能不全；严重充血性心力衰竭。

【药品名称】

胺碘酮注射液（amiodarone injection）

【剂型与规格】

注射剂：每支 0.15g（2mL）。

【主要成分】

本品活性成分为胺碘酮。

【药理作用】

同盐酸胺碘酮片。

【适应证】

同盐酸胺碘酮片。

【禁忌证】

同盐酸胺碘酮片。

【用法用量】

负荷量按体重 3mg/kg，然后以 1～1.5mg/min 维持，6 小时后减至 0.5～1mg/min，1 日总量 1 200mg。以后逐渐减量，静脉滴注胺碘酮最好不超过 3～4 日。

【配伍与应用】

用 5% 葡萄糖注射液稀释后缓慢静脉注射。

【医嘱模板】

5% 葡萄糖注射液　　　　500mL
胺碘酮注射液　　　　　 0.15g　}·········静脉滴注 120min　即刻

【不良反应】

同盐酸胺碘酮片。

【注意事项】

同盐酸胺碘酮片。

四、钙通道阻滞剂

【药品名称】

盐酸维拉帕米片（verapamil hydrochloride tablets）

【剂型与规格】

片剂：每片 40mg。

【适应证】

治疗室上性和房室结折返引起的心律失常效果好，为阵发性室上性心动过速首选药。对急性心肌梗死、心肌缺血及强心苷中毒引起的室性早搏有效。

【禁忌证】

二、三度房室传导阻滞、心功能不全、心源性休克患者等。

【用法用量】

开始 1 次 40～80mg，1 日 3～4 次，按需要及耐受情况可逐日或逐周增加剂量，每日总量一般在 240～480mg。

【医嘱模板】

盐酸维拉帕米片　　　　40mg·········口服　3 次 /d

【不良反应】

常见有口干、恶心、腹胀、腹泻、头痛、头晕等。静脉注射过快可出现血压下降、心动过缓，严重者可致心脏停搏。

【注意事项】

下列情况应慎用：

1. 极度心动过缓。

2. 心力衰竭，给本品前须先用洋地黄及利尿剂控制心力衰竭，中或重度心力衰竭［即肺楔嵌压＞2.67kPa（20mmHg），喷血分数＜20%］，给本品可使病情恶化。

3. 肝功能损害。

4. 轻度至中度低血压，本品的周围血管扩张作用可加重低血压。

5. 肾功能损害。

【药品名称】

盐酸维拉帕米注射液（verapamil hydrochloride injection）

【剂型与规格】

注射剂：每支 5mg（2mL）。

【药理作用】

同盐酸维拉帕米片。

【适应证】

同盐酸维拉帕米片。

【禁忌证】

同盐酸维拉帕米片。

【用法用量】

开始用 5mg（或按体重 0.075～0.15mg/kg），静脉注射 2～3 分钟，如无效则 10～30 分钟后再注射 1 次；老年患者，为了减轻不良反应，上述剂量应经 3～4 分钟缓慢注入。静脉滴注：每小时 5～10mg，加入氯化钠注射液或 5% 葡萄糖注射液中静脉滴注，1 日总量不超过 50～100mg。

【配伍与应用】

用 5% 葡萄糖注射液或 0.9% 氯化钠注射液稀释后缓慢静脉注射。

【医嘱模板】

5% 葡萄糖注射液	250mL	
盐酸维拉帕米注射液	5mg	⎫ ········ 静脉滴注 60min　即刻

【不良反应】

同盐酸维拉帕米片。

【注意事项】

同盐酸维拉帕米片。

第三节　抗凝药

抗凝类药物在介入超声临床工作中主要涉及两方面的问题：①长期抗凝治疗者，在介入治疗前常常需停药以降低介入穿刺出血风险，根据药物代谢动力学特点，不同的抗凝药物所需停药的时间也不一样。②介入置管或其他各种原因引起的高凝状态导致的血栓患者需要抗凝治疗，须结合患者出凝血指标合理应用抗凝药物保障医疗安全。（表 14-3）

表 14-3 介入超声中常用的抗凝药及作用机制

药物类型	代表药物	作用机制
肝素类	低分子肝素	与抗凝血酶Ⅲ结合，催化灭活多种凝血因子
香豆素类	华法林	抑制维生素 K 参与的凝血因子Ⅱ、Ⅶ、Ⅸ、Ⅹ在肝脏的合成而抗凝
新型抗凝药	利伐沙班 达比加群	直接抑制凝血因子 / 凝血酶
抗血小板类	阿司匹林 硫酸氢氯吡格雷	抑制血小板环氧化酶生长，防止血小板环氧化酶将花生四烯酸转化成前列腺素中间体，减少血栓形成

一、肝素类

【药品名称】

低分子肝素钠注射液（low molecular weight heparin sodium injection）

【剂型与规格】

注射剂：每支 2 500IU（0.2mL）；5 000IU（0.4mL）。

【主要成分】

本品主要成分为低分子量肝素钠，系由肝素钠裂解获取的硫酸氨基葡聚糖片段的钠盐。

【药理作用】

低分子量肝素钠具有抗 Xa 活性，药效学研究表明其可抑制体内、体外血栓和动静脉血栓的形成，但不影响血小板聚集和纤维蛋白原与血小板的结合。在发挥抗栓作用时，出血的可能性较小。

【适应证】

1. 治疗急性深部静脉血栓。

2. 血液透析时预防血凝块形成。

3. 治疗不稳定型心绞痛和非 Q 波心肌梗死。

4. 预防与手术有关的血栓形成。

【禁忌证】

1. 严重的凝血障碍。

2. 有低分子量肝素或肝素诱导的血小板减少症史（以往有血小板计数明显下降）。

3. 活动性消化道溃疡或有出血倾向的器官损伤。

4. 急性感染性心内膜炎（心内膜炎），心脏瓣膜置换术所致的感染除外。

5. 以下疾病慎用：严重的肾功能损害；出血性脑卒中；难以控制的动脉高压。

【用法用量】

1. 治疗急性深部静脉血栓

每日 1 次用法：200IU/kg 体重，皮下注射每日 1 次，每日总量不可超过 18 000IU。

每日 2 次用法：100IU/kg 体重，皮下注射每日 2 次，该剂量适用于出血危险较高的患者。通常治疗下无须监测，但可进行功能性抗－Ⅹa测定。皮下注射后 3～4 小时取血样，可测得最大血药浓度。推荐的血药浓度范围为 0.5～1.0IU 抗－Ⅹa/mL。治疗至少需要 5 日。

2. 预防与手术有关的血栓形成

伴有血栓栓塞并发症危险的大手术：术前 1～2 小时皮下注射 2 500IU，术后每日皮下注射 2 500IU 直到患者可活动，一般需 5～7 日或更长。

具有其他危险因素的大手术和矫形手术：术前晚间皮下注射 5 000IU，术后每晚皮下注射 5 000IU。治疗须持续到患者可活动为止，一般需 5～7 日或更长。也可术前 1～2 小时皮下注射 2 500IU，术后 8～12 小时皮下注射 2 500IU，然后每日早晨皮下注射 5 000IU。

【医嘱模板】

以 60kg 为例：

低分子肝素钠注射液　　　10 000IU………皮下注射　1 次 /d

【不良反应】

1. 出血　使用任何抗凝剂都可产生此反应。

2. 部分注射部位瘀点、瘀斑、轻度血肿和坏死。

3. 局部或全身过敏反应。

4. 血小板减少症（血小板计数异常降低）。

5. 少见注射部位严重皮疹发生。

6. 增加血中某些酶的水平（转氨酶）。

7. 在蛛网膜下腔 / 硬膜外麻醉时使用低分子量肝素，有出现椎管内血肿的报道。

【注意事项】

1. 介入治疗前建议停药 24 小时。

2. 不能用于肌内注射（肌内注射可致局部血肿）。

3. 硬膜外麻醉方式者术前 2～4 小时慎用。

4. 对下列患者要慎用并注意监护（因为可能发生过敏反应或出血）。有出血倾向及凝血机制障碍者，如胃、十二指肠溃疡，脑卒中，严重肝、肾疾患，严重高血压，视网膜血管性病变，先兆流产；已口服足量抗凝药者。

5. 不宜用于体外循环术中抗凝剂。

6. 治疗前应进行血小板计数，本品较少诱发血小板减少症，但仍有可能在用药 5～8 日后发生，故应在用药初 1 个月内定期进行血小板计数。

二、香豆素类

【药品名称】

华法林钠片（warfarin sodium tablets）

【剂型与规格】

片剂：每片 2.5mg。

【主要成分】

化学名：3-（α- 丙酮基苄基）4- 羟基香豆素。

【药理作用】

本品为双香豆素类中效抗凝剂。其作用机制为竞争性对抗维生素 K 的作用，抑制肝细胞中凝血因子的合成，还具有降低凝血酶诱导的血小板聚集反应的作用，因而具有抗凝和抗血小板聚集功能。

【适应证】

适用于需长期持续抗凝的患者：①能防止血栓的形成及发展，用于治疗血栓栓塞性疾病；②治疗手术后或创伤后的静脉血栓形成，并可作心肌梗死的辅助用药；③对曾有血栓栓塞病患者及有术后血栓并发症危险者，可给予预防性用药。

【禁忌证】

肝肾功能损害、严重高血压、凝血功能障碍伴有出血倾向、活动性溃疡、外伤、先兆流产、近期手术者禁用。妊娠期禁用。老年人或月经期应慎用。

【用法用量】

避免冲击治疗，口服第 1～3 日 3～4mg（年老体弱及糖尿病患者半量），3 日后可给维持量 1 日 2.5～5mg（可参考凝血时间调整剂量使 INR 值达 2～3）。因本品起效缓慢，治疗初 3 日由于血浆抗凝蛋白细胞被抑制，可以存在短暂高凝状态，如需立即产生抗凝作用，可在开始同时应用肝素，待本品充分发挥抗凝效果后再停用肝素。

【医嘱模板】

华法林钠片　　　2.5mg………口服　1 次 /d

【不良反应】

过量易致各种出血。早期表现有瘀斑、紫癜、牙龈出血、鼻衄、伤口出血经久不愈、月经量过多等。出血可发生在任何部位，特别是泌尿和消化道。肠壁血肿可致亚急性肠梗阻，也可见硬膜下颅内血肿和穿刺部位血肿。偶见不良反应有恶心、呕吐、腹泻、瘙痒性皮疹、过敏反应及皮肤坏死。大量口服甚至出现双侧乳房坏死，微血管病或溶血性贫血，以及大范围皮肤坏疽；1 次量过大的尤其危险。

【注意事项】

1. 介入治疗前建议停药 1 周。

2. 严格掌握适应证，在无凝血酶原测定的条件时，切不可滥用本品。

3. 个体差异较大，治疗期间应严密观察病情，并依据凝血酶原时间 INR 值调整用量。治疗期间还应严密观察口腔黏膜、鼻腔、皮下出血及大便隐血、血尿等，用药期间应避免不必要的手术操作，择期手术者应停药 7 日，急诊手术者需纠正 PTINR 值≤1.6，避免过度劳累和易致损伤的活动。

4. 若发生轻度出血，或凝血酶原时间已显著延长至正常的 2.5 倍以上，应减量或停药。严重出血可静脉注射维生素 K_1 10～20mg，用以控制出血，必要时可输全血、血浆或凝血酶原复合物。

5. 由于本品系间接作用抗凝药，半衰期长，给药 5～7 日后疗效才可稳定，因此，维持量足够与否务必观察 5～7 日后方能定论。

三、新型抗凝药物

【药品名称】

利伐沙班片（rivaroxaban tablets）

【剂型与规格】

片剂：每片 5mg；10mg；15mg。

【主要成分】

本品主要成分为利伐沙班。

【药理作用】

选择性地阻断 Xa 因子的活性位点，且不需要辅因子（例如抗凝血酶Ⅲ）来发挥活性。通过内源性及外源性途径活化 X 因子为 Xa 因子（FXa），在凝血级联反应中发挥重要作用。

【适应证】

1. 用于择期髋关节或膝关节置换手术成年患者，以预防静脉血栓形成（VTE）。

2. 用于治疗成人静脉血栓形成（DVT），降低急性 DVT 后 DVT 复发和肺栓塞（PE）的风险。

3. 用于具有一种或多种危险因素（如充血性心力衰竭、高血压、年龄≥75 岁、糖尿病、卒中或短暂性脑缺血发作病史）的非瓣膜性房颤成年患者，以降低卒中和全身性栓塞的风险。

【禁忌证】

1. 有临床明显活动性出血的患者。

2. 具有凝血异常和临床相关出血风险的肝病患者。

3. 孕妇及哺乳期妇女禁用。

【用法用量】

预防择期髋关节或膝关节置换手术成年患者的静脉血栓形成：推荐剂量为口服利伐沙班 10mg，每日 1 次。如伤口已止血，首次用药时间应在手术后 6～10 小时之间。

【医嘱模板】

利伐沙班片　　　　10mg………口服　1 次 /d

【不良反应】

常见的为出血和贫血，其他常见不良反应包括恶心、GGT 和转氨酶升高。

【注意事项】

1. 出血风险　治疗开始后实施密切监测，观察是否有出血并发症征象。定期对患者进行体格检查，对外科伤口引流液进行密切观察并定期测定血红蛋白。对于任何不明原因的血红蛋白或血压降低都应寻找出血部位。

2. 肾损害　不建议将利伐沙班用于肌酐清除率<15mL/min 的患者。肌酐清除率为 15～29mL/min 的患者应慎用利伐沙班。当合并使用可以升高利伐沙班血药浓度的其他药物时，中度肾损害（肌酐清除率 30～49mL/min）患者应该慎用利伐沙班。

3. 肝损害　利伐沙班禁用于伴有凝血异常和临床相关出血风险的肝病患者。对于中度肝损害（Child Pugh B 类）的肝硬化患者，如果不伴有凝血异常，可以谨慎使用利伐沙班。

4. 介入治疗前建议停药 1 周。

【药品名称】

达比加群酯胶囊（dabigatran etexilate capsules）

【剂型与规格】

胶囊：每粒 150mg。

【主要成分】

达比加群酯。

【药理作用】

达比加群酯作为小分子前体药物，未显示有任何药理学活性。口服给药后，达比加群酯可被迅速吸收，并在血浆和肝脏经由酯酶催化水解转化为达比加群。达比加群是强效、竞争性、可逆性、直接凝血酶抑制剂，也是血浆中的主要活性成分。

【适应证】

用于预防心节律异常（心房颤动）患者脑卒中和血栓的发生。

【禁忌证】

1. 重度肾功能损害（CrCl 30mL/min）患者。

2. 临床上显著的活动性出血。

3. 有大出血显著风险的病变或状况，如当前或近期消化道溃疡，高出血风险的恶性赘生物，近期脑或脊髓损伤，近期脑、脊髓或眼部手术，近期颅内出血，已知或可疑的食管静脉曲张，动静脉畸形，血管动脉瘤或主要脊柱内或脑内血管异常。

4. 联合应用任何其他抗凝药物（换药过渡期除外）。

5. 有预期会影响存活时间的肝功能损害或肝病。

6. 联合使用环孢菌素、全身性酮康唑、伊曲康唑和决奈达隆。

7. 需要抗凝治疗的人工心脏瓣膜。

【用法用量】

成人的推荐剂量为每日口服 300mg，即每次 1 粒 150mg 的胶囊，每日 2 次。应维持长期的治疗。

【医嘱模板】

达比加群酯胶囊　　　150mg·········口服　2 次 /d

【不良反应】

出血。

【注意事项】

1. 肝酶增高＞2ULN（正常值上限）的患者不推荐使用。

2. 与其他所有抗凝药物一样，出血风险增高时，应谨慎使用达比加群酯。在接受达比加群酯治疗的过程中，任何部位都可能发生出血。如果出现难以解释的血红蛋白和 / 或红细胞压积或血压的下降，应注意寻找出血部位。

3. 发生急性肾功能衰竭的患者应及时停药。

4. 如发生严重出血，应停止治疗，并调查出血来源。

5. 可能导致出血风险增加的药物不应与本品联合给予，或应谨慎给予。

6. 介入治疗前建议停药 1 周。

四、抗血小板类

【药品名称】

阿司匹林肠溶片（aspirin enteric-coated tablets）

【剂型与规格】

片剂：每片 100mg。

【主要成分】

本品主要成分为阿司匹林。其化学名称为：2-（乙酰氧基）苯甲酸。

【药理作用】

阿司匹林抑制血小板血栓素 A_2 的生成从而抑制血小板聚集，其机制为不可逆地抑制环氧合酶的合成；由于血小板内这些酶不可再合成，所以此抑制作用尤为显著。阿司匹林对血小板还有其他抑制作用，因此它可广泛应用于心血管疾病。

【适应证】

预防一过性脑缺血发作、心肌梗死、心房颤动、人工心脏瓣膜、动静脉瘘或其他手术后的血栓形成；也可用于治疗不稳定型心绞痛。

【禁忌证】

1. 活动性溃疡病或其他原因引起的消化道出血。

2. 血友病或血小板减少症。

3. 有阿司匹林或其他非甾体抗炎药过敏史者，尤其是出现哮喘、神经血管性水肿或休克者。

【用法用量】

口服。肠溶片应饭前用适量水送服。

1. 降低急性心肌梗死疑似患者的发病风险，建议首次剂量 300mg，嚼碎后服用以快速吸收。以后每日 100 ~ 200mg。

2. 预防心肌梗死复发，每日 100 ~ 300mg。

3. 脑卒中的二级预防，每日 100 ~ 300mg。

4. 降低短暂性脑缺血发作（TIA）及其继发脑卒中的风险，每日 100 ~ 300mg。

5. 降低稳定型和不稳定型心绞痛患者的发病风险，每日 100 ~ 300mg。

6. 动脉外科手术或介入手术后，如经皮冠脉腔内成形术（PTCA）、冠状动脉旁路术（CABG）、颈动脉内膜剥离术、动静脉分流术，每日 100 ~ 300mg。

7. 预防大手术后深静脉血栓和肺栓塞，每日 100 ~ 200mg。

8. 降低心血管危险因素者（冠心病家族史、糖尿病、血脂异常、高血压、肥胖、抽烟史、年龄大于 50 岁者）心肌梗死发作的风险，每日 100mg。

【医嘱模板】

阿司匹林肠溶片　　　100mg………口服　1 次 /d

【不良反应】

1. 常见的有恶心、呕吐、上腹部不适或疼痛，停药后多可消失。

2. 长期或大剂量服用可有胃肠道出血或溃疡。

3. 增加出血风险（如皮下出血、牙龈出血、眼底出血、消化道出血等）。

4. 肾损伤和急性肾衰竭。

【注意事项】

介入治疗前建议停药 1 周。

下列情况应慎用：

1. 有哮喘及其他过敏性反应时。

2. 葡萄糖 -6- 磷酸脱氢酶缺陷者。

3. 痛风（本品可影响其他排尿酸药的作用，小剂量时可能引起尿酸滞留）。

4. 肝功能减退时可加重肝脏毒性反应，加重出血倾向，肝功能不全和肝硬变患者易出现肾脏不良反应。

5. 心功能不全或高血压，大量用药时可能引起心力衰竭或肺水肿。

6. 肾功能不全时有加重肾脏毒性的危险。

7. 血小板减少者。

【药品名称】

硫酸氢氯吡格雷片（clopidogrel bisulfate tablets）

【剂型与规格】

片剂：每片 25mg；75mg。

【主要成分】

本品主要成分为硫酸氢氯吡格雷。

【药理作用】

氯吡格雷是一种血小板聚集抑制剂，选择性地抑制二磷酸腺苷（ADP）与它的血小板受体的结合及继发的 ADP 介导的糖蛋白 GP II b/III a 复合物的活化，因此可抑制血小板聚集。氯吡格雷必须经生物转化才能抑制血小板的聚集。氯吡格雷还能阻断其他激动剂通过释放 ADP 引起的血小板聚集。氯吡格雷对血小板 ADP 受体的作用是不可逆的，因此暴露于氯吡格雷的血小板的整个生命周期都受到影响，血小板正常功能的恢复速率同血小板的更新一致。

【适应证】

用于以下患者的预防动脉粥样硬化血栓形成事件：近期心肌梗死患者（从几日到小于 35 日），近期缺血性卒中患者（从 7 日到小于 6 个月）或确诊外周动脉性疾病的患者。急性冠脉综合征的患者：①非 ST 段抬高性急性冠脉综合征（包括不稳定型心绞痛或非 Q 波心肌梗死），包括经皮冠状动脉介入术后置入支架的患者，与阿司匹林联合。②用于 ST 段抬高性急性冠脉综合征患者，与阿司匹林联合，可合并在溶栓治疗中使用。

【禁忌证】

严重肝脏损伤；活动性病理性出血，如消化性溃疡或颅内出血；哺乳妇女。

【用法用量】

推荐成人 75mg 每日 1 次口服给药，根据年龄、体重、症状可 50mg 每日 1 次口服给药，与或不与食物同服。

急性冠脉综合征的患者：非 ST 段抬高性急性冠脉综合征（不稳定型心绞痛或非 Q 波心肌梗死）患者，应以单次负荷量氯吡格雷 300mg 开始，然后以 75mg 每日 1 次连续服药（合用阿司匹林 75～325mg/d）。

ST 段抬高性急性心肌梗死：应以单次负荷量氯吡格雷 300mg 开始，然后以 75mg 每日 1 次，合用阿司匹林，可合用或不合用溶栓剂。对于年龄超过 75 岁的患者，不使用氯吡格雷负荷剂量。在症状出现后应尽早开始联合治疗，并至少用药 4 周。

【医嘱模板】

硫酸氢氯吡格雷片　　　75mg ………口服　1 次 /d

【不良反应】

紫癜、鼻衄等出血现象，中性粒细胞减少 / 粒细胞减少，胃肠道反应（如腹痛、消化不良、胃炎和便秘）、胃及十二指肠溃疡，皮疹和其他皮肤病，腹泻。

【注意事项】

1. 介入治疗前建议停药 1 周。

2. 治疗过程中一旦出现出血的临床症状，应立即行血细胞计数和 / 或其他适当的检查。

3. 需要进行择期手术的患者，如抗血小板治疗并非必需，则应在术前停用氯吡格雷 7 日以上。

4. 氯吡格雷会延长出血时间，患有出血性疾病（特别是胃肠、眼内疾病）的患者慎用。

5. 肾功能损害者慎用。

6. 有出血倾向的中度肝脏疾病患者慎用。

（张晶　胡渭斌）

第十五章

营养心肌药物

随着微创医疗的迅速发展，尤其是超声引导下微波消融技术应用于肿瘤的治疗，使得此种技术逐渐成为临床一线治疗方式。越来越多高龄，伴随慢性心血管疾病的肿瘤患者选择了微波消融治疗。为了保障患者的医疗安全，使微波消融手术正常进行，在合理充分的心血管原发病治疗的基础上，此类患者可能需要辅助应用营养心肌药物，以改善心脏和全身供血、增加心肌组织能量供给、改善心肌代谢、增加心肌对损伤的耐受性、减轻心肌耗氧量，从而达到营养心肌、保护心肌的目的。本章节总结了目前在临床应用于超声微创治疗时的辅助用药，以及其药理作用、适应证、禁忌证、不良反应及注意事项等相关信息。（表 15-1）

表 15-1 营养心肌常用药物及作用机制

药物类型	代表药物	作用机制
改善心肌代谢药物	注射用复合辅酶	辅酶 A、辅酶 I、还原型谷胱甘肽等成分是人体内乙酰化反应、氧化还原反应、转甲基反应和能量代谢的重要辅酶，对体内糖、蛋白质、脂肪及能量代谢起着重要作用。细胞内大多数生化反应的完成需多种辅酶的参与，共同调控和保证机体代谢过程顺利进行，维持或恢复细胞正常功能
	辅酶 Q_{10} 胶囊	可促进氧化磷酸化反应和保护生物膜结构完整性的功能。在体内呼吸链中质子移位及电子传递中起重要作用，是细胞呼吸和细胞代谢激活剂、抗氧化剂和非特异性免疫增强剂
	盐酸曲美他嗪片	通过保护细胞在缺氧和缺血情况下的能量代谢，阻止细胞内 ATP 水平下降，保证离子泵正常功能，维持细胞内环境稳定。通过阻断长链 3- 酮酯酰 CoA 硫解酶抑制脂肪酸的 β 氧化，促进葡萄糖氧化，优化细胞的能量过程，维持缺血过程中适当的能量代谢
	注射用左卡尼汀	可促进脂类代谢。游离卡尼汀可使堆积的脂酰 CoA 进入线粒体内，减少对腺嘌呤核苷酸转位酶的抑制，使氧化磷酸化顺利进行。增加 NADH 细胞色素 C 还原酶、细胞色素氧化酶活性，加速 ATP 产生，参与某些药物解毒作用
心肌细胞能量药物	注射用磷酸肌酸钠	是心肌和骨骼肌的化学能量储备，并用于 ATP 的再合成，ATP 的水解为肌动球蛋白收缩过程提供能量。保持高能磷酸化合物水平成为各种限制心肌损伤方法的基本原则，也是心脏代谢保护的基础

【药品名称】

注射用复合辅酶（coenzyme complex for injection）

【剂型与规格】

注射剂：每支 200 单位；100 单位。

【主要成分】

主要成分为辅酶 A、辅酶 I、还原型谷胱甘肽等生物活性物质。

【药理作用】

该药是以食用酵母为原料提取多种辅酶和生物活性物质的复合物。其中辅酶 A、辅酶 I、还原型谷胱甘肽等成分是人体内乙酰化反应、氧化还原反应、转甲基反应和能量代谢的重要酶辅酶，对体内糖、蛋白质、脂肪及能量代谢起着重要作用。在糖酵解、三羧酸循环、脂肪酸 β 氧化、肝糖原的合成和分解、乙酰胆碱的合成、组织呼吸、能量转移、保肝解毒、抗放射（辐射）作用等方面均密切相关。细胞内的大多数生化反应的完成需要多种辅酶和相关活性物质的参与，所以这些辅酶的同时存在，可共同调控和保证机体代谢过程顺利进行，维持或恢复细胞正常功能。

【适应证】

1. 用于急、慢性肝炎，原发性血小板减少性紫癜，化、放疗引起的白细胞和血小板降低。

2. 对冠状动脉硬化、慢性动脉炎、心肌梗死、肾功能不全引起的少尿、尿毒症等有一定的辅助治疗作用。

【禁忌证】

1. 对该药过敏者禁用。

2. 妊娠期妇女禁用。

3. 脑出血初期患者禁用。

4. 房室传导阻滞患者禁用。

【用法用量】

肌内注射：1~2 支 / 次。

静脉滴注：1~2 支 / 次。1~2 次 /d 或隔日 1 次，严重消耗性疾病，肿瘤患者酌情加量。

【医嘱模板】

0.9% 氯化钠注射液　　　1~2mL　⎫
注射用复合辅酶　　　　1~2 支　⎭·········肌内注射

或 5% 葡萄糖注射液　　100mL　⎫
　注射用复合辅酶　　　1~2 支　⎭·········静脉滴注

【不良反应】

静脉滴注速度过快可引起：短时低血压、眩晕、颜面潮红、胸闷、气促。

【注意事项】

1. 该药可单独或联合左卡尼汀辅助治疗肾衰患者，或联合磷酸肌酸钠辅助治疗冠心病及心衰患者，可从消融治疗前开始用药并持续 14 日。

2. 严禁静脉注射。

3. 当药品性状发生改变时禁止使用。

【药品名称】

辅酶 Q_{10} 胶囊（coenzyme Q_{10} capsules）

【剂型与规格】

胶囊：每粒 10mg。

【主要成分】

辅酶 Q_{10}。

【药理作用】

具有促进氧化磷酸化反应和保护生物膜结构完整性的功能。辅酶 Q 是生物体内广泛存在的脂溶性醌类化合物，在体内呼吸链质子移位及电子传递中起重要作用，是细胞呼吸和细胞代谢激活剂、抗氧化剂和非特异性免疫增强剂。具有抗阿霉素的心脏毒性作用及保肝作用。

【适应证】

可用于下列疾病的辅助治疗：

1. 心血管疾病　病毒性心肌炎、慢性心功能不全。

2. 肝炎　病毒性肝炎、亚急性肝坏死、慢性活动性肝炎。

3. 癌症的综合治疗　减轻放、化疗等引起的某些不良反应。

【禁忌证】

对本品过敏者禁用。

【用法用量】

口服，10mg/ 次，3 次 /d，餐后服用。

【医嘱模板】

辅酶 Q_{10} 胶囊　　　10mg………口服　3 次 /d

【不良反应】

食欲减退、恶心、腹泻；心悸；皮疹。

【注意事项】

该药可单独或联合磷酸肌酸钠辅助治疗冠心病及心衰患者，可从消融治疗前开始用药并持续 14 日。

【药品名称】

盐酸曲美他嗪片（trimetazidine hydrochloride tablets）

【剂型与规格】

片剂：每片 20mg。

【主要成分】

盐酸曲美他嗪。

【药理作用】

属于其他类抗心绞痛药。作用机制：通过保护细胞在缺氧和缺血情况下的能量代谢，阻止细胞内 ATP 水平下降，保证离子泵正常功能和透膜钠 – 钾流的正常运转，维持细胞内环境稳定。通过阻断长链 3– 酮酯酰 CoA 硫解酶抑制脂肪酸的 β 氧化，从而促进葡萄糖氧化，可以优化细胞的能量过程，维持缺血过程中适当的能量代谢。曲美他嗪可以增加冠状动脉血流储备，从治疗的第 15 日起可延迟运动诱发的心肌缺血发生。可降低心绞痛发作的频率。降低三硝酸甘油酯的使用。

【适应证】

1. 心绞痛发作的预防性治疗。

2. 眩晕和耳鸣的辅助性对症治疗。

【禁忌证】

1. 对本品过敏者禁用。

2. 帕金森病、帕金森综合征、震颤、不宁腿综合征和其他相关的运动障碍者。

3. 严重肾功能损害者（肌酐清除率＜30mL/min）。

4. 妊娠期及哺乳期禁用。

【用法用量】

口服，20mg/ 次，3 次 /d，进餐时服用。

【医嘱模板】

盐酸曲美他嗪片　　　20mg·········口服　3 次 /d

【不良反应】

胃肠道反应（罕见）：恶心、呕吐。

【注意事项】

1. 该药可辅助治疗有心脏病史的患者，包括心衰、心肌梗死等，可从消融治疗前开始且可长期用药。

2. 该药不作为心绞痛发作时的对症治疗用药，不适用于不稳定型心绞痛或心肌梗死的初始治疗。不应用于入院前或入院后最初的治疗。心绞痛发作时，对冠状动脉病情应重新评估，并考虑调整治疗（药物治疗和可能的血运重建）。

3. 可引起或加重帕金森症状，需定期进行检查，尤其是老年患者。

4. 发生运动障碍时，如帕金森症状、不宁腿综合征、震颤、步态不稳等，应停用本品。

【药品名称】

注射用左卡尼汀（levocarnitine for injection）

【剂型与规格】

注射剂：每支 1g。

【主要成分】

主要成分为左卡尼汀。

【药理作用】

左卡尼汀是能量代谢中需要的体内天然物质。作用机制：促进脂类代谢。游离卡尼汀可使堆积的脂酰 CoA 进入线粒体内，减少其对腺嘌呤核苷酸转位酶的抑制，使氧化磷酸化得以顺利进行。左卡尼汀是肌肉细胞尤其是心肌细胞的主要能量来源，脑、肾等组织器官亦主要靠脂肪酸氧化供能。卡尼汀还增加 NADH 细胞色素 C 还原酶、细胞色素氧化酶活性、加速 ATP 产生，参与某些药物解毒作用。对各种组织缺血缺氧，左卡尼汀通过增加能量产生提高组织器官供能。其他功能包括中等长链脂肪酸的氧化作用；脂肪酸过氧化物酶的氧化作用；对结合的辅酶 A 和游离辅酶 A 二者比率的缓冲作用；从酮类物质、丙酮酸、氨基酸（包括支链氨基酸）中产生能量，去除过高辅酶 A 毒性，调节血中氨浓度。

【适应证】

适用于慢性肾衰长期血透患者因继发性肉碱缺乏产生的并发症，包括心肌病、骨骼肌病、心律失常、高脂血症、低血压和透析中肌痉挛等。

【禁忌证】

对本品过敏者禁用。

【用法用量】

每次血透后推荐起始剂量：$10 \sim 20mg/kg$，溶于 $5 \sim 10mL$ 注射用水。血浆左卡尼汀波谷浓度低于正常（$40 \sim 50\mu mol/L$）立即开始治疗，在治疗第 3 或第 4 周时调整剂量（如在血透后 5mg/kg）。

【医嘱模板】

0.9% 氯化钠注射液　　　100mL　⎱
注射用左卡尼汀　　　　1g　　　⎰……… 静脉滴注

【不良反应】

1. 一过性的恶心、呕吐，身体出现特殊气味、恶心和胃炎。

2. 左卡尼汀可引起癫痫发作，有癫痫发作史的患者，可诱发癫痫或使癫痫加重。

3. 在慢性血透患者中，不良反应主要有：①全身系统。胸痛、感冒症状、头痛、注射部位反应、疼痛等。②心血管系统。高血压、低血压、心动过速等。③消化系统。腹泻、消化不良、恶心、呕吐等。④内分泌系统。甲状腺异常等。⑤血液淋巴系统。贫血等。⑥代谢系统。高钙血症、高钾血症、血容量增多症等。⑦神经系统。头晕、失眠、压抑等。⑧呼吸系统。咳嗽、咽喉炎、鼻炎等。⑨皮肤。瘙痒、皮疹等。⑩泌尿系统。肾功能异常等。

【注意事项】

1. 该药可用于辅助治疗肾衰患者，可从消融治疗前开始用药并持续 14 日。

2. 在肠胃外治疗前，建议先测定血浆卡尼汀水平，建议每周和每月监测血生化，生命体征，血浆卡尼汀浓度（血浆游离卡尼汀水平为 $35 \sim 60mmol/L$）和全身状况。

3. 使用前观察药品性状。

4. 在 0.9%NaCl 或乳酸盐林格注射液 250mg/500mL 到 4 200mg/500mL，放置在室温 25℃ PVC 塑料袋中 24 小时内稳定。

5. 治疗血液透析的终末期肾病患者，可提高血浆中左卡尼汀浓度。

6. 妊娠期及哺乳期妇女慎用。

【药品名称】

注射用磷酸肌酸钠（creatine phosphate sodium for injection）

【剂型与规格】

注射剂：每支 1g。

【主要成分】

成分：磷酸肌酸钠的无菌粉末。

【药理作用】

作用机制：磷酸肌酸在肌肉收缩能量代谢中发挥重要作用，是心肌和骨骼肌的化学能量储备，并用于 ATP 的再合成，ATP 的水解为肌动球蛋白收缩过程提供能量。氧化代谢减慢导致能量供给不足是心肌细胞损伤形成和发展的重要因素。在心肌损伤中，细胞内高能磷酸化合物的数量，与细胞的存活和收缩功能恢复能力之间关系密切。保持高能磷酸化合物水平成为各种限制心肌损伤方法的基本原则，也是心脏代谢保护的基础。

【适应证】

1. 心脏手术时加入到心脏停搏液中保护心肌。

2. 缺血状态下的心肌代谢异常。

【禁忌证】

1. 对本品过敏者禁用。

2. 慢性肾功能不全患者，禁止大剂量（5~10g/d）使用该药。

【用法用量】

1. 静脉滴注，每次 1g，1~2 次 /d。

2. 心脏手术时加入到心脏停搏液中保护心肌，心脏停搏液中的浓度为 10mmol/L。

【医嘱模板】

0.9% 氯化钠注射液　　　　100mL ┐
注射用磷酸肌酸钠　　　　　1g　　┘ ········ 静脉滴注　1~2 次 /d

【不良反应】

尚不明确。

【注意事项】

1. 该药可辅助治疗有心脏病史的患者，包括心衰、心肌梗死等，可从消融治疗前开始用药并持续 14 日。

2. 快速输注 1g 以上磷酸肌酸钠可能会引起血压下降。

3. 大剂量（5~10g/d）给药引起大量磷酸盐摄入，可能会影响钙代谢和调节稳态的激素分泌，影响肾功能和嘌呤代谢。

4. 大剂量需慎用且仅可短期使用。

（张晶　王瑞芳）

第十六章
纠正水电解质紊乱药物

机体内环境的体液、电解质的平衡和稳定对于保证机体健康非常重要，各种疾病可导致它们的失衡。电解质方面较为重要的为钠和钾，它们分别是维持细胞内、外和体液渗透浓度的阳离子。此外，钾离子及钙离子对保持正常的神经肌肉兴奋性有重要作用。（表16-1）

表 16-1　纠正水电解质紊乱常见药物

药物类型	代表药物		作用特点
糖类	葡萄糖注射液（5%，10%，50%）		1）提供营养和热量，用于进食不足 2）补充水和糖分，用于呕吐、腹泻、大失血、低血糖症等 3）脱水及利尿，辅助用于脑水肿、肺水肿、青光眼 4）与胰岛素合用于高钾血症（细胞内缺钾） 5）5%～10%葡萄糖用作静脉给药的稀释剂和载体
电解质平衡调节药	钠盐	氯化钠注射液 浓氯化钠注射液 复方氯化钠注射液 口服补液盐	1）调节体内水恒定，钠多则水增加，钠少则水减少 2）维持血压 3）影响肌肉运动、心血管功能及能量代谢
	钾盐	氯化钾注射液 枸橼酸钾颗粒 门冬氨酸钾镁注射液 门冬氨酸钾镁片 氯化钾缓释片	1）钾是细胞内液的主要阳离子 2）维持心肌和神经肌肉正常的应激性，对神经肌肉的作用与心肌相反 3）血清钾过高，抑制心肌，使心脏搏动在舒张期停止 4）血清钾过低，兴奋心肌，使心脏搏动在收缩期停止 5）静脉补钾浓度不宜超过40mmol/L（0.3%），滴速不宜超过750mg/h(10mmol/h)，否则可引起局部剧烈疼痛，甚至心脏停搏
	钙盐	氯化钙注射液 葡萄糖酸钙注射液	1）拉大心肌细胞膜静息电位与阈电位差距，使心肌兴奋性趋于稳定，对于高钾血症，紧急措施是立即静脉注射10%葡萄糖酸钙 2）高浓度的钙竞争性拮抗镁离子，用于镁中毒的解救 3）与氟化物形成不溶性氟化钙，用于氟中毒的解救 4）电解质紊乱时应先纠正低血钾，再纠正低钙，以免增加心肌应激性

续表

药物类型	代表药物	作用特点
酸碱平衡调节药	碳酸氢钠注射液 乳酸钠林格注射液	1）血液的缓冲作用：是通过血液缓冲系统实现的，血液缓冲系统是由弱酸和其相对应的缓冲碱组成 2）肺的调节作用：通过改变二氧化碳的排出量来调节血浆碳酸浓度，使血浆中 HCO_3^- 与 H_2CO_3 比值接近正常，以保持 pH 值相对稳定 3）组织细胞的缓冲作用：细胞的缓冲作用主要是通过离子交换进行的，红细胞、肌细胞和骨细胞均能发挥这种作用 4）肾的调节作用：肾主要调节固定酸，通过排酸和保碱的作用来维持 HCO_3^- 的浓度，调节 pH 值使之相对稳定

第一节　葡萄糖

【药品名称】

葡萄糖注射液（glucose injection）

【剂型与规格】

注射剂：每支 5g（20mL）；10g（20mL）；5g（100mL）；10g（100mL）；12.5g（250mL）；25g（250mL）；25g（500mL）；50g（500mL）；125g（500mL）。

【主要成分】

化学名称：D-（+）-吡喃葡萄糖-水合物，分子式：$C_6H_{12}O_6 \cdot H_2O$。

【药理作用】

1. 药效学　葡萄糖是人体重要的营养成分和主要的热量来源之一，每 1g 葡萄糖产生 4kcal（16.7kj）热能，被用来补充热量，治疗低糖血症。5% 的葡萄糖虽是等渗液，但迅速被氧化成二氧化碳和水，因此主要用于补充水和糖分，而不是为了扩容。25% 以上的高渗葡萄糖液静脉滴注后可提高血液渗透压，有组织脱水作用，可用作组织脱水剂，并可短暂利尿。另外，葡萄糖是维持和调节腹膜透析液及血液透析液渗透压的主要物质。相当一部分葡萄糖溶液用作药物的稀释剂和载体。当葡萄糖与胰岛素同时静脉滴注时，因糖原的合成需要钾离子参与，血中钾离子进入细胞内，使血钾浓度下降，故可用来治疗高钾血症。此外，葡萄糖还有保护肝脏的作用。

2. 药动学　本药口服吸收迅速，进入体内即可被组织直接利用，也可转化为糖原和脂肪而贮存。正常人体利用葡萄糖的能力为每分钟 6mg/kg。静脉注射高渗葡萄糖液后 15 分钟起效，可维持 1~2 小时。

【适应证】

1. 补充能量和体液　用于各种原因引起的进食不足或大量体液丢失（如呕吐、腹泻等），全静脉内营养，饥饿性酮症。

2. 低糖血症。

3. 高钾血症。

4. 高渗溶液用作组织脱水剂。

5. 配制腹膜透析液。

6. 药物稀释剂。

7. 静脉法葡萄糖耐量试验。

8. 供配制 GIK（极化液）用。

【禁忌证】

糖尿病，重度心力衰竭并发水肿时禁用。

【用法用量】

成人常规剂量静脉注射

1. 补充热能　患者进食减少或不能进食时，可给予 10%～25% 葡萄糖注射液静脉滴注，并同时补充体液。根据所需热能计算葡萄糖用量。

2. 全静脉营养疗法　葡萄糖是最重要的能量供给物。在非蛋白质热能中，葡萄糖与脂肪供给热量的比例为 2∶1。依临床热量需要量决定具体用量。根据需要，葡萄糖可配成 25%～75% 的不同浓度，必要时可加胰岛素，每 5～10g 葡萄糖加入正规胰岛素 1U。应用高渗溶液对静脉刺激性较大，需同时输注脂肪乳剂，故选用较深部的大静脉，如锁骨下静脉、颈内静脉等。

3. 低糖血症　重症者可给予 50% 葡萄糖注射液 20～40mL 静脉注射。

4. 饥饿性酮症　严重者可静脉滴注 5%～25% 的葡萄糖注射液，每日 100g。

5. 失水　对等渗性失水患者可静脉滴注 5% 葡萄糖注射液。

6. 高钾血症　用 10%～25% 葡萄糖注射液（每 2～4g 葡萄糖加 1U 正规胰岛素输注），可降低血清钾浓度。此疗法仅使细胞外钾离子进入细胞内，体内总钾含量不变。若不采取排钾措施，仍可再次出现高钾血症。

7. 组织脱水　用高渗溶液（一般采用 50% 葡萄糖注射液）快速静脉注射 20～50mL，但作用短暂。应注意防止高血糖。

8. 用于调节腹膜透析液渗透压　50% 葡萄糖注射液 20mL（即 10g 葡萄糖）可使 1L 透析液渗透压提高 55mOsm/L，即葡萄糖浓度每升高 1%，渗透压提高 55mOsm/L。

9. 胰岛素过量　给予 50% 葡萄糖溶液 40～100mL，可保护肝脏，对糖尿病的酮症酸中毒须同时用胰岛素。口服给药：①低糖血症，轻者口服。②饥饿性酮症，轻者口服。③葡萄糖耐量试验，空腹时口服葡萄糖 1.75g/kg，在服后 0.5、1、2、3 小时抽血查血糖。血中葡萄糖浓度正常上限分别为：服用前 6.9mmol/L，服用后 0.5、1、2 和 3 小时分别为 11.1、10.5、8.3 和 6.9mmol/L。

【医嘱模板】

5% 葡萄糖注射液　　　500mL·········静脉滴注（糖尿病患者注意加用胰岛素，葡萄糖与胰岛素配比为 4∶1）

【不良反应】

1. 静脉炎　发生于高渗葡萄糖注射液滴注时，如用大静脉滴注，静脉炎发生率下降。

2. 高浓度葡萄糖注射液外渗可致局部肿痛。

3. 反应性低血糖　合并使用胰岛素过量，原有低血糖倾向及全静脉营养疗法突然停止时易发生。

4. 高血糖非酮症昏迷　多见于糖尿病、应激状态、使用大量的糖皮质激素、尿毒症腹膜透析患者腹腔内给予高渗葡萄糖溶液及全营养疗法时。

5. 电解质紊乱　长期单纯补给葡萄糖时易出现低钾、低钠及低磷血症。

6. 原有心功能不全者。

7. 高钾血症、1 型糖尿病患者应用高浓度葡萄糖时偶有发生。

【注意事项】

1. 患者等待介入治疗前，应进行清洁肠道准备，有糖尿病病史及等待时间在 6 小时以上的，进行补充葡萄糖治疗。

2. 下列情况慎用：①胃大部分切除患者作口服糖耐量试验时易出现倾倒综合征及低血糖反应，应改为静脉葡萄糖试验；②周期性瘫痪、低钾血症患者；③应激状态或应用糖皮质激素时容易诱发高血糖；④水肿及严重心、肾功能不全、肝硬化腹水者，易致水潴留，应控制输液量，心功能不全者尤应控制滴速；⑤用药前后及用药时应注意临床和血生化监测，尤其是水盐平衡、血钾、尿丙酮、血糖及尿糖，必要时补充胰岛素和钾，糖尿病患者应监测血糖，必要时调整胰岛素剂量。

第二节　电解质平衡调节药

【药品名称】

氯化钠注射液（sodium chloride injection）

【剂型与规格】

注射剂：每支 100mL；250mL；500mL；1 000mL。

【主要成分】

氯化钠。

【药理作用】

1. 药效学　氯化钠是一种电解质补充药物。钠和氯是机体重要的电解质，主要存在于细胞外液，对维持正常的血液和细胞外液的容量和渗透压起着非常重要的作用。正常血清钠浓度为 135～145mmol/L，占血浆阳离子的 92%，总渗透压的 90%，故血浆钠量对渗透压起着决定性作用。正常血清氯浓度为 98～106mmol/L，人体中钠、氯离子主要通过下丘脑、神经垂体和肾脏进行调节，维持体液容量和渗透压的稳定。

2. 药动学　在胃肠道，钠通过肠黏膜细胞的主动转运，几乎全部被吸收。氯化钠静脉注射后直接进入血液循环，在体内广泛分布，但主要存在于细胞外液。钠离子、氯离子均可被肾小球滤过，并部分被肾小管重吸收。由肾脏随尿排泄，仅少部分从汗排出。

【适应证】

1. 各种原因所致的失水，包括低渗性、等渗性和高渗性失水。

2. 糖尿病高渗性昏迷。

3. 低氯性代谢性碱中毒。

4. 各种原因所致的水中毒及严重的低钠血症。

5. 慢性肾上腺皮质功能不全（肾上腺皮质功能不全）治疗过程中补充氯化钠。

6. 在大量出血而又无法进行输血时，可输入氯化钠注射液以维持血容量进行急救。

7. 作为某些注射药物的溶剂和稀释剂。

8. 用于产科的水囊引产。

9. 外用生理盐水冲洗眼鼻、洗涤伤口等。

10. 暂时性缓解眼部干涩症状。

11. 用于冷冻红细胞中甘油的洗脱。

【禁忌证】

尚不明确。

【用法用量】

成人常规剂量根据病情决定，1次500～1 000mL，静脉滴注。

1. 高渗性失水　若患者存在休克，应先予氯化钠注射液，并酌情补充胶体，待休克纠正，血钠大于155mmol/L，血浆渗透浓度大于350mmol/L时，可给予0.6%低渗氯化钠注射液。待血浆渗透浓度小于330mmol/L时，改用0.9%氯化钠注射液。补液总量根据下列公式计算：所需补液量（L）＝{［血钠浓度（mmol/L）−142］/血钠浓度（mmol/L）}×0.6×体重（kg），一般第1日补给半量，余量在以后2～3日内补给，并根据心肺肾功能酌情调节。

2. 等渗性失水　原则给予等渗溶液，如0.9%氯化钠注射液或复方氯化钠注射液，但上述溶液氯浓度明显高于血浆，单独大量使用可致高氯血症，故可将0.9%氯化钠注射液和1.25%碳酸氢钠或1.86%（1/6M）乳酸以7∶3的比例配制后补给。后者氯浓度为107mmol/L，并可纠正代谢性酸中毒。补给量可按体重或红细胞压积计算。①按体重计算：补液量（L）＝［体重下降（kg）×142］/154；②按红细胞压积计算：补液量（L）＝（实际红细胞压积−正常红细胞压积）×体重（kg）×0.2/正常红细胞压积。正常红细胞压积男性为48%，女性42%。

3. 低渗性失水　当血钠低于120mmol/L或出现中枢神经系统症状时，可给予3%～5%氯化钠注射液缓慢滴注。一般要求在6小时内将血钠浓度提高至120mmol/L以上。补钠量（mmol）＝［142−实际血钠浓度（mmol/L）］×体重（kg）×0.2。待血钠回升至120～125mmol/L以上时，可改用等渗溶液或在等渗溶液中酌情加入高渗葡萄糖注射液或10%氯化钠注射液。

4. 低氯性碱中毒　给予0.9%氯化钠注射液500～1 000mL，以后根据碱中毒情况决定用量。

5. 用于高渗性非酮症糖尿病昏迷　开始治疗时用0.45%氯化钠注射液，以后可改用等渗液。

6. 低钠血症　同低渗性失水。

7. 慢性肾上腺功能不全（肾上腺皮质功能不全）　用于治疗过程中补充氯化钠，1日约10g。

【医嘱模板】

氯化钠注射液　　　500mL·········静脉滴注　根据患者出入量适当补液

【不良反应】

1. 输液过多、过快，可致水钠潴留，引起水肿、血压升高、心率加快、胸闷、呼吸困难，甚至急性左心衰竭。

2. 过多、过快给予低渗氯化钠可致溶血、脑水肿等。

【注意事项】

1. 下列情况慎用：①水肿性疾病，如肾病综合征、肝硬化腹水、充血性心力衰竭、急性左心衰竭、脑水肿及特发性水肿等；②急性肾功能衰竭少尿期，慢性肾功能衰竭尿量减少而对利尿药反应不佳者；③高血压；④低钾血症。

2. 根据临床需要，检查血清中钠、钾、氯离子浓度，血液中酸碱浓度平衡指标、肾功能及血压和心肺功能。

3. 儿童及老年患者用药补液量和速度应严格控制，心功能减退的老年人慎用。

4. 药物对妊娠的影响 妊娠高血压综合征禁用。

5. 药物对哺乳的影响尚不明确。

【药品名称】

浓氯化钠注射液（concentrated sodium chloride injection）

【剂型与规格】

注射剂：每支 1g（10mL）。

【主要成分】

氯化钠。

【药理作用】

氯化钠是一种电解质补充药物。钠和氯是机体重要的电解质，主要存在于细胞外液，对维持正常的血液和细胞外液的容量和渗透压起着非常重要的作用。正常血清钠浓度为 135~145mmol/L，占血浆阳离子的 92%，总渗透压的 90%，故血浆钠量对渗透压起着决定性作用。正常血清氯浓度为 98~106mmol/L。人体中钠、氯离子主要通过下丘脑、垂体后叶和肾脏进行调节，维持体液容量和渗透压的稳定。

【适应证】

各种原因所致的水中毒及严重的低钠血症。本品能迅速提高细胞外液的渗透压，从而使细胞内液的水分移向细胞外。在增加细胞外液容量的同时，可提高细胞内液的渗透压。

【禁忌证】

下列情况慎用或禁用：

1. 水肿性疾病，如肾病综合征、肝硬化腹水、充血性心力衰竭、急性左心衰竭、脑水肿及特发性水肿等。

2. 急性肾功能衰竭少尿期，慢性肾功能衰竭尿量减少而对利尿药反应不佳者。

3. 高血压、低血钾症。

4. 高渗或等渗性失水。

5. 妊娠高血压综合征。

【用法用量】

严重低渗性失水时，脑细胞内溶质减少以维持细胞容积。若治疗使血浆和细胞外液钠浓度和渗透浓度迅速回升，可致脑细胞损伤。一般认为，当血钠低于 120mmol/L 时，治疗使血钠上升速度在每小时 0.5mmol/L，不得超过每小时 1.5mmol/L。当血钠低于 120mmol/L 或出现中枢神经系统症状时，可给予 3%~5% 氯化钠注射液缓慢滴注。一般要求在 6 小时内将血钠浓度提高至 120mmol/L 以上。补钠量（mmol）=［142 −实际血钠浓度（mmol/L）]×体重（kg）×0.2。待血钠回升至 120～125mmol/L 以上，可改用等渗溶液或等渗溶液中酌情加入高渗葡萄糖注射液或 10% 氯化钠注射液。

【医嘱模板】

葡萄糖氯化钠注射液　　　500mL　　⎫
浓氯化钠注射液　　　　　10～20mL⎭ ········· 静脉滴注　根据血钠水平决定具体用量

【不良反应】

1. 输液过多、过快，可致水钠潴留，引起水肿、血压升高、心率加快、胸闷、呼吸困难。

2. 不适当地给予高渗氯化钠可致高钠血症，甚至出现急性左心衰竭。

【注意事项】

1. 根据临床需要检查血清中钠、钾、氯浓度，血液中酸碱浓度平衡指标、肾功能及血压和心肺功能。

2. 儿童及老年患者用药补液量和速度应严格控制。

【药品名称】

复方氯化钠注射液（compound sodium chloride injection）

【剂型与规格】

注射剂：每支 250mL；500mL。

【主要成分】

复方制剂，组分为氯化钠、氯化钾和氯化钙。每 100mL 含氯化钠 850mg、氯化钾 30mg、氯化钙 33mg。

【药理作用】

复方氯化钠是一种体液补充及调节水和电解质平衡的药物。内含注射用水、Na^+ 和 Cl^- 及少量的 K^+、Ca^{2+}。Na^+ 和 Cl^- 是机体重要的电解质，主要存在于细胞外液，对维持人体正常的血液和细胞外液的容量和渗透压起着非常重要的作用。正常血 Na^+ 浓度为 135～145mmol/L，占血浆阳离子的 92%，总渗透压的 90%，故血浆 Na^+ 量对渗透压起着决定性作用。正常血清 Cl^- 浓度为 98～106mmol/L。人体主要通过下丘脑、垂体后叶和肾脏进行调节，维持体液容量和渗透压的稳定。复方氯化钠除上述作用外，还可补充少量钾离子和钙离子。

【适应证】

1. 各种原因所致的失水，包括低渗性、等渗性和高渗性失水。

2. 高渗性非酮症昏迷，应用等渗或低渗氯化钠可纠正失水和高渗状态。

3. 低氯性代谢性碱中毒。患者因某种原因不能进食或进食减少而需补充每日生理需要量时，一般可给予氯化钠注射液或复方氯化钠注射液等。因本品含钾量极少，低钾血症应根据需要另行补充。

【禁忌证】

尚不明确。

【用法用量】

治疗失水时，应根据其失水程度、类型等，决定补液量、种类、途径和速度。补液方法同氯化钠注射液。

【医嘱模板】

　　复方氯化钠注射液　　500mL………静脉滴注

【不良反应】

　　1. 输注过多、过快，可致水钠潴留，引起水肿、血压升高、心率加快、胸闷、呼吸困难，甚至急性左心衰竭。

　　2. 不适当地给予高渗氯化钠可致高钠血症。

　　3. 过多、过快给予低渗氯化钠可致溶血、脑水肿等。

【注意事项】

　　1. 下列情况慎用：①水肿性疾病，如肾病综合征、肝硬化、腹水、充血性心力衰竭、急性左心衰竭、脑水肿及特发性水肿等；②急性肾功能衰竭少尿期，慢性肾功能衰竭尿量减少而对利尿药反应不佳者；③高血压；④低钾血症。

　　2. 随访检查　①血清 Na^+、K^+、Cl^- 浓度；②血液酸碱平衡指标；③肾功能；④血压和心肺功能。

【药品名称】

　　口服补液盐（oral rehydration salts solution）

【剂型与规格】

　　口服液：每瓶 350mL。

【主要成分】

　　复方制剂，其组分含钠 45mmol/L、钾 20mmol/L、氯 35mmol/L、枸橼酸 30mmol/L、葡萄糖 25g/L。

【药理作用】

　　本品为枸橼酸钠、枸橼酸钾、氯化钠和葡萄糖等组成的口服电解质补充剂，可用于补充呕吐或腹泻所致的水、电解质丢失。

【适应证】

　　1. 用于迅速补充因腹泻或呕吐所致的水和电解质的丢失（体液丢失量不超过 5%～8%）。

　　2. 可用于腹泻。在胃肠道外补液纠正后，维持水和电解质的平衡。

【禁忌证】

　　1. 严重失水，有休克征象者。

　　2. 严重心肾功能不全者。

　　3. 肠梗阻、肠麻痹和肠穿孔者。

【用法用量】

　　12 岁以下小儿轻度脱水者为 50mL/kg，中度脱水者为 100mL/kg 于 4～6 小时内分次服用。

【医嘱模板】

　　口服补液盐　　5 瓶………口服　4～6 小时内分次服用（成人）以后根据患者脱水程度调整剂量直至腹泻停止

【不良反应】

不良反应少。偶有恶心呕吐，多为轻度，常发生于开始服用时。

【注意事项】

1. 使用本品期间，应避免使用其他电解质补充药物，除非有医生指导。

2. 一般不用于早产儿，婴幼儿应用时需少量多次给予。

【药品名称】

氯化钾注射液（potassium chloride injection）；氯化钾缓释片（potassium chloride sustained-release tablets）

【剂型与规格】

注射剂：每支 1g（10mL）。片剂：每片 0.5g。

【主要成分】

氯化钾。

【药理作用】

1. 药效学　钾是细胞内的主要阳离子，浓度为 150~160mmol/L；而细胞外的主要阳离子是钠离子，钾浓度仅为 3.5~5mmol/L。机体主要依靠细胞膜上的 Na^+-K^+-ATP 酶来维持细胞内外的 K^+、Na^+ 浓度差（1 个 ATP 分解，使 3 个 Na^+ 出胞，2 个 K^+ 入胞）。体内的酸碱平衡状态对钾代谢有影响，如酸中毒时 H^+ 进入细胞内，为了维持细胞内外的电位差，K^+ 释出到细胞外，引起或加重高钾血症。正常的细胞内外 K^+ 浓度及浓度差与细胞的某些功能有密切关系，如碳水化合物代谢、糖原储存和蛋白质代谢、神经及肌肉（包括心肌）的兴奋性和传导性等。

2. 药动学　口服钾全部由胃肠道吸收，肾小球滤过液中的钾盐在近曲小管内几乎完全被重吸收。在远曲小管和集合小管通过钠泵使 K^+ 与管腔内 Na^+ 交换而被排泄。钾 90% 由肾脏排泄，10% 从粪便排出，另有少量自唾液、汗腺、胆汁和胰液排出。

【适应证】

1. 治疗各种原因引起的低钾血症，如进食不足、呕吐、严重腹泻、应用排钾性利尿药、低钾性家族周期性瘫痪、长期应用糖皮质激素和补充高渗葡萄糖后引起的低钾血症等。

2. 预防低钾血症，当患者存在失钾情况，尤其是在发生低钾血症对患者危害较大时（如使用洋地黄类药物的患者），需预防性补充钾盐，如进食很少、严重或慢性腹泻、长期服用肾上腺皮质激素、失钾性肾病、Bartter 综合征等。

3. 洋地黄中毒引起频发性、多源性早搏或快速心律失常。

【禁忌证】

1. 高钾血症患者。

2. 急性肾功能不全、慢性肾功能不全者禁用。

【用法用量】

口服：成人 1 次 0.5~1g（1~2 片），每日 2~4 次，饭后服用，并按病情需要调整剂量。一般成人 1 日最大剂量为 6g（12 片），对口服片剂出现胃肠道反应者，可改用口服溶液，稀释于冷开水或饮料中内服。

静脉给药：用于严重低钾血症或不能口服者。一般用法将 10% 氯化钾注射液 10 ~ 15mL 加入 5% 葡萄糖注射液 500mL 中滴注（忌直接静脉滴注与推注）。补钾剂量、浓度和速度根据临床病情和血钾浓度及心电图缺钾图形改善而定。钾浓度不超过 3.4g/L（45mmol/L），补钾速度不超过 0.75g/h（10mmol/h），每日补钾量为 3 ~ 4.5g（40 ~ 60mmol）。在体内缺钾引起严重快速室性异位心律失常时，如尖端扭转型心室性心动过速、短阵、反复发作多行性室性心动过速、心室扑动等，钾盐浓度要高。

【医嘱模板】

氯化钾缓释片　　　1g·········口服　2 次 /d　根据血钾水平决定具体用量

葡萄糖氯化钠 / 氯化钠 /5% 葡萄糖注射液　500mL
氯化钾注射液　　　　　　　　　　　　　10 ~ 15mL ⎬········ 静脉滴注　根据血钾水平决定具体用量

【不良反应】

1. 静脉滴注浓度较高，速度较快或静脉较细时，易刺激静脉内膜引起疼痛。

2. 滴注速度较快或原有肾功能损害时，应注意发生高钾血症。一旦出现高钾血症，应紧急处理。

【注意事项】

1. 老年人肾脏清除钾功能下降，应用钾盐时较易发生高钾血症。

2. 下列情况慎用：①代谢性酸中毒伴有少尿时；②肾上腺皮质功能减弱者；③急慢性肾功能衰竭；④急性脱水，因严重时可致尿量减少，尿 K^+ 排泄减少；⑤家族性周期性瘫痪，低钾性麻痹应给予补钾，但需鉴别高钾性或正常血钾性周期性瘫痪；⑥慢性或严重腹泻可致低钾血症，但同时可致脱水和低钠血症，引起肾前性少尿；⑦胃肠道梗阻、慢性胃炎、溃疡病、食管狭窄、憩室、肠张力缺乏、溃疡性肠炎者，不宜口服补钾，因为此时钾对胃肠道的刺激增加，可加重病情；⑧传导阻滞性心律失常，尤其当应用洋地黄类药物时；⑨大面积烧伤、肌肉创伤、严重感染、大手术后 24 小时和严重溶血，上述情况本身可引起高钾血症；⑩肾上腺性异常综合征伴盐皮质激素分泌不足。

3. 用药期间需作以下随访检查：①血钾；②心电图；③血镁、钠、钙；④酸碱平衡指标；⑤肾功能和尿量。

【药品名称】

枸橼酸钾颗粒（potassium citrate granules）

【剂型与规格】

颗粒：1.46g；2g。

【主要成分】

枸橼酸钾。

【药理作用】

同氯化钾。

【适应证】

同氯化钾。

【禁忌证】

1. 高钾血症患者禁用。

2. 心力衰竭或严重心肌损害患者禁用。

3. 消化性溃疡患者禁用。

【用法用量】

口服每次 1~2 包，1 日 3 次，用温开水溶解后服用。非肾源性的低钾，一般选用氯化钾；肾小管酸中毒引起的低钾，一般选用枸橼酸钾。

【医嘱模板】

枸橼酸钾颗粒 　　　1.46g·········口服　3 次 /d

【不良反应】

1. 口服可有胃肠道刺激症状，如恶心、呕吐、咽部不适、胸痛（食管刺激）、腹痛、腹泻，甚至消化性溃疡及出血。在空腹、剂量较大及原有胃肠道疾病者更易发生。

2. 原有肾功能损害时应注意发生高钾血症。

【注意事项】

1. 老年人肾脏清除钾功能下降，应用钾盐时较易发生高钾血症。

2. 下列情况慎用：①代谢性酸中毒伴有少尿时；②肾上腺皮质功能减弱者；③胃肠道梗阻、慢性胃炎、溃疡病、食管狭窄、憩室、肠张力缺乏、溃疡性肠炎者，不宜口服补钾，因为此时钾对胃肠道的刺激增加，可加重病情；④接受潴钾利尿剂的患者。余同氯化钾注意事项。

第三节　酸碱平衡调节药

【药品名称】

碳酸氢钠（sodium bicarbonate）

【剂型与规格】

片剂：每片 0.25g；0.3g；0.5g。注射剂：每支 0.5g（10mL）；5g（100mL）；12.5g（250mL）。

【主要成分】

碳酸氢钠。

【药理作用】

1. 治疗代谢性酸中毒　本品使血浆内碳酸根浓度升高，中和氢离子，从而纠正酸中毒。

2. 碱化尿液　由于尿液中碳酸氢根浓度增加后 pH 值升高，使尿酸、磺胺类药物与血红蛋白等不易在尿中形成结晶或聚集。

3. 制酸　口服能迅速中和 / 或缓冲胃酸，而不直接影响胃酸分泌。因而胃内 pH 值迅速升高可缓解高胃酸引起的症状。

【适应证】

1. 治疗代谢性酸中毒　治疗轻至中度代谢性酸中毒，以口服为宜。重度代谢性酸中毒则应静脉滴注，如严重肾脏病、循环衰竭、心肺复苏、体外循环及严重的原发性乳酸性酸中毒、糖尿病酮症酸中毒等。

2. 碱化尿液　用于尿酸性肾结石的预防，减少磺胺类药物的肾毒性，以及急性溶血防止血红蛋白沉积在肾小管。

3. 作为制酸药，治疗胃酸过多引起的症状。

4. 静脉滴注对某些药物中毒有非特异性的治疗作用，如巴比妥类、水杨酸类药物及甲醇等中毒。但本品禁用于吞食强酸中毒时的洗胃，因本品与强酸反应会产生大量的二氧化碳，导致急性胃扩张甚至胃破裂。

5. 介入消融　对于消融病灶较大、预计消融时间较长的患者，术中输注碳酸氢钠碱化尿液。

【禁忌证】

限制钠摄入的患者。

【用法用量】

成人·常规剂量·口服给药

1. 制酸　1次0.3~1g，1日3次。

2. 碱化尿液　首剂量4g，以后每4小时1~2g。

3. 代谢性酸中毒　1次0.5~2g，1日3次。

·静脉滴注

1. 代谢性酸中毒　所需剂量按以下两个公式之一计算：①补碱量（mmol）=（-2.3-实际测得的BE值）×0.25×体重（kg）。②补碱量（mmol）=（正常CO_2CP-实际测得的CO_2CP）（mmol）×0.25×体重（kg）。如有体内丢失碳酸氢盐，则一般先给计算剂量的1/3~1/2，于4~8小时内滴注完毕，以后根据血气分析结果等调整用量。

2. 严重酸中毒　直接予本药5%注射液静脉滴注，2小时内可使用200~300mL，必要时于4~5小时后重复上述剂量的1/2。

3. 心肺复苏抢救　首剂量1mmol/kg，以后根据血气分析结果等调整用量。

4. 碱化尿液　单剂2~5mmol/kg，滴注时间为4~8小时。

5. 早期脑栓塞、休克（伴有水、电解质紊乱及酸碱平衡失调）　予本药5%溶液滴注（无须稀释），1次100~200mL。

儿童·常规剂量·口服给药

1. 制酸　6~12岁儿童，单次0.5g，半小时后可重复给药1次。6岁以下儿童尚无推荐剂量。

2. 碱化尿液　1日1~10mmol/kg。

·静脉滴注

1. 代谢性酸中毒　参见成人“静脉滴注”项下相关内容。

2. 严重酸中毒　直接用本药5%注射液5~10mL/kg滴注，必要时于4~5小时后重复上述剂量的1/2。

3. 心肺复苏抢救　首剂量1mmol/kg，以后根据血气分析结果等调整用量。

4. 早期脑栓塞、休克（伴有水、电解质紊乱及酸碱平衡失调）　予本药5%溶液滴注（无须稀释），1次5mL/kg。

【医嘱模板】

碳酸氢钠注射液　　　125mL·········静脉滴注　消融术中

【不良反应】

1. 心血管系统　大剂量静脉注射时可出现心律失常。

2. 泌尿生殖系统　长期应用本药可有尿频、尿急等。

3. 胃肠道 ①本药口服后在胃内产生大量二氧化碳，可引起呃逆、嗳气、胃胀等，并刺激溃疡面，对严重溃疡病患者有致胃、十二指肠溃疡穿孔的危险；②胃内压和 pH 值升高还可刺激胃幽门部，反射性地引起胃泌素释放，继发胃酸分泌增加；③较少见胃痉挛、口渴。

4. 长期应用可出现食欲减退、恶心、呕吐等碱中毒症状。

5. 其他 大剂量静脉注射时可出现肌肉痉挛性疼痛，或引起低钾血症而致疲乏无力；长期应用可引起头痛；肾功能不全者或用量偏大时，可引起水肿、精神症状、肌肉疼痛或抽搐、口腔异味、呼吸缓慢等，主要是代谢性碱中毒所致。

【注意事项】

1. 少尿或无尿患者（因本药会增加钠负荷）。

2. 钠潴留并有水肿的患者（如肝硬化、充血性心力衰竭、肾功能不全者）。

3. 高血压患者（因钠负荷增加可能加重原发性高血压）。

4. 药物对儿童的影响 因小儿对症状描述不清楚，易延误病情，故 6 岁以下儿童应慎用。

5. 药物对妊娠的影响 长期或大量使用本药可致代谢性碱中毒，并且钠负荷过高可引起水肿等，故孕妇应慎用。美国食品和药品监督管理局（FDA）对本药的妊娠安全性分级为 C 级。

6. 药物对哺乳的影响 本药可经乳汁分泌，但对受乳婴儿的影响尚不明确。

7. 药物对检验值或诊断的影响 本药可影响胃酸分泌试验及血、尿 pH 值测定结果。

8. 用药前后及用药时应当检查或监测 ①动脉血气分析或二氧化碳结合力。②测定血清 HCO_3^- 浓度及血清钠、钾、氯、钙浓度。③肾功能。④尿 pH 值。

【药品名称】

乳酸钠林格注射液（sodium lactate Ringer's injection）

【剂型与规格】

注射剂：每支 500mL；1 000mL。

【主要成分】

复方制剂，其主要组分为每 1 000mL 中含：乳酸钠 3.10g，氯化钠 6.00g，氯化钾 0.30g，氯化钙 0.20g。

【药理作用】

人体在正常情况下血液中也有少量乳酸，主要由葡萄糖或糖原酵解生成，来自肌肉、皮肤、脑及细胞等，乳酸生成后或再被转化为糖原或丙酮酸，或进入三羧酸循环被分解为水及二氧化碳，因此乳酸钠的终末代谢产物为碳酸氢钠，可纠正代谢性酸中毒。高钾血症伴酸中毒时，乳酸钠可纠正酸中毒并使钾离子自血及细胞外液进入细胞内。降解乳酸的主要脏器为肝及肾脏，当体内乳酸代谢失常或发生障碍时，疗效不佳。乳酸钠的 pH 值为 6.5~7.5，口服后很快被吸收，在 1~2 小时内经肝脏氧化，代谢转变为碳酸氢钠，但一般以静脉注射为常用方法，用乳酸钠替代醋酸钠作腹膜透析液的缓冲剂可减少腹膜刺激，对心肌抑制和周围血管阻力的影响也可有所减少。

【适应证】

用于纠正代谢性酸中毒，腹膜透析液中缓冲剂、高钾血症伴严重心律失常 QRS 波增宽者。

【禁忌证】

1. 心力衰竭及急性肺水肿。

2. 脑水肿。

3. 乳酸性酸中毒已显著时。

4. 重症肝功能不全。

5. 严重肾功能衰竭有少尿或无尿。

【用法用量】

静脉滴注成人 1 次 500~1 000mL，按年龄、体重及症状不同可适当增减。给药速度为成人每小时 300~500mL。

【医嘱模板】

乳酸钠林格注射液　　　500mL………静脉滴注

【不良反应】

1. 有低钙血症者（如尿毒症），在纠正酸中毒后易出现手足发麻、疼痛、抽搐、呼吸困难等症状，常因血清钙离子浓度降低所致。

2. 心率加速、胸闷、气急等肺水肿、心力衰竭表现。

3. 血压升高。

4. 体重增加、水肿。

5. 过量时出现碱中毒。

6. 血钾浓度下降，有时出现低钾血症表现。

【注意事项】

1. 下列情况应慎用：①糖尿病患者服用双胍类药物（尤其是降糖灵），阻碍着肝脏对乳酸的利用，易引起乳酸中毒；②水肿患者伴有钠潴留倾向时；③高血压患者可增高血压；④心功能不全；⑤肝功能不全时乳酸降解速度减慢，以致延缓酸中毒的纠正速度；⑥缺氧及休克，组织血供不足及缺氧时乳酸氧化成丙酮酸进入三羧酸循环代谢速度减慢，以致延缓酸中毒的纠正速度；⑦酗酒、水杨酸中毒、Ⅰ型糖原沉积病时，有发生乳酸性酸中毒的倾向，不宜再用乳酸钠纠正酸碱平衡；⑧糖尿病铜症酸中毒时，乙酰醋酸、β-羟丁酸及乳酸均升高，且常可伴有循环不良或脏器血供不足，乳酸降解速度减慢；⑨肾功能不全，容易出现水、钠潴留，增加心血管负荷。

2. 用药时应做下列检查及观察：①血 pH 值和 / 或二氧化碳结合力；②血氢 Na^+、K^+、Ca^{2+}、Cl^- 浓度测定；③肾功能测定，包括血肌酐、尿素氮等；④血压；⑤心肺功能状态，如浮肿、气急、发绀、肺部啰音、颈静脉充盈，肝-颈静脉反流等，按需作静脉压或中心静脉压测定；⑥肝功能不全表现黄疸、神志改变、腹水等，应用于乳酸钠前后及过程中，随时进行观察。

（刘方义　王颢静）

第十七章

营养药物

营养支持主要适用于不能完全摄取营养或完全不能获得所需营养的患者，其方式包括肠内营养和肠外营养，主要目的是满足患者的营养需要，改善其营养状态，增强患者免疫力，提高患者对手术的耐受力，降低复发风险，改善患者的临床结局，提高生活质量。

对于肿瘤、肝病等患者，由于肿瘤自身的消耗，或肝功能损伤、消化功能紊乱引起食欲下降，导致营养摄入不足，患者将存在不同程度的营养不良。术前营养不良及介入治疗的创伤、应激等均会损伤机体的免疫功能，导致术后出现各种并发症。虽然超声引导下介入治疗创伤相对较小，但是，针对肿瘤晚期或肝、肾功能损伤患者，术后发生电解质紊乱、低蛋白血症等不容忽视。及时、有效的营养支持可提高患者的营养水平，改善免疫功能，促进术后恢复。

目前，营养支持类药物在临床中被广泛应用。在本章中，总结了目前在临床中应用于介入治疗后的常用营养支持类药物，及其药理作用、适应证、禁忌证、不良反应和注意事项等信息。（表 17-1）

营养药物包括 7 大类成分，分别是：碳水化合物、脂肪乳、氨基酸、维生素、微量元素、电解质、水。市场上涉及的品种特别多，按药品品种写，不能完全覆盖，建议按照药品类别进行书写。

表 17-1 营养支持类药物的作用机制及其适应证

药物类型	药物名称	作用机制	适应证
脂肪乳 / 氨基酸	脂肪乳氨基酸（17） 葡萄糖（11%）注射液	通过补充外源性氨基酸、脂肪乳、维生素等营养物质，支持患者缺乏的必需成分	适用于不能、功能不全或禁忌经口、肠道摄取营养的成人患者
氨基酸	18 种氨基酸注射液		适用于蛋白质摄入不足、吸收障碍等氨基酸不能满足机体代谢需要的患者。亦用于改善手术后患者的营养状况
脂肪乳	中 / 长链脂肪乳注射液 （C6～24）		适用于需要接受胃肠外营养和 / 或必需脂肪酸缺乏的患者
微量元素	多种微量元素注射液		适用于需肠外营养，对微量元素需要量增高的患者
维生素	注射用多种维生素 （12）		适用于当口服营养禁忌、不能或不足（营养不良、吸收不良、胃肠外营养等），需要通过注射补充维生素的患者

续表

药物类型	药物名称	作用机制	适应证
维生素	维生素 B$_2$ 片	通过补充外源性氨基酸、脂肪乳、维生素等营养物质，支持患者缺乏的必需成分	适用于预防和治疗维生素 B$_2$ 缺乏的患者
维生素	维生素 E 软胶囊		适用于心、脑血管疾病的辅助治疗，如高脂血症、动脉粥样硬化、肝脏疾病、营养不良、食欲不振等
水、维生素、微量元素	能全力肠内营养混悬液		适用于有胃肠道功能或部分胃肠道功能不全，而不能或不愿进食足够数量的食物，需满足机体营养的应进行肠内营养治疗的患者
氨基酸、电解质、微量元素、维生素	肠内营养粉剂		适用于全营养支持或部分营养补充

【药品名称】

脂肪乳氨基酸（17）葡萄糖（11%）注射液［fat emulsion，amino acids（17）and glucose（11%）injection］

【剂型与规格】

注射剂：每支 2 400mL；1 920mL；1 440mL。

【主要成分】

本品的包装袋分为内袋与外袋，在内袋与外袋之间放置吸氧剂。内袋由两条可剥离封条分隔成三个独立的腔室，分别装有葡萄糖注射液、氨基酸注射液及脂肪乳注射液。本品有 2 400mL、1 920mL 和 1 440mL 三种包装规格；使用前，须开通可剥离封条并将三个腔室中的液体混合均匀。本品为复方制剂，混合后的混合液组分为：精制大豆油，精制蛋黄卵磷脂，甘油（无水），无水葡萄糖，丙氨酸，精氨酸，门冬氨酸，苯丙氨酸，谷氨酸，甘氨酸，组氨酸，异亮氨酸，亮氨酸，赖氨酸，蛋氨酸，普氨酸，丝氨酸，苏氨酸，色氨酸，酪氨酸，缬氨酸，甘油磷酸钠，氯化钙，氯化钾，硫酸镁，醋酸钠，折合成分主要为：氨基酸，氨，脂肪，碳水化合物，葡萄糖，电解质（钠、钾、镁、钙、磷、硫酸盐、氯、醋酸盐）。转换总能量（kcal）分别约 1 700、1 400、1 000；非蛋白热卡（kcal）约：1 500、1 200、900。余详见说明书。

【药理作用】

补充氨基酸和电解质，可进入组织和细胞，维持人体所需能量，恢复正常生理功能。

【适应证】

本品用于不能、功能不全或禁忌经口、肠道摄取营养的成人患者。

【禁忌证】

1. 对鸡蛋、大豆蛋白或处方中任一成分过敏者。
2. 重度高脂血症。
3. 严重肝功能不全。
4. 严重凝血机制障碍。

5. 先天性氨基酸代谢异常。

6. 严重肾功能不全且无法进行腹透与血透者。

7. 急性休克。

8. 高糖血症（胰岛素治疗超过 6 单位 /h）。

9. 血电解质（指本品处方中所含有的）水平出现异常升高。

10. 其他一般禁忌（如急性肺水肿、水潴留、失代偿性心功能不全、低渗性脱水）。

11. 吞噬血细胞综合征。

12. 疾病状态处于非稳定期（如严重创伤后期、失代偿性糖尿病、急性心肌梗死、代谢性酸中毒、严重败血症、高渗性昏迷等）。

【用法用量】

本品可经周围静脉或中心静脉进行输注。使用前开通腔室间的可剥离封条，使三腔内液体混合均匀，混合液在 25℃下可放置 24 小时。维持机体氮平衡所需的氮量应根据患者的实际情况（如营养状况与代谢应激等）决定。一般营养状况或轻度应激的患者，其氮的需要量为 1 日 0.10～0.15g/kg；有中度或重度代谢应激（无论有无营养不良）的患者，其氮需要量为 1 日 0.15～0.30g/kg（相当于氨基酸量 1 日 1.0～2.0g/kg）。而葡萄糖与脂肪一般推荐需要量分别为 1 日 2.0～6.0g/kg 与 1.0～2.0g/kg。患者总的能量需要量由其实际临床状况决定，通常情况下为 1 日 20～30kcal/kg。肥胖患者则根据其理想体重决定。

【配伍与应用】

本品输注速率按患者体重不宜超过 1 小时 3.7mL/kg（相当于 0.25g 葡萄糖、0.09g 氨基酸、0.13g 脂肪 /kg）。推荐输注时间为 12～24 小时。为避免可能发生的静脉炎，建议每日更换输液针刺入的位置。

【医嘱模板】

脂肪乳氨基酸（17）葡萄糖（11%）注射液　　　1 440mL………静脉滴注 30～60min

【不良反应】

1. 给药部位反应　如采用周围静脉滴注高渗溶液有可能发生静脉炎。

2. 过敏性反应（如发热、寒战、皮疹、呼吸困难）的患者应立即停止输注。

3. 肺水肿、充血性心力衰竭　营养不良的患者开始进行营养支持时，由于体液的变化，可能会诱发肺水肿、充血性心力衰竭，还可能在 24～48 小时内出现血钾、血磷、血镁和血中水溶性维生素浓度的降低，因此给予静脉营养初期应小心，密切观察并调整液体、电解质、矿物质与维生素的用量。

4. 高糖血症　如患者出现高糖血症，需另外补充胰岛素。

【注意事项】

1. 经常检测脂肪廓清能力。推荐检测方法是在输注结束 5～6 小时后进行。

2. 输注期间血清甘油三酯不宜超过 3mmol/L。水、电解质代谢紊乱（如异常高或低的血清电解质水平）的患者在使用本品前须对有关指标予以纠正。

3. 从中心静脉滴注时，由于中心静脉滴注可能会增加感染的机会，因此应注意在无菌条件下进行静脉插管，一旦输注过程出现任何异常现象，应马上停止输注。

4. 对脂质代谢受损，如肾功能不全、失代偿性糖尿病、胰腺炎、肝功能损害、甲状腺功能减退（伴有高脂血症）和败血症的患者，应谨慎使用本品。

5. 如需使用则应密切观察血清甘油三酯浓度。另外，应监测血糖、血电解质、血浆渗透压、水电解质平衡与酸碱平衡和肝功能酶（如碱性磷酸酶、ALT、AST）的情况。长期输注脂肪，还应检测红细胞计数与凝血状况。

6. 当患者伴有肾功能不全，则应密切监测磷与钾的摄入以防产生高磷血症与高钾血症。根据患者电解质的实际水平，可另补充电解质，但应密切监测血电解质的变化情况。

7. 对代谢性酸中毒、乳酸酸中毒、细胞供氧不足、血浆渗透压增高的患者，应谨慎给予肠外营养。对有电解质潴留的患者，应谨慎使用本品。

8. 只有在复方氨基酸溶液澄清且无色或微黄、葡萄糖溶液澄清且无色或几乎无色、脂肪乳溶液呈白色均质状态方可使用本品，使用前需将本品充分混匀。

9. 禁止本品与输血/血制品同用一根（套）输液管（器）。

【药品名称】
18 种氨基酸注射液（18 injection amino acidi）

【剂型与规格】
注射剂：每支 12.5g（250mL）。

【主要成分】
由 18 种氨基酸与山梨醇配制而成的灭菌水溶液。其组分为每 1 000mL 含：L- 脯氨酸，L- 丝氨酸，L- 丙氨酸，L- 异亮氨酸，L- 亮氨酸，L- 门冬氨酸，L- 酪氨酸，L- 谷氨酸，L- 苯丙氨酸，L- 精氨酸盐酸盐，L- 赖氨酸盐酸盐，L- 缬氨酸，L- 苏氨酸，L- 组氨酸盐酸盐，L- 色氨酸，L- 甲硫氨酸，L- 胱氨酸，甘氨酸，山梨醇，亚硫酸氢钠。

【药理作用】
氨基酸输液在能量供给充足的情况下，可进入组织细胞，参与蛋白质的合成代谢，获得正氮平衡，并生成酶类、激素、抗体、结构蛋白，促进组织愈合，恢复正常生理功能。

【适应证】
蛋白质摄入不足、吸收障碍等氨基酸不能满足机体代谢需要的患者。亦用于改善手术后患者的营养状况。

【禁忌证】
严重肝肾功能不全，严重尿毒症患者和对氨基酸有代谢障碍的患者禁用。严重酸中毒、充血型心力衰竭患者慎用。

【用法用量】
静脉滴注，1 次 250～500mL。

【配伍与应用】
5% 与 8.5% 可经中心静脉或周围静脉滴注，11.4% 单独使用须经中心静脉滴注，但与其他营养制剂混合使用可经周围静脉滴注。使用本品时输注速度应缓慢。一般本品 5% 1 000mL 的适宜输注时间为 5～7 小时，35～50 滴/min；本品 8.5% 或 11.5% 1 000mL 的适宜输注时间至少 8 小时，30～40 滴/min。

【医嘱模板】
18 种氨基酸注射液　　　250mL ……… 静脉滴注 30～60min

【不良反应】
本品可致疹样过敏反应，一旦发生应停止用药。偶有恶心、呕吐、胸闷、心悸、发冷、发热或头痛等。

【注意事项】

1. 应严格控制滴注速度。

2. 本品系盐酸盐，大量输入可能导致酸碱失衡。大量应用或并用电解质输液时，应注意电解质与酸碱平衡。

3. 用前必须详细检查药液，如发现瓶身有破裂、漏气、变色、发霉、沉淀、变质等异常现象，绝对不应使用。

4. 遇冷可能出现结晶，可将药液加热到60℃，缓慢摇动使结晶完全溶解后再用。

5. 开瓶药液一次用完，剩余药液不宜贮存再用。

【药品名称】

中/长链脂肪乳注射液（C6~24）[medium and long chain fat emulsion injection（C6~24）]

【剂型与规格】

注射剂：每支250mL；500mL。

【主要成分】

本品为复方制剂，本品辅料为精制蛋黄卵磷脂、甘油和注射用水，用适量氢氧化钠调节pH值。

【药理作用】

通过胃肠外营养，长链/甘油三酸酯（LCT）和可快速转换的中链甘油三酸酯（MCT）满足机体能量的需要，其中长链甘油三酸酯（LCT）还可保证必需脂肪酸的需要。脂肪酸是人体的主要能源物质，脂肪酸氧化是人体内能量的重要来源。在氧供给充足的情况下，脂肪酸可在体内分解成CO_2及H_2O并释出大量能量，以ATP的形式供机体利用。除脑组织外，大多数组织均能氧化脂肪酸，尤以肝及肌肉最活跃。某些不饱和脂肪酸，机体自身不能合成，需从植物油中摄取，是机体不可缺少的营养素，故称必需脂肪酸，是前列腺素、血栓烷及白三烯等生理活性物质的前体。中链甘油三酸酯（MCT）分子量小，在代谢时进入线粒体不需要肉毒碱携带，氧化快而彻底，能以辅酶A和酮体的形式供能，中链脂肪酸不易于再酯化，发挥作用完全。因此，中/长链脂肪乳不仅具有长链脂肪乳的优点，同时它进一步改善了脂肪乳的代谢，对有脂代谢障碍的患者尤其有利。

【适应证】

用于需要接受胃肠外营养和/或必需脂肪酸缺乏的患者。

【禁忌证】

严重凝血障碍、休克和虚脱、妊娠、急性血栓栓塞、伴有酸中毒和缺氧的严重脓毒血症、脂肪栓塞、急性心肌梗死和脑卒中、酮症酸中毒昏迷和糖尿病性前期昏迷。胃肠外营养的一般禁忌：各种原因引起的酸中毒、未治疗的水电解质代谢紊乱（低渗性脱水、低血钾、水潴留）、代谢不稳定、肝内胆汁淤积。

【用法用量】

静脉滴注：除非另外规定或根据能量需要而定，建议剂量，1日静脉滴注本品10% 10~20mL/kg或本品20% 5~10mL/kg，相当于1~2g（2g为最大推荐剂量）脂肪/kg。

【配伍与应用】

输注速度：最大速度为 1 小时静脉滴注本品 10% 1.25mL/kg 或 20% 0.625mL/kg（相当于 0.125g 脂肪 /kg）。在开始使用本品进行肠外营养治疗时，建议用较慢的速度，即 1 小时 0.05g 脂肪 /kg 进行滴注。本品可单独输注或配制成"全合一"营养混合液进行输注。只有在可配伍性得到保证的前提下，才能将其他药品加入本品内。通过静脉滴注时，如果需要，本品可以与复方氨基酸注射液和葡萄糖注射液一起输注。本品与氨基酸和 / 或糖溶液一起输注时，应使用单独的输注系统和静脉。如果本品要通过一个共同的最后输注通道时（旁路，Y 型管），必须保证所有溶液具有可配伍性。不能使用孔径为 0.2μm 的滤过器，因为脂肪乳乳粒不能通过这些滤过器。使用前摇匀，患者在肠外营养治疗期间均可使用本品。

【医嘱模板】

中 / 长链脂肪乳注射液　　　250mL………静脉滴注 30 ~ 60min

【不良反应】

1. 一般不良反应有发热、无力、不适。

2. 代谢和营养疾病（高血糖、低蛋白血症、高脂血症）。

3. 胃肠道反应（恶心、呕吐、腹痛）。

4. 肝胆系统疾病（胆汁淤积、肝细胞溶解性肝炎）等。

【注意事项】

1. 应定期检查血清甘油三酯、血糖、酸碱平衡、血电解质、液体出入量及血常规，脂肪乳输注过程中，血清甘油三酯浓度不应超过 3mmol/L。

2. 加入多价阳离子（如钙）可能发生不相容，当钙与肝素结合时更是如此。只有当可配伍性得到证实时，本品才能与其他注射液、电解质浓缩液或药物混合。

3. 对大豆或其他蛋白质高度敏感的患者慎用。

4. 只有在溶液均匀和容器未损坏时使用。

5. 本品在加入其他成分后不能继续贮存。

6. 本品开瓶后 1 次未使用完的药液应予以丢弃，不得再次使用。

【药品名称】

多种微量元素注射液（concentrate of trace elements solution for infusion）

【剂型与规格】

注射剂：每支 40mL。

【主要成分】

本品为微量元素浓缩液复方制剂。每瓶 40mL，成分含量为：葡萄糖酸亚铁、葡萄糖酸锌、葡萄糖酸铜、葡萄糖酸锰、氟化钠、葡萄糖酸钴、碘化钠、亚硒酸钠、七钼酸铵、氯化铬；渗透压为 17.6mOsm/L，pH 值为 4.0 ~ 4.5。

【药理作用】

本品为微量元素的复方制剂，可供应铬、铜、铁、锰、钼、硒、锌、氟和碘的正常每日需要量，用作复方氨基酸注射液和葡萄糖注射液的添加剂，可发挥各种电解质和微量元素的特有作用，使机体内有关生化反应能正常进行。

【适应证】

本品为微量元素补充剂，适用于需肠外营养，对微量元素需要量增高的患者。

【禁忌证】

1. 体重低于 40kg 的儿童或成人。

2. 严重胆汁淤积患者（血胆红素水平＞140μmol/L）。

3. 对本品中任何一种活性成分或辅料过敏的患者。

4. Wilson 病和高铁血红蛋白血症患者。

5. 本品中某一成分在患者血液中浓度过高者。

【用法用量】

本品仅用于成人。

本品日剂量 40mL 能满足成人每日对铬、铜、铁、锰、钼、硒、锌、钴、氟、碘等微量元素的需要。

日剂量 80mL（2 瓶）可以用于对微量元素需求大量增加的患者（如重度烧伤和重度外伤导致分解代谢严重过速的患者）。

【配伍与应用】

本品需要稀释后才能使用，静脉滴注给药。建议有必要时检查微量元素的血浓度。

本品配药后必须注意其稀释液的渗透压应在正常范围。

比如用本品 40mL 配制稀释液时，必须加入至：

1. 至少 250mL 的 0.9% 的氯化钠液体中。

2. 至少 500mL 浓度为 5%～70% 的葡萄糖液体中。

注意：如果使用浓度高于 20% 的葡萄糖输液稀释，考虑到渗透的原因，该稀释液不能单独给药。

如果本品用于配制肠外复合营养混合液时，应当充分验证成分间的配伍相容性。

【医嘱模板】

多种微量元素注射液　　　40mL ⎫
　　　　　　　　　　　　　　　⎬ ⋯⋯⋯ 静脉滴注 30～60min
0.9% 氯化钠注射液　　　　250mL ⎭

【不良反应】

正确使用尚无明确不良反应。

【注意事项】

1. 本药品的使用应以患者的临床和生化检查结果为依据，长期使用时注意监测各微量元素缺乏或过量的有关症候，进行相应的药物调整。

2. 有肾脏或肝脏功能障碍或患有良性胆汁淤积症的患者应注意调整给药剂量。

3. 微量元素代谢障碍者慎用。

4. 锰、铜、锌等通过胆汁排出。

5. 硒、铬、氟、钼和锌通过肾脏代谢排出。

6. 反复输血的患者可能有铁元素超量的危险。

7. 本品含有 0.078mmol 的钠（相当于 1.796mg），属于无钠产品（定义为＜1mmol）。

8. 本品中碘含量较低，必要时可另外补充含碘单种成分的溶液。

【药品名称】

注射用多种维生素（12）［multivitamin for injection（12）］

【剂型与规格】

注射剂：每支 5mL。

【主要成分】

本品为复方制剂，其组分为：维生素 A，维生素 D_3，维生素 E，维生素 C，维生素 B_2，维生素 B_6，维生素 B_{12}，叶酸，维生素 H 和尼克酰胺。

【药理作用】

除维生素 K 外，注射用多种维生素（12）含有成人及 11 岁以上儿童新陈代谢所必需的 9 种水溶性维生素和 3 种脂溶性维生素。注射用多种维生素（12）的组成成分符合 AMA（美国医药协会），并被 FDA 所接收推荐的限量。由于一个名为混合细胞的生理学赋形剂的存在，注射用多种维生素（12）可直接通过静脉或肌内注射。

【适应证】

根据成人及 11 岁以上儿童每日摄取维生素的需求量，适用于当口服营养禁忌、不能或不足（营养不良、吸收不良、胃肠外营养等），需要通过注射补充维生素的患者。

【禁忌证】

已知对本品任一成分过敏者。已存在的维生素过多症。

【用法用量】

成人及 11 岁以上儿童：1 支 /d。特殊剂量：对营养需求增加的病例（如严重烧伤），注射用多种维生素（12）可按每日给药量的 2～3 倍给药。

【配伍与应用】

1. 用于输注或静脉注射　输注前即刻用 5mL 的注射用水溶解瓶内内容物。通过静脉缓慢注射。

2. 用于肌内注射　注射前即刻用 2.5mL 的注射用水溶解瓶内内容物。

【医嘱模板】

注射用多种维生素（12）	5mL	
0.9% 氯化钠注射液	100mL	┄┄┄ 静脉滴注 30～60min

【不良反应】

1. 胃肠道反应（恶性、呕吐）。

2. 给药部位反应（注射部位疼痛）。

3. 代谢及营养类疾病（维生素 A 升高）。

4. 肝胆系统疾病（转氨酶升高、胆汁酸升高）等。

【注意事项】

1. 注射用多种维生素（12）不含维生素 K，如需要应单独给药。

2. 对显示硫胺（维生素 B_1）不耐受症状的患者，不可注射本品。

3. 有活动型炎症性小肠结肠炎的患者，部分患者可见有转氨酶升高，建议对这些患者监控转氨酶水平。

4. 由于本品含有甘氨胆酸，对有肝性黄疸或明显生物学胆汁淤积的患者同时又需长期重复给药，要求密切监测其肝功能。

5. 由于本品含脂溶性维生素（A、D、E），对已通过其他来源摄入维生素 A、D 或 E

或肾功能不全的患者，需谨慎给药。

【药品名称】

维生素 B_2 片（vitamin B_2 tablets）

【剂型与规格】

片剂：每片 5mg。

【主要成分】

主要成分为维生素 B_2。

【药理作用】

维生素 B_2 是辅酶的组成成分，参与糖、蛋白质、脂肪的代谢，维持正常的视觉功能和促进生长。

【适应证】

用于预防和治疗维生素 B_2 缺乏的患者。

【禁忌证】

尚不明确。

【用法用量】

国内常规剂量：口服，成人，1 次 1~2 片，1 日 3 次。

【医嘱模板】

维生素 B_2 片　　5mg·········3 次/d　口服　30~60min

【不良反应】

在正常肾功能状态下几乎不产生毒性，服用后尿呈黄色，但不影响继续用药。

常见不良反应包括：视力模糊（16%~17%），角膜上皮缺损（24%~28%），角膜瓣错位（进展性圆锥角膜：24%；角膜膨隆：9%），角膜混浊（64%~71%），眼痛（17%~26%），畏光（11%~19%），点状角膜炎（20%~25%）。

【注意事项】

1. 本品宜饭后服用。

2. 必须按推荐剂量服用，不可超量服用。

3. 儿童用量请咨询医师或药师。

4. 对本品过敏者禁用，过敏体质者慎用。

5. 本品性状发生改变时禁止使用。

6. 请将本品放在儿童不能接触的地方。

7. 儿童必须在成人监护下使用。

8. 如正在使用其他药品，使用本品前请咨询医师或药师。

【药品名称】

维生素 E 软胶囊（vitamin e soft capsules）

【剂型与规格】

胶囊：每粒 100mg。

【主要成分】

主要成分为维生素 E（天然型）。

【药理作用】

本品参与体内一些代谢反应。能对抗自由基的过氧化作用，可抗衰老、保护皮肤，还能增强卵巢功能、防止习惯性流产。

【适应证】

用于心、脑血管疾病的辅助治疗，如高脂血症、动脉粥样硬化、肝脏疾病、营养不良、食欲不振等。

【禁忌证】

对本品过敏者禁用。出生体重低的婴幼儿不可通过静脉注射给药。

【用法用量】

片剂：口服。成人 1 次 1~10 片（10mg/ 片），1 日 2~3 次。

胶囊：口服。成人，1 次 1 粒（100mg），1 日 2~3 次。

注射给药：肌内注射：1 日 1 次，每次 5~50mg。

【医嘱模板】

维生素 E 软胶囊　　　100mg………3 次 /d　口服　30~60min

【不良反应】

1. 心血管系统　早产儿脑室内出血。

2. 皮肤　多形性红斑。

3. 胃肠道　胎儿或新生儿坏死性结肠炎。

4. 血液系统　出血。

5. 肝脏　败血症。

6. 免疫系统　脓毒症。

7. 神经系统　出血性脑梗死。

8. 眼神经　视网膜出血。

9. 呼吸系统　肺栓塞。

【注意事项】

1. 本品为辅助治疗药，第 1 次使用本品前应咨询医师，治疗期间应定期到医院检查。

2. 因为维生素 K 缺乏而引起的低凝血酶原血症患者慎用。

3. 缺铁性贫血患者慎用。

4. 如服用过量或出现严重不良反应，应马上就医。

5. 对本品过敏者禁用，过敏体质者慎用。

6. 本品性状发生改变时禁止使用。

7. 请将本品放在儿童不能接触的地方。

8. 如正在使用其他药品，使用本品前请咨询医师或药师。

9. 凝血功能障碍或正在使用抗凝药物的患者慎用，可能会影响出血时间；建议监测（Kappus 和 Diplock）。

10. 面部化学脱皮或磨皮后几周内，应避免使用外用维生素 E。

【药品名称】

能全力肠内营养混悬液［enferal nutritional suspension（TPF）］

【剂型与规格】

混悬液：1.5kcal/mL；1.0kcal/mL；0.75kcal/mL。

【主要成分】

本品为复方制剂，其组分为水、麦芽糊精、酪蛋白、植物油、膳食纤维（大豆多糖等）、矿物质、维生素和微量元素等人体必需的营养要素。每 500mL 含：蛋白质，氮，碳水化合物，脂肪，膳食纤维，水，葡萄糖，矿物质，叶酸，维生素（A、B_1、B_2、B_6、D、E、K），电解质（钠、钾、镁、钙、磷、硫酸盐、氯、醋酸盐）等。

【药理作用】

本品能补充人体日常生理功能所需的能量及营养成分。

【适应证】

本品适用于有胃肠道功能或部分胃肠道功能不全，而不能或不愿进食足够数量的食物，需满足机体营养的应进行肠内营养治疗的患者。

1. 厌食和其相关的疾病，如癌性恶病质和癌肿治疗的后期。

2. 机械性胃肠道功能紊乱，如头颈部癌肿。

3. 危重疾病，如手术后的恢复期。

4. 营养不良患者的手术前喂养。

5. 本品能用于糖尿病患者。

【禁忌证】

1. 肠道功能衰竭。

2. 完全性肠道梗阻。

3. 严重腹腔内感染。

4. 对本品中任一成分过敏的患者禁用。

5. 对本品中任一成分有先天性代谢障碍的患者禁用。

6. 顽固性腹泻等需要进行肠道休息处理的患者禁用。

【用法用量】

口服或管饲喂养。管饲喂养时，先置入一根喂养管到胃、十二指肠或空肠上端部分。正常滴速为每小时 100 ~ 125mL（开始时滴速宜慢），剂量根据患者需要，由医师处方而定。

【配伍与应用】

1. 一般患者，每日给予 2 000kcal 即可满足机体对营养成分的需求。

2. 对初次胃肠道喂养的患者，初始剂量最好从每日 1 000kcal 开始，在 2 ~ 3 日内逐渐增加至需要量。若患者的耐受力较差，也可从使用 0.75kcal/mL 的低浓度开始，以使机体逐步适应，本品低能量密度规格更便于医护人员控制能量输入速率，较适于糖尿病等对能量摄入敏感的患者。

3. 若患者不愿或不能摄入过多的液体，如心、肾功能不足的患者，为满足机体能量要求，可酌情使用能量密度为 1.5kcal/mL 的产品。

4. 本品在室温下使用，打开前先摇匀，适应全浓度输注者，本品不宜稀释，操作过程须谨慎，以保证产品的无菌。

【医嘱模板】

能全力肠内营养混悬液（TPF）　　　500mg………静脉滴注

【不良反应】

没有肠营养禁忌的人正确服用一般无不良反应。

【注意事项】

1. 不宜用于要求低渣膳食的患者。

2. 严禁经静脉滴注。

3. 在使用过程中，须注意液体平衡，保证足够的液体摄入，以补充由纤维素排泄所带走的水分。

4. 严重糖代谢异常的患者慎用。

5. 严重肝肾功能不全的患者慎用。

【药品名称】

肠内营养粉剂（enteral nutritional powder）

【剂型与规格】

粉剂：400g。

【主要成分】

本品为复方制剂，其组分为蛋白质、脂肪、碳水化合物、维生素、矿物质。每100g本品含有以下营养素：①产品特色能量。本品能提供1.06kcal/mL能量。它的热量分配为14.2%蛋白，54%碳水化合物，31.8%脂肪。②蛋白质。本品能提供高生物价蛋白，蛋白水平适合于治疗状态稳定的人。本品中蛋白的含量为35.5g/L（8.9g/250mL）。蛋白来源包括酪蛋白钙和酪蛋白钠（84%）、分离的大豆蛋白（16%）。热氮比为177：1，非蛋白热氮比为152：1。本品不含麸质。③碳水化合物。本品提供135.5g/L的碳水化合物（33.9g/mL），占总热量的54%。碳水化合物的来源包括水解的玉米淀粉和蔗糖。本品不含可导致腹泻相关的乳糖。④脂肪。本品中总的脂肪含量是35.5g/L（8.9g/250mL），占总热量的31.8%。本品的脂肪来源是玉米油，是一种必需脂肪酸的来源，胆固醇水平低（<5mg/250mL）。⑤渗透压浓度：本品具有等渗性，重量渗克分子浓度为443mOsm/kg水。余详见说明书。

【药理作用】

本品与水/混合后为低渣流质，可作为日常营养补充或完全饮食替代，口服或管饲后能提供均衡的营养供给。

【适应证】

可作为全营养支持或部分营养补充，适用于成人及四岁或四岁以上的儿童；可口服或管饲。

【禁忌证】

本品忌用于不能口服或肠内进食的情况。上述情况包括肠梗阻，严重的短肠症或高排泄量的瘘。本品还忌用于患有半乳糖血症及牛乳或大豆蛋白过敏者。

【用法用量】

不可胃肠外注射或静脉注射使用。作为全营养支持或部分营养补充，可口服或管饲给予。打开容器后注意防腐以避免污染。本品在室温下或冷却后服用。营养补充：本品作为口服补充营养时，建议每次 250mL，每日 3 次。

【配伍与应用】

全营养：本品作为唯一营养来源时，口服或管饲的剂量应该根据个体的热量需要来决定。口服：制备 250mL 服用量，在杯中加入 200mL 凉水。缓慢地搅拌下加入肠内营养粉剂（55.8g）。搅拌直到溶解。400g 的肠内营养粉剂可制备 7 份 250mL 的服用量。管饲：在医生的指导下服用。根据患者的条件和耐受量调整流速、体积和稀释量。额外需要的液体应通过每餐和两餐之间的给水来满足。在服用时通过常规的管饲给予，也可通过治疗前后给水来补足所需水分。连续管饲时，胃内的残留物应每 2 或 4 小时检查 1 次；间歇管饲时，在每次管饲前检查 1 次。如果患者表现出不能忍受（如恶心、腹部绞痛、腹胀或腹泻），给药速度应减至 25mL/h，接着再缓慢地增加至正常速度。此时患者应全浓度供给。速度和浓度不宜同时改变。如果患者仍不能忍受，可将配方稀释。在连续进食时每 3～6 小时或每次间歇进食后，用水（如 25～100mL）清洗管道，预防管道堵塞并且提供额外的水分。

【医嘱模板】

肠内营养粉剂（TP）　　400g………口服

【不良反应】

没有肠营养禁忌的人正确服用一般无不良反应。

【注意事项】

1. 本品的正确混合对于防止插管堵塞和保证全部的营养转运是重要的。
2. 本品不能胃肠外注射或静脉注射。

（韩治宇　李健明　谭水莲）

第十八章
内分泌治疗药物

随着介入治疗技术的发展，肿瘤消融已经应用到内分泌器官占位性病变及功能性病变的治疗中，例如甲状腺结节、甲状腺功能亢进、甲状旁腺功能亢进、乳腺癌及肾上腺疾病等，治疗前后对于脏器功能的评估及干预均会涉及相关内分泌治疗药物的应用。此外，大多数患者常常合并糖尿病，糖尿病患者在介入治疗前后血糖的调整与术后相关感染的风险也密切相关，因此介入超声医师需要掌握常用的内分泌治疗药物的使用。

第一节　甲状腺消融相关药物

一、甲亢治疗相关用药

甲状腺功能亢进（简称甲亢）的治疗包括：药物治疗、放射性 ^{131}I 治疗、手术治疗三种。在手术治疗中，消融更加微创，同时配合术中超声造影可以最大限度地损毁甲状腺组织，达到治疗甲状腺功能亢进的目的。同时消融也可以联合药物对甲亢进行控制，其中常用的甲亢治疗药物如下：

【药品名称】
　　丙硫氧嘧啶片（propylthiouracil tablets）

【剂型与规格】
　　片剂：每片 50mg；100mg。

【主要成分】
　　主要成分为丙硫氧嘧啶。

【药理作用】
　　抗甲状腺药物，其作用机制是抑制甲状腺内的过氧化物酶，从而阻止甲状腺内酪氨酸碘化及碘化酪氨酸的缩合，从而抑制甲状腺素的合成。同时，在外周组织中抑制 T_4 变为 T_3，使血清中活性较强的 T_3 含量较快降低。

【适应证】
　　用于各种类型的甲状腺功能亢进症，尤其适用于：
　　1. 病情较轻，甲状腺轻至中度肿大的患者。
　　2. 青少年及儿童、老年患者。
　　3. 甲状腺手术后复发，又不适于放射性 ^{131}I 治疗者。
　　4. 手术前准备。

5．作为 ^{131}I 放疗的辅助治疗。

【禁忌证】

严重肝功能损害、白细胞严重缺乏、对硫脲类药物过敏者禁用。

【用法用量】

单纯药物用于治疗成人甲状腺功能亢进症：

1．开始剂量一般为每日 300mg，视病情轻重介于 150～400mg，分次口服，1 日最大量为 600mg。

2．病情控制后逐渐减量，维持量每日 50～150mg，视病情调整。

3．小儿开始剂量每日 4mg/kg，分次口服，维持量酌减。

【医嘱模板】

膳食：忌碘饮食

丙硫氧嘧啶　　　100mg………口服　q.8h.

【不良反应】

1．常见有头痛、眩晕，关节痛，唾液腺和淋巴结肿大，胃肠道反应；也有皮疹、药热等过敏反应，有的皮疹可发展为剥落性皮炎，个别患者可致黄疸和中毒性肝炎。

2．最严重的不良反应为粒细胞缺乏症，故用药期间应定期检查血象，白细胞数低于 $4 \times 10^9/L$ 或中性粒细胞低于 $1.5 \times 10^9/L$ 时，应停用或调整用药。

【注意事项】

1．应定期检查血象及肝功能，如肝功升高明显高于正常值 2.5 倍，须停药。

2．对诊断的干扰：可使凝血酶原时间延长，AST、ALT、ALP、Bil 升高。

3．一旦出现粒细胞减少，可给予抗炎并用升白细胞药物。

【药品名称】

甲巯咪唑片（thiamazole tablets）

【剂型与规格】

片剂：每片 10mg。

【主要成分】

甲巯咪唑。

【药理作用】

为抗甲状腺药物，其作用机制是抑制甲状腺内过氧化物酶，从而阻碍吸聚到甲状腺内碘化物的氧化及酪氨酸的偶联，阻碍甲状腺素（ T_4 ）和三碘甲状腺原氨酸（ T_3 ）的合成。

【适应证】

甲巯咪唑片用于治疗甲状腺功能亢进症，长期治疗可使病情缓解；亦可用于甲状腺次全切除或放射性碘治疗之前的甲状腺功能亢进的症状改善，以及不能进行手术治疗者。

【禁忌证】

1．对甲巯咪唑、其他硫脲类衍生物或本药任何辅料过敏者禁用。

2．在接受甲巯咪唑或丙硫氧嘧啶治疗后，曾出现粒细胞缺乏或严重骨髓抑制者禁用。

【用法用量】

1．成人常用量　开始剂量一般为 1 日 30mg（6 片），可按病情轻重调节为 15～40mg

（3～8 片），1 日最大量 60mg（12 片），分次口服。病情控制后，逐渐减量，每日维持量按病情需要介于 5～15mg（1～3 片），疗程一般为 18～24 个月。

2. 小儿常用量 开始时剂量为每日 0.4mg/kg，分次口服。维持量约减半，按病情决定。

【医嘱模板】

忌碘饮食。

甲巯咪唑　　　10mg………口服　3 次 /d

【常见轻度不良反应】

1. 皮肤及其附件 较多见皮疹、瘙痒；脱发；罕见剥脱性皮炎。一旦出现药疹，可给予抗组胺药物，皮疹加重需要停药换用其他药物。

2. 胃肠系统 恶心、呕吐、厌食、上腹部不适。

3. 肌肉骨骼系统 关节痛、肌痛。

4. 血液和淋巴系统 较多见白细胞减少、粒细胞减少；较少见严重的粒细胞缺乏症（可表现为口腔炎、咽炎、发热等）、血小板减少、全血细胞减少、凝血酶原或凝血因子Ⅶ减少。

【注意事项】

1. 建议患者在治疗初期前 3 个月，每月监测肝功能并每周监测血常规。肝损害多发生在治疗开始后的 12 周内，应提醒患者，如出现口腔炎、咽炎、发热、厌食、恶心、上腹部疼痛、尿黄、皮肤或巩膜黄染等症状时，立即就诊。

2. 在肝功能受损患者中，甲巯咪唑的血浆清除率下降。因此，给药剂量应尽可能低，并对患者进行严密监测。

3. 在肾功能受损患者中，推荐在严密监测下小心地对剂量进行个体化调整，给药剂量应该尽可能低。

4. 对诊断的干扰：甲巯咪唑可使凝血酶原时间延长，并使血清碱性磷酸酶、谷草转氨酶（AST）和谷丙转氨酶（ALT）增高，还可能引起血胆红素及血乳酸脱氢酶升高。

二、甲状腺消融术后激素抑制用药

左甲状腺素钠片常用于甲状腺功能减退的患者。对于甲状腺手术或者消融术后的患者，左甲状腺素钠片常用以降低肿瘤复发。

【药品名称】

左甲状腺素钠（levothyroxine sodium tablets）

【剂型与规格】

片剂：每片 25μg；50μg；100μg。

【主要成分】

左甲状腺素钠。

【药理作用】

甲状腺激素类药，为人工合成的四碘甲状腺原氨酸钠，在体内转变成三碘甲腺原氨酸（T_3）而活性增强，具有维持人体正常生长发育、促进代谢、增加产热和提高交感肾上腺系统感受性等作用。对于甲状腺癌患者，左甲状腺素钠可以抑制促甲状腺激素（TSH），从而降低复发。

【适应证】

用于先天性甲状腺功能减退症（克汀病）与儿童及成人各种原因引起的甲状腺功能减退症的长期替代治疗，也可用于单纯性甲状腺肿、慢性淋巴性甲状腺炎、甲状腺癌手术后的抑制（及替代）治疗，同时也可以作为甲状腺癌外科切除及消融术后的辅助用药，预防复发，提高生存。

【禁忌证】

患有非甲状腺功能减退性心衰、快速型心律失常和近期出现心肌梗死者禁用，对本药过敏者禁用。

【用法用量】

甲状腺术后为了降低复发，改善预后，TSH 往往需要根据肿瘤的危险程度分级控制在不同的水平。甲状腺癌术后复发危险度分级见表 18-1。

表 18-1　甲状腺癌术后复发危险度分级

复发危险度组别	符合条件
低危组	符合以下全部条件者 （1）甲状腺内分化型甲状腺癌（DTC）没有转移和侵袭 （2）≤5 枚淋巴结转移（<0.2cm）很少血管侵犯
中危组	符合以下任一条件者 （1）显微镜下有肿瘤侵犯周围组织甲状腺乳头状原发肿瘤 1~4cm、多灶性微小乳头状癌甲状腺外扩散和 *BRAF* 突变 （2）侵袭性组织类型 （3）>5 枚淋巴结受累（0.2~3cm） 或乳头状癌有血管侵犯
高危组	符合以下任一条件者： （1）肉眼可见肿瘤侵犯周围组织或器官 （2）肿瘤未能完整切除，术中有残留 （3）伴有远处转移或淋巴结>3cm （4）具有广泛血管侵犯的甲状腺滤泡状癌

基于不同的危险，TSH 往往控制在不同的水平，国内外指南对于手术患者建议：中高危患者的 TSH 水平应<0.1mIU/L，低危患者应控制在 0.1~1.0mIU/L。由于甲状腺癌微波消融不能获得完整的病理进行镜下观察，对于穿刺确诊分化型甲状腺癌行微波消融的患者，消融术后 1 个月复查甲状腺功能，TSH 应控制在 0.5mIU/L，并抑制 TSH 1~2 年（表 18-2）。

表 18-2 用药方法

术式	优甲乐起始剂量 /μg	服药方法
甲状腺部分切除	50	每日 1 次
甲状腺全切术后	75	每日 1 次或早晚分服
甲状腺微波消融术后	25	每日 1 次

甲状腺消融术后，用于早餐前 1 小时口服：最初每日用 25μg，术后 1 个月复查甲状腺功能，每次增加 25μg，直至 TSH（参考外科标准）控制在理想范围内（<0.5mIU/L），维持时间 1~2 年。

【医嘱模板】

消融后预防复发：

左甲状腺素钠 　50μg ………… 口服 　1 次 /d

甲状腺功能减退：

左甲状腺素钠 　10μg/kg ……… 口服 　1 次 /d

【不良反应】

剂量过度的表现有心绞痛、心律失常、心悸、腹泻、呕吐、震颤、兴奋、头痛、不安、失眠、多汗、潮红、体重减轻、骨骼肌痉挛等，通常在减少用量或停药数日后，上述表现消失。

【注意事项】

1. 甲状腺癌消融术后应定期评估心脏功能、甲状腺功能，根据 TSH 水平及身体状况调整甲状腺素片剂量。

2. 有垂体功能减退或肾上腺皮质功能减退者，如需补充甲状腺制剂，在给左甲状腺素钠以前数日应先用肾上腺皮质激素。

3. 妊娠期妇女及哺乳期妇女用药　在甲状腺替代治疗期间，必须严密监护，避免造成过低或过高的甲状腺功能，以免对胎儿及婴儿造成不良影响。微量的甲状腺激素可从乳汁中排出。

4. 老人用药　老年患者应用左甲状腺素钠片在剂量上必须十分慎重，应从小剂量开始，剂量增加的间隔要长些，即缓慢增加服用剂量，且应定期监测血甲状腺素水平。

5. 药物过量　剂量过度的表现有心绞痛、心律失常、心悸、腹泻、呕吐、震颤、兴奋、头痛、不安、失眠、多汗、潮红、体重减轻、骨骼肌痉挛等，通常在减少用量或停药数日后，上述表现消失。

第二节　甲状旁腺消融相关药物

甲状旁腺功能亢进时，患者常出现高血钙、低血磷伴有甲状旁腺素进行性升高。高血钙时消化、运动、神经、泌尿系统都会受到影响。同时当血钙≥3.75mmol/L 时，常会引起高血钙危象，因此适时降低血钙是必要的，同时由于甲状旁腺术后或消融后血钙降低常会引起抽搐等症状，同样需要引起重视，表 18-3 是甲状旁腺消融围手术期常用药物。

表 18-3　甲状旁腺消融围手术期常用药物及作用机制

药物作用	代表药物	作用机制
降低血钙	鲑鱼钙素、双磷酸盐	抑制破骨细胞活性、防止骨吸收，降低骨转换率
升高血钙	碳酸钙、葡萄糖酸钙、骨化三醇	参与骨骼的形成与骨折后骨组织的再建，促进肠道钙吸收
调节 PTH	西那卡塞	用于甲状旁腺细胞表面存在的钙受体，进而抑制甲状旁腺素（PTH）的分泌

【药品名称】

鲑鱼降钙素（salcatonin）

【剂型与规格】

1. 鲑鱼降钙素注射液 50IU（1mL）。
2. 注射用鲑鱼降钙素每瓶 50IU。

【主要成分】

主要成分为鲑鱼降钙素。

【药理作用】

降钙素结构大多相似，为一条由 32 个氨基酸组成的单链，其 N- 末端呈环状排列的 7 个氨基酸的排列顺序因物种不同而不同。鲑鱼降钙素与受体结合部位有很高的亲和力。所以比哺乳类降钙素的效果更好、作用时间更长。鲑鱼降钙素通过其特异性受体，抑制破骨细胞活性。在骨吸收率增加的情况下，如骨质疏松症时，它能降低骨转换至正常水平。

【适应证】

甲状旁腺功能亢进症。

【禁忌证】

1. 降钙素过敏者禁用。
2. 孕妇及哺乳期妇女禁用。

【用法用量】

高钙血症：每日每千克体重 1~2μg，一次或分两次皮下或肌内注射，治疗应根据患者的临床和生物化学反应进行调整，如果注射的剂量超过 2mL，应采取多个部位注射。

【医嘱模板】

500mL 生理盐水，鲑鱼降钙素　　5~10IU………静脉注射　3 次 /d

【不良反应】

不良反应发生率定义如下：十分常见（≥10%）、常见（1%~10%，含 1%）、偶见（0.1%~1%，含 0.01%），十分罕见（<0.01%），包括个例报道。局部不良反应多为轻度（约占 80% 的报道），需要停止用药的不到 5%。

【注意事项】

注射用鲑鱼降钙素：

1. 临床使用前必须进行皮肤试验。皮肤试验方法如下：（50 单位 / 支）用 T.B 针筒取 0.2mL，用生理盐水稀释至 1mL，皮下注射 0.1mL（约 1 单位），观察 15 分钟，注射部位不超过中度红色为阴性，超过中度红色为阳性。

2. 治疗过程中如出现耳鸣、眩晕、哮喘应停用。

3. 变形性骨炎及有骨折史的慢性疾病患者，应根据血清碱性磷酸酶及尿羟脯氨酸排出量决定停药或继续治疗。

【药品名称】

依替膦酸二钠片（etidronate disodium tablets）

【剂型与规格】

片剂：每片 0.2g。

【主要成分】

主要成分为依替膦酸二钠。

【药理作用】

为骨代谢调节药。对体内磷酸钙有较强的亲和力，能抑制人体异常钙化和过量骨吸收，减轻骨痛；降低血清碱性磷酸酶和尿羟脯胺酸的浓度；在低剂量时可直接抑制破骨细胞形成及防止骨吸收，降低骨转换率，增加骨密度等达到骨钙调节作用。

【适应证】

用于绝经后骨质疏松症和增龄性骨质疏松症。

【禁忌证】

肾功能损害者。

【用法用量】

口服，1 次 0.2g，1 日 2 次，两餐间服用。

【医嘱模板】

依替膦酸二钠………口服　2 次 /d

【常见轻度不良反应】

腹部不适、腹泻、便软、呕吐、口炎、咽喉灼热感、头痛、皮肤瘙痒、皮疹等症状。

【注意事项】

1. 需间隙、周期服药，服药 2 周后需停药 11 周为 1 周期，然后又重新开始第二周期，停药期间可补充钙剂及维生素 D_3。

2. 服药 2 小时内，避免食用高钙食品（例如牛奶或奶制品）和含矿物质的维生素或抗酸药。

3. 若出现皮肤瘙痒、皮疹等过敏症状时应停止用药。

【药品名称】

碳酸钙 / 葡萄糖酸钙（calcium carbonate/calcium gluconate）

【剂型与规格】

碳酸钙片：每片含碳酸钙 0.75g（相当于钙 0.3g）。碳酸钙胶囊：0.5g（以碳酸钙计，相当于钙 0.2g）。葡萄糖酸钙片：0.5g。葡萄糖酸钙注射液：1g（10mL）。

【主要成分】

主要成分为碳酸钙／葡糖糖酸钙。

【药理作用】

参与骨骼的形成与骨折后骨组织的再建，以及肌肉收缩、神经传递、凝血机制并降低毛细血管的渗透性等。

【适应证】

用于状旁腺消融术后的预防和治疗钙缺乏症。

【禁忌证】

对药物成分有过敏史的患者。

【用法用量】

碳酸钙片：口服，1 日 1~4 片，分次饭后服用。

碳酸钙胶囊：口服，1 日 1 粒，饭后服用。

葡萄糖酸钙片：口服。1 次 0.5~2g，1 日 3 次。

葡萄糖酸钙注射液：用 10% 葡萄糖注射液稀释后缓慢注射，每分钟不超过 5mL。成人用于低钙血症，1 次 1g（1 支），需要时可重复，用于高镁血症，1 次 1~2g（1~2 支），用于氟中毒解救，静脉注射品 1g（1 支），1 小时后重复，如有抽搐，可静脉注射本品 3g（3 支），如有皮肤组织氟化物损伤，每平方厘米受损面积应用 10% 葡萄糖酸钙 50mg。

【医嘱模板】

0.75mg　　口服·········3 次 /d

【常见轻度不良反应】

1. 嗳气、便秘。

2. 偶可发生奶–碱综合征，表现为高血钙、碱中毒及肾功能不全。

3. 过量长期服用可引起胃酸分泌反跳性增高，并可发生高钙血症。

【注意事项】

1. 心肾功能不全者慎用。

2. 静脉注射时如漏出血管外，可致注射部位皮肤发红、皮疹和疼痛，并可随后出现脱皮和组织坏死。若发现药液漏出血管外，应立即停止注射，并用氯化钠注射液作局部冲洗注射，局部给予氢化可的松，1% 利多卡因利透明质酸，并抬高局部肢体及热敷。

【药品名称】

骨化三醇（calcitriol）

【剂型与规格】

丸剂：每粒 0.25μg。胶囊：每粒 0.25μg。

【主要成分】

主要成分为骨化三醇。

【药理作用】

通常在肾脏内由其前体 25– 羟基维生素 D_3（25-HCC）转化而成，正常生理性每日生成量为 0.5 ~ 1.0μg，在骨质合成增加期内（如生长期或妊娠期），其生长量稍有增加。骨化三醇促进肠道对钙的吸收并调节骨的矿化。

【适应证】

甲状旁腺消融术后甲状旁腺功能低下，出现血钙降低患者，特发性甲状旁腺功能低下，假性甲状旁腺功低下。

【禁忌证】

禁用于与高血钙有关的疾病，有维生素 D 中毒迹象的患者。

【用法用量】

对于甲状旁腺消融术后的患者出院后需密切监测血钙，如果出现手足抽筋、全身乏力、头晕头痛和步态不稳，则需口服骨化三醇，推荐剂量是 0.5μg（0.01μg/kg），每周 3 次，隔日 1 次。

【医嘱模板】

0.25μg 口服·········2 次 /d

【不良反应】

1. 免疫系统疾病 超敏荨麻疹。

2. 代谢及营养类疾病 高钙血症（十分常见），食欲减退（偶见）。

3. 各类神经系统疾病 头痛（常见）。

4. 胃肠系统疾病 腹痛、恶心（常见）。

5. 皮肤及皮下组织类疾病 皮疹（常见）。

【注意事项】

1. 骨化三醇是强效胆骨化醇衍生物，对小肠的饮食钙和无机磷酸盐的吸收有显著影响。因此治疗期间应停用维生素 D 及其衍生物，以免发生可能的相加作用和高钙血症。

2. 只有具备充分的监测血、尿化学的实验室设备时，才能考虑用本品治疗。任何剂型的维生素 D 用药过量都是危险的。治疗期间，由高反应性或过量用药引起的进行性高血钙可能会非常严重，以至于需要紧急治疗（见药物过量）。

3. 慢性高钙血症能导致全身性血管钙化，肾钙质沉着、角膜和其他软组织钙化。对可疑解剖学部位进行放射学评价有助于疾病的早期检出。

【药品名称】

盐酸西那卡塞（cinacalcet hydrochloride）

【剂型与规格】

片剂：每片 25mg；75mg（以西那卡塞计）。

【主要成分】

主要成分为盐酸西那卡塞。

【药理作用】

盐酸西那卡塞作用于甲状旁腺细胞表面存在的钙受体，进而抑制甲状旁腺素（PTH）的分泌而降低血清 PTH 浓度。

【适应证】

本药适用于治疗慢性肾病（CKD）维持性透析患者的继发性甲状旁腺功能亢进症。

【禁忌证】

对本药成分有过敏史的患者。

【用法用量】

口服，初始剂量为成人25mg（1片），每日1次。药品应随餐服用，或餐后立即服用。药品需整片吞服，不建议切分后服用。在充分观察患者的全段甲状旁腺激素（IPTH）及血清钙浓度、血清磷浓度的基础上，可逐渐将剂量由25mg递增至75mg每日1次。如甲状旁腺功能亢进仍未得到纠正，每日可给予最大剂量为100mg。增量时，增量调整幅度为每次25mg，增量调整间隔不少于3周。

【医嘱模板】

25mg　　　口服⋯⋯⋯1次/d

【不良反应】

主要的不良反应为恶心呕吐、胃部不适、食欲不振、腹胀等消化系统症状，低钙血症（血清钙降低）、QT间期延长（5.8%）。

【注意事项】

1. 具有降低血钙浓度的作用，因此应在确定患者无血清钙降低（通常为9.0mg/dL以上）后再开始使用。

2. 用药初期阶段及剂量调整阶段需至少每周测定1次，维持期需至少每2周测定1次血清钙浓度。血清钙浓度低于8.4mg/dL时，需采取措施。

3. 为了将IPTH维持在管理目标值，需定期测定IPTH水平。在本药的给药初期及剂量调整阶段（目标为开始给药后约3个月），每2周测定1次IPTH浓度，IPTH水平基本稳定后，每月测定1次。为了正确判断本药的有效性及安全性，希望在服药前测定IPTH。

第三节　糖尿病相关药物

随着我国饮食结构的改变，糖尿病的发病率越来越高，肿瘤患者常合并高血压、糖尿病。对于入院行消融的患者，围手术期的血糖需要严格控制，从而降低并发症，同时部分降糖药物也会影响入院检查，对于消融术后的补液也需要严格计算。（表18-4）

表18-4　介入治疗常用的糖尿病相关药物及作用机制

药物种类	代表药物	作用机制
双胍类药物	二甲双胍	增加周围组织对胰岛素的敏感性，增加胰岛素介导的葡萄糖利用，抑制肝糖原异生作用，降低肝糖输出
α-葡萄糖苷酶抑制剂	阿卡波糖	抑制小肠的α葡萄糖苷酶，抑制食物的多糖分解，使糖的吸收相应减缓

药物种类	代表药物	作用机制
格列奈类	瑞格列奈	通过促进胰腺释放胰岛素来降低血糖水平，此作用依赖于胰岛中有功能的 β 细胞
DPP-4 酶抑制剂	西格列汀	在 2 型糖尿病患者中可通过增加活性肠促胰岛激素的水平而改善血糖控制
SGLT-2 抑制剂	达格列净	通过抑制 SGLT-2，减少滤过葡萄糖的重吸收，降低葡萄糖的肾阈值，从而增加尿糖排泄
注射类药物	胰岛素	抑制肝糖原分解及糖原异生作用，减少肝输出葡萄糖；促进肝摄取葡萄糖及肝糖原的合成；促进肌肉和脂肪组织提取葡萄糖和氨基酸，促使蛋白质和脂肪的合成和贮存；促进肝生成极低密度脂蛋白并激活脂蛋白酯酶，使极低密度脂蛋白分解

【医嘱模板】

1 型糖尿病

糖尿病普食

赖脯胰岛素或门冬胰岛素 10 ~ 20U H（餐前 30min）t.i.d. 或 70-30 混合人胰岛素 30R 12U（早）8U（晚）H（餐前 30min）

地特胰岛素或甘精胰岛素 10U H q.d.（7：00）

二甲双胍 500mg po t.i.d.

阿卡波糖 50mg t.i.d.

2 型糖尿病

糖尿病普食

二甲双胍 500mg p.o（餐时）t.i.d.

格列本脲 2.5mg p.o（餐前 30min）t.i.d.

格列喹酮 30mg p.o（餐前 30min）t.i.d.

瑞格列奈 2mg p.o（餐时）t.i.d.

普通胰岛素 10 ~ 20U H（餐时 30min）t.i.d. 或 70-30 混合胰岛素 30R 12HU（早）8U（晚）H（餐前 30min）

【药品名称】

盐酸二甲双胍（metformin hydrochide）

【剂型与规格】

片剂：每片 0.25g；0.50g；0.85g。肠溶片：每片 0.25g。缓释片：每片 0.50g。

【适应证】

用于单纯饮食控制不满意的 2 型糖尿病患者，尤其是肥胖和伴高胰岛素血症者，本药不但有降血糖的作用，还可能有减轻体重和高胰岛素血症的效果。对某些磺酰脲类疗效差的患者可奏效，如与磺酰脲类、小肠糖苷酶抑制剂或噻唑烷二酮类降糖药合用，较分别单用的效果更好。亦可用于胰岛素治疗的患者，以减少胰岛素用量。

【禁忌证】

1. 肾脏疾病或下列情况禁用：心力衰竭（休克）、急性心肌梗死和败血症等引起的肾功能障碍［血清肌酐水平≥1.5mg/dL（男性），≥1.4mg/dL（女性）或肌酐清除异常］。

2. 需要药物治疗的充血性心衰，和其他严重心、肺疾患。

3. 严重感染和外伤，外科手术，临床有低血压和缺氧等。

4. 盐酸二甲双胍过敏。

5. 急性或慢性代谢酸中毒，包括有或无昏迷的糖尿病酮症酸中毒，糖尿病酮症酸中毒需要用胰岛素治疗。

6. 酗酒者。

7. 接受血管内注射碘化造影剂者（CT增强，DSA引导下介入治疗），应暂时停用本药。

【用法用量】

1. 成人及16岁以上的青少年　口服，从小剂量开始渐增剂量。通常起始剂量为0.50g/次、2次/d，或0.85g、1次/d，随餐服用；可每周增加0.50g，或每2周增加0.85g，逐渐加至2.00g/d，分次服用；成人最大推荐剂量为2.55g/d；对需进一步控制血糖的患者，剂量可以加至2.55g/d，即0.85g/次、3次/d。

2. 特殊患者群体　由于老年患者可能出现肾功能减退，应定期检查肾功能并根据肾功能调整二甲双胍的剂量。二甲双胍可用于中度肾功能不全的患者［3a级，肌酐清除率45～59mL/min或eGFR为45～59mL/（min·1.73m^2）］需要调整剂量，起始剂量为0.50g或0.85g，1次/d，最大剂量为1.00g/d，分2次服用。

【不良反应】

1. 常见的有恶心、呕吐、腹泻、味觉异常等。

2. 有时可出现腹痛、便秘、腹胀、消化不良、胃灼热，以及头晕、头痛、流感样症状、肌肉疼痛、低血压、心悸、潮红、寒战、胸部不适、皮疹、乏力、疲倦等。

3. 乳酸酸中毒虽然发生率很低，但应予注意，临床表现为呕吐、腹痛、过度换气、神志障碍等。

4. 可减少肠道吸收维生素 B_{12}，使血红蛋白减少，产生巨幼红细胞贫血，也可引起吸收不良。

【注意事项】

1. 二甲双胍单药不会引起低血糖，但是与胰岛素或胰岛素促泌剂（例如磺脲类和格列奈类）联合使用时应谨慎；二甲双胍有增加华法林抗凝血的倾向。

2. 应定期检查肾功能，以减少乳酸中毒的发生。接受外科手术和碘剂X线摄影检查前，患者应暂时停止口服本药。

3. 孕妇及哺乳期妇女用药：不推荐孕妇使用本药。儿童用药：不推荐10岁以下儿童使用本药。老年用药：应定期检查肾功能。通常不用最大剂量。不推荐80岁以上的患者使用本药。

【药品名称】

阿卡波糖（acarbose）

【剂型与规格】

片剂：每片 50mg；100mg。

【主要成分】

阿卡波糖。

【药理作用】

抑制小肠的 α 葡萄糖苷酶，抑制食物的多糖分解，使糖的吸收相应减缓，从而减少餐后高血糖，配合饮食治疗糖尿病。在 NIDDM（非胰岛素依赖型糖尿病）中可与其他口服药合用，对 IDDM（胰岛素依赖型糖尿病）患者也可与胰岛素联合应用，以有效控制糖尿病。

【适应证】

阿卡波糖片可用于胰岛素依赖型或非胰岛素依赖型的糖尿病，亦可与其他口服降血糖药或胰岛素联合应用。

【禁忌证】

对阿卡波糖过敏者、18 岁以下患者、怀孕及哺乳期妇女、有明显消化或吸收障碍的慢性功能紊乱者、因肠胀气而可能恶化的情况（如 Roemheid 综合征、严重的疝气、肠梗阻和肠溃疡）禁用。

【用法用量】

阿卡波糖每片 50mg，初起量为 1 日 3 次，每次 1 片，以后可增加到 1 日 3 次，每次 2 片。

【不良反应】

阿卡波糖因糖类在小肠内分解及吸收缓慢，停留时间延长，经肠道细菌的酵解而产气增多，因此可引起腹胀、腹痛及腹泻等。

【注意事项】

因糖类在小肠内分解及吸收障碍而在肠内停留时间延长，肠道细菌酵解产气增多，可引起腹胀、腹痛、腹泻等，个别亦可出现低血糖反应。

1. 从小剂量始服用以减少胃肠不适症状。

2. 必须饭时服药，否则无效。

3. 与其他降糖药合用出现低血糖时，应将其他降糖药减量。若出现严重低血糖，应直接补充葡萄糖。

4. 应避免与抗酸药或消化酶制剂同时服用。

【药品名称】

瑞格列奈（repaglinide）

【剂型与规格】

片剂：每片 0.5mg；1.0mg；2.0mg。

【主要成分】

瑞格列奈。

【药理作用】

瑞格列奈属于甲基甲胺苯甲酸（CM2BA）衍生物，可与胰岛 β 细胞膜外依赖 ATP 的钾离子通道上的 36kDa 蛋白特异性结合，使钾通道关闭，钙通道开放，钙离子内流，促进胰岛素分泌。

【适应证】

饮食控制、降低体重及运动锻炼不能有效控制高血糖的 2 型糖尿病（非胰岛素依赖型）患者。瑞格列奈可与二甲双胍合用。与各自单独使用相比，二者合用对控制血糖有协同作用。

【禁忌证】

1. 已知对瑞格列奈或本药中的任何赋形剂过敏的患者。

2. 1 型糖尿病患者（胰岛素依赖型 IDDM），C 肽阴性糖尿病患者。

3. 伴随或不伴昏迷的糖尿病酮症酸中毒患者。

4. 重度肝功能异常。

5. 伴随使用吉非贝齐。

【用法用量】

1. 在主餐前 15 分钟服用。推荐起始剂量为 0.5mg/ 次，以后如需要，可每周或每 2 周作 1 次调整。接受其他口服降血糖药治疗的患者转用瑞格列奈时的推荐起始剂量为 1mg/ 次；最大的推荐剂量为 4mg/ 次，但最大日剂量不应超过 16mg。

2. 特殊患者群体：肾功能不全患者无须调整起始剂量。

【不良反应】

1. 低血糖。

2. 视觉异常。

3. 胃肠道反应，如腹痛、腹泻、恶心、呕吐和便秘。

4. 肝功酶指标升高，多数病例为轻度和暂时性。

5. 过敏反应，如皮肤瘙痒、发红、荨麻疹。

【注意事项】

1. 瑞格列奈用于治疗饮食控制、降低体重及运动锻炼不能有效控制血糖且仍有糖尿病症状的患者。

2. 同其他大多数口服促胰岛素分泌降血糖药物一样，瑞格列奈也可致低血糖。

3. 与二甲双胍合用会增加发生低血糖的危险性。当患者固定服用任何口服降糖药时发生应激反应，如发热、外伤、感染或手术，可能会出现血糖控制失败。这时，有必要停止服用瑞格列奈而进行短期胰岛素治疗。

4. 口服降糖药随着大多患者用药时间的延长，可能出现降血糖作用降低的情况。这会导致糖尿病病情加重和药物的作用降低。与第 1 次给药即失效的原发失效不同，此现象为继发失效。在判定为继发失效之前，应考虑调整剂量且坚持饮食控制和运动锻炼。

5. 对于衰弱或营养不良的患者，初始及维持剂量应相对保守，并仔细调整剂量以避免低血糖的发生。

【药品名称】

磷酸西格列汀片（sitagliptin phosphate tablets）

【剂型与规格】

片剂：每片 25mg；50mg；100mg（以西格列汀计）。

【药理作用】

西格列汀二肽基肽酶 4（DPP-4）抑制剂，在 2 型糖尿病患者中可通过增加活性肠促胰岛激素的水平而改善血糖控制。肠促胰岛激素包括胰高糖素样多肽 –1（GLP-1）和葡萄糖依赖性促胰岛素分泌多肽（GIP），由肠道全天释放，产生降糖作用。

【适应证】

1. 单药治疗　本药配合饮食控制和运动，用于改善 2 型糖尿病患者的血糖控制。

2. 与二甲双胍联用　当单独使用盐酸二甲双胍血糖控制不佳时，可与盐酸二甲双胍联合使用，在饮食和运动的基础上改善 2 型糖尿病患者的血糖控制。

【禁忌证】

对药品中任何成分过敏者禁用。

【用法用量】

1. 单药或与二甲双胍联合治疗的推荐剂量为 100mg，每日 1 次。可与或不与食物同服。

2. 肾功能不全的患者

（1）轻度肾功能不全患者（肌酐清除率≥50mL/min，相应的血清肌酐水平大约为男性≤1.7mg/dL 和女性≤1.5mg/dL）服用本药时，不需要调整剂量。

（2）中度肾功能不全的患者（肌酐清除率≥30 至<50mL/min，相应的血清肌酐水平约为男性>1.7 至≤3.0mg/dL 和女性>1.5 至≤2.5mg/dL）服用本药时，剂量调整为50mg，每日 1 次。

（3）严重肾功能不全的患者（肌酐清除率 3.0mg/dL 和女性>2.5mg/dL）或需要血液透析或腹膜透析的终末期肾病（ESRD）患者服用本药时，剂量调整为 25mg，每日 1 次。服药时不需要考虑透析的时间。

【不良反应】

常见不良反应一般较轻且呈一过性，主要有鼻咽炎、头痛、低血糖、上呼吸道感染、腹痛、恶心、腹泻、超敏反应（如荨麻疹、血管性水肿、局部皮肤剥脱）、关节痛、肌肉痛、四肢痛、背痛等。罕见出现致命和非致命的出血性或坏死性胰腺炎、超敏反应（血管性水肿、荨麻疹、皮肤血管炎和剥脱性皮肤损害等）。

【注意事项】

1. 不得用于 1 型糖尿病患者或治疗糖尿病酮症酸中毒。

2. 存在出现包括致命和非致命的出血性和坏死性胰腺炎的风险。如出现急性胰腺炎的特征性症状：持续性的、剧烈的腹痛，则应停止使用西格列汀和其他可疑的药物。

3. 可通过肾脏排泄，开始使用本药治疗之前，建议对患者肾功能进行评估，为了使肾功能不全患者的本药血浆浓度与肾功能正常患者相似，在中度和重度肾功能不全患者，以及需要血液透析或腹膜透析的终末期肾病患者中，建议减少药物的剂量。

4. 存在出现严重超敏反应的可能，这些反应包括过敏反应、血管性水肿和剥脱性皮肤损害，包括 Stevens-Johnson 综合征。如怀疑发生超敏反应，停止使用本药。

【药品名称】

达格列净（dapagliflozin）

【剂型与规格】

片剂：每片 5mg；10mg。

【主要成分】

主要成分为达格列净。

【药理作用】

钠－葡萄糖协同转运蛋白 2（SGLT-2）表达于近端肾小管中，是负责肾小管滤过葡萄糖重吸收的主要转运体。达格列净是一种 SGLT-2 抑制剂，通过抑制 SGLT-2，减少滤过葡萄糖的重吸收，降低葡萄糖的肾阈值，从而增加尿糖排泄。

【适应证】

1. 在饮食和运动的基础上，本药可作为单药治疗用于 2 型糖尿病成人患者改善血糖控制。

2. 重要的使用限制：本药不适用于治疗 1 型糖尿病或糖尿病酮症酸中毒。

【禁忌证】

1. 严重超敏反应史者禁用。

2. 重度肾损害、终末期肾病或需要透析的患者禁用。

【用法用量】

达格列净片：

1. 推荐起始剂量为 5mg，每日 1 次，晨服，不受进食限制。对于需加强血糖控制且耐受 5mg 每日 1 次的患者，剂量可增加至 10mg 每日 1 次。

2. 血容量不足的患者　建议在开始本药治疗之前纠正这种情况。

3. 肾功能不全患者　建议在开始本药治疗之前评估肾功能情况，并在此后定期评估。eGFR 低于 60mL/（min·1.73m^{-2}）的患者不推荐使用本药治疗。轻度肾功能不全患者 eGFR≥60mL/（min·1.73m^{-2}），无须调整剂量。

4. 如果出现 eGFR 范围持续在 30～60mL/（min·1.73m^{-2}），不推荐使用。如果出现 eGFR 低于 30mL/（min·1.73m^{-2}），禁忌使用。

5. 肝功能受损患者　对于轻度、中度或重度肝功能受损患者无须调整剂量。但是，尚未在重度肝功能受损患者中具体研究本药的安全性和疗效，因此应单独评估该人群使用本药的获益风险。

【不良反应】

低血压、酮症酸中毒、急性肾损伤和肾功能损害、尿脓毒症和肾盂肾炎、与胰岛素和胰岛素促泌剂合用引起低血糖、生殖器真菌感染、低密度脂蛋白胆固醇（LDL-C）升高、膀胱癌。

【注意事项】

1. 达格列净可导致血管内体积收缩。开始治疗后会发生症状性低血压，尤其是肾功能不全患者［eGFR 低于 60mL/（min·1.73m^{-2}）］、老年患者或正在服用髓袢利尿剂的患者。治疗期间应监测低血压体征和症状。

2. 达格列净不适用于治疗 1 型糖尿病患者，可能导致酮症酸中毒，如疑似酮症酸中毒，则应停用达格列净。酮症酸中毒的治疗可能需要胰岛素、补液和碳水化合物的补充。

3．尿脓毒症和肾盂肾炎　治疗可增加尿路感染的风险。如有指征，则应评估患者的尿路感染体征和症状，并及时处理。

4．联合胰岛素或胰岛素促泌剂合用会增加低血糖的风险。因此，与达格列净合用时，应使用较低剂量的胰岛素或胰岛素促泌剂，以降低低血糖的风险

【药品名称】

胰岛素（insulin）

【剂型与规格】

常用的胰岛素药品种类见表 18-5。

表 18-5　常用的胰岛素药品种类

药物类型	剂型	规格
速效胰岛素	门冬胰岛素、赖脯胰岛素	门冬胰岛素注射剂：300U（3mL） 赖脯胰岛素注射剂：300U（3mL）
常规（短效）人胰岛素	生物合成人胰岛素	注射剂：400U（10mL）
中效胰岛素	鱼精蛋白与氯化锌的胰岛素	注射剂：400U（10mL）
长效胰岛素	甘精胰岛素、德谷胰岛素、地特胰岛素	甘精胰岛素注射剂：300U（3mL）
预混胰岛素和胰岛素类似物	门冬胰岛素 30，门冬胰岛素 50	注射剂：300U（3mL）

【主要成分】

胰岛素，或甘精胰岛素、德谷胰岛素、地特胰岛素、含有鱼精蛋白与氯化锌的胰岛素、赖脯胰岛素、门冬胰岛素。

【药理作用】

胰岛素的主要药效为降血糖，同时影响蛋白质和脂肪代谢，包括以下多方面的作用：

1．抑制肝糖原分解及糖原异生作用，减少肝输出葡萄糖。

2．促使肝摄取葡萄糖及肝糖原的合成。

3．促使肌肉和脂肪组织提取葡萄糖和氨基酸，促使蛋白质和脂肪的合成和贮存。

4．促使肝生成极低密度脂蛋白并激活脂蛋白酯酶，促使极低密度脂蛋白的分解。抑制脂肪及肌肉中蛋白质的分解，抑制酮体的生成并促进周围组织对酮体的利用。

【适应证】

补充胰岛素，替代治疗，用于糖尿病的治疗。

【禁忌证】

低血糖发作时、胰岛细胞瘤、对胰岛素过敏者禁用。

【用法用量】

对于入院行消融的患者常需密切监测血糖（晨空腹及三餐后 2 小时）。按作用特点，胰岛素（包括其类似物）分为餐时胰岛素（即短效／超短效胰岛素）、基础胰岛素（即中效／长效胰岛素）、预混胰岛素和双胰岛素类似物。

餐时胰岛素：主要作用是控制餐后血糖，包括短效人胰岛素和超短效（速效）胰岛素类似物。

短效人胰岛素和超短效胰岛素类似物（门冬胰岛素、赖脯胰岛素等）：可用于糖尿病急性并发症（糖尿病酮症酸中毒和高渗性高血糖状态）的救治。

基础胰岛素：主要作用是控制非餐时的基础血糖水平，包括中效人胰岛素、长效胰岛素和长效/超长效胰岛素类似物。

预混胰岛素：包括预混人胰岛素和预混胰岛素类似物，可以同时提供基础及餐时胰岛素。

1. 短效胰岛素（生物合成人胰岛素），可以与中效或长效胰岛素制剂联合使用。剂量应根据患者的病情个体化。个体胰岛素需要量通常为每日每千克体重 0.3 ~ 1.0U。

2. 中效胰岛素的起始剂量建议为 0.1 ~ 0.2U/（kg·d）或 10U/d，通常在睡前注射。若患者忘记注射，不建议第 2 日追加注射剂量，以减低发生低血糖风险。

3. 长效胰岛素类似物（甘精胰岛素 U100、地特胰岛素）的起始剂量更为灵活，通常为 0.1 ~ 0.2U/（kg·d）；若 HbA1c>8.0%，可从 0.2 ~ 0.3U/（kg·d）起始；若体重指数 ≥ 25kg/m^2，则可从 0.3U/（kg·d）起始。通常在睡前注射。

4. 超长效胰岛素类似物（德谷胰岛素、甘精胰岛素 U300）起始剂量建议为 0.1 ~ 0.2U/（kg·d）或 10U/d，其疗效不受给药时间点的影响，但最好每日在相同的时间点注射。

5. 其他用法：对于手术前后补液时常常需要葡萄糖与胰岛素注射液进行配比。

（1）生物合成胰岛素用于糖尿病酮症酸中毒、高血糖高渗性昏迷的治疗时，可静脉持续滴入每小时成人 4 ~ 6 单位，小儿按每小时体重 0.1 单位 /kg。

（2）对于血钾 ≥ 6.5mmol/L 的严重高钾血症，英国肾脏协会高钾血症指南推荐胰岛素 10U + 葡萄糖 25g 静脉滴注。

【不良反应】

1. 低血糖　低血糖是本药治疗中最常见的不良反应。如果胰岛素使用剂量远高于需要量，就可能发生低血糖。

2. 过敏反应　全身性过敏反应（症状可能包括全身性皮疹、瘙痒、出汗、胃肠道不适、血管神经性水肿、呼吸困难、心悸和血压下降）十分罕见，但有可能危及生命。

3. 严重的低血糖可能导致意识丧失和 / 或惊厥，以及暂时性或永久性脑损伤甚至死亡。低血糖症状通常为突然发生，可能包括出冷汗、皮肤湿冷、疲劳、紧张或颤抖、焦虑、异常疲倦或虚弱、神志不清、注意力集中困难、嗜睡、过度饥饿、视力改变、头痛、恶心和心悸。

【注意事项】

1. 糖尿病酮症酸中毒的治疗，不能选用甘精胰岛素，推荐静脉使用常规胰岛素。

2. 低血糖反应

（1）低血糖的发生时间取决于所用胰岛素的作用特性，因此可能随着治疗方案的改变而改变。由于甘精胰岛素提供了更持久的基础胰岛素，可以预测，夜间低血糖较少见，而清晨低血糖较之常见。

（2）发生低血糖症对于下列患者在临床上可能发生危险性：冠状动脉或供应脑部的血管狭窄（低血糖症可能造成心脏或脑部并发症），以及增生性视网膜病变患者，尤其是未用光凝固治疗的患者（低血糖可能引发暂时性黑矇症的危险）。应特别注意上述患者的反应，并加强血糖监测。

（3）甘精胰岛素注射液切勿静脉注射。如将平常皮下注射的药物剂量注入静脉内，可发生严重低血糖。在某注射区内，每次注射的部位必须轮换。

（4）地特胰岛素注射液不得静脉注射。应避免肌内注射。不能用于胰岛素泵。皮下注射部位可选择腹壁、大腿、上臂、三角肌区或臀部。应在同一注射区域内持续轮换注射点以避免发生脂肪代谢障碍。

（5）德谷胰岛素注射液仅供皮下注射。不得静脉注射给药、肌内注射给药、在胰岛素输注泵中使用。可于大腿、上臂或腹壁皮下注射。注射部位应始终在相同区域内轮换，以降低脂肪代谢障碍的风险。

第四节　乳腺癌消融相关药物

乳腺癌是女性常见的恶性肿瘤，其发病率在多数发达国家中居女性常见恶性肿瘤的前几位。近年来中国乳腺癌的发病率呈上升趋势。临床对乳腺癌的综合治疗方法包括外科手术切除病灶或全乳根治术、化疗、靶向治疗、内分泌治疗等。虽然热消融并非乳腺癌的一线治疗手段，但是对于高龄，无法外科手术的患者，热消融减瘤配合全身治疗往往会取得良好的效果。乳腺癌是一种激素依赖性全身性疾病，乳腺癌患者中激素受体阳性者约占70%。因此，消融术后辅助内分泌治疗在乳腺癌综合治疗中具有重要地位。常用的药物包括：他莫昔芬是在临床中使用多年的乳腺癌内分泌治疗药物；来曲唑等第3代芳香化酶抑制剂是最常见的辅助内分泌治疗药物，其他第3代芳香化酶抑制剂还包括阿那曲唑、依西美坦。由于服用阿那曲唑可能会导致乳腺癌患者发生骨代谢异常，因此依西美坦更适用于合并高甘油三酯血症或高胆固醇血症、心血管疾病等高危因素的乳腺癌患者。来曲唑是乳腺癌内分泌治疗中最常用、最经典的药物。表18-6对临床中热消融术后常用的内分泌用药进行了总结。

表 18-6　乳腺癌内分泌药物及作用机制

药物类型	代表药物	作用机制
抗雌激素类	他莫昔芬、托瑞米芬、氟维司群	通过与雌激素受体结合，阻断雌激素对其受体的作用
芳香酶抑制剂（AI）	非甾体类：来曲唑、阿那曲唑 甾体类：依西美坦	通过抑制芳香酶的活性，阻断卵巢以外组织中雄烯二酮和睾酮经芳香化作用转化成雌激素，由此达到抑制乳腺癌细胞生长、治疗肿瘤的目的。AI仅适用于绝经后患者。根据化学结构分为：非甾体类和甾体类
孕激素	甲羟孕酮、甲地孕酮	通过改变体内内分泌环境，经负反馈作用抑制垂体产生促性腺激素（LH）和促肾上腺皮质激素（ACTH），或通过孕激素受体（PR）作用于乳腺癌细胞

【药品名称】

枸橼酸他莫昔芬（tamoxifen citrate）

【剂型与规格】

片剂：每片 10mg（按他莫昔芬计）。

【药理作用】

1. 他莫昔芬为非固醇类抗雌激素药物，结构与雌激素相似，存在 Z 型和 E 型两个异构体。两者物理化学性质各异，生理活性也不同，E 型具有弱雌激素活性，Z 型则具有抗雌激素作用。

2. 如果乳癌细胞内有雌激素受体（ER），则雌激素进入肿瘤细胞内，与其结合，促使肿瘤细胞的 DNA 和 mRNA 合成，刺激肿瘤细胞生长。

3. 他莫昔芬 Z 型异构体进入细胞内，与 ER 竞争结合，形成受体复合物，阻止雌激素作用的发挥，从而抑制乳腺癌细胞的增殖。

【适应证】

1. 女性复发转移乳腺癌。

2. 乳腺癌手术后转移的辅助治疗，预防复发。

【禁忌证】

有眼底疾病者禁用。

【用法用量】

口服，每次 10mg，每日 2 次，或每次 20mg，每日 2 次。

【医嘱模板】

10mg　　口服………1 次 /d

【不良反应】

用药初期骨和肿瘤疼痛可一过性加重，继续治疗可逐渐减轻：

（1）胃肠道反应：食欲不振，恶心，呕吐，腹泻。

（2）生殖系统：月经失调，闭经，阴道出血，外阴瘙痒，子宫内膜增生，内膜息肉和内膜癌。

（3）皮肤：颜面潮红，皮疹，脱发。

（4）骨髓：偶见白细胞和血小板减少。

（5）肝功：偶见异常。

（6）眼睛：长时间（17 个月以上）大量（每日 240～320mg）使用可出现视网膜病或角膜浑浊。

【注意事项】

1. 肝功能异常者应慎用。如有骨转移，在治疗初期需定期查血钙。

2. 运动员慎用。

【介入超声用药方法】

对于具有乳腺癌手术禁忌证或者中晚期乳腺癌姑息性减瘤患者，可联合微波消融术抗肿瘤治疗，手术期间无须停药。首次用药可以在消融术后开始口服。用药剂量可以参考外科手术后的用药剂量。

【药品名称】

托瑞米芬（toremifene）

【剂型与规格】

片剂：每片 60mg。

【主要成分】

托瑞米芬。

【药理作用】

1. 托瑞米芬为他莫昔芬衍生物。可与雌激素受体结合，产生雌激素样作用、抗雌激素作用，或同时产生两种作用。作用方式主要因疗程长短、动物种类、性别及靶器官的不同而异。

2. 枸橼酸托瑞米芬与雌激素竞争性地与乳腺癌细胞质内雌激素受体相结合，阻止雌激素诱导的癌细胞 DNA 的合成及增殖。一些试验性肿瘤应用大剂量枸橼酸托瑞米芬，显示出枸橼酸托瑞米芬有非雌激素依赖的抗肿瘤作用。枸橼酸托瑞米芬的抗乳腺癌作用主要是抗雌激素作用，还可能有其他抗癌机制（改变肿瘤基因表达、分泌生长因子、诱导细胞凋亡及影响细胞动力学周期）。

【适应证】

适用于绝经后妇女雌激素受体阳性或不详的转移性乳腺癌。

【禁忌证】

1. 患有子宫内膜增生症或严重肝衰竭患者禁止长期服用。

2. 过敏者禁用。

【用法用量】

每日 1 次，每次 60mg。肾功能损害者无须调整剂量，肝功能损伤患者慎用。

【医嘱模板】

60mg　　　口服 ………1 次 /d

【不良反应】

1. 常见的不良反应为面部潮红、多汗、阴道出血、白带、疲劳、恶心、皮疹、瘙痒、头晕及抑制。这些不良反应通常很轻微，主要是因为托瑞米芬的激素样作用。

2. 血栓栓塞事件包括深静脉栓塞及肺栓塞。

3. 治疗中可有转氨酶升高，在非常罕见情形下可出现严重肝功能异常（黄疸）。

4. 有极少数骨转移患者用药初期出现高钙血症。

5. 由于药物本身具有雌激素作用，在治疗期间可发生子宫内膜增厚，患子宫内膜增生、内膜息肉及内膜肿瘤的风险增高。

6. 绝经后乳癌患者应用枸橼酸托瑞米芬后引致血清总胆固醇和低密度脂蛋白（LDL）中度下降。

【注意事项】

1. 骨转移患者在治疗开始时可能出现高钙血症，对此类患者需密切监测。

2. 有严重血栓栓塞史的患者一般不宜服用本药进行治疗。

3. 目前临床上尚无系统性数据用于不稳定的糖尿病、心脏射血功能降低或心衰患者。

4. 对非代偿性心功能不全或严重心绞痛患者，服用后需密切监测。

5. 治疗前应严格检查是否已患有子宫内膜异常。服药期间最少每年进行 1 次盆腔超声检查。患子宫内膜癌的高危患者［高血压、糖尿病、肥胖高体重指数（30）患者］或有雌激素替代治疗史的患者用药期间应严密监测。

【药品名称】

　　来曲唑（letrozol）

【剂型与规格】

　　片剂：每片 2.5mg。

【主要成分】

　　来曲唑。

【药理作用】

　　乳腺肿瘤组织的生长是通过雌激素刺激或维持。治疗乳腺癌被认为是激素应答，来曲唑是一种非甾体类的竞争性的芳香化酶系抑制剂，它通过抑制雄激素向雌激素的转化，来抑制乳腺癌生长。

【适应证】

　　1. 用于绝经后早期乳腺癌患者的辅助治疗，此类患者雌激素或孕激素受体阳性。

　　2. 对已经接受他莫昔芬辅助治疗 5 年、绝经后早期乳腺癌患者的辅助治疗，此类患者雌激素或孕激素受体阳性。

　　3. 治疗绝经后、雌激素受体阳性、孕激素受体阳性或受体状况不明的晚期乳腺癌患者，这些患者应为自然绝经或人工诱导绝经。

【禁忌证】

　　1. 对活性药物和 / 或任意一种赋形剂过敏的患者。

　　2. 绝经前、妊娠期、哺乳期妇女。

【用法用量】

　　1. 推荐剂量为 2.5mg，每日 1 次。

　　2. 作为辅助治疗时，应服用 5 年或直到病情复发（以先发生为准）。在来曲唑对比他莫昔芬作为辅助治疗的大型关键研究中发现，这两种药物序贯给药与来曲唑持续用药 5 年相比，疗效或安全性方面并无优势。

　　3. 对于已经接受他莫昔芬辅助治疗 5 年的患者，应连续服用直到病情复发。对于转移性疾病患者，治疗应持续到证实肿瘤出现进展时为止。

　　4. 应口服，饭前饭后皆可，因为食物对其吸收程度没有影响。

　　5. 特殊人群

　　（1）肝功能受损：对于轻到中度肝功能受损（Child-Pugh 评分 A 或 B）的患者，无须调整剂量。重度肝功能受损（Child-Pugh 评分 C）患者的数据不充分，但这些患者如需使用，应在密切监测下用药。

　　（2）肾功能受损：对于肾功能受损但肌酐清除率（CLcr）≥10mL/min 的患者，无须调整剂量。肾功能受损且 CLcr<10mL/min 的患者的数据不充分。

【医嘱模板】

　　2.5 ~ 5mg　　　口服·········1 次 /d

【不良反应】

1. 代谢和营养失调　高胆固醇血症，食欲下降，食欲增加。
2. 神经系统异常　头痛、头晕、眩晕。
3. 心脏系统异常　心悸。
4. 血管系统异常　潮红，高血压。
5. 胃肠道异常　恶心，呕吐，消化不良，便秘，腹泻、腹痛。
6. 皮肤及皮下组织异常　多汗，脱发，皮肤干燥，皮疹（包括红斑、斑丘疹、银屑样皮疹和水疱疹）。
7. 肌肉及结缔组织异常　关节痛、肌痛、骨痛、骨质疏松、骨折、关节炎、背痛。
8. 生殖系统和乳腺异常　阴道出血。
9. 全身异常　疲劳（包括乏力、不适），外周水肿、胸痛。
10. 体重增加。

【注意事项】

1. 月经状态　对于绝经状态不明确的患者，治疗前应检测促黄体激素（LH）、促卵泡激素（FSH）和 / 或雌激素水平。只有确认绝经后内分泌状态的女性才能接受本药治疗。

2. 生育力　来曲唑的药理学作用是通过抑制芳香酶来降低雌激素的产生。在绝经前的女性中，抑制雌激素合成会导致促性腺激素（LH、FSH）水平升高。FSH 升高会刺激卵泡生长，从而导致排卵。

3. 骨骼影响　建议在治疗期间监测全身骨骼健康。

4. 肾功能受损　没有在肌酐清除率＜10mL/min 的女性中使用过来曲唑，在这些患者中应谨慎权衡本药治疗可能的益处及潜在的危险性。

5. 肝功能受损　重度肝功能受损（Child-Pugh 评分 C）的患者中，其全身药物浓度和药物的终末半衰期接近健康志愿者的 2 倍，因此应对这些患者严密观察。

【药品名称】

阿那曲唑（anastrozole）

【剂型与规格】

片剂：每片 1mg。

【药理作用】

1. 本药为高效、高选择性非甾体类芳香化酶抑制剂。绝经后妇女雌二醇的主要来源为雄烯二酮在外周组织中的芳香化酶复合物的作用下转化为雌酮，雌酮随后转化为雌二醇。减少循环中的雌二醇水平证明有利于乳腺癌妇女。高度灵敏的分析试验显示，绝经后妇女每日服用 1mg 阿那曲唑可以降低 80% 以上的雌二醇水平。

2. 没有孕激素样、雄激素样及雌激素样活性。

3. 在 ACTH 激发试验之前或之后进行测定，每日用量达 10mg 仍不影响皮质醇或醛固酮的分泌。因此服用本药时无须补充皮质激素。

4. 如同所有治疗决定一样，乳腺癌妇女及其医师应评估治疗的相对获益和风险。

5. 当与他莫昔芬联合使用时，无论激素受体状态如何，其疗效和安全性与单独使用他莫昔芬相似。其确切的机制尚不清楚，但不认为是本药降低了抑制雌二醇的程度引起的。

【适应证】

用于绝经后妇女的晚期乳腺癌的治疗，同时也可以在微波消融术后使用。对雌激素受体阴性的患者，若其对他莫昔芬呈现阳性的临床反应，可考虑使用。

【禁忌证】

1. 绝经前妇女。

2. 怀孕或哺乳期妇女。

3. 严重肾功能损害的患者（肌酐清除率小于 20mL/min）。

4. 中到重度肝病患者。

5. 已知对阿那曲唑或任何组分过敏的患者。

6. 其他含有雌激素的疗法可降低本药的药理作用，所以禁止与本药伍用。合并使用他莫昔芬治疗（见药物相互作用）。

【用法用量】

1. 成人（包括老年人）口服，每日 1 次，每次 1 片。

2. 儿童　本药不推荐儿童服用。

3. 肾功能损害　轻度至中度肾功能损害患者不用调整剂量。

4. 肝功能损害　轻度肝功能损害患者不用调整剂量。

5. 对于早期乳腺癌，推荐的疗程为 5 年。

【医嘱模板】

1mg　　口服 ………1 次 /d

【不良反应】

1. 多见（≥10%）血管系统：潮热，通常为轻到中度。

2. 常见（≥1%，<10%）一般情况：衰弱，通常为轻到中度。肌肉骨骼、结缔组织和骨：关节疼痛 / 僵直，通常为轻到中度。生殖系统和乳腺：阴道干燥，通常为轻到中度。皮肤和皮下组织：毛发稀疏，通常为轻到中度；皮疹，通常为轻到中度。胃肠道：恶心，通常为轻到中度，腹泻通常为轻到中度。神经系统：头痛，通常为轻到中度。腕管综合征。肝胆系统：碱性磷酸酶、谷丙转氨酶和谷草转氨酶升高。

【注意事项】

1. 对于激素状态有怀疑的患者，应通过生化检查的方法确定是否绝经（自然绝经或人工绝经）。

2. 由于药物本身降低了循环中雌激素的水平，伴有骨质疏松或潜在的骨质疏松风险的妇女，应当在治疗开始以后定期进行正规的骨密度检查，如 DEXA 扫描。应当在适当的时间开始骨质疏松的治疗或预防，并进行仔细的监测。

3. 在 ATAC 试验中，与接受他莫昔芬治疗的患者相比，有更多接受阿那曲唑治疗的患者报告血清胆固醇升高（阿那曲唑治疗组为 9%，他莫昔芬治疗组为 3.5%）。

4. 对驾驶和机械操作能力的影响：本药不太可能影响患者驾驶和机械操作的能力，但曾有乏力和嗜睡的报告，在上述症状持续出现于驾车和操作机械时，应特别注意。

【药品名称】

依西美坦（exemestane）

【主要成分】

主要成分为依西美坦。

【剂型与规格】

片剂：每片 25mg。胶囊：每粒 25mg。

【药理作用】

乳腺癌细胞的生长可依赖于雌激素的存在，女性绝经期后循环中的雌激素（雌酮和雌二醇）主要由外周组织中的芳香酶将肾上腺和卵巢中的雄激素（雄烯二酮和睾酮）转化而来。通过抑制芳香酶来阻止雌激素生成是一种有效的选择性治疗绝经后激素依赖性乳腺癌的方法。依西美坦为一种不可逆性甾体芳香酶灭活剂，结构上与该酶的自然底物雄烯二酮相似，为芳香酶的伪底物，可通过不可逆地与该酶的活性位点结合而使其失活（该作用也称"自毁性抑制"），从而明显降低绝经妇女血液循环中的雌激素水平，但对肾上腺中皮质类固醇和醛固醇的生物合成无明显影响。

【适应证】

1. 经他莫昔芬辅助治疗 2 ~ 3 年后，绝经后雌激素受体阳性的妇女的早期浸润性乳腺癌的辅助治疗，直至完成总共 5 年的辅助内分泌治疗。

2. 经他莫昔芬治疗后，其病情仍有进展的自然或人工绝经后妇女的晚期乳腺癌。

【禁忌证】

禁用于已知对药物活性成分或任何辅料过敏者，以及绝经前和妊娠或哺乳期妇女。

【用法用量】

治疗早期和晚期乳腺癌患者的推荐剂量为 25mg，1 日 1 次，饭后口服。轻度肝肾功能不全者无须调整给药剂量。可以在微波消融术后维持原剂量服用。

【医嘱模板】

25mg　　　口服………1 次 /d

【不良反应】

最常报告的不良反应为轻度至中度潮热（22%）、关节痛（18%）、疲劳（16%）、头痛（13.1%）、失眠（12.4%）和出汗增多（11.8%）。多数不良反应是由于雌激素生成被阻断后而产生的正常药理学反应（如潮热）。

【注意事项】

1. 不适用于内分泌状态为绝经前的女性。因此，如临床允许，应进行 LH、FSH 和雌二醇水平的检测，以确定是否处于绝经后状态。也不应与含有雌激素的药物联合使用，此类药物将影响其药理作用。

2. 有肝功能或肾功能损害的患者应慎用。

3. 由于依西美坦是强降低雌激素的药物，治疗后已观察到骨密度降低和增加的骨折率。依西美坦用于辅助治疗时，患有骨质疏松症或有骨质疏松风险的女性，在治疗开始时应采用骨密度测量法对骨矿物质密度进行正规检查。监测患者的骨密度损失，并在需要时进行治疗。

4. 因为早期乳腺癌妇女中相关的维生素 D 严重缺乏极其普遍，应该在开始芳香酶抑制剂治疗前考虑进行 25 羟基维生素 D 水平的例行评估。维生素 D 缺乏的妇女应接受维生素 D 补充剂。

5. 不适用于治疗绝经前的乳腺癌患者。

6．不应将依西美坦与其他含雌激素的药物联合使用，这将会降低其药理作用。

【药品名称】

氟维司群（fulvestrant）

【剂型与规格】

注射剂：每支 0.25g（5mL）。

【药理作用】

氟维司群为竞争性的雌激素受体拮抗剂，其亲合力与雌二醇相似。氟维司群阻断了雌激素的营养作用而本身没有任何部分激动（雌激素样）作用。其作用机制与下调雌激素受体（ER）蛋白水平有关。体外研究证实，氟维司群是他莫昔芬耐药和雌激素敏感的人乳腺癌生长的可逆性抑制剂。

【适应证】

可用于在抗雌激素辅助治疗后或治疗过程中复发的，或是在抗雌激素治疗中进展的绝经后（包括自然绝经和人工绝经）雌激素受体阳性的局部晚期或转移性乳腺癌。可以联合乳腺病灶微波消融治疗。

【禁忌证】

1．已知对本药活性成分或任何辅料过敏的患者。

2．孕妇及哺乳期妇女。

3．对于乳腺癌肝转移微波消融术后出现严重肝功能损害的患者暂停使用。

4．含苯甲醇，禁止用于儿童肌内注射。

【用法用量】

氟维司群注射液：

1．成年女性（包括老年妇女） 推荐剂量为每月给药 1 次，1 次 250mg。尚缺乏更高剂量下中国患者使用的安全有效性信息。

2．儿童及青少年 因尚未确定在儿童及青少年中的安全性和有效性，故不推荐在该年龄层中使用。

3．肾功能损害的患者 对于轻度至中度肾功能损害的患者（肌酐清除率≥30mL/min），无须调整剂量。严重肾功能损害的患者（肌酐清除率<30mL/min）慎用。

4．肝功能损害的患者 对于轻度至中度肝功能损害的患者，无须调整剂量。但由于在这些患者中氟维司群的暴露可能增加，故应慎用。

5．使用方法 臀部缓慢肌内注射。

【医嘱模板】

生理盐水　　　　100mL

氟维司群　　　　500mg ⋯⋯ 静脉注射　1 次 / 月

【不良反应】

1．十分常见（≥10%） 虚弱无力、肝酶升高、恶心。

2．常见（≥1%～<10%） 潮热、呕吐、腹泻、厌食、皮疹、泌尿道感染、过敏反应、胆红素升高、头痛、背痛。

3．偶见（≥0.1%～<1%） 肝衰竭、肝炎、γ-GT 升高。

【注意事项】

1. 轻度至中度肝功能损害的患者应慎用。

2. 严重肾功能损害的患者应慎用（肌酐清除率<30mL/min）。

3. 考虑到的给药途径为肌内注射，有出血体质或血小板减少症或正在接受抗凝剂治疗的患者应慎用本药。

4. 晚期乳腺癌妇女中常见血栓栓塞发生，这在临床研究中也被观察到。当给予高危患者本药治疗时应考虑到这一点。

5. 考虑到氟维司群的作用机制，会有发生骨质疏松症的潜在危险。

【药品名称】

甲羟孕酮（medroxy progesterone）

【剂型与规格】

片剂：每片 2mg；4mg；10mg；250mg；500mg。分散片：每片 0.1g。注射剂：每支 0.15g（1mL）。

【主要成分】

主要成分为甲羟孕酮。

【药理作用】

本药为作用较强的孕激素衍生物，通过多年的实验和临床研究证明本类制剂可有双重作用，并与剂量相关。

1. 通过负反馈作用抑制垂体前叶，使促黄体激素（LH）、促肾上腺皮质激素（ALTH）及其他生长因子的产生受到抑制。

2. 高剂量时对敏感细胞具有直接细胞毒作用。主要通过使细胞内的雌激素受体（ER）不能更新，抵消雌激素的促进肿瘤细胞生长的效应，而在耐药的细胞则无此种作用。对子宫内膜癌病理检查可看到染色体的损伤。

3. 还可通过增强 E_2- 脱氧酶的活性从而降低细胞内雌激素的水平，诱导肝 5α 还原酶使雄激素不能转变为雌激素等。

【适应证】

用于肾癌、乳腺癌、子宫内膜癌、前列腺癌，也可用于月经不调、功能性子宫出血、子宫内膜异位症。

【禁忌证】

1. 对醋酸甲羟孕酮及其辅料过敏者。

2. 在血栓性静脉炎、血栓栓塞性疾病、严重肝功能不全、流产、骨转移肿瘤患者中可能出现高钙血症、原因不明的子宫出血。乳腺癌诊断可疑或早期乳腺癌。

3. 妊娠妇女。

【用法用量】

醋酸甲羟孕酮片、醋酸甲羟孕酮分散片：

口服。本药需在有经验医生指导下使用。

1. 功能性闭经 1 日 4~8mg，连服 5~10 日。

2. 子宫内膜癌、前列腺癌及肾癌等激素依赖性肿瘤 一般 1 次 100mg，1 日 3 次，每日 100～500mg；或 1 次口服 500mg，每日 1～2 次，作为肌内注射后的维持量。

3. 乳腺癌　推荐每日 500～1 500mg，甚至每日高达 2g（大剂量可分成每日 2～3 次用药）。

醋酸甲羟孕酮注射液：

1. 避孕　醋酸甲羟孕酮注射液每 3 个月 150mg 深部肌内注射（IM）1 次。为保证育龄妇女于首次给药时未怀孕，推荐于正常月经周期的前 5 日注射；产妇如不是母乳喂养，于产后 5 日内注射；如母乳喂养，于产后 6 周或之后注射。如果肌内注射间隔大于 13 周，则应在下次 IM 前除外妊娠。当从其他避孕方法转为使用本药时，依据两种方法的作用机制确保连续避孕覆盖的方式给药（如从口服避孕药转换的患者应在服用最后 1 次活性药片后 7 日内完成首次醋酸甲羟孕酮的注射）。

2. 子宫内膜异位症　醋酸甲羟孕酮注射液每周 50mg 或每 2 周 100mg 肌内注射 1 次，至少进行 6 个月的疗程。

3. 绝经期血管舒缩症状　醋酸甲羟孕酮注射液每 3 个月 150mg 深部肌内注射 1 次。

4. 子宫内膜癌和肾癌　醋酸甲羟孕酮注射液初始剂量为每周肌内注射 400～1 000mg，如果数周或数月内病情改善并稳定，则每月至少 400mg 注射可维持病情的改善。

5. 乳腺癌　醋酸甲羟孕酮注射液肌内注射初始剂量每日 500～1 000mg，持续 28 日；然后采用维持剂量，每周 2 次，每次 500mg，直至缓解。

【医嘱模板】

500～1 500mg　　口服·········3 次 /d

【不良反应】

醋酸甲羟孕酮片、醋酸甲羟孕酮分散片：

1. 乳房胀痛、溢乳、阴道出血、月经失调、闭经、宫颈糜烂、宫颈分泌异常。

2. 肾上腺皮质醇作用，满月脸、类库欣综合征、体重改变、雄激素样作用、手颤、出汗、夜间小腿疼痛，偶有阻塞性黄疸。

【注意事项】

1. 肝、肾功能不全者慎用。

2. 本药可引起凝血功能异常，所以栓塞性疾病或在应用过程中有血栓形成的征象如头痛、视力障碍等应立即停药。

3. 药代动力学。口服吸收良好，血药浓度峰值较高，但持续时间较短。肌内注射时血药浓度峰值低于口服，但持续时间较长。本药的血浆蛋白结合率为 90%～95%。可通过血脑屏障，可经乳汁分泌。肌内注射后的消除半衰期为 6 周。

【药品名称】

甲地孕酮（megestrol）

【剂型与规格】

片剂：每片 1mg；2mg；4mg；160mg。分散片：每片 160mg。胶囊：每粒 0.08g；0.16g。软胶囊：每粒 40mg。

【主要成分】

主要成分为甲地孕酮。

【药理作用】

本药为半合成孕激素衍生物，对激素依赖性肿瘤有一定的抑制作用。其作用机制与甲孕酮相同，可能是通过对垂体促性腺激素分泌的影响，控制卵巢滤泡的发育及生长，从而减少雌激素的产生。作用于雌激素受体，阻止其合成和重新利用，干扰其与雌激素的结合，抑制瘤细胞生长。此外，还可拮抗糖皮质激素受体，干扰类固醇激素受体与细胞生长分化相关的调节蛋白间的相互作用。

【适应证】

本药用于激素依赖性肿瘤的姑息治疗，包括子宫内膜癌和乳腺癌。

【禁忌证】

1. 对本药过敏者禁用。

2. 对伴有严重血栓性静脉炎、血栓栓塞性疾病、严重肝功能损害和因骨转移产生的高钙血症患者禁用。

【用法用量】

本药不同剂型、不同规格的用法用量可能存在差异，请阅读具体药物说明书使用，或遵医嘱。

1. 治疗闭经，一次 4mg，一日 2~3 次，连服 2~3 日，停药 2~7 日，即有撤退性出血。

2. 治疗功能性出血，一次 4mg，每 8 小时一次，每 3 日减量一次，减量不超过原剂量的 1/2，直至每日维持量 4mg，共 20 日。

3. 治疗子宫内膜异位症，一次 4mg，一日 2 次，连服 7 日后改为每日 3 次，每次 4mg，7 日后再改为每日 2 次，每次 8mg，再服 7 日，然后增至每日 20mg，6 周为一疗程。

4. 乳腺癌，一次 40mg，一日 4 次，一日量 160mg，连续 2 个月。

5. 子宫内膜癌，一次 10~80mg，一日 4 次，一日量 40~320mg，连续 2 个月。

【医嘱模板】

160mg　　口服 ………1 次 /d

【不良反应】

1. 与其他孕酮类药物相似，但一般较轻。

2. 可能出现乳房痛、溢乳，闭经、子宫颈糜烂或子宫颈分泌改变，以及男性乳房女性化。

3. 精神方面　神经质、失眠、嗜睡、疲累、头晕。

4. 皮肤与黏膜　过敏反应包括瘙痒、麻疹、血管神经性水肿至全身性皮疹及无防御性反应等曾被报告。少数病例有痤疮、秃头或多毛的报告。

5. 胃肠　恶心及消化不良，尤其会发生在较大剂量。亦可能产生类似肾上腺皮质醇反应及高血钙反应，偶有阻塞性黄疸的报道。

【注意事项】

1. 对接受本药治疗的患者应进行常规的密切监测，对未控制的糖尿病及高血压患者需小心使用。

2. 不主张用于乳腺癌的术后辅助治疗。

3. 禁用于妊娠诊断试验。

【药品名称】

　　托瑞米芬（toremifene）

【剂型与规格】

　　片剂：每片 40mg（按托瑞米芬计）。

【主要成分】

　　枸橼酸托瑞米芬片：白色或类白色片。

【药理作用】

　　1. 本药与使肾排泄钙减少的药物如噻嗪类药物合用后有使高钙血症增加的危险。

　　2. 酶诱导剂如苯巴比妥、苯妥英钠和卡马西平可增加本药的代谢率，使其在血清中达稳态时的浓度下降，出现这种情况时应将本药的日剂量加倍。

　　3. 已知抗雌激素药物与华法林类抗凝药合用后可导致出血时间过度延长，因此本药应避免与上述药物合用。

　　4. 本药主要通过 CYP3A 酶系统进行代谢，因此 CYP3A 酶系统抑制剂如酮康唑及类似的抗真菌药、红霉素及三乙酰夹竹桃霉素在理论上抑制本药的代谢，故本药与此类药物合用时需慎重。

【适应证】

　　适用于绝经后妇女雌激素受体阳性或不详的转移性乳腺癌。

【禁忌证】

　　1. 患有子宫内膜增生症或严重肝衰竭患者禁止长期服用。

　　2. 过敏者禁用。

【用法用量】

　　推荐剂量为每日 1 次，每次 60mg，肾功能损害者无须调整剂量，肝功能损伤患者慎用本品。

【医嘱模板】

　　60mg　　　口服………1 次 /d

【不良反应】

　　常见的不良反应为面部潮红、多汗、阴道出血、白带、疲劳、恶心、皮疹、瘙痒、头晕及抑制。这些不良反应通常很轻微，主要因为托瑞米芬的激素样作用。

【注意事项】

　　1. 骨转移患者在治疗开始时可能出现高钙血症，对此类患者需密切监测。

　　2. 有严重的血栓栓塞史患者一般不服用本药进行治疗。

　　3. 目前临床上尚无系统性数据用于不稳定的糖尿病、严重功能状况改变或心衰患者。

　　4. 对非代偿性心功能不全或严重心绞痛患者，服用本药后需密切监测。

　　5. 治疗前应严格检查是否已预先患有子宫内膜异常。之后最少每年进行 1 次妇科检查。附加子宫内膜癌风险患者，例如高血压或糖尿病患者，或肥胖高体重指数（30）患者，或有用雌激素替代治疗史的患者，应严密监测。

第五节　其他内分泌治疗药物

　　激素类药物也是介入超声中的常用药品，是手术室和病房中的常备药品，用以危急时刻的急救。同时由于激素的强大抗炎作用，激素类药物常作为输血、化疗、不良反应发生时的辅助用药。（表 18-7）

表 18-7　其他内分泌治疗药物

药物类型	药物名称	特性
短效	氢化可的松（内源性）	（1）具有糖和盐皮质激素活性，因此适用于生理性替代治疗，但用于抗炎治疗时，水钠潴留不良反应明显 （2）此类剂型结合球蛋白的能力强，游离激素水平较低，对下丘脑－垂体－肾上腺轴的危害较轻
中效	泼尼松龙（外源性） 甲泼尼松龙（外源性）	（1）加强了抗炎作用，降低了水钠潴留，并且作用时间延长，为中效制剂 （2）是治疗自身免疫性疾病的主要剂型。其中泼尼松龙（强的松龙）较强的松更适用于肝功能障碍患者
长效	地塞米松（外源性）	（1）外源性的倍他米松和地塞米松更加强化抗炎作用，进一步降低了水钠潴留，并且作用时间更长，为长效制剂 （2）HPA 轴抑制作用长而强，不宜长期使用，只适合短期使用，因此不适用于治疗慢性的自身免疫性疾病。倍他米松和地塞米松都可安全地用于肝功能障碍患者

【药品名称】
　　氢化可的松（hydrocortisone）
【剂型与规格】
　　氢化可的松片：每片 20mg。醋酸氢化可的松片：每片 20mg。氢化可的松注射液：每支 10mg（2mL）；25mg（5mL）；50mg（10mL）；100mg（20mL）。醋酸氢化可的松注射液：每支 25mg（1mL）；125mg（5mL）。
【主要成分】
　　主要成分氢化可的松。
【药理作用】
　　肾上腺皮质激素类药物。超生理量的糖皮质激素具有抗炎、抗过敏和抑制免疫等多种药理作用。
　　1. 抗炎作用　糖皮质激素减轻和防止组织对炎症的反应，从而减轻炎症的表现。
　　2. 免疫抑制作用　防止或抑制细胞中介的免疫反应、延迟性的过敏反应，并减轻原发免疫反应的扩展。
　　3. 抗毒、抗休克作用　糖皮质激素能对抗细菌内毒素对机体的刺激反应，减轻细胞损伤，发挥保护机体的作用。

【适应证】

氢化可的松片：用于肾上腺皮质功能减退症的替代治疗及先天性肾上腺皮质功能增生症的治疗，也可用于类风湿性关节炎、风湿性发热、痛风、支气管哮喘、过敏性疾病，并可用于严重感染和抗休克治疗等。

醋酸氢化可的松片/氢化可的松软膏/醋酸氢化可的松乳膏/丁酸氢化可的松乳膏：用于过敏性、非感染性皮肤病和一些增生性皮肤疾患，如皮炎、湿疹、神经性皮炎、脂溢性皮炎及瘙痒症。

氢化可的松注射液：用于肾上腺皮质功能减退症及垂体功能减退症，也用于过敏性和炎症性疾病，抢救危重中毒性感染。

【禁忌证】

1. 对本药及其他甾体激素过敏者禁用。

2. 下列疾病患者一般不宜使用，特殊情况应权衡利弊使用，但应注意病情恶化可能：严重的精神病（过去或现在）和癫痫，活动性消化性溃疡病，新近胃肠吻合手术，骨折，创伤修复期，角膜溃疡，肾上腺皮质功能亢进症，高血压，糖尿病，孕妇，抗菌药物不能控制的感染如水痘、麻疹、霉菌感染、较重的骨质疏松等。

【用法用量】

氢化可的松片： 口服，治疗成人肾上腺皮质功能减退症，每日剂量20～30mg，清晨服2/3，午餐后服1/3。有应激情况时，应适当加量，可增至每日80mg，分次服用。小儿的治疗剂量为按体表面积每日20～25mg/m²，分3次，每小时服1次。

氢化可的松注射液： 肌内注射1日20～40mg，静脉滴注1次100mg，1日1次。临用前加25倍的氯化钠注射液或5%葡萄糖注射液500mL稀释后静脉滴注，同时加用维生素C 0.5～1g。

醋酸氢化可的松片： 口服，1日20～30mg，清晨服2/3，午餐后服1/3，在应激状况时，应适当加量，可增至1日80mg，分次服用。小儿的治疗剂量1日20～25mg/m²，分3次服用。

醋酸氢化可的松注射液： 肌内注射，1日20～40mg。

【不良反应】

在应用生理剂量替代治疗时无明显不良反应，不良反应多发生在应用药理剂量时，而且与疗程、剂量、用法及给药途径等有密切关系。常见不良反应有以下几类：

1. 长程使用可引起以下副作用：医源性库欣综合征面容和体态、体重增加、下肢浮肿、紫纹、易出血倾向、创口愈合不良、痤疮、月经紊乱、肱或股骨头缺血性坏死、骨质疏松及骨折（包括脊椎压缩性骨折、长骨病理性骨折）、肌无力、肌萎缩、低血钾综合征、胃肠道刺激（恶心、呕吐）、胰腺炎、消化性溃疡或穿孔。

2. 患者可出现精神症状：欣快感、激动、谵妄、不安、定向力障碍，也可表现为抑制。精神症状尤易发生于患慢性消耗性疾病的人及以往有过精神不正常者。

3. 并发感染为肾上腺皮质激素的主要不良反应，以真菌、结核菌、葡萄球菌、变形杆菌、铜绿假单胞菌和各种疱疹病毒为主。

4. 糖皮质激素停药综合征。有时患者在停药后出现头晕、昏厥倾向、腹痛或背痛、低热、食欲减退、恶心、呕吐、肌肉或关节疼痛、头疼、乏力等。

5. 眼用制剂，可诱发真菌性眼睑炎、上皮性角膜炎、青光眼，频繁长期使用也可出现全身不良反应。

【注意事项】

1. 诱发感染　肾上腺皮质激素功能减退患者易发生感染。在激素作用下，原来已被控制的感染可活动起来，最常见者为结核感染复发。在某些感染应用激素可减轻组织的破坏、减少渗出、减轻感染中毒症状，但必须同时用有效的抗生素治疗，密切观察病情变化，在短期用药后，即应迅速减量、停药。

2. 对诊断的干扰

（1）对外周血象的影响为淋巴细胞、真核细胞及嗜酸、嗜碱性细胞数下降，多核白细胞和血小板增加，后者也可下降，因此当介入术后出现高热寒战时，应先行抽血，然后再进行激素干预。

（2）糖皮质激素可使血糖、血胆固醇和血脂肪酸、血钠水平升高，使血钙、血钾下降。

（3）长期大剂量服用糖皮质激素可使皮肤试验结果呈假阴性，如结核菌素试验、组织胞浆菌素试验和过敏反应皮试等。

3. 下列情况应慎用：心脏病或急性心力衰竭、糖尿病、憩室炎、情绪不稳定和有精神病倾向、全身性真菌感染、青光眼、肝功能损害、眼单纯性疱疹、高脂蛋白血症、高血压、甲减（此时糖皮质激素作用增强）、重症肌无力、骨质疏松、胃溃疡、胃炎或食管炎、肾功能损害或结石、结核病等。

【药品名称】

泼尼松龙（prednisolone）

【剂型与规格】

片剂：每片 5mg。

【主要成分】

主要成分泼尼松龙。

【药理作用】

肾上腺皮质激素类药物。超生理量的糖皮质激素具有抗炎、抗过敏和抑制免疫等多种药理作用。

1. 抗炎作用　糖皮质激素减轻和防止组织对炎症的反应，从而减轻炎症的表现。

2. 免疫抑制作用　防止或抑制细胞中介的免疫反应、延迟性的过敏反应，减少 T 淋巴细胞、单核细胞嗜酸性细胞的数目，降低免疫球蛋白与细胞表面受体的结合能力，并抑制白介素的合成与释放，从而降低 T 细胞向淋巴母细胞转化，并减轻原发免疫反应的扩展。

3. 抗毒、抗休克作用　糖皮质激素能对抗细菌内毒素对机体的刺激反应，减轻细胞损伤，发挥保护机体的作用。

【适应证】

本药适用于过敏性与自身免疫性炎症性疾病，胶源性疾病，如风湿病、类风湿性关节炎、红斑狼疮、严重支气管哮喘、肾病综合征、血小板减少性紫癜、颗粒细胞减少症、急性淋巴性白血病、各种肾上腺皮质功能不足症、剥脱性皮炎、天疱疮、神经性皮炎、湿疹等。

【禁忌证】

1. 对本药及其他甾体激素过敏者禁用。

2. 下列疾病患者一般不宜使用，特殊情况应权衡利弊使用，但应注意病情恶化可能：全身性真菌感染严重的精神病（过去或现在）和癫痫，活动性消化性溃疡病，新近胃肠吻合手术，骨折，创伤修复期，角膜溃疡，肾上腺皮质功能亢进症，高血压，糖尿病，孕妇，抗菌药物不能控制的感染如水痘、麻疹、霉菌感染、较重的骨质疏松症等。

【用法用量】

泼尼松龙片：治疗过敏性、炎症性疾病，成人开始每日量按病情轻重缓急 15~40mg，需用时可用到 60mg，或每日 0.5~1mg/kg，发热患者分 3 次服用，体温正常者每日晨起 1 次顿服。病情稳定后应逐渐减量，维持量 5~10mg，视病情而定。

【不良反应】

糖皮质激素在应用生理剂量替代治疗时无明显不良反应，不良反应多发生在应用药理剂量时，而且与疗程、剂量、用法及给药途径等有密切关系。常见不良反应有以下几类：

1. 长程使用可引起以下副作用：医源性库欣综合征面容和体态、体重增加、下肢浮肿、紫纹、易出血倾向、创口愈合不良、痤疮、月经紊乱、肱或股骨头缺血性坏死、骨质疏松及骨折（包括脊椎压缩性骨折、长骨病理性骨折）、肌无力、肌萎缩、低血钾综合征、胃肠道刺激（恶心、呕吐）、胰腺炎、消化性溃疡或穿孔、儿童生长受到抑制、青光眼、白内障、良性颅内压升高综合征、糖耐量减退和糖尿病加重。

2. 患者可出现精神症状：欣快感、激动、谵妄、不安、定向力障碍，也可表现为抑制。精神症状易发生于患慢性消耗性疾病的人及以往有过精神不正常者。

3. 并发感染为肾上腺皮质激素的主要不良反应。以真菌、结核菌、葡萄球菌、变形杆菌、铜绿假单胞菌和各种疱疹病毒为主。

4. 糖皮质激素停药综合征。有时患者在停药后出现头晕、昏厥倾向、腹痛或背痛、低热、食欲减退、恶心、呕吐、肌肉或关节疼痛、头疼、乏力、软弱，经仔细检查如能排除肾上腺皮质功能减退和原来疾病的复燃，则可考虑为对糖皮质激素的依赖综合征。

【注意事项】

1. 诱发感染　在激素作用下，原来已被控制的感染可活动起来，最常见者为结核感染复发。在某些感染时应用激素可减轻组织的破坏、减少渗出、减轻感染中毒症状，但必须同时用有效的抗生素治疗，密切观察病情变化，在短期用药后，即应迅速减量、停药。

2. 对诊断的干扰

（1）糖皮质激素可使血糖、血胆固醇和血脂肪酸、血钠水平升高，使血钙、血钾下降。

（2）对外周血象的影响为淋巴细胞、真核细胞及嗜酸性细胞、嗜碱性细胞数下降，多核粒细胞和血小板增加，后者也可下降。

（3）长期大剂量服用糖皮质激素可使皮肤试验结果呈假阴性，如结核菌素试验、组织胞浆菌素试验和过敏反应皮试等。

（4）还可使甲状腺 ^{131}I 摄取率下降，减弱促甲状腺激素（TSH）对 TSH 释放素（TRH）刺激的反应，使 TRH 兴奋试验结果呈假阳性。干扰促黄体生成素释放素（LHRH）兴奋试验的结果。

（5）使同位素脑和骨显象减弱或稀疏。

3．下列情况应慎用：心脏病或急性心力衰竭、糖尿病、憩室炎、情绪不稳定和有精神病倾向、全身性真菌感染、青光眼、肝功能损害、眼单纯性疱疹、高脂蛋白血症、高血压、甲减（此时糖皮质激素作用增强）、重症肌无力、骨质疏松、胃溃疡、胃炎或食管炎、肾功能损害或结石、结核病等。

【药品名称】

甲泼尼龙（methylprednislolne）

【剂型与规格】

片剂：每片 4mg。

【主要成分】

甲泼尼龙。

【药理作用】

甲泼尼龙属合成的糖皮质激素，糖皮质激素扩散透过细胞膜，并与胞质内特异的受体结合。此结合物随后进入细胞核内与 DNA（染色体）结合，启动 mRNA 的转录，继而合成各种酶蛋白，据认为全身给药的糖皮质激素最终即通过这些酶发挥多种作用。糖皮质激素不仅对炎症和免疫过程有重要影响，而且影响碳水化合物、蛋白质和脂肪代谢，并且对心血管系统、骨髓和肌肉系统及中枢神经系统也有作用。

【适应证】

糖皮质激素只能作为对症治疗的药物，只有在某些内分泌失调的情况下，才能作为替代药品。甲泼尼龙片可用于非内分泌失调症。具体适应证参考泼尼松龙。

【禁忌证】

1．全身性真菌感染。

2．对甲泼尼龙片或甲泼尼龙过敏者。

3．特别危险的人群：儿童、糖尿病患者、高血压患者和有精神病史的患者、某些传染性疾病（如肺结核）或某些病毒引发的疾病（如疱疹和波及眼部的带状疱疹）的患者，使用此药时，应进行严格的医疗监督并尽可能缩短用药期。

【用法用量】

1．根据不同疾病的治疗需要，甲泼尼龙片的初始剂量可每日 4～48mg。症状较轻者，通常给予较低剂量即可，某些患者则可能需要较高的初始剂量。

2．临床上需要用较高剂量治疗的疾病包括多发性硬化症（200mg/d）、脑水肿（200～1 000mg/d）和器官移植，可达 7mg/（kg·d）。

3．若经过一段时间的充分治疗后未见令人满意的临床效果，应停用甲泼尼龙片而改用其他合适的治疗方法。若经过长期治疗后需停药时，建议逐量递减，而不能突然撤药。当临床症状出现好转，应在适当的时段内逐量递减初始剂量，直至能维持已有的临床效果的最低剂量，此剂量即为最佳维持剂量。

4．在最后一种情况下患者遇到与正在治疗的疾病无关的应激状况时，可能需要根据患者的情况在一段时间内加大甲泼尼龙片的剂量。

这里必须强调的是，剂量需求不是一成不变的，必须根据治疗的疾病和患者的反应作个体化调整。

【不良反应】

参考泼尼松龙。

【注意事项】

1. 糖尿病患者 引发潜在的糖尿病或增加糖尿病患者对胰岛素和口服降糖药的需求。

2. 因糖皮质激素治疗的并发症与用药的剂量和时间有关，对每个病例均需就剂量、疗程及每日给药还是隔日给药作出风险／利益评价。

3. 应尽可能缩短用药期限，慢性病的治疗应进行医疗观察。在控制病情方面，应采用尽可能低的剂量。当可以降低剂量时，应逐渐减少。长期治疗的中断应在医疗监护下进行（逐量递减，评估肾上腺皮质的功能）。肾上腺皮质功能不全最重要的症状为无力、体位性低血压和抑郁。

4. 应用皮质类固醇可能会掩盖一些感染的征象，并可能有新的感染出现。皮质类固醇应用期间抵抗力可能下降，感染不能局限化。在身体任何部位由病原体引起的感染，如细菌、病毒、真菌、原生动物或蠕虫，都可能与单独使用皮质类固醇或联合使用其他能影响细胞免疫、体液免疫、中性粒细胞活性的免疫抑制药物有关。这些感染可能是中度、重度，偶尔是致命性的。随着皮质类固醇的剂量增加，发生感染的概率也会增加。

5. 甲泼尼龙片用于结核活动期患者时，应仅限于暴发性或扩散性结核病，这时皮质激素可与适当的抗结核病药物联用以控制病情。如皮质类固醇用于结核病潜伏期或结核菌素试验阳性的患者时，必须密切观察以防疾病复发。此类患者长期服用皮质类固醇期间应接受药物预防治疗。

6. 甲状腺功能减退和肝硬化会增强皮质类固醇的作用。

【药品名称】

地塞米松（dexamethasone）

【剂型与规格】

地塞米松片：每片 0.75mg。醋酸地塞米松片：每片 0.75mg。醋酸地塞米松口腔贴片：每贴 0.3mg。醋酸地塞米松粘贴片：每贴 0.3mg。醋酸地塞米松注射液：每支 2.5mg（0.5mL）；5mg（1mL）；25mg（5mL）。

【主要成分】

地塞米松。

【药理作用】

肾上腺皮质激素类药，其抗炎、抗过敏、抗休克作用比泼尼松更显著，而对水钠潴留和促进排钾作用很轻，对垂体 – 肾上腺抑制作用较强。

1. 抗炎作用 本产品可减轻和防止组织对炎症的反应，从而减轻炎症的表现。激素抑制炎症细胞，包括巨噬细胞和白细胞在炎症部位的集聚，并抑制吞噬作用、溶酶体酶的释放，以及炎症化学中介物的合成和释放。可以减轻和防止组织对炎症的反应，从而减轻炎症的表现。

2. 免疫抑制作用 包括防止或抑制细胞介导的免疫反应、延迟性的过敏反应，减少 T 淋巴细胞、单核细胞、嗜酸性细胞的数目，降低免疫球蛋白与细胞表面受体的结合能力，并抑制白介素的合成与释放，从而降低 T 淋巴细胞向淋巴母细胞转化，并减轻原发免疫反应的扩展。可降低免疫复合物通过基底膜，并能减少补体成分及免疫球蛋白的浓度。

【适应证】

本药主要适用于过敏性与自身免疫性炎症性疾病，如结缔组织病、严重的支气管哮喘、皮炎等过敏性疾病、溃疡性结肠炎、急性白血病、恶性淋巴瘤等。本药还用于某些肾上腺皮质疾病的诊断、非感染性口腔黏膜溃疡。

【禁忌证】

1. 对本药过敏者禁用，对肾上腺皮质激素类药物有过敏史的患者慎用。

2. 辅料中含有亚硫酸盐的品种，对亚硫酸盐过敏者禁用。

3. 以下疾病患者一般情况下不宜使用，在特殊情况下权衡利弊使用，且应注意病情恶化的可能：高血压、血栓症、心肌梗死、胃与十二指肠溃疡、内脏手术、精神病、电解质代谢异常、青光眼。

【用法用量】

地塞米松片、醋酸地塞米松片：口服，成人开始剂量为1次0.75~3.00mg，1日2~4次。维持量约1日0.75mg，视病情而定。

醋酸地塞米松注射液：

1. 肌内注射，1次1~8mg，1日1次。

2. 腱鞘内注射或关节腔，软组织的损伤部位内注射，1次0.8~6mg，间隔2周1次。

3. 局部皮内注射，每点0.05~0.25mg，共2.5mg，1周1次。

4. 鼻腔、喉头、气管、中耳腔、耳管注入，0.1~0.2mg，1日1~3次。

5. 静脉注射，一般2~20mg。

【不良反应】

1. 并发感染（如真菌、细菌和病毒等感染），消化性溃疡或穿孔，内分泌系统和水、电解质紊乱，缺血性骨坏死、骨质疏松及骨折、肌无力、肌萎缩，皮肤及其附件出现紫纹、创口愈合不良、痤疮。

2. 糖皮质激素停药综合征　有时患者在停药后出现头晕、昏厥倾向、腹痛或背痛、低热、食欲减退、恶心、呕吐、肌肉或关节疼痛、头疼、乏力、软弱，经仔细检查，如能排除肾上腺皮质功能减退和原患疾病的复发，则可考虑为对糖皮质激素的依赖综合征。

【注意事项】

1. 乙肝病毒携带者使用肾上腺皮质激素时，可能会使乙肝病毒增殖，引发肝炎。在本制剂给药期间及给药结束后，应当继续进行肝功能检查及肝炎病毒标志物的监测。

2. 糖皮质激素可以诱发或加重感染，细菌性、真菌性、病毒性或寄生虫（如阿米巴病、线虫）等感染患者应慎用，如需使用，必须给予适当的抗感染治疗。

3. 溃疡性结肠炎、憩室炎、肠吻合术后、肝硬化、肾功能不良、癫痫、偏头痛、重症肌无力、糖尿病、骨质疏松症、甲状腺功能减退患者慎用。

4. 长期应用本药，停药前应逐渐减量。

5. 长期使用糖皮质激素可产生后囊下白内障和可能损伤视神经的青光眼，并可增加真菌和病毒继发性眼部感染机会。

6. 在使用本药时感染水痘或麻疹，可能加重病情，严重者会导致生命危险。在使用本药的过程中，应充分予以观察和注意。

7. 潜伏性结核或陈旧性结核的患者，在长期使用糖皮质激素治疗期间，应密切观察病情，必要时接受预防治疗。

（刘方义　张朝赫　靳福全）

第十九章
化疗药物

化疗是化学药物治疗的简称，是目前恶性肿瘤经典的治疗策略之一。不同于局部治疗，化疗是一种全身治疗手段，无论采用什么途径给药（口服、静脉和体腔给药等），化疗药物都会随着血液循环遍布全身的绝大部分器官和组织。因此，对一些有全身播散倾向的肿瘤及已经转移的中晚期肿瘤，化疗都是主要的治疗手段。本章节主要围绕与介入消融密切相关的结直肠癌、肺癌、乳腺癌、胰腺癌四个癌种的常用化疗药物及方案作出总结和推荐。

结合消融治疗时机选择，化疗可分为消融前新辅助化疗、消融后辅助化疗和围消融期化疗等。化疗药物为细胞毒药物，在临床应用时即使在做充分预处理的情况下，仍有可能因患者体质差异出现不同程度的毒副作用。本章节围绕化疗药分类和作用机制、药物联合消融使用方法、药物毒副作用及处理方法等展开阐述，建议在化疗药物应用前规范完善基线化验、检查，并要求在有用药经验的医师指导下使用。

第一节　药物分类与作用机制

常用化疗药物分类及作用机制见表 19-1。

表 19-1　常用化疗药物分类及作用机制

药物类型	药物名称	作用机制	适应证
烷化剂	环磷酰胺（CTX）	功能基团和烷结合成的化疗药即烷化剂，可与细胞中的多种有机物如 DNA、RNA 或蛋白质的亲核基团结合，以烷基取代这些基团的氢原子，使这些物质不能进行正常代谢。这类细胞毒性药物能与多种细胞成分起作用，对骨髓、消化道细胞和生殖细胞也有很强的杀伤作用	乳腺癌的新辅助化疗及术后辅助化疗，ER 和 PR 阴性或内分泌治疗失败的受体阳性的转移性乳腺癌（一线 *、#）；小细胞肺癌（一线 *、#，现在临床少用）

续表

药物类型	药物名称	作用机制	适应证
抗代谢类	氨甲蝶呤（MTX）	可以干扰正常代谢物的功能，在核酸合成的不同水平加以阻断而产生疗效	乳腺癌的新辅助化疗及术后辅助化疗，ER 和 PR 阴性或内分泌治疗失败的受体阳性的转移性乳腺癌（一线 *、#）
	氟尿嘧啶（5-FU）		结直肠癌术后辅助化疗，晚期结直肠癌化疗（一线 *、#）、乳腺癌的新辅助化疗及术后辅助化疗，ER 和 PR 阴性或内分泌治疗失败的受体阳性的转移性乳腺癌（一线 *、#）
	吉西他滨（GEM）		局部晚期或已转移的胰腺癌（一线 *、#）；吉西他滨与紫杉醇联合，可用于治疗经辅助/新辅助化疗后复发，不能切除的、局部复发或转移性乳腺癌。除非临床上有禁忌，否则既往化疗中应使用过蒽环类抗生素（一线 *、#）
	卡培他滨（CAPE）		以联合化疗或单剂治疗可用于下列转移性和非转移性的恶性实体瘤：结直肠癌术后辅助化疗，转移性结直肠癌化疗（一线 *、#）；含蒽环类药物方案化疗失败的转移性乳腺癌（一线 *、#）
抗生素类	表阿霉素（EPI）	临床常用的抗癌抗生素主要来源于放线菌属，毒性较大。这类药物的作用机制不尽相同，例如丝裂霉素主要是烷化作用，柔红霉素是 RNA 合成的抑制剂，选择性地作用于嘌呤核苷，类似抗代谢药	乳腺癌的新辅助化疗及术后辅助化疗，ER 和 PR 阴性或内分泌治疗失败的受体阳性的转移性乳腺癌（一线 *、#）
植物药类	长春瑞滨（NVB）	主要作用于有丝分裂期，使细胞停止在 M 期。常用的长春新碱和长春花碱可抑制 RNA 的合成，特别是可与细胞微管蛋白结合，阻止微小管的蛋白装配，因而干扰纺锤体的合成，使细胞停止在分裂间期	非小细胞肺癌的术前新辅助化疗及术后辅助化疗，潜在可切除的 ⅢA 期非小细胞肺癌的转化治疗，晚期不可切除非小细胞肺癌的全身化疗（一线 *、#）；转移性乳腺癌的单药化疗（一线 *、#）
	足叶乙苷（VP-16）		小细胞肺癌辅助化疗及广泛期小细胞肺癌的全身化疗（一线 *、#）
	伊立替康（CPT-11）		适用于晚期大肠癌：与 5-氟尿嘧啶和亚叶酸联合治疗既往未接受化疗的晚期大肠癌患者；作为单一用药，治疗经含 5-氟尿嘧啶化疗方案治疗失败的患者（一线 *、#）；小细胞肺癌辅助化疗及广泛期小细胞肺癌的全身化疗（一线 *、#）

续表

药物类型	药物名称	作用机制	适应证
植物药类	紫杉醇（PTX/TXL）	主要作用于有丝分裂期，使细胞停止在 M 期。常用的长春新碱和长春花碱可抑制 RNA 的合成，特别是可与细胞微管蛋白结合，阻止微小管的蛋白装配，因而干扰纺锤体的合成使细胞停止在分裂间期	淋巴结阳性的乳腺癌患者在含阿霉素标准方案联合化疗后的辅助治疗（一线 *、#）；转移性乳腺癌联合化疗失败或者辅助化疗 6 个月内复发的乳腺癌患者（一线 *、#）；非小细胞肺癌患者的一线治疗（一线 *、#）
	多西紫杉醇（DXT/TXT）		适用于先期化疗失败的晚期或转移性乳腺癌的治疗（一线 *、#），除非属于临床禁忌，先期治疗应包括蒽环类抗癌药；多西他赛适用于以顺铂为主的化疗失败的晚期或转移性非小细胞肺癌的治疗（一线 *、#）
铂类化疗药物	顺铂（DDP）	主要是尚未分入或不能分入上述几类的所有药物	非小细胞肺癌的术前新辅助化疗及术后辅助化疗，晚期潜在可切除非小细胞肺癌的转化治疗，不可切除非小细胞肺癌的联合化疗。小细胞肺癌的术后辅助化疗，广泛期小细胞肺癌的联合化疗（一线 *、#）
	卡铂（CBP）		非小细胞肺癌的术前新辅助化疗及术后辅助化疗，晚期潜在可切除非小细胞肺癌的转化治疗，不可切除非小细胞肺癌的联合化疗。小细胞肺癌的术后辅助化疗，广泛期小细胞肺癌的联合化疗（一线 *、#）
	奥沙利铂（L-OHP）		与 5-氟尿嘧啶和亚叶酸（甲酰四氢叶酸）联合应用于：转移性结直肠癌的一线治疗；原发肿瘤完全切除后的Ⅲ期（Duke's C 期）结肠癌的辅助治疗；结直肠癌的辅助化疗（一线 *、#）

* CSCO 指南推荐；# NCCN 指南推荐。

第二节 消融与化疗药物联合应用时机

肿瘤是一种全身性疾病，局部联合全身的综合治疗模式已经作为规范化治疗的一部分被广为接受，但具体到每一个肿瘤患者时，又必须要根据个体情况具体处理。因此消融与化疗药物的联合治疗时机既有一般规律可循，又有个体差异存在。故本章节主要介绍上述癌种联合治疗的一般规律，而大家在实际临床工作中，应充分评估每一位患者的个体情况，具体设计个体化的治疗策略。

结合临床实际，化疗可分为消融前新辅助化疗、消融后辅助化疗和围消融期化疗等。消融前新辅助化疗是指在实施局部消融治疗前所做的化疗，目的是清除体内微小转移灶、减少肿瘤负荷、降低术前分期、明确肿瘤对药物的敏感程度、提高肿瘤根治率、保留器官及其功能的治疗。消融后辅助化疗是指对肿瘤原发灶消融治疗后所进行的化疗。围消融期化疗是指从决定消融治疗时起，到与本次消融有关的治疗基本结束为止的一段时间内所进行的化疗，包括消融治疗前、消融治疗中和消融治疗后三个阶段，目前我们主要指消融治疗前和消融治疗后两个阶段所进行的化疗。

一、结直肠癌肝转移

（一）辅助化疗及新辅助化疗

结直肠癌肝转移是一个时刻伴随肿瘤异质性存在的复杂的演进过程，可分为同时性和异时性转移两类。因肝转移癌是在结直肠原发癌的基础上发生发展的，因此肝转移癌所选择的化疗方案应参照原发病灶组织病理结果制定，并且指南强烈推荐化疗药物与靶向药物联合治疗。

对于初始可根治的结直肠癌肝转移患者，除了 CRS 评分［原发肿瘤淋巴结阳性、无病间隔时间<12 个月、肝转移灶数量>1 个、肿瘤最大直径>5cm、CEA>200ng/mL 5 个风险因素每个计 1 分，将患者分为高复发风险组（3～5 分）和低复发风险组（0～2 分）］较低的可直接进行根治治疗，其余患者均建议进行新辅助化疗。至于是否需要联合靶向药物，对于 CRS 评分较高或有不良预后因素的患者，倾向于进行靶向治疗。新辅助化疗一般可进行 2～4 周期，消融一般在化疗结束后 2～4 周（联合贝伐珠单抗的患者需停药 4 周），检查、化验基线达标（具体请参照肺癌化疗药物），患者的体力状况基本恢复正常（PS<2 分）后开始。

消融后辅助化疗根据新辅助化疗疗效评估情况决定是否沿用原方案，可在消融术后 1～2 周（联合贝伐珠单抗的患者需与消融治疗间隔 4 周），检查、化验基线达标（具体请参照肺癌化疗药物），患者体力状况基本恢复正常（PS<2 分）后开始。

（二）围消融期化疗

对于初始潜在或不可根治的结直肠癌肝转移患者，拟进行消融治疗所进行的围消融期化疗目前缺乏对照试验结论支持，故应由各中心 MDT 讨论决定，在既有丰富的消融经验又有化疗药物用药经验的临床医师综合评估下进行，并应及时评估疗效，判断不良反应，以期获得最佳治疗疗效。

治疗原则

结肠癌

0 期　术后定期观察，不需要辅助治疗。

Ⅰ期　有血管/淋巴管侵犯（脉管瘤栓）者应行辅助化疗。

Ⅱ期　有下列因素之一者应行术后辅助化疗：

（1）淋巴结取样不足<12 个（NCCN 标准）。

（2）T_4（ⅡB 期）。

（3）淋巴管/血管侵犯（脉管瘤栓）。

（4）病理分化程度差。

（5）分子生物学检测（免疫组化等）有预后不良因素。

（6）术前有穿孔和/或肠梗阻。

（7）患者要求辅助治疗。

有证据表明，Ⅱ期患者中，DNA 错配修复蛋白（MMR 蛋白）表达缺失或高度微卫星不稳定（MSI-H）是预后良好的标志，也提示该部分患者单用氟尿嘧啶辅助化疗的疗效下降，甚至起反作用。因此对计划用氟尿嘧啶单药化疗的Ⅱ期患者应进行 MMR 蛋白检测。

Ⅲ期　术后常规行辅助化疗。

Ⅳ期　以全身化疗为主，必要时辅助以其他局部治疗手段。

直肠癌

0 期　术后定期观察，不需要辅助治疗。

Ⅰ期　有血管 / 淋巴管侵犯（脉管瘤栓）者应行辅助化疗，视情况亦可予以同步放化疗或放疗。

ⅡA 期　有血管 / 淋巴管侵犯（脉管瘤栓）者应行辅助化疗。分化差及分子生物学检测有预后不良因素者应行术后辅助化疗。

ⅡB 期及Ⅲ期　应行术前同步放化疗或放疗，如术前未做者应行术后同步放化疗或放疗，术后常规行辅助化疗。

Ⅳ期　以全身化疗为主，必要时辅助以其他局部治疗手段。

二、乳腺癌

新辅助化疗及辅助化疗

一般是在消融前给予 2 ~ 4 周期化疗。适应证：①局部晚期乳腺癌；②原发肿瘤较大（>2cm）的浸润性癌，而患者又有保乳意向，可通过新辅助化疗，肿瘤消失或明显缩小后，采用保乳手术的综合治疗；③对原发肿瘤较大（>2cm）或腋窝淋巴结有转移，以及高危复发（HER2 阳性、三阴性（ER、PR、HER2 阴性）、转移倾向的患者，新辅助化疗可以作为辅助化疗的一个选择。

新辅助化疗方案与消融辅助化疗方案基本相同。含蒽环类的联合化疗效果优于 CMF 方案；加用或序贯用紫杉类药方案优于 AC 方案。对于 HER2 阳性患者，可考虑使用含曲妥珠单抗的化疗方案。

消融与化疗时机、围消融期化疗可参考结直肠癌及肺癌。

治疗原则

Ⅰ期　根治性治疗为主，目前倾向于保乳根治治疗加放射治疗。对具有高危复发倾向的患者，可考虑术后辅助化疗。

Ⅱ期　先根治治疗，之后再根据病理和临床情况进行辅助化疗。对肿瘤较大、有保乳倾向的患者，可考虑新辅助化疗。对部分肿瘤大、淋巴结转移数目多的病例，可选择性放疗。

Ⅲ期　新辅助化疗后再行根治治疗，之后再根据临床和病理情况行放化疗。

以上各期患者，如果激素受体阳性，应该在放、化结束后给予内分泌治疗。

Ⅳ期　以内科治疗为主的综合治疗。

三、肺癌

（一）辅助化疗及新辅助化疗

ⅠA、ⅠB 期患者不推荐常规应用辅助化疗，但具有高危因素的 ⅠB 期患者可考虑选择性地进行术后辅助化疗。高危因素包括：分化差、神经内分泌癌（除外分化好的类型）、脉管受侵、肿瘤直径大于 4cm、消融外扩边界不充分、脏层胸膜受累和淋巴结怀疑受累等。含铂两药方案是辅助化疗的标准方案，一般化疗 4 周期，辅助化疗一般可在消融术后 1~2 周（联合贝伐珠单抗的患者需与消融治疗间隔 4 周），检查、化验基线达标（具体请参照肺癌化疗药物），患者体力状况基本恢复正常（PS<2 分）后开始。

对于可根治的 Ⅲ 期非小细胞肺癌（NSCLC），可选择含铂两药、2 周期的消融前新辅助化疗。应当及时评估疗效，并注意判断不良反应，避免增加消融并发症。消融一般在化疗结束后 2~4 周（联合贝伐珠单抗的患者需停药 4 周），检查、化验基线达标（具体请参照肺癌化疗药物），患者体力状况基本恢复正常（PS<2 分）后开始。

早期肺癌新辅助化疗的反应率（response rate，RR）为 25%~63%，但疗效已达到平台期。新辅助靶向治疗和免疫检查点阻断剂因其高效低毒、疗效持久的特点，已成为新辅助治疗方案可靠的新选择。

（二）围消融期化疗

对于不符合上述临床分期，拟进行消融治疗所进行的化疗目前缺乏对照试验结论支持，故应由各中心 MDT 讨论决定，在既有丰富的消融经验又有化疗药物用药经验的临床医师综合评估下进行，并应及时评估疗效，判断不良反应，以期获得最佳治疗疗效。

治疗原则

非小细胞肺癌（NSCLC）

原位癌可选择气管内激光消融治疗、手术切除、消融治疗、腔内近距离放射治疗、光动力治疗等；患者主观不愿接受上述治疗时可每 3 个月复查支气管镜。

1. Ⅰ期　若没有手术禁忌证，应进行外科切除，若不能耐受或不愿意手术治疗，可选择消融治疗。ⅠA、ⅠB 期（NSCLC）患者目前不推荐常规应用术后辅助化疗、放疗及靶向药物治疗等。但具有高危因素的 ⅠB 期病例可考虑选择辅助化疗。切缘阳性的 Ⅰ期 NSCLC 患者推荐再次手术。其他任何原因无法再次手术的患者，推荐术后化疗联合放疗。

2. Ⅱ期　首选手术治疗。完全切除的 Ⅱ期 NSCLC 患者推荐术后辅助化疗。不可切除者应给予治愈性同步化放疗。切缘阳性的 Ⅰ期 NSCLC 患者推荐再次手术。其他任何原因无法再次手术的患者，推荐术后化疗联合放疗。完全切除的 Ⅱ~Ⅲ 期 NSCLC 患者，推荐含铂两药方案术后辅助化疗。

3. Ⅲ期　T_3N_1 的 NSCLC 患者首选手术治疗，术后进行辅助化疗。N_2 期 NSCLC 患者的手术切除是有争议的。术后切缘阳性的患者推荐行同步化放疗，切缘阴性者推荐进行化疗。对于 $T_4N_{0\sim1}M_0$ 者推荐行同步化放疗序贯化疗。外科手术是可切除 ⅢA 期 NSCLC 患者的"标准治疗"，术后应行辅助化疗。ⅢB 期大多推荐同步化放疗后巩固化疗。对于可切除的 Ⅲ 期 NSCLC 可选择含铂两药、2 周期的新辅助化疗，手术一般在化疗结束后 2~4 周期进行。

4. Ⅳ期　以全身治疗为主的综合治疗。

小细胞肺癌（SCLC）

1. 局限期　约占所有 SCLC 的 1/3。确诊为 SCLC 的患者治疗前需要经过谨慎和充分的分期，TNM 分期为 $T_{1\sim2}N_0M_0$ 者，可选择外科手术切除，完全切除后无淋巴结转移者进行 4~6 周期化疗，可选择依托泊苷 + 顺铂（EP）方案。有淋巴结转移者需要进行化放疗；如术后有肿瘤残留者，应进行同步化放疗。

2. 广泛期　约占所有 SCLC 的 2/3。全身化疗是广泛期 SCLC 患者的一线标准治疗，体力状态好者（PS 评分 0~2 分），一线化疗方案推荐 EP、依托泊苷 + 卡铂（EC）、伊利替康 + 顺铂（IP）、伊利替康 + 卡铂（IC）；PS 评分 3~4 分者，可在最佳支持治疗的基础上，根据患者的具体情况给予个体化治疗策略。诊断时有脑转移者，如果无症状，可在全身化疗后进行脑放射治疗；伴有症状的脑转移者应在全脑放疗后再进行化疗。伴有上腔静脉压迫综合征、阻塞性肺不张、骨转移者，应考虑全身化疗与病变局部放射治疗的有机结合；骨转移者可选择双磷酸盐治疗；伴有脊髓压迫者可视具体情况进行病变局部的放射治疗。

四、胰腺癌肝转移

围消融期化疗

因胰腺癌异质性高、预后极差，本部分内容参照可根治胰腺癌化疗策略，在临床实践中各中心应严谨评估患者的一般情况（ECOG PS 0~1 分）、基线水平，并充分考虑患者本人意愿，严格遵循 MDT 诊疗策略谨慎实施。目前尚无明确的最佳围消融期治疗方案，对于体能状态较好的患者，可选择的方案包括 FOLFIRINOX 及其改良方案或联合序贯放化疗、白蛋白紫杉醇联合吉西他滨方案或联合序贯放化疗等。对于存在 BRCA1/2 或 PALB2 突变的患者，建议采用含铂类的化疗方案或联用序贯放化疗，也可选择吉西他滨联合顺铂方案（2~6 周期）或联合序贯放化疗。吉西他滨联合替吉奥方案的毒性较小，亦为可行之选。对于体能状态较差的患者，可考虑行吉西他滨或氟尿嘧啶类单药为基础的放化疗方案，一般推荐 2~4 周期的新辅助治疗，根据治疗前后肿瘤大小、肿瘤标志物、临床表现及体能状态的变化等，由 MDT 进行疗效评估，是否可行消融治疗。血清 CA19-9 是新辅助治疗后患者预后评价的独立预测因素，消融前化疗后 CA19-9 水平下降超过 50% 的患者预后可能更好，恢复至正常水平的患者术后生存获益显著。

治疗原则

有关胰腺癌治疗的基本决策包括可手术胰腺癌的手术治疗、局部晚期病变的新辅助治疗、术后辅助治疗，以及不能手术切除或有转移病变的全身治疗，晚期胰腺癌的解救治疗和姑息治疗。

Ⅰ期　首选手术切除，术后辅助吉西他滨或 5-FU 化疗 6 周期。

Ⅱ期　大多数Ⅱ期病变手术切除困难，对有梗阻者先行旁路手术，之后给予化疗或化放疗；也可选择术中放疗。

Ⅲ期　对于可能包绕血管的Ⅱ/Ⅲ期病变，可先行术前化放疗，或在诱导化疗后行序贯化放疗，争取获得 R0 切除。

Ⅳ期　病变以化疗为主，同时辅以姑息治疗。如 70%～80% 的胰头癌出现黄疸，内镜下放置支架或经皮放置引流管。另外，姑息放疗对于缓解疼痛等症状非常有效。

第三节　结直肠癌化疗药物

【化疗方案及相应医嘱模板见本节末】

【药品名称】

注射用左亚叶酸钙（calcium levofolinate for injection）

【剂型与规格】

注射用粉剂：25mg；50mg。

【主要成分】

主要成分为左亚叶酸钙。

【药理作用】

亚叶酸能够阻碍二氢叶酸还原酶的叶酸拮抗剂（例如氨甲蝶呤）的治疗效果和降低其毒性。左亚叶酸能够增强氟尿嘧啶类药物（如 5- 氟尿嘧啶）在肿瘤治疗中的疗效和毒性作用。同时使用左亚叶酸并不改变 5- 氟尿嘧啶在血浆中的药代动力学过程。

【适应证】

与 5- 氟尿嘧啶合用，用于结直肠癌术后辅助化疗，晚期结直肠癌化疗。

【禁忌证】

1. 严重骨髓抑制患者。

2. 腹泻患者。

3. 合并重症感染的患者。

4. 大量胸水、大量腹水的患者。

5. 严重心脏疾病患者或有既往病史患者。

6. 全身情况恶化的患者。

7. 对本品成分或氟尿嘧啶有严重过敏患者。

8. 替加氟、吉美嘧啶、奥替拉西钾复合制剂使用中或者停药后 7 日以内的患者。

【用法用量】

左亚叶酸钙 $100mg/m^2$（以左亚叶酸计）加入生理盐水 100mL 中静脉滴注 1 小时，之后予以 5- 氟尿嘧啶 375～425mg/m^2 静脉滴注 4～6 小时。

【不良反应】

本品不良反应包括腹泻（47.6%）、食欲不振（47.6%）、恶心、呕吐（46.1%）、口腔黏膜炎（20.5%）、发热（19.0%）。Ⅲ级以上不良反应包括腹泻（14.0%）、食欲不振（13.4%）、恶心呕吐（8.0%）、发热（1.5%）、口腔黏膜炎（0.9%）。实验室检查异常包括白细胞减少（60.7%）、血红蛋白下降（40.5%）、总蛋白降低（14.5%）、血小板减少（13.7%）。Ⅲ级以上实验室检查异常包括白细胞减少（17.6%）、血红蛋白下降（8.9%）、血小板减少（2.4%）。

【注意事项】

1. 左亚叶酸与氟尿嘧啶联用可增强氟尿嘧啶的细胞毒性。

2. 本疗法有时会引起严重的骨髓抑制和腹泻，并可能致命，故要定期（特别是给药初期应提高监测频次）严密监测，出现异常应及时采取适当处置。

3. 联合使用其他化疗或放疗的安全性没有确定。

4. 对本剂成分或氟尿嘧啶有过严重过敏史的患者，本疗法不能使用。

【重要注意事项】

1. 施行本疗法应严密监测白细胞、血小板。给药当日，应予以白细胞或血小板计数等检查，如出现严重骨髓抑制时应停药，待骨髓功能恢复后，再继续给药。

2. 腹泻患者，需待腹泻停止后再继续给药。

3. 严重的肠炎有时会引起脱水，甚至可能致命，故应严密监测，出现剧烈的腹痛、腹泻等症状时，应停止给药并进行适当处理。

4. 要充分注意感染症、出血倾向的出现或恶化。

【应用时注意事项】

1. 给药途径，本品为静脉内滴注给药，不要皮下、肌内注射。

2. 给药时，本品为静脉给药，可能会刺激血管引起疼痛、血栓性静脉炎，故应注意注射部位和注射方法。

3. 配制方法，本品不含防腐剂，故配制时充分注意细菌污染，配制后 24 小时内使用。

【药品名称】

盐酸伊立替康注射液（irinotecan hydrochloride injection）

【剂型与规格】

注射剂：每支 40mg（2mL）；0.1g（5mL）。

【主要成分】

主要成分为盐酸伊立替康。

【药理作用】

伊立替康是喜树碱的半合成衍生物，喜树碱可特异性地与拓扑异构酶 I 结合，后者诱导可逆性单链断裂，从而使 DNA 双链结构解旋；伊立替康及其活性代谢物 SN-38 可与拓扑异构酶 I-DNA 复合物结合，从而阻止断裂单键的再连接。

【适应证】

本品适用于晚期大肠癌患者的治疗：与 5-氟尿嘧啶和亚叶酸联合治疗既往未接受化疗的晚期大肠癌患者；作为单一用药，治疗经含 5-氟尿嘧啶化疗方案治疗失败的患者。

【禁忌证】

1. 慢性炎性肠病和/或肠梗阻。

2. 对盐酸伊立替康三水合物或本品中的赋形剂有严重过敏反应史。

3. 孕期和哺乳期。

4. 胆红素超过正常值上限的 3 倍。

5. 严重骨髓功能衰竭。

6. WHO 一般状态评分＞2 分。

【用法用量】

仅用于成人。

推荐剂量：在单药治疗中（对既往接受过治疗的患者），本品的推荐剂量为 $350mg/m^2$，静脉滴注 30～90 分钟，每 3 周用 1 次。

剂量调整：在下一次的滴注治疗开始时，要根据上一次治疗中观察到的最严重级别的不良反应，减少本品和 5- 氟尿嘧啶的剂量（如果应用此药），为有利于与治疗相关不良反应的恢复，治疗应推迟 1～2 周。如果延迟 2 周后患者仍不能恢复，应该考虑停止化疗。当发生以下不良反应时，本品和 / 或 5- 氟尿嘧啶（如果应用此药）的剂量应减少 15%～20%。

1. 血液学毒性［中性粒细胞减少症 4 级，发热性中性粒细胞减少症（中性粒细胞减少症 3～4 级，发热 2～4 级），血小板减少症及白细胞减少症（4 级）］。

2. 非血液学毒性（3～4 级）。

疗程：本药应持续使用直到出现客观的病变进展或难以承受的毒性时停药。

【不良反应】

1. 胃肠道反应　迟发性腹泻：腹泻（用药 24 小时后发生）是本品的剂量限制性毒性反应。单药治疗：在所有听从腹泻处理措施忠告的患者中，有 20% 发生严重腹泻。在可评估的治疗周期内，14% 出现严重腹泻。出现第 1 次稀便的中位时间为滴注本品后第 5 日。联合治疗：在所有听从腹泻处理措施忠告的患者中，有 13.1% 发生严重腹泻。在可评估的治疗周期内，3.9% 出现严重腹泻。有个别病例出现假膜性结肠炎，其中 1 例已被细菌学证实（难辨梭状芽孢杆菌）。

2. 恶心与呕吐　单药治疗：使用止吐药后约 10% 的患者发生严重的恶心及呕吐。联合治疗：严重的恶心和呕吐发生率较低（分别为 2.1% 和 2.8%）。

3. 脱水　与腹泻和 / 或呕吐相关的脱水症状已有报道。在与腹泻和 / 或呕吐有关的脱水患者中，肾功能不全、低血压或心脏及循环系统衰竭罕见。

4. 其他胃肠道病症　可发生与本品和 / 或氯苯哌酰胺治疗有关的便秘。在单药治疗中，有少于 10% 的患者发生。在联合治疗中，有 3.4% 的患者发生。肠梗阻、肠绞痛或胃肠道出血罕见；大肠炎罕见；罕见肠穿孔。其他轻微反应如厌食、腹痛及黏膜炎。

【注意事项】

1. 本品应在专业使用细胞毒化疗药物的单位进行，并在有经验的肿瘤专科医生的指导下使用。

2. 在使用本品单药治疗时，常采用 3 周给药方案。但在需要密切随诊的患者和极可能出现严重中性粒细胞减少症的患者中可考虑每周给药方案。

3. 早发性腹泻　用药后 24 小时内发生的腹泻，因胆碱能作用所致，通常是暂时性的，有可能伴有鼻炎、流涎增多、瞳孔缩小、流泪、出汗、潮红、心动过缓和可引起腹部绞痛的肠蠕动亢进症状，给予阿托品处理。

4. 迟发性腹泻　用药 24 小时后发生的腹泻，通常出现第 1 次稀便的中位时间为滴注后第 5 日。迟发性腹泻的持续时间可能较长，可能导致脱水、电解质紊乱、感染，甚至致命。一旦发生迟发性腹泻，需要及时给予盐酸洛哌丁胺胶囊治疗。一旦出现粪便不成形、解稀便、排便频率比以往增加，就要开始易蒙停治疗，给药方案：首剂 4mg，然后每 2 小时给予易蒙停 2mg 直至患者腹泻停止后 12 小时。晚间，可每 4 小时给予易蒙停 4mg。

易蒙停治疗时间应控制在48小时以内，因为有发生麻痹性肠梗阻的风险。不推荐易蒙停治疗时间＜12小时。不推荐预防性应用易蒙停。

5. 除抗腹泻治疗外，当腹泻合并严重的中性粒细胞减少症（粒细胞计数＜500/mm³）时，应用广谱抗生素预防治疗。

6. 除用抗生素治疗外，当出现以下症状时，应住院治疗腹泻：

（1）腹泻同时伴有发热。

（2）严重腹泻（需静脉补液）。

（3）开始高剂量的氯苯哌酰胺治疗后腹泻仍持续48小时以上。

（4）氯苯哌酰胺：不应用于预防给药，即使前一治疗周期出现过迟发性腹泻的患者也不应如此。

7. 出现严重腹泻的患者，在下个治疗周期用药应减量。

（1）血液学

1）在本品治疗期间，每周应监测全血细胞计数。患者应了解中性粒细胞减少症的危险性及发热的意义。发热性中性粒细胞减少症（T＞38℃，中性粒细胞计数≤1 000/mm³）应立即住院静脉滴注广谱抗生素治疗。

2）曾发生严重血液学毒性的患者，建议在以后的治疗中降低剂量。

3）对出现严重腹泻的患者，其出现感染及血液学毒性的危险性会增加，因此应检查全血细胞计数。

（2）肝损害

1）治疗前及每个化疗周期前均应检查肝功能。

2）在高胆红素患者中，伊立替康清除率降低，因而其血液毒性增高。在此人群中应该常进行全血细胞计数。

3）本品不能用于胆红素超过正常值上限3倍的患者。

（3）恶心与呕吐

1）每次用药治疗前推荐预防性使用止吐药，本药引起恶心、呕吐的报道很常见，呕吐合并迟发性腹泻的患者应尽快住院治疗。

2）急性胆碱能综合征：若出现急性胆碱能综合征（早发性腹泻及其他各种症状，如出汗、腹部痉挛、流泪、瞳孔缩小及流涎），应使用硫酸阿托品治疗（0.25mg皮下注射），有禁忌证者除外。对哮喘的患者应小心谨慎。对有急性、严重的胆碱能综合征患者，下次使用本品时，应预防性使用硫酸阿托品。

3）肠梗阻患者：禁用本品，直至肠梗阻缓解后方可使用。

（4）其他

1）因本品含山梨醇，不适用于遗传性果糖不耐受患者。

2）在与腹泻和/或呕吐有关的脱水患者或败血症患者中，少数患者出现肾功能不良、低血压或循环衰竭。（表19-2）

3）治疗期间及治疗结束后至少3个月应采取避孕措施。

对驾驶和操作机器能力的影响：应提请患者注意，在使用本品24小时内，有可能出现头晕及视力障碍，当这些症状出现时请勿驾车或操作机器。

表 19-2　腹泻分级标准

分级	定义
Ⅰ级	较治疗前粪便次数增加，<4 次 /d
Ⅱ级	较治疗前粪便次数增加，4~6 次 /d
Ⅲ级	粪便次数增加≥7 次 /d，或大便失禁，或需要静脉补液支持
Ⅳ级	出现血流动力学改变，需要监护治疗

【药品名称】

注射用奥沙利铂（oxaliplatin injection）

【剂型与规格】

注射剂：每支 50mg；100mg。

【主要成分】

主要成分为奥沙利铂。

【药理作用】

奥沙利铂为左旋反式二氨环己烷草酸铂，在体液中通过非酶反应取代不稳定的草酸盐配体，转化为具有生物活性的一水合和二水 1，2 —二氨基环己烷铂衍生物。这些衍生物可以与 DNA 形成链内和链间交联，抑制 DNA 的复制和转录。奥沙利铂属非周期特异性抗肿瘤药。

【适应证】

与 5– 氟尿嘧啶和亚叶酸（甲酰四氢叶酸）联合应用。

1. 一线应用治疗转移性结直肠癌。

2. 辅助治疗原发肿瘤完全切除后的Ⅲ期（Duke's C 期）结肠癌，用于该适应证是基于国外的临床研究结果。

【禁忌证】

1. 已知对奥沙利铂过敏者。

2. 哺乳期妇女。

3. 在第 1 疗程开始前已有骨髓抑制者，如中性粒细胞计数$<2 \times 10^9$/L 和 / 或血小板计数$<100 \times 10^9$/L。

4. 在第 1 疗程开始前有周围感觉神经病变伴功能障碍者。

5. 有严重肾功能不全者（肌酐清除率低于 30mL/min）。

【用法用量】

限成人使用。

辅助治疗：奥沙利铂的推荐剂量为 85mg/m^2（静脉滴注）每 2 周重复，共 12 周期（6 个月）。

转移性结直肠癌：奥沙利铂的推荐剂量为 85mg/m^2（静脉滴注）每 2 周重复 1 次或 130mg/m^2，每 3 周 1 次，或遵医嘱使用。

危险人群

肾功能不全者：目前尚无奥沙利铂用于严重肾功能不全患者的资料；中度肾功能不全

者，开始治疗时可给予推荐的剂量；对于轻度肾功能不全者，无须调整剂量。

肝功能不全者：对于有严重肝功能不全者，奥沙利铂应用尚无研究；对于治疗开始时肝功能检查不正常的患者人群，应用奥沙利铂，未出现急性毒性的增加；在临床研究中，对肝功能异常者，不需要进行特别的剂量调整。

用法

奥沙利铂用于静脉滴注。

奥沙利铂使用时无须水化。将奥沙利铂溶于5%葡萄糖溶液250~500mL（以便达到0.2mg/mL以上的浓度），通过外周或中央静脉滴注2~6小时。奥沙利铂必须在5-氟尿嘧啶前滴注。

如果漏于血管外，必须立即终止给药。

【不良反应】

以下是来自国外的临床研究资料。

可观察到的最常见的不良反应为：胃肠道（腹泻、恶心、呕吐和黏膜炎）、血液系统（中性粒细胞、血小板减少），以及神经系统反应（急性、剂量累积性、外周感觉神经病变）。

严重的腹泻和/或呕吐可能引起脱水，麻痹性肠梗阻，小肠阻塞，低钾血症，代谢性酸中毒和肝脏功能损害，尤其当奥沙利铂与5-氟尿嘧啶联合使用时。

奥沙利铂的剂量限制性毒性反应是神经系统毒性反应。主要表现在外周感觉神经病变，为肢体末端感觉障碍或/和感觉异常。伴或不伴有痛性痉挛，通常遇冷会激发。这些症状在接受治疗的患者中的发生率为95%。在治疗间歇期，症状通常会减轻，但随着治疗周期的增加，症状也会逐渐加重。患者症状持续的时间，疼痛和/或功能障碍的发生程度是进行剂量调整的指征，甚至有时需要终止治疗。在大多数情况下，神经系统的症状和体征在治疗停止后可以得到改善或完全消退。

【注意事项】

1. 对于有铂类化合物过敏史的患者，应严密监测过敏症状。一旦发生任何过敏反应，应立即停止给药，并给予积极的对症治疗，并禁止在这些患者中再用奥沙利铂。

2. 如有外渗发生，应立即终止滴注并采取局部处理措施以改善症状。

3. 应仔细监测奥沙利铂的神经系统毒性，特别是与其他有神经系统毒性的药物合用时。每次治疗前都要进行神经系统检查，以后定期复查。

4. 如果以2小时内滴注完奥沙利铂的速度给药，患者出现急性喉痉挛，则下次滴注时，应将滴注时间延长至6小时。

5. 如果患者出现神经系统症状（感觉障碍、痉挛），那么依据症状持续的时间和严重程度推荐以下方法调整奥沙利铂的剂量：①如果症状持续7日以上而且较严重，应将奥沙利铂的剂量从85mg/m² 减至65mg/m²（晚期肿瘤化疗）或至75mg/m²（辅助化疗），或从130mg/m² 减少至100mg/m²；②如果无功能损害的感觉异常一直持续到下一周期，则将奥沙利铂的剂量从85mg/m² 减至65mg/m²（晚期肿瘤化疗）或至75mg/m²（辅助化疗），或从130mg/m² 减少至100mg/m²；③如果功能不全的感觉异常一直持续到下一周期，应停止应用奥沙利铂；④如果在停止使用奥沙利铂后，这些症状有所改善，可考虑继续奥沙利铂治疗。

6. 应告知患者治疗停止后，周围感觉神经病变症状可能持续存在。辅助治疗停止后，局部，中度感觉异常或影响日常活动的感觉异常可能持续3年以上。

7. 如果出现血液学毒性（中性粒细胞$<1.5\times10^9$/L 或血小板$<50\times10^9$/L），则下一周期的治疗应推迟，直到血液学指标恢复到正常的水平。

8. 如果发生黏膜炎 / 口腔炎，伴有或不伴有中性粒细胞减少，下次服药应推迟至黏膜炎 / 口腔炎恢复到至少 1 级，和 / 或中性粒细胞水平$\geq1.5\times10^9$/L。

9. 奥沙利铂与 5- 氟尿嘧啶［联合或不联合亚叶酸（甲酰四氢叶酸）］合用时，应根据 5- 氟尿嘧啶相关的毒性对其剂量作相应的调整。

10. 当腹泻达到 4 级（WHO 标准）、中性粒细胞减少症达到 3 或 4 级（中性粒细胞$<1.0\times10^9$/L），血小板减少症达到 3 或 4 级（血小板$<50\times10^9$/L）时，须将奥沙利铂的剂量从 85mg/m^2 减至 65mg/m^2（晚期肿瘤化疗）或至 75mg/m^2（辅助化疗），或从 130mg/m^2 减少至 100mg/m^2，并且相应调整 5- 氟尿嘧啶应用的剂量。

11. 如果有无法解释的呼吸系统症状发生，如无痰性干咳、呼吸困难、肺泡啰音或有放射影像学依据的肺浸润，应立即停止应用该药，直到肺部检查确定已排除发生间质性肺炎的可能为止。

12. 不得使用含铝的注射材料。

13. 不得使用生理盐水配制或稀释奥沙利铂。

14. 不要与其他任何药物混合或经同一输液通道同时使用，特别是碱性药物或溶液，如 5-FU、碱性溶液、氨丁三醇和含辅料氨丁三醇的亚叶酸类药品。

15. 奥沙利铂与 5-FU、亚叶酸钙联用时不良反应会加重。

16. 常见反应　过敏反应如面色潮红、皮疹，特别是荨麻疹、结膜炎、鼻炎、支气管痉挛、血管性水肿、低血压、胸痛、过敏性休克、发热、腹泻、外周感觉神经病变等。

17. 外周感觉神经病变

（1）急性、可逆性、以外周为主的感觉神经病变：为早发型，发生在给药的数小时或 1~2 日内，在 14 日内消退，进一步给药会频繁发生。暴露于低温或冰冷物体可加速或恶化这些症状，常表现为手、脚、口周或咽喉一过性感觉异常、感觉迟钝和感觉减退，也可见下颌痉挛、舌头感觉异常、构音困难、眼痛和胸部压迫感。

（2）持续性（>14 日）、以外周为主的感觉神经病变：常见特征为感觉异常、感觉迟钝、感觉减退，但也可能因本体感觉缺失影响某些日常生活，如书写、解扣纽扣、吞咽、因本体感觉损害导致步行困难。

18. 美国国家癌症研究所的通用毒性标准评分（NCI CTC，版本 1）中对结肠癌辅助治疗患者的感觉神经病变进行分级（表 19-3）。转移性结直肠癌患者的感觉异常 / 感觉迟钝分级评分标准见表 19-4。

表 19-3　结肠癌辅助治疗患者中感觉神经病变的 NCI CTC 分级

分级	定义
0 级	无变化
1 级	轻度感觉异常，深部肌腱反射缺失
2 级	轻至中度客观感觉缺失，中度感觉异常

分级	定义
3 级	严重客观感觉缺失，或影响功能的感觉异常
4 级	不适用

表 19-4　转移性结直肠癌患者的感觉异常 / 感觉迟钝分级评分标准

分级	定义
1 级	已缓解，且不影响功能
2 级	影响功能，但不干扰日常活动
3 级	影响日常活动的疼痛或功能损害
4 级	致残或危及生命的持续损害

【药品名称】

注射用雷替曲塞（raltitrexed for injection）

【剂型与规格】

注射剂：每支 2mg。

【主要成分】

本品活性主要成分为雷替曲塞。

【药理作用】

雷替曲塞为抗代谢类叶酸类似物，特异性地抑制胸苷酸合酶（TS），抑制 TS 可导致 DNA 断裂和细胞凋亡。雷替曲塞聚谷氨酸盐通过增强 TS 的抑制能力、延长抑制时间而提高其抗肿瘤活性。但其在正常组织中的潴留可能会使毒性增加。

【适应证】

在患者无法接受联合化疗时，本品可单药用于治疗不适合 5-FU/ 亚叶酸钙的晚期结直肠癌患者。

【禁忌证】

1. 孕妇、治疗期间妊娠或哺乳期妇女禁用。

2. 在使用本药之前，应排除妊娠可能。

3. 重度肾功能损害者禁用。

【用法用量】

1. 成人正常用量

（1）推荐剂量为 $3mg/m^2$，用 50 ~ 250mL 0.9% 氯化钠注射液或 5% 葡萄糖注射液溶解稀释后静脉滴注，给药时间 15 分钟以上，如果未出现毒性，可考虑按上述治疗每 3 周重复给药 1 次。本药应避免与其他药物混合输注。

（2）治疗前白细胞计数＞4.0×10^9/L、中性粒细胞计数＞2.0×10^9/L 和血小板计数＞1.0×10^9/L。

（3）出现毒性反应时，下一周期用药需延迟至不良反应消退，尤其是胃肠道毒性（腹泻或黏膜炎）及血液学毒性（中性粒细胞减少或血小板减少），需完全恢复才可进行后续治疗。

根据前一治疗周期观察到的最严重的胃肠道及血液学毒性等级，只要这类毒性已完全消退，推荐按前一周期最严重的胃肠道、血液学毒性（以下毒性均按 WHO 标准分级）进行剂量调整：

1）剂量减少 25%：血液学毒性（中性粒细胞减少或者血小板减少）3 级或胃肠道毒性 2 级（腹泻或黏膜炎）。

2）剂量减少 50%：血液学毒性（中性粒细胞减少或者血小板减少）4 级或胃肠道毒性 3 级（腹泻或黏膜炎）。

一旦减量，后续治疗的剂量也须按减量后给药。

（4）出现 4 级胃肠道毒性（腹泻或黏膜炎），或 3 级胃肠道毒性伴 4 级血液学毒性时，必须中止治疗。同时迅速给予标准支持治疗，包括静脉补水和造血功能支持。

2. 肾功能不全　血清肌酐异常者，每次用药治疗前应监测肌酐清除率。对于因年龄或体重下降等因素使血清肌酐可能与肌酐清除率相关性不好而血清肌酐正常的患者，应按相同程序操作。如果肌酐清除率<65mL/min，作如下剂量调整（表 19-5）：

表 19-5　血清肌酐异常者的剂量调整

肌酐清除率	以 3mg/m² 的百分比调整剂量	给药间隔
>65mL/min	100%	3 周
55～65mL/min	75%	4 周
25～54mL/min	50%	4 周
<25mL/min	停止治疗	不适用

3. 肝功能不全　对于轻到中度的肝功能损害患者，不需调整剂量，但是因为部分药物经粪便排出，且这些患者预后较差，故应慎用本药。本药未在重度肝功能损害患者中进行研究，因此对于显性黄疸或肝功能失代偿的患者不推荐使用。

【不良反应】

1. 胃肠道系统　最常见的不良反应为恶心（58%）、呕吐（37%）、腹泻（38%）和食欲不振（28%）；腹泻通常为轻或中度（WHO 1/2 级），可发生于雷替曲塞给药后任何时间，不过也有可能发生重度腹泻（WHO 3/4 级），可停止给药或根据毒性反应的等级减小剂量（见用法用量）；恶心和呕吐通常为轻度（WHO 1/2 级），常于用药 1 周内发生，可用止吐药治疗。

2. 造血系统　可能与药物有关的不良反应为白细胞减少（特别是中性粒细胞减少）、贫血和血小板减少（发生率分别为 22%、18% 和 5%），这些反应通常为轻到中度（WHO 1/2 级），于用药后第 1 或 2 周内发生，第 3 周前恢复。

3. 肝脏　常见药物不良反应为 AST 和 ALT 的可逆性升高（发生率分别为 16% 和 14%），当这些变化与潜在的恶性肿瘤的进展无关时，通常表现为无症状和自限性。

4. 心血管系统　在治疗晚期结直肠癌临床试验中，一些患者出现心律和心功能异常，范围从窦性心动过速、室上性心动过速到房颤和充血性心衰。

5. 肌肉骨骼和神经系统 在临床研究中，接受雷替曲塞治疗的患者有不到 2% 发生关节痛和张力过强（通常为肌痉挛）等可能与药物有关的不良反应。

6. 皮肤、附件和特殊感官 临床试验中常见报道为皮疹（发生率 14%），有时伴有瘙痒，其他较少见的反应有脱皮、脱发、出汗、味觉异常和结膜炎。

7. 全身 临床试验中最常见的反应为乏力（发生率 49%）和发热（发生率 22%），通常为轻到中度，在用药 1 周内发生，且可逆。

【注意事项】

1. 本品须由掌握肿瘤化疗并能熟练处理化疗相关的毒性反应的临床医师给药或在其指导下使用。

2. 接受治疗的患者应配合监护，以便及时发现可能的不良反应（尤其是腹泻）并处理。

3. 与其他细胞毒性药物一样，造血功能低下、一般状况差、既往经放疗者慎用。

4. 老年患者更易出现毒性反应，尤其是胃肠道毒性（腹泻或黏膜炎），应严格监护。

5. 本药部分经由粪便排泄，因此轻度到中度的肝功能损害者应慎用，而重度肝功能损害者不推荐使用。

6. 夫妻任何一方接受本药治疗期间和停药后至少 6 个月内应避孕。

7. 无药液外渗的临床经验，但动物实验时药液外渗无明显刺激性反应。

8. 雷替曲塞系细胞毒性药物，药物配制及操作按同类药物常规进行。

9. 此前使用 5- 氟尿嘧啶治疗方案疾病仍然进展的晚期肿瘤患者可能会对雷替曲塞产生耐药性。

【医嘱模板】

国内常用方案：

0.9% 氯化钠注射液	250mL	⎫ …… 静脉滴注 2 小时 第 1～5 日
LV	60～200mg/m²	⎭
0.9% 氯化钠注射液	500mL	⎫ …… 静脉滴注 4～6 小时 第 1～5 日
5-FU	300～500mg/m²	⎭
21 日为 1 周期		

FOLFIRI 方案：

0.9% 氯化钠注射液	250mL	⎫ …… 静脉滴注 90 分钟 第 1 日
CPT-11（伊利替康）	180mg/m²	⎭
0.9% 氯化钠注射液	250mL	⎫ …… 静脉滴注 2 小时 第 1 日
LV	200mg/m²	⎭
5% 葡萄糖注射液	500mL	⎫ …… 静脉注射 第 1 日
5-FU	400mg/m²	⎭
5-FU	2 400～3 000mg/m²	…… 持续泵入 46 小时
14 日为 1 周期		

FOLFOX 方案：

5% 葡萄糖注射液	500mL	⎫ …… 静脉滴注 2 小时 第 1 日
L-OHP	130mg/m²	⎭

0.9% 氯化钠注射液　　250mL
LV　　　　　　　　　60 ~ 200mg/m²　　}⋯⋯静脉滴注 2 小时　第 1 ~ 5 日

0.9% 氯化钠注射液　　500mL
5-FU　　　　　　　　300 ~ 500mg/m²　}⋯⋯静脉滴注 4 ~ 6 小时　第 1 ~ 5 日

21 日为 1 周期

XELOX 方案：

5% 葡萄糖注射液　　　500mL
L-OHP　　　　　　　 130mg/m²　　　　}⋯⋯静脉滴注 2 小时　第 1 日

卡陪他滨（Xeloda）　1 800mg/（m²·d），每日 2 次，第 1 ~ 14 日

21 日为 1 周期

【所有化疗方案配伍均供参考，临床应用务必在有经验的医师指导下进行】

第四节　乳腺癌化疗药物

【化疗方案及相应医嘱模板见本节末】

【药品名称】

盐酸表柔比星（epirubicin hydrochloride）

【剂型与规格】

注射剂：每支 10mg；50mg。

【主要成分】

盐酸表柔比星。

【药理作用】

1. 抑制核酸和蛋白质的合成。

2. 抑制 DNA 解链酶的活性，阻止酶引起的 DNA 双链解链，干扰复制和转录。

3. 通过产生细胞毒性自由基，参与氧化 / 还原反应。

4. 为细胞周期非特异性药物。

【适应证】

乳腺癌的新辅助化疗及术后辅助化疗，ER 和 PR 阴性或内分泌治疗失败的受体阳性的转移性乳腺癌，也可用于淋巴瘤、肺癌、软组织肉瘤、食管癌、胃癌、肝癌、胰腺癌、黑色素瘤、结肠直肠癌、卵巢癌、多发性骨髓瘤、白血病、膀胱癌的治疗。

【禁忌证】

1. 禁用于因化疗或放疗而造成明显骨髓抑制的患者。

2. 已用过大剂量蒽环类药物（如多柔比星或柔红霉素）的患者禁用。

3. 近期或既往有心脏受损病史的患者禁用。

4. 禁用于血尿患者膀胱内灌注。

【用法用量】

常规剂量：表柔比星单独用药时，成人剂量为按体表面积 1 次 60 ~ 120mg/m²，当表柔比星用来辅助治疗腋下淋巴结阳性的乳腺癌患者联合化疗时，推荐的起始剂量为 100 ~ 120mg/m² 静脉注射，每个疗程的总起始剂量可以 1 次单独给药或者连续 2 ~ 3 日分

次给药。根据患者血象可间隔 21 日重复使用。

优化剂量：有经验的临床医生可根据患者的一般情况或者患者应用该药全身化疗 1 周期后的反应来调整用药剂量。高剂量可用于治疗肺癌和乳腺癌。单独用药时，成人推荐起始剂量为按体表面积 1 次最高可达 135mg/m²，在每疗程的第 1 日 1 次给药或在每疗程的第 1、2、3 日分次给药，3～4 周 1 次。联合化疗时，推荐起始剂量按体表面积最高可达 120mg/m²，在每疗程的第 1 日给药，3～4 周 1 次。静脉注射给药。根据患者血象可间隔 21 日重复使用。

【配伍与应用】

静脉给药，用灭菌注射用水 /0.9% 无菌氯化钠溶液稀释，使其终浓度不超过 2mg/mL，100mL 溶媒内最多配入表柔比星 200mg。

【常见轻度不良反应】

1. 与多柔比星相似，但程度较低，尤其是心脏毒性和骨髓抑制毒性。

2. 需注意的不良反应：过敏反应、用药 1～2 日后尿液红色、血栓性静脉炎、皮肤放疗部位高敏反应（放疗 - 回忆反应）、高尿酸血症（肿瘤溶解综合征）。

3. 其他不良反应有：脱发，60%～90% 的病例可发生，一般可逆，男性有胡须生长受抑；黏膜炎，用药的第 5～10 日出现，通常发生在舌侧及舌下黏膜；胃肠功能紊乱，如恶心、呕吐、腹泻；曾有报道偶有发热、寒战、荨麻疹、色素沉着、关节疼痛。

【严重不良反应】

1. 如果在给药时出现外渗，可引起严重的局部组织坏死，故不可经由肌肉或皮下途径给药。

2. 在表柔比星治疗期间或治疗结束后数月乃至数年可能发生心脏毒性，包括致死性充血性心衰。

3. 在接受包括表柔比星在内的蒽环类药物治疗的乳腺癌患者中报道了继发的急性髓细胞白血病。

4. 可能发生严重的骨髓抑制。

【注意事项】

1. 关于心脏毒性

（1）可导致心肌损伤，心力衰竭。这种心力衰竭甚至可以在终止治疗几周后发生，并可能对相应的药物治疗无效。

（2）对目前或既往接受纵隔、心包区合并放疗的患者，表柔比星心脏毒性的潜在危险可能增加。

（3）在确定表柔比星最大蓄积剂量时，与任何具有潜在心脏毒性药物联合用药时应慎重。

（4）在每个疗程前后都应进行心电图和 / 或超声心动图检查充分评估心功能。

（5）患者在停用其他具有心脏毒性的药物（特别是具有长半衰期的药物例如曲妥珠单抗）之后接受蒽环类药物可能也会增加发生心脏毒性的风险。曲妥珠单抗的半衰期约为 28.5 日，并且在血液循环中可以持续至 24 周。因此，如果可能，医师应该在停用曲妥珠单抗之后的 24 周内避免使用蒽环类药物为基础的治疗。

（6）表柔比星与肝素存在配伍禁忌（发生沉淀反应）；在表柔比星给药前使用紫杉醇类药物会引起表柔比星药物原形及代谢物血药浓度升高，其中代谢物既没有活性也没有毒性。当紫杉醇或多西紫杉醇类药物和表柔比星联合用药时，先用表柔比星则对其药代动力学无影响。

2. 关于肝肾功能影响

（1）由于表柔比星经肝脏系统排泄，故肝功能不全者应减量，以免蓄积中毒。

（2）中度肾功能受损患者无须减少剂量，因为仅少量的药物经肾脏排出。在用药1~2日内可出现尿液红染。

3. 关于骨髓抑制　可引起白细胞及血小板减少，应定期进行血液学监测。

4. 继发性白血病　下列情况下出现继发性白血病更为常见：当与作用机制为破坏DNA结构的抗癌药合用时；或患者既往多次使用细胞毒药物治疗；或蒽环类治疗剂量有所提升时。此类白血病的潜伏期一般为1~3年。

5. 对生殖系统的影响

（1）表柔比星能破坏精子染色体，正在接受表柔比星治疗的男性患者应采取有效的避孕方法。表柔比星可能引起绝经前妇女闭经或绝经期提前。

（2）免疫抑制效应可能增加对感染的易感性。

（3）正在接受表柔比星的患者应该避免接种活疫苗，可以接种灭活疫苗，但是对疫苗的免疫应答可能会降低。

【药品名称】

多西他赛注射液（docetaxel injection）

【剂型与规格】

注射剂：每支20mg（0.5mL）；60mg（1.5mL）；80mg（2.0mL）。

【主要成分】

本品主要成分为多西他赛。

【药理作用】

多西他赛通过干扰细胞有丝分裂和分裂间期细胞功能所必需的微管网络而起抗肿瘤作用。

【适应证】

适用于局部晚期或转移性乳腺癌的治疗，也可用于非小细胞肺癌、卵巢癌等的治疗。

【禁忌证】

以下患者禁用：

1. 对多西他赛有严重过敏史的患者。

2. 白细胞计数$<1.5×10^9/L$的患者。

3. 肝功能有严重损害的患者。

【用法用量】

1. 多西他赛只能用于静脉滴注。

2. 所有患者在接受多西他赛治疗前均必须口服糖皮质激素类药物，如地塞米松，在多西他赛滴注前一日服用，16mg/d，持续至少3日，以预防过敏反应和体液潴留。

3. 多西他赛的推荐剂量为70~75mg/m²，静脉滴注1小时，每3周1次。

4. 配制好的多西他赛注射用溶液，应在室温及正常光线下，于4小时内使用，无菌静脉滴注1小时。

5. 保持多西他赛的最终浓度<0.74mg/mL。

【不良反应】

1. 骨髓抑制　中性粒细胞减少是最常见的不良反应，而且通常较严重（$<0.5 \times 10^9/L$）。可逆转且不蓄积。

2. 过敏反应　轻度过敏反应常表现为皮疹、红斑、色素沉着等，按一般过敏反应处理即可，部分病例可发生严重过敏反应，其特征为低血压与支气管痉挛，需要中断治疗。

3. 体液潴留包括水肿，也有报道极少数病例发生胸腔积液、腹水、心包积液、毛细血管通透性增加和体重增加。

4. 可能发生恶心、呕吐或腹泻等胃肠道反应。

5. 临床试验中曾有神经毒性的报道。

6. 心血管不良反应如低血压、窦性心动过速、心悸、肺水肿及高血压等有可能发生。

7. 其他不良反应包括：脱发、无力、黏膜炎、关节痛和肌肉痛、低血压和注射部位反应。

8. 肝功能正常者在治疗期间也有出现转氨酶升高、胆红素升高者，其与多西他赛的关系尚不明确。

【注意事项】

1. 必须在有癌症化疗药物应用经验的医生指导下使用。由于可能发生较严重的过敏反应，应具备相应的急救设施，注射期间建议密切监测主要功能指标。

2. 治疗期间如发生严重的中性粒细胞减少（$<0.5 \times 10^9/L$并持续 7 日或 7 日以上），在下一个疗程中建议减低剂量，如仍有相同问题发生，则建议再减低剂量或停止治疗。

3. 在开始滴注的最初几分钟内有可能发生过敏反应。如果过敏反应的症状轻微，如脸红或局部皮肤反应，则不需终止治疗。如果发生严重过敏反应，如血压下降超过 20mmHg，支气管痉挛或全身皮疹 / 红斑，则需立即停止滴注并进行对症治疗。对已发生严重不良反应的患者不能再次应用多西他赛。

4. 多西他赛治疗期间可能发生外周神经毒性反应。如果反应严重，则建议在下一疗程中减低剂量。

5. 已观察到的皮肤反应有肢端（手心或足底）局限性红斑伴水肿、脱皮等。此类毒性可能导致中断或停止治疗。

6. 肝功能有损害的患者，如果血清转氨酶（ALT 和 / 或 AST）超过正常值上限 1.5倍，同时伴有碱性磷酸酶超过正常值上限 2.5 倍，存在发生严重不良反应的高度危险，如毒性死亡，包括致死的脓毒症、胃肠道出血、发热性中性粒细胞减少症、感染、血小板减少症、口炎和乏力。因此，这些患者不应使用，并且在基线和每个化疗周期前要检测肝功能。

【药品名称】

注射用紫杉醇（白蛋白结合型）[paclitaxel for injection（albumin bound）]

【剂型与规格】

注射剂：每支 100mg。

【主要成分】

每瓶含紫杉醇 100mg 及人血白蛋白约 900mg。紫杉醇是本品活性成分，人血白蛋白起分散、稳定和运载主药的作用。

【药理作用】

本品是一种抗微管药物，可促进微管蛋白二聚体中的微管聚集，并抑制微管解聚以稳定微管系统。这种稳定作用可干扰微管束的正常动力学再排列，从而阻滞关键的细胞间期和有丝分裂过程。

【适应证】

适用于治疗联合化疗失败的转移性乳腺癌或辅助化疗后 6 个月内复发的乳腺癌。除非有临床禁忌证，既往化疗中应包括一种蒽环类抗癌药。

【禁忌证】

1. 治疗前如患者外周血中性粒细胞数低于 1 500/mm^3，不应给予本品治疗。

2. 对紫杉醇或人血白蛋白过敏的患者，禁用本品。

【用法用量】

对联合化疗失败的转移性乳腺癌或辅助化疗后复发的乳腺癌患者，建议使用剂量 260mg/m^2，静脉滴注 30 分钟，每 3 周给药 1 次。（表 19-6）

表 19-6　肝功能异常

	AST（SGOT）水平	胆红素水平	本品剂量 [a]
轻度	<10×ULN	>1.0×ULN ~ ≤1.5×ULN	260mg/m^2
中度	<10×ULN	>1.5 ~ ≤3×ULN	200mg/m^2 [b]
重度	<10×ULN	>3 ~ ≤5×ULN	200mg/m^2 [b]
	>10×ULN	>5×ULN	不推荐

[a]：推荐剂量仅针对第一个疗程，后续疗程的剂量调整需求应参考个体耐受程度。

[b]：若患者接受两个疗程较低剂量的治疗可耐受，则在后续的疗程中可考虑将转移性乳腺癌患者的剂量调整为 260mg/m^2。

肾功能异常： 对轻度至中度肾功能异常（肌酐清除率估算值≥30mL/min ~ <90mL/min）的患者，无须进行初始剂量调整。对重度肾功能异常或终末期肾病（肌酐清除率估算值<30mL/min）的患者，尚无充分的数据推荐用药剂量。

降低剂量： 治疗期间，如患者出现重度中性粒细胞减少（ANC<500/mm^3 持续 1 周或 1 周以上）或出现重度感觉神经毒性，则应将后续疗程的剂量减到 220mg/m^2。如再次出现上述重度中性粒细胞减少或重度感觉神经毒性，则应再将随后的剂量进一步减到 180mg/m^2。对于出现 3 级周围神经毒性的患者应暂停给药，待神经毒性恢复至≤2 级后方可继续治疗，并在后续治疗时降低剂量。

预处理： 本品给药前不需给予患者抗过敏药预处理。

【不良反应】

最常见的不良反应（≥20%）为脱发、中性粒细胞减少、感觉神经毒性、心电图异常、疲劳/乏力、肌肉痛/关节痛、AST 水平升高、碱性磷酸酶水平升高、贫血、恶心、感染和腹泻。

【注意事项】

1. 神经系统 使用本品后可出现周围神经毒性。一般 1 级或 2 级周围神经毒性不需要调整剂量，出现 3 级周围神经毒性需要停止治疗，直到恢复至 2 级或小于 2 级，并在后续治疗中降低用药剂量。（表 19-7）

2. 肝功能异常 由于紫杉醇的暴露量和毒性可因肝功能异常而增加，对肝功能异常的患者应用进行本品治疗时应谨慎。肝功能异常患者的中毒（尤其是发生骨髓抑制）风险可能增加。

3. 人血白蛋白 本品含有源自人血清白蛋白，但由于对献血者的严格筛选和生产过程中的严格质量控制，通过本品治疗而感染病毒性疾病的风险极低，感染克 – 雅病（CJD）的理论风险也极低。至今为止未见有感染病毒或克 – 雅病的病例报告。

4. 对驾驶和机器操作能力的影响 疲劳、嗜睡和不适等不良事件可能会对驾驶和机器操作造成影响。

表 19-7 神经毒性分级标准

分级	表现
0 级	无
1 级	感觉异常或感觉迟钝，1 周内可完全消退
2 级	感觉异常或感觉迟钝，21 日内可完全消退
3 级	感觉异常或感觉迟钝，21 日内不能完全消退
4 级	感觉异常或感觉迟钝，伴有功能障碍

【药品名称】

环磷酰胺（cyclophosphamide）

【剂型与规格】

注射剂：每支 100mg；200mg；500mg；1g。

【主要成分】

本品主要成分为环磷酰胺。

【药理作用】

环磷酰胺是属于烷化剂类的细胞毒性药物。环磷酰胺的细胞毒作用基于其烷化代谢物与 DNA 的相互作用。烷化的结果导致了 DNA 链断裂及与 DNA– 蛋白交联的联结，导致细胞周期中 G_2 被延迟。细胞毒性作用于细胞周期每一阶段是非特异的，但对细胞周期是特异的。此外，环磷酰胺可能的免疫抑制作用仍有争议。该药物与其他结构相似的烷化剂（如异环磷酰胺）的交叉耐药作用不能被排除。在动物实验中，环磷酰胺及其活性代谢产物显示致突变性、致癌性和致畸作用。

【适应证】

乳腺癌的新辅助化疗及术后辅助化疗，ER 和 PR 阴性或内分泌治疗失败的受体阳性的转移性乳腺癌。

【禁忌证】

环磷酰胺不能在以下患者中使用：

1. 已知对环磷酰胺及其代谢产物过敏的患者。

2. 严重的骨髓功能损害（骨髓抑制，特别是已使用细胞毒性药物治疗和/或放射治疗的患者）。

3. 膀胱炎症（膀胱炎）。

4. 尿路阻塞。

5. 急性感染。

6. 怀孕和哺乳期，另见注意事项。

7. 同种异体骨髓移植的一般禁忌证，如年龄超过 50～60 岁上限，骨髓转移的恶性肿瘤（上皮）细胞，HLA 系统未做同一性测定之前，对慢性髓性白血病患者有意向捐赠者进行环磷酰胺预处理需谨慎评估。

【用法用量】

对于持续治疗的成人或儿童，每日 3～6mg/kg（相当于 120～240mg/m^2）；对于间断性治疗，10～15mg/kg（相当于 400～600mg/m^2）间隔 2～5 日；对于大剂量的间断性治疗和大剂量冲击治疗（如对于骨髓移植前冲击），20～40mg/kg（相当于 800～1 600mg/m^2）间隔 21～28 日。

【配伍与应用】

适用于静脉滴注，优选使用输液泵或配套装置。对于短时间静脉滴注，可加入林格溶液、生理盐水或葡萄糖溶液 500mL 内进行输注。输注持续时间，根据容量不同从 30 分钟至 2 小时。推荐的剂量主要指单用环磷酰胺，若与其他相同细胞毒性药物联合使用，需减少剂量或延长给药间期。

对于肝、肾功能损害的患者的剂量调整建议如下：

严重肝、肾功能损害的患者，需减少给药剂量。血浆胆红素在 3.1～5mg/100mL 时，应减少 25% 剂量；肾小球滤过率低于 10mL/min，应减少 50% 剂量。环磷酰胺可经透析排出。

【不良反应】

1. 骨髓抑制　白细胞减少较血小板减少为常见，最低值在用药后 1～2 周，多在 2～3 周后恢复。

2. 胃肠道反应　包括食欲减退、恶心及呕吐，一般停药 1～3 日即可消失。

3. 泌尿道反应　当大剂量环磷酰胺静脉滴注，而缺乏有效预防措施时，可致出血性膀胱炎，表现为膀胱刺激症状、少尿、血尿及蛋白尿。常规剂量应用时，其发生率较低。

4. 其他反应尚包括脱发、口腔炎、中毒性肝炎、皮肤色素沉着、月经紊乱、无精子或精子减少及肺纤维化等。

【注意事项】

1. 如环磷酰胺用于治疗非危及生命的疾病，本项及其他项下的环磷酰胺毒性及其远期后遗症等风险因素即为禁忌证。

2. 在此情况下，有必要进行风险与预期获益的个体评估。

3. 像所有抗肿瘤药一样，一般而言，环磷酰胺应慎用于虚弱和老年患者，以及先前接受过放疗的患者。

4．另外，对于出现免疫系统减弱、糖尿病、慢性肝脏或肾脏疾病和已患心脏疾病的患者，也必须进行密切监测。糖尿病受试者中，在使用环磷酰胺治疗期间，还必须密切监测葡萄糖代谢。

5．药液制备后必须在 24 小时内应用（应贮存于 8℃以下）。

6．环磷酰胺及其代谢产物主要经肾脏排出。

7．环磷酰胺及其代谢产物可通过胎盘屏障。

8．应保证在治疗前、中、后足量液体摄入和膀胱定期排空。

9．注意观察是否发生出血性膀胱炎、肉眼血尿、发热、寒战。

10．环磷酰胺经常伴有肾毒性，包括肾小管坏死。

11．育龄期男性和女性在治疗期间和治疗后至少 6 个月内必须采取适当的避孕措施。

12．女性患者可出现暂时性或永久性闭经。

13．可能会干扰伤口愈合。

14．据报道，昂丹司琼会导致环磷酰胺的药物生物利用度下降。

15．输注紫杉醇后再输注环磷酰胺会导致血液毒性增加。

16．环磷酰胺与蒽环类药物（如阿霉素）、曲妥珠单抗（赫赛汀）等联合应用可导致心脏毒性增加。

【药品名称】

酒石酸长春瑞滨注射液（vinorelbine bitartrate injection）

【剂型与规格】

注射剂：每支 10mg（1mL）；50mg（5mL）。

【主要成分】

本品主要成分为酒石酸长春瑞滨。

【药理作用】

本品为长春碱半合成衍生物，主要通过抑制微管蛋白的聚合，使细胞分裂停止于有丝分裂中期，是细胞周期特异性的药物。

【适应证】

本品适用于转移性乳腺癌的单药化疗，亦可用于非小细胞肺癌患者。

【禁忌证】

妊娠期、哺乳期妇女及严重肝功能不全者禁用。

【用法用量】

本品只能静脉给药。

单药治疗：推荐剂量为每周 25～30mg/m²。

联合化疗：依照所用方案选用剂量和给药时间，一般 25～30mg/m²，药物必须溶于生理盐水，于短时间内（15～20min）静脉输入，然后静脉滴注生理盐水冲洗静脉。

【不良反应】

1．血液学毒性　中性粒细胞减少症；贫血常见，但多为中度。

2．神经毒性　外周神经毒性，一般限于深腱反射消失，感觉异常少见，长期用药可出现下肢无力；植物神经毒性主要表现为小肠麻痹引起的便秘，麻痹性肠梗阻罕见。

3. 消化系统毒性　便秘；恶心呕吐常见，程度较轻。

4. 呼吸系统毒性　本品可引起呼吸困难和支气管痉挛，这些反应可于注药后数分钟或数小时内发生。

5. 可见有中度进行性脱发和下颌痛。

6. 静脉用药外渗可引起局部皮肤红肿甚至坏死。

【注意事项】

1. 治疗必须在严密的血液学监测下进行，每次用药前均须检查外周血象。

2. 当粒细胞减少时（<2 000/mm³），应停药至血象恢复正常。

3. 肝功能不全时，应减少用药剂量。

4. 肾功能不全时，应慎重用药。

5. 治疗操作时谨防药物污染眼球，药物在一定压力下喷射入眼可导致角膜溃疡。

6. 在进行包括肝脏的放疗时，忌用本品。

7. 孕妇及哺乳期妇女用药：妊娠期、哺乳期妇女禁用。

【药品名称】

氟尿嘧啶注射液（fluorouracil injection）

【剂型与规格】

注射剂：每支 0.25g（10mL）。

【主要成分】

主要成分为氟尿嘧啶。

【药理作用】

本品在体内先转变为 5- 氟 -2- 脱氧尿嘧啶核苷酸，后者抑制胸腺嘧啶核苷酸合成酶，阻断脱氧尿嘧啶核苷酸转变为脱氧胸腺嘧啶核苷酸，从而抑制 DNA 的生物合成。

此外，通过阻止尿嘧啶和乳清酸掺入 RNA，达到抑制 RNA 合成的作用。本品为细胞周期特异性药，主要抑制 S 期细胞。

【适应证】

乳腺癌的新辅助化疗及术后辅助化疗，ER 和 PR 阴性或内分泌治疗失败的受体阳性的转移性乳腺癌。本品的抗瘤谱较广，主要用于治疗消化道肿瘤，或较大剂量氟尿嘧啶治疗绒毛膜上皮癌。亦常用于治疗乳腺癌、卵巢癌、肺癌、宫颈癌、膀胱癌及皮肤癌等。

【禁忌证】

1. 人类有极少数因为在妊娠初期 3 个月内应用本品而致先天性畸形者，并可能对胎儿产生远期影响。故在妇女妊娠初期 3 个月内禁用本药。

2. 由于本品潜在的致突、致畸及致癌性和可能在婴儿中出现的毒副作用，所以在应用本品期间不允许哺乳。伴发水痘或带状疱疹时禁用本品。

3. 氟尿嘧啶禁用于衰弱患者。

【用法用量】

1. 氟尿嘧啶作静脉注射或静脉滴注所用剂量相差甚大。单药静脉注射剂量一般为按体重 1 日 10 ~ 20mg/kg，连用 5 ~ 10 日，每疗程 5 ~ 7g（甚至 10g）。

2. 若为静脉滴注，通常按体表面积 1 日 300 ~ 500mg/m²，连用 3 ~ 5 日，每次静脉滴注时间不得少于 6~8 小时；静脉滴注时可用输液泵连续给药维持 24 小时。

【不良反应】

恶心、食欲减退或呕吐。一般剂量多不严重。偶见口腔黏膜炎或溃疡，腹部不适或腹泻。外周血白细胞减少常见，大多在疗程开始后 2~3 周内达最低点，在 3~4 周后恢复正常，血小板减少罕见。极少见咳嗽、气急或小脑共济失调等。长期应用可导致神经系统毒性。

偶见用药后心肌缺血，可出现心绞痛和心电图的变化。如经证实心血管不良反应（心律失常，心绞痛，ST 段改变）则停用。

【注意事项】

1. 除单用本品较小剂量作放射增敏剂外，一般不宜和放射治疗同用。

2. 当伴发水痘或带状疱疹时禁用本品。

3. 有下列情况者慎用本品：

（1）肝功能明显异常。

（2）外周血白细胞计数低于 3 500/mm^3、血小板低于 50 000/mm^3 者。

（3）感染、出血（包括皮下和胃肠道）或发热超过 38℃者。

（4）胃肠道梗阻。

（5）脱水和 / 或酸碱、电解质平衡失调者。

4. 开始治疗前及疗程中应定期检查外周血象。

5. 老年患者慎用氟尿嘧啶，年龄在 70 岁以上及女性患者，曾有个别报告，对氟尿嘧啶为基础的化疗有严重毒性危险因素。密切监测和保护脏器功能是必要的。

6. 用本品时不宜饮酒或同用阿司匹林类药物，以减少消化道出血的可能。

【药品名称】

注射用盐酸吉西他滨（gemcitabine hydrochloride for injection）

【剂型与规格】

注射剂：每支 1g（0.2g）。

【主要成分】

盐酸吉西他滨。

【药理作用】

这一嘧啶类抗代谢物在细胞内经核苷激酶的作用被代谢为具有活性的二磷酸及三磷酸核苷。通过两种作用机制抑制 DNA 合成，从而实现吉西他滨的细胞毒作用。

【适应证】

吉西他滨与紫杉醇联合，可用于治疗经辅助 / 新辅助化疗后复发，不能切除的、局部复发或转移性乳腺癌。除非临床上有禁忌，否则既往化疗中应使用过蒽环类抗生素。亦可用于局部晚期或已转移的非小细胞肺癌；局部晚期或已转移的胰腺癌。

【禁忌证】

1. 对吉西他滨或任何辅料高度过敏的患者。

2. 吉西他滨与放射治疗同时联合应用（由于辐射敏化和发生严重肺及食管纤维样变性的危险）。

3. 在严重肾功能不全的患者中禁止联合应用吉西他滨与顺铂。

【用法用量】

成人剂量

1. 非小细胞肺癌

单药治疗：吉西他滨的推荐剂量为 1 000mg/m²，静脉滴注 30 分钟。每周给药 1 次，治疗 3 周后休息 1 周。重复上述的 4 周治疗周期。根据患者对吉西他滨的耐受性可考虑在每个治疗周期或一个治疗周期内降低剂量。

联合治疗：吉西他滨与顺铂联合治疗有两种治疗方案，3 周疗法和 4 周疗法。

3 周疗法：吉西他滨的推荐剂量为 1 250mg/m²，静脉滴注 30 分钟。每 21 日治疗周期的第 1 日和第 8 日给药。根据患者对吉西他滨的耐受性可考虑在每个治疗周期或一个治疗周期内降低剂量。

4 周疗法：吉西他滨的推荐剂量为 1 000mg/m²，静脉滴注 30 分钟。每 28 日治疗周期的第 1 日、第 8 日和第 15 日给药。根据患者对吉西他滨的耐受性可考虑在每个治疗周期或一个治疗周期内降低剂量。

2. 胰腺癌　吉西他滨的推荐剂量为 1 000mg/m²，静脉滴注 30 分钟。每周 1 次，连续 7 周，随后休息 1 周。随后的治疗周期改为 4 周疗法：每周 1 次给药，连续治疗 3 周，随后休息 1 周。根据患者对吉西他滨的耐受性可考虑在每个治疗周期或一个治疗周期内降低剂量。

3. 乳腺癌　推荐吉西他滨与紫杉醇联合给药。在每 21 日治疗周期的第 1 日给予紫杉醇（175mg/m²），静脉滴注约 3 小时，随后在第 1 日和第 8 日给予吉西他滨（1 250mg/m²），静脉滴注 30 分钟。根据患者对吉西他滨的耐受性可考虑在每个治疗周期或一个治疗周期内降低剂量。在接受吉西他滨联合紫杉醇联合化疗之前，患者的粒细胞绝对计数至少为 1.5×10^9/L。

【配伍与应用】

0.9% 的氯化钠注射液是唯一被允许用于重新溶解吉西他滨无菌粉末的溶液。根据药物的溶解性，稀释后吉西他滨的浓度不应超过 40mg/mL。如果浓度大于 40mg/mL，可能会导致药物溶解不完全，应该避免。已经配制的吉西他滨溶液在室温下可稳定 24 小时，且不可再冷藏，以防结晶析出。

【不良反应】

1. 血液系统　骨髓抑制常常为轻到中度，多为中性粒细胞减少。血小板减少也比较常见。

2. 消化系统　约 2/3 的患者发生肝脏氨基转移酶的异常，但多为轻度，非进行性损害，无须停药。

3. 肾脏　近一半的患者用药后可出现轻度蛋白尿和血尿，但极少伴有临床症状和血清肌酐与尿素氮的变化，然而，报告有部分病例出现不明原因的肾衰。因此，对于已有肾功能损害的患者，使用吉西他滨应特别谨慎。

4. 过敏　约 25% 的患者可有皮疹，10% 的患者可出现瘙痒，通常皮疹轻度，非剂量限制性毒性，局部治疗有效，极少报道有脱皮、水疱和溃疡。不到 1% 的患者可发生支气管痉挛，痉挛一般为轻度，且持续短暂，但可能需要胃肠道外的给药治疗，已知对本药高度敏感的患者应严禁使用。约 10% 的患者在用药后数小时内发生呼吸困难，这种呼吸困难常常持续短暂、症状轻，几乎很少需要调整剂量，大多无须特殊治疗。

5. 其他　大约 20% 的患者有类似于流感的表现，大多症状较轻，短暂，且为非剂量限制性，仅 1.5% 的患者表现较重，发热、头痛、背痛、寒战、肌痛、乏力和厌食是最常见的症状，咳嗽、鼻炎、不适、出汗和失眠也有发生。有些仅表现为发热和乏力。

【注意事项】

1. 延长输液时间和增加给药频率都可能增加毒性。

2. 同步联合放疗可导致严重的肺食管病变。

3. 已有报告显示吉西他滨可引起轻到中度困倦，特别是在用药期间饮用酒精类饮料。因此患者在此期间必须禁止驾驶和操纵机器，直到鉴定已不再倦息。

4. 除了浓度为 0.9% 的氯化钠注射液外，本品不得和其他药品混合。

【药品名称】

卡培他滨片（capecitabine tablets）

【剂型与规格】

片剂：每片 0.15g；0.5g。

【主要成分】

本品主要成分为卡培他滨。

【药理作用】

在体内，卡培他滨在酶的作用下转化为 5- 氟尿嘧啶（5-FU）。正常细胞和肿瘤细胞都能将 5-FU 代谢为 5- 氟 -2- 脱氧尿苷酸单磷酸（FdUMP）和 5- 氟尿苷三磷酸（FUTP）。这些代谢产物通过两种不同机制引起细胞损伤。

【适应证】

1. 结肠癌辅助化疗　卡培他滨适用于 Dukes'C 期、原发肿瘤根治术后、接受氟嘧啶类药物单独治疗的结肠癌患者的单药辅助治疗。

2. 结直肠癌　卡陪他滨单药或与奥沙利铂联合（XELOX）适用于转移性结直肠癌的一线治疗。

3. 乳腺癌联合化疗　卡培他滨可与多西紫杉醇联合用于治疗含蒽环类药物方案化疗失败的转移性乳腺癌。

4. 乳腺癌单药化疗　卡培他滨亦可单独用于治疗对紫杉醇及含蒽环类药物化疗方案均耐药或对紫杉醇耐药和不能再使用蒽环类药物治疗的转移性乳腺癌患者。耐药的定义为治疗期间疾病继续进展（有或无初始缓解），或完成含有蒽环类药物的辅助化疗后 6 个月内复发。

5. 胃癌。

6. 胃癌的辅助治疗。

【禁忌证】

已知对卡培他滨或其任何成分过敏者禁用：

1. 既往对氟尿嘧啶有严重、非预期的反应或已知对氟嘧啶过敏患者禁用卡培他滨。

2. 卡培他滨禁用于已知二氢嘧啶脱氢酶（DPD）活性完全缺乏的患者。

3. 卡培他滨不应与索立夫定或其类似物（如溴夫定）同时给药。

4. 卡培他滨禁用于严重肾功能损伤患者（肌酐清除率低于 30mL/min）。

5. 联合化疗时，如存在任一联合药物相关的禁忌证，则应避免使用该药物。

6. 对顺铂的禁忌证同样适用于卡培他滨和顺铂联合治疗。

【用法用量】

1. 本品单药的推荐剂量为 1 250mg/m^2，每日 2 次口服（早晚各 1 次；等于每日总剂量 2 500mg/m^2），治疗 2 周后停药 1 周，3 周为 1 个疗程。片剂应在餐后 30 分钟内用水吞服。

2. 在与多西他赛联合使用时，卡培他滨的推荐剂量为 1 250mg/m^2，每日 2 次，治疗 2 周后停药 1 周，与之联用的多西他赛推荐剂量为 75mg/m^2，每 3 周 1 次，静脉滴注 1 小时。根据多西他赛的说明书，在对接受卡培他滨和多西他赛联合化疗的患者使用多西他赛前，应常规应用化疗辅助药物。与奥沙利铂联合使用时，在对患者给予奥沙利铂（剂量为 130mg/m^2，静脉滴注 2 小时）后的当日即可开始卡培他滨的治疗，剂量为 1 000mg/m^2，每日 2 次，治疗 2 周后停药 1 周。

3. 用于 Dukes'C 期结肠癌患者的辅助治疗时，推荐治疗时间为 6 个月，即卡培他滨 1 250mg/m^2，每日 2 次口服，治疗 2 周后停药 1 周，以 3 周为 1 个疗程，共计 8 个疗程（24 周）。

4. 在使用中卡培他滨的用药剂量可能需要调整，以达到适应患者个体化的需求。使用中应密切监测不良反应，并根据需要调整剂量以使患者能够耐受治疗。卡培他滨所致的不良反应可通过对症治疗、停药和调整剂量等方式处理。药物一经减量，以后便不应再增加剂量。

5. 当苯妥英和香豆素衍生物类抗凝剂类药物与卡培他滨合用时，可能需要减量（药物相互作用）。

【不良反应】

1. 代谢及营养　非常常见厌食；常见脱水，食欲低下。

2. 神经系统　常见感觉异常，味觉障碍，头痛，头晕（除眩晕外）。

3. 眼　常见流泪增多、结膜炎。

4. 胃肠道　非常常见腹泻、呕吐、恶心、口腔炎、腹痛；常见便秘、上腹痛、消化不良。

5. 肝胆管　高胆红素血症。

6. 皮肤和皮下组织　非常常见手足综合征、皮炎；常见皮疹、脱发、红斑、皮肤干燥。

7. 全身及给药部位　非常常见疲劳、困倦；常见发热、无力、乏力。

【可能发生并发症】

1. 感染和侵染　常见感染、口腔念珠菌病。

2. 血液和淋巴系统　非常常见中性粒细胞减少症、白细胞减少症、发热性中性粒细胞减少症、血小板减少症、贫血。

3. 精神疾病　常见失眠。

4. 血管　非常常见血栓/栓塞、高血压、下肢水肿。

5. 呼吸系统　非常常见咽感觉迟钝、咽喉痛；常见鼻衄、发声困难、鼻漏、呼吸困难。

【注意事项】

1. 腹泻　卡培他滨可引起腹泻，有时比较严重。在合理用药范围，应及早开始使用标准止泻治疗药物（如洛哌丁胺）。必要时需降低给药剂量（见用法用量）。

2．脱水　开始接受卡培他滨治疗时应防止和纠正脱水。

3．卡培他滨可以引起严重皮肤反应，如 Stevens-Johnson 综合征和中毒性表皮坏死松解症（TEN）。应永久性停用。

4．卡培他滨可引起手足综合征（手掌 – 足底感觉迟钝或化疗引起肢端红斑），应该据综合征分级给予对应处理。（表 19-8）

5．卡培他滨可引起高胆红素血症，应根据转氨酶及胆红素的检查结果调整治疗。

6．卡培他滨同时口服香豆素类衍生物抗凝剂的患者，应密切监测其抗凝反应（国际标准化比值 INR 或凝血酶原时间 PT），并相应调整抗凝剂的剂量（见药物相互作用）。

7．应严密监测卡培他滨治疗的毒性。大多数不良反应是可逆的，虽然剂量可能需要限制或降低，但无须终止用药（见用法用量）。

8．肾功能损害　卡培他滨应用于肾功能损害患者时须谨慎。

9．肝功能损害　卡培他滨用于肝功能损害患者时应密切监测。

10．药物过量　急性药物过量的表现为：恶心、呕吐、腹泻、黏膜炎、胃肠刺激、出血和骨髓抑制。药物过量的医疗处理应包括：常规治疗、支持治疗（旨在纠正临床表现）及预防并发症。

11．在暴露于压碎或切割卡培他滨片剂的情况下，已见的不良反应包括眼刺激、眼肿、皮疹、头痛、感觉错乱、腹泻、恶心、胃刺激和呕吐。

12．与顺铂联合使用时，不建议使用维生素 B_6，因有报道维生素 B_6 可降低顺铂的疗效。

表 19-8　手足综合征分级标准

分级	定义
1 级	出现下列任一症状：手和 / 或足的麻木、感觉迟钝 / 感觉异常、麻刺感、红斑和 / 或不影响正常活动的不适
2 级	手和 / 或足的疼痛性红斑和肿胀和 / 或影响患者日常生活的不适
3 级	手和 / 或足湿性脱屑、溃疡、水疱或严重的疼痛和 / 或使患者不能工作或进行日常活动的严重不适

【药品名称】
盐酸多柔比星脂质体注射液（doxorubicin hydrochloride liposome injection）

【剂型与规格】
注射剂：每支 20mg（10mL）。

【主要成分】
盐酸多柔比星。

【药理作用】
多柔比星抗肿瘤的确切机制尚不清楚。一般认为它具有抑制 DNA、RNA 和蛋白合成的细胞毒作用。这是由于这种蒽环类抗生素能嵌入 DNA 双螺旋的相邻碱基对之间，从而抑制其解链后再复制。

【适应证】

本品可用于不能耐受下述两种以上药物联合化疗的患者：长春新碱、博来霉素和多柔比星（或其他蒽环类抗生素）。AIDS-KS 患者的二线化疗药物。

【禁忌证】

本品禁用于对本品活性成分或其他成分过敏的患者，也不能用于孕妇和哺乳期妇女。同时也禁用于使用 α 干扰素进行局部或全身治疗的 AIDS-KS 患者。

【用法用量】

本品应为每 2～3 周静脉内给药 20mg/m²，给药间隔不宜少于 10 日，因为不能排除药物蓄积和毒性增强的可能。患者应持续治疗 2～3 个月以产生疗效。为保持一定的疗效，在需要时继续给药。本品用 250mL 5% 葡萄糖注射液稀释，静脉滴注 30 分钟以上。禁止大剂量注射或给用未经稀释的药液。建议本品滴注管与 5% 葡萄糖滴注管相连接以进一步稀释并最大限度地减少血栓形成和外渗危险。

本品禁用于肌内和皮下注射。

【不良反应】

1. 骨髓抑制　约有一半人会发生。白细胞减少是患者最常见的不良反应，也可见贫血和血小板减少。这些反应一般在治疗早期便可出现，而且是暂时的。临床试验中很少因骨髓抑制而停药。出现血液学毒性反应可能需要减少用量或暂停及推迟治疗。

2. 其他发生率较高（≥5%）的不良反应有：恶心、无力、脱发、发热、腹泻、与滴注有关的急性反应和口腔炎等。滴注反应主要有潮红、气短、面部水肿、头痛、寒战、背痛、胸部和喉部收窄感、低血压。在多数情况下，不良反应发生在第一个疗程。采用某种对症处理，暂停滴注或减缓滴注速率后经过几个小时即可清除这些反应。

【注意事项】

1. 心脏损害　所有接受本品治疗的患者均须经常进行心电图监测。发生一过性心电图改变如 T 波平坦、S-T 段压低和心律失常等，不必立即中止本品治疗。然而，QRS 复合波减小，则是心脏毒性的重要指征。当出现这一改变时，应考虑采用检测蒽环类药物心脏损害最可靠的方法进行检查，如心肌内膜活检。

2. 持续性骨髓抑制可导致重复感染和出血。

3. 糖尿病患者　应注意本品每瓶内含蔗糖，而且滴注时用 5% 葡萄培注射液稀释。

4. 对驾车和操作机器的影响　虽然至今的研究显示，本品并不影响驾驶能力，但使用本品偶尔出现（<5%）头晕和嗜睡。所以有上述反应的患者应避免驾车和操作机器。

【医嘱模板】

新辅助化疗与术后辅助化疗基本相同（HER2 阳性患者，加用曲妥珠、帕妥珠单抗）

CMF 方案：CTX（环磷酰胺）　　　　　　　100mg/m²，口服，第 1～14 日

　　　　　0.9% 氯化钠注射液 /5% 葡萄糖注射液

　　　　　均可（首选），剂量视溶质定　　　　　　　｝………静脉滴注，第 1，8 日

　　　　　MTX（氨甲蝶呤）　　　　　40mg/m²

　　　　　0.9% 氯化钠注射液　　　　500mL

　　　　　5-FU（氟尿嘧啶）　　　　　600mg/m²　　　｝………静脉滴注，第 1，8 日

　　　　　28 日为 1 周期

TAC 方案：0.9% 氯化钠注射液　　　　250mL

　　　　　TXT（多西他赛）　　　　　75mg/m²　　　　｝………静脉滴注，第 1 日

$$\left.\begin{array}{ll}\text{灭菌注射用水} & 100\text{mL} \\ \text{ADM（阿霉素）} & 50\text{mg/m}^2\end{array}\right\}\cdots\cdots\cdots\text{静脉滴注，第 1 日}$$

$$\left.\begin{array}{ll}0.9\%\text{ 氯化钠注射液} & 50\text{mL} \\ \text{CTX（环磷酰胺）} & 500\text{mg/m}^2\end{array}\right\}\cdots\cdots\cdots\text{静脉滴注，第 1 日}$$

21 日为 1 周期

多西他赛应用前一日、当日、后一日需糖皮质激素预处理（细节见多西他赛用法用量部分），应用前 30 分钟再次糖皮质激素（5～10mg i.v）、非那根（25mg i.m）、西米替丁（0.4g i.v）预处理，可将 20mg 本品加入 0.9% 氯化钠注射液 100mL 中静脉滴注，观察无不良反应后再加剩余剂量。

转移性乳腺癌

AT 方案： ADM（阿霉素） 50mg/m² ············静脉滴注，第 1 日（用法同前）

$$\left.\begin{array}{ll}0.9\%\text{ 氯化钠注射液} & 250\text{mL} \\ \text{TAX（紫杉醇）} & 175\text{mg/m}^2\end{array}\right\}\cdots\cdots\cdots\text{静脉滴注，第 1 日}$$

或 TXT（多西他赛） 75mg/m² ············（用法同前）

21 日为 1 周期

紫杉醇应用前一日需糖皮质激素预处理（21：00，03：00 分别 20mg po），应用前 30min 再次糖皮质激素（5～10mg i.v）、非那根（25mg i.m）、西米替丁（0.4g i.v）预处理，可将 1 支本品加入 0.9% 氯化钠注射液 100mL 中静脉滴注，观察无不良反应后再加剩余剂量。

XT 方案： TXT（多西他赛） 75mg/m² ············（用法同前）

卡培他滨 950mg/m² ·········· 口服，每日 2 次，第 1～14 日

21 日为 1 周期

患者一般情况较差时可考虑单药方案

TXT（多西他赛）80～100mg/m²，静脉滴注，第 1 日，21 日为 1 周期。或 40mg/m²，静脉滴注，每周 1 次，连用 6 周停 2 周为 1 周期（预处理方案同前）。

紫杉醇（白蛋白结合型）100 或 150mg/m²，静脉滴注，第 1、8、15 日，28 日为 1 周期或：260mg/m²，静脉滴注，第 1 日，21 日为 1 周期（预处理方案同前）。

卡培他滨 1 000～1 250mg/m²，口服，每日 2 次，第 1～14 日，21 日为 1 周期。

【所有化疗方案配伍均供参考，临床应用务必在有经验的医师指导下进行】

第五节 肺癌化疗药物

【化疗方案及相应医嘱模板见本节末】

【药品名称】

注射用卡铂（carboplatin for injection）

【剂型与规格】

注射剂：每支 0.1g。

【主要成分】

主要成分为卡铂。

【药理作用】

本品为周期非特异性抗癌药，直接作用于 DNA，主要与细胞 DNA 的链间及链内交联，破坏 DNA 而抑制肿瘤的生长。

【适应证】

非小细胞肺癌的术前新辅助化疗及术后辅助化疗，晚期潜在可切除非小细胞肺癌的转化治疗，不可切除非小细胞肺癌的联合化疗。小细胞肺癌的术后辅助化疗，广泛期小细胞肺癌的联合化疗。

【禁忌证】

1. 有明显骨髓抑制和肝肾功能不全者。

2. 对顺铂或其他含铂化合物过敏者。

3. 对甘露醇过敏者。

【用法用量】

用 5% 葡萄糖注射液溶解本品，浓度为 10mg/mL，再加入 5% 葡萄糖注射液 250～500mL 中静脉滴注。一般成人用量按体表面积 1 次 200～400mg/m^2，每 3～4 周给药 1 次；2～4 次为一个疗程。也可采用按体表面积 1 次 50mg/m^2，1 日 1 次，连用 5 日，间隔 4 周重复。

【不良反应】

1. 常见的不良反应

（1）骨髓抑制为剂量限制毒性，白细胞与血小板在用药 21 日后达最低点，通常在用药后 30 日左右恢复；粒细胞的最低点发生于用药后 21～28 日，通常在 35 日左右恢复；白细胞和血小板减少与剂量相关，有蓄积作用。

（2）注射部位疼痛。

2. 较少见的不良反应

（1）过敏反应（皮疹或瘙痒，偶见喘咳），发生于用药后几分钟之内。

（2）周围神经毒性：指或趾麻木或麻刺感。

（3）耳毒性：高频率的听觉丧失首先发生，耳鸣偶见。

（4）视力模糊、黏膜炎或口腔炎。

（5）恶心及呕吐、便秘或腹泻、食欲减退、脱发及头晕，偶见变态反应和肝功能异常。

【注意事项】

1. 应用本品前应检查血象及肝肾功能，治疗期间至少每周检查 1 次白细胞与血小板。

2. 有水痘、带状疱疹、感染、肾功能减退者慎用。

3. 静脉注射时应避免漏于血管外。

4. 本品溶解后，应在 8 小时内用完。

5. 滴注及存放时应避免直接日晒。

用药期间应随访检查：

1．听力。

2．神经功能。

3．血尿素氮，肌酐清除率与血清肌酐测定。

4．红细胞压积，血红蛋白测定，白细胞分类与血小板计数。

5．血清钙、镁、钾、钠含量的测定。

【药品名称】

注射用培美曲塞二钠（pemetrexed disodium for injection）

【剂型与规格】

注射剂：每支 100mg；500mg。

【主要成分】

主要成分为培美曲塞二钠。

【药理作用】

培美曲塞是一种多靶点抗癌叶酸拮抗剂，通过破坏细胞复制所必需的关键叶酸依赖性代谢过程，从而抑制细胞复制。体外研究显示，培美曲塞是通过抑制胸苷酸合成酶（TS）、二氢叶酸还原酶（DHFR）和甘氨酰胺核苷酸甲酰转移酶（GARFT）的活性发挥作用，这些酶都是胸腺嘧啶核苷酸和嘌呤核苷酸生物再合成的关键性叶酸依赖性酶。培美曲塞通过还原型叶酸载体和细胞膜上的叶酸结合蛋白转运系统进入细胞。培美曲塞进入细胞后，在叶酰聚谷氨酸合成酶的作用下转化为聚谷氨酸形式。聚谷氨酸形式存留于细胞内成为 TS 和 GARFT 的更有效的抑制剂。聚谷氨酸化在肿瘤细胞内呈现时间和浓度依赖性过程，而在正常组织内程度相对较低。聚谷氨酸化代谢物在肿瘤细胞内的半衰期延长，从而延长药物在肿瘤细胞内的作用时间。

【适应证】

本品与顺铂联合，适用于局部晚期或者转移性非鳞状细胞型非小细胞肺癌患者的一线化疗。

本品单药适用于经 4 周期以铂类为基础的一线化疗后未出现进展的局部晚期或转移性的非鳞状细胞型非小细胞肺癌患者的维持治疗。

本品单药适用于既往接受一线化疗后出现进展的局部晚期或转移性非鳞状细胞型非小细胞肺癌患者的治疗。

不推荐本品在以组织学为鳞状细胞癌为主的患者中使用。

【禁忌证】

1．对培美曲塞或该制剂中的任何其他成分过敏的患者，禁忌使用培美曲塞。

2．哺乳期禁用。

3．禁忌同时接种黄热病疫苗。

【用法用量】

本品只能用于静脉滴注。其溶液的配制必须按照"静脉滴注溶液的配制"的说明进行。

1．本品与顺铂联用用于非鳞状细胞型非小细胞肺癌。本品的推荐剂量为 $500mg/m^2$，静脉滴注 10 分钟以上。每 21 日为 1 周期，在每周期的第 1 日给药。顺铂的推荐剂量为

$75mg/m^2$，静脉滴注时间应超过 2 小时，应在 21 日周期的第 1 日培美曲塞给药结束约 30 分钟后再给予顺铂。接受顺铂治疗之前和 / 或之后必须接受充分的止吐和适宜的水化治疗（具体给药建议可参见顺铂说明书）。

2. 本品单独用药用于非鳞状细胞型非小细胞肺癌。对于既往接受过化疗的非小细胞肺癌患者，本品的推荐剂量为 $500mg/m^2$，静脉滴注 10 分钟以上。每 21 日为 1 周期，在每周期的第 1 日给药。

3. 预防毒性用药。

（1）补充维生素：为了减轻毒性，必须指导接受培美曲塞治疗的患者每日口服叶酸制剂或含叶酸的复合维生素（350～1 000μg）。在首次培美曲塞给药前 7 日，至少有 5 日每日必须口服 1 次叶酸，而且在整个治疗过程中直至培美曲塞末次给药后 21 日应继续口服叶酸。在培美曲塞首次给药前 7 日，患者还必须接受 1 次维生素 B_{12}（1 000μg）肌内注射，此后每 3 周期注射 1 次。在以后注射维生素 B_{12} 时，可以与培美曲塞同一日使用。

（2）补充皮质类固醇：地塞米松（或同类药物）预服给药可以降低皮肤反应的发生率和严重程度。在培美曲塞给药前一日、给药当日和给药后一日进行地塞米松 4mg 每日 2 次口服给药。

4. 实验室监测和剂量调整的建议。

（1）监测：所有接受培美曲塞的患者均应进行全血细胞计数检查，包括白细胞分类计数（WCC）和血小板计数。每次化疗给药前应进行定期的生化检查，以评估肾功能和肝功能。只有当绝对中性粒细胞计数（ANC）≥1 500/mm³、血小板计数≥100 000/mm³，肌酐清除率≥45mL/min，总胆红素≤1.5 倍正常值上限，碱性磷酸酶（AP）、谷草转氨酶（AST）和谷丙转氨酶（ALT）≤3 倍正常值上限时，患者才能开始下一周期的治疗。如果肿瘤累及肝脏，碱性磷酸酶、AST 和 ALT≤5 倍正常值上限是可接受的。

（2）剂量调整：在下一个治疗周期开始时，需根据既往治疗周期血细胞最低计数和最严重的非血液学毒性进行剂量调整。为了获得充分的恢复时间，可以延迟治疗。待恢复后，应根据表 19-9 中的指南对患者再次治疗，该指南适用于培美曲塞单药治疗或与顺铂联合时的剂量调整。

表 19-9　血液学毒性所致培美曲塞（单药或联合用药）和顺铂的剂量调整

绝对中性粒细胞最低值＜500/mm³ 和血小板最低值≥50 000/mm³	前次剂量的 75%（培美曲塞联合顺铂）
血小板最低值＜50 000/mm³，无论绝对中性粒细胞最低值如何	前次剂量的 75%（培美曲塞联合顺铂）
血小板最低值＜50 000/mm³ 伴出血[a]，无论绝对中心粒细胞最低值如何	前次剂量的 50%（培美曲塞联合顺铂）

[a]: NCI 的 CTCAE 标准（CTCAE v2.0；NCI，1998）≥CTCAE 2 级出血的定义。CTCAE= 不良事件通用术语标准。如果患者发生≥3 级的非血液学毒性（不包括神经毒性），应暂停培美曲塞治疗，直至恢复到治疗前水平或低于治疗前水平。应按照表 19-10 的要求恢复治疗。

表 19-10　非血液学毒性所致培美曲塞（单药或联合用药）和顺铂的剂量调整 [a, b]

	本品剂量 / (mg/m²)	顺铂剂量 / (mg/m²)
除黏膜炎之外的任何 3 级或 4 级非血液学毒性	原剂量的 75%	原剂量的 75%
需要住院的腹泻（不分级别）或 3 级、4 级腹泻	原剂量的 75%	原剂量的 75%
3 级或 4 级黏膜炎	原剂量的 50%	原剂量的 100%

[a]: NCI 的 CTCAE 标准（CTCAE v2.0；NCI，1998）；[b]: 不包括神经毒性。

出现神经毒性，本品和顺铂的剂量调整见表 19-11。如果出现 3 级或 4 级神经毒性，应停止治疗。

表 19-11　神经毒性所致培美曲塞（单药或联合用药）和顺铂的剂量调整

CTC 分级	本品剂量 / (mg/m²)	顺铂剂量 / (mg/m²)
0 ~ 1	原剂量的 100%	原剂量的 100%
2	原剂量的 100%	原剂量的 50%

[a]NCI 的 CTCAE 标准（CTCAE v2.0；NCI，1998）。

5. 停药建议　如果患者经历 2 次减量后，再次发生了任何血液学或非血液学 3 或 4 级毒性，应终止培美曲塞治疗，如果发生了 3 或 4 级神经毒性，应立即停止治疗。

6. 肾损害的患者　培美曲塞主要以原药形式通过肾脏排泄消除。肌酐清除率≥45mL/min 的患者不需要额外剂量调整。肌酐清除率<45mL/min 的患者使用培美曲塞治疗的数据不足，因此不推荐这类患者使用培美曲塞。

【配伍与应用】

静脉滴注溶液的配制

1. 每瓶 100mg 培美曲塞用 4.2mL 不含防腐剂的 0.9% 氯化钠注射液溶解成浓度为 25mg/mL 的培美曲塞溶液。每瓶 500mg 培美曲塞用 20mL 不含防腐剂的 0.9% 氯化钠注射液溶解成浓度为 25mg/mL 的培美曲塞溶液。

2. 重新溶解的培美曲塞溶液必须用不含防腐剂的 0.9% 氯化钠注射液进一步稀释至 100mL，静脉滴注 10 分钟以上。

【不良反应】

1. 培美曲塞和顺铂联合用药　发生率在 1% ~ 5% 之间（包括 5%）的临床相关的毒性反应包括转氨酶升高、感染、发热、中性粒细胞减少性发热、肾衰竭、胸痛和荨麻疹；发生率≤1% 的临床相关的毒性反应包括心律失常和运动神经元病。

2. 培美曲塞单药　发生率在 1% ~ 5% 之间（包括 5%）的临床相关的毒性反应包括神经障碍、运动神经元病、腹痛、肌酐升高、中性粒细胞减少性发热、无中性粒细胞减少性感染、变态反应 / 过敏和多型红斑；发生率≤1% 的临床相关的毒性反应包括室上性心律失常。

【注意事项】

1. 需要补充叶酸和维生素 B_{12}　为减少与治疗相关的毒性，必须指导接受培美曲塞治疗的患者补充叶酸和维生素 B_{12} 作为预防措施（见用法用量）。预先给予叶酸和维生素 B_{12} 后的患者，报告的毒性较低，3/4 级血液学毒性和非血液学毒性降低如中性粒细胞减少、发热性中性粒细胞减少和伴 3/4 级中性粒细胞减少性感染。

2. 补充皮质类固醇　未接受皮质类固醇前驱治疗的患者中曾经报告皮肤反应。地塞米松（或同等药物）预服给药可以降低皮肤反应的发生率和严重程度（见用法用量）。

3. 治疗期间应当监测患者是否发生骨髓抑制，在绝对中性粒细胞计数（ANC）恢复到 $\geq 1\,500/mm^3$ 和血小板恢复到 $\geq 100\,000/mm^3$ 之前，不应当给予患者培美曲塞治疗。

4. 对于轻至中度肾功能不全患者（肌酐清除率 45～79mL/min），在培美曲塞给药前 2 日内、给药当日和给药后 2 日，应当避免服用非甾体抗炎药（NSAID）如布洛芬和阿司匹林（>1.3g/d）。

5. 本品 100mg 每瓶含不少于 1mmol（23mg，以游离钠计算）的钠，本品 500mg 每瓶含约 54mg 钠，限钠饮食患者应该注意这点。

【药品名称】

注射用顺铂（冻干型）（cisplatin for injection）

【剂型与规格】

注射剂：每支 10mg，20mg。

【主要成分】

主要成分为（Z）- 二氨二氯铂。

【性状】

本品为微黄色疏松块状物或粉末。

【药理作用】

本品为铂的金属络合物，作用似烷化剂，主要作用靶点为 DNA，作用于 DNA 链间及链内交链，形成 DDP-DNA 复合物，干扰 DNA 复制，或与核蛋白及胞质蛋白结合。属周期非特异性药。

【适应证】

为治疗小细胞肺癌或非小细胞肺癌一线方案；以顺铂为主的联合化疗亦为晚期卵巢癌、骨肉瘤及神经母细胞瘤的主要治疗方案；对多部位鳞状上皮癌、移行细胞癌有效，如头颈部、宫颈、食管及泌尿系肿瘤等；还可治疗大部分Ⅳ期非精原细胞睾丸癌，缓解率为 50%～80%。此外，本品为放疗增敏剂，目前国外广泛用于Ⅳ期不能手术的非小细胞肺癌的局部放疗，可提高疗效及改善生存期。

【禁忌证】

肾损害患者，孕妇和对本品过敏者禁用。

【用法用量】

1. 一般剂量　按体表面积 1 次 $20mg/m^2$，1 日 1 次，连用 5 日，或 1 次 $30mg/m^2$，连用 3 日，并需适水化利尿。

2. 大剂量　每次 80～$120mg/m^2$，静脉滴注，每 3～4 周 1 次，最大剂量不应超过

$120mg/m^2$，以 $100mg/m^2$ 为宜。为预防本品的肾脏毒性，需充分水化：顺铂用前 12 小时静脉滴注等渗葡萄糖液 2 000mL，使用当日输等渗盐水或葡萄糖液 3 000～3 500mL，并用氯化钾、甘露醇及呋塞米（速尿），每日尿量 2 000～3 000mL。治疗过程中注意血钾、血镁变化，必要时需纠正低钾、低镁。

【不良反应】

1. 消化道反应 严重的恶心、呕吐为主要的限制性毒性。急性呕吐一般发生于给药后 1～2 小时，可持续 1 周左右。故用本品时需并用强效止吐剂，如 5-羟色胺 3（5-HT$_3$）、受体拮抗止吐剂昂丹司琼等，基本可控制急性呕吐。

2. 肾毒性 累积性及剂量相关性肾功能不良是顺铂的主要限制性毒性，一般每日超过 $90mg/m^2$ 即为肾毒性的危险因素，主要为肾小管损伤。急性损害一般见于用药后 10～15 日，血尿素氮（BUN）及肌酐（Cr）增高，肌酐清除率降低，多为可逆性，反复高剂量治疗可致持久性轻至中度肾损害。目前除水化外尚无有效预防本品所致的肾毒性的手段。

3. 神经毒性 神经损害如听神经损害所致耳鸣、听力下降较常见。末梢神经毒性与累积剂量增加有关，表现为不同程度的手、脚套样感觉减弱或丧失，有时出现肢端麻痹、躯干肌力下降等，一般难以恢复。癫痫及视乳头水肿或球后视神经炎则较少见。

4. 骨髓抑制 骨髓抑制（白细胞和／或血小板下降）一般较轻，发生概率与每疗程剂量有关，若 $\leqslant 100mg/m^2$，发生概率为 10%～20%，若剂量 $\geqslant 120mg/m^2$，则约 40%，但亦与联合化疗中其他抗癌药骨髓毒性的重叠有关。

5. 过敏反应 可出现脸肿、气喘、心动过速、低血压、非特异斑丘疹类皮疹。

6. 其他 心脏功能异常、肝功能改变少见。

【孕妇及哺乳期妇女用药】

孕妇禁用，哺乳期妇女慎用。

【儿童用药】

未进行该项实验且无可靠参考文献。

【老年用药】

老年患者肾小球滤过率及肾血浆流量减少，药物排泄率减低，故慎用。如肾功能正常，可给予全量的 70%～90%。

【注意事项】

避免采用与本品肾毒性或耳毒性叠加的药物，如氨基糖苷类抗生素、两性霉素 B、头孢噻吩、戊炔喃苯胺酸、利尿酸钠等。静脉滴注时需避光。

1. 既往有肾病史或中耳炎史者慎用。

2. 在治疗中，出现下列症状之一者停用：

（1）周围血细胞低于 3 500/mm^3 或血小板低于 80 000/mm^3。

（2）用药后持续性严重呕吐。

（3）早期肾脏毒性的表现，如尿素氮大于 20mg/100mL；或尿镜检在高倍视野中有白细胞 10 个、红细胞 5 个或管型 5 个。

3. 在治疗过程中应注意检查：

（1）听力测验与神经功能检查。

（2）血液尿素氮（BUN）、肌酐清除率与血清肌酐。

（3）白细胞比容、血小板计数、白细胞计数与分类、血清氨基转移酶、转肽酶、胆红素与尿酸。

4. 配伍禁忌　顺铂可与铝相互作用生成黑色沉淀。

5. 顺铂化疗后至少 3 个月，才可以进行病毒疫苗接种。

【药品名称】

依托泊苷注射液（etoposide injection）

【剂型与规格】

注射剂：每支 0.1g（5mL）。

【主要成分】

主要成分为依托泊苷。

【性状】

本品为无色至淡黄色的澄明液体。

【药理作用】

本品为细胞周期特异性抗肿瘤药物，作用于 DNA 拓扑异构酶 Ⅱ，形成药物 – 酶 –DNA 稳定的可逆性复合物，阻碍 DNA 修复。实验发现，复合物可随药物的清除而逆转，使损伤的 DNA 得到修复，降低了细胞毒作用。因此，延长药物的给药时间，可能提高抗肿瘤活性。

【适应证】

主要用于小细胞肺癌术后辅助化疗，广泛期小细胞肺癌的全身化疗，非小细胞肺癌有一定疗效。

【禁忌证】

1. 骨髓抑制，白细胞、血小板明显低下者禁用。

2. 心、肝、肾功能有严重障碍者禁用。

【用法用量】

1. 静脉滴注　将本品需用量用氯化钠注射液稀释，浓度不超过 0.25mg/mL，静脉滴注时间不少于 30 分钟。

2. 实体瘤　1 日 60～100mg/m^2，连续 3～5 日，每隔 3～4 周重复用药。

【不良反应】

1. 可逆性的骨髓抑制，包括白细胞及血小板减少，多发生在用药后 7～14 日，20 日左右后恢复正常。

2. 食欲减退、恶心、呕吐、口腔炎等消化道反应，脱发亦常见。

3. 若静脉滴注过速（<30 分钟），可有低血压、喉痉挛等过敏反应。

【用药须知】

孕妇禁用；哺乳期妇女慎用。

【药物相互作用】

1. 由于本品有明显的骨髓抑制作用，与其他抗肿瘤药物联合应用时应注意。

2. 本品可抑制机体免疫防御机制，使疫苗接种不能激发人体产生抗体。

3. 化疗结束后 3 个月以内，不宜接种病毒疫苗。

4. 本品与血浆蛋白结合率高，因此，与血浆蛋白结合的药物可影响本品排泄。

【注意事项】

1. 本品不宜静脉注射，静脉滴注时速度不得过快，至少半小时，否则容易引起低血压、喉痉挛等过敏反应。

2. 不得作胸腔、腹腔和鞘内注射。

3. 本品在动物中有生殖毒性及致畸，并可经乳汁排泄，孕妇及哺乳期妇女慎用。

4. 用药期间应定期检查周围血象和肝肾功能。

5. 本品稀释后立即使用，若有沉淀产生严禁使用。

【医嘱模板】

NSCLC

NP 方案：

0.9% 氯化钠注射液	100mL	⎫
长春瑞滨	25mg/m²	⎬ ⋯⋯ 静脉滴注，第 1，8 日
0.9% 氯化钠注射液	500mL	⎫
顺铂	80mg/m²（需水化）	⎬ ⋯⋯ 静脉滴注，第 1 日

21 日为 1 周期

PC 方案：

0.9% 氯化钠注射液	100mL	⎫
培美曲塞	500mg/m²	⎬ ⋯⋯ 静脉滴注，第 1 日
顺铂	75mg/m²	⋯⋯ 静脉滴注，第 1 日
或		
5% 葡萄糖注射液	500mL	⎫
卡铂　AUC=5 ~ 6		⎬ ⋯⋯ 静脉滴注，第 1 日

21 日为 1 周期

培美曲塞用药前一日、当日、后一日口服糖皮质激素预处理。用药当日维生素 B_{12} 肌内注射，3 周期 1 次，口服多维元素片 1 日 1 次（细节见培美曲塞用法用量部分）。

GP 方案：

0.9% 氯化钠注射液	100mL	⎫
吉西他滨	1 250mg/m²	⎬ ⋯⋯ 静脉滴注，第 1、8 日
顺铂	75mg/m²	⋯⋯ 静脉滴注，第 1 日
或卡铂　AUC=5 ~ 6		⋯⋯ 静脉滴注，第 1 日

21 日为 1 周期

SCLC

EP 方案：

0.9% 氯化钠注射液	500mL	⎫
依托泊苷	100mg/m²	⎬ ⋯⋯ 静脉滴注，第 1 ~ 3 日
顺铂	80mg/m²	⋯⋯ 静脉滴注，第 1 日
或卡铂　AUC=5 ~ 6		⋯⋯ 静脉滴注，第 1 日
或依托泊苷	120mg/m²	⋯⋯ 静脉滴注，第 1 ~ 3 日
顺铂	60mg/m²	⋯⋯ 静脉滴注，第 1 日

21 日为 1 周期

IP 方案：

0.9% 氯化钠注射液	250mL	⎫
伊利替康	60mg/m²	⎬ ⋯⋯ 静脉滴注，第 1、8、15 日

顺铂	60mg/m² ······	静脉滴注，第 1 日

28 日为 1 周期

或伊利替康	65mg/m² ······	静脉滴注，第 1、8 日
顺铂	30mg/m² ······	静脉滴注，第 1、8 日

21 日为 1 周期

或伊利替康	50mg/m² ······	静脉滴注，第 1、8、15 日
或卡铂	AUC=5 ······	静脉滴注，第 1 日

28 日为 1 周期

【所有化疗方案配伍均供参考，临床应用务必在有经验的医师指导下进行】

第六节 胰腺癌化疗药物

【药品名称】

替吉奥胶囊（tegafur，gimeracil and oteracil potassium capsules）

【剂型与规格】

胶囊：每粒 20mg；25mg。

【主要成分】

替加氟，吉美嘧啶，奥替拉西钾。

【药理作用】

替吉奥胶囊由替加氟（FT）、吉美嘧啶（CDHP）和奥替拉西钾（Oxo）组成。其作用机制为：口服后 FT 在体内逐渐转化成 5- 氟尿嘧啶（5-FU）。CDHP 选择性可逆抑制存在于肝脏的 5-FU 分解代谢酶 DPD，从而提高来自 FT 的 5-FU 的浓度。伴随着体内 5-FU 浓度的升高，肿瘤组织内 5-FU 磷酸化产物——5- 氟核苷酸可维持较高浓度，从而增强抗肿瘤疗效。Oxo 口服后分布于胃肠道，可选择性可逆抑制乳清酸磷酸核糖转移酶，从而选择性抑制 5-FU 转化为 5- 氟核苷酸，从而在不影响 5-FU 抗肿瘤活性的同时减轻胃肠道毒副作用。5-FU 的主要作用机制是通过其活性代谢产物 FdUMP 和 dUMP 与胸腺嘧啶核苷酸合成酶竞争性结合，同时与还原型叶酸形成三聚体，从而抑制 DNA 的合成。另外，5-FU 转化为 FUTP 并整合至 RNA 分子，从而破坏 RNA 功能。

【适应证】

说明书适应证：不能切除的局部晚期或转移性胃癌。

超说明书适应证：胆道癌、头颈部癌、结直肠癌、非小细胞肺癌、乳腺癌、可切除胰腺癌的新辅助化疗和术后辅助化疗，以及不能切除或有转移病变的晚期胰腺癌的化疗。

【禁忌证】

1. 对替吉奥胶囊的组成成分有严重过敏史的患者禁用。

2. 重度骨髓抑制的患者禁用（可能会加重骨髓抑制）。

3. 重度肾功能异常的患者禁用（因 5-FU 分解代谢酶抑制剂吉美嘧啶经尿排泄明显降低时可能导致 5-FU 的血药浓度升高，从而加重骨髓抑制等不良反应）。

4. 重度肝功能异常的患者禁用（可能会加重肝功能异常）。

5. 正在接受其他氟尿嘧啶类抗肿瘤药治疗（包括联合治疗）的患者禁用。

6. 正在接受氟胞嘧啶治疗的患者禁用。

7. 正在接受索利夫定及其结构类似物（溴夫定）治疗的患者禁用。

8. 妊娠或有可能妊娠的妇女禁用。

【用法用量】

一般情况下，根据体表面积按照表 19-12 决定成人的首次剂量。用法为每日 2 次、早晚餐后口服，连续给药 28 日，休息 14 日，为一个治疗周期。给药直至患者病情恶化或无法耐受为止。

表 19-12　成人的首次剂量

体表面积 /m²	首次剂量（按替加氟计）
<1.25	每次 40mg
1.25 ~ 1.5	每次 50mg
≥1.5	每次 60mg

可根据患者情况增减给药量。每次给药量按 40mg、50mg、60mg、75mg 四个剂量等级顺序递增或递减。若未见本药所导致的实验室检查（血常规、肝肾功能）异常和胃肠道症状等安全性问题，且医师判断有必要增量时，则可按照上述顺序增加一个剂量等级，上限为 75mg/ 次。如需减量，则按照剂量等级递减，下限为 40mg/ 次。连续口服 21 日、休息 14 日，给药第 8 日静脉滴注顺铂 60mg/m²，为一个治疗周期。给药直至患者病情恶化或无法耐受为止。

【常见轻度不良反应】

恶心、呕吐、腹泻、口腔黏膜炎、乏力、中性粒细胞减少症、血小板减少症、白细胞减少症、色素沉着、皮疹、溢泪、转氨酶升高等。

【严重不良反应】

1. 骨髓抑制、溶血性贫血。

2. 弥散性血管内凝血（DIC）。

3. 暴发性肝炎等严重肝功能异常（发生率不明）。

4. 脱水，可能因严重腹泻导致脱水（发生率不明）。

5. 重度肠炎。

6. 间质性肺炎。

7. 重度口腔炎、消化道溃疡、消化道出血和消化道穿孔。

8. 急性肾功能衰竭。

9. Steven-Johnson 综合征和中毒性表皮坏死症（Lyell 综合征）。

10. 脑白质病等神经精神系统异常。

11. 急性胰腺炎。

12. 横纹肌溶解症。

13. 嗅觉丧失。

【注意事项】

1. 下列患者应慎用替吉奥胶囊：

（1）有骨髓抑制的患者（可能会加重骨髓抑制）。

（2）肾功能异常的患者（因 5-FU 分解代谢酶抑制剂——吉美嘧啶经尿排泄明显降低时可能导致 5-FU 的血液浓度升高，从而加重骨髓抑制等不良反应）。

（3）有肝功能异常的患者（可能会加重肝功能异常）。

（4）有感染性疾病的患者（感染性疾病可能会因骨髓抑制而加重）。

（5）糖耐量异常的患者（可能会加重糖耐量异常）。

（6）有间质性肺炎或间质性肺炎病史的患者（可能导致症状加重或病情进展）。

（7）有心脏病或心脏病病史的患者（可能会加重症状）。

（8）有消化道溃疡或出血的患者（可能会加重症状）。

（9）由于老年人的生理功能下降，须慎重使用本药。

（10）乙型肝炎病毒携带者，或 HBc 抗原（－）HBc 抗体（＋），或 HBs 抗原（－）HBs 抗体（＋）患者服用替吉奥，可能诱发乙型肝炎病毒复活引起的肝炎。

2. 重要的注意事项

（1）替吉奥胶囊停药后，如需要服用其他的氟尿嘧啶类抗肿瘤药或氟胞嘧啶抗真菌药，必须有至少 7 日的洗脱期。

（2）其他的氟尿嘧啶类抗肿瘤药或氟胞嘧啶抗真菌药停用后，考虑到之前药物的影响，如使用替吉奥胶囊，必须有适当的洗脱期。

（3）有报告显示，氟尿嘧啶类药物与抗病毒药物索利夫定或溴夫定联合使用时会产生严重造血功能障碍，可能危及患者生命。所以不要与索利夫定及其结构类似物联合使用。索利夫定及其结构类似物停药后，考虑到之前药物的影响，在使用替吉奥胶囊前必须有 5~6 日的洗脱期。

（4）曾报告了由骨髓抑制产生的严重感染性疾病（败血病）导致患者因感染性休克和弥散性血管内凝血而死亡的案例，故应特别注意避免感染或出血倾向的出现或加重。

（5）妊娠妇女使用需要考虑到潜在的性腺影响。

（6）本品可能会引发或加重间质性肺炎，重者可致死。因此在给予替吉奥胶囊前，要对患者进行检查以确定是否患有间质性肺炎。给药期间应密切观察患者呼吸、咳嗽和有无发热等症状，同时进行胸部 X 光检查。如发现异常，则立即停药，并采取相应措施。非小细胞肺癌患者比其他癌症患者更容易发生间质性肺炎等肺部疾病。

【医嘱模板】

吉西他滨＋白蛋白结合型紫杉醇方案：

0.9% 氯化钠注射液	100mL	} ⋯⋯⋯ 静脉滴注，第 1，8 日
紫杉醇（白蛋白结合型）	125mg/m²	
0.9% 氯化钠注射液	100mL	} ⋯⋯⋯ 静脉滴注大于 30 分钟，第 1，8 日
吉西他滨	1 000mg/m²	

21 日为 1 周期

FOLFIRINOX 方案：

5% 葡萄糖注射液	500mL	} ⋯⋯⋯ 静脉滴注 2 小时，第 1 日
奥沙利铂	85mg/m²	

0.9% 氯化钠注射液　　250mL
伊利替康　　　　　　180mg/m²　　}……… 静脉滴注 90 分钟，第 1 日

0.9% 氯化钠注射液　　250mL
亚叶酸钙　　　　　　400mg/m²　　}……… 静脉滴注 2 小时，第 1 日

0.9% 氯化钠注射液　　20～30mL
5-FU　　　　　　　　400mg/m²　　}……… 静脉注射，第 1 日

0.9% 氯化钠注射液　　250mL
5-FU　　　　　　　　2 400mg/m²　}……… 持续 46 小时静脉泵入

14 日为 1 周期
GP 方案：

0.9% 氯化钠注射液　　100mL
吉西他滨　　　　　　1 000mg/m²　}……… 静脉滴注大于 30 分钟，第 1，8 日

0.9% 氯化钠注射液　　500mL
顺铂　　　　　　　　25mg/m²　　}……… 静脉滴注，第 1～3 日

21 日为 1 周期

卡培他滨单药：卡培他滨 1 000～1 250mg/m² 餐后口服，2 次 /d，第 1～14 日，21 日为 1 周期。

（王震　李通捷　张雪花　于杰）

第二十章

分子靶向治疗药物

我国恶性肿瘤患者的发病率逐年增高，随着我国医疗卫生技术水平的提高，肿瘤患者的治愈率和生存率明显提高，这得益于肿瘤治疗的综合性及规范性。从过去单一治疗手段发展到目前的综合治疗手段，全身治疗及局部治疗相结合，传统外科手术到肿瘤微创介入治疗，单一化疗发展至靶向、免疫、生物治疗等手段。尤以介入治疗发展最为迅速，其近期疗效及远期获益已经得到广大患者及医务人员的认可。介入超声治疗在肿瘤局部治疗的地位越来越重要。众所周知，靶向治疗作为抗肿瘤药物在肿瘤全身治疗的地位越来越重要，代表了精准医学的方向之一，其疗效肯定、用药方便、不良反应较轻、治疗依从性较好等优势越来越明显。肿瘤靶向药物治疗与局部消融相联合能更好地控制肿瘤，减轻肿瘤负荷、间接提高靶向药物的疗效、延长患者无病变进展时间，从而提高肿瘤患者的生活质量及生存期。本章节主要讨论肿瘤靶向药物种类、作用机制、适应证、用法用量、不良反应及其在消融操作前后应用的注意事项。

第一节　药物总述

靶向药物是指干扰肿瘤各个过程的特定分子而实现抑制或阻断肿瘤进展的药物，其发挥功能的基础是正常细胞和肿瘤细胞的差异之处，这使得靶向药物的特异性强而副作用小。靶向药物是精准治疗，其诠释了以标准化治疗为基础的个体化治疗原则。

而个体化治疗的前提条件是因为个体差异而进行的分子靶点检测。

个体分子靶点检测包括：①个体基因突变靶点的检测；②个体基因扩增靶点的检测；③个体基因融合靶点的检测。靶向药物主要分为两类：大分子单克隆抗体和小分子激酶抑制剂。激酶靶点包括：①酪氨酸激酶；②丝氨酸 / 苏氨酸激酶；③其他蛋白酶。目前激酶靶点主要是针对酪氨酸激酶。酪氨酸激酶抑制剂分为：受体类酪氨酸激酶抑制剂（主要针对 EGFR、VEGF、PDGF、FGFR 家族）和非受体酪氨酸激酶抑制剂（主要针对 ABL、JAK、SRC、FAK 家族）。

随着分子细胞水平研究的深入，相信会有越来越多的靶向药物造福患者，表 20-1 按作用机制和适应证列出目前中国上市的肿瘤靶向药物。

表 20-1　靶向药物作用机制及适应证

作用靶点	作用机制	药物名称	适应证
VEGFR 抑制剂	酪氨酸激酶受体抑制剂，可抑制血管内皮生长因子（VEGF）受体 VEGFR1（FLT1）、VEGFR2（KDR）和 VEGFR3（FLT4）的激酶活性	仑伐替尼	晚期肝细胞癌（一线Ⅰ级推荐）
		索拉菲尼	晚期肾细胞癌（一线Ⅰ级推荐） 晚期肝细胞癌（一线Ⅰ级推荐）
		瑞戈非尼	转移性结直肠癌（三线Ⅰ级推荐）
		多纳非尼	不可切除肝细胞癌（一线Ⅰ级推荐）
		阿帕替尼	晚期胃腺癌或胃食管结合部腺癌（三线Ⅰ级推荐） 晚期肝细胞癌（二线Ⅰ级推荐）
		安罗替尼	非小细胞肺癌（一线Ⅲ级推荐）
		培唑帕尼	晚期肾细胞癌（一线Ⅰ级推荐）
		阿昔替尼	肾细胞癌（一线Ⅱ级推荐）
		呋奎替尼	转移性结直肠癌（三线Ⅰ级推荐）
		舒尼替尼	胃肠间质瘤（二线Ⅰ级推荐） 肾细胞癌（一线Ⅰ级推荐） 胰腺神经内分泌瘤
		卡博替尼	治疗进展的、不能切除的局部晚期或转移的髓性甲状腺癌 索坦治疗失败的晚期肾癌；（一线，Ⅰ级推荐） 伴有 C-met 扩增的晚期非小细胞肺癌患者 多吉美耐药后的肝癌患者；发生骨转移的晚期前列腺癌患者
		索凡替尼	非胰腺来源的神经内分泌瘤
		雷莫芦单抗	晚期胃癌 / 胃食管结合部腺癌 非小细胞肺癌 转移性结直肠癌
		贝伐珠单抗	联合氟尿嘧啶治疗结直肠癌（一线Ⅰ级推荐） 联合铂类治疗非鳞非小细胞肺癌（一线Ⅰ级推荐）
EGFR 抑制剂	选择性表皮生长因子受体（EGFR）酪氨酸激酶抑制剂	吉非替尼	非小细胞肺癌（一线Ⅰ级推荐）
		厄洛替尼	非小细胞肺癌（一线Ⅰ级推荐）
		奥希替尼	非小细胞肺癌（一线Ⅰ级推荐）
		达克替尼	非小细胞肺癌（一线Ⅰ级推荐）
		埃克替尼	非小细胞肺癌（一线Ⅰ级推荐）
		阿法替尼	非小细胞肺癌（一线Ⅰ级推荐）

作用靶点	作用机制	药物名称	适应证
EGFR 抑制剂	选择性表皮生长因子受体（EGFR）酪氨酸激酶抑制剂	拉罗替尼	患有实体肿瘤的成人和儿童，需要有 NTRK 基因融合。广谱抗癌药物 肺癌、甲状腺癌、黑色素瘤、胃肠癌、结肠癌、软组织肉瘤、唾液腺、婴儿纤维肉瘤、阑尾癌、乳腺癌、胆管癌、胰腺癌等 17 种肿瘤
		西妥珠单抗	与伊利替康联合治疗伊利替康单用无效的结直肠癌（一线 I 级推荐）
		尼妥珠单抗	与放疗联合治疗 III / IV 期鼻咽癌（一线 III 级推荐）
HER2 抑制剂	重组人源化单克隆抗体，特异性地作用于人表皮生长因子受体 2（HER2）的细胞外部位	曲妥珠单抗	乳腺癌（I 级推荐）
		帕妥珠单抗	早期乳腺癌（I 级推荐）
		伊尼妥单抗	乳腺癌 与长春瑞滨联合治疗乳腺癌
		吡咯替尼	联合卡培他滨治疗乳腺癌（二线 I 级推荐）
		拉帕替尼	联合卡培他滨治疗乳腺癌（二线 I 级推荐）
		来那替尼	用于先前已接受过曲妥珠单抗辅助治疗的早期 HER2 阳性乳腺癌成人患者的延长期辅助治疗 联合卡培他滨治疗乳腺癌
		图卡替尼	与曲妥珠单抗和卡培他滨联用治疗乳腺癌
		达克替尼	非小细胞肺癌（一线 I 级推荐）
		T-DM1	乳腺癌（二线 I 级推荐）
		DS-8201	乳腺癌
BRAF V600E	BRAF 激酶抑制剂	达拉非尼	黑色素瘤 联合曲美替尼治疗黑色素瘤
		维莫非尼	转移性黑色素瘤（一线 I 级推荐） 非小细胞肺癌
		曲美替尼	黑色素瘤 单药不适用于既往接受 BRAF- 抑制剂治疗患者的治疗
RET	与细胞膜结合的和胞内的多种激酶的小分子抑制剂，酪氨酸激酶受体抑制剂	瑞戈非尼	转移性结直肠癌（三线 I 级推荐） 晚期肝癌（二线 I 级推荐） 转移性胃肠间质瘤（三线 I 级推荐）

续表

作用靶点	作用机制	药物名称	适应证
RET	与细胞膜结合的和胞内的多种激酶的小分子抑制剂，酪氨酸激酶受体抑制剂	卡博替尼	髓性甲状腺癌 索坦治疗失败晚期肾癌 伴有 C-met 扩增的晚期非小细胞肺癌 多吉美耐药后的肝癌 发生骨转移的晚期前列腺癌
		仑伐替尼	肝细胞癌（一线Ⅰ级推荐）
		阿来替尼	非小细胞肺癌（一线Ⅰ级推荐）
ROS1	酪氨酸激酶受体抑制剂：包括 ALK、肝细胞生长因子受体（HGFR，c-Met）、ROS1（c-cos）和 RON	恩曲替尼	非小细胞肺癌（一线Ⅰ级推荐）
		克唑替尼	晚期非小细胞肺癌（一线Ⅰ级推荐）
ALK	酪氨酸激酶受体抑制剂，包括 ALK、肝细胞生长因子受体（HGFR，c-Met）、ROS1（c-cos）和 RON	恩曲替尼	非小细胞肺癌（一线Ⅰ级推荐）
		阿来替尼	非小细胞肺癌（一线Ⅰ级推荐）
		克唑替尼	非小细胞肺癌（一线Ⅰ级推荐）
		塞瑞替尼	非小细胞肺癌（一线Ⅰ级推荐）
KIT	靶向 FGFR 激酶抑制剂	伊马替尼	胃肠间质瘤（一线Ⅰ级推荐） 肾细胞癌 胰腺神经内分泌瘤
		仑伐替尼	肝细胞癌（一线Ⅰ级推荐）
		卡博替尼	患有实体肿瘤的成人和儿童，需要有 NTRK 基因融合。广谱抗癌药物 肺癌、甲状腺癌、黑色素瘤、胃肠癌、结肠癌、软组织肉瘤、唾液腺、婴儿纤维肉瘤、阑尾癌、乳腺癌、胆管癌、胰腺癌等 17 种肿瘤
		达沙替尼	对包括甲磺酸伊马替尼在内的治疗方案耐药或不能耐受的慢性髓细胞样白血病
		阿来替尼	非小细胞肺癌（一线Ⅰ级推荐）
SRC	酪氨酸激酶开关控制抑制剂，通过独特的双重作用机制来调节激酶开关和激活环，从而广泛抑制 KIT 和 PDGFRα 突变激酶	瑞戈非尼	转移性结直肠癌（三线Ⅰ级推荐）
		舒尼替尼	胃肠间质瘤（二线Ⅰ级推荐） 晚期肾细胞癌（一线Ⅰ级推荐） 胰腺神经内分泌瘤
		培唑帕尼	晚期肾细胞癌（一线Ⅰ级推荐）
		瑞普替尼	胃肠间质瘤（三线Ⅰ级推荐）

作用靶点	作用机制	药物名称	适应证
PARP BRCA	ADP 聚合酶（PARP，包括 PARP1\PARP2 和 PARP3）抑制剂	奥拉帕利	上皮性卵巢癌、输卵管癌或原发性腹膜癌（一线含铂化疗达到完全缓解或部分缓解后的维持）（一线Ⅰ级推荐）
		尼拉帕利	复发性上皮性卵巢癌、输卵管癌、原发性腹膜癌［基于铂化疗有完全或部分缓解（一线Ⅰ级推荐）］
PI3K/ AKT mTOR	一种 mTOR 的抑制剂，PI3K/AKT 通路下游的一种丝氨酸苏氨酸激酶抑制剂	依维莫司	1. 既往接受舒尼替尼或索拉非尼治疗失败的晚期肾细胞癌成人患者（一线Ⅱ级推荐） 2. 进展期胰腺神经内分泌瘤 3. 需要治疗干预但不适于手术切除的结节性硬化症（TSC）相关的室管膜下巨细胞星形细胞瘤（SEGA）成人和儿童患者
CDK4/6 抑制剂	细胞周期蛋白依赖性激酶 CDK4/6 抑制剂	哌柏西利	乳腺癌：应与芳香化酶抑制剂联合使用作为绝经后女性患者的初始内分泌治疗（一线Ⅰ级推荐）
		阿贝西利	激素受体阳性和 HER2 阴性的乳腺癌（一线Ⅰ级推荐）

推荐标注依据 CSCO 指南。

第二节　VEGFR 靶点药物

【药品名称】

甲磺酸仑伐替尼胶囊（lenvatinib mesilate capsules）

【剂型与规格】

胶囊：每粒 4mg/ 粒（按 $C_{21}H_{19}CLN_4O_4$ 计算）。

【主要成分】

本品的活性成分为甲磺酸仑伐替尼。

【药理作用】

仑伐替尼是一种酪氨酸激酶（RTK）受体抑制剂，可抑制血管内皮生长因子（VEGF）受体 VEGFR1（FLT1）、VEGFR2（KDR）和 VEGFR3（FLT4）的激酶活性，另外还可抑制其他促血管生成和肿瘤发生通路相关的 RTK，包括成纤维细胞生长因子（FGF），受体 FGFR1、2、3 和 4，血小板衍生生长因子（PDGF）受体 PDGFα、KIT 和 RET。

【适应证】

本品适用于不可切除的肝细胞癌患者。

【用法用量】

1. 推荐剂量　①对于体重＜60kg 的患者，本品推荐日剂量为 8mg（2 粒 4mg 胶囊），每日 1 次；②对于体重≥60kg 的患者，本品推荐日剂量为 12mg（3 粒 4mg 胶囊），每日 1 次。应持续治疗至疾病进展或出现不可耐受的毒性反应。

2. 给药方法　口服。本品应在每日固定时间服用,空腹或与食物同服均可。

本品应整粒吞服,也可以将本品(不能将其打开或压碎)与一汤匙水或苹果汁在玻璃杯中混合,形成混悬剂。胶囊必须在液体中停留至少 10 分钟,搅拌至少 3 分钟以溶解胶囊壳,然后吞服混悬剂。饮用后,必须将相同量的水或苹果汁(一汤匙)加入玻璃杯中,搅拌数次,然后喝完玻璃杯中所有的液体。如果患者遗漏一次用药且无法在 12 小时内服用,无须补服,应按常规用药时间进行下一次服药。

3. 监测、剂量调整和停药　可能需要暂停给药、调整剂量或停止本品治疗来管理某些不良反应。轻度至中度不良反应(例如 1 级或 2 级)一般无须暂停给药,除非积极治疗后,患者仍不耐受。重度(例如 3 级)或不能耐受的不良反应需要暂停用药直至不良反应改善至 0 ~ 1 级或基线。

(1)根据不良反应进行剂量调整,不良反应分级标准见表 20-2。

表 20-2　根据不良反应调整剂量

不良反应	严重程度	措施	减量并恢复甲磺酸仑伐替尼治疗
高血压	3 级(尽管采取了最佳降压疗法)	暂停	缓解至 0、1 或 2 级
	4 级	停药	不得重新开始治疗
蛋白尿	≥2g/24h	暂停	缓解至下 ≤2g/24h
肾病综合征		停药	不得重新开始治疗
肾功能不全或肾衰竭	3 级	暂停	缓解至 0 ~ 1 级或基线
	4 级	停药	不得重新开始治疗
心脏功能障碍	3 级	暂停	缓解至 0 ~ 1 级或基线
	4 级	停药	不得重新开始治疗
可逆性后部脑病综合征(PRES)/可逆性后部白质脑病综合征(RPLS)	任何等级	暂停	如果缓解至 0 ~ 1 级,考虑以减小的剂量重新开始治疗
肝脏毒性	3 级	暂停	缓解至 0 ~ 1 级或基线
	4 级	停药	不得重新开始治疗
动脉血栓栓塞	任何等级	停药	不得重新开始治疗
出血	3 级	暂停	缓解至 0 ~ 1 级
	4 级	停药	不得重新开始治疗
胃肠穿孔或胃肠瘘	3 级	暂停	缓解至 0 ~ 1 级
	4 级	停药	不得重新开始治疗
非胃肠瘘	4 级	停药	不得重新开始治疗

（2）监测、剂量调整和停药的详细信息见表 20-3。

表 20-3　监测、剂量调整和停药的详细信息

起始剂量		体 重≥60kg 12mg（3 粒 4mg 胶囊，口服，每日 1 次）	体重＜60kg 8mg（2 粒 4mg 胶囊，口服，每日 1 次）
持续性及不可耐受的 2 级或 3 级不良反应 [a]			
不良反应	调整	调整后的剂量 [b]（体重≥60kg）	调整后的剂量 [b]（体重＜60kg）
首次发生 [c]	暂停给药，直至缓解至 0～1 级或基线 [d]	8mg（2 粒 4mg 胶囊）口服，每日 1 次	4mg（1 粒 4mg 胶囊）口服，每日 1 次
第 2 次发生（相同反应或新反应）	暂停给药，直至缓解至 0～1 级或基线 [d]	4mg（1 粒 4mg 胶囊）口服，每日 1 次	4mg（1 粒 4mg 胶囊）口服，隔日 1 次
第 3 次发生（相同反应或新反应）	暂停给药，直至缓解至 0～1 级或基线 [d]	4mg（1 粒 4mg 胶囊）口服，隔日 1 次	停药
危及生命的不良反应（4 级）：停药 [e]			

[a] 在对本品进行暂停给药或减量之前，应积极治疗恶心、呕吐和腹泻等不良反应。
[b] 基于先前的剂量水平，按照 12mg、8mg、4mg 每日 1 次或 4mg 隔日 1 次的顺序逐渐减小剂量。
[c] 首次发生血液学不良反应或蛋白尿，无须调整剂量。
[d] 对于血液学不良反应或蛋白尿，当缓解至 2 级时，可以重新开始治疗。
[e] 当不良反应为实验室异常 4 级时，如果判断为非危及生命，均可按照 3 级不良反应进行处理。

【不良反应】

仑伐替尼常见不良反应包括：高血压、疲乏、腹泻、食欲下降、体重降低、关节痛 / 肌痛、腹痛、掌跖红肿综合征、蛋白尿、肾衰竭和肾功能不全、心脏功能障碍、出血事件、发音困难、甲状腺功能减退和恶心。严重不良反应为：出血事件、肝性脑病、肝衰竭、腹水和食欲下降。

【注意事项】

1. 联合消融治疗时，建议于消融治疗前 7 日停药或治疗后化验指标恢复至适应证标准时使用本品。

2. 高血压　仑伐替尼治疗患者中已有引起高血压的报告，该事件通常发生在治疗早期。在接受仑伐替尼治疗之前，血压（BP）应得到良好控制。如果已知患者患高血压，则应在仑伐替尼治疗之前接受稳定剂量的降压治疗至少 1 周。早期检出高血压并予以管理对减少仑伐替尼给药暂停和减量很重要。血压升高确诊后，应尽快开始降压药治疗。在仑伐替尼治疗 1 周后应监测血压，之后 2 个月内每 2 周监测 1 次，其后每月监测 1 次。应根据患者的临床状况个性化选择降压治疗方案，并遵循标准治疗。对于既往血压正常的患者，应当在观察到血压升高时开始使用一种降压药进行单药治疗。对于已经接受降压药治疗的患者，如果适当，可以增加当前药物的剂量，或者加入一种或几种不同类型的降压药。

3. 蛋白尿　仑伐替尼治疗患者中已有蛋白尿的报告，该事件通常发生在治疗早期。应定期监测尿蛋白。如果采用尿试纸法检出蛋白尿≥2g，则可能需要暂停给药或调整剂量或停药。如果发生肾病综合征，应停用仑伐替尼。

4. 肾衰竭和肾功能不全　仑伐替尼治疗患者中已有发生肾功能不全和肾衰竭的报告。确定的主要风险因素是胃肠毒性所致的脱水和 / 或血容量不足。应当积极治疗胃肠毒性，以降低肾功能不全或肾衰竭发生的风险。必要时暂停给药、调整剂量或停药。

5. 心脏功能障碍　仑伐替尼治疗患者中已有发生心力衰竭（＜1%）和左心室射血分数降低的报告。应监测患者的心脏失代偿相关临床症状或体征，必要时暂停给药、调整剂量或停药。

6. 可逆性后部脑病综合征（PRES）/ 可逆性后部白质脑病综合征（RPLS）　仑伐替尼治疗患者中已有 PRES（也称为 RPLS）的报告（＜1%）。PRES 是一种神经系统疾病，表现为头痛、癫痫发作、嗜睡、意识模糊、精神功能改变、失明和其他视力或神经系统紊乱。可能存在轻度至重度高血压。有必要进行磁共振成像以确定 PRES 的诊断。应采取适当措施控制血压。有 PRES 体征或症状的患者可能有必要暂停给药、调整剂量或停药。

7. 肝脏毒性　在 REFLECT 试验接受仑伐替尼治疗的 HCC 患者中，与索拉非尼治疗的患者相比，肝脏相关不良反应包括肝性脑病和肝衰竭（包括致死反应）的报告频率更高。更严重的肝功能不全的患者和 / 或基线时更大肝脏肿瘤负荷的患者，发生肝性脑病和肝衰竭的风险更高。75 岁及以上患者也更频繁发生肝性脑病。在发生疾病进展的患者中报告了大约半数的肝衰竭事件和 1/3 的肝性脑病事件。中度肝功能不全（Child-Pugh B）的 HCC 患者的数据非常有限，目前尚无重度肝功能不全（Child-Pugh C）的 HCC 患者的数据。由于仑伐替尼主要通过肝代谢消除，因此预期中度至重度肝功能不全患者中的暴露预期增加。

在肝功能不全患者中推荐进行总体性的密切监测。开始治疗前应监测肝功能，之后治疗期间最初 2 个月每 2 周监测 1 次，随后每月监测 1 次。HCC 患者应监测其肝功能是否恶化（包括肝性脑病）。若发生肝脏毒性，可能有必要中断给药、调整剂量或停药（参见用法用量）。

8. 动脉血栓栓塞　仑伐替尼治疗患者中已有动脉血栓栓塞（脑血管意外、短暂性脑缺血发作和心肌梗死）的报告。尚未有在过去 6 个月内发生过动脉血栓栓塞的患者中进行仑伐替尼的研究，因此此类患者应谨慎用药。应根据个体患者的获益 / 风险评估，采取治疗决定。动脉血栓事件后应停用仑伐替尼。

9. 出血　临床试验中发生了严重的肿瘤相关出血，包括致死性出血事件。由于仑伐替尼治疗后有肿瘤皱缩 / 坏死相关重度出血的潜在风险，因此应考虑大血管（如颈动脉）的肿瘤侵袭 / 浸润程度。一些出血病例继发于肿瘤收缩和瘘形成，例如气管食管瘘。一些有或无脑转移的患者中已经报告了致死性颅内出血病例。也报告了除脑以外部位的出血（例如气管、腹内、肺）。肝硬化患者中食管静脉类曲张的筛查和随后的治疗应在开始使用仑伐替尼治疗前按照标准治疗进行。若发生出血，可能需要暂停给药、调整剂量或停药（参见用法用量）。

10. 胃肠穿孔和胃肠瘘形成　仑伐替尼治疗患者中已有胃肠穿孔或胃肠瘘的报告。大多数情况下，胃肠穿孔和胃肠瘘发生于有风险因素的患者中，例如既往接受过手术或放疗的患者。若发生胃肠穿孔或胃肠瘘，可能有必要暂停给药、调整剂量或停药（参见用法用量）。

11. 非胃肠瘘　接受仑伐替尼治疗的患者中，瘘发生的风险可能增加。在临床试验和上市后观察到涉及胃或肠以外的身体部位的瘘形成或扩大病例（例如气管瘘、气管 – 食管瘘、食管瘘、皮肤瘘、女性生殖道瘘）。既往手术和放疗可能是促成风险因素。瘘患者中不应开始仑伐替尼治疗，以免恶化。食管瘘或气管支气管瘘及任何4级瘘患者应停用仑伐替尼；有关采用暂停给药或减小剂量来管理其他事件的信息有限，但在某些情况下观察到恶化，应谨慎。与同类别的其他药物一样，仑伐替尼可能对伤口愈合过程产生不利影响。

12．QT间期延长　与安慰剂治疗患者相比，仑伐替尼治疗患者中报告的QT/QTc间期延长的发生率更高。应当监测所有患者的心电图，并特别关注有先天性长QT综合征、充血性心力衰竭、缓慢型心律失常的患者，以及接受已知延长QT间期的药物包括Ⅰa和Ⅲ类抗心律失常药的患者。若QT间期延长大于500ms，则应暂停仑伐替尼。当QTc间期延长缓解至≤480ms或基线时，应以减小的剂量重新开始仑伐替尼治疗。

13．电解质紊乱（例如低钾血症、低钙血症或低镁血症）可增加QT间期延长的风险，因此在开始治疗之前应对所有患者的电解质异常进行监测和纠正。治疗期间应考虑定期监测心电图和电解质（镁、钾和钙）。应至少每月监测血钙水平，并在仑伐替尼治疗期间根据需要更换钙剂。应根据严重程度、是否存在心电图变化和低钙血症的持续性按需进行仑伐替尼的给药暂停或剂量调整。

14．腹泻　仑伐替尼治疗患者频繁报告腹泻，该事件通常发生在治疗早期。应立即进行腹泻的医学管理，以防止脱水。如果在进行治疗的情况下4级腹泻仍持续存在，则应停用仑伐替尼。

15．促甲状腺激素抑制受损／甲状腺功能障碍　仑伐替尼治疗患者中已有甲状腺功能减退症的报告。应在仑伐替尼治疗开始前及治疗期间定期监测甲状腺功能。甲状腺功能减退症应根据标准医学实践进行治疗，以维持甲状腺功能正常。仑伐替尼会损害外源性甲状腺抑制。应定期监测促甲状腺激素（TSH）水平，并根据患者的治疗目标调整甲状腺激素给药以达到适当的TSH水平。

16．伤口愈合并发症　尚未实施仑伐替尼对伤口愈合影响的正式研究。接受仑伐替尼治疗的患者中已有伤口愈合延迟的报告。接受大型外科手术的患者应考虑暂停仑伐替尼治疗。关于大型外科手术后仑伐替尼再次用药的时机，临床经验有限。因此，应基于对伤口愈合良好的临床判断，以决定是否在大型外科手术后重新使用仑伐替尼。

17．胚胎－胎儿毒性　根据其作用机制和动物生殖研究毒性数据，妊娠女性服用仑伐替尼时可能会对胎儿造成伤害。应告知妊娠女性其对胎儿的潜在风险。建议有生育能力的女性在仑伐替尼治疗期间和末次剂量后至少30日内采取避孕措施。

18．没有关于索拉非尼或其他抗癌治疗后立即使用仑伐替尼的数据，除非治疗之间有足够的洗脱期，否则可能存在累加毒性的潜在风险。临床试验中的最短洗脱期为4周。

【药品名称】
　　甲苯磺酸索拉非尼片（sorafenibtosylate tablets）
【剂型与规格】
　　片剂：每片0.2g。
【主要成分】
　　4-（4-{3-［4-氯-3-（三氟甲基）苯基］脲基}，苯氧基）-N2-甲基吡啶-2-羧

酰胺 –4– 甲苯磺酸盐。

【药理作用】

索拉非尼是多种激酶抑制剂，体外试验显示，它可抑制肿瘤细胞增殖和抗血管生成。索拉非尼抑制肿瘤细胞的靶部位 CRAF、BRAF、BRAF V600E、c-KIT、FLT-3 和肿瘤血管靶部位的 CRAF、VEGFR2、VEGFR3、PDGFR-β。RAF 激酶是丝氨酸 / 苏氨酸激酶，而 c-KIT、FLT-3、VEGFR2、VEGFR3、PDGFR-β 为酪氨酸激酶，这些激酶作用于肿瘤细胞信号通路、血管生成和凋亡。体内试验显示，在多种人肿瘤抑制裸鼠模型中，如人肝细胞肿瘤、肾细胞肿瘤中，可抑制肿瘤生长和血管生成。

【适应证】

1. 治疗不能手术的晚期肾细胞癌。

2. 治疗无法手术或远处转移的原发肝细胞癌。

【禁忌证】

对索拉非尼或药物的非活性成分有严重过敏症状的患者禁用。

【用法用量】

口服，以一杯温开水吞服。推荐剂量：推荐服用索拉非尼的剂量为每次 0.4g（2 × 0.2g）、每日 2 次，空腹或伴低脂、中脂饮食服用。

【不良反应】

最常见的药物相关不良事件有高血压、出血、肝损害、胃肠道穿孔、腹泻、皮疹、脱发和手足综合征。

【注意事项】

尚缺乏充分的中国人群临床研究数据，因此须在有索拉非尼使用经验的医生指导下使用。

1. 皮肤毒性　手足皮肤反应和皮疹是服用索拉非尼最常见的不良反应。皮疹和手足皮肤反应通常多为 NCICTC（国际肿瘤通用毒性标准）1 ~ 2 级，且多于开始服用索拉非尼后的 6 周内出现。对皮肤毒性反应的处理包括局部用药以减轻症状，暂时性停药和 / 或对索拉非尼进行剂量调整。对于皮肤毒性严重且反应持久的患者，可能需要停用索拉非尼。严重者应停药。

2. 联合消融治疗时，于消融治疗前 7 日停药或治疗后化验指标恢复至适应证标准时使用本品。

3. 余注意事项可参考仑伐替尼章节。

【药品名称】

瑞戈非尼片（regorafenib tablets）

【剂型与规格】

片剂：每片 40mg。

【主要成分】

瑞戈非尼。

【药理作用】

瑞戈非尼是细胞膜结合的和胞内的多种激酶的小分子抑制剂，这些激酶参与正常的细胞功能，以及肿瘤发生、肿瘤血管生成、肿瘤转移和肿瘤免疫等病理过程。体外试验中，瑞戈非尼及其人体主要的活性代谢物 M-2 和 M-5 在临床使用浓度下均可抑制 RET、VEGFR1、VEGFR2、VEGFR3、KIT、PDGFR-α、PDGFR-β、FGFR1、FGFR2、TIE2、DDR2、TrkA、Eph2A、RAF-1、BRAF、BRAF V600E、SAPK2、PTK5、Ab1 和 CSF1R等激酶的活性。

【适应证】

1. 适用于既往接受过以氟尿嘧啶、奥沙利铂和伊立替康为基础的化疗，以及既往接受过或不适合接受抗 VEGF 治疗、抗 EGFR 治疗（RAS 野生型）的转移性结直肠癌（mCRC）患者。

2. 既往接受过甲磺酸伊马替尼及苹果酸舒尼替尼治疗的局部晚期的、无法手术切除的或转移性的胃肠道间质瘤（GIST）患者。

【禁忌证】

对活性物质或辅料有超敏反应的患者。

【用法用量】

推荐剂量：为 160mg（4 片，每片含 40mg 瑞戈非尼），每日 1 次，于每一疗程的前21 日口服，28 日为 1 个疗程。

服用方法：瑞戈非尼片应在每日同一时间，在低脂早餐（脂肪含量 30%）后随水整片吞服。患者不得在同一日服用两剂药物以弥补（前一日）漏服的剂量。如果服用瑞戈非尼后出现呕吐，同一日内患者不得再次服药。

治疗时间：应持续治疗直至患者不能临床受益或出现不可耐受的毒性反应。

剂量调整及特殊使用说明：基于个人的安全性及耐受性考虑，可能需要中断给药或降低剂量。应采用每次 40mg（1 片）的剂量调整。建议每日最低剂量为 80mg。每日最高剂量为 160mg。

【不良反应】

最常见的药物不良反应为无力、疲乏、手足皮肤反应、腹泻、食欲下降及进食减少、高血压、发声困难及感染。在接受瑞戈非尼治疗的患者中，最严重的药物不良反应为重度肝损伤、出血及胃肠道穿孔。

【注意事项】

参考仑伐替尼章节。

【药品名称】

甲苯磺酸多纳非尼片（donafenib tosilate tablets）

【剂型与规格】

片剂：每片 0.1g。

【主要成分】

甲苯磺酸多纳非尼。

【药理作用】

甲苯磺酸多纳非尼为索拉非尼的氘代化合物，理论上其作用机制与索拉非尼相同，为多激酶抑制剂。甲苯磺酸多纳非尼在体外可抑制多种人肿瘤细胞的增殖，在多种人源肿瘤

（包括肾癌、肝癌、乳腺癌和结直肠癌）的裸小鼠移植性肿瘤模型中可抑制肿瘤生长。在多种新生血管生成评价模型中，甲苯磺酸多纳非尼可抑制新生血管生成。

【适应证】

本品用于既往未接受过全身系统性治疗的不可切除肝细胞癌患者。

【禁忌证】

对本品任何成分过敏者禁用；对于有活动性出血、活动性消化道溃疡、药物不可控制的高血压和重度肝功能不全患者禁用。

【用法用量】

1. 推荐剂量和服用方法　本品应在有经验的医生指导下使用。

本品推荐剂量为每次 0.2g（2×0.1g），每日 2 次，空腹口服，以温开水吞服。建议每日同一时段服药。如果漏服药物，无须补服，应按常规用药时间进行下 1 次服药。

2. 治疗时间　持续服用直至患者不能获得临床收益或出现不可耐受的毒性反应。

【不良反应】

最常见（发生率≥20%）的不良反应有：手足皮肤反应、腹泻、血小板计数降低、高血压、谷草转氨酶升高、脱发、皮疹和蛋白尿。发生率≥5% 的 3 级不良反应包括：高血压和手足皮肤反应。多纳非尼组中导致暂停用药及减量的不良反应发生率为 25.2%，较索拉非尼组 36.1% 显著降低（p=0.002 5）。

【注意事项】

参考仑伐替尼章节。

【药品名称】

甲磺酸阿帕替尼片（apatinib mesylate tablets）

【剂型与规格】

片剂：每片 0.425g；0.375g；0.25g（按阿帕替尼计）。

【主要成分】

本品主要成分为甲磺酸阿帕替尼。

【药理作用】

阿帕替尼是抗血管生成的药物，是 VEGFR2 的受体拮抗剂，能够阻止血管的生成，正常人体的血管生成和肿瘤体的血管生成都受阻滞，阻滞后导致肿瘤生长受限，联合免疫治疗效果会更好。

【适应证】

1. 本品单药适用于既往至少接受过 2 种系统化疗后进展或复发的晚期胃腺癌或胃食管结合部腺癌患者。患者接受治疗时应一般状况良好。

2. 本品单药用于既往接受过至少一线系统性治疗后失败或不可耐受的晚期肝细胞癌患者。

【禁忌证】

对本品任何成分过敏者应禁用；对于有活动性出血、溃疡、肠穿孔、肠梗阻、大手术后 30 日内、药物不可控制的高血压、Ⅲ～Ⅳ级心功能不全（NYHA 标准）、重度肝肾功能不全（4 级）患者应禁用。

【用法用量】

1. 本品应在有经验的医生指导下使用。

晚期胃腺癌或胃 – 食管结合部腺癌：推荐剂量 850mg，每日 1 次。

晚期肝细胞癌：推荐剂量 750mg，0.25g/ 片，每次 3 片，每日 1 次。

服用方法：口服，餐后半小时服用（每日服药的时间应尽可能相同），以温开水送服。疗程中漏服阿帕替尼的剂量不能补充。

2. 治疗时间　连续服用，直至疾病进展或出现不可耐受的不良反应。

肝肾功能不全患者的用药：目前尚无本品对肝肾功能不全患者影响的相关数据，建议肝肾功能不全患者应根据临床情况和实验室检查指标在医师指导下慎用本品，重度肝肾功能不全患者禁用。

3. 剂量调整　在本品使用过程中应密切监测不良反应，并根据需要进行调整，以使患者能够耐受治疗。阿帕替尼所致的不良反应可通过对症治疗、停药和调整剂量等方式处理。临床研究中剂量调整多发生在第 2、3 周期（28 日为 1 周期）。

当患者出现 3/4 级血液学或非血液学不良反应时，建议暂停用药直至症状缓解或消失，建议在医师指导下调整剂量。晚期胃腺癌 – 食管结合部腺癌：①第 1 次调整剂量，750mg，每日 1 次；②第 2 次调整剂量，500mg，每日 1 次。晚期肝细胞癌：①第 1 次调整剂量，500mg，每日 1 次；②第 2 次调整剂量，250mg，每日 1 次（关于剂量调整方法请参考表 20-4 及后续的注意事项）。如需要第 3 次调整剂量，则永久停药。

表 20-4　阿帕替尼治疗晚期胃癌的剂量调整原则

不良反应分类	NCI 分级	剂量调整的规定
血液学不良反应	3 级	暂停使用，待不良反应恢复到下 ≤2 级，以原剂量继续用药。如再次出现 3 级或以上不良反应，则下调一个剂量后继续用药
	4 级	暂停用药，待不良反应恢复到下 ≤2 级，下调一个剂量后继续用药
非血液学不良反应	3 级	暂停使用，待不良反应恢复到下 ≤1 级，以原剂量继续用药。如再次出现 3 级或以上不良反应，则下调一个剂量后继续用药
	4 级	暂停用药，待不良反应恢复到下 ≤2 级，下调一个剂量后继续用药

注：以上采用美国国家癌症研究所指定的常见药物毒性反应、分级标准（NCI-CTCAE4.0）进行评价。

对于出现胃肠道穿孔、需要临床处理的伤口裂开、瘘、重度出血、肾病综合征或高血压危象的患者，应永久性地停用本品。尚需进一步确诊的中到重度蛋白尿或临床尚未控制的重度高血压患者，应暂时停止使用本品。择期手术之前，应暂缓本品使用。

【不良反应】

特别关注的不良反应

1. 血压升高　发生血压升高的患者大多在服药后 2 周左右发生，多数患者一般可通过合并使用降压药使血压得到良好控制。

2. 蛋白尿　蛋白尿一般在服药后 3 周左右发生，可通过暂停给药或剂量下调而缓解。

3. 手足综合征　手足综合征多在服药后 3 周左右发生，对症治疗可减轻。

4. 出血　观察到的出血症状包括消化道出血、呕血、咯血、大便潜血、尿潜血、皮肤出血点、肝转移灶破裂大出血等。发生大便潜血的患者一般在服药后第 1 周期内发生。

5. 心脏毒性　心电图异常，包括窦性心动过缓、部分 ST-T 改变、心率减慢、QT 间期延长、急性心肌梗死等。

6. 肝脏毒性　肝脏毒性包括服药后转氨酶、胆红素、碱性磷酸酶、γ- 谷氨酰转肽酶、乳酸脱氢酶升高等，试验组与安慰剂组发生情况无显著差别。肝酶异常多数在服药后第 2 周期开始时发生。

【注意事项】

参考仑伐替尼章节。

【药品名称】

盐酸安罗替尼胶囊（anlotinib hydrochloride capsules）

【剂型与规格】

胶囊：每粒 12mg；10mg；8mg（按安罗替尼计）。

【主要成分】

本品活性成分为盐酸安罗替尼。

【药理作用】

药理作用安罗替尼是一种多靶点的受体酪氨酸激酶（RTK）抑制剂。激酶抑制试验结果显示，安罗替尼可抑制 VEGFR1（IC50 为 26.9nM）、VEGFR2（IC50 为 0.2nM）、VEGFR3（IC50 为 0.7nM）、c-KIT（IC50 为 14.8nM）、PDGFRβ（IC50 为 115nM）的激酶活性。体外试验结果显示，安罗替尼可抑制多种肿瘤细胞株（786-Q、A375、A549、Caki-1、U87MG、MDA-MB-231、HT-29、NCI-H526、HMC-1）的增殖，IC50 在 3.0～12.5μM 之间；在 HUVECs 细胞中可显著抑制 VEGFR2 的磷酸化水平及下游相关蛋白的磷酸化，在 Mo7e 细胞中可显著抑制 c-KIT 的磷酸化水平及下游相关蛋白的磷酸化，在 U87MG 细胞中可显著抑制 PDGFR 的磷酸化水平及下游相关蛋白的磷酸化；可显著抑制 VEGF-A 刺激下的 HUVECs 增殖、迁移、小管形成；可抑制大鼠动脉环微血管样结构的形成。

【适应证】

本品单药适用于既往至少接受过 2 种系统化疗后出现进展或复发的局部晚期或转移性非小细胞肺癌患者的治疗。对于存在表皮生长因子受体（EGFR）基因突变或间变性淋巴瘤激酶（ALK）阳性的患者，在开始本品治疗前应接受相应的靶向药物治疗后进展，且至少接受过 2 种系统化疗后出现进展或复发。

【禁忌证】

对本品任何成分过敏者应禁用，中央型肺鳞癌或具有大咯血风险的患者禁用，重度肝肾功能不全患者禁用，妊娠期及哺乳期妇女禁用。

【用法用量】

本品应在有抗肿瘤药物使用经验医生的指导下使用。

1. 推荐剂量及服用方法　盐酸安罗替尼的推荐剂量为每次 12mg，每日 1 次，早餐前口服。连续服药 2 周，停药 1 周，即 3 周（21 日）为 1 个疗程。直至疾病进展或出现不可耐受的不良反应。用药期间如出现漏服，确认距下次用药时间短于 12 小时，则不再补服。

2. 剂量调整 本品使用过程中应密切监测不良反应，并根据不良反应情况进行调整，以使患者能够耐受治疗。本品所致的不良反应可通过对症治疗、暂停用药和 / 或调整剂量等方式处理。根据不良反应程度，建议在医师指导下调整剂量：①第 1 次调整剂量，10mg，每日 1 次，连服 2 周，停药 1 周；②第 2 次调整剂量，8mg，每日 1 次，连服 2 周，停药 1 周。如 8mg 剂量仍无法耐受，则永久停药。

【不良反应】

最常见不良反应（≥20%）为高血压、乏力、手足皮肤反应、胃肠道反应、肝功能异常、甲状腺功能异常、高血脂和蛋白尿、出血等。

【注意事项】

参考仑伐替尼章节。

【药品名称】

卡博替尼（cabozantinib）

【剂型与规格】

胶囊：每粒 20mg；80mg。片剂：每片 20mg；40mg；60mg。

【主要成分】

苹果酸卡博替尼。

【药理作用】

体外生化和 / 或细胞学分析显示，卡博替尼抑制 RET、肝细胞生长因子受体（MET）、血管内皮生成因子受体 1（VEGFR1）、VEGFR2、VEGFR3、干细胞生长因子受体（KIT）、酪氨酸激酶受体（TRKB）、FMS 样酪氨酸激酶 3（FLT-3）、AXL 及上皮生长因子样域酪氨酸激酶 2（TIE-2）的酪氨酸激酶活性，以上激酶受体在正常细胞和肿瘤细胞生长过程中均起着重要作用，上述受体异常表达在多种肿瘤的发生、发展过程中发挥重要作用，包括抑制肿瘤细胞凋亡、参与肿瘤血管生成及侵袭等病理过程。卡博替尼通过抑制上述激酶活性而发挥抗肿瘤作用，杀死肿瘤细胞，减少转移并抑制肿瘤血管新生。

【适应证】

1. 治疗进展的、不能切除的局部晚期或转移的髓性甲状腺癌。
2. 索坦治疗失败的晚期肾癌。
3. 伴有 C-met 扩增的晚期非小细胞肺癌患者。
4. 索拉非尼耐药后的肝癌患者。
5. 发生骨转移的晚期前列腺癌患者。

【禁忌证】

不推荐用于中度及重度肝功能不全患者，妊娠及哺乳期妇女，儿童的有效性及安全性尚未确定。

【用法用量】

1. 给药方式 口服，空腹服用，避免与食物同服，即服药前 2 小时、服药后 1 小时内不要进食。整粒吞服，不要碾碎卡博替尼片剂。

服药期间，不要摄取已知可抑制细胞色素 P450 酶的食物（如葡萄柚、葡萄柚汁）或营养添加剂。

2. 推荐剂量

（1）甲状腺髓样癌：每次 140mg，每日 1 次，轻度及中度肝损伤患者起始剂量为 80mg。

（2）肾癌、肝癌：每次 60mg，每日 1 次。

（3）前列腺癌骨转移：每次 40mg，每日 1 次。

【不良反应】

最常见不良反应包括腹泻、胃炎、手足综合征、体重降低、食欲下降、恶心呕吐、疲乏、发色改变、味觉异常、高血压和腹痛。

【注意事项】

1. 心脏毒性 卡博替尼还有一定的心脏毒性，表现为胸闷、心悸、呼吸困难等，可服用心脏保护剂预防，比如辅酶 Q_{10}。

辅酶 Q_{10} 的建议用量：一般人的健康保健剂量，每日 30～60mg；心血管疾病的高危人群，包括高血压患者，每日 60～120mg；已患有心衰竭或缺血（氧）性心脏病的患者，每日可提高至 200～400mg，每日服用 60mg 以上时，可分 2～3 次服用。

2. 永久停药指征 治疗过程中出现严重出血、心肌梗死、脑梗、血栓栓塞、高血压危象、肾病综合征、重度肝炎、下颚骨坏死、胃肠道穿孔和瘘管等时，需要永久停药。

【药品名称】

雷莫芦单抗（ramucirumab）

【剂型与规格】

注射剂：每支 100mg（10mL）；500mg（50mL）。

【主要成分】

本品主要成分为雷莫芦单抗。

【药理作用】

雷莫芦单抗是一种血管内皮细胞生长因子受体 2 拮抗剂。它可以特异性结合 VEGF 受体 2，并阻断 VEGF 配体、VEGF-A、VEGF-C 和 VEGF-D 的配位。由此，雷莫芦单抗可以抑制由配体激发的 VEGF 受体 2 的激活，从而抑制配体诱导的增殖和人类内皮细胞的迁移。在动物实验中，雷莫芦单抗抑制了血管的生成。

【适应证】

1. 单药或联合紫杉醇，用于经含氟尿嘧啶或含铂化疗期间或之后出现疾病进展的晚期胃癌 / 胃食管结合部腺癌。

2. 联合多西他赛，用于经含铂化疗期间或之后出现疾病进展的转移性非小细胞肺癌；携带 EGFR 或 ALK 肿瘤基因突变的患者在接受美国食品和药品监督管理局批准疗法后仍出现疾病进展的非小细胞肺癌。

3. 联合 FOLFIRI 化疗方案（伊立替康、亚叶酸钙、5- 氟尿嘧啶），用于经贝伐珠单抗、奥沙利铂和氟尿嘧啶治疗期间或之后出现疾病进展的转移性结直肠癌。

【禁忌证】

1. 孕妇　本药对胎儿有危害。

2. 哺乳妇女　停止哺乳或停药。

【用法用量】

给药方法：仅限于静脉滴注，请勿以静脉注射或快速静脉注射的方式给药。

推荐剂量：

1. 胃癌　单药或联合紫杉醇的常规用量是 8mg/kg，每 2 周 1 次，输液时间 60 分钟以上。

2. 非小细胞肺癌　第 1 日 10mg/kg 静脉输液，每 3 周 1 次；在多西他赛前使用，输液时间 60 分钟以上。

3. 结直肠癌　8mg/kg 静脉输液，每 2 周 1 次，在 FOLFIRI 化疗前使用，输液时间 60 分钟以上。

【医嘱模板】

0.9% 氯化钠注射液　　　250mL
雷莫芦单抗　　　　　　600mg（10mg/kg）　}·········静脉滴注

0.9% 氯化钠注射液　　　100mL·······························续静脉滴注

（例：身高 160cm，体重 60kg，体表面积 1.6m^2）

（以雷莫芦单抗 10mg/kg 为例）

【不良反应】

1. 最常见不良反应是高血压和腹泻。

2. 与紫杉醇联用的不良反应包括中性粒细胞减少、腹泻和流鼻血。

3. 与多西他赛联用出现的不良反应包括中性粒细胞减少、疲乏和口腔黏膜炎症。

【注意事项】

1. 动脉血栓栓塞事件（ATEs）　在临床试验中曾报道严重或出现致命性 ATEs。患者出现严重 ATEs 应终止 CYRAMZA 治疗。

2. 高血压　监视血压和治疗高血压。若出现严重高血压，应暂停 CYRAMZA 治疗。对药物不能控制的高血压，应终止 CYRAMZA。

3. 输注相关反应　输注期间密切监视患者的体征和症状。

4. 胃肠道穿孔　及时终止 CYRAMZA。

5. 受损伤口愈合　手术前不给 CYRAMZA。

6. 肝硬变患者恶化　在有 Child-Pugh B 或 C 肝硬化患者中可能发生脑病变或恶化，出现腹水或肝肾综合征。

7. 可逆性后部白质脑病综合征　及时终止 CYRAMZA 治疗。

【药品名称】

苹果酸舒尼替尼胶囊（sunitinib malate capsules）

【剂型与规格】

胶囊：每粒 12.5mg；25mg；37.5mg；50mg。

【主要成分】

苹果酸舒尼替尼。

【药理作用】

能抑制多个受体酪氨酸激酶（RTK），其中某些受体酪氨酸激酶参与肿瘤生长、病理性血管形成和肿瘤转移的过程。舒尼替尼对血小板源生长因子受体（PDGFRα 和 PDGFRβ）、血管内皮细胞生长因子（VEGFR1、VEGFR2 和 VEGFR3）、干细胞生长因子受体（KIT）、Fms 样酪氨酸激酶 3（FLT3）、1 型集落刺激因子受体（CSF-1R）和胶质细胞衍生的神经营养因子受体（RET）等活性均具有抑制作用，其主要代谢产物与舒尼替尼活性相似。

【适应证】

1. 甲磺酸伊马替尼治疗失败或不能耐受的胃肠间质瘤（GIST）。

2. 不能手术的晚期肾细胞癌（RCC）。

3. 不可切除的、转移性高分化进展期胰腺神经内分泌瘤（pNET）成年患者。本品作为一线治疗的经验有限。

【禁忌证】

对本品或药物的非活性成分严重过敏者禁用。

【用法用量】

1. 治疗胃肠间质瘤和晚期肾细胞癌的推荐剂量是 50mg，每日 1 次，口服；服药 4 周，停药 2 周（4/2 给药方案）。

2. 胰腺神经内分泌瘤　本品推荐剂量为 37.5mg，口服，每日 1 次，连续服药，无停药期。与食物同服或不同服均可。

3. 剂量调整安全性和耐受性　对于胃肠间质瘤和转移性肾细胞癌，根据患者个体的安全性和耐受性，以 12.5mg 为梯度单位逐步调整剂量。每日最高剂量不超过 75mg，最低剂量为 25mg。

对于胰腺神经内分泌瘤，根据患者个体的安全性和耐受性，以 12.5mg 为梯度单位逐步调整剂量。

【不良反应】

最常见的不良反应（≥20%）是疲劳、乏力、发热、腹泻、恶心、黏膜炎/口腔炎、呕吐、消化不良、腹痛、便秘、高血压、外周水肿、皮疹、手足综合征、皮肤褪色、皮肤干燥、毛发颜色改变、味觉改变、头痛、背痛、关节疼痛、肢端疼痛、咳嗽、呼吸困难、厌食和出血。潜在严重的常见不良反应有肝毒性、左心室功能障碍、QT 间期延长、出血、高血压、甲状腺功能不全、肾上腺功能减低。

【注意事项】

尚缺乏充分的中国人群临床研究数据，建议在有本品使用经验的医生指导下使用。

1. 皮肤和组织皮肤褪色　是在临床试验中报告的一种很常见的不良反应，可能因活性物质的颜色（黄色）造成。需要警惕那些可导致死亡的罕见严重皮肤反应，已报道病例包括多形性红斑（EM）、疑似 Stevens-Johnson 综合征（SJS）和中毒性表皮坏死松解症（TEN）。若出现疑似 SJS、TEN 或 EM 的症状或体征（如渐进性加重的皮疹，常合并出现水疱或黏膜损伤），应暂停舒尼替尼治疗。如果确诊 SJS 或 TEN，就必须终止舒尼替尼。疑似 EM 的病例中，在皮肤症状消退后，部分患者可耐受再次开始的较低剂量的舒尼替尼治疗；部分患者可接受舒尼替尼与类固醇皮质激素或抗组胺药的联合治疗。

2. 肝毒性　本品具有肝毒性，可能导致肝脏衰竭或死亡。肝脏衰竭的表现包括黄疸、转氨酶升高和 / 或胆红素过高伴随脑部疾病、凝血和 / 或肾衰竭。在治疗开始前、每个治疗周期和临床需要时应监测肝功能（ALT、AST、胆红素）。当出现 3 级或 4 级药物相关的肝功能不良反应中断用药时，若无法恢复，应终止治疗。当患者在随后的肝功能化验中显示肝功能指标严重下降，或出现其他的肝功能衰竭症状时，不可重新开始给药治疗。对于本品在 ALT 或 AST>2.5 倍 ULN 或是肝转氨酶大于 5.0 倍 ULN 的患者中的安全性未经确认。

3. 左心室功能障碍　若出现充血性心力衰竭（CHF）的临床表现，建议停止使用本品。无充血性心力衰竭的临床证据，但射血分数小于 50% 和射血分数低于基线 20% 的患者也应停止本品治疗和 / 或减低剂量。上市后曾报告心血管事件，包括心衰、心肌功能障碍和心肌异常，部分为致死性，包括控制高血压。建议暂时停用舒尼替尼；在症状缓解后，可根据主治医生的判断继续治疗。伤口愈合接受舒尼替尼治疗的患者曾报告出现伤口愈合缓慢。建议正在进行重大外科手术的患者暂停给药，以预防该现象发生。

4. 下颌骨坏死（ONJ）　临床研究中偶见 ONJ，上市后用药曾报告 ONJ。大部分出现 ONJ 的患者均既往或伴随双磷酸酯静脉给药，这是已确认的可能引起 ONJ 的风险因素。因此无论合并或序贯给予舒尼替尼和双磷酸酯静脉给药，均需特别注意。侵入性牙科手术也被确认为会引起 ONJ 的风险因素。在给予舒尼替尼治疗前应考虑进行牙科检查及适当的预防性措施。既往或伴随双磷酸酯静脉给药、侵入性牙科手术的患者应避免接受舒尼替尼治疗。

5. 肿瘤溶解综合征（TLS）　临床研究中偶见肿瘤溶解综合征，部分伴致命后果。

【药品名称】
　　培唑帕尼片（pazopanib tablets）
【剂型与规格】
　　片剂：每片 200mg；400mg（按培唑帕尼计）。
【主要成分】
　　本品主要活性成分为盐酸培唑帕尼。
【药理作用】
　　是一种多靶点酪氨酸激酶抑制剂（TKI），其作用机制与索拉非尼、舒尼替尼、阿昔替尼相似，主要作用靶点为 VEGFR、PDGFR 和 c-KIT，其对 VEGFR 具有高选择性和亲和力。
【适应证】
　　本品适用于晚期肾细胞癌患者的一线治疗和曾接受细胞因子治疗的晚期肾细胞癌患者的治疗。
【禁忌证】
　　对活性成分或任何辅料过敏者禁用。
【用法用量】
　　本品治疗必须在有抗肿瘤药物应用经验的医师指导下进行。

1. 推荐剂量　培唑帕尼的推荐剂量为 800mg，每日 1 次。如果漏服剂量，且距下次剂量的服用时间不足 12 小时，则不应补服。

培唑帕尼不应与食物同时服用，餐前至少 1 小时或餐后至少 2 小时服用本品。培唑帕尼薄膜衣片应整片用水吞服，请勿掰开或嚼碎。

2. 剂量调整　剂量调整应根据个体耐受情况，按 200mg 的幅度逐步递增或递减，以控制不良反应。培唑帕尼的剂量不应超过 800mg。

【不良反应】

培唑帕尼在中国患者中最常见的副作用和不良反应有高血压、腹泻、手足综合征、毛发颜色改变、ALT 升高、AST 升高、疲劳、食欲减退、蛋白尿、白细胞减少症、中性粒细胞减少症、中性粒细胞计数减少、血小板减少症和血小板计数减少等。

【注意事项】

1. 对肝脏的影响　在培唑帕尼使用期间，已经报告有肝衰竭（包括死亡）的病例。轻度或中度肝功能损害患者应慎用培唑帕尼，并且应密切监测。

2. 如有证据表明患者存在高血压危象，或在使用抗高血压药物治疗并减少培唑帕尼的剂量的情况下仍存在严重和持续性的高血压，应终止培唑帕尼的治疗。

3. 培唑帕尼的治疗中曾有 PRES/RPLS 病例的报告。PRES/RPLS 可能引发头痛、高血压、癫痫发作、嗜睡、意识模糊、失明及其他视觉和神经系统紊乱，并且可能是致死性的。出现 PRES/RPLS 的患者应永久终止培唑帕尼治疗。

4. 间质性肺病（ILD）/ 肺炎　曾报告过与培唑帕尼相关的 ILD。应监测患者是否出现具有 ILD/ 肺炎指征的肺部症状，并对出现 ILD 或肺炎的患者停用培唑帕尼。

5. 心功能不全 / 心力衰竭　在既往存在心功能不全的患者中开始治疗前应考虑培唑帕尼的风险和获益。

【药品名称】

贝伐珠单抗注射液（bevacizumab injection）

【剂型与规格】

注射剂：每瓶 100mg（4mL）；400mg（16mL）。

【主要成分】

活性成分为贝伐珠单抗（人源化抗 –VEGF 单克隆抗体）。

【药理作用】

贝伐珠单抗可与 VEGF 结合，阻止 VEGF 与内皮细胞表面 VEGF 受体（Flt-1 和 KDR）相互作用。在体外血管生成模型中，VEGF 与其受体的相互作用可导致内皮细胞增殖和新生血管形成。

【适应证】

转移性结直肠癌　贝伐珠单抗联合以氟嘧啶为基础的化疗适用于转移性结直肠癌患者的治疗。晚期、转移性或复发性非小细胞肺癌贝伐珠单抗联合以铂类为基础的化疗用于不可切除的晚期、转移性或复发性非鳞状细胞非小细胞肺癌患者的一线治疗。

【禁忌证】

贝伐珠单抗禁用于已知对下列物质过敏的患者：产品中的任何一种组分；中国仓鼠卵

巢细胞产物或者其他重组人类或人源化抗体。

【用法用量】

1. 总则　贝伐珠单抗应该由专业卫生人员采用无菌技术稀释后才可输注。贝伐珠单抗采用静脉滴注的方式给药，首次静脉滴注时间需持续 90 分钟。如果第 1 次输注耐受性良好，则第 2 次输注的时间可以缩短到 60 分钟。如果患者对 60 分钟的输注也具有良好的耐受性，那么随后进行的所有输注都可以用 30 分钟的时间完成。

2. 建议持续贝伐珠单抗的治疗直至疾病进展或出现不可耐受的毒性为止。

3. ①转移性结直肠癌（mCRC），贝伐珠单抗静脉滴注的推荐剂量为：联合化疗方案时，5mg/kg，每 2 周给药 1 次，或 7.5mg/kg，每 3 周给药 1 次。②晚期、转移性或复发性非小细胞肺癌（NSCLC），贝伐珠单抗联合以铂类为基础的化疗最多 6 周期，随后给予贝伐珠单抗单药治疗，直至疾病进展或出现不可耐受的毒性。贝伐珠单抗推荐剂量为 15mg/kg，每 3 周给药 1 次。

4. 特殊剂量说明

（1）儿童与青少年：贝伐珠单抗在 18 岁以下患者中应用的安全性和有效性尚不明确。

（2）老年人：在老年人中应用时不需要进行剂量调整。

（3）肾功能不全：贝伐珠单抗在肾功能不全患者中应用的安全性和有效性还没有进行过研究。

（4）肝功能不全：贝伐珠单抗在肝功能不全患者中应用的安全性和有效性还没有进行过研究。

5. 使用、处理与处置的特别说明

（1）不能将贝伐珠单抗输注液与右旋糖或葡萄糖溶液同时或混合给药。

（2）不能采用静脉内推注或快速注射（Bolus）。应该由专业卫生人员采用无菌技术来配制贝伐珠单抗。

（3）不相容性：没有观察到贝伐珠单抗与聚氯乙烯和聚烯烃袋之间存在不相容性。采用右旋糖溶液（5%）稀释时，观察到贝伐珠单抗发生具有浓度依赖性的降解。

【医嘱模板】

0.9% 氯化钠注射液　　　　100mL ⎫
贝伐珠单抗　　　　　　　300mg ⎬ ········· 静脉滴注

0.9% 氯化钠注射液　　　　100mL ··········· 续静脉滴注

（例：身高 160cm，体重 60kg，体表面积 1.6m^2）

（以贝伐珠单抗 5mg/kg 为例）

【不良反应】

1. 临床试验中的不良反应　已经开展了多个贝伐珠单抗治疗不同恶性肿瘤的临床试验，其中绝大多数是与化疗联合应用。

2. 最严重的药物不良反应　胃肠道穿孔、出血，包括较多见于 NSCLC（非小细胞肺癌）患者的肺出血 / 咯血、动脉血栓栓塞。

【注意事项】

1. 胃肠道穿孔和瘘　在采用贝伐珠单抗治疗时，患者发生胃肠道穿孔和胆囊穿孔的风险可能增加。在发生了胃肠道穿孔的患者中，应该永久性地停用贝伐珠单抗。接受贝伐珠单抗治疗的持续性、复发性或转移性宫颈癌患者，出现阴道和胃肠道的任何部分间瘘管形成（胃肠道 – 阴道瘘）的风险可能增加。

2．非胃肠道瘘　在采用贝伐珠单抗治疗时，患者发生瘘的风险可能增加。发生了气管食管（TE）瘘或任何一种 4 级瘘的患者，应该永久性地停用贝伐珠单抗。发生了其他瘘而继续使用贝伐珠单抗的信息有限。对发生了胃肠道以外的内瘘的患者，应该考虑停用贝伐珠单抗。

3．出血　采用贝伐珠单抗治疗的患者出血的风险加大，特别是与肿瘤有关的出血。在采用贝伐珠单抗治疗过程中发生了 3 级或 4 级出血的患者，应该永久性地停用贝伐珠单抗。

【药品名称】

呋喹替尼胶囊（fruquintinib capsules）

【剂型与规格】

胶囊：每粒 1mg；5mg。

【主要成分】

本品主要成分为呋喹替尼。

【药理作用】

呋喹替尼是具有高度选择性的肿瘤血管生成抑制剂，其主要作用靶点是 VEGFR 激酶家族 VEGFR1、VEGFR2 及 VEGFR3。

【适应证】

本品单药适用于既往接受过氟尿嘧啶类、奥沙利铂和伊立替康为基础的化疗，以及既往接受过或不适合接受抗血管内皮生长因子（VEGF）治疗、抗表皮生长因子受体（EGFR）治疗（RAS 野生型）的转移性结直肠癌（mCRC）患者。

【禁忌证】

对本品任何成分过敏者禁用。严重活动性出血、活动性消化道溃疡、未愈合的胃肠穿孔、消化道瘘患者禁用。重度肝肾功能不全患者禁用。妊娠、哺乳期妇女禁用。

【用法用量】

推荐剂量和服用方法：每次 5mg（1 粒，每粒含 5mg 呋喹替尼），每日 1 次；连续服药 3 周，随后停药 1 周（每 4 周为一个治疗周期）。本品可与食物同服或空腹口服，需整粒吞服。建议每日同一时段服药，如果服药后患者呕吐，无须补服；漏服剂量，不应在次日加服，应按常规服用下 1 次处方剂量。

治疗时间：持续按治疗周期服药，直至疾病进展或出现不可耐受的毒性。

【不良反应】

最常见（发生率≥20%）的药物不良反应为高血压、蛋白尿、手足皮肤反应、发声困难、出血、转氨酶升高、甲状腺功能检查异常、腹痛 / 腹部不适、口腔黏膜炎、疲乏 / 乏力、腹泻、感染、血胆红素升高和食欲下降。

常见（发生率≥2%）的≥3 级的药物不良反应为高血压、手足皮肤反应、蛋白尿、血小板计数降低、肝脏功能异常、血胆红素升高、腹痛 / 腹部不适、腹泻、疲乏 / 乏力、食欲下降和出血。

【注意事项】

参考仑伐替尼章节。

【药品名称】

阿昔替尼片（axitinib tablets）

【剂型与规格】

片剂：1mg；5mg。

【主要成分】

本品主要成分为阿昔替尼。

【药理作用】

阿昔替尼在治疗剂量下可以抑制酪氨酸激酶受体，包括血管内皮生长因子受体（VEGFR1、VEGFR2 和 VEGFR3）。

【适应证】

阿昔替尼用于既往接受过一种酪氨酸激酶抑制剂或细胞因子治疗失败的进展期肾细胞癌（RCC）的成人患者。

【禁忌证】

对阿昔替尼或任何辅料过敏。

【用法用量】

有肿瘤治疗经验的医生才可使用阿昔替尼治疗。

1. 阿昔替尼推荐的起始口服剂量为 5mg（每日 2 次）。阿昔替尼可与食物同服或在空腹条件下给药，每日 2 次给药的时间间隔约为 12 小时。应用一杯水送服阿昔替尼。

2. 只要观察到了临床获益，就应继续治疗，或直至发生不能接受的毒性，该毒性不能通过合并用药或剂量调整进行控制。如果患者呕吐或漏服 1 次剂量，不应另外服用 1 次剂量。应按常规服用下 1 次处方剂量。剂量调整指南建议根据患者安全性和耐受性的个体差异增加或降低剂量。

3. 在治疗过程中，满足下述标准的患者可增加剂量：能耐受阿昔替尼至少 2 周连续治疗、未出现 2 级以上不良反应［根据美国国立癌症研究所（NCI）不良事件常见术语标准（CTCAE）］、血压正常、未接受降压药物治疗。当推荐从 5mg b.i.d. 开始增加剂量时，可将阿昔替尼剂量增加至 7mg b.i.d.，然后采用相同标准，进一步将剂量增加至 10mg b.i.d.。在治疗过程中，一些药物不良反应的治疗可能需要暂停或永久中止阿昔替尼给药，或降低阿昔替尼剂量。如果需要从 5mg b.i.d. 开始减量，则推荐剂量为 3mg b.i.d.。如果需要再次减量，则推荐剂量为 2mg b.i.d.。

【不良反应】

高血压、动脉血栓栓塞事件、静脉血栓栓塞事件、出血、心力衰竭、胃肠穿孔和瘘管形成、甲状腺功能不全、伤口愈合并发症、RPLS、蛋白尿、肝酶升高、肝损害和胎儿发育。

【注意事项】

应在开始阿昔替尼治疗之前和治疗期间应定期监测不良反应特定安全性事件。

【药品名称】

索凡替尼（surufatinib）

【剂型与规格】

胶囊：每粒50mg。

【主要成分】

本品活性成分为索凡替尼。

【药理作用】

索凡替尼为血管内皮细胞生长因子受体（VEGFR）和成纤维细胞生长因子受体1（FGFR1）的小分子抑制剂，索凡替尼对Fms（CSF-1R）也具有体外抑制作用。细胞水平研究显示，索凡替尼对人脐静脉内皮细胞（HUVEC）增殖的抑制IC50为16nM，抑制VEGF刺激的KDR磷酸化及下游信号通路。在人源肿瘤裸鼠移植模型中，索凡替尼对肿瘤生长具有抑制作用。

【适应证】

本品单药适用于无法手术切除的局部晚期或转移性、进展期非功能性、分化良好（G1、G2）的非胰腺来源的神经内分泌瘤。

【禁忌证】

对本品任何成分过敏者禁用。严重活动性出血、活动性消化道溃疡、未愈合的胃肠穿孔或消化道瘘患者禁用。重度肝功能不全患者禁用。妊娠、哺乳期妇女禁用。

【用法用量】

1. 口服，本品应在有肿瘤治疗经验的医生指导下使用。推荐剂量和服用方法为每次300mg（6粒），每日1次；连续服药（每4周为一个治疗周期）。本品可随低脂餐（500千卡，约20%脂肪）同服或空腹口服，需整粒吞服。建议每日同一时段服药，如果服药后患者呕吐，无须补服；漏服剂量，不应在次日加服，应按常规服用下一次处方剂量。治疗时间按治疗周期持续服药，直至疾病进展或出现不可耐受的毒性。

2. 剂量调整　在用药过程中医生应密切监测患者，根据患者个体的安全性和耐受性调整用药，包括暂停用药、降低剂量或永久停用本品。剂量调整应遵循"先暂停用药再下调剂量"的原则。暂停用药后，如4周内不良反应恢复至≤1级，建议在医生指导下调整剂量：第1次剂量调整至每日250mg（5粒）；第2次剂量调整至每日200mg（4粒）；若仍不耐受，则可以考虑200mg每日1次服药3周停药1周或永久停药。

【不良反应】

腹痛、蛋白尿、高血压、出血、外周水肿、骨骼肌肉疼痛、贫血、甲状腺功能减退症、血胆红素升高、血白蛋白降低、血甘油三酯升高、血尿酸升高、血钙降低、白细胞计数降低、心电图T波及ST-T改变、血小板计数降低、血钾降低、尿中带血、血糖升高、血钠降低、血磷降低、血糖降低。

【注意事项】

参考仑伐替尼章节。

第三节 EGFR 靶点药物

【药品名称】

马来酸阿法替尼片（afatinib dimaleate tablets）

【剂型与规格】

片剂：每片 30mg；40mg（以阿法替尼计）。

【主要成分】

化学名称：（2E）–N–［4–（3- 氯 –4- 氟苯胺基）–7–{［（3S）– 草脲胺 –3- 基］氧基 }，喹唑啉 –6- 基］–4–（二甲氨基）丁 –2- 烯酰胺。

【药理作用】

阿法替尼与 EGFR（ErbB1）、HER2（ErbB2）和 HER4（ErbB4）的激酶区域共价结合，不可逆地抑制酪氨酸激酶自磷酸化，导致 ErbB 信号下调。此外，阿法替尼还抑制 HER2 过表达细胞系的体外增殖。给予荷瘤裸鼠阿法替尼，肿瘤生长受到抑制，这些肿瘤模型有的过量表达野生型 EGFR 或 HER2，有的具有 EGFR L858R/T790M 双突变。

【适应证】

1. 具有表皮生长因子受体（EGFR）基因敏感突变的局部晚期或转移性非小细胞肺癌（NSCLC）。

2. 既往未接受过 EGFR 酪氨酸激酶抑制剂（TKI）治疗含铂化疗期间或化疗后疾病进展的局部晚期或转移性鳞状组织学类型的非小细胞肺癌（NSCLC）。

【禁忌证】

本品禁用于已知对阿法替尼或任何辅料过敏的患者。

【用法用量】

本品应在经验丰富的医生指导下使用。开始治疗之前应采用经充分验证的检测方法确定 EGFR 的突变状态。本品的推荐剂量为 40mg，每日 1 次。本品不应与食物同服。在进食后至少 3 小时或进食前至少 1 小时服用本品。应整片用水吞服。本品应持续治疗直至疾病发生进展或患者不能耐受。对于有症状的药物不良反应（如伴有严重 / 持续腹泻或皮肤相关的不良反应），可通过中断治疗和减少本品的剂量得到控制。

【不良反应】

不良反应的种类一般均与阿法替尼作用机制即对 EGFR 的抑制相关。最常见的不良反应为腹泻和皮肤相关不良事件，以及口腔炎和甲沟炎。

【注意事项】

1. 评估 EGFR 基因突变状态 开始治疗前，须选择一个经过良好验证、完善的检测方法，来评估患者 EGFR 基因的突变状态，以避免假阴性或假阳性结果。

2. 腹泻 腹泻，包括严重腹泻，在本品治疗期间已有报告。腹泻可导致伴有或不伴有肾功能损害的脱水，在极少的病例中可导致致命结果。腹泻通常在治疗的最初 2 周内发生。3 级腹泻最常发生于治疗的最初 6 周内。

3. 皮肤相关不良反应 在接受本品治疗的患者中已经报告了皮疹 / 痤疮。总体上，皮疹都表现为轻度或中度的红斑性和痤疮样皮疹，可在暴露于日光的部位发生或恶化。如果患者发生严重大疱性、疱性或剥脱性皮肤病，应永久停用阿法替尼治疗。

4. 间质性肺疾病 应用本品期间发生严重肝功能损害的患者，应停用本品。

5. 角膜炎　出现急性或恶化的眼部炎症、流泪、光敏感、视力模糊、眼痛和/或红眼等症状，应及时转诊至眼科专家。如果诊断证实有溃疡性角膜炎，应中断或停止本品治疗。

6. 左心室功能不全　左心室功能不全与 HER2 抑制有关。现有的临床试验数据未提示本品会对心脏收缩力造成不良影响。

【药品名称】

吉非替尼片（gefitinib tablets）

【剂型与规格】

片剂：每片 0.25g。

【主要成分】

吉非替尼。

【药理作用】

是一种选择性表皮生长因子受体（EGFR）酪氨酸激酶抑制剂，该酶通常表达于上皮来源的实体瘤。

【适应证】

吉非替尼主要适用于治疗局部晚期或转移性非小细胞肺癌（NSCLC）。既往接受过化学治疗或不适于化疗、未经化疗的患者均可使用。临床确诊为小细胞肺癌的患者不适宜服用本品。

【禁忌证】

已知对该活性物质或该产品任一赋形剂有严重过敏反应者。

【用法用量】

本品的推荐剂量为 250mg（1 片），1 日 1 次，口服，空腹或与食物同服。

【不良反应】

最常见（发生率20%以上）的药物不良反应为腹泻和皮肤反应（包括皮疹、痤疮、皮肤干燥和瘙痒），一般见于服药后的第 1 个月内（少数人可能服药数月后才会出现），通常是可逆性的。大约 10% 的患者出现严重的药物不良反应［通用毒性评价标准（CTC）3 或 4 级］。因不良反应停止治疗的患者有约 3%。

【注意事项】

1. 本品用于晚期或转移性 NSCLC 患者的一线治疗时，如果患者服用英国阿斯利康产的易瑞沙，推荐对患者的肿瘤组织进行 EGFR 突变检测。在评价患者的突变状态时，需要选择经过良好验证的可靠的方法，以尽量减少假阴性或假阳性结果的可能。

2. 观察到接受本品治疗的患者发生间质性肺病，可急性发作，有死亡病例报告。如果患者呼吸道症状恶化，如呼吸困难、咳嗽、发热，应中断本品治疗，立即进行检查。当证实有间质性肺病时，应停止使用本品，并对患者进行相应的治疗。

【药品名称】

盐酸厄洛替尼片（erlotinib hydrochloride tablets）

【剂型与规格】

片剂：每片 25mg；100mg；150mg。

【主要成分】

本品主要成分为盐酸厄洛替尼。

【药理作用】

厄洛替尼的临床抗肿瘤作用机制尚未完全明确。厄洛替尼能抑制与表皮生长因子受体（EGFR）相关的细胞内酪氨酸激酶的磷酸化。对其他酪氨酸激酶受体是否有特异性抑制作用尚未完全明确。EGFR 表达于正常细胞和肿瘤细胞的表面。

【适应证】

厄洛替尼可试用于两个或两个以上化疗方案失败的局部晚期或转移的非小细胞肺癌的三线治疗。

【禁忌证】

对本品及成分过敏者禁用。

【用法用量】

厄洛替尼单药用于非小细胞肺癌的推荐剂量为 150mg/d，至少在进食前 1 小时或进食后 2 小时服用。持续用药直到疾病进展或出现不能耐受的毒性反应。

【不良反应】

最常见的不良反应是皮疹和腹泻。严重感染，伴有或不伴有中性粒细胞缺乏，包括肺炎、脓血症和蜂窝组织炎。

【注意事项】

1. 患者出现新的急性发作或进行性的肺部症状，如呼吸困难、咳嗽和发热，应暂停厄洛替尼治疗进行诊断评估。如果确诊是间质性肺病（ILD），则应停用厄洛替尼，并给予适当的治疗。

2. 腹泻通常可用洛哌丁胺控制。严重腹泻洛哌丁胺无效或出现脱水的患者则需要剂量减量和暂时停止治疗。严重皮肤反应的患者也需要剂量减量和暂时停止治疗。如果必须减量，厄洛替尼应该每次减少 50mg。

3. 同时使用 CYP3A4 强抑制剂如阿扎那韦、克拉霉素、印地那韦、伊曲康唑、酮康唑、奈法唑酮、奈非那韦、利托那韦、沙奎那韦、泰利霉素、醋竹桃霉素（TAO）和伏立康唑等药物时，应考虑剂量减量，否则可出现严重的不良事件。

4. 治疗前使用 CYP3A4 诱导剂利福平可减少厄洛替尼 AUC 的 2/3。应考虑使用无 CYP3A4 诱导活性的其他可替代治疗。如果没有可替代的治疗，应考虑高于 150mg 的厄洛替尼的剂量。如果厄洛替尼的剂量上调，则停止利福平或其他诱导剂剂量应减少。其他 CYP3A4 诱导剂包括但不限于利福布汀、利福喷丁、苯妥英、卡马西平、苯巴比妥和圣约翰草，如果可能，也应避免使用这些药物。

【药品名称】

埃克替尼（icotinib）

【剂型与规格】

片剂：每片 125mg。

【主要成分】

主要成分为盐酸埃克替尼。

【药理作用】

埃克替尼是一种选择性表皮生长因子受体（EGFR）酪氨酸激酶抑制剂。

【适应证】

用于晚期非小细胞肺癌二线治疗。

【禁忌证】

已知对该活性物质或该产品任一赋形剂有严重过敏反应者。

【用法用量】

1. 本品的推荐剂量为每次 125mg，每日 3 次。

2. 口服，空腹或与食物同服，高热量食物可能明显增加药物的吸收。

3. 剂量调整　当患者出现不能耐受的皮疹、腹泻等不良反应时，可暂停（1～2 周）用药直至症状缓解或消失；随后恢复每次 125mg，每日 3 次的剂量。

【不良反应】

埃克替尼的安全性评估是基于 312 例晚期 NSCLC 患者的研究数据，包括 224 例接受 125mg 每日 3 次剂量的治疗。总体上埃克替尼的耐受性良好。Ⅲ期临床试验（ICOGEN）最常见不良反应为皮疹（39.5%）、腹泻（18.5%）和氨基转移酶升高（8.0%），绝大多数为Ⅰ～Ⅱ级，一般见于服药后 1～3 周内，通常是可逆性的，无须特殊处理，可自行消失。

【注意事项】

据文献报道，接受吉非替尼和厄洛替尼治疗的东方人群，间质性肺病（ILD）的发生率分别为 2%～3% 和 1%～2%。在 ICOGEN 临床研究中未发生间质性肺病。间质性肺病患者通常出现急性呼吸困难，伴有咳嗽、低热、呼吸道不适和动脉血氧不饱和等。短期内该症状可发展得很严重，并致患者死亡。放射学检查常显示肺浸润或间质有毛玻璃样阴影。经治医生治疗期间应密切监测间质性肺病发生的迹象，如果患者出现新的急性发作或进行性加重的呼吸困难、咳嗽，应中断厄洛替尼治疗，立即进行相关检查。当证实有间质性肺病时，应停止用药，并对患者进行相应的治疗。

【药品名称】

达克替尼胶囊（dacomitinib capsules）

【剂型与规格】

胶囊：每粒 45mg；30mg；15mg。

【主要成分】

本品活性成分为达克替尼。

【药理作用】

达克替尼是人 EGFR 家族（EGFR/HER1、HER2 和 HER4）和某些 EGFR 激活突变（外显子 19 缺失或 21 号外显子 L858R 置换突变）的激酶活性的不可逆抑制剂。

【适应证】

一线治疗具有表皮生长因子受体（EGFR）外显子 19 缺失或外显子 21L858R 置换突变的局部晚期或转移性非小细胞肺癌患者。

【禁忌证】

对本品过敏者。

【用法用量】

每日 1 次，每次 45mg。

【不良反应】

1. 达克替尼最常见（＞20%）的副作用和不良反应是：腹泻（87%），皮疹（69%），甲沟炎（64%），口腔炎（45%），食欲下降（31%），皮肤干燥（30%），体重减轻（26%），脱发（23%），咳嗽（21%）和瘙痒（21%）。

2. 达克替尼最常见（≥1%）的严重副作用和不良反应是：腹泻（2.2%）和间质性肺病（1.3%）。

3. 导致达克替尼减量服用的最常见（＞5%）副作用和不良反应是：皮疹（29%），甲沟炎（17%）和腹泻（8%）。

4. 导致达克替尼中断使用的最常见（＞5%）副作用和不良反应是：皮疹（23%），甲沟炎（13%）和腹泻（10%）。

5. 导致达克替尼永久停药的最常见（＞0.5%）副作用和不良反应是：皮疹（2.6%），间质性肺病（1.8%），口腔炎（0.9%）和腹泻（0.9%）。

【注意事项】

1. 间质性肺病（ILD） 如果确诊 ILD，则永久停用达克替尼。

2. 腹泻 根据严重程度扣留并减少达克替尼的剂量。

3. 皮肤病 根据严重程度扣留并减少达克替尼的剂量。

4. 胚胎 – 胎儿毒性 达克替尼会导致胎儿伤害。建议具有生殖潜力的女性使用有效的避孕措施。

【药品名称】

甲磺酸奥希替尼片（osimertinib mesylate tablets）

【剂型与规格】

片剂：每片 40mg；80mg（按 $C_{28}H_{33}N_7O_2$ 计）。

【主要成分】

本品活性成分为甲磺酸奥希替尼。

【药理作用】

奥希替尼是表皮生长因子受体（EGFR）的激酶抑制剂，与 EGFR 某些突变体（T790M、L858R 和外显子 19 缺失）不可逆性结合的浓度是野生型的 1/9。在细胞培养和动物肿瘤移植瘤模型中，奥希替尼对携带 *EGFR* 突变（T790M/L858R、L858R、T790M/ 外显子 19 缺失和外显子 19 缺失）的非小细胞肺癌细胞株具有抗肿瘤作用，对野生型 *EGFR* 基因扩增的抗肿瘤活性较弱。

【适应证】

本品适用于既往经表皮生长因子受体（EGFR）酪氨酸激酶抑制剂（TKI）治疗时或治疗后出现疾病进展，并且经检测确认存在 *EGFR T790M* 突变阳性的局部晚期或转移性非小细胞性肺癌（NSCLC）成人患者的治疗。

【禁忌证】

对活性成分或任何辅料过敏。本品不得与圣约翰草一起服用。

【用法用量】

1. 本品的推荐剂量为每日 80mg，直至疾病进展或出现无法耐受的毒性。如果漏服本品 1 次，则应补服本品，除非下次服药时间在 12 小时以内。本品应在每日相同的时间服用，进餐或空腹时服用均可。

2. 剂量调整　根据患者个体的安全性和耐受性，可暂停用药或减量。如果需要减量，则剂量应减至 40mg，每日 1 次。

3. 给药方法　本品为口服使用。本品应整片和水送服，不应压碎、掰断或咀嚼。如果患者无法吞咽药物，则可将药片溶于 50mL 不含碳酸盐的水中。应将药片投入水中，无须压碎，直接搅拌至分散后迅速吞服。随后应再加入半杯水，以保证杯内无残留，随后迅速饮用。不应添加其他液体。

出现不良事件后甲磺酸奥希替尼片的剂量调整原则：

1. 出现间质性肺病 / 非感染性肺炎，应永久停用本品。

2. 3 级或以上不良反应，暂停使用本品，最多可达 3 周。如果暂停本品用药达 3 周后，3 级或以上的不良反应已改善至 0～2 级，则可按原剂量（80mg）或减量（40mg）复用本品。如果暂停本品用药达 3 周后，3 级或以上的不良反应未下降至 0～2 级，永久停用本品。

【不良反应】

胃肠道疾病：腹泻、恶心、食欲差、便秘、口腔炎；皮肤病：皮疹、皮肤干燥、指（趾）甲毒性、瘙痒；眼病、咳嗽、疲劳、背痛、头痛、感染性肺炎、静脉血栓栓塞。心电图 QTc 间期延长和中性粒细胞减少。

【注意事项】

参考达克替尼章节。

【药品名称】

西妥昔单抗（cetuximab）

【剂型与规格】

注射剂：每瓶 100mg（20mL）。

【主要成分】

活性成分：西妥昔单抗 100mg；其他成分：氯化钠 116.88mg，甘氨酸 150.14mg，聚山梨酯 80 2mg，一水合柠檬酸 42.02mg，氢氧化钠（1M）调节 pH 值至 5.5，注射用水加至 20mL。

【药理作用】

本品为一种嵌合型 IgG1 单克隆抗体，分子靶点为表皮因子受体（EGFR）。EGFR 信号途径参与控制细胞的存活、增殖、血管生成、细胞运动、细胞的侵袭及转移等。

【适应证】

本品用于治疗表达表皮生长因子受体（EGFR）、RAS 基因野生型的转移性结直肠癌；与伊立替康联合用于经含伊立替康治疗失败后的患者。

【禁忌证】

对本品及制剂中的赋形剂成分过敏者禁用。

【用法用量】

首次 400mg/m²，滴速 5mL/min，以后 250mg/m² 每周 1 次，1 小时以上滴注，直至病变进展或不能耐受。首先使用本品前，必须接受抗组胺药物和皮质固醇类药物的预防用药。

【医嘱模板】

首次用药剂量

盐酸苯海拉明	20mg	⋯⋯⋯⋯肌内注射（用药前半小时）
0.9% 氯化钠注射液	250mL	⎫ ⋯⋯⋯⋯静脉滴注
西妥昔单抗	600mg	⎭
0.9% 氯化钠注射液	100mL	⋯⋯⋯⋯续静脉滴注

（例：身高 160cm，体重 60kg，体表面积 1.6m²）

后续用药剂量

盐酸苯海拉明	20mg	⋯⋯⋯⋯肌内注射（用药前半小时）
0.9% 氯化钠注射液	250mL	⎫ ⋯⋯⋯静脉滴注
西妥昔单抗	400mg	⎭
0.9% 氯化钠注射液	100mL	⋯⋯⋯⋯续静脉滴注

（例：身高 160cm，体重 60kg，体表面积 1.6m²）

【不良反应】

常见的有皮疹、疲倦、腹泻、恶心、呕吐、腹痛、便秘等。少数可发生严重不良反应，包括：①输液反应；②肺毒性；③皮肤毒性；④其他，发热、败血症、肾功能衰竭、肺栓塞、脱水等。

【注意事项】

1. 首次静脉滴注本品前，须给予患者抗组胺药物治疗；在用药过程中及用药结束后 1 小时内，须密切观察患者情况，并配备复苏设备。

2. 给药期间必须使用 0.2μm 或 0.22μm 孔径过滤器进行过滤。首次滴注时间为 120 分钟，最大滴注速率不得超过 5mL/min。

【药品名称】

尼妥珠单抗注射液（nimotuzumab injection）

【剂型与规格】

注射剂：每瓶 50mg（10mL）。

【主要成分】

每瓶含 50mg 尼妥珠单抗、4.5mg 磷酸二氢钠、18.0mg 磷酸氢二钠、86.0mg 氯化钠、2.0mg 聚山梨醇酯 80。

【药理作用】

尼妥珠单抗可在体内或体外培养细胞中阻断 EGF 与其受体 EGFR 的结合，并对 EGFR 过表达的肿瘤具有有效的抗血管生成、抗增殖和促凋亡作用。体内和体外试验结果均显示了本品有抗肿瘤增殖的功能，还具有抗血管生成和促进肿瘤细胞凋亡的特性。

【适应证】

尼妥珠单抗与放疗联合治疗表皮生长因子受体（EGFR）表达阳性的Ⅲ/Ⅳ期鼻咽癌。

【禁忌证】

对该药品或其任一组分过敏者禁止使用。

【用法用量】

将两瓶（100mg）尼妥珠单抗注射液稀释到250mL生理盐水中，静脉输液给药，给药过程应持续60分钟以上。在给药过程中及给药结束后1小时内，应密切监测患者的状况。首次给药应在放射治疗的第1日，并在放射治疗开始前完成。之后每周给药1次，共8周，患者同时接受标准的放射治疗。

【医嘱模板】

0.9% 氯化钠注射液　　　100mL ⎫
尼妥珠单抗　　　　　　200mg ⎭········· 静脉滴注
0.9% 氯化钠注射液　　　100mL············续静脉滴注

【不良反应】

常见的副作用和不良反应是：发热、血压下降、头晕、恶心、皮疹。

【注意事项】

1. 本品冻融后抗体大部分活性将丧失，故在贮藏和运输过程中严禁冷冻。本品稀释于生理盐水后，在2~8℃可保持稳定12小时，在室温下可保持8小时。储存时间超过上述时间，则应弃去不宜继续使用。

2. 本品必须在有经验的临床医师指导下使用。

【药品名称】

拉罗替尼（larotrectinib）

【剂型与规格】

胶囊：每粒25mg；100mg。口服溶液：每支20mg/mL。

【主要成分】

主要成分化学名称：N-（3-氯-4-（（3-氟苯基）甲氧基）苯基）-6-（5-（（（2-（甲磺酰基）乙基）氨基）甲基）-呋喃基-2取代）-喹唑啉-4氨基二（4-甲基苯磺酸酯）。

【药理作用】

酪氨酸激酶抑制剂（TKI），主要作用于上皮细胞生长因子受体（EGFR）。

【适应证】

本品适用于以下患者的治疗：

患有实体肿瘤的成人和儿童患者，需要有NTRK基因融合（NTRK1、NTRK2或者NTRK3基因融合）。

拉罗替尼是广谱抗癌药物，对很多不同肿瘤都有效。可有效治疗的类型：肺癌、甲状腺癌、黑色素瘤、胃肠癌、结肠癌、软组织肉瘤、唾液腺、婴儿纤维肉瘤、阑尾癌、乳腺癌、胆管癌、胰腺癌等17种肿瘤。

【禁忌证】

无。

【用法用量】

1. 如果患者的体表面积≥$1m^2$，每日 2 次，每次 100mg，空腹或随餐口服。

2. 如果患者的体表面积<$1m^2$，每日 2 次，每次 $100mg/m^2$，空腹或随餐口服。如果漏服，发现时若离下次服药 6 小时以上，可以按量补服，下次服药仍按照原间隔时间。如果服药后发生呕吐，不可补服，下次服药仍按照原间隔时间。

长期服用直至疾病进展或出现不可接受毒性。因不良反应调整剂量：出现 3 级或 4 级不良反应，减少用量直至改善或不良反应 1 级。如果不良反应在 4 周内改善，则在下一次计量时恢复。如果 4 周内不良反应无法消退，则永久停用拉罗替尼。

【不良反应】

1. 一般：疲劳、发热、周围水肿；胃肠道：恶心、呕吐、便秘、腹泻、腹痛；神经系统：头晕、头疼；呼吸系统：咳嗽、呼吸困难、鼻塞；体重增加；肌肉骨骼和结缔组织：关节疼痛，肌痛、肌肉无力、背痛、四肢疼痛；代谢与营养：食欲下降；心血管：高血压。

2. 严重：ALT 升高、AST 增加、低蛋白血症、碱性磷酸酶增加；血液系统：贫血，中性粒细胞减少。

【注意事项】

1. 神经毒性。

2. 肝毒性。

3. 胚胎 – 胎儿毒性。

第四节　HER2 靶点药物

【药品名称】

注射用曲妥珠单抗（trastuzumab injection）

【剂型与规格】

注射剂：每瓶 440mg（20mL）。

【主要成分】

活性成分为曲妥珠单抗。

【药理作用】

曲妥珠单抗是一种重组人源化单克隆抗体，特异性地作用于人表皮生长因子受体 2（HER2）的细胞外部位。此抗体含人 IgG1 亚型框架，互补决定区源自鼠抗 p185 HER2 抗体，能够与人 HER2 蛋白结合。

【适应证】

1. 转移性乳腺癌　本品适用于 HER2 阳性的转移性乳腺癌：作为单一药物治疗已接受过 1 个或多个化疗方案的转移性乳腺癌；与紫杉醇或者多西他赛联合，用于未接受化疗的转移性乳腺癌患者。

2. 早期乳腺癌　本品适用于 HER2 阳性的早期乳腺癌：①接受了手术、含蒽环类抗生素辅助化疗和放疗（如果适用）后的单药辅助治疗。②多柔比星和环磷酰胺化疗后序贯本品与紫杉醇或多西他赛的联合辅助治疗。③与多西他赛和卡铂联合的辅助治疗。④与化疗联合新辅助治疗，继以辅助治疗，用于局部晚期（包括炎性）或者肿瘤直径>2cm 的乳腺癌。

3．转移性胃癌　本品联合卡培他滨或 5− 氟尿嘧啶和顺铂适用于既往未接受过针对转移性疾病治疗的 HER2 阳性的转移性胃腺癌或胃食管交界腺癌患者。曲妥珠单抗只能用于 HER2 阳性的转移性胃癌患者，HER2 阳性的定义为使用已验证的检测方法得到的 IHC3+ 或 IHC2+/FISH+ 结果。

【禁忌证】

禁用于已知对曲妥珠单抗过敏或者对任何本品其他组分过敏的患者。

本品使用苯甲醇作为溶媒，禁止用于儿童肌内注射。

【用法用量】

1．请按"输液准备"的要求对复溶后的药品进行充分稀释后使用。请勿静脉推注或静脉快速注射。本品应通过静脉滴注给药。

2．早期和转移性乳腺癌　每周给药方案：初始负荷剂量，建议本品的初始负荷剂量为 4mg/kg，静脉滴注 90 分钟以上；维持剂量，建议本品每周用量为 2mg/kg，如果患者在首次输注时耐受性良好，则后续输注可改为 30 分钟。3 周给药方案：初始负荷剂量为 8mg/kg，随后每 3 周给药 1 次，每次 6mg/kg。如果患者在首次输注时耐受性良好，后续输注可改为 30 分钟。

3．转移性胃癌　建议采用每 3 周 1 次的给药方案，初始负荷剂量为 8mg/kg，随后每 3 周给药 1 次，每次 6mg/kg。首次输注时间约为 90 分钟。如果患者在首次输注时耐受性良好，后续输注可改为 30 分钟。维持治疗直至疾病进展。

【医嘱模板】

首次给药剂量

0.9% 氯化钠注射液　　　　250mL ⎫
曲妥珠单抗注射液　　　　480mg ⎬·········· 静脉滴注

0.9% 氯化钠注射液　　　　100mL··········续静脉滴注

后续给药剂量

0.9% 氯化钠注射液　　　　250mL ⎫
曲妥珠单抗注射液　　　　360mg ⎬·········· 静脉滴注

0.9% 氯化钠注射液　　　　100mL··········续静脉滴注

（例：身高 160cm，体重 60kg，体表面积 $1.6m^2$）

【不良反应】

1．心功能不全。

2．输注反应。

3．胚胎毒性。

4．化疗引起的中性粒细胞减少症加重。

5．肺部反应。

6．曲妥珠单抗辅助治疗乳腺癌及用于转移性乳腺癌治疗中最常见的不良反应是：发热、恶心、呕吐、输注反应、腹泻、感染、咳嗽加重、头痛、乏力、呼吸困难、皮疹、中性粒细胞减少症、贫血和肌痛。

7．需要中断或停止曲妥珠单抗治疗的不良反应包括：充血性心力衰竭、左心室功能明显下降、重度的输注反应和肺部反应。

【注意事项】

心功能不全　一般考虑要点：曲妥珠单抗可引起左心室功能不全、心律失常、高血压、有症状的心力衰竭、心肌病和心源性死亡，也可引起有症状的左心室射血分数（LVEF）降低。曲妥珠单抗治疗患者发生充血性心力衰竭（CHF）（纽约心脏病协会Ⅱ~Ⅳ级）或无症状心功能不全的风险增加。

【药品名称】

帕妥珠单抗注射液（pertuzumab injection）

【剂型与规格】

注射剂：每瓶 420mg（14mL）。

【主要成分】

活性成分为帕妥珠单抗。

【药理作用】

帕妥珠单抗靶向细胞外人表皮生长因子受体 2 蛋白（HER2）的二聚化结构区（子结构区Ⅱ），因此，阻断 HER2 与其他 HER 家族成员，包括 EGFR、HER3 和 HER4，配基–依赖性异源二聚化作用。其结果，帕妥珠单抗抑制配体–启动细胞内信号通过两条主要信号通路，丝裂原–激活的蛋白（MAP）激酶和磷酸肌醇 3–激酶（PI3K）。这些信号通路的抑制分别导致细胞生长停止和凋亡。此外，帕妥珠单抗介导抗体–依赖细胞–介导细胞毒性（ADCC）。

而单独帕妥珠单抗抑制人肿瘤细胞增殖，在 HER2 过表达外移植肿瘤模型中帕妥珠单抗和曲妥单抗的联用显著增强抗肿瘤活性。

【适应证】

1. 早期乳腺癌　本品与曲妥珠单抗和化疗联合用于 HER2 阳性、局部晚期、炎性或早期乳腺癌患者（直径>2cm 或淋巴结阳性）的新辅助治疗，作为早期乳腺癌整体治疗方案的一部分。用于具有高复发风险 HER2 阳性早期乳腺癌患者的辅助治疗。

2. 转移性乳腺癌　帕妥珠单抗与曲妥珠单抗和多西他赛联合，适用于 HER2 阳性、转移性或不可切除的局部复发性乳腺癌患者。针对转移性疾病，患者既往未接受过抗HER2 治疗或者化疗。

【禁忌证】

过敏。

【用法用量】

1. 帕妥珠单抗必须由专业医疗人员稀释后静脉滴注给药。不得采用静脉内推注或快速注射。

2. 转移性乳腺癌和早期乳腺癌的推荐剂量／给药方案

（1）帕妥珠单抗的推荐起始剂量为 840mg，静脉滴注 60 分钟，此后每 3 周给药 1 次，给药剂量为 420mg，输注时间 30~60 分钟。在每次完成帕妥珠单抗输液后建议观察 30~60 分钟。观察结束后可继续曲妥珠单抗或化疗治疗。

（2）帕妥珠单抗和曲妥珠单抗必须序贯给药，但两者可按任意顺序给药。曲妥单抗与帕妥珠单抗联合使用时，建议遵循 3 周疗程，即曲妥珠单抗的起始剂量为按体重计 8mg/kg，静脉滴注 90 分钟；此后每 3 周 1 次，剂量为按体重计 6mg/kg，静脉滴注 30 ~ 90 分钟。对于接受紫杉类药物治疗的患者，帕妥珠单抗和曲妥珠单抗给药应先于紫杉类药物。

3．在新辅助治疗时，开始帕妥珠单抗和曲妥珠单抗治疗的患者在辅助治疗时应继续接受帕妥珠单抗和曲妥珠单抗以完成 1 年的治疗。如果停止曲妥珠单抗治疗，则帕妥珠单抗亦应停用。不建议对帕妥珠单抗和曲妥珠单抗减量给药。

4．输液反应　如果患者出现输液反应，可减慢帕妥珠单抗的输注速度或中断给药。

【医嘱模板】

首次给药剂量

0.9% 氯化钠注射液	250mL	⎱ ……… 静脉滴注
帕妥珠单抗注射液	840mg	⎰
0.9% 氯化钠注射液	100mL	………续静脉滴注

后续给药剂量

0.9% 氯化钠注射液	250mL	⎱ ……… 静脉滴注
帕妥珠单抗注射液	420mg	⎰
0.9% 氯化钠注射液	100mL	………续静脉滴注

【不良反应】

参考曲妥珠单抗章节。

【注意事项】

1．左心室功能不全　已有报告阻断 HER2 活性的药物（包括帕妥珠单抗）可降低 LVEF。与接受曲妥珠单抗 + 化疗治疗的患者相比，接受帕妥珠单抗 + 曲妥珠单抗 + 化疗治疗的患者中，有症状的左心室收缩功能不全（充血性心力衰竭，LVD）的发生率更高。既往接受蒽环类药物治疗或胸部放疗的患者发生 LVEF 降低的风险可能更高。大多数在辅助治疗中出现症状性心力衰竭的病例为接受蒽环类药物化疗的患者。

尚未在以下患者中研究帕妥珠单抗：治疗前 LVEF 值 < 50%；充血性心力衰竭（CHF）病史；在既往曲妥珠单抗辅助治疗中 LVEF 值降低至 < 50%；可能有左心室功能损害病史，如高血压未控制、近期心肌梗死、需要治疗的严重心律失常或既往蒽环类药物（阿霉素或其他等效剂量的蒽环类药物）累积暴露量 > $360mg/m^2$。

在首次接受帕妥珠单抗治疗之前应评估 LVEF，并在治疗期间予以定期评估，以确保 LVEF 在正常范围内。如果 LVEF 下降并未改善，或者在后续评估中进一步下降，应考虑停用帕妥珠单抗及曲妥珠单抗，除非医生认为个别患者获益大于风险。

2．输液反应　帕妥珠单抗与输液反应有关，包括有致命后果的事件。建议在帕妥珠单抗首次输注期间及之后 60 分钟内、后续输注期间及之后 30 分钟内对患者进行密切观察。如果发生显著的输液反应，应减慢或中断输注，并进行适当的药物治疗。在症状和体征完全消退之前，应仔细对患者进行评估并予以监测。对于有重度输液反应的患者应考虑永久停药。

3．超敏反应 / 速发过敏反应　应密切观察患者的超敏反应。在接受帕妥珠单抗治疗的患者中已观察到重度超敏反应，包括速发过敏反应和有致命后果的事件。

【药品名称】

注射用伊尼妥单抗（inetetamab for injection）

【剂型与规格】

注射剂：每支 50mg。

【主要成分】

活性成分为伊尼妥单抗，是重组抗人表皮生长因子受体 2 人源化单克隆抗体。

【药理作用】

伊尼妥单抗是一种重组人源化单克隆抗体，特异作用于人表皮生长因子受体 2（HER2）的细胞外部位，并且伊尼妥单抗可介导抗体依赖的细胞介导的细胞毒反应（ADCC）。伊尼妥单抗在体外及动物实验中均显示可抑制 HER2 阳性肿瘤细胞的增殖。

【适应证】

本品适用于 HER2 阳性的转移性乳腺癌：与长春瑞滨联合治疗已接受过 1 个或多个化疗方案的转移性乳腺癌患者。

【禁忌证】

禁用于已知对本品任一组分或中国仓鼠卵巢细胞表达蛋白过敏的患者。

【用法用量】

伊尼妥单抗的推荐初始负荷剂量为 4mg/kg，静脉滴注 90 分钟以上；维持剂量为 2mg/kg，每周 1 次，如果在首次滴注时患者耐受性良好，后续滴注可改为 30 分钟。严禁静脉注射或快速静脉注射。长春瑞滨的推荐剂量为 25mg/m²，第 1、8、15 日静脉滴注，在伊尼妥单抗输注后当日应用，每 28 日为 1 周期。

首次给药剂量

0.9% 氯化钠注射液	250mL	⎫
伊尼妥单抗	240mg	⎭ ·········· 静脉滴注
0.9% 氯化钠注射液	100mL	·········· 续静脉滴注

后续给药剂量

0.9% 氯化钠注射液	100mL	⎫
伊尼妥单抗	120mg	⎭ ·········· 静脉滴注
0.9% 氯化钠注射液	100mL	·········· 续静脉滴注

（例：身高 160cm，体重 60kg，体表面积 1.6m²）

【不良反应】

伊尼妥单抗联合长春瑞滨用于转移性乳腺癌治疗时常见的不良反应包括中性粒细胞减少、白细胞减少、贫血、发热、寒战、恶心、呕吐和转氨酶升高。

【注意事项】

同曲妥珠单抗章节。

【药品名称】

马来酸吡咯替尼片（pyrotinib maleate tablets）

【剂型与规格】

片剂：每片 80mg；160mg。

【主要成分】

本品活性成分为马来酸吡咯替尼。

【药理作用】

是泛 –ErbB 受体酪氨酸激酶抑制剂，能够抑制 HER1、HER2 和 HER4 通路，已被国家药品监督管理局（NMPA）批准用于治疗 HER2 阳性乳腺癌。

【适应证】

本品联合卡培他滨，适用于治疗表皮生长因子受体 2（HER2）阳性、既往未接受或接受过曲妥珠单抗的复发或转移性乳腺癌患者。使用本品前，患者应接受过蒽环类或紫杉类化疗。

【禁忌证】

已知对吡咯替尼或本品任何成分过敏者禁用。

【用法用量】

1. 吡咯替尼的推荐剂量为 400mg，每日 1 次，餐后 30 分钟内口服，每日同一时间服药。连续服用，每 21 日为 1 周期。如果患者漏服了某一日的吡咯替尼，不需要补服，下 1 次按计划服药即可。

卡培他滨的推荐剂量为 1 000mg/m²，每日 2 次口服（早晚各 1 次，每日总剂量 2 000mg/m²），在餐后 30 分钟内服用（早上 1 次与吡咯替尼同服），连续服用 14 日休息 7 日，每 21 日为 1 周期。

2. 药物不良反应所致的剂量调整　治疗过程中，如患者出现不良反应，可通过暂停给药、降低剂量或者停止给药进行管理。每次暂停均应在不良事件恢复至 0～1 级且并发症消失后再恢复给药。吡咯替尼的每次连续暂停时间和每周期累计暂停时间不应超过 14 日。如暂停给药后受试者仍有临床不可控制（即临床治疗或观察＜14 日后仍存在，出现＞2 次）的不良事件，则在暂停后恢复用药时应减少一个水平的剂量，吡咯替尼允许下调最低剂量为 240mg。

【不良反应】

1. 胃肠道反应（腹泻、呕吐、恶心、口腔黏膜炎）、皮肤反应（手足综合征）、代谢及营养类疾病（食欲下降、低钾血症）、肝胆系统疾病（血胆红素升高、谷丙转氨酶升高、谷草转氨酶升高）、全身反应（乏力）、血液系统疾病（血红蛋白降低、白细胞计数降低、中性粒细胞计数降低）。

2. 发生率超过 2% 的 3 级及以上不良反应包括：手足综合征、腹泻、白细胞降低、中性粒细胞降低、血红蛋白降低、呕吐、皮疹、高甘油三酯血症和 AST 升高。

【注意事项】

1. 目前尚无吡咯替尼用于 18 岁以下患者的安全性和有效性的数据。

2. 妊娠与哺乳期注意事项　①孕妇：目前尚无吡咯替尼用于妊娠期女性的相关资料。动物实验中观察到对胚胎的毒性。建议育龄女性在接受吡咯替尼治疗期间和治疗结束后至少 8 周内应采用必要的避孕措施。如在妊娠期间使用吡咯替尼，应告知患者可能对胎儿产生的危害，包括发育障碍和严重畸形。妊娠期间，本品仅在对母亲的潜在益处大于风险时才可以使用。②哺乳期妇女：非临床研究中观察到吡咯替尼可分泌到大鼠乳汁，尚不清楚本品是否经人乳汁排泄。因为许多药物都经人乳汁排泄，因此建议哺乳期妇女在接受吡咯替尼治疗期间停止母乳喂养。

3. 老人注意事项 吡咯替尼用于 65 岁及以上患者的经验有限。在Ⅰ、Ⅱ、Ⅲ期临床试验中接受吡咯替尼单药或联合卡培他滨治疗的 450 例复发或转移性乳腺癌患者中，仅有 17 例患者年龄≥65 岁。

【药品名称】

甲苯磺酸拉帕替尼片（lapatinib ditosylate tablets）

【剂型与规格】

片剂：每片 250mg。

【主要成分】

甲苯磺酸拉帕替尼，N-（3-氯 -4-（（3-氟苯基）甲氧基）苯基）-6-（5-（（（2-（甲磺酰基）乙基）氨基）甲基）-2-呋喃基）-4-喹唑啉胺二对甲苯磺酸盐。分子式：$C_{29}H_{26}CLFN_4O_4S.2（C_7H_8O_3S）$。分子量：943.48。

【药理作用】

拉帕替尼是小分子 4-苯胺基喹唑啉类受体酪氨酸激酶抑制剂，抑制人表皮生长因子受体 1（ErbB1）和人表皮因子受体 2（ErbB2）。

【适应证】

本品用于联合卡培他滨治疗 ErbB2 过度表达，既往接受过包括蒽环类、紫杉醇、曲妥珠单抗治疗的晚期或转移性乳腺癌。

【禁忌证】

对拉帕替尼及同类过敏患者禁用。

【用法用量】

推荐剂量为 1 250mg，每日 1 次，第 1~21 日服用，与卡培他滨 2 000mg/d，第 1~14 日分 2 次服联用。拉帕替尼，应每日服用 1 次，不推荐分次服用。饭前 1 小时或饭后 2 小时后服用。如漏服 1 剂，第 2 日不需剂量加倍。

【不良反应】

1. 临床试验中观察到的大于 10% 的不良反应主要为胃肠道反应，包括恶心、腹泻、口腔炎和消化不良等，皮肤干燥、皮疹，其他有背痛、呼吸困难及失眠等。

2. 与卡培他滨合用，不良反应有恶心、腹泻及呕吐，掌跖肌触觉不良等。

3. 个别患者可出现左心室射血分数下降，间质性肺炎。其最常见的副作用为肠胃消化道系统方面的副作用，即是恶心、呕吐、腹泻等症状，其他还有皮肤方面的红肿、瘙痒、疼痛、疲倦等。另外还有极少见但是严重的副作用，包括心脏方面和肺部方面。

4. 当患者出现二级（NYHA2）以上的左心室射血分数（LVEF）下降时，必须停止使用，以避免产生心脏衰竭。当 LVEF 恢复至正常值或病患无症状后 2 周便可以以较低剂量重新用药。与蒽环类药物的化疗药品相比，拉帕替尼的心脏毒性为可逆的，不像蒽环类药物的不可逆性并有一生最多使用量，拉帕替尼并没有一生最多使用量。

5. 由于拉帕替尼是以肝脏 CYP 酶素系统代谢的药物，在使用其他具有诱导或是抑制 CYP 酶素的药物时，必须要注意剂量的调整。孕妇一般不应该使用拉帕替尼，因为其怀孕毒性分类为 D，因此如果没有绝对的需要或是对母体有极大的利益，则不建议孕妇或预怀孕者使用。

【注意事项】

1. 左心室射血分数降低。
2. 肝毒性。
3. 重度肝损害的患者。
4. 腹泻。
5. 间质性肺部 / 肺炎。
6. QT 间期延长。
7. 药物相互作用。
8. 对驾驶和操作机器能力的影响。

【药品名称】

图卡替尼片（tucatinib tablets）

【剂型与规格】

片剂：每片 150mg。

【主要成分】

活性药物成分为图卡替尼，这是一种口服生物有效的酪氨酸激酶抑制剂（TKI），对 HER2 具有高度选择性，对 EGFR 无明显抑制作用。

【药理作用】

HER2 药物中靶点最为广泛的不可逆的泛 HER 酪氨酸激酶抑制剂，作用于 HER1、HER2、HER4 等靶点。

【适应证】

可与曲妥珠单抗和卡培他滨联用，治疗人类表皮生长因子受体 2（HER2）阳性且已出现转移（如脑转移）或无法进行乳房切除术的乳腺癌成人患者，患者应接受过一种或多种抗 HER2 乳腺癌药物治疗。

【禁忌证】

尚不明确。

【用法用量】

推荐剂量为 300mg，每日 2 次与曲妥珠单抗和卡培他滨联合口服，直至疾病进展或出现不可接受的毒性。

建议患者吞咽整个图卡替尼片剂，吞咽前不要咀嚼、压碎或分裂。患者不要服用破裂或不完整的片剂。

患者每日间隔大约 12 小时服用图卡替尼，空腹服用。

【不良反应】

1. 严重副作用　腹泻、肝脏疾病、瘙痒、皮肤或眼睛黄染、尿液呈深褐色、腹部右上侧疼痛、觉得很累、食欲下降、易出血或易出现瘀伤。
2. 常见副作用　腹泻、手掌或脚掌红肿、疼。

【注意事项】

1. 腹泻　图卡替尼可导致严重腹泻，包括脱水、低血压、急性肾损伤和死亡。81% 接受图卡替尼治疗的患者出现腹泻，其中 12% 为 3 级腹泻，0.5% 为 4 级腹泻。如有腹泻，按临床提示给予止泻治疗。根据腹泻的严重程度，中断剂量，然后减少剂量或永久停用图卡替尼。

2. 肝脏毒性　在开始图卡替尼治疗前，每 3 周监测 1 次 ALT（谷丙转氨酶）、AST（谷草转氨酶）和胆红素。根据肝毒性的严重程度，减少剂量或永久停用图卡替尼。

3. 胚胎毒性　建议有生育潜力的女性在治疗期间使用有效的避孕措施；有生育能力的男性患者在使用图卡替尼治疗期间和最后 1 次使用后至少 1 周内使用有效的避孕措施。

【药品名称】

来那替尼（neratinib）

【剂型与规格】

片剂：每片 40mg。

【主要成分】

来那替尼。

【药理作用】

来那替尼对早、晚期 HER2 阳性乳腺癌辅助治疗有效。来那替尼是目前 HER2 药物中靶点最为广泛的不可逆的泛 HER 酪氨酸激酶抑制剂，作用于 HER1、HER2、HER4 等靶点。

【适应证】

1. 用于先前已接受过曲妥珠单抗辅助治疗的早期 HER2 阳性乳腺癌成人患者的延长辅助治疗。

2. 联合卡培他滨治疗已接受过两种或以上治疗方案的转移性晚期 HER2 阳性乳腺癌成人患者。

【禁忌证】

尚不明确。

【用法用量】

早期乳腺癌的延长辅助治疗：每日 1 次，每次 240mg，随餐服用。

晚期或转移性乳腺癌：在 21 日周期的第 1~21 日，每日 1 次，每次 240mg，联合卡培他滨（21 日周期的第 1~14 日，每日 2 次，每次 750mg/m^2）。

在首次接受来那替尼治疗前，应提前 56 日给予洛哌丁胺，以预防严重腹泻。

【不良反应】

腹泻，恶心，腹痛，疲乏，呕吐，皮疹，胃炎，食欲减退，肌肉痉挛，消化不良，AST 或 ALT 增加，指甲疾病，干皮肤，腹胀，体重减轻和泌尿道感染。

【注意事项】

1. 腹泻　尽管用药前已进行预防性的止泻处理，但部分患者仍然有可能出现强烈的腹泻症状，临床需补充水分及电解质。重度或顽固性腹泻应暂停用药，若出现 4 级腹泻或使用最小用药剂量后仍然出现 2 级以上腹泻，应永久停药。

2. 肝毒性　治疗前 3 个月应每月进行肝功能测试，随后每 3 个月或临床必要时进行 1 次测试。若患者出现 3 级肝功能异常应暂停用药，若出现 4 级肝功能异常应永久停药。

3. 胚胎毒性　可能致胎儿危害。告知患者对胎儿的潜在风险和使用有效的避孕措施。

【药品名称】

曲妥珠单抗重组冻干粉注射剂（fam-trastuzumab deruxtecan-nxki）

【剂型与规格】

注射剂：每瓶 100mg。

【主要成分】

曲妥珠单抗与依沙替康通过肽链链接在一起组成的药物。

【药理作用】

曲妥珠单抗重组冻干粉注射剂是 HER2 定向的抗体 – 药物偶联物。该抗体是人源化抗 HER2 IgG1。小分子 DXd 是拓扑异构酶 I 抑制剂，通过可裂解的接头与抗体连接。与肿瘤细胞上的 HER2 结合后，曲妥珠单抗重组冻干粉注射剂通过溶酶体酶进行内在化和细胞内接头裂解。释放后，可透膜的 DXd 引起 DNA 损伤和凋亡细胞死亡。

【适应证】

曲妥珠单抗重组冻干粉注射剂是一种针对 HER2 的抗体和拓扑异构酶抑制剂的偶联物，适用于治疗无法切除或转移性 HER2 阳性乳腺癌的成年患者，这些患者已在转移后接受了两种或多种先前的基于抗 HER2 的治疗方案。

【禁忌证】

无。

【用法用量】

曲妥珠单抗重组冻干粉注射剂的推荐剂量为 5.4mg/kg，每 3 周 1 次（21 日为 1 周期）静脉滴注，直至疾病进展或出现不可接受的毒性。

第 1 次输液时间在 90 分钟以上。如果先前的输注耐受性良好，则输液时间在 30 分钟以上。如果患者出现与输注相关的症状，请减慢或中断输注速度。如果发生严重的输注反应，请永久停用曲妥珠单抗重组冻干粉注射剂。

如果延迟或错过了计划的剂量，请尽快给药；不要等到下一个计划的周期。调整给药计划，以维持两次给药之间的 3 周间隔。以患者在最近一次输液中耐受的剂量和速率进行输液。

【医嘱模板】

0.9% 氯化钠注射液　　250mL ⎫
　　　　　　　　　　　　　　⎬ ········· 静脉滴注
DS-8201　　　　　　　300mg ⎭

0.9% 氯化钠注射液　　100mL ············ 续静脉滴注

（例：身高 160cm，体重 60kg，体表面积 1.6m^2）

【不良反应】

最常见的不良反应是间质性肺病 / 肺炎、中性粒细胞减少、左心室功能障碍等。

【注意事项】

1. 间质性肺病 / 肺炎（ILD）　在临床试验中，间质性肺病 / 肺炎的发生率是 9%，其中 2.6% 是致命性的。中位发生时间为 4.1 个月（范围 1.2 ~ 8.3 个月）。当患者出现咳嗽、呼吸困难、发热和 / 或任何新的或恶化的呼吸系统症状时，应及时报告。使用 CT 评估疑似 ILD。对于 1 级 ILD，使用 ≥0.5mg/kg 泼尼松或等效糖皮质激素，暂停曲妥珠单抗重组冻干粉注射剂直至恢复。对于 2 级以上 ILD，使用 ≥1mg/kg 泼尼松或等效糖皮质激素，永久停止使用曲妥珠单抗重组冻干粉注射剂。

2. 中性粒细胞减少 在临床试验中，16% 的乳腺癌患者发生 3 级或 4 级的中性粒细胞减少，其中粒细胞减少性发热为 1.7%。中位发生时间为 1.4 个月（范围 0.3 ~ 18.2 个月）。每次给药前应检测血常规。

3. 左心室功能不全 在临床试验中，有 2 例（0.9%）乳腺癌患者发生无症状的左心室射血分数下降。如果患者发生充血性心力衰竭，或左心室射血分数小于 40%，或左心室射血分数相对治疗前绝对值降低或增高 20% 时，永久停止使用曲妥珠单抗重组冻干粉注射剂。每次给药前应测量左心室射血分数。

4. 胚胎毒性 妊娠期妇女应避免使用曲妥珠单抗重组冻干粉注射剂。使用期间和之后 7 个月，应使用有效的避孕措施。

【药品名称】

曲妥珠单抗 – 美坦新偶联物（TDM-1，Kadcyla，ado-trastuzumab emtansine）

【剂型与规格】

冻干粉针剂：每瓶 100mg；160mg。

【主要成分】

主要成分是美坦新偶联物（T-DM1）。

【药理作用】

曲妥珠单抗 – 美坦新偶联物是一种靶向 HER2 抗体药物结合物。抗体是人源化抗 –HER2 IgG1，曲妥珠单抗。小分子细胞毒素，DM1，是一种微管抑制剂。结合至 HER2 受体的亚结构区Ⅳ，曲妥珠单抗 – 美坦新偶联物进行受体 – 介导内化和随后溶酶体降解，导致含 DM1 细胞毒降解产物的细胞内释放。DM1 结合至微管蛋白破坏细胞内微管网络，导致阻止细胞周期和凋亡性细胞死亡。

【适应证】

适用于 HER2 阳性转移性乳腺癌，既往曾接受曲妥珠单抗和一种紫杉烷类分开或联用患者的治疗。患者应有以下任意一种情况：①对转移疾病以前接受过治疗。②完成辅助治疗期间 6 个月内发生疾病复发。

【禁忌证】

已知对本品或其任何赋形剂有超敏反应的患者禁用本品。

【用法用量】

1. 曲妥珠单抗只能作为静脉输液用药，禁止静脉注射或口服，禁止使用葡萄糖溶液稀释。

2. 曲妥珠单抗的推荐剂量是 3.6mg/kg，静脉滴注，每 3 周 1 次，直至疾病进展或出现不能耐受的毒性。禁止用量超过 3.6mg/kg。

3. 调降曲妥珠单抗之后不应该再调升剂量。开始剂量为 3.6mg/kg，第 1 次调降剂量为 3mg/kg，第 2 次调降 2.4mg/kg，需要进一步调降剂量时则需停止用药。

【医嘱模板】

0.9% 氯化钠注射液	250mL	⎫
T-DM1	200mg	⎬ ········ 静脉滴注
		⎭
0.9% 氯化钠注射液	100mL	·········续静脉滴注

（例：身高 160cm，体重 60kg，体表面积 1.6m²）

【不良反应】

常见：恶心、疲劳、肌肉骨骼疼痛、出血、血小板减少症、AST/ALT 增加、便秘、头痛、腹泻、鼻出血、周围神经病变、呕吐、腹痛、关节痛、虚弱、咳嗽、口干、肌痛、贫血、口腔炎、失眠、呼吸困难、皮疹。

【注意事项】

1. 报告的肝毒性，主要是血清转氨酶浓度无症状，短暂增加的形式。

2. 报告肝脏结节性再生性增生病例；在诊断为肝脏结节性再生性增生时，必须永久停止治疗。

3. 发生左心室功能障碍的风险增加。

4. 如果患者被诊断为结节性再生性增生，则永久停止治疗。

5. 已知造成胎儿伤害和死亡。

6. 可能发生肺毒性；报告肺炎的间质性肺病病例，永久停药。

对于辅助治疗中的放射性肺炎患者，治疗应永久停用等级大于或等于 3 或 2 级不符合标准治疗。

由于晚期恶性肿瘤，并发症和同时接受肺部放射治疗引起的呼吸困难患者可能会增加肺毒性的风险。

7. 可能发生输注相关反应（IRR）和 / 或超敏反应；暂时中断严重 IRR 的输注，如果发生危及生命的 IRR，则永久停止输注。

8. 报告血小板减少或血小板计数减少。

第五节　BRAF 靶点药物

【药品名称】

维莫非尼片（vemurafenib film-coated tablets）

【剂型与规格】

片剂：每片 240mg。

【主要成分】

维莫非尼片的主要活性成分为维莫非尼，以维莫非尼和琥珀酸醋酸羟丙甲纤维素固体分散体存在。化学名称丙烷 –1– 磺酸 {3–［5–（4– 氯苯基）–1H– 吡咯并［2,3–b］吡啶 –3– 羰基］–2，4– 二氟代苯基 }，– 酰胺。

【药理作用】

维莫非尼是 BRAF 丝氨酸 – 苏氨酸激酶的某些突变体（包括 *BRAF V600E*）的口服小分子抑制剂。

【适应证】

维莫非尼是一种低分子量、口服用的 BRAF *丝氨酸 – 苏氨酸激酶激活酶*抑制剂，选择性抑制致癌性 BRAF 激酶。维莫非尼在众多 BRAF 表达阳性的转移性黑色素瘤中均显示高抗癌疗效。基于此前的治疗疗效，以及有证据表明激活的 BRAF 激酶在多种类型癌症的细胞生长失调中发挥高度保守作用，因此，维莫非尼对表达 *BRAF V600* 突变的非小细胞肺癌同样具有疗效。

【禁忌证】

　　禁用于已知对维莫非尼或本品任何辅料过敏的患者。

【用法用量】

　　1. 标准剂量　维莫非尼的推荐剂量为 960mg（4 片 240mg 片剂），每日 2 次。首剂药物应在上午服用，第二剂应在此后约 12 小时，即晚上服用。每次服药均可随餐或空腹服用。用一杯水送服药物，服药时整片吞下维莫非尼片剂。不应咀嚼或碾碎维莫非尼片剂。治疗持续时间建议维莫非尼治疗应持续至疾病进展或发生不可接受的毒性反应。如果漏服一剂药物，可在下一剂服药 4 小时以前补服漏服的药物，以维持每日 2 次的给药方案。不应同时服用两剂药物。如果服药后发生呕吐，患者不应追加剂量，而应按常规剂量继续治疗。

　　2. 剂量调整　对于出现皮肤鳞状细胞癌（cuSCC）的不良事件，不建议调整剂量或中断用药。不建议采用低于 480mg 每日 2 次的剂量。

【不良反应】

　　不良反应为关节痛、皮疹、脱发、疲劳、光敏反应、恶心、瘙痒和皮肤乳头状瘤。

【注意事项】

　　1. 服用本品前，患者必须获得经充分验证的检测方法证实的 *BRAF V600* 突变阳性肿瘤评估结果。对于任何可疑皮肤病变，均应切除，对标本进行皮肤病理评估，并按照当地标准进行治疗。

　　2. 患者应接受头部和颈部检查，其中应包含治疗开始前的至少 1 次口腔黏膜视诊和淋巴结触诊，并在治疗期间每 3 个月检查 1 次。此外，患者在开始治疗前还应接受 1 次胸部 CT 扫描，并在治疗期间每 6 个月接受 1 次扫描。在治疗前和治疗结束时，或有临床指征时，建议进行盆腔检查（针对女性）和肛门检查。

　　3. 维莫非尼停药后，对非皮肤鳞状细胞癌的监测应持续至 6 个月，或直至开始另一种抗肿瘤治疗。若有临床指征，应对检查发现的异常进行评估。在临床试验中，已报道新发原发性黑色素瘤。病例的处理方式为切除，患者继续接受治疗，而不需要调整剂量。应根据以上针对皮肤鳞状细胞癌的原则对皮肤病变进行监测。已有报告与维莫非尼治疗相关的严重超敏反应，包括全身性过敏反应；重度超敏反应包括全身性皮疹和红斑或低血压。对于发生重度超敏反应的患者，应永久性停止维莫非尼治疗。

【药品名称】

　　甲磺酸达拉非尼胶囊（dabrafenib mesylate capsules）

【剂型与规格】

　　胶囊：每粒含达拉非尼 50mg，达拉非尼 75mg。

【主要成分】

　　甲磺酸达拉非尼。

【药理作用】

　　达拉非尼是一种 BRAF 抑制剂，对 BRAF V600E、BRAF V600K、BRAF V600D 的 IC50 分别为 0.65nM、0.5nM、1.84nM，对野生型 BRAF 和 CRAF 的 IC50 分别为 3.2nM、

5.0nM。使用该药前应检测 *BRAF V600E* 突变，该药不用于 BRAF 野生型黑色素瘤。

【适应证】

1. 达拉非尼是一种激酶抑制剂，达拉非尼适用于有不能切除或转移黑色素瘤患者的治疗。

2. 达拉非尼与曲美替尼联用适用于被美国食品和药品监督管理局批准检验检出 *BRAF V600E* 或 *V600K* 突变有不可切除的或转移黑色素瘤患者的治疗。

【禁忌证】

禁用于已知对达拉非尼或本品任何辅料过敏的患者。

【用法用量】

1. 达拉非尼作为单药的推荐剂量是 150mg 口服，每日 2 次。

2. 达拉非尼与曲美替尼联用是 2mg 口服，每日 1 次。

3. 餐前至少 1 小时或餐后至少 2 小时服用达拉非尼。

4. 丢失剂量可在距离下一次剂量 6 小时之前服用，不可在距离下次用药 6 小时内服用。

5. 不要打开、压碎或打破胶囊服用。

【不良反应】

1. 达拉非尼最常见的不良反应（≥20%）是角化过度、头痛、发热、关节炎、乳头状瘤、脱发和掌跖红肿疼痛综合征。

2. 达拉非尼与曲美替尼联用最常见的不良反应（≥20%）包括发热、畏寒、疲乏、皮疹、恶心、呕吐、腹泻、腹痛、外周性水肿、咳嗽、头痛、关节痛、夜汗、食欲减低、便秘和肌痛。

【注意事项】

1. 伴发其他恶性病　当达拉非尼与曲美替尼联用可能发生。达拉非尼治疗开始前、治疗时和联合治疗终止后应监视患者。

2. 在 BRAF 野生型黑色素瘤促进肿瘤　用 BRAF 抑制剂可能发生细胞增殖增加。

3. 出血　接受达拉非尼与曲美替尼联用患者可能发生重大出血事件，应监视出血体征和症状。

4. 静脉血栓栓塞　接受达拉非尼与曲美替尼联用患者可能发生深静脉血栓形成和肺栓塞。

5. 心肌病　达拉非尼与曲美替尼联用治疗前，达拉非尼治疗后 1 个月，然后每 2～3 个月评估 LVEF。

6. 眼毒性　对任何视力障碍进行眼科评价。

7. 严重发热反应　当达拉非尼与曲美替尼联用时可能发生。

8. 严重皮肤毒性　监视皮肤毒性和继发感染。对不可耐受的 2 级、3 级和 4 级皮疹，若中断达拉非尼 3 周内不改善，则停止用药。

9. 高血糖　预先存在糖尿病和高血糖的患者，应监视血糖水平。

10. 葡萄糖 –6– 磷酸脱氢酶缺乏　密切监视溶血性贫血。

11. 胚胎胎儿毒性　达拉非尼可能致胎儿危害。告知有生殖能力的女性达拉非尼对胎儿毒性的风险。达拉非尼可能使激素性避孕药低效，因此应使用另外的避孕方法。

【药品名称】
曲美替尼（trametinib）

【剂型与规格】
片剂：每片 0.5mg；1mg；2mg。

【主要成分】
曲美替尼。

【药理作用】
曲美替尼是一种丝裂原活化细胞外信号调节激酶 1（MEK 1/2）可逆性抑制剂，主要通过对 MEK 蛋白［胞外信号相关激酶（ERK）通路的上游调节器］的作用，影响 MAPK 通路，抑制细胞增殖。因此，本品在体内、体外均可抑制 *BRAF V600* 突变阳性的黑色素瘤细胞的生长。

【适应证】
作为单药或与达拉非尼联用治疗不可切除的或转移并携带 *BRAF V600E* 或 *V600K* 基因突变的黑色素瘤患者的治疗。使用限制：曲美替尼作为单药不适用于既往接受 BRAF 抑制剂治疗患者的治疗。

【禁忌证】
过敏。

【用法用量】
1. 开始用曲美替尼治疗前确认在肿瘤样品中存在 *BRAF V600E* 和 *V600K* 突变。

2. 曲美替尼的推荐剂量方案是 2mg 口服，每日 1 次；与达拉非尼 150mg 联用，口服，每日 2 次。餐前至少 1 小时和餐后至少 2 小时服用达拉非尼。

【不良反应】
1. 曲美替尼作为单药的常见不良反应（≥20%）包括皮疹、腹泻和淋巴水肿。

2. 曲美替尼与达拉非尼联用最常见的不良反应（≥20%）包括发热、畏寒、疲乏、皮疹、恶心、呕吐、腹泻、腹痛、外周性水肿、咳嗽、头痛、关节痛、夜汗、食欲减低、便秘和肌痛。

【注意事项】
1. 心肌病　1 个月治疗后再评估 LVEF，其后每 2～3 个月评价。

2. 视网膜色素上皮脱落（RPED）　对任何视觉障碍进行眼科评价。如被诊断为 RPED，不给曲美替尼，如 3 个月后无改善，则终止。

3. 视网膜静脉阻塞（RVO）　终止曲美替尼治疗。

4. 间质性肺疾病（ILD）　对新或进展性不能解释的肺症状或发现，例如咳嗽、呼吸困难、缺氧或浸润，不给曲美替尼。为治疗相关 ILD 或肺炎永远终止曲美替尼。

5. 严重皮肤毒性　监视皮肤毒性和继发感染。对不能耐受 2 级，或 3 或 4 级的皮疹，曲美替尼中止用药在 3 周内未改善，需终止用药。

6. 胚胎胎儿毒性　可能致胎儿危害。忠告有生殖潜能女性对胎儿的潜在风险。

第六节 RET 靶点药物

【药品名称】

盐酸阿来替尼胶囊（alectinib hydrochloride capsules）

【剂型与规格】

胶囊：每粒 150mg（按 $C_{30}H_{34}N_4O_2$ 计）。

【主要成分】

本品主要活性成分为阿来替尼。

【药理作用】

阿来替尼是一种具有高度选择性的强效 ALK 和 RET 酪氨酸激酶抑制剂。

【适应证】

本品单药适用于间变性淋巴瘤激酶（ALK）阳性的局部晚期或转移性非小细胞肺癌患者的治疗。

【禁忌证】

禁用于已知对阿来替尼或本品任何辅料过敏的患者。

【用法用量】

本品应随餐服用，整粒吞服，不应打开或溶解后服用。本品的推荐剂量为 600mg（4 粒 150mg 胶囊），口服给药，每日 2 次（每日总剂量 1 200mg）

【不良反应】

最常见的药物不良反应（≥20%）包括便秘（36%）、水肿（34%，包括外周水肿、全身水肿、眼睑水肿、眶周水肿）、肌痛（31%，包括肌痛和肌肉骨骼疼痛）、恶心（22%）、胆红素升高（21%，包括血胆红素升高、高胆红素血症和结合胆红素升高）、贫血（20%，包括贫血和血红蛋白降低）和皮疹（20%，包括皮疹、斑丘疹、痤疮样皮炎、红斑、全身皮疹、丘疹样皮疹、瘙痒性皮疹和斑状皮疹）。

【注意事项】

1. 本品临床试验中已报告间质性肺病 / 非感染性肺炎病例。应监测患者是否出现提示有非感染性肺炎的肺部症状。确诊患有间质性肺病 / 非感染性肺炎的患者应立即中断本品治疗，如果没有发现其他间质性肺病 / 非感染性肺炎的潜在病因，则应永久停药。

2. 肝毒性 本品的关键性临床试验中，患者发生了 ALT 和 AST 升高 $>5 \times$ 正常值上限（ULN）、胆红素升高 $>3 \times$ ULN。大多数事件发生于最初治疗的 3 个月内。应对发生氨基转移酶和胆红素升高的患者进行更频繁的监测。

3. 重度肌痛和肌酸磷酸激酶（CPK）升高 本品的关键性临床试验中报告了肌痛和肌肉骨骼疼痛，包括 3 级事件。在第 1 个月治疗期间每 2 周评估 1 次，随后在临床上根据患者报告的症状按需进行评估。根据 CPK 升高的严重程度暂停本品治疗，然后恢复治疗或降低剂量。

4. 肾功能受损 由于肾功能受损而需要进行剂量调整。至 ≥3 级肾功能受损的中位时间为 3.7 个月。若出现 4 级肾毒性，则永久停用本品。若出现 3 级肾毒性，则暂停本品，直到恢复至 ≤1.5 × ULN，然后以减量后的剂量恢复治疗。

5. 光敏性 阿来替尼治疗中已报告了对日光具有光敏性。在服用本品时及治疗停止后至少 7 日内，应建议患者避免长时间阳光暴晒。此外，应建议患者使用防紫外线 A

（UVA）/紫外线 B（UVB）的广谱防晒霜和润唇膏（SPF≥50），防止可能的晒伤。

第七节　ROS1 靶点药物

【药品名称】
克唑替尼胶囊（crizotinib capsules）

【剂型与规格】
胶囊：每粒 250mg；200mg。

【主要成分】
本品主要成分为克唑替尼。

【药理作用】
克唑替尼是一种酪氨酸激酶受体抑制剂，包括 ALK、肝细胞生长因子受体（HGFR，c-Met）、ROS1（c-cos）和 RON。易位可促使 ALK 基因引起致癌融合蛋白的表达。ALK 融合蛋白形成可引起基因表达和信号的激活、失调，进而促使表达这些蛋白的肿瘤细胞增殖和存活。克唑替尼通过阻断对肿瘤细胞生长与存活起关键作用的多种细胞通路，导致肿瘤的稳定或消退。

【适应证】
克唑替尼胶囊可用于间变性淋巴瘤激酶（ALK）阳性的局部晚期或转移性非小细胞肺癌（NSCLC）患者的治疗。克唑替尼胶囊可用于 ROS1 阳性的晚期非小细胞肺癌（NSCLC）患者的治疗。

【禁忌证】
禁用于对克唑替尼或本品中任一成分过敏的患者。

【用法用量】
1. 克唑替尼胶囊的推荐剂量为 250mg 口服，每日 2 次，与食物同服或不同服，直至疾病进展或患者无法耐受。
胶囊应整粒吞服。若漏服一剂克唑替尼胶囊，则补服漏服剂量的药物，除非距下次服药时间短于 6 小时。如果在服药后呕吐，则在正常时间服用下一剂药物。
2. 发生不良反应时的剂量调整　推荐的减少剂量方法如下：第 1 次减少剂量，口服，200mg，每日 2 次。第 2 次减少剂量，口服，250mg，每日 1 次。如果每日 1 次口服 250mg 克唑替尼胶囊仍无法耐受，则永久停服。

【不良反应】
肝毒性、间质性肺病 / 非感染性肺炎、QT 间期延长、心动过缓、严重视力丧失。

【注意事项】
1. ALK 阳性和 ROS1 阳性情况的评估　对患者是否为 ALK 阳性或 ROS1 阳性进行评估时，必须选择经充分验证且可靠的方法，避免出现假阴性或假阳性结果。
2. 肝毒性　转氨酶升高通常发生在治疗的前 2 个月内。肝功能检查包括 ALT、AST 和总胆红素，在治疗开始的最初两个月应每周检测 1 次，之后每月检测 1 次，并且根据临床状况对转氨酶水平升高的患者更频繁地检测转氨酶、碱性磷酸酶或总胆红素升高水平。
3. 间质性肺病 / 非感染性肺炎　接受克唑替尼胶囊治疗的患者可能出现严重的、危及生命或致命性间质性肺病（ILD）/ 非感染性肺炎。

4．QT 间期延长　接受克唑替尼胶囊治疗的患者可能出现 QTc 间期延长，导致室性心动过速或猝死的风险增加。在临床试验中，通过对心电图自动记录的评估发现，1 616 例患者中有 2.1% 为 QTcF≥500ms（采用 Fridericia 法校正 QT），1 582 例患者中有 5% 为 QTcF 相比基线增加≥60ms，先天性长 QT 综合征患者应避免服用克唑替尼胶囊。

5．心动过缓　接受克唑替尼胶囊治疗的患者可能会出现有症状的心动过缓（如晕厥、头晕、低血压）。如果出现心动过缓，重新评估已知会引起心动过缓的合并用药。出现心动过缓时按建议暂停给药、减量或永久停用克唑替尼胶囊。

6．严重视力丧失。

7．心力衰竭　在克唑替尼的临床研究和上市后监测中，已报告严重的、危及生命的或致死性心力衰竭。

【药品名称】

恩曲替尼（entrectinib）

【剂型与规格】

片剂：每片 200mg。

【主要成分】

活性药物成分为恩曲替尼，这是一种口服、选择性酪氨酸激酶抑制剂（TKI），靶向治疗携带 NTRK1/2/3（编码 TRKA/TRKB/TRKC）或 ROS1 基因融合的局部晚期或转移性实体瘤。

【药理作用】

恩曲替尼是原肌球蛋白受体酪氨酸激酶（TRK）TRKA、TRKB 和 TRKC（分别由神经营养酪氨酸受体激酶基因 NTRK1、NTRK2 和 NTRK3 编码）、原癌基因酪氨酸蛋白激酶 ROS1（ROS1）和间变性淋巴瘤激酶（ALK）的抑制剂。

【适应证】

1．成人转移性 ROS1 阳性非小细胞肺癌。

2．成人、12 岁及以上儿童 NTRK 基因融合阳性实体瘤。

【禁忌证】

过敏。

【用法用量】

1．成人转移性 ROS1 阳性非小细胞肺癌，口服，每次 600mg，每日 1 次，直到疾病进展或出现不可接受的毒性。

2．NTRK 基因融合阳性实体瘤

（1）成人：口服，每次 600mg，每日 1 次，直到疾病进展或出现不可接受的毒性。

（2）12 岁及以上儿童：体表面积>1.50m²，口服，每次 600mg，每日 1 次。体表面积 1.11～1.50m²，口服，每次 500mg，每日 1 次。体表面积 0.91～1.10m²，口服，每次 400mg，每日 1 次。

【不良反应】

1．常见　腹部或胃痛或压痛、视力模糊、灼热、蠕动感、瘙痒、麻木、刺痛、"针扎"或刺痛感、色觉变化、陶土色便、意识模糊、尿色暗、食欲下降、（智力、短时记忆、学习能力和注意力）缺陷、夜间视力困难、头晕、发热、头痛、眼睛对阳光的敏感性增加、皮疹、关节（疼痛、僵硬或肿胀）、食欲不振、腰痛、恶心呕吐、平衡问题、困倦或异常困倦、脚或小腿肿胀、睡眠困难、异常疲倦或虚弱、眼睛或皮肤泛黄。

2. 不常见　胸痛、尿量减少、颈静脉扩张、复视、极度疲劳、昏厥、呼吸不规则、不规则心跳复发、失忆、记忆力问题、说话问题、看到、听到或感觉到不存在的东西、（面部、手指、脚或小腿）肿胀、胸闷、记忆困难、呼吸困难、体重增加。

【注意事项】

1. 充血性心力衰竭。
2. 中枢神经系统效应，包括认知障碍、情绪障碍、头晕和睡眠障碍。
3. 骨折　恩曲替尼增加了骨折的风险。
4. 肝毒性　出现不同级别的 AST、ALT 升高。
5. 高尿酸血症　出现高尿酸血症，并伴有症状和尿酸水平升高。
6. QT 间期延长。
7. 视力障碍。

第八节　ALK 靶点药物

【药品名称】

塞瑞替尼胶囊（ceritinib capsules）

【剂型与规格】

胶囊：每粒 150mg。

【主要成分】

本品活性成分为塞瑞替尼。化学名称：5- 氯 -N2- ［2- 异丙氧基 -5- 甲基 -4-（4- 哌啶基）苯基］-N4- ［2-（异丙基磺酰基）苯基］-2，4- 嘧啶二胺。

【药理作用】

塞瑞替尼为激酶抑制剂。生物化学或细胞试验结果显示，在临床相关浓度下，塞瑞替尼的抑制靶点包括 ALK、胰岛素样生长因子 1 受体（IGF-1R）、胰岛素受体（InsR）和 ROS1。在上述靶点中，塞瑞替尼对 ALK 的抑制活性最强。在体内、体外试验中，塞瑞替尼抑制 ALK 自身磷酸化、ALK 介导的下游信号蛋白 STAT3 的磷酸化和 ALK 依赖的癌细胞的增殖。塞瑞替尼可抑制表达 EML4-ALK 和 NPM-ALK 融合蛋白的细胞系的体外增殖，可剂量依赖性地抑制 EML4-ALK 阳性非小细胞肺癌细胞的小鼠和大鼠异种移植瘤的生长。在临床相关浓度范围，塞瑞替尼可剂量依赖性地抑制对克唑替尼耐药的 EML4-ALK 阳性非小细胞肺癌小鼠异种移植瘤的生长。

【适应证】

本品适用于此前接受过克唑替尼治疗后进展的或者对克唑替尼不耐受的间变性淋巴瘤激酶（ALK）阳性的局部晚期或转移性非小细胞肺癌（NSCLC）患者。

【禁忌证】

对本品任何活性成分或辅料过敏的患者禁用本品。

【用法用量】

1. 推荐剂量为每日 1 次，每次 450mg，每日在同一时间口服给药，药物应与食物同时服用。患者应用水将胶囊整粒吞下，不可咀嚼或压碎。只要观察到临床获益，应持续治疗直至疾病进展或出现不可耐受的毒性。如果忘记服药，且距下次服药时间间隔 12 小时以上时，患者应补服漏服的剂量。若治疗期间发生呕吐，患者不应服用额外剂量，但应继续服用下次计划剂量。

2. 剂量调整　根据患者个体的安全性或耐受性情况，在治疗过程中可能需要暂时中断使用本品或下调剂量。对于重度肝损伤患者（Child-Pugh C），应将本品的剂量下调约 1/3，取整至最接近的 150mg 剂量强度的倍数。轻度（Child-Pugh A）或中度（Child-Pugh B）肝损伤患者不推荐进行剂量调整。

【不良反应】

腹泻、恶心、呕吐、肝脏实验室检查异常、疲劳、腹痛、食欲下降、体重减轻、便秘、血肌酐升高、皮疹、贫血和食管疾病。

【注意事项】

1. 胃肠道不良反应。

2. 肝毒性。

3. 接受本品治疗的患者可能出现重度、危及生命或致死性 ILD/ 非感染性肺炎。

4. 接受本品治疗的患者可发生 QTc 间期延长，可能会导致室性心动过速的风险增加（例如尖端扭转型室性心动过速）或猝死。

5. 接受本品治疗的患者可能出现高血糖。

6. 接受本品治疗的患者可能出现心动过缓。

7. 在接受本品治疗患者中发生了胰腺炎。

第九节　KIT 靶点药物

【药品名称】

伊马替尼（imatinib）

【剂型与规格】

胶囊：每粒 0.1g。片剂：每片 0.4g。

【主要成分】

本品活性成分为甲磺酸伊马替尼。

【药理作用】

伊马替尼是一种小分子蛋白酪氨酸激酶抑制剂，可有效抑制 BCR-ABL 酪氨酸激酶（TK）和下述几个 TK 受体的活性：KIT、通过 c-KIT 原癌基因编码的干细胞因子（SCF）受体、盘状结构域受体（DDR1 和 DDR2）、集落刺激因子受体（CSF-1R）和血小板衍生生长因子受体 α 和 β（PDGFR-α 和 PDGFR-β）。伊马替尼还可以抑制这些受体激酶激活后介导的细胞行为。胃肠道间质肿瘤（GIST）细胞表达活性 KIT 突变，体外试验显示，伊马替尼抑制 GIST 细胞的增殖并诱导其凋亡。

【适应证】

本章节只列实体瘤适应证：

1. 用于治疗不能切除和/或发生转移的恶性胃肠道间质瘤（GIST）的成人患者。

2. 用于治疗不能切除，复发或发生转移的隆凸性皮肤纤维肉瘤（DFSP）。

【禁忌证】

对本药活性物质或任何赋形剂成分过敏者禁用。

【用法用量】

1. 对不能切除和/或转移的恶性 GIST 患者，甲磺酸伊马替尼的推荐剂量为 400mg/d。在治疗后未能获得满意的反应，如果没有严重的药物不良反应，剂量可考虑从 400mg/d 增加到 600mg/d 或 800mg/d。对于 GIST 患者，甲磺酸伊马替尼应持续治疗，除非病情进展。对 GIST 完全切除术后成人患者辅助治疗的推荐剂量为 400mg/d。临床研究中伊马替尼的用药时间为 3 年。建议治疗的持续时间至少为 36 个月。伊马替尼辅助治疗的最佳持续时间尚不清楚。

2. 本品用于 DFSP 治疗的推荐剂量主要依据国外研究报道。成人 DFSP 患者甲磺酸伊马替尼治疗的推荐剂量是 400mg/d。需要时剂量可升至每日 800mg。

【不良反应】

最常报告的不良事件（＞10%）为中性粒细胞减少，血小板减少，贫血，头痛，消化不良，水肿，体重增加，恶心，呕吐，肌肉痉挛，肌肉骨骼痛，腹泻，皮疹，疲劳和腹痛。

其他 GI 情况，如胃肠道的梗阻、穿孔和溃疡，似乎多为适应证特异性不良反应。在暴露于伊马替尼后观察到的并且可能与使用本品有因果关系的其他突出不良事件，包括肝毒性、急性肾功能衰竭、低磷血症、严重的呼吸系统不良反应、肿瘤溶解综合征和儿童发育迟缓。

【注意事项】

1. 胃肠道出血　在伊马替尼治疗开始阶段和治疗期间应监测患者的胃肠道症状。需要时，可考虑中止伊马替尼治疗。

2. 肿瘤溶解综合征　使用伊马替尼治疗的患者已报告有肿瘤溶解综合征（TLS）的病例。鉴于可能发生 TLS，建议在使用伊马替尼治疗前，纠正临床上显著的脱水情况，并对高尿酸水平进行治疗。

3. 乙肝病毒再激活　乙肝病毒（HBV）慢性携带者在接受 BCR-ABL 酪氨酸激酶抑制剂（TKI）（如伊马替尼）之后可能发生 HBV 再激活。在某些病例中，与使用 BCR-ABL TKI 类药物有关的 HBV 再激活引发急性肝衰竭或暴发性肝炎，从而导致肝移植或致命性结局。患者在开始伊马替尼治疗之前，应检测是否存在乙肝病毒感染。

4. 实验室检查　本品治疗期间应定期进行全血细胞计数检查、肝肾功能监测。必要时调整剂量。

5. 在本品治疗期间，对甲状腺切除患者用左甲状腺素治疗时，有甲状腺功能减退的报道，在这类患者中应监测其 TSH 水平。

6. 心脏　患者有明显的左心室射血分数（LVEF）减少，以及充血性心力衰竭的症状。

第十节　SRS 靶点药物

【药品名称】

利培替尼（ripretinib）

【剂型与规格】

片剂：每片 50mg。

【主要成分】

利培替尼。

【药理作用】

利培替尼是一种酪氨酸激酶抑制剂，可抑制 KIT 原癌基因受体酪氨酸激酶（KIT）和血小板衍生的生长因子受体 A（PDGFRA）激酶，包括野生型，原发性和继发性突变。瑞普替尼还可以在体外抑制其他激酶，例如 PDGFRB、TIE2、VEGFR2 和 BRAF。

【适应证】

适用于治疗患有晚期胃肠道间质瘤（GIST）的成年患者，这些患者已接受 3 种或更多种激酶抑制剂（包括伊马替尼）的预先治疗。

【禁忌证】

哺乳期：建议不要母乳喂养。

【用法用量】

建议剂量：每日 1 次口服 150mg，有或没有食物。

【不良反应】

最常见的不良反应（≥20%）为脱发、疲劳、恶心、腹痛、便秘、肌痛、腹泻、食欲不振、全身性感觉异常和呕吐。最常见的 3 级或 4 级实验室异常（≥4%）是脂肪酶增加和磷酸盐减少。

【注意事项】

1. 掌红斑综合征　根据严重程度，停用利培替尼并以相同或减少的剂量恢复。

2. 新的原发性皮肤恶性肿瘤　启动利培替尼和治疗期间常规进行皮肤病学评估。

3. 高血压　高血压患者请勿启动利培替尼，并在治疗过程中监测血压。根据严重程度，停用利培替尼，然后以相同或减少的剂量继续服用，或永久停药。

4. 心脏功能障碍　在开始利培替尼之前和治疗期间通过超声心动图或 MUGA 扫描评估射血分数。对于 3 级或 4 级左心室收缩功能不全，永久停用利培替尼。

5. 伤口愈合不良的风险　在择期手术前至少 1 周停用利培替尼。大手术后至伤口充分愈合前至少 2 周不要服用。尚未解决伤口愈合并发症后恢复利培替尼的安全性。

6. 胚胎 – 胎儿毒性　可引起胎儿伤害。建议具有生殖风险的女性患者，采取有效的避孕措施。

第十一节　PARP 靶点药物

【药品名称】

奥拉帕利片（olaparib tablets）

【剂型与规格】

片剂：每片 150mg；100mg。

【主要成分】

本品活性成分为奥拉帕利。

【药理作用】

奥拉帕利是一种聚 ADP 核糖聚合酶（PARP，包括 PARP1、PARP2 和 PARP3）抑制剂。

PARP 酶参与正常的细胞功能，如 DNA 转录和 DNA 修复。试验结果显示，奥拉帕利在体外可抑制肿瘤细胞系的增殖，在体内可抑制人体肿瘤小鼠异种移植瘤的生长，单药治疗或铂类化疗后用药。当细胞系和小鼠移植瘤模型中存在 BRCA 相关的 DNA 损伤同源重组修复缺陷或者非 BRCA 相关的、铂类化疗应答相关的 DNA 损伤同源重组修复缺陷时，奥拉帕利给药后可产生更强的细胞毒和肿瘤抑制作用。

【适应证】

携带胚系或体细胞 BRCA 突变的（gBRCAm 或 sBRCAm）晚期上皮性卵巢癌、输卵管癌或原发性腹膜癌初治成人患者在一线含铂化疗达到完全缓解或部分缓解后的维持治疗。

铂敏感的复发性上皮性卵巢癌、输卵管癌或原发性腹膜癌成人患者在含铂化疗达到完全缓解或部分缓解后的维持治疗。

【禁忌证】

对药物活性成分或任何辅料成分过敏者禁用。治疗期间和末次给药后 1 个月内停止哺乳。

【用法用量】

推荐剂量：300mg（2 片 150mg 片剂），每日 2 次，相当于每日总剂量为 600mg。

患者应在含铂化疗结束后的 8 周内开始本品治疗。

1. BRCA 突变的晚期卵巢癌的一线维持治疗　BRCA1/2 突变晚期上皮性卵巢癌、输卵管癌或原发性腹膜癌患者可持续治疗至疾病进展、发生不可耐受的毒性反应、或完成 2 年治疗。2 年治疗后，完全缓解（影像学无肿瘤证据）的患者应停止治疗，影像学显示有肿瘤且临床医生认为患者能从持续治疗中进一步获益的情况下可以继续治疗超过 2 年。

2. 铂敏感的复发性卵巢癌的维持治疗　对于铂敏感复发性上皮性卵巢癌、输卵管癌或原发性腹膜癌患者，持续治疗直至疾病进展或发生不可耐受的毒性反应。

3. 给药方法　口服给药：本品应整片吞服，不应咀嚼、压碎、溶解或掰断药片。本品在进餐或空腹时均可服用。漏服：如果患者漏服一剂药物，应按计划时间正常服用下一剂量。

4. 剂量调整　针对不良事件：为处理不良事件，比如恶心、呕吐、腹泻、贫血等，可考虑中断治疗或减量。

如果需要减量，推荐剂量减至 250mg（1 片 150mg 片剂，1 片 100mg 片剂），每日服用 2 次（相当于每日总剂量为 500mg）。

如果需要进一步减量，则推荐剂量减至 200mg（2 片 100mg 片剂），每日服用 2 次（相当于每日总剂量为 400mg）。

【不良反应】

常见不良反应包括贫血、恶心和呕吐、疲乏、中性粒细胞减少症、咳嗽、白细胞减少症、血镁过少、血小板减少、头晕、消化不良、肌酐升高、水肿、皮疹和淋巴细胞减少症。

【注意事项】

1. 血液学毒性　在接受本品治疗的患者中报告了血液学毒性，包括轻度或中度（CTCAE 1 级或 2 级）贫血、中性粒细胞减少症、血小板减少症和淋巴细胞减少症的临床诊断和 / 或实验室检查结果。

既往抗肿瘤治疗引起的血液学毒性未恢复之前（血红蛋白、血小板和中性粒细胞水平应恢复至≤CTCAE 1 级），患者不应开始本品治疗。在治疗最初的 12 个月内，推荐在基线进行全血细胞检测，随后每月监测 1 次，之后定期监测治疗期间出现的具有临床意义的参数变化。

如果患者出现重度或输血依赖性的血液学毒性，应中断治疗，并且应进行相关的血液学检测。如果本品给药中断 4 周后血液指标仍存在临床异常，则推荐骨髓分析和 / 或血细胞遗传学分析。

2. 骨髓增生异常综合征 / 急性髓系白血病　在临床研究（包括长期生存随访）中，接受本品单药治疗的患者骨髓增生异常综合征 / 急性髓系白血病（MDS/AML）的发生率<1.5%。大多数事件的结局为死亡。在发生 MDS/AML 的患者中，奥拉帕利治疗持续时间为<6 个月至>2 年不等，更长暴露时间的数据有限。所有患者均存在导致 MDS/AML 的潜在因素，且既往均接受过铂类化疗。

部分患者还接受过其他 DNA 损伤药物的治疗和放疗。绝大多数患者为 gBRCA 1/2 突变携带者。gBRCA1 突变和 gBRCA2 突变患者中的 MDS/AML 病例发生率相似（分别为1.7% 和 1.4%）。其中部分患者既往有肿瘤或骨髓发育不良的病史。如果奥拉帕利片治疗期间确诊患 MDS 和 / 或 AML，建议停止奥拉帕利片治疗，并对患者进行适当治疗。

3. 非感染性肺炎　临床研究中接受本品单药治疗的患者，非感染性肺炎（包括结局为死亡的事件）的发生率<1.0%。所报告的非感染性肺炎临床表现不一，并受许多发病诱因（肺癌和 / 或肺转移癌、基础肺疾病、吸烟史和 / 或既往化疗和放疗史）的影响。如果患者出现新的或加重的呼吸系统症状，如呼吸困难、咳嗽和发热，或胸部影像学结果异常，则暂时中断治疗，并立即开始相关检查。如果确诊为非感染性肺炎，则应停止治疗，并对患者进行适当治疗。

4. 与其他药品的相互作用　不推荐本品与强效或中效 CYP3A 抑制剂合并使用。如果必须合并使用强效或中效 CYP3A 抑制剂，则应减小剂量。

【药品名称】

甲苯磺酸尼拉帕利胶囊（niraparib tosilate capsules）

【剂型与规格】

胶囊：每粒 100mg。

【主要成分】

甲苯磺酸尼拉帕利。

【药理作用】

尼拉帕利是一种多聚 ADP- 核糖聚合酶（PARP），PARP-1 和 PARP-2 的抑制剂，它们在 DNA 修复中起作用。体外研究显示，尼拉帕利诱导细胞毒性可能涉及 PARP 酶活性的抑制作用和增加 PARP-DNA 复合物的形成导致 DNA 损伤、凋亡和细胞死亡。在 BRCA 1/2 有或无缺陷肿瘤细胞系中观察到增加尼拉帕利诱导的细胞毒性。

【适应证】

用于复发性上皮性卵巢癌、输卵管癌、原发性腹膜癌的成年患者（需对基于铂化疗有完全或部分缓解）的维持治疗。

【禁忌证】

无。

【用法用量】

口服，每日 1 次，每次 300mg，空腹或者伴食物一起服用。尼拉帕尼治疗应持续到疾病进展或出现不可耐受的不良反应。如果出现严重不良反应，应考虑中断治疗，剂量减低或给药终止。患者如果出现呕吐或漏服尼拉帕利，不应额外给药。

【不良反应】

最常见不良反应（发生率大于 10%）是血小板减少、贫血、中性粒细胞减少、白细胞减少、心悸、恶心、便秘、呕吐、腹痛 / 腹胀、黏膜炎 / 胃炎、腹泻、消化不良、口干、疲劳 / 乏力、减低食欲、泌尿道感染、AST/ALT 升高、肌痛、背痛、关节痛、头痛、眩晕、味觉障碍、失眠、焦虑、鼻咽炎、呼吸困难、咳嗽、皮疹和高血压。

【注意事项】

参考奥拉帕利章节。

第十二节　CDK4/6 靶点药物

【药品名称】

哌柏西利胶囊（palbociclib capsules）

【剂型与规格】

胶囊：每粒 75mg；100mg；125mg。

【主要成分】

本品主要成分为哌柏西利，其化学名称为：6- 乙酰基 -8- 环戊基 -5- 甲基 -2- [[5-（1- 哌嗪基）-2- 吡啶基] 氨基] 吡啶并 [2，3-d] 嘧啶 -7（8H）- 酮。

【药理作用】

哌柏西利是细胞周期蛋白依赖性激酶（CDK）4/6 的抑制剂。周期蛋白 D1 和 CDK4/6 位于细胞增殖信号通路的下游。在体外，通过阻滞细胞从 G_1 期进入 S 期，而减少雌激素受体（ER）阳性乳腺癌细胞系的细胞增殖。在细胞系试验中，视网膜母细胞瘤（Rb）的减少与哌柏西利活性丧失相关联。

【适应证】

本品适用于激素受体（HR）阳性、人表皮生长因子受体 2（HER2）阴性的局部晚期或转移性乳腺癌，应与芳香化酶抑制剂联合使用作为绝经后女性患者的初始内分泌治疗。

【禁忌证】

对活性成分或任一辅料过敏者禁用。禁止使用含圣约翰草的制品。

【用法用量】

应由具抗癌药物使用经验的医生开始并监督本品治疗。

1. 推荐剂量　哌柏西利的推荐剂量为125mg，每日1次，连续服用21日，之后停药7日（3/1给药方案），28日为一个治疗周期。治疗应当持续进行，除非患者不再有临床获益或出现不可接受的毒性。当与哌柏西利联用时，芳香化酶抑制剂的使用具体参见批准的说明书中的剂量。

2. 给药方法　口服。应与食物同服，最好随餐服药以确保哌柏西利暴露量一致。哌柏西利不得与葡萄柚或葡萄柚汁同服。

哌柏西利胶囊应整粒吞服（吞服前不得咀嚼、压碎或打开胶囊）。如果胶囊出现破损、裂纹或其他不完整的情况，则不得服用。

应鼓励患者在每日大约相同的时间服药。如果患者呕吐或者漏服，当日不得补服。应照常进行下次服药。

3. 剂量调整　建议根据个体安全性和耐受性调整哌柏西利的剂量。出现某些不良反应时可能需要暂时中断/延迟给药和/或减低剂量，或永久停药来进行控制。

【不良反应】

1. 在临床试验中，接受哌柏西利治疗的患者报告的最常见（≥20%）的不良反应为：中性粒细胞减少症、感染、白细胞减少症、疲乏、恶心、口腔炎、贫血、脱发和腹泻。

2. 哌柏西利最常见（≥2%）的3级以上不良反应为：中性粒细胞减少症、白细胞减少症、贫血、疲乏、感染和谷草转氨酶（AST）升高。

【注意事项】

1. 绝经前/围绝经期女性　鉴于芳香化酶抑制剂的作用机制，绝经前/围绝经期女性接受哌柏西利与芳香化酶抑制剂联合治疗时，必须进行卵巢切除或使用促黄体生成激素释放激素（luteinizing hormone releasing hormone，LHRH）激动剂抑制卵巢功能。哌柏西利联合氟维司群用于绝经前/围绝经期女性的研究中，仅与LHRH激动剂联合用药。

2. 血液学毒性　中性粒细胞减少症是临床研究中最常报告的不良反应，临床研究中大约有2%接受哌柏西利治疗的患者曾报告过发热性中性粒细胞减少症，并报告了1例中性粒细胞减少性败血症引起的死亡。应在哌柏西利治疗开始前、每周期开始时、前两周期的第15日和出现临床指征时监测全血细胞计数。对于出现3或4级中性粒细胞减少症的患者，建议中断给药、减少剂量或延迟开始治疗周期，并进行密切监测。

3. 间质性肺病/肺炎　与内分泌治疗联用治疗的患者，可能会发生严重的、威胁生命或致命的间质性肺病（ILD）。使用过程中应监测患者的肺部症状，提示ILD/肺炎（如低氧、咳嗽、呼吸困难）。对于有新的或恶化的呼吸道症状且怀疑已发展为肺炎的患者，应立即中断哌柏西利并评估患者。重度ILD或肺炎患者应永久停用哌柏西利。

4. 感染　因为哌柏西利具有骨髓抑制特性，其可使患者易于出现感染。

5. 肝损伤　中度或重度肝损伤患者应慎用哌柏西利，并密切监测毒性体征。

6. 肾损伤　中度或重度肾损伤患者应慎用哌柏西利，并密切监测毒性体征。

7. 与CYP3A4抑制剂或诱导剂联合治疗　哌柏西利治疗期间应避免与强效CYP3A抑制剂合用。仅在认真评估潜在获益和风险后才可考虑同时使用。如不能避免与强效

CYP3A 抑制剂同时使用，应将哌柏西利的剂量降至 75mg 每日 1 次。停止使用强效抑制剂时，应将哌柏西利的剂量（抑制剂的 3 ~ 5 个半衰期后）增加至开始使用强效 CYP3A 抑制剂前的剂量。

8. 乳糖　哌柏西利含乳糖。存在半乳糖不耐症、Lapp 乳糖酶缺乏症或葡萄糖 - 半乳糖吸收不良症等罕见遗传疾病的患者不得服用哌柏西利。

【药品名称】

阿贝西利（abemaciclib）

【剂型与规格】

片剂：每片 50mg；100mg；150mg。

【主要成分】

本品主要成分为阿贝西利。

【药理作用】

阿贝西利是一种口服细胞周期蛋白依赖性激酶 CDK4/6 抑制剂，在 HR⁺、HER2 乳腺癌细胞中，CDK4 和 CDK6 会促进成视网膜细胞瘤蛋白的磷酸化，并且推动细胞周期前进和细胞增生。阿贝西利能够抑制 Rb 的磷酸化并且阻断细胞从细胞周期的 G_1 期前进到 S 期，从而导致细胞衰老和凋亡。

【适应证】

激素受体阳性（HR⁺）和 HER2 阴性（HER2⁻）的乳腺癌，并且是晚期或已经转移（扩散到身体其他部位）。

本品与氟维司群一起用于乳腺癌激素治疗后病情恶化的女性。

单独使用于接受激素治疗后病情恶化的女性和男性乳腺癌，以及之前因转移性疾病而接受化疗的乳腺癌患者。

它与芳香化酶抑制剂一起使用，作为绝经后妇女乳腺癌的一线激素治疗。

【禁忌证】

过敏。

【用法用量】

阿贝西利治疗应该由具有抗肿瘤治疗经验的医师起始使用并进行治疗期间的监测。

阿贝西利联合内分泌治疗：阿贝西利与内分泌治疗联合使用时的推荐剂量为 150mg 每日 2 次。有关内分泌治疗药物的推荐剂量，请参见该药物的说明书。

接受阿贝西利联合氟维司群治疗的绝经前 / 围绝经期女性，应根据现有临床实践标准同时接受促性腺激素释放激素激动剂治疗。

只要患者仍在阿贝西利治疗中获益，就应持续接受阿贝西利治疗，或者持续使用直至发生无法接受的毒性。

如果患者呕吐或漏服 1 次阿贝西利，应告知患者在计划的下一次服药时间继续服药，而不应补服。

【不良反应】

阿贝西利可能会引起副作用：恶心、呕吐、胃痛、便秘、口疮、食欲不振、体重减少、脱发、瘙痒、皮疹、头疼、口味变化、晕眩等。

常见严重副作用有：关节痛、疲倦、右上腹痛、四肢或者关节浮肿、气喘、胸痛、呼吸急促、心跳加速、发热、发冷、咳嗽或其他感染迹象、皮肤苍白等。

【注意事项】

1．药物过敏　如果患者对阿贝西利、任何其他药物或阿贝西利片中的任何成分过敏，应及时告知医生和药剂师。

2．药物相互作用　服用阿贝西利前，若服用了以下任何一种药物：克拉霉素、地尔硫䓬、伊曲康唑、酮康唑、利福平和维拉帕米，需告知医生，医生可能需要更改药物剂量或仔细监测副作用。

3．有其他疾病　发热、发冷或任何其他感染的迹象，有或曾经有肝脏或肾脏疾病，应告诉医生。

4．避孕　阿贝西利可能伤害胎儿，应注意严格避孕。如果计划怀孕或已经怀孕，请告诉医生。需要在开始治疗前进行妊娠测试，并应在治疗期间和最后一次服药后至少3周内采取避孕措施以防止怀孕。

5．哺乳期　注意服用阿贝西利期间和最后一次用药后至少3周内不应哺乳。

6．影响生育力　该药物可能会降低男性的生育能力。

7．腹泻　阿贝西利经常导致严重腹泻，需喝大量的液体，并采取抗腹泻药物，以防止脱水，当出现极度口渴、口干或皮肤干燥、尿量减少或心跳加快，应马上告知医生。

第十三节　mTOR 靶点药物

【药品名称】

依维莫司片（everolimus tablets）

【剂型与规格】

片剂：每片 2.5mg；5mg；10mg。

【主要成分】

本品主要成分为依维莫司。

【药理作用】

依维莫司是一种 mTOR 的抑制剂（雷帕霉素哺乳动物靶点），PI3K/AKT 通路下游的一种丝氨酸苏氨酸激酶。在几种人癌中 mTOR 失调控。依维莫司结合至细胞内蛋白 FKBP-12，导致一种抑制剂性复合物形成和 mTOR 激酶活性的抑制。依维莫司降低 S6 核糖体蛋白激酶（S6K1）的活性和真核生物延伸因子 4E– 结合蛋白（4E-BP），mTOR 的下游效应器，涉及蛋白质合成。此外，依维莫司抑制缺氧 – 可诱导因子的表达（如 HIF-1）和降低血管内皮生长因子（VEGF）的表达。在体外和 / 或体内研究中，通过依维莫司 mTOR 的抑制作用曾显示减低细胞增殖、血管生成和葡萄糖摄取。

【适应证】

1．既往接受舒尼替尼或索拉非尼治疗失败的晚期肾细胞癌成人患者。

2．不可切除的、局部晚期或转移性的、分化良好的（中度分化或高度分化）进展期胰腺神经内分泌瘤成人患者。

3．需要治疗干预但不适于手术切除的结节性硬化症（TSC）相关的室管膜下巨细胞星形细胞瘤（SEGA）成人和儿童患者。

【禁忌证】

对本品有效成分、其他雷帕霉素衍生物或本品中任一辅料过敏者禁用。在使用依维莫司和其他雷帕霉素衍生物患者中已观察到的过敏反应表现包括但不限于：过敏、呼吸困难、潮红、胸痛或血管性水肿（如伴或不伴呼吸功能不全的气道或舌肿胀）。

【用法用量】

应在有肿瘤或结节性硬化症治疗经验的医生指导下使用本品进行治疗。

1. 晚期肾细胞癌和晚期胰腺神经内分泌瘤

（1）推荐剂量：本品的推荐剂量为10mg每日1次。每日1次口服给药，在每日同一时间服用，可与食物同服或不与食物同时服用。用一杯水整片送服本品片剂，不应咀嚼或压碎。对于无法吞咽片剂的患者，用药前将本品片剂放入一杯水中（约30mL）轻轻搅拌至完全溶解（大约需要7分钟）后立即服用。用相同容量的水清洗水杯并将清洗液全部服用，以确保服用了完整剂量。只要存在临床获益就应持续治疗，或使用至出现不能耐受的毒性反应时。

（2）剂量调整：处理严重和/或不可耐受的不良反应时，可能需要暂时减少给药剂量和/或中断本品治疗。如需要减少剂量，推荐剂量大约为之前给药剂量的一半。如果剂量减至最低可用片剂规格以下时，应考虑每隔1日给药1次。

2. 结节性硬化症相关的室管膜下巨细胞星形细胞瘤

（1）推荐剂量：推荐起始剂量为4.5mg/m^{2}每日1次。应在有结节性硬化症及其相关的室管膜下巨细胞星形细胞瘤治疗经验的专科医生指导下使用。

（2）剂量调整：如果发生严重和/或不可耐受的不良反应，需要减少剂量和/或暂停本品治疗。将本品剂量降低大约50%。如果接受最低可用规格剂量的患者需要下调剂量，则应每隔1日给药1次。

【不良反应】

非感染性肺炎、感染、口腔溃疡、肾功能衰竭。

【注意事项】

非感染性肺炎是雷帕霉素衍生物（包括本品）的类效应。

第十四节　HDAC 靶点药物

【药品名称】

西达本胺片（chidamide tablets）

【剂型与规格】

片剂：每片5mg。

【主要成分】

本品主要成分为西达本胺。

【药理作用】

本品为苯酰胺类组蛋白去乙酰化酶（histone deacetylase，HDAC）亚型选择性抑制剂，主要针对第Ⅰ类HDAC中的1、2、3亚型和第Ⅱb类的10亚型，具有对肿瘤异常表观遗传功能的调控作用。西达本胺通过抑制相关 HDAC 亚型以增加染色质组蛋白的乙酰化水平来引发染色质重塑，并由此产生针对多条信号传递通路基因表达的改变（即表观遗传改变），进而抑制肿瘤细胞周期、诱导肿瘤细胞凋亡，同时对机体细胞免疫具有整体调节活性，诱导和增强自然杀伤细胞（NK）和抗原特异性细胞毒 T 细胞（CTL）介导的肿瘤杀伤作用。西达本胺还通过表观遗传调控机制，具有诱导肿瘤干细胞分化、逆转肿瘤细胞的上皮间充质表型转化（EMT）等功能，进而在恢复耐药肿瘤细胞对药物的敏感性和抑制肿瘤转移、复发等方面发挥潜在作用。

【适应证】

1. 西达本胺片适用于既往至少接受过 1 次全身化疗的复发或难治的外周 T 细胞淋巴瘤（PTCL）患者。

2. 联合芳香化酶抑制剂用于治疗激素受体阳性、人表皮生长因子受体 2 阴性、绝经后、经内分泌治疗复发或进展的局部晚期或转移性乳腺癌。该适应证是基于一项单臂临床试验的客观缓解率结果给予的有条件批准。

【禁忌证】

对西达本胺或其任何成分过敏的患者、妊娠期女性患者、严重心功能不全患者［纽约心脏病学会（NYHA）心功能不全分级 Ⅳ 级］，禁用本品。

【用法用量】

成人推荐每次服药 30mg（6 片），每周服药 2 次，两次服药间隔不应少于 3 日（如周一和周四、周二和周五、周三和周六等），早餐后 30 分钟服用。若病情未进展或未出现不能耐受的不良反应，建议持续服药。如之前的不良反应为 3 级，恢复用药时可采用原剂量或剂量降低至 20mg/ 次；如之前的不良反应为 4 级，恢复用药时剂量应降低至 20mg/ 次。

【不良反应】

临床试验中观察到的常见不良反应有：血液学不良反应，包括血小板计数减少、白细胞或中性粒细胞计数减少、血红蛋白降低；全身不良反应，包括乏力、发热；胃肠道不良反应，包括腹泻、恶心和呕吐；代谢及营养系统不良反应，包括食欲下降、低钾血症和低钙血症；其他不良反应，包括头晕、皮疹等。

【注意事项】

1. 一般注意事项　服用西达本胺片治疗时，可能会出现血小板计数减少、白细胞计数减少、血红蛋白浓度降低等血液学不良反应。大约 75% 的患者首次血液学不良反应出现在服药后的 6 周内。在服药过程中，建议每周进行 1 次血常规检查。当出现 ≥3 级血液学不良反应时，应进行对症处理和暂停用药，至少隔日进行 1 次血常规检查，待相关血液学不良反应缓解至用药条件后可以恢复用药。

2. 如出现血栓相关症状或体征，应及时诊断和治疗，医生可根据综合情况，作出继续服用或停用本品的决定。对于有活动性出血、咳血、咯血或新发血栓性疾病的患者，应避免使用本品。在本品治疗期间应避免同时使用对凝血功能有影响的药物。

（于杰　靳福全　段宝军）

第二十一章

免疫检查点抑制剂药物

局部消融治疗是在超声、CT 或 MRI 等影像技术的引导下，经皮或通过开腹、腹腔镜，利用物理或化学的方法直接使肿瘤凝固性坏死，从而达到局部根除肿瘤的目的，主要包括射频、微波、冷冻、激光和不可逆电穿孔等，已广泛用于多种实体肿瘤的根治性及姑息性治疗。局部消融治疗不仅可灭活肿瘤，降低肿瘤负荷，同时可促进大量肿瘤抗原释放，刺激对多种肿瘤抗原的免疫应答，激活机体持久的抗肿瘤免疫能力。

免疫检查点负向调节 T 细胞功能，抑制免疫系统抗肿瘤作用。肿瘤免疫检查点抑制剂（immunity checkpoint inhibitors，ICIs）可通过阻断免疫检查点及其相关信号通路，解除肿瘤细胞对自身免疫细胞的抑制，调节 T 细胞活性，促使机体免疫系统杀伤肿瘤细胞。目前，临床中以程序性死亡配体（PD-1/PD-L1）及细胞毒 T 淋巴细胞相关抗原 4（CTLA-4）抑制剂应用最为广泛，但仅有不足 25% 的肿瘤患者对 ICIs 治疗有应答。亟须疗效预测性生物标志物来筛选潜在的可从免疫治疗中获益的人群，并最小化毒性风险，从而在临床实践中指导 ICIs 的合理使用。同时，ICIs 独特的作用机制，将会打破机体免疫系统原有的平衡，从而引起一系列免疫相关不良反应（immune-related adverse events，irAEs），可发生在各个器官及组织，其发生率大约为 26.82%，严重不良事件（serious adverse events，SAE）的发生率大约为 6.1%，因此，对 irAEs 的认知和了解需要临床医生和患者更多的关注。

局部消融治疗与 ICIs 联合的基本原理是基于局部消融治疗能够即刻灭活肿瘤组织，有效降低肿瘤负荷，同时使肿瘤细胞坏死，促进相关免疫抗原暴露，激活机体自身免疫，从而产生持续和广泛的 T 细胞免疫，达到抗肿瘤免疫反应，进而联合 ICIs 达到维持 T 细胞效应功能，进一步激活自身免疫系统，从而发挥持久性增强杀伤肿瘤细胞作用。目前，大量的临床研究及基础研究结果均提示局部消融和 ICIs 治疗的组合可协同增强机体抗肿瘤免疫力。

第一节　不同靶点药物

肿瘤免疫治疗已成为肿瘤学的研究热点。免疫检查点负向调节 T 细胞功能，抑制免疫系统抗肿瘤作用。ICIs 可通过阻断免疫检查点及其相关信号通路，解除肿瘤细胞对自身免疫细胞的抑制，达到调节 T 细胞活性，促使机体免疫系统杀伤肿瘤细胞，在临床多种实体肿瘤中研究及应用最为成熟和广泛。

本节总结了目前在临床中应用于消融联合肿瘤 ICIs 的常用药物，以及其药理作用、适应证、禁忌证、不良反应及注意事项等信息。（表 21-1）

表 21-1　ICIs 的作用机制及其适应证

抗体类型	作用机制	药物名称	适应证
PD-1 抑制剂	与 PD-1 受体结合，阻断其与 PD-L1 和 PD-L2 之间的相互作用，阻断 PD-1 通路介导的免疫抑制反应，达到抗肿瘤免疫效应	卡瑞利珠单抗	非鳞非小细胞肺癌（一线[*]） 鼻咽癌（一、二、三线[*]） 联合阿帕替尼治疗肝细胞肝癌（一、二线[*]） 霍奇金淋巴瘤（二线[*]） 食管鳞癌（二线[*]） 肝细胞癌（二线[*]）
		信迪利单抗	非鳞非小细胞肺癌（一线[*]） 鳞状非小细胞肺癌（一线[*]） 联合贝伐珠单抗治疗肝细胞肝癌（一线[*]） 霍奇金淋巴瘤（二线[*]）
		特瑞普利单抗	黑色素瘤（二线[*]） 尿路上皮癌（二线[*]） 鼻咽癌（三线[*]）
		替雷丽珠单抗	鳞状非小细胞肺癌（一线[*]） 非鳞非小细胞肺癌（一线[*]） 霍奇金淋巴瘤（二线[*]） 尿路上皮癌（二线[*]）
		纳武利尤单抗	黑色素瘤（一线[*]） 联合仑伐替尼治疗肝细胞癌（一线[*]） MSI-H/dMMR 的转移性结直肠癌（一线[#]） 头颈部鳞状细胞癌（一、二线[*]） 胃 / 胃食管连接部腺癌（一、二线[*]） 非小细胞肺癌（二线[*]） 霍奇金淋巴瘤（二线[*]） 尿路上皮癌（二线[*]） 用过索拉菲尼的肝细胞癌（二线[*]） 伊匹木单抗联合治疗肝细胞肝癌（二线[*]）
		帕博丽珠单抗	小细胞肺癌（一线[*]） MSI-H/dMMR 实体瘤结直肠癌（一线[*]） 非小细胞肺癌（一线[*]） 食管癌（一线[*]） 头颈鳞癌（一线[*]） 联合仑伐替尼治疗肝细胞肝癌（一线[*]） 胃癌（一、二线[*]） 黑色素瘤（二线[*]） 霍奇金淋巴瘤（二线[*]） 尿路上皮癌（二线[*]） 肝细胞癌（二线[#]）

抗体类型	作用机制	药物名称	适应证
PD-L1 抑制剂	与 PD-L1 受体相结合，除了可以阻断 PD-1~PD-L1 通路外，还可以阻断肿瘤细胞表面 PD-L1 与 T 细胞表面 CD80 的结合能力，释放 CD80 与 T 细胞表面 CD28 结合，有助于长久维持 T 细胞的抗肿瘤活性	阿替利珠单抗	联合贝伐珠单抗治疗肝细胞肝癌（一线 #*） 小细胞肺癌（一线 #*） 非鳞非小细胞肺癌（一线 #*）
		度伐利尤单抗	不可切除Ⅲc期同步放化疗后巩固治疗小细胞肺癌（一线 *） Ⅲ期不可切非小细胞肺癌（二线 *）
		阿非鲁单抗	治疗罕见皮肤癌默克细胞癌（一线 #） 尿路上皮癌（二线 *）
CTLA-4 抑制剂	CTLA-4 抑制剂即通过阻断 CD80/86 与 CTLA-4 结合，恢复 T 细胞的活性并延长记忆性 T 细胞的存活时间，从而恢复机体对肿瘤细胞的免疫功能	伊匹木单抗	非上皮样恶性胸膜间皮瘤（I-O 联合）（一线 *） 非小细胞肺癌（一线 #） MSI-H/dMMR 结直肠癌（一线 #） 黑色素瘤（二线 *） 肾细胞癌（二线 *） 与纳武利尤单抗联合治疗肝细胞肝癌（二线 #）

* CSCO 指南推荐；# NCCN 指南推荐。

【药品名称】

注射用卡瑞利珠单抗（camrelizumab for injection）

【剂型与规格】

注射剂：每瓶 200mg。

【主要成分】

人源化抗 PD-1 单克隆抗体。

【药理作用】

肿瘤细胞表达的 PD-L1 配体上调，与 T 细胞表达的 PD-1 受体结合，可以抑制 T 细胞增殖和细胞因子生成，从而介导肿瘤免疫逃逸及耐受。注射用卡瑞利珠单抗是一种人类免疫球蛋白 G4（IgG4）单克隆抗体（HuMAb），可与 PD-1 受体结合，阻断其与 PD-L1 和 PD-L2 之间的相互作用，阻断 PD-1 通路介导的免疫抑制反应，达到抗肿瘤免疫效应。

【适应证】

该药被 CSCO 及 NCCN 指南推荐用于霍奇金淋巴瘤、肝癌、肺癌、食管癌及鼻咽癌等多种恶性肿瘤的治疗，针对介入消融，可以与消融联合用于上述肿瘤原发灶和 / 或转移灶的减瘤消融治疗。

1. 用于至少经过二线系统化疗的复发或难治性经典型霍奇金淋巴瘤患者的治疗（2019 年 5 月获批适应证，2021 年 CSCO 淋巴瘤指南二线二级推荐）。

2. 用于既往接受过索拉非尼治疗和 / 或含奥沙利铂系统化疗的晚期肝细胞癌患者的治疗（2020 年 3 月获批适应证，2020 年 CSCO 肝癌指南二线一级推荐，2019 年原发性肝癌诊疗规范推荐）。

3. 联合培美曲塞和卡铂适用于表皮生长因子受体（EGFR）基因突变阴性和间变性淋巴瘤激酶（ALK）阴性的、不可手术切除的局部晚期或转移性非鳞状非小细胞肺癌（NSCLC）的一线治疗（2020 年 6 月获批适应证，2020 年 CSCO 肺癌指南一线二级推荐）。

4. 用于既往接受过一线化疗后疾病进展或不可耐受的局部晚期或转移性食管鳞癌患者的治疗（2020 年 6 月获批适应证，2020 年 CSCO 食管癌二线一级指南推荐）。

5. 用于既往接受过二线及以上化疗后疾病进展或不可耐受的晚期鼻咽癌患者的治疗（2021 年 4 月获批适应证，2021 年 CSCO 鼻咽癌诊疗二线三级指南推荐）。

6. 联合顺铂和吉西他滨用于局部复发或转移性鼻咽癌患者的一线治疗（2021 年 6 月获批适应证，2021 年 CSCO 鼻咽癌诊疗一线一级指南推荐）。

7. 也可尝试性与消融联合用于其他晚期恶性肿瘤的治疗。

8. 满足指标：①无肝性脑病；②腹水，无或轻度；③总胆红素≤1.5 倍正常值；④人血清白蛋白≥28g/L；⑤凝血酶原时间延长<6s；⑥血红蛋白≥80g/L；⑦中性粒细胞≥$1.5×10^9$/L；⑧血小板≥$40×10^9$/L；⑨谷丙转氨酶（ALT）和谷草转氨酶（AST）≤3 倍正常值；⑩肌酐≤1.5 倍正常值。该标准适用于本节所有 ICIs 药物。

【禁忌证】

1. 对本品说明书（成分）项下的活性成分和辅料有过敏反应的患者。

2. 有接受异体器官移植史或异体造血干细胞移植史的患者。

3. 存在任何活动性自身免疫病或有自身免疫病病史（包括但不局限于自身免疫性肝炎、间质性肺炎、葡萄膜炎、肠炎、肝炎、垂体炎、血管炎、肾炎、甲状腺功能亢进、甲状腺功能降低、白癜风、哮喘）。

4. 人类免疫缺陷病毒（HIV）感染或已知有获得性免疫缺陷综合征（艾滋病）。

5. 活动性乙型肝炎（HBV DNA≥1 000IU/mL），丙型肝炎（丙肝抗体阳性，且 HCV-RNA 高于分析方法的检测下限）。

6. 心脑血管评估：心肌梗死、严重 / 不稳定型心绞痛、NYHA2 级以上心功能不全、控制不良的心律失常、症状性充血性心力衰竭、脑血管意外（包括暂时性缺血性发作、脑出血、脑梗死）。

7. 高血压，且经降压药物治疗无法获得良好控制（收缩压≥160mmHg 或者舒张压≥100mmHg）。

8. 用药前 4 周内并发重度感染（如需要静脉滴注抗生素、抗真菌或抗病毒药物）。

【用法用量】

推荐剂量：200mg/ 次，每 2 或 3 周 1 次，直至疾病进展或出现不可耐受的毒性。

【配伍与应用】

采用静脉滴注的方式给药。由 5% 葡萄糖注射液或 0.9% 氯化钠注射液 100mL 配制 200mg 注射用卡瑞利珠单抗，输注宜在 30～60 分钟内完成，输注后需用 5% 葡萄糖注射液或 0.9% 氯化钠注射液冲管 5～10 分钟。当本品联合化疗给药时，应首先给予卡瑞利珠单抗静脉滴注，间隔 30 分钟以上再进行化疗。输注时所采用的输液管必须配有一个无菌、无热源、低蛋白结合的输液管过滤器（孔径 0.2μm）。

【医嘱模板】

0.9% 氯化钠注射液	100mL	
注射用卡瑞利珠单抗	200mg	⎬ ……… 静脉滴注
0.9% 氯化钠注射液	100mL	……… 续静脉滴注

或 5% 葡萄糖注射液　　　　100mL
　注射用卡瑞利珠单抗　　　200mg ⎫········· 静脉滴注
0.9% 氯化钠注射液　　　　100mL ··········· 续静脉滴注

【常见轻度不良反应】

总体发生率为 94.1%。其中反应性毛细血管增生症、贫血、白细胞减少症、甲状腺功能减退、乏力、发热、AST 升高、ALT 升高、尿蛋白检查十分常见，发生率达到 10% 以上。肺部感染、上呼吸道感染、中性粒细胞减少症、血小板减少症、淋巴细胞减少症、甲状腺功能亢进、食欲下降、低蛋白血症、低钠血症、高脂血症、低钾血症、头晕、结膜炎、高血压、肺炎、咳嗽、胸部不适、呼吸困难、鼻衄、咳痰、腹泻、恶心、腹痛、呕吐、便秘、口腔黏膜炎、血胆红素升高、皮疹、瘙痒、肌肉骨骼疼痛、血肌酐升高、水肿、体重降低、体重增加、脂肪酶升高、高尿酸血症、尿红细胞阳性、淀粉酶升高、大便潜血阳性、血糖升高、血乳酸脱氢酶升高、乙型肝炎 DNA 检测阳性比较常见，发生率为 1%~10%。

【严重不良反应】

详见免疫治疗不良反应分级及管理章节。

【注意事项】

1. 伴随肝功能不全者

（1）非肝细胞癌患者，轻度肝功能不全（Child 评分 5~6 分）患者无须进行剂量调整，中度（Child 评分 7~9 分）或重度肝功能不全（Child 评分 10~15 分）患者不推荐使用，经药物调整至轻度后可考虑使用。

（2）肝细胞癌患者：轻度、中度肝功能不全（Child 评分 5~6 分、7~9 分）患者无须调整剂量，重度肝功能不全（Child 评分 10~15 分）患者不推荐使用，经药物调整至轻度后可考虑使用。

2. 轻度肾功能不全（肌酐≤1.5 倍正常值）患者应在医生指导下慎用本品，如需使用，无须进行剂量调整，中度或重度肾功能不全（肌酐＞1.5 倍正常值）患者不推荐使用，如可经药物调整至轻度或正常，可考虑使用。

3. 老年患者，建议在医生的指导下慎用，如需使用，无须进行剂量调整。

4. 联合消融治疗时，可于消融治疗前使用，或消融治疗后化验指标恢复至适应证标准时使用本品。

5. 在治疗前 1 个月内使用全身激素治疗剂量＞10mg 泼尼松或其他等效激素时不允许使用该药物。

6. 抗生素对免疫检测点抑制剂的获益影响并不明确，根据已有研究报道，建议在治疗前停用抗生素 1 周以上。

【药品名称】

信迪利单抗注射液（sintilimab injection）

【剂型与规格】

注射剂：每瓶 100mg。

【主要成分】

重组全人源抗程序性死亡受体 1 单克隆抗体。

【药理作用】

T 细胞表达的 PD-1 受体与其配体 PD-L1 和 PD-L2 结合，可以抑制 T 细胞增殖和细胞因子生成。部分肿瘤细胞的 PD-1 配体上调，通过这个通路信号转导可抑制激活的 T 细胞对肿瘤的免疫监视。信迪利单抗是一种人类免疫球蛋白 G4（IgG4）单克隆抗体（HuMAb），可与 PD-1 受体结合，阻断其与 PD-L1 和 PD-L2 相互作用介导的免疫抑制反应，增强抗肿瘤免疫效应。在小鼠肿瘤模型中，阻断 PD-1 通路活性可抑制肿瘤生长。

【适应证】

该药被 CSCO 及 NCCN 指南推荐用于霍奇金淋巴瘤、肺癌及肝癌等多种恶性肿瘤的治疗，针对介入消融，可以与消融联合用于上述肿瘤原发灶和 / 或转移灶减瘤消融治疗。

1. 适用于至少经过二线系统化疗的复发或难治性经典型霍奇金淋巴瘤的治疗（2018 年 12 月获批适应证，2019 年 CSCO 淋巴瘤指南二线二级推荐）。

2. 联合培美曲塞和铂类化疗适用于表皮生长因子受体（EGFR）基因突变阴性和间变性淋巴瘤激酶（ALK）阴性、不可手术切除的局部晚期或转移性非鳞状非小细胞肺癌（NSCLC）患者的一线治疗（2021 年 2 月获批适应证，2021 年 CSCO 肺癌指南一线一级推荐）。

3. 联合吉西他滨和铂类化疗，用于不可手术切除的晚期或复发性鳞状细胞非小细胞肺癌的一线治疗（2021 年 6 月获批适应证，2021 年 CSCO 肺癌指南一线二级推荐）。

4. 联合贝伐珠单抗，用于既往未接受过系统治疗的不可切除或转移性肝细胞癌的一线治疗（2021 年 6 月获批适应证，2021 年 CSCO 肝癌指南一线二级推荐）。

【禁忌证】

同卡瑞利珠单抗章节。

【用法用量】

推荐剂量：采用静脉滴注的方式给药，推荐剂量为 200mg，每 3 周 1 次，直至出现疾病进展或产生不可耐受的毒性。

【配伍与应用】

采用静脉滴注的方式给药。不应与其他医药产品经相同的静脉通道合并输注。静脉滴注时间应在 30 ~ 60 分钟内。不得通过静脉注射或单次快速静脉注射给药。抽取 2 瓶本品注射液（200mg），转移到 0.9% 氯化钠溶液的静脉输液袋中，制备终浓度范围为 1.5 ~ 5.0mg/mL。将稀释液轻轻翻转混匀。一经稀释必须马上使用，不得冷冻。当本品联合化疗时，应首先给予信迪利单抗，间隔 30 分钟以上再进行化疗。联合贝伐珠单抗时，应首先给予信迪利单抗，间隔至少 5 分钟，建议当日给予贝伐珠单抗。输液管过滤器同卡瑞利珠单抗。

【医嘱模板】

0.9% 氯化钠注射液　　　　100mL ⎤
信迪利单抗注射液　　　　200mg ⎦ ⋯⋯⋯ 静脉滴注
0.9% 氯化钠注射液　　　　100mL ⋯⋯⋯⋯ 续静脉滴注

【常见轻度不良反应】

总体发生率为 90.0%，发生率≥10% 的不良反应包括：贫血、发热、甲状腺功能检查异常、谷草转氨酶升高、谷丙转氨酶升高、蛋白尿、皮疹、低白蛋白血症、食欲下降、高血糖症、γ-谷氨酰转移酶升高、血胆红素升高、肺部感染、低钾血症、中性粒细胞减少症。3 级及以上不良反应发生率为 28.7%，发生率≥1% 的包括：肺部感染、贫血、胰腺炎、低钾血症、高血压、肺部炎症、γ-谷氨酰转移酶升高、食欲下降、血小板减少症、中性粒细胞减少症、AST 升高、ALT 升高、淀粉酶升高、皮疹、肝功能异常、发热。

【严重不良反应】

详见免疫治疗不良反应分级及管理章节。

【注意事项】

1. 有可能观察到非典型反应（例如最初几个月内肿瘤暂时增大或出现新的病灶，随后肿瘤缩小）。如果患者临床症状稳定或持续减轻，即使有疾病进展的影像学初步证据，基于总体临床获益的判断，可考虑继续应用本品治疗，直至证实疾病进展，可考虑采用实体瘤免疫治疗评价标准如 iRECIST 进行评估。

2. 余同卡瑞利珠单抗的 1~6。

【药品名称】

特瑞普利单抗注射液（toripalimab injection）

【剂型与规格】

注射剂：每瓶 240mg。

【主要成分】

特瑞普利单抗，通过 DNA 重组技术由中国仓鼠卵巢细胞制得。

【药理作用】

T 细胞表达的 PD-1 受体与其配体 PD-L1、PD-L2 结合，可以抑制 T 细胞增殖和细胞因子生成。部分肿瘤细胞的 PD-1 配体上调，通过这个信号转导通路可抑制激活的 T 细胞对肿瘤的免疫监视。特瑞普利单抗可与 T 细胞表面的 PD-1 结合，阻断其与配体 PD-L1 和 PD-L2 的结合，从而消除 PD-1 信号通路的免疫抑制。本品可促进 T 细胞增殖，激活 T 细胞功能，抑制肿瘤生长。

【适应证】

该药被 CSCO 及 NCCN 指南推荐用于霍奇金淋巴瘤、鼻咽癌、尿路上皮癌等多种恶性肿瘤的治疗，针对介入消融，可以与消融联合用于上述肿瘤原发灶和 / 或转移灶的减瘤消融治疗。

1. 适用于既往接受全身系统治疗失败的不可切除或转移性黑色素瘤的治疗（2018 年 12 月获批适应证，2021 年 CSCO 黑色素瘤指南一线三级推荐）。

2. 用于既往接受过二线及以上系统治疗失败的复发 / 转移性鼻咽癌患者的治疗（2021 年 3 月获批适应证，2021 年 CSCO 鼻咽癌指南三线一级推荐）。

3. 用于含铂化疗失败包括新辅助或辅助化疗 12 个月内进展的局部晚期或转移性尿路上皮癌的治疗（2021 年 4 月获批适应证，2021 年 CSCO 泌尿肿瘤指南二线二级推荐）。

【禁忌证】

同卡瑞利珠单抗章节。

【用法用量】

推荐剂量：3mg/kg，静脉滴注每 2 周 1 次，直到疾病进展或出现不可耐受的毒性。

【配伍与应用】

采用静脉滴注的方式给药。无菌操作下，抽取所需要体积的药物缓慢注入 100mL 的 0.9% 氯化钠输液袋中，配制成终浓度为 1 ~ 3mg/mL 的稀释液，轻轻翻转混匀后静脉滴注。输液管过滤器同卡瑞利珠单抗。

【医嘱模板】

以 60kg 为例：

0.9% 氯化钠注射液　　　　100mL ⎫

特瑞普利单抗注射液　　　 180mg ⎬⋯⋯⋯ 静脉滴注

0.9% 氯化钠注射液　　　　100mL ⋯⋯⋯⋯ 续静脉滴注

【常见轻度不良反应】

其发生率为 93.8%。大多数不良反应为轻至中度（1 ~ 2 级）。发生率≥10% 的不良反应为贫血、乏力、ALT 升高、AST 升高、皮疹、发热、血促甲状腺激素升高、白细胞计数降低、咳嗽、瘙痒、甲状腺功能减退症、食欲下降、血糖升高和血胆红素升高。

【严重不良反应】

其发生率为 29.4%，发生率≥1% 的为贫血、低钠血症、感染性肺炎、淀粉酶升高、脂肪酶升高、乏力、ALT 升高、AST 升高和血小板减少症。

【注意事项】

见信迪利单抗的 1 及余同卡瑞利珠单抗的 1 ~ 6。

【药品名称】

替雷利珠单抗注射液（tislelizumab injection）

【剂型与规格】

注射剂：每瓶 100mg。

【主要成分】

替雷利珠单抗是针对程序性死亡受体 –1（PD-1）的人源化单克隆抗体（IgG4 变体）。

【药理作用】

本品为人源化重组 / 抗 PD-1 单克隆抗体。T 细胞表达的 PD-1 受体与其配体 PD-L1、PD-L2 结合，可以抑制 T 细胞增殖和细胞因子生成。部分肿瘤细胞的 PD-1 配体上调，通过这个信号转导通路，可抑制激活的 T 细胞对肿瘤细胞的免疫监视。

【适应证】

该药被 CSCO 及 NCCN 指南推荐用于霍奇金淋巴瘤、尿路上皮癌、肺癌及肝癌等多种恶性肿瘤的治疗，针对介入消融，可以与消融联合用于上述肿瘤原发灶和 / 或转移灶的减瘤消融治疗。

1. 适用于至少经过二线系统化疗的复发或难治性经典型霍奇金淋巴瘤的治疗（2019 年 12 月获批适应证，2019 年 CSCO 淋巴瘤指南二线二级推荐）。

2. 适用于 PD-L1 高表达的含铂化疗失败包括新辅助或辅助化疗 12 个月内进展的局部晚期或转移性尿路上皮癌的治疗（2020 年 4 月获批适应证，2021 年 CSCO 泌尿系肿瘤指南二线二级推荐）。

3. 可联合紫杉醇和卡铂用于不可手术切除的局部晚期或转移性鳞状非小细胞肺癌的一线治疗［用于表皮生长因子受体（EGFR）基因突变阴性和间变性淋巴瘤激酶（ALK）阴性、不可手术切除的局部晚期或转移性非鳞状非小细胞肺癌的一线治疗］（2021 年 6 月获批适应证，2021 年 CSCO 肺癌指南一线一级推荐）。

4. 适用于至少经过一种全身治疗的肝细胞癌（HCC）的治疗（2021 年 6 月获批适应证，无指南推荐）。

【禁忌证】

同卡瑞利珠单抗章节。

【用法用量】

推荐剂量：200mg/ 次，每 3 周 1 次。用药直至疾病进展或出现不可耐受的毒性。

【配伍与应用】

采用静脉滴注的方式给药。第 1 次输注时间应不短于 60 分钟；如果耐受良好，则后续每次输注时间应不短于 30 分钟。本品不得采用静脉注射或单次快速静脉注射给药。将本品用 0.9% 氯化钠溶液稀释至 1～5mg/mL 的浓度后进行静脉滴注。输液管过滤器同卡瑞利珠单抗。

【医嘱模板】

0.9% 氯化钠注射液	100mL	⎫ ········· 静脉滴注
替雷利珠单抗注射液	200mg	⎭
0.9% 氯化钠注射液	100mL	·········· 续静脉滴注

【常见轻度不良反应】

其发生率为 93.8%，发生率 ≥10% 的不良反应为贫血、乏力、ALT 升高、AST 升高、皮疹、发热、血促甲状腺激素升高、白细胞计数降低、咳嗽、瘙痒、甲状腺功能减退症、食欲下降、血糖升高和血胆红素升高。大多数不良反应为轻至中度（1～2 级）。

【严重不良反应】

其发生率为 29.4%，发生率 ≥1% 的为贫血、低钠血症、感染性肺炎、淀粉酶升高、脂肪酶升高、乏力、ALT 升高、AST 升高和血小板减少症。

【注意事项】

1. 对驾驶和操作机器能力的影响。基于本品可能出现疲乏等不良反应，因此，建议患者在驾驶或操作机器期间慎用本品，直至确定本品不会对其产生不良影响。

2. 在局部晚期或转移性尿路上皮癌中，使用本品应选择高表达 PD-L1 的患者，PD-L1 表达由国家药品监督管理局批准的检测方法进行评估。PD-L1 表达是通过免疫组化法进行测定，PD-L1 高表达定义为：如果肿瘤浸润免疫细胞数 >1%，则定义为 ≥25% 的肿瘤细胞或 ≥25% 的免疫细胞存在 PD-L1 表达；如果肿瘤浸润免疫细胞数 ≤1%，则定义为 ≥25% 的肿瘤细胞或所有免疫细胞（100%）存在 PD-L1 表达。

3. 本品与化疗联用时，若为同日给药，则先输注本品。有可能观察到非典型疗效反应（例如最初几个月内肿瘤暂时增大或出现新的病灶，随后肿瘤缩小或新病灶消失）。如果患者临床症状稳定或持续减轻，即使有初步的疾病进展表现，基于总体临床获益的判断，可考虑继续应用本品治疗，直至证实疾病进展。

4. 余同卡瑞利珠单抗的 1～4。

【药品名称】

纳武利尤单抗注射液（nivolumab injection）

【剂型与规格】

注射剂：每瓶 100mg。

【主要成分】

纳武利尤单抗是一种针对程序性死亡 1（PD-1）受体的人源化单克隆抗体（IgG4亚型）。

【药理作用】

T 细胞中表达的 PD-1 受体与其配体 PD-L1 和 PD-L2 结合，可以抑制 T 细胞增殖和细胞因子生成。部分肿瘤细胞的 PD-1 配体上调，通过这个信号转导通路可抑制激活的 T 细胞对肿瘤的免疫监视。纳武利尤单抗是一种人类免疫球蛋白 G4（IgG4）单克隆抗体（HuMAb），可与 PD-1 受体结合，阻断其与 PD-L1 和 PD-L2 之间的相互作用，阻断 PD-1 通路介导的免疫抑制反应，包括抗肿瘤免疫反应。在同源小鼠肿瘤模型中，阻断 PD-1 活性可抑制肿瘤生长。

【适应证】

该药被 CSCO 及 NCCN 指南推荐用于黑色素瘤、肺癌、肾癌、头颈部鳞癌、胃癌及胃食管连接部腺癌、霍奇金淋巴瘤、结肠癌及肝癌等多种恶性肿瘤治疗，针对介入消融，可以与消融联合用于上述肿瘤原发灶和 / 或转移灶的减瘤消融治疗。

1. 为ⅢB、ⅢC 或者Ⅳ期完全切除的皮肤黑色素瘤患者术后的单药辅助治疗（2014年获批适应证，2021 年 CSCO 黑色素瘤指南一线三级推荐）。

2. 单药适用于治疗表皮生长因子受体（EGFR）基因突变阴性和间变性淋巴瘤激酶（ALK）阴性、既往接受过含铂方案化疗后疾病进展或不可耐受的局部晚期或转移性非小细胞肺癌（NSCLC）成人患者（2018 年 6 月获批适应证，2021 年 CSCO 非小细胞肺癌诊疗指南二线一级推荐）。

3. 转移性肾癌（2021 年 8 月 FDA 获批适应证，国内未获批，2020 年 CSCO 肾癌诊疗指南二线一级推荐）

4. 适用于治疗接受含铂类方案治疗期间或之后出现疾病进展且肿瘤 PD-L1 表达阳性（表达 PD-L1 的肿瘤细胞≥1%）的复发性或转移性头颈部鳞癌患者（2019 年 10 月获批适应证，2020 年 CSCO 头颈部肿瘤诊疗指南二线一级推荐）。

5. 胃腺癌和胃食管连接部腺癌用于接受过两种或两种以上全身治疗方案后的晚期或复发性胃腺癌和胃食管连接部腺癌（2020 年 3 月获批适应证，2020 年 CSCO 胃癌诊疗指南一线一级推荐）。

6. 霍奇金淋巴瘤（2016 年 5 月获批适应证，2021 年 CSCO 淋巴瘤指南二线一级推荐）。

7. 局部晚期或转移性尿路上皮癌（2021 年 8 月获批适应证，2021 年 CSCO 泌尿肿瘤指南二线三级推荐）。

8. MSI-H/dMMR 的转移性结直肠癌（2017 年 8 月获批适应证，2019 年 NCCN 指南一线二级推荐）。

9. 用过索拉菲尼的肝细胞癌（2017 年 9 月年获批适应证，2020 年 CSCO 肝癌指南二线一级推荐）；联合仑伐替尼治疗肝细胞癌（2020 年 CSCO 肝癌指南一线三级推荐）；

伊匹木单抗联合治疗肝细胞肝癌（2020 年 3 月获批适应证，2020 年 CSCO 肝癌指南二线三级推荐）。

【禁忌证】

同卡瑞利珠单抗章节。

【用法用量】

推荐剂量：3mg/kg 或 240mg 固定剂量，静脉注射每 2 周 1 次，直至出现疾病进展或产生不可接受的毒性。

【配伍与应用】

采用静脉滴注的方式给药。在 30 分钟或 60 分钟时间静脉滴注本品。本品可采用 10mg/mL 溶液直接输注，或者采用 0.9% 氯化钠溶液或 5% 葡萄糖溶液稀释，浓度可低至 1mg/mL。在没有进行配伍性研究的情况下，本品不得与其他医药产品混合。本品不应与其他医药产品经相同的静脉通道合并输注。输液管过滤器同卡瑞利珠单抗。

【医嘱模板】

0.9% 氯化钠注射液	100mL	⎫ ………… 静脉滴注
纳武利尤单抗注射液	2 000mg	⎭
0.9% 氯化钠注射液	100mL	………… 续静脉滴注
或 5% 葡萄糖注射液	100mL	⎫ ………… 静脉滴注
纳武利尤单抗注射液	200mg	⎭
0.9% 氯化钠注射液	100mL	………… 续静脉滴注

【常见轻度不良反应】

其发生率为≥10%，包括疲劳（30%）、皮疹（17%）、瘙痒（13%）、腹泻（13%）和恶心（12%）。大多数不良反应为轻至中度（1 级或 2 级）。

【严重不良反应】

参考免疫治疗相关不良反应分级及管理章节。

【注意事项】

1. 纳武利尤单抗可引起免疫相关性不良反应。应持续进行患者监测（至少至末次给药后 5 个月），因为不良反应可能在纳武利尤单抗治疗期间或纳武利尤单抗治疗停止后的任何时间发生。

2. 对 NSCLC 患者，基线体质状况评分≥2、有活动性脑转移或自身免疫性疾病、症状性间质性肺病的患者，以及在进入研究前曾接受过全身性免疫抑制剂治疗的患者，排除在 NSCLC 临床试验之外。因无相关数据，该类人群应在认真考虑个体可能的获益 / 风险后慎用纳武利尤单抗。

3. 控制钠摄入的患者，本品每毫升含 0.1mmol（或 2.5mg）钠。在对控制钠摄入的患者进行治疗时，应考虑这一因素。

4. 对驾驶和操作机器能力的影响。基于药效学特性，纳武利尤单抗不可能影响驾驶和操作机器的能力。由于可能出现疲劳等不良反应，所以，建议患者在驾驶或操作机器期间慎用本品，直至确定纳武利尤单抗不会对其产生不良影响。

5. 余同卡瑞利珠单抗的 1～4。

【药品名称】

帕博利珠单抗注射液（pembrolizumab injection）

【剂型与规格】

注射剂：每瓶 100mg。

【主要成分】

帕博利珠单抗。

【药理作用】

T 细胞表达的 PD-1 受体与其配体 PD-L1、PD-L2 结合，可以抑制 T 细胞增殖和细胞因子生成。部分肿瘤细胞的 PD-1 配体上调，通过这个信号转导通路可抑制激活的 T 细胞对肿瘤的免疫监视。帕博利珠单抗是一种可与 PD-1 受体结合的单克隆抗体，可阻断 PD-1 与 PD-L1、PD-L2 的相互作用，解除 PD-1 通路介导的免疫应答抑制，包括抗肿瘤免疫应答。在同源小鼠肿瘤模型中，阻断 PD-1 活性可抑制肿瘤生长。

【适应证】

该药被 CSCO 及 NCCN 指南推荐用于黑色素瘤、肺癌、食管鳞癌、头颈部鳞癌、膀胱癌及肠癌等多种恶性肿瘤治疗，针对介入消融，可以与消融联合用于上述肿瘤原发灶和 /或转移灶的减瘤消融治疗。

1. 帕博利珠单抗适用于经一线治疗失败的不可切除或转移性黑色素瘤的治疗（2018 年 7 月获批适应证，2021 年 CSCO 黑色素瘤指南一线三级推荐）。

2. 帕博利珠单抗适用于由国家药品监督管理局批准的检测评估为 PD-L 肿瘤比例分数（TPS）≥1% 的表皮生长因子受体（EGFR）基因突变阴性和间变性淋巴瘤激酶（ALK）阴性的局部晚期或转移性非小细胞肺癌一线单药治疗（2019 年 10 月获批适应证，2020 版 CSCO 肺癌诊疗指南一线一级推荐）。

3. 帕博利珠单抗联合培美曲塞和铂类化疗适用于表皮生长因子受体（EGFR）基因突变阴性和间变性淋巴瘤激酶（ALK）阴性的转移性非鳞状非小细胞肺癌（NSCLC）的一线治疗（2019 年 3 月获批适应证，2020 版 CSCO 肺癌诊疗指南一线一级推荐）。

4. 帕博利珠单抗联合卡铂和紫杉醇适用于转移性鳞状非小细胞肺癌（NSCLC）（2019 年 10 月获批适应证，2020 版 CSCO 肺癌诊疗指南一线一级推荐）。

5. 帕博利珠单抗单药用于通过充分验证的检测评估肿瘤表达 PD-L1 ［综合阳性评分（CPS）≥10］的、既往一线全身治疗失败的、局部晚期或转移性食管鳞状细胞癌（ESCC）患者的治疗（2021 年 9 月获批适应证，2020 年 CSCO 食管癌二线一级指南推荐）。

6. 帕博利珠单抗单药用于通过充分验证的检测评估肿瘤表达 PD-L1 ［综合阳性评分（CPS）≥20］的转移性或不可切除的复发性头颈部鳞状细胞癌（HNSCC）患者的一线治疗（2020 年 12 月获批适应证，2020 版 CSCO 头颈部肿瘤诊疗指南一线二级推荐）。

7. 一线治疗晚期尿路上皮癌（膀胱癌）（2021 年 9 月获批适应证，国内未上市，2021 年 CSCO 泌尿肿瘤指南二线二级推荐）。

8. 一线治疗不可切除或转移性微卫星不稳定性高（MSI-H）或错配修复缺陷（dMMR）结直肠癌（2020 年 6 月获批适应证，国内未上市，2020 年 CSCO 肠癌指南一线一级推荐）。

【禁忌证】

同卡瑞利珠单抗章节。

【用法用量】

推荐剂量：200mg/次，每3周1次，或400mg/次，每6周1次。直至出现疾病进展或产生不可接受的毒性。

【配伍与应用】

采用静脉滴注的方式给药。抽取所需体积最多4mL（100mg）浓缩液，转移到含有0.9%氯化钠注射液或5%葡萄糖注射液的静脉输液袋中，制备最终浓度范围为1~10mg/mL的稀释液。每个小瓶过量灌装0.25mL（每个小瓶的总内容物为4.25mL），以确保能回收4mL浓缩液。将稀释液轻轻翻转混匀。每次持续至少30分钟。输液管过滤器同卡瑞利珠单抗。

【医嘱模板】

0.9%氯化钠注射液	100mL	} ········· 静脉滴注
帕博利珠单抗注射液	200mg	
0.9%氯化钠注射液	100mL ········· 续静脉滴注	
或5%葡萄糖注射液	100mL	} ········· 静脉滴注
帕博利珠单抗注射液	200mg	
0.9%氯化钠注射液	100mL ········· 续静脉滴注	

【常见轻度不良反应】

发生不良反应有：肺炎、血小板减少症、淋巴细胞减少症、中性粒细胞减少症、白细胞减少症、嗜酸性粒细胞增多症、免疫性血小板减少性紫癜、溶血性贫血、单纯红细胞再生障碍性贫血、嗜血细胞性淋巴组织细胞增生症、输液相关反应、结节病、实体器官移植排斥、甲状腺功能减退、甲状腺功能亢进、肾上腺功能不全、垂体炎、甲状腺炎、食欲减退、低钠血症、低钾血症、低钙血症、1型糖尿病、失眠、头痛、头晕、外周神经病变、嗜睡、味觉障碍、疲劳、虚弱、水肿、发热流感样疾病、寒战、癫痫、脑炎、格林-巴利综合征、脊髓炎、肌无力综合征、脑膜炎（无菌性）、干眼症、葡萄膜炎、伏格特-小柳-原田综合征（Vogt-Koyanagi-Harada综合征）、心律失常（包括心房颤动）、心包积液、心包炎、心肌炎、皮疹、小肠穿孔、胰腺炎、胃肠道溃疡、结肠炎、口干、腹泻、腹痛、恶心、呕吐、便秘、呼吸困难、咳嗽、肝炎、红斑、皮肤干燥、白癜风、湿疹、脱发、痤疮样皮炎、苔藓样角化病、银屑病、皮炎、丘疹、发色变化中毒性表皮坏死松解症（TEN）、史蒂文斯-约翰逊综合征（Stevens-Johnson综合征）、结节性红斑肌肉骨骼疼痛、关节痛四肢痛、肌炎、关节炎、肾炎、腱鞘炎、ALT升高、AST升高、高钙血症、血碱性磷酸酶升高、血胆红素升高、肌酐升高、淀粉酶升高。

【严重不良反应】

相关的致死不良反应（FAEs），其总体发生率为1.2%，其中，Ⅲ期肺癌试验发生率最高，达8.3%。详见免疫治疗不良反应分级及管理章节。

【注意事项】

同卡瑞利珠单抗的1~4。

【药品名称】

阿替利珠单抗注射液（atezolizumab injection）

【剂型与规格】

注射剂：每瓶 1 200mg。

【主要成分】

阿替利珠单抗是一种针对程序性死亡配体 1（PD-L1）的人源化免疫球蛋白 G1（IgG1）单克隆抗体。

【药理作用】

PD-L1 可表达在肿瘤细胞和肿瘤浸润性免疫细胞上，有助于在肿瘤微环境中抑制抗肿瘤免疫应答。当 PD-L1 与 T 细胞及抗原递呈细胞上的 PD-1 和 B7.1 受体结合时，可抑制细胞毒性 T 细胞活性、T 细胞增殖和细胞因子释放。阿替利珠单抗是一种可直接结合 PD-L1 并阻断与 PD-1 和 B7.1 受体之间的交互作用的单克隆抗体，解除 PD-L1/PD-1 产生免疫应答抑制，包括重新激活抗肿瘤免疫应答而不激活抗体依赖性细胞毒性。在同源小鼠肿瘤模型中，阻断 PD-L1 活性可引起肿瘤生长减慢。

【适应证】

该药被 CSCO 及 NCCN 指南推荐用于霍奇金淋巴瘤、肺癌及肝癌等多种恶性肿瘤治疗，针对介入消融，可以与消融联合用于上述肿瘤原发灶和 / 或转移灶的减瘤消融治疗。

1. 用于检测评估≥50% 肿瘤细胞 PD-L1 染色阳性或肿瘤浸润 PD-L1 阳性免疫细胞（IC）覆盖≥10% 的肿瘤面积的表皮生长因子受体（EGFR）基因突变阴性和间变性淋巴瘤激酶（ALK）阴性的转移性非小细胞肺癌（NSCLC）患者的一线治疗（2021 年 4 月获批适应证，2020 年 NCCN 一线一级推荐及 2021 年 CSCO 指南一线一级推荐）。

2. 联合培美曲塞和铂类化疗用于无 EGFR 突变和无 ALK 突变的转移性非鳞非小细胞肺癌患者的一线治疗（2021 年 6 月获批适应证，2020 年 NCCN 一线一级推荐及 2020 年 CSCO 指南一线二级推荐）。

3. 与卡铂和依托泊苷联合用于广泛期小细胞肺癌（ES-SCLC）患者的一线治疗（2020 年 2 月获批适应证，2020 年 NCCN 及 CSCO 指南一线一级推荐）。

4. 联合贝伐珠单抗治疗既往未接受过全身系统性治疗的不可切除肝细胞癌患者（2020 年 10 月获批适应证，2020 年 NCCN 及 CSCO 指南一线一级推荐）。

【禁忌证】

参考卡瑞利珠单抗章节。

【用法用量】

推荐剂量：200mg/ 次，每 2 或 3 周 1 次，直至疾病进展或出现不可耐受的毒性。如果在预定日期漏用了本品，应尽快给药，并应调整给药计划，使 2 次给药的时间间隔 3 周。

【配伍与应用】

采用静脉滴注的方式给药。使用无菌针头和注射器配制阿替利珠单抗。从药瓶中抽出所需体积的本品浓缩液，并使用 0.9% 氯化钠溶液稀释到需要的给药体积。只能使用 0.9% 氯化钠注射液进行稀释。本品不得与其他药品混合。本品不含防腐剂，因此每瓶药物仅供单次使用。丢弃任何未使用的部分。输液管过滤器同卡瑞利珠单抗。

【医嘱模板】

0.9% 氯化钠注射液	250mL	⎫
阿替利珠单抗注射液	1 200mg	⎬ ·········· 静脉滴注
0.9% 氯化钠注射液	100mL	·········· 续静脉滴注

【常见轻度不良反应】

其发生率＞10%，包括疲乏、食欲下降、恶心、咳嗽、呼吸困难、发热、腹泻、皮疹、骨骼肌肉疼痛、背痛、呕吐、乏力、关节痛、瘙痒、尿路感染、头痛。联合化疗和靶向治疗时，与单药治疗相比，新发现的和发生频率差异具有临床意义的最常见的不良反应（≥20%），包括贫血、中性粒细胞减少症、血小板减少症、脱发、便秘及周围神经病。

【严重不良反应】

可参照免疫治疗相关不良反应分级及管理章节。

【注意事项】

1. 在同一日给药阿替利珠单抗和贝伐珠单抗，应先行给阿替利珠单抗输注，间隔5分钟后，再行贝伐珠单抗输注治疗。

2. 余同卡瑞利珠单抗的 1~4。

【药品名称】

度伐利尤单抗注射液（durvalumab injection）

【剂型与规格】

注射剂：每瓶 120mg。

【主要成分】

度伐利尤单抗是采用中国仓鼠卵巢细胞（CHO）表达制备的抗程序性死亡受体 – 配体 1（PD-L1）人源化单克隆抗体（IgG1κ 型）。

【药理作用】

程序性细胞死亡配体 1（PD-L1）的表达可以通过炎症信号（例如 IFN-γ）诱导，并且可以在肿瘤微环境中的肿瘤细胞和与肿瘤相关的免疫细胞上表达。PD-L1 通过与 PD-1 和 CD80（B7.1）相互作用来阻断 T 细胞的功能和激活。通过与其受体结合，PD-L1 降低了细胞毒性 T 细胞活性，增殖和细胞因子的产生。度伐利尤单抗是一种人免疫球蛋白 G1κ（IgG1κ）单克隆抗体，可与 PD-L1 结合并阻断 PD-L1 与 PD-1 和 CD80 的相互作用（B7.1）。PD-L1/PD-1 和 PDL1/CD80 相互作用的阻断释放了对免疫反应的抑制，而不会诱导抗体依赖性细胞介导的细胞毒性（ADCC）。在共同植入的人类肿瘤和免疫细胞异种移植小鼠模型中，用度伐利尤单抗阻断 PD-L1 导致体外 T 细胞活化增加，肿瘤减小。

【适应证】

该药被 CSCO 及 NCCN 指南推荐用于肺癌、尿路上皮癌及肺癌等多种恶性肿瘤的治疗，针对介入消融，可以与消融联合用于上述肿瘤原发灶和 / 或转移灶的减瘤消融治疗。

1. 适用于在接受铂类药物为基础的化疗同步放疗后未出现疾病进展的不可切除、Ⅲ期非小细胞肺癌（NSCLC）患者的治疗（2019 年 12 月获得适应证，2019 年 NCCN、ESMO 及 2020 年 CSCO 肺癌指南，不可切除Ⅲc 期同步放化疗后的巩固治疗）。

2. 用于晚期尿路上皮癌的二线治疗（2017 年 5 月获批适应证，2021 年 CSCO 泌尿肿瘤诊疗指南二线三级推荐）。

3. 联合化疗（依托泊苷＋卡铂／顺铂）用于未经系统治疗广泛期小细胞肺癌（ES-SCLC）患者的一线治疗（2020 年 3 月美国食品和药品监督管理局获批，国内未获批，2021 年 CSCO 指南一线三级推荐）。

【禁忌证】

参考卡瑞利珠单抗章节。

【用法用量】

推荐剂量：10mg/kg，每 2 周 1 次，每次静脉滴注需超过 60 分钟，直至出现疾病进展或不能耐受的毒性。本品最长使用不超过 12 个月。

【配伍与应用】

采用静脉滴注的方式给药。从本品药瓶中抽取所需体积，转移至含有 0.9% 氯化钠注射液或 5% 葡萄糖注射液的输液袋中。通过轻轻翻转混合稀释溶液。不得摇动溶液。稀释溶液的最终浓度应在 1～15mg/mL。不得采用相同输液器与其他药物合并用药。输液管过滤器同卡瑞利珠单抗。

【医嘱模板】

以 60kg 为例：

0.9% 氯化钠注射液	100mL	}········ 静脉滴注
度伐利尤单抗注射液	600mg	
0.9% 氯化钠注射液	100mL	········ 续静脉滴注
或 5% 葡萄糖注射液	100mL	}········ 静脉滴注
度伐利尤单抗注射液	600mg	
5% 葡萄糖注射液	100mL	········ 续静脉滴注

【常见轻度不良反应】

其发生率≥20%，有咳嗽、疲劳、非感染性肺炎或放射性肺炎、上呼吸道感染、呼吸困难和皮疹；≥10%，有咳嗽／痰咳、非感染性肺炎／放射性肺炎、呼吸困难、腹泻、腹痛、甲状腺功能减退、皮疹、瘙痒、疲劳、发热、上呼吸道感染、感染性肺炎；<10%，有发声困难、排尿困难、盗汗、外周性水肿、感染易感性增加。

【严重不良反应】

参考免疫治疗相关不良反应分级及管理章节。

【注意事项】

1. 尚不清楚度伐利尤单抗是否分泌至人乳汁中，以及对乳儿和泌乳量的影响。人 IgG1 可分泌至人乳汁中。由于本品在母乳喂养的婴儿中可能引起不良反应，因此建议哺乳期妇女在本品治疗期间和末次给药后至少 3 个月内停止哺乳。

2. 余同卡瑞利珠单抗的 1～4。

【药品名称】

阿非鲁单抗（avelumab）

【剂型与规格】

注射剂；每瓶 200mg。

【主要成分】

活性成分阿非鲁单抗为全人源化的 PD-L1 单抗。

【药理作用】

PD-L1 可以在肿瘤细胞和浸润肿瘤的免疫细胞上表达，并且可以在肿瘤微环境中抑制抗肿瘤免疫反应。PD-L1 与 T 细胞和抗原呈递细胞上的 PD-1 和 B7.1 受体的结合可抑制细胞毒性 T 细胞活性、T 细胞增殖和细胞因子产生。阿维单抗结合 PD-L1 并阻断 PD-L1 及其受体 PD-1 和 B7.1 之间的相互作用。这种相互作用释放了 PD-L1 对免疫反应的抑制作用，导致免疫反应（包括抗肿瘤免疫反应）的恢复。也已显示阿维单抗在体外可诱导抗体依赖性细胞介导的细胞毒性（ADCC）。在同系小鼠肿瘤模型中，PD-L1 活性导致肿瘤生长减少。

【适应证】

该药被 CSCO 及 NCCN 指南推荐用于梅克尔细胞癌，尿路上皮癌等多种恶性肿瘤治疗，针对介入消融，可以与消融联合用于上述肿瘤原发灶和 / 或转移灶的减瘤消融治疗。

1. 适用于治疗 12 岁及 12 岁以上的转移性梅克尔细胞癌（MCC）患者（2018 年 7 月获得适应证，国内未上市）。

2. 适用于维持一线含铂类一线化疗未进展的局部晚期或转移性尿路上皮癌（UC）患者的治疗（2020 年 7 月获得适应证，国内未上市，2020 年 NCCN 指南推荐）。

3. 用于治疗局部晚期或转移性尿路上皮癌（UC）的患者（2020 年 7 月获得适应证，2021 年 CSCO 尿路上皮癌指南二线三级推荐）。

（1）在含铂化疗期间或之后疾病进展。

（2）在新辅助治疗或含铂化疗辅助治疗的 12 个月内疾病进展。

【禁忌证】

参考卡瑞利珠单抗章节。

【用法用量】

推荐剂量：① 10mg/kg 或 800mg/ 次，每 2 周静脉滴注 1 次，历时 60 分钟，直至疾病进展或出现不可接受的毒性。②不可切除或转移性黑色素瘤：3mg/kg，静脉滴注历时 90 分钟，每 3 周 1 次，共 4 次。辅助治疗黑色素瘤：10mg/kg，静脉滴注历时 90 分钟，每 3 周 1 次，4 次后改为每 12 周 1 次，直到用药满 3 年或复发或出现不可耐受的毒性。③每 2 周静脉滴注 800mg 需 60 分钟，可与或不与食物一起服用，并每日 2 次（间隔 12 小时）与阿昔替尼 5mg 联合口服。当与阿昔替尼联合使用时，可以考虑每 2 周或更长时间间隔将阿昔替尼的剂量增加到 5mg 以上。

【配伍与应用】

采用静脉滴注的方式给药。从小瓶中取出所需体积的阿维单抗，并将其注射到装有 0.9% 氯化钠注射液的 250mL 输液袋中。输液管过滤器同卡瑞利珠单抗。

【医嘱模板】

0.9% 氯化钠注射液	250mL	⎫ ········· 静脉滴注
注射液阿非鲁单抗	800mg	⎭
0.9% 氯化钠注射液	100mL	········· 续静脉滴注

【常见轻度不良反应】

其发生率≥20%，有疲劳、输液相关反应、周围水肿、肌肉骨骼疼痛、关节痛、腹泻、恶心、便秘、腹痛、呕吐、皮疹、瘙痒、食欲下降、减轻重量、咳嗽、呼吸困难、头晕、头痛、高血压、ALT 升高、AST 升高、脂肪酶增加、淀粉酶增加、胆红素升高、高血糖、贫血、细胞减少、血小板减少症、中性粒细胞减少。

【严重不良反应】

急性肾损伤、血尿、泌尿道感染（包括肾脏感染、肾盂肾炎和尿道炎）、贫血、腹痛、肠梗阻、蜂窝织炎、败血症、呼吸困难、高血压。参考免疫治疗相关不良反应分级及管理章节。

【注意事项】

1. 在阿维单抗的前 4 次输注之前，先给患者服用抗组胺药和对乙酰氨基酚。应根据临床判断和先前输注反应的存在 / 严重性，对随后的阿维单抗剂量进行预防性用药。

2. 余同卡瑞利珠单抗的 1 ~ 4。

【药品名称】

伊匹木单抗（ipilimumab）

【剂型与规格】

注射剂：每瓶 50mg；200mg。

【主要成分】

CTLA-4 是 T 细胞活性的负反馈调节剂。

【药理作用】

伊匹木单抗是一种单克隆抗体，结合 CTLA-4，阻断 CTLA-4 与其配体（CD80/CD86）结合，增加 T 细胞激活和增殖，包括肿瘤浸润性 T 细胞的激活和增殖。抑制 CTLA-4 传导信号可降低 T 调节细胞的功能，增加 T 细胞的表达，包括抗肿瘤免疫应答。

【适应证】

该药被 CSCO 及 NCCN 指南推荐用于黑色素瘤、肾癌、肠癌、肺癌及肝癌等多种恶性肿瘤的治疗，针对介入消融，可以与消融联合用于上述肿瘤原发灶和 / 或转移灶的减瘤消融治疗。

1. 治疗无法切除或转移性黑色素瘤的成人和 12 岁或以上的儿童患者（2011 年 3 月获批适应证，2021 年 CSCO 黑色素瘤指南二线三级推荐）。

2. 与纳武利尤单抗联合治疗此前未曾治疗过的中低风险的晚期肾细胞癌患者（2019 年 1 月获批适应证，2020 年 CSCO 肾癌诊疗指南二线三级推荐）。

3. 与纳武利尤单抗联合治疗在氟尿嘧啶、奥沙利铂、伊立替康等药物治疗后进展的微卫星不稳定（MSI-H）或错配修复缺陷（dMMR）的转移性结直肠癌的成人和 12 岁或以上的儿童患者（2017 年 8 月获批适应证，国内未获批，2017 年 NCCN 结肠癌指南一线二级推荐）。

4. 与纳武利尤单抗联合，用于不可手术切除的、初治的非上皮样恶性胸膜间皮瘤成人患者。（2021 年 10 月获批适应证，2021 年 CSCO 免疫检查点抑制剂临床应用指南一线一级推荐）。

5. 与纳武利尤单抗联合，一线治疗无 EGFR 或 ALK 基因组肿瘤畸变的转移性或复发性非小细胞肺癌（NSCLC）成人患者（2020 年 5 月获批适应证，2021 年 NCCN 指南一线一级推荐）。

6. 与纳武利尤单抗联合治疗肝细胞肝癌（2020 年 3 月获批适应证，2020 年 CSCO 肝癌指南二线三级推荐）。

【禁忌证】

参考卡瑞利珠单抗章节。

【用法用量】

推荐剂量：①不可切除或转移性黑色素瘤，3mg/kg，静脉滴注历时 90 分钟，每 3 周 1 次，共 4 次。②辅助治疗黑色素瘤，10mg/kg，静脉滴注历时 90 分钟，每 3 周 1 次，4 次后改为每 12 周 1 次，直到用药满 3 年或复发或出现不可耐受的毒性。

【配伍与应用】

采用静脉滴注的方式给药。用 0.9% 氯化钠注射液或 5% 葡萄糖注射稀释，以制备最终浓度为 1 ~ 2mg/mL 的稀释溶液。输液管过滤器同卡瑞利珠单抗。

【医嘱模板】

以 60kg 为例：

0.9% 氯化钠注射液	300mL	⎫ ········· 静脉滴注
伊匹木单抗注射液	180mg	⎭
0.9% 氯化钠注射液	100mL	········· 续静脉滴注
或 5% 葡萄糖注射液	300mL	⎫ ········· 静脉滴注
伊匹木单抗注射液	180mg	⎭
5% 葡萄糖注射液	100mL	········· 续静脉滴注

【常见轻度不良反应】

其发生率≥5%，有疲劳、腹泻、结肠炎、瘙痒、皮疹、恶心、呕吐、体重减轻、头痛、食欲下降、失眠、荨麻疹、大肠溃疡、食管炎、急性呼吸窘迫综合征、肾衰竭、输液反应。

【严重不良反应】

详见免疫治疗相反不良反应分级及管理章节。

【注意事项】

1. 如发生毒性反应，可以延迟给药，但是所有治疗必须在第 1 次给药后的 16 周内进行。

2. 有轻度或中度输液反应的患者中断或减慢输液速度。有严重或危及生命的输注反应的患者应停药。

3. 免疫介导不良反应　重度不良反应应永久停药。重度免疫介导副作用应暂停用药，每日接受至少相当于 7.5mg 强的松剂量的激素治疗，直到恢复正常状态或转归为轻度反应。重度的、持续的或复发的免疫介导反应需系统使用高剂量糖皮质激素进行治疗。

4. 免疫介导的肝炎　每次用药前应评估肝功能。

5. 免疫介导的内分泌疾病　每次用药前监测临床生化、ACTH 水平，甲状腺功能测试。每次随访应评估内分泌疾病的症状和体征，必要时可开始激素替代治疗。

6. 胚胎胎儿毒性　可能致胎儿危害。告知患者对胎儿的潜在风险和使用有效避孕。

7. Yervoy 可引起严重或致命免疫介导反应，该免疫介导反应可发生在任何器官系统，而最常见的是结肠炎、肝炎、皮炎（包括中毒性表皮坏死松解症）、神经病变和内分泌疾病。这类反应一般出现在治疗期间，也有极少部分患者在治疗结束后出现。若出现严重免疫介导反应，应永久停药并予以高剂量糖皮质激素治疗。评估患者出现的结肠炎、皮炎、神经疾病及内分泌疾病的症状和体征，每次用药前评估临床生化，包括肝功能测试、ACTH 水平，甲状腺功能测试。

8. 余同卡瑞利珠单抗的 1 ~ 4。

【药品名称】

重组人 5 型腺病毒注射液（recombinant human adenovirus 5 injection）

【剂型与规格】

注射剂：每支 $5.0 \times 1\,011$vp。

【主要成分】

删除 E1B-55kD 和 E3 区基因片段（78.3 ~ 85.8mu）的重组人 5 型腺病毒颗粒。

【药理作用】

本品是利用基因工程技术删除人 5 型腺病毒 E1B-55kD 和 E3 区部分基因片段而获得的一种溶瘤性腺病毒，该病毒可在肿瘤细胞中选择性复制而导致肿瘤细胞的裂解。为研究本品对细胞感染的特异性和敏感度，在体外用等量的本品和野生型 5 型腺病毒分别感染鼻咽癌（CNE）、子宫颈癌（C33A）和结肠癌（DLD1，HT-29）等 4 株 p53– 的肿瘤细胞株，舌癌（Tca-8113）和肺癌（A549）2 株 p53+ 的肿瘤细胞株，以及人成纤维细胞（FC）和人微血管内皮细胞（MVEC）2 种正常人细胞株，剂量设置为 2 个病毒感染一个细胞，即 MOI=2，感染病毒后 72 小时，收获细胞培养物，用 TCID50 的方法测定各种细胞悬液的病毒滴度。结果显示，与野生型 5 型腺病毒相比，本品可以选择性杀伤 p53– 的肿瘤细胞，而在人体正常细胞中不能有效繁殖，差异大于 100 倍。体内试验中，在 p53– 肿瘤动物模型 C33A 荷瘤鼠中，注射本品的动物瘤体积和瘤重变化与野生型 5 型腺病毒注射组相比无显著差异（$p > 0.05$）。而在 p53+ 的 A549 荷瘤鼠中，本品所引起的上述指标改变明显小于野生型 5 型腺病毒（$p < 0.05$）。结果显示，p53– 的肿瘤移植动物模型对本品敏感。在 C33A 和 HT-29 肿瘤移植模型的主要药效学试验中，与对照组相比，给药后 43 日各试验组的相对瘤体积都有不同程度的减少（$p < 0.05$），并呈明显的量效关系。因此，本品对 p53-C33A 和 HT-29 肿瘤具有明显的抑制作用。综上所述，本品能在 p53 功能缺陷的肿瘤细胞中选择性复制，具有复制依赖性细胞毒作用，在一定剂量范围内对 p53 功能缺陷的肿瘤具有明显的抗肿瘤活性，对正常细胞则无明显毒性作用。

【适应证】

1. 本品适用于介入消融治疗前 / 后的晚期原发性实体瘤及转移性实体瘤二线及后线治疗，也可尝试性与消融联合抗血管生成类药物、免疫检查点抑制剂类药物及其化疗药物用于晚期恶性肿瘤的治疗。

2. 满足指标：①无肝性脑病；②腹水无或轻度；③总胆红素≤1.5 倍正常值；④人血清白蛋白≥28g/L；⑤凝血酶原时间延长<6s；⑥血红蛋白≥80g/L；⑦中性粒细胞≥1.5×10^9/L；⑧血小板≥40×10^9/L；⑨ AST 和 ALT≤3 倍正常值；⑩肌酐≤1.5 倍正常值。

【禁忌证】

1. 有同类生物制剂过敏史者。

2. 恶性血液系统疾病者。

3. 有未经控制的活动性感染者。

4. 正在使用抗病毒药物或大剂量肾上腺糖皮质激素者。

5. 免疫缺陷和免疫抑制者。

6. 哺乳、妊娠期妇女。

【用法用量】

1. 本品须在有肿瘤治疗经验的医生指导下用药。

2. 本品与化疗药物同步使用，直接瘤内注射，每日 1 次，连续 5 日，21 日为 1 周期，最多不超过 5 周期。

3. 根据肿瘤体积大小和病灶的多少决定本品注射剂量，具体参考为：

（1）只有 1 个病灶：如病灶最大径≤5cm，注射本品 $5.0 \times 1\,011$ vp/d（1 支）。如病灶最大径≤10cm，注射本品 $1.0 \times 1\,012$ vp/d（2 支）。如病灶最大径＞10cm，注射本品 $1.5 \times 1\,012$ vp/d（3 支）。

（2）有 2 个病灶：如 2 个病灶最大径之和≤10cm，分别各注射本品 1 支，共 $1.0 \times 1\,012$ vp/d（2 支）。如 2 个病灶最大径之和＞10cm，注射本品 $1.5 \times 1\,012$ vp/d（3 支），各病灶分配量应根据肿瘤病灶的大小，按比例注射。

（3）有 3 个或 3 个以上病灶：注射本品 $1.5 \times 1\,012$ vp/d（3 支）。

【配伍与应用】

①各病灶分配量应根据肿瘤病灶的大小，按比例注射。②使用前将本品从 -20℃ 保存环境取出，室温下完全融化后，轻轻混匀。一般用生理盐水将本品稀释至肿瘤总体积的 30%，也可根据具体肿瘤情况适度调整。从肿瘤边缘皮下进针，将药液均匀地注入肿瘤边缘及瘤内。如肿瘤体积≤10cm^3，于整个瘤体内放射状均匀注射；如肿瘤体积＞10cm^3，将瘤体平分为 5 个象限，每日向一个象限注射。

【常见不良反应】

为注射局部反应、非感染性发热、白细胞粒细胞减少和包括寒战、头痛、肌痛、乏力在内的流感样症状。流感样症状一般持续 7~9 日后可自行消失，其他不良反应停药或对症处理后可恢复。本品有可能增加化疗药物对白细胞的抑制作用，但对症处理后可恢复正常。5 型腺病毒注射后可能的不良反应还有恶心、呕吐、腹泻、腹痛、支气管炎、胃肠炎、肝炎、膀胱炎和结膜炎，一般为自限性，停药后可自行恢复。

【严重不良反应】

暂无报道。

【注意事项】

1. 仅限于三级甲等医院使用，且需要在有肿瘤基因 / 病毒治疗经验的医生指导下使用。

2. 为瘤内注射用药，使用时应考虑穿刺导致肿瘤转移的可能性。

3. 为乳白色混悬液，如遇浑浊、沉淀等现象或药瓶出现裂缝、破损时禁用。本品开启后应一次用完。

4. 需 -20℃ 冷藏保存，取出后应尽快使用，避免反复冻融或室温放置过久而导致药效下降。

5. 操作时避免使药液产生泡沫，如本品与皮肤或物品表面意外接触，应立即用 75%

酒精擦拭，再以清水冲洗。如本品溅入眼睛、口和鼻等黏膜，立即用清水反复冲洗。

6. 注射操作所用注射器、容器等物品需经消毒处理后废弃。

7. 联合消融治疗时，可于消融治疗前或治疗后化验指标恢复至适应证标准时使用本品。

8. 对于不明原因发热患者及正在使用大剂量糖皮质激素或者是抗病毒类药物的患者，不允许使用该产品，应该等到症状控制后在有使用经验医生的评估下使用本品。

第二节　不良反应分类分级及管理

临床中应用的免疫检查点抑制剂（immune checkpoint inhibitors，ICIs）主要为 PD-1、PD-L1 及 CTLA-4 抑制剂，与传统化疗相比，ICIs 可显著改善患者生存。目前，接受 ICIs 治疗的患者日益增多，其中，PD-1 及 PD-L1 抑制剂应用最为广泛，但其独特的作用机制，将会打破机体免疫系统的原有平衡，从而引起一系列免疫相关的不良反应。针对 PD-1 及 PD-L1 抑制剂，免疫治疗相关不良反应（immune-related adverse events，irAEs）可发生在各个器官及组织，常见于皮肤黏膜、胃肠道、肝脏、肺脏、心脏及内分泌器官，其发生率大约为 26.82%，严重不良事件（serious adverse events，SAE）的发生率大约为 6.10%，因此，对 irAEs 的认知和了解需要临床医生和患者更多的关注。（表 21-2 ~ 表 21-6）

表 21-2　免疫检查点抑制剂的毒性特征

毒性发生率		
治疗方法	总体毒性中位发生率及范围 /%	G3 以上毒性中位发生率及范围 /%
CTLA-4 抑制剂	90.5（60 ~ 96）	38.8（10 ~ 42）
PD-1 抑制剂	75.7（58 ~ 82）	17.6（7 ~ 20）
PD-L1 抑制剂	66.6（66 ~ 84）	15.7（5 ~ 17）
CTLA-4 抑剂联合 PD-1/PD-L1 抑制剂	94.2（75 ~ 95）	57.7（19 ~ 59）
ICIs 联合化疗	84.5（69 ~ 99.8）	43.7（22.9 ~ 73.2）
毒性发生时间		
毒性	中位发生时间 / 周	最晚发生时间 / 周
皮肤	4 ~ 7	155
胃肠道	3 ~ 6	145
肝脏	5 ~ 18	145
内分泌	8 ~ 12	165
肺	15 ~ 31	85
神经系统	11 ~ 13	121
肾脏	7 ~ 11	21

表 21-3　ICIs 相关 irAEs 分类分级及管理措施

irAEs 分类器官或系统	反应名称	分级及临床表现	指南推荐管理措施（首选Ⅰ级推荐管理措施；如不缓解，参考Ⅱ级推荐管理措施）
全身	注射反应	G1：轻度暂时性反应	Ⅰ级推荐：不必中断输液，或下调输液速度50% Ⅱ级推荐：暂停输液，直至问题解决； 自行选用 NSAID、抗组胺药物、糖皮质激素等，后续治疗考虑增加预处理步骤
		G2：较重的反应，暂停输液，立即给予系统性治疗（抗组胺药物、NSAID、阿片类药物、静脉补液），药物治疗<24h	Ⅰ级推荐：中断输液至恢复到 G0～G1，对症处理（如抗组胺药、NSAID），重启输注前24小时内预处理，输注时减慢滴速50% Ⅱ级推荐：必要时应用糖皮质激素
		G3：延迟性（如不必快速对症进行处置，或暂时停止输液），初始治疗后症状延长或反复发作，住院治疗处理后遗症	Ⅰ级推荐：永久停用 ICIs，对症处理，请过敏相关专科会诊
		G4：威胁生命的后果，需要紧急干预	Ⅰ级推荐：永久停用 ICIs，紧急处理
	细胞因子释放综合征	G1：T≥38℃，无低血压，低氧血症	无须处理
		G2：T≥38℃，低血压或缺氧	无须使用血管升压药物，仅需要低流量鼻导管吸氧（≤6L/min）
		G3：T≥38℃，低血压	需要使用一种含有或不含有加压素的血管升压药物和/或缺氧［需要高流量鼻导管吸氧（≥6L/min）］，面罩、非循环呼吸器面罩或 Venturi 面罩
		G4：T≥38℃，低血压和/或低氧血症	需要加压素以外的多种血管升压药物，或需要正压通气缺氧（如 CPAP、BiPAP、插管和机械通气）
皮肤	斑丘疹/皮疹	G1：皮损<10%全身表面积（BSA），有或无症状（如瘙痒、灼热、紧绷）	Ⅰ级推荐：继续 ICIs 治疗，局部使用润肤剂，口服抗组胺药物，使用中等强度的糖皮质激素（局部外用） Ⅲ级推荐：必要时进行血常规、肝肾功能检查
		G2：皮损占10%～30% BSA，有或无症状（如瘙痒、灼热、紧绷），日常使用工具受限	Ⅰ级推荐：局部使用润肤剂，口服抗组胺药，强效的糖皮质激素外用和/或使用泼尼松 0.5～1mg/（kg·d） Ⅱ级推荐：适当时候可以考虑暂停 ICIs 治疗 Ⅲ级推荐：必要时进行血常规、肝肾功能检查，考虑转诊至皮肤科并行皮肤活组织检查

irAEs 分类器官或系统	反应名称	分级及临床表现	指南推荐管理措施（首选 I 级推荐管理措施；如不缓解，参考 II 级推荐管理措施）
皮肤	斑丘疹 / 皮疹	G3：皮损>30%BSA，有或无症状（如红斑、紫癜或表皮脱落），日常生活自理受限	I 级推荐：暂停 ICIs 治疗，强效的糖皮质激素外用，泼尼松 0.5 ~ 1mg/（kg·d）[如无改善，剂量可增加至 2mg/（kg·d）] II 级推荐：考虑住院治疗请皮肤科急会诊，皮肤组织活检 III 级推荐：必要时进行血常规、肝肾功能检查
	瘙痒	G1：轻微或局限	I 级推荐：继续 ICIs 治疗，口服抗组胺药，中效的糖皮质激素外用 III 级推荐：必要时进行血常规、肝肾功能检查
		G2：强烈或广泛；间歇性；抓挠致皮肤受损（如水肿、丘疹、脱屑、苔藓化、渗出 / 结痂）；日常使用工具受限	I 级推荐：在加强止痒治疗下可继续 ICIs 治疗 II 级推荐：请皮肤科会诊，可考虑转诊至皮肤科 III 级推荐：必要时进行血常规、肝肾功能检查
		G3：强烈或广泛、持续性；日常生活自理明显（ADL）受限或影响睡眠	I 级推荐：暂停 ICIs 治疗，泼尼松后或甲基泼尼松龙 0.5 ~ 1mg/（kg·d），口服抗组胺药 γ-氨基丁酸（GABA）激动剂（加巴喷丁、普瑞巴林），难治性瘙痒可考虑给予阿瑞吡坦或奥马珠单抗（如血 IgE 水平升高） II 级推荐：皮肤科急会诊，查血清 IgE 和组胺 III 级推荐：必要时进行血常规、肝肾功能检查，必要时取活检
	大疱性皮炎 / Stevens-Johnson 综合征（SJS）/ 中毒性表皮坏死松解症（TEN）	G1：无症状，水疱覆盖<10% BSA	I 级推荐：继续 ICIs 治疗，强效的糖皮质激素外用 II 级推荐：皮肤科急会诊，血常规、肝肾功能、电解质、C 反应蛋白检查
		G2：水疱覆盖 10% ~ 30% BSA，伴疼痛，日常使用工具受限	I 级推荐：暂停 ICIs 治疗，直至毒性<1 级，泼尼松或甲基泼尼松龙，0.5 ~ 1mg/（kg·d）；血常规、肝肾功能、电解质、C 反应蛋白检查 II 级推荐：皮肤科急会诊
		G3：水疱覆盖>30% BSA，日常使用工具受限，SJS 或 TEN	I 级推荐：永久停用 ICIs 治疗，泼尼松或甲基泼尼松龙，1 ~ 2mg/（kg·d），需要住院治疗，有指征入住 ICU 监护或烧伤病房，请皮肤科、眼科、泌尿科急会诊；血常规、肝肾功能、电解质、CRP、补体等相关炎性因子检查 III 级推荐：必要时皮肤活检
		G4：水疱覆盖 BSA>30%；合并水、电解质紊乱，致死性 SJS 或 TEN	
	皮肤毛细血管增生症	G1：单个或多个结节，最大径≤10mm，伴不伴破溃出血	I 级推荐：继续 ICIs 治疗，易摩擦部位可用纱布保护，避免出血；破溃出血者可采用局部压迫止血治疗

irAEs 分类器官或系统	反应名称	分级及临床表现	指南推荐管理措施（首选 I 级推荐管理措施；如不缓解，参考 II 级推荐管理措施）
皮肤	皮肤毛细血管增生症	G2：单个或多个结节，最大径>10mm，伴或不伴破溃出血	I 级推荐：继续 ICIs 治疗，易摩擦部位可用纱布保护，避免出血；破溃出血者可采用局部压迫止血治疗，或采取局部治疗措施，如激光或外科切除等，避免破溃处感染
		G3：呈泛发性，可以并发皮肤感染，可能需要住院治疗	I 级推荐：暂停 ICIs 治疗，待恢复至≤1 级后恢复给药；易摩擦部位可用纱布保护，避免出血；破溃出血者可采用局部压迫止血治疗，或采取局部治疗措施，如激光或外科切除等；合并发感染者给予抗感染治疗
		G4：多发和泛发，威胁生命	I 级推荐：暂停 ICIs 治疗
		G5：死亡	
呼吸系统	肺炎	G1：无症状；病变局限于一叶肺或病变范围<25%的肺实质	I 级推荐：基线检查，包括胸部 CT、血氧饱和度、血常规、肝肾功能、电解质、TFTs、ESR、肺功能，考虑在 3~4 周后复查胸部 CT 及肺功能，如影像学好转，密切随访并恢复治疗，如影像学进展，升级治疗方案，暂停 ICIs 治疗 II 级推荐：酌情痰检排除病原体感染，每 2~3 日进行自我症状监测，复查血氧饱和度；每周复诊，跟踪症状变化、胸部体检、重复血氧饱和度及胸部 CT
		G2：出现新的呼吸道症状或原有症状加重，包括气短、咳嗽、胸痛、发热和缺氧；涉及多个肺叶且达到 25%~50% 的肺实质，影响日常生活，需要使用药物干预治疗	I 级推荐：行胸部高分辨率 CT，血常规、肝肾功能、电解质、肺功能分析；暂停 ICIs 治疗，直至降至≤G1；静脉滴注甲基泼尼松龙 1~2mg/（kg·d），治疗 48~72 小时后，若症状改善，激素在 4~6 周内按照每周 5~10mg 逐步减量；若症状无改善，按 G3~G4 反应治疗；如不能完全排除感染，需考虑加用经验性抗感染治疗；3~4 周后复查胸部 CT；临床症状和影像学缓解至≤G1，免疫药物可在评估后使用 II 级推荐：行鼻拭子、痰培养及药敏、血培养及药敏、尿培养及药敏等检查，排除病原体感染；每 3~7 日监测 1 次，病史和体格检查、血氧饱和度（静止和活动状态下）；每周复查胸部 CT、血液检查、肺功能 III 级推荐：酌情行支气管镜或支气管镜肺泡灌洗，不典型病变部位考虑活检

续表

irAEs 分类器官或系统	反应名称	分级及临床表现	指南推荐管理措施（首选Ⅰ级推荐管理措施；如不缓解，参考Ⅱ级推荐管理措施）
呼吸系统	肺炎	G3：严重的新发症状，病变累及所有肺叶或>50%肺实质，日常活动受限，需吸氧，需住院治疗	Ⅰ级推荐：行胸高分辨率CT，血常规、肝肾功能、电解质、肺功能分析；永久停用ICIs治疗，住院治疗；如果尚未完全排除感染，需经验性抗感染治疗；必要时请呼吸科或感染科会诊；静脉滴注甲基泼尼松龙2mg/（kg·d），酌情行肺通气治疗；激素治疗48小时后，若临床症状改善，继续治疗至症状改善至≤G1，然后在4~6周内逐步减量；若无明显改善，可考虑接受英夫利西单抗（5mg/kg）静脉滴注（在14日后可重复给药），或吗啡麦考酚，1~1.5g/次，2次/d，或静脉注射免疫球蛋白 Ⅱ级推荐：行鼻拭子、痰培养及药敏、血培养及药敏、尿培养及药敏等检查排除病原体感染 Ⅲ级推荐：行支气管镜或支气管镜肺泡灌洗，不典型病变部位考虑组织活检
		G4：危及生命的呼吸困难，急性呼吸窘迫综合征（ARDS），需要插管等紧急干预措施	
消化系统	结肠炎（腹泻）	G1：无症状，不超过4次/d，无全身中毒体征，血沉（ESR）正常	Ⅰ级推荐：化验检查，血常规、肝肾功能、电解质、甲状腺功能；粪便检查，镜检白细胞、虫卵、寄生虫、培养、病毒、艰难梭菌霉素、隐孢子虫和培养耐药病原体可继续ICIs治疗；必要时口服补液、使用止泻药物对症处理；避免高纤维/乳糖饮食
		G2：腹痛，大便黏液或带血，2级腹泻4~6次/d	Ⅰ级推荐：化验检查和粪便检查同上，有结肠炎体征行胃肠X线检查，急诊结肠镜检查和活检，暂停ICIs治疗，无须等待结肠镜检查即可开始激素治疗，口服泼尼松1mg/（kg·d），如48~72小时激素治疗无改善或加重，增加剂量至2mg/（kg·d）；考虑加用英夫利西单抗
		G3：剧烈腹痛，大便习惯改变，伴重度肠绞痛，缺血性肠病，穿孔，中毒性巨结肠，≥7次/d，全身中毒症状（T≥37.5℃，HR≥90次/min，HGB<10.5g），ESR≥30mm/h，体重迅速下降	Ⅰ级推荐：化验检查和粪便检查同上；有结肠体征推荐腹盆腔增强CT；预约结肠镜检查和活检；每日复查血常规、肝肾功能和电解质、CRP饮食指导（禁食、流食、全肠外营养）；G3暂停ICIs治疗；G4永久停用ICIs治疗；静脉甲基泼尼松龙2mg/（kg·d），无须等待结肠镜检查即可开始激素治疗；如48小时激素治疗无改善或加重，在继续应用激素的同时考虑加用英夫利西单抗；如果英夫利西单抗耐药，考虑维多珠单抗或参加临床研究
		G4：症状危及生命，需要紧急干预治疗	
	肝脏毒性	G1：AST或ALT<3正常上限（ULN），胆红素<1.5ULN	Ⅰ级推荐：继续ICIs治疗 Ⅱ级推荐：每周监测1次肝功能，如肝功能稳定，适当减少监测频率

irAEs 分类器官或系统	反应名称	分级及临床表现	指南推荐管理措施（首选Ⅰ级推荐管理措施；如不缓解，参考Ⅱ级推荐管理措施）
消化系统	肝脏毒性	G2：AST 或 ALT>3~5 倍 ULN，胆红素>1.5~3 倍 ULN	Ⅰ级推荐：暂停 ICIs 治疗；0.5~1mg/kg 泼尼松口服，如肝功能好转，缓慢减量，总疗程至少 4 周；泼尼松剂量减至≤10mg/d，且肝脏毒性≤1 级，可重新 ICIs 治疗 Ⅱ级推荐：每 3 日检测 1 次肝功能 Ⅲ级推荐：可选择肝脏活检
		G3：AST 或 ALT>5~20 倍 ULN，胆红素>3~10 倍 ULN	Ⅰ级推荐：建议永久停用 ICIs 治疗；静脉使用甲基泼尼松龙，1~2mg/kg，待肝脏毒性降至 2 级后，可等效改换口服的泼尼松并继续缓慢减量，总疗程至少 4 周；3 日后如肝功能无好转，考虑加用麦考酚酯 500~1 000mg，2 次 /d，可换用他克莫司，不推荐使用英夫利西单抗；考虑住院治疗
		G4：AST 或 ALT>20 倍 ULN，胆红素>10 倍 ULN	Ⅱ级推荐：G3，建议停用 ICIs，泼尼松剂量减至≤10mg/d，且肝脏毒性≤1 级，可考虑重新 ICIs 治疗；每 1~2 日检测 1 次肝功能，如麦考酚酯效果仍不佳，可换用他克莫司；请肝病专家会诊，进行肝脏 CT 或超声检查
	胰腺毒性（无症状性淀粉酶 / 脂肪酶升高）	G1：无急性胰腺炎相关症状 淀粉酶≤3 倍 ULN 和 / 或脂肪酶≤3 倍 ULN	Ⅰ级推荐：评估有无急性胰腺炎（包括临床症状评估、胰腺薄层增强 CT 扫描、胰腺 MRCP）；无急性胰腺炎证据，继续免疫治疗；有急性胰腺炎证据，按照胰腺炎诊治原则处理 Ⅱ级推荐：排除其他原因引起的淀粉酶 / 脂肪酶升高，如炎性肠病、肠易激综合征、肠梗阻、胃轻瘫、恶心 / 呕吐、糖尿病等
		G2：无急性胰腺炎相关症状，淀粉酶升高 3~5 倍 ULN 和 / 或脂肪酶升高 3~5 倍 ULN	Ⅰ级推荐：评估有无急性胰腺炎（包括临床症状评估、持续性中重度淀粉酶和 / 或脂肪酶升高，需行胰腺薄层增强 CT 扫描或胰腺 MRCP 扫描）；无急性胰腺炎证据，继续免疫治疗；有急性胰腺炎证据，按照胰腺炎诊治原则处理 Ⅱ级推荐：排除其他原因引起的淀粉酶 / 脂肪酶升高，如炎性肠病、肠易激综合征、肠梗阻、胃轻瘫、恶心 / 呕吐、糖尿病等
		G3~G4：无急性胰腺炎相关症状，淀粉酶升高 5 倍 ULN 和 / 或脂肪酶升高大于 5 倍 ULN	Ⅲ级推荐：静脉补液水化
	急性胰腺炎	G1：出现下列症状 / 体征之一，淀粉酶≤3 倍 ULN 和 / 或脂肪酶≤3 倍 ULN；临床表现考虑胰腺炎；CT 影像学结果提示有胰腺炎	Ⅰ级推荐：按照无症状性淀粉酶 / 脂肪酶升高处理；静脉补液水化 Ⅱ级推荐：请消化内科会诊或转至专科诊治

irAEs 分类器官或系统	反应名称	分级及临床表现	指南推荐管理措施（首选 I 级推荐管理措施；如不缓解，参考 II 级推荐管理措施）
消化系统	急性胰腺炎	G2：出现下列症状 / 体征中的两种，淀粉酶≤3 倍 ULN 和 / 或脂肪酶≤3 倍 ULN；临床表现考虑胰腺炎；CT 影像学结果提示有胰腺炎	I 级推荐：暂停 ICIs 治疗；泼尼松 / 甲基泼尼松龙 0.5 ~ 1.0mg/（kg·d）；可考虑联合麦考酚酸治疗；静脉补液水化 II 级推荐：请消化科 /ICU 会诊，转至专科诊治
		G3 ~ G4：淀粉酶 / 脂肪酶升高；影像学诊断急性胰腺炎；严重腹痛、恶心 / 呕吐、血流动力学不稳定	I 级推荐：永久停用 ICIs 治疗；泼尼松 / 甲基泼尼松龙 0.5 ~ 1.0mg/（kg·d）；可考虑联合麦考酚酸酯酸治疗；静脉补液水化 II 级推荐：请消化科 /ICU 会诊，转至专科诊治
循环系统	心脏毒性	G1：亚临床心肌损伤，仅有心脏损伤生物标志物升高，无心血管症状、心电图（ECG）、超声心动图（UCG）改变。若心脏损伤生物标志物轻度异常且保持稳定，可继续 ICIs 治疗；若进行性升高，应暂缓 ICIs 治疗，必要时给予糖皮质激素治疗	I 级推荐：主动监测策略，心血管科会诊完善心脏损伤生物标志物、利钠肽（BNP 或 NT-proBNP）、D- 二聚体、炎性标志物（红细胞沉降率、C 反应蛋白、白细胞计数）、病毒滴度、ECGT、UCGB 等，有条件行心脏磁共振（CMR）检查 II 级推荐：若无症状性心肌炎诊断成立，立即给予甲基泼尼松龙治疗［初始剂量 1 ~ 4mg/（kg·d）］持续 3 ~ 5 日，后逐渐减量，心脏损伤生物标志物恢复基线水平后继续激素治疗 2 ~ 4 周；心脏损伤生物标志物恢复基线水平后可继续 ICIs 治疗，但需要加强监测
		G2：轻微心血管症状，伴心脏损伤生物标志物和 / 或 ECG 异常	I 级推荐：立即停用 ICIs，卧床休息；心血管科会诊；心电监护；完善心脏损伤生物标志物、利钠肽、ECG、UCG 检查，有条件行 CMR 检查，必要时行心内膜、心肌活检；立即给予甲基泼尼松龙［初始剂量 1 ~ 4mg/（kg·d）］，连续 3 ~ 5 日，后逐渐减量，恢复基线水平后继续激素治疗 2 ~ 4 周 II 级推荐：若糖皮质激素治疗不敏感，酌情加其他免疫抑制剂；恢复基线水平后慎重再次使用 ICIs
		G3：心脏彩超提示左室射血分数<50% 或局部室壁运动异常；心脏 MRI 诊断或怀疑心肌炎，明显的心血管症状或危及生命。需要住院紧急处理，立即给予冲击剂量糖皮质激素治疗	I 级推荐：永久停用 ICIs；卧床休息；多学科团队（心血管科、危重症医学科等）会诊，ICU 级别监护，完善心脏损伤生物标志物、利钠肽、ECG、UCG、CMR 检查，必要时行心内膜、心肌活检，立即给予甲基泼尼松龙冲击治疗，500 ~ 1 000mg/d，持续 3 ~ 5 日，后逐渐减量，待心功能恢复基线水平后，继续激素治疗 4 周左右，心律失常患者必要时安装起搏器，危重症患者及时给予循环、呼吸支持
		G4：明显的心血管症状，危及生命的心脏异常如恶性心律失常、心源性休克。需要住院紧急处理，立即给予冲击剂量糖皮质激素治疗	II 级推荐：激素治疗 24 小时无改善，给予其他免疫抑制剂 ± 血浆置换等措施 ± 生命支持

irAEs 分类器官或系统	反应名称	分级及临床表现	指南推荐管理措施（首选 I 级推荐管理措施；如不缓解，参考 II 级推荐管理措施）
内分泌系统	甲状腺功能亢进	G1：无症状，只需临床或诊断性观察，暂无须治疗	I 级推荐：继续 ICIs 治疗，如果有症状，普萘洛尔、美替洛尔或者阿替洛尔口服缓解症状，4~6 周后复查 TFTs（甲状腺功能测试），如果已经缓解，不需要进一步治疗；如果 TSH 仍然低于正常值，游离 T_4/ 总 T_3 升高，建议行 4 小时或 24 小时摄碘率以明确是否有甲状腺功能亢进或毒性弥漫性甲状腺肿（Graves 病）等 II 级推荐：甲状腺功能亢进通常会发展为甲状腺功能减退，检查血清 TSH 水平，如果 TSH> 10μIU/mL，则开始补充甲状腺素
		G2：有症状，需要行甲状腺激素抑制治疗；影响使用工具性日常生活活动	
		G3：严重症状，个人自理能力受限；需要住院治疗	
		G4：危及生命；需要紧急干预	
	甲状腺功能减低	G1：TSH<10mIU/L，无症状；只需临床或诊断性观察，暂无须治疗	I 级推荐：继续 ICIs 治疗 II 级推荐：监测 TSH 及游离 T_4，每 4~6 周 1 次，如确诊为中枢性甲状腺功能减退，参照垂体炎治疗
		G2：持续性 TSH>10mIU/L，有症状，影响使用工具性日常生活活动	I 级推荐：继续 ICIs 治疗，TSH 升高（> 10μIU/mL），补充甲状腺素；请内分泌科会诊 II 级推荐：监测 TSH 及游离 T_4，每 4~6 周 1 次，请内分泌科会诊，如确诊为中枢性甲状腺功能减退，参照垂体炎治疗
		G3：症状严重；个人自理能力受限；需要住院治疗	
		G4：危及生命；需要紧急干预处理	
	垂体炎	G1：无症状或轻度症状	I 级推荐：暂停 ICIs 治疗，直至急性症状缓解，如果伴有临床症状，可予甲基泼尼松龙 / 泼尼松 1~2mg/（kg·d），根据临床指征给予相应激素替代治疗 II 级推荐：请内分泌科会诊 III 级推荐：激素治疗期间，应重视向患者宣教感染、创伤知识
		G2：中度症状，能够进行日常生活活动	
		G3~G4：重度症状，医学上有重要意义或危及生命，自理性日常生活活动受限	
	原发性肾上腺功能减退症	G1：无症状或轻度症状	I 级推荐：暂停 ICIs 治疗，在给予其他激素替代治疗之前，首先给予皮质类固醇以避免肾上腺危象；类固醇替代治疗，氢化可的松，20mg a.m.，10mg p.m.。然后根据症状缓慢滴定给药剂量；或泼尼松初始剂量 7.5mg 或 10mg，然后酌情减少至 5mg，1 次 /d 和氟氢可的松以 0.1mg 的剂量开始给药，隔日 1 次；然后根据血压、症状、下肢水肿和实验室检查结果进行增量或减量，如果血流动力学不稳定，住院治疗，并开始给予高剂量 / 应激剂量的类固醇，症状严重（低血压）的患者可能需要大量补液（如生理盐水的量通常需要 >2L） II 级推荐：请内分泌科会诊，动态评估血皮质醇、生化（包含电解质）、血清肾素水平 III 级推荐：激素治疗期间，应重视向患者宣教感染、创伤知识
		G2：中度症状，能够进行日常生活活动	
		G3~G4：重度症状，医学上有重要意义或危及生命，自理性日常生活活动受限	

续表

irAEs 分类器官或系统	反应名称	分级及临床表现	指南推荐管理措施（首选 I 级推荐管理措施；如不缓解，参考 II 级推荐管理措施）
内分泌系统	高血糖	G1：空腹血糖<8.9mmol/L	I 级推荐：新发高血糖<11.1mmol/L 和 / 或 2 型糖尿病病史且不伴糖尿病酮症酸中毒（DKA）。建议继续 ICIs 治疗，治疗期间应动态监测血糖，调整饮食和生活方式，按相应指南给予药物治疗；新发空腹血糖>11.1mmol/L 或随机血糖>13.9mmol/L 或 2 型糖尿病病史伴空腹 / 随机血糖>13.9mmol/L。建议：①完善血 pH 值、基础代谢组合检查、尿或血浆酮体、β-羟基丁酸等；②如果尿或血酮体 / 阴离子间隙阳性，查 C- 肽、抗谷氨酸脱羧酶抗体（GAD）、抗胰岛细胞抗体；③DKA 检查阴性，处理同"新发高血糖症<11.1mmol/L"；④DKA 检查阳性，暂停 ICIs 治疗，住院治疗，请内分泌科会诊，并按机构指南行 DKA 管理，在住院治疗团队和 / 或内分泌专家的指导下使用胰岛素 II 级推荐：如果患者有症状和 / 或血糖持续无法控制，考虑内分泌科会诊
		G2：空腹血糖 8.9～13.9mmol/L	
		G3：空腹血糖 13.9～27.8mmol/L，需要住院治疗	
		空腹血糖>27.8mmol/L，危及生命	
神经系统	重症肌无力（MG）	G1：无症状	
		G2：MG 严重程度评分 1～2 级，影响日常生活活动	I 级推荐：暂停 ICIs，吡斯的明，30mg/ 次，3 次 /d，可逐渐将剂量增加到 120mg/ 次，4 次 /d；可以给予泼尼松 1～1.5mg/（kg·d），口服，但剂量不超过 100mg/d
		G3～G4：MG 严重程度评分 3～4 级，生活不能自理，日常生活需要帮助并可能危及生命	I 级推荐：永久停止 ICIs，住院治疗可能需要 ICU 水平的监护，并请神经科会诊，甲基泼尼松龙起始量为 1～2mg/（kg·d），根据病情调整剂量，避免使用可能加重肌无力的药物 II 级推荐：免疫球蛋白 0.4g/（kg·d）或者血浆置换，连续 5 日如果血浆置换或静脉滴注免疫球蛋白无效，考虑加用利妥昔单抗（375mg/㎡ q.w. ×4 日或 500mg/㎡ q.2w. ×2 日），注意肺功能、神经系统症状
	吉兰 - 巴雷综合征	G1：无	
		G2：中度，影响工具性日常生活活动	I 级推荐：永久停止 ICIs，住院治疗，ICU 级别监护，密切监测神经系统症状和呼吸功能，请神经内科会诊，甲基泼尼松龙起始量为 1～2mg/（kg·d），根据病情调整剂量，免疫球蛋白 0.4g/（kg·d），或者血浆置换，连续 5 日，对疼痛患者，给予非阿片类药物治疗疼痛 II 级推荐：甲基泼尼松龙 1g/d，连续 5 日，在随后 4 周内逐渐减量，与免疫球蛋白或血浆置换联合应用
		G3：重度，自我护理能力受限，需要帮助	
		C4：危及生命，需要紧急治疗	

续表

irAEs分类器官或系统	反应名称	分级及临床表现	指南推荐管理措施（首选Ⅰ级推荐管理措施；如不缓解，参考Ⅱ级推荐管理措施）
神经系统	无菌性脑炎	G1：轻度，无脑神经症状，不影响患者工具性日常生活活动	Ⅰ级推荐：暂停ICIs，可密切观察而不使用激素 Ⅱ级推荐：考虑静脉阿昔洛韦直至获得病原体聚合酶链反应（PCR）结果报告
		G2：中度，影响工具性日常生活活动	Ⅰ级推荐：暂停ICIs，泼尼松0.5~1mg/(kg·d)或甲基泼尼松龙起始量为1~2mg/(kg·d)，根据病情调整剂量；神经内科会诊 Ⅱ级推荐：考虑静脉阿昔洛韦直至获得病原体聚合酶链反应（PCR）结果报告
		G3：重度，生活不能自理，日常生活活动需要帮助	Ⅰ级推荐：永久停止ICIs，泼尼松0.5~1mg/(kg·d)或甲基泼尼松龙起始量为1~2mg/(kg·d)，根据病情调整剂量；神经内科会诊 Ⅱ级推荐：考虑静脉阿昔洛韦直至获得病原体聚合酶链反应（PCR）结果报告
		C4：危及生命，需要紧急治疗	
	脑炎	G1：轻度，无脑神经症状，不影响患者工具性日常生活活动	Ⅰ级推荐：暂停ICIs，甲基泼尼松龙起始量为1~2mg/(kg·d)，根据病情调整剂量 Ⅱ级推荐：考虑静脉阿昔洛韦直至获得病原体聚合酶链反应（PCR）结果报告
		G2：中度，影响工具性日常生活活动	
		G3：重度，生活不能自理，日常生活活动需要帮助	Ⅰ级推荐：永久停止ICIs，神经内科会诊；甲基泼尼松龙起始量为1~2mg/(kg·d)，根据病情调整剂量；如果症状严重或者出现寡克隆带，给予甲基泼尼松龙1mg/d，连续3~5日，同时给予免疫球蛋白0.4g/(kg·d)或者血浆置换，连续5日；如病情进展或者出现自身免疫性脑病，给予利妥昔单抗 Ⅱ级推荐：考虑静脉阿昔洛韦直至获得病原体聚合酶链反应（PCR）结果报告
		C4：危及生命，需要紧急治疗	
	横断性脊髓炎	G1：轻度，无脑神经症状，不影响患者工具性日常生活活动	Ⅰ级推荐：永久停止ICIs，请神经内科会诊；给予高剂量甲基泼尼松龙1mg/d，连续3~5日，根据病情调整剂量 Ⅱ级推荐：免疫球蛋白0.4g/(kg·d)，连续5日，或者血浆置换
		G2：中度，影响工具性日常生活活动	
		G3：重度，生活不能自理，日常生活活动需要帮助	
		C4：危及生命，需要紧急治疗	

irAEs 分类器官或系统	反应名称	分级及临床表现	指南推荐管理措施（首选Ⅰ级推荐管理措施；如不缓解，参考Ⅱ级推荐管理措施）
骨关节与肌毒性	炎性关节炎	G1：轻度疼痛，伴有炎症症状（通过运动或加温可改善），红斑，关节肿胀	Ⅰ级推荐：继续 ICIs，NSAID（如 4~6 周萘普生，0.5g，2 次/d），如果 NSAID 无效，考虑使用小剂量泼尼松，10~20mg/d×4 周，如果症状没有改善，升级为 2 级管理治疗 Ⅱ级推荐：根据受累关节的部位和数目，考虑关节内局部使用类固醇激素
		G2：中度疼痛伴炎症、红斑或关节肿胀的迹象，影响工具性使用的日常生活活动能力	Ⅰ级推荐：暂停 ICIs，使用泼尼松 0.5mg/（kg·d），或甲泼尼松 10~20mg/（或等效剂量）4~6 周。如果症状没有改善，升级为 3 级管理治疗，如果 4 周后症状没有改善，推荐请风湿科会诊 Ⅱ级推荐：根据受累关节的部位和数目，考虑关节内局部使用类固醇激素，检查早期骨损伤情况
		G3~G4：重度伴有炎症表现的剧痛，皮肤红斑或关节肿胀；不可逆转的关节损伤；致残；自理日常生活活动能力受限	Ⅰ级推荐：暂停或永久停用 ICIs，使用泼尼松或甲泼尼松 1mg/（kg·d）×4~6 周，如果 2 周内症状没有改善，请风湿科会诊，考虑其免疫抑制药物（包括英夫利西单抗、托珠单抗、氨甲蝶呤、柳氮磺胺嘧啶或来氟米特、IVIG 等）
	肌炎	G1：轻度无力，症状伴或不伴疼痛	Ⅰ级推荐：继续 ICIs，全面评估患者肌力监测肌酸激酶、醛缩酶等，如果肌酸激酶水平升高并伴有肌力减弱，可给予口服糖皮质激素治疗（按照 G2 处理）有指征，排除相关禁忌证后，可给予对乙酰氨基酚或 NSAID 止痛治疗 Ⅱ级推荐：监测肌钙蛋白、转氨酶（AST、ALT）和乳酸脱氢酶（LDH）、ESR、CRP 等，必要时行肌电图、磁共振心脏超声等，怀疑重症肌无力可行肌活检
		G2：中度无力，症状伴或不伴疼痛，影响年龄相当使用工具性 ADL 日常生活活动能力	Ⅰ级推荐：暂停 ICIs 直至相关症状控制，肌酸激酶恢复至正常且泼尼松剂量<10mg，若症状加重，按照 G3 处理排除相关禁忌证后，可给 NSAID 止痛治疗，如果肌酸激酶≥3 倍正常值上限，按照 0.5~1mg/（kg·d）泼尼松（或等效剂量其他药物）给予治疗，请风湿科或神经科会诊 Ⅱ级推荐：对于出现 G2 症状或客观指标异常（如酶谱异常、肌电图异常、肌肉 MRI 或活检异常）的患者，可考虑永久停用 ICIs

irAEs 分类器官或系统	反应名称	分级及临床表现	指南推荐管理措施（首选Ⅰ级推荐管理措施；如不缓解，参考Ⅱ级推荐管理措施）
骨关节与肌毒性	肌炎	G3~G4：重度无力，症状伴或不伴疼痛，影响自理性日常生活活动能力	Ⅰ级推荐：暂停 ICIs 直至停用免疫治疗后恢复至 G1，若有心肌受损，需永久停用 ICIs；症状严重考虑收住入院；请风湿科或神经内科会诊；使用 1mg/（kg·d）甲基泼尼松龙（或等效剂量其他药物），若出现严重症状，如严重无力致活受限、心脏、呼吸、吞咽受累，需考虑 1~2mg/kg 甲泼尼松静推或大剂量弹丸式注射 Ⅱ级推荐：考虑静脉免疫球蛋白治疗；考虑血浆置换；4~6 周后，症状未缓解 /CK 指标无改善或加重，考虑使用其他免疫抑制剂（氨甲蝶呤、硫唑嘌呤、麦考酚酯）
	肌痛	G1：轻度疼痛和 / 或僵硬，日常生活活动能力不受限	Ⅰ级推荐：继续 ICIs；有指征，排除相关禁忌证后，可给予对乙酰氨基酚或 NSAID 止痛治疗
		G2：中度疼痛和 / 或僵硬，影响年龄相当的使用工具性日常生活活动能力	Ⅰ级推荐：暂停 ICIs 直至症状控制，泼尼松用量小于 10mg；若症状加重，按照 G3 处理，泼尼松 20mg/d 或等效剂量，症状改善后逐步减量，4 周后症状改善，按照 G3 处理，请风湿科专家会诊
		G3~G4：重度僵硬、疼痛，影响自理性 ADL	Ⅰ级推荐：暂停 ICIs 直至停用免疫治疗后恢复至 G1，请风湿科专家会诊，泼尼松 20mg/d 或甲泼尼松 1~2mg/kg 或等效剂，若症状无改善或需更大剂量糖皮质激素，需考他免疫治疗（氨甲蝶呤、托珠单抗），对症治疗 Ⅱ级推荐：考虑静脉免疫球蛋白治疗，考虑血浆置换
血液系统	自身免疫性溶血性贫血	G1：Hb<正常下限（LLN）~100g/L	Ⅰ级推荐：继续 ICIs，同时密切随访
		G2：Hb 80~100g/L	Ⅰ级推荐：暂停或者永久停用 ICIs；使用泼尼松 0.5~1mg/（kg·d）
		G3：Hb<80g/L；考虑输血	Ⅰ级推荐：永久停用 ICIs，泼尼松 1~2mg/（kg·d） Ⅱ级推荐：输注红细胞纠正贫血，使非心脏病患者 Hb 达到 70~80g/L，根据患者情况确定是否请血液科会诊 Ⅲ级推荐：叶酸 1mg/d
		G4：危及生命，需要紧急干预治疗	Ⅰ级推荐：永久停用 ICIs，请血液科会诊，泼尼松 1~2mg/（kg·d），如果无效或恶化，给予免疫抑制剂，如利妥西单抗、免疫球蛋白、环孢素和吗替麦考酚酯等 Ⅱ级推荐：可根据指南输注红细胞纠正贫血

续表

irAEs 分类器官或系统	反应名称	分级及临床表现	指南推荐管理措施（首选 Ⅰ 级推荐管理措施；如不缓解，参考 Ⅱ 级推荐管理措施）
血液系统	免疫性血小板减少	G1：血小板计数 LLN ~ 75×10^9/L	Ⅰ 级推荐：继续 ICIs，并密切临床随访和实验室检查正常
		G2：血小板计数 50×10^9 ~ 75×10^9/L	Ⅰ 级推荐：暂停 ICIs，密切随访及治疗，如恢复到 1 级可继续治疗，给予泼尼松 0.5 ~ 2mg/（kg·d），2 ~ 4 周，然后在 4 ~ 6 周内逐渐减量 Ⅱ 级推荐：如果需要快速升高血小板，免疫球蛋白可以和糖皮质激素一起应用
		G3：血小板计数 25×10^9 ~ 50×10^9/L	Ⅰ 级推荐：暂停 ICIs，密切随访及治疗，如恢复到 1 级可继续治疗，血液科会诊，给予泼尼松 1 ~ 2g/（kg·d），口服，如果无缓解或者恶化，继续使用泼尼松，并联合静脉滴注免疫球蛋白，1g/kg，并根据需要重复使用
		G4：血小板计数＜25×10^9/L	Ⅱ 级推荐：血小板生成素受体激动剂、利妥昔单抗
	再生障碍性贫血（AA）	G1：中性粒细胞＞0.5×10^9/L，骨髓增生程度＜25%，外周血小板计数＞20×10^9/L，网织红细胞计数＞20×10^9/L	Ⅰ 级推荐：暂停 ICIs，密切随访，造血生长因子治疗，根据指南进行输血
		G2：骨髓增生程度＜正常 25%，中性粒细胞＜0.5×10^9/L，外周血小板计数＜20×10^9/L，网织红细胞计数＜20×10^9/L	Ⅰ 级推荐：暂停 ICIs，密切随访，造血生长因子治疗，ATG ＋环孢素，输血支持治疗 Ⅱ 级推荐：HIA（人类白细胞抗原）分型和骨髓移植评估
		G3 ~ G4：骨髓细胞增生程度＜正常 25%，中性粒细胞＜0.2×10^9/L，外周血小板计数＜20×10^9/L，网织红细胞计数＜20×10^9/L	Ⅰ 级推荐：暂停 ICIs 治疗，每日密切随访，血液科会诊；造血生长因子治疗，ATG ＋环孢素；环磷酰胺治疗；输血 Ⅱ 级推荐：对难治性患者给予艾曲波帕和支持治疗
	获得性血友病	G1：凝血因子活性 5% ~ 40% 及 0.05 ~ 0.4IU/mL	Ⅰ 级推荐：暂停使用 ICIs，严密评估风险和获益后决定能否重新使用；给予泼尼松 0.5 ~ 1mg/（kg·d）；输血支持治疗；如有出血，请血液科会诊
		G2：凝血因子活性 1% ~ 5% 及 0.01 ~ 0.05IU/mL	Ⅰ 级推荐：暂停使用 ICIs，严密评估风险和获益后决定能否重新使用；血液科会诊；根据 Bethesda 法检测抑制物的表达水平，选择凝血因子替代治疗；给予泼尼松 1mg/（kg·d）± 利妥昔单抗 1 ~ 2mg/（kg·d）；环磷酰胺，输血支持治疗

irAEs 分类器官或系统	反应名称	分级及临床表现	指南推荐管理措施（首选Ⅰ级推荐管理措施；如不缓解，参考Ⅱ级推荐管理措施）
血液系统	获得性血友病	G3~G4：凝血因子活性<1%及<0.01IU/mL	Ⅰ级推荐：永久停止使用ICIs，血液科会诊：根据 Bethesda 法检测抑制物的表达水平选择凝血因子替代治疗，给予泼尼松 1mg/（kg·d）± 利妥昔单抗 1~2mg/（kg·d），环磷酰胺，输血，如果继续恶化，给予环孢素或免疫抑制剂治疗
肾脏	肾炎	G1：无症状或轻度症状，仅有临床观察或诊断所见，肌酐水平增长>0.3mg/dL，肌酐 1.5~2 倍 ULN	Ⅰ级推荐：考虑暂停 ICIs，寻找可能的原因，每 3~7 日复查肌酐和尿蛋白，检查并停用肾毒性相关药物（PPI 或 NSAID），不需要干预
		G2：中度症状，影响工具性日常生活活动，肌酐水平升高至 2~3 倍 ULN	Ⅰ级推荐：暂停 ICIs，每 3~7 日复查肌酐和尿蛋白，请肾内科会诊，考虑肾活检排除导致肾衰的其他原因，给予泼尼松 0.5~1mg/（kg·d），且最大剂量<60~80mg/d，如降至 G1，推荐应用 ICIs
		G3：重症或临床症状明显，不会立即危及生命、致残，影响个人日常生活活动，肌酐升高至>3 倍 ULN 或>4.0mg/dL	Ⅰ级推荐：永久停用 ICIs，需要住院治疗或延长住院时间，每 24 小时监测肌酐和尿蛋白；请肾内科会诊，考虑肾活检，泼尼松/甲基泼尼松龙 1~2mg/（kg·d），若使用激素 1 周后仍>G2，可考虑加用硫唑嘌呤/环磷酰胺/环孢霉素/英夫利西单抗/霉酚酸酯 Ⅱ级推荐：对于短时间恢复至 G0~G1 者，可选择性恢复使用 ICIs
		G4：威胁生命；需要替代治疗	Ⅰ级推荐：永久停用 ICIs，需要紧急干预，每 24 小时监测肌酐和尿蛋白，请肾内科会诊，考虑肾活检，泼尼松/甲基泼尼松龙 1~2mg/（kg·d），若使用激素 1 周后，仍>G2，可考虑加用硫唑嘌呤/环磷酰胺/环孢霉素/英夫利西单抗/霉酚酸酯 Ⅱ级推荐：建议透析
眼睛	葡萄膜炎	G1：无症状	Ⅰ级推荐：继续 ICIs，1 周内请眼科会诊，酌情使用润滑液滴眼
		G2：前葡萄膜炎	Ⅰ级推荐：暂停 ICIs，在开始葡萄膜炎治疗之前请眼科会诊，配合眼科医师，局部或系统性使用糖皮质激素
		G3：后葡萄膜炎或全葡萄膜炎	Ⅰ级推荐：永久停用 ICIs，开始激素治疗前请眼科会诊，根据建议使用局部或全身糖皮质激素治疗 Ⅱ级推荐：恢复到 G0~G1 后 4~6 周，根据发病的严重程度、前期对 ICIs 治疗的获益和对糖皮质激素治疗的反应，谨慎选择少部分患者恢复 ICIs 治疗

续表

irAEs 分类器官或系统	反应名称	分级及临床表现	指南推荐管理措施（首选 I 级推荐管理措施；如不缓解，参考 II 级推荐管理措施）
眼睛	葡萄膜炎	G4：患侧眼睛视力<0.1 或者失明	I 级推荐：永久停用 ICIs，开始任何治疗前请眼科会诊，在指导下使用局部或全身糖皮质激素治疗
	巩膜炎	G1：无症状	I 级推荐：继续 ICIs，1 周内请眼科会诊，酌情使用润滑液滴眼
		G2：有症状，日常活动受限，视力>0.5	I 级推荐：暂停 ICIs，在开始葡萄膜炎治疗之前请眼科会诊，配合眼科医师，局部或系统性使用糖皮质激素
		G3：有症状，日常活动受限，视力<0.5	I 级推荐：永久停用 ICIs，开始激素治疗前请眼科会诊，根据建议使用局部或全身糖皮质激素治疗 II 级推荐：恢复到 G0～G1 后 4～6 周，根据发病的严重程度、前期对 ICIs 治疗的获益和对糖皮质激素治疗的反应，谨慎选择少部分患者恢复 ICIs 治疗
		G4：患侧眼睛视力<0.1 或者失明	I 级推荐：永久停用 ICIs，开始任何治疗前请眼科会诊，在指导下使用局部或全身糖皮质激素治疗

*当出现相应级别的不良反应时，首选 I 级推荐管理措施；如不缓解，参考 II 级推荐管理措施。

表 21-4　irAEs 毒性监测

监测项目	I 级推荐	II 级推荐	III 级推荐
一般情况	在每次随访时均应进行临床症状及不良事件症状的评估，包括体格检查（含神经系统检查）、排便习惯等；根据异常结果，给予相应处理		
影像学检查	在 ICIs 治疗期间，每 4～6 周复查胸、腹、盆腔 CT 等；根据异常结果，给予相应处理	根据症状及体征，不定期行特定部位的 CT 检查	每半年至 1 年，复查脑 MRI、全身骨扫描
一般血液学检查	在 ICIs 治疗期间，每 2～3 周复查 1 次，然后每 6～12 周复查 1 次或根据指征复查血常规、生化全套等；根据异常结果，给予相应处理	如有指征，不定期对 HbAlc、HbsAg、HBsAb、HBcAb、CVAb、CMV 抗体、T-spot 检测、HIV 抗体、HIV 抗原（p24）等进行监测	如有指征，不定期行 HBV-DNA、HCV-RNA 检查
皮肤、黏膜	每次查房均行皮肤、黏膜检查，尤其针对具有自身免疫性皮肤病史的患者；及时记录病变的类型和程度；根据异常结果，给予相应处理	监测受累的 BSA 和病变类型，摄影记录	如有指征，行皮肤活检

监测项目	Ⅰ级推荐	Ⅱ级推荐	Ⅲ级推荐
胰腺	如果无症状，无须常规监测	若有症状，及时行血、尿淀粉酶和胰腺影像学检查，根据异常结果，给予相应处理	
甲状腺	在 ICIs 治疗期间，每 4~6 周复查 1 次 TFTs，然后根据症状，每 12 周复查 1 次；根据异常结果，给予相应处理	如果 TSH 高，不定期查 TPOAb，如果 TSH 低，不定期查 TRAb	
肾上腺、垂体	在 ICIs 治疗期间，每 2~3 周复查早晨 8 点的血浆皮质醇、ACTH 和 TFTs，然后每 6~12 周随访，根据异常结果，给予相应处理	必要时，不定期复查 LH、FSH、睾酮等	
肺	在 ICIs 治疗期间，每 4~6 周复查 1 次 TFTs，查静息或活动时血氧饱和度，以及常规肺部影像学检查；根据异常结果，给予相应处理	既往有肺部疾病（如 COPD、结节病或肺纤维化等），不定期行肺功能和 6MWT	必要时可以考虑纤维支气管镜检查或肺部活检
心血管	在 ICIs 治疗期间，每 2~4 周复查 ECG、心肌酶谱等，根据异常结果，给予相应处理	不定期复查心肌梗死标志物（如肌钙蛋白 I 或 T 等）、BNP 或 pro-BNP	必要时复查 24 小时动态 ECG
类风湿性 / 骨骼肌	如果无症状，无须常规监测	对先前存在疾病的患者，不定期行关节检查 / 功能评估	查 CRP、ESR 和肌酸磷酸激酶等

表 21-5 重启免疫检查点抑制剂治疗所致毒性

发生器官	管理建议
皮肤	斑丘疹和 / 或瘙痒，或 RCCEP 等症状，待症状消退至 G1 后，可以重启 ICIs 治疗，出现严重或危及生命的大疱性疾病（G3~G4），包括 SJS 或 TEN 等，永不考虑重启 ICIs 治疗
胃肠道	PD-1/PD-L1 抑制剂导致的 G2~G3 结肠炎，在症状消退至 ≤G1 时，可以重启 ICIs 治疗； PD-1/PD-L1 抑制剂导致的 G2~G3 结肠炎，在一些罕见的、患者不能完全递减停用糖皮质激素的情况下，当患者仍在每日使用泼尼松 ≤10mg（或等效剂量）时，可以考虑重启 ICIs 治疗；但是建议在重启治疗的同时，使用维多利珠单抗；因为 CTLA-4 抑制剂导致的中度或危及生命的胃肠道毒性，永不考虑重启 ICIs 治疗
肝脏	表现为转氨酶升高不伴胆红素升高的 G2 肝脏毒性，可在 ALT/AST 恢复至基础水平且每日使用的糖皮质激素（如有使用）已经递减至泼尼松 ≤10mg（或等效剂量）时，可以重启 ICIs 治疗；对于 PD-1/PD-L1 抑制剂和 CTLA-4 抑制剂联合使用出现的 G3 肝脏毒性，在重启免疫治疗时仅推荐使用 PD-1/PD-L1 抑制剂；出现严重或危及生命的 G4 肝炎，永不考虑重启 ICIs 治疗

发生器官	管理建议
胰腺	有症状的 G2 胰腺炎，如果已经没有胰腺炎的临床或影像学证据，且淀粉酶、脂肪酶恢复正常，可以重启 ICIs 治疗；出现严重或危及生命的胰腺炎（G3~G4），永不考虑重启 ICIs 治疗
甲状腺	甲状腺功能减退者无须停药；甲状腺功能亢进者，在症状及甲功改善之后，可以重启 ICIs 治疗
肾上腺	原发性肾上腺功能不全，在接受激素替代治疗后，可以重启 ICIs 治疗
垂体	垂体炎伴垂体肿大症状，在激素治疗后症状消失时，可以重启 ICIs 治疗；表现为 TSH/ACTH 和 / 或促性腺激素缺乏但不存在症状的垂体肿大的垂体炎，在替代性内分泌治疗的同时，可以继续 ICIs 治疗
内分泌（其他）	1 型糖尿病伴酮症酸中毒者，在酸中毒得以纠正且血糖恢复稳定后，可以重启 ICIs 治疗
肺部	进行性的 GI 肺炎，如果有改善的影像学证据，可以重启 ICIs 治疗；一旦 G2 肺炎已消退至≤GI 且已经停用糖皮质激素，可以重启 ICIs 治疗；出现严重或危及生命的肺炎（G3~G4），永不考虑重启 ICIs 治疗
肾脏	G1~G2 肾脏毒性事件已消退至≤G1，如果肌酐稳定，在同时使用糖皮质激素的情况下，可以重启 ICIs 治疗；出现重度蛋白尿（G3~G4），永不考虑重启 ICIs 治疗
眼	G2 眼毒性事件已消退至≤G1，在请眼科会诊后，可以重启 ICIs 治疗；出现重度葡萄膜炎或巩膜外层炎（G3~G4），永不考虑重启 ICIs 治疗
神经系统	G2 重度肌无力经糖皮质激素治疗缓解后，可以重启 ICIs 治疗；G3~G4 者，永不重启； G1~G2 周围神经病变已消退至≤G1，或患者孤立的疼痛感觉神经病变控制良好，可以重启 ICIs 治疗；轻中度无菌性脑膜炎在症状全部消退时，可以重启 ICIs 治疗；任何级别的吉兰 - 巴雷综合征或横贯性脊髓炎，永不考虑重启 ICIs 治疗；出现 G2~G4 脑炎，永不考虑重启 ICIs 治疗
心血管	G1 心肌炎在症状消退后，可以重启 ICIs 治疗；出现 G2~G4 心肌炎，永不考虑重启 ICIs 治疗
关节 / 骨骼肌	中重度炎症性关节炎，在症状控后，可以重启 ICIs 治疗；发生显著影响日常生活或生活质量的重度炎症性关节炎，永不考虑重启 ICIs 治疗

表 21-6　irAEs 治疗常用免疫抑制剂的用法、用量和适应证

药物类别	药物	用法	初始剂量	适应证
皮质类固醇	泼尼松	口服	$0.5 \sim 1\text{mg/（kg·d）}$	除甲状腺功能减退症和其他内分泌 irAE 可用激素补充治疗外的大多数免疫治疗相关 irAEs 的主要治疗

续表

药物类别	药物	用法	初始剂量	适应证
皮质类固醇	甲泼尼龙	静脉	1~2mg/（kg·d）	除甲状腺功能减退症和其他内分泌 irAEs 可用激素补充治疗外的大多数免疫治疗相关 irAE 的主要治疗
抗 TNF-a 药物	英夫利西单抗	静脉滴注	5~10mg/kg	48~72 小时内对类固醇无反应的；严重 irAEs 患者，免疫相关性结肠炎和炎性关节炎方面特别有效，避免用于免疫相关性肝炎患者
	依那西普	皮下注射	25mg 每周 2 次（间隔 72~96 小时）或 50mg 每周 1 次	
	阿达木单抗	皮下注射	每隔 1 周 40mg	
α-4β-7 整联蛋白抑制剂	维多利珠单抗	静脉滴注	300mg/ 次	免疫相关性结肠炎和伴随的肝炎
含霉酚酸酯的药物	吗替麦考酚酯	口服	0.5~1g，2 次 /d	G3~G4 的血液毒性
γ 球蛋白	静脉注射免疫球蛋白（IVIC）	静脉滴注	2mg/（kg·d）	在初始大剂量皮质类固醇疗效有限或无效后，作为神经性 irAEs 的二线或合并治疗

irAEs 发生于机体的免疫系统，如及时发现并积极对症治疗，总体上是可控，但有些 irAEs 的发生机制并不清楚，如不同的免疫检查点抑制剂引起的 irAEs、不同瘤种 irAEs 的差别，以及某些特殊类型，还需要进一步的研究。

irAEs 与化疗和靶向治疗产生的不良反应在发生率、严重程度、毒性谱、发展过程、处理方法方面存在差异，需全程管理，坚持以"预防、评估、检查、治疗、监测"作为免疫检查点抑制剂安全管理的重要原则，做到早期发现、准确诊断、精准治疗。在临床实践中不断完善优化 irAEs 管理策略，才能更好地用好 ICIs 这把双刃剑，使更多的患者获益。

第三节　相关检测指标

肿瘤免疫治疗，其中以肿瘤免疫检查点抑制剂（immune checkpoint inhibitors，ICIs）的临床研究最为成熟和广泛。ICIs 的出现改变了多种实体瘤的治疗效果，已成为肿瘤治疗的重要策略。然而并非所有患者都能从中获益，部分接受免疫治疗的患者表现出无应答或严重的免疫相关不良反应。虽然，PD-1/PD-L1 抑制剂已在临床中应用广泛，但其单药使用在绝大多数晚期实体瘤中，有效率仅有 15%~30%。因此，亟须疗效预测性生物标志物来筛选潜在的可从免疫治疗中获益的人群，最小化毒性风险，从而在临床实践中指导 ICIs 的合理使用。在本节，我们将讨论 PD-L1 表达水平、微卫星不稳定性（microsatellite instability，MSI）、肿瘤突变负荷（tumor mutation burden，TMB）和肿瘤浸润淋巴细胞检测在 ICIs 药物使用中的预测价值。

一、标本采集要求

组织样本的质量和数量是保证病理学、免疫组化及基因检验的前提和保障。为了获得有效明确的病理学诊断及基因检测，对于组织及血液标本提出一定的要求。TMB 检测组织或血液均可，其他指标的检测均需用组织样本。

1. 新鲜组织样本

（1）采集量要求

1）穿刺组织样本：18G 或 16G 穿刺针穿刺组织，需要长度≥1cm，宽度≥0.1cm 组织至少 3 条；组织中肿瘤细胞占比≥10%，坏死组织区域≤50%。

2）新鲜手术组织样本：新鲜手术组织需要大于 50mg，约黄豆大小，不少于 0.5cm×0.5cm×0.3cm，组织中肿瘤细胞占比≥10%，坏死组织区域≤50%。

（2）保存方法：离体后立即放入 10% 中性福尔马林以 1∶5 的体积浸泡；0～30℃下运输，48 小时内送到检测实验室。

2. 石蜡组织样本（蜡块、切片、蜡卷）

（1）采集量要求：石蜡切片恶性肿瘤细胞占比≥10%，坏死组织区域≤50%；5～10μm 厚度的防脱石蜡白片 12 片，组织面积≥1cm²。

（2）采集方法：石蜡切片厚度为 5～10μm，采用防脱切片，切片时注意对切片机及台面进行消毒处理，不同样本要更换新的刀片，切片时摊开片即可，无须烤片。

（3）保存方法：石蜡样本（切片、蜡块、蜡卷）样本有唯一标识（编号或患者姓名），且与外层容器标识可对应，最佳运输及保存温度为 0～30℃。

3. 血液样本（适用于血浆 ctDNA 的 TMB 检测）

（1）采集量要求：≥8mL（采血量过少会导致管内仍是负压出现溶血现象，从而影响检测结果的准确性）。

（2）采血管：ctDNA 保存专用的采血管。

（3）采集方法：抽血后立刻轻轻颠倒采血管 8～10 次，使管内液体混合均匀。切记不可剧烈震荡，勿左右晃动，禁用木棍和玻璃棒等剥离凝块。

（4）保存方法：全血样本常温运输（6～37℃），采血管不可直接接触冷冻冰袋运输。

二、相关检测指标

（一）PD-L1

对肿瘤组织石蜡切片进行免疫组化染色方法，检测肿瘤组织中 PD-L1 蛋白的表达情况，已作为 ICIs 治疗的预测性生物标志物用于患者筛选。虽然不同肿瘤间 PD-L1 表达阳性的判断标准存在较大差异，但多个临床试验的结果分析已证实，肿瘤组织中 PD-L1 的表达水平在晚期非小细胞肺癌、尿路上皮癌、三阴性乳腺癌、肝癌、头颈癌、胃癌、食管癌等多种实体肿瘤中与 ICIs 的反应率及患者的预后存在显著相关性。

1. PD-L1 检测平台　PD-L1 免疫组化抗体需要与配套的检测系统在对应的检测平台

中进行。目前，在各大国际多中心临床试验中最常用的 PD-L1 染色抗体有 4 种：Dako 公司研发的 22C3、28-8，以及 Ventana 公司研发的 SP263 和 SP142。（表 21-7）

表 21-7 PD-L1 免疫组化检测试剂盒及配套的检测系统、检测平台

PD-L1 抗体克隆号	抗体类型	检测系统	检测平台
22C3	鼠抗体	En Vision Flex	DakoAutostainer Link 48
28-8	兔抗体	En Vision Flex	DakoAutostainer Link 48
SP142	兔抗体	OptiView+Amplification	VentanaBenchMark
SP263	兔抗体	OptiView	VentanaBenchMark

2. PD-L1 评分计算方法　PD-L1 表达评分，以 PD-L1 抗体克隆号、检测瘤种及拟选用的 PD-L1 免疫药物为依据，主要包括肿瘤比例评分（tumor proportion score，TPS）、联合阳性评分（combined positive score，CPS）、肿瘤细胞（tumor cell，TC）阳性评分、免疫细胞（immune cells，IC）阳性评分等。

（1）TPS：PD-L1 阳性肿瘤细胞数占可视的肿瘤细胞总数的比例。

（2）CPS：PD-L1 阳性细胞（肿瘤、淋巴/巨噬细胞数）/可视的肿瘤细胞总数×100。

（3）TC：PD-L1 阳性肿瘤细胞面积占肿瘤面积的百分比。

（4）IC：PD-L1 阳性免疫细胞面积占所有肿瘤细胞的百分比。

3. 获批适应证阈值　依据各肿瘤的临床疗效与患者疗效相关数据，在不同肿瘤中建立了不尽相同的评分体系及临床阈值，以反映 PD-L1 蛋白的表达水平与免疫治疗药物疗效的相关性。PD-L1 不同克隆号抗体在不同瘤种中的临床阈值见表 21-8。

表 21-8 PD-L1 不同克隆号抗体在不同瘤种中的临床阈值

检测试剂	对应药物	适用人群	肿瘤细胞判读标准	免疫细胞判读标准	临床试验阳性阈值
Dako 22C3	帕博利珠单抗	晚期或复发性非小细胞肺癌	TPS	无须评估	TPS≥1%
		转移性或不可切除的复发性 HNSCC	CPS	CPS	CPS≥1
		复发性局部晚期或转移性胃或胃食管交界处腺癌	CPS	CPS	CPS≥1
		化疗中/后疾病进展的复发或转移性宫颈癌	CPS	CPS	CPS≥1
		顺铂类化疗不耐受的局部晚期或转移性尿路上皮癌	CPS	CPS	CPS≥10
		复发性的局部晚期或转移性食管鳞癌	CPS	CPS	CPS≥10

续表

检测试剂	对应药物	适用人群	肿瘤细胞判读标准	免疫细胞判读标准	临床试验阳性阈值
Dako 22C3	帕博利珠单抗	局部复发性不可切除或转移性三阴性乳腺癌	CPS	CPS	CPS≥10
Dako 28-8	纳武利尤单抗	局部晚期或转移性非小细胞肺癌	肿瘤细胞	无须评估	肿瘤细胞≥1%
		非鳞非小细胞肺癌	肿瘤细胞	无须评估	肿瘤细胞≥1%、5%、10%
		头颈鳞状细胞癌	肿瘤细胞	无须评估	肿瘤细胞≥1%
		尿路上皮癌	肿瘤细胞	无须评估	肿瘤细胞≥1%
Ventana SP142	阿替利珠单抗	晚期三阴性乳腺癌	无须评估	IC	IC≥1%
		晚期非小细胞肺癌	TC	IC	TC≥50% 或 IC≥10%
		晚期尿路上皮癌	无须评估	IC	IC≥5%
Ventana SP263	替雷利珠单抗	局部晚期或转移性尿路上皮癌	TC	IC+	TC≥25%；或ICP>1% 且 IC+≥25%；或ICP=1% 且 IC+ = 100%
	度伐利尤单抗	尿路上皮癌	TC	IC+	
	帕博利珠单抗	晚期非小细胞肺癌	TC	无须评估	TC≥50%（一线）；TC≥1%（二线）

（二）微卫星不稳定性

错配修复基因 MLH-1、PMS-2、MSH-2 和 MSH-6 是 DNA 修复的必需基因，其功能的丧失将导致肿瘤中错配修复缺陷（dMMR）及微卫星不稳定性（MSI）状态的发生，从而使肿瘤中突变积累，形成较正常组织多 10 ~ 100 倍的突变负荷，产生大量的新抗原。伴发 dMMR 的肿瘤占所有肿瘤的 2% ~ 4%，主要包括直肠癌、子宫内膜癌、胃癌、胰腺癌、小肠癌和宫颈癌。

2017 年，帕博利珠单抗被美国食品和药品监督管理局批准用于所有 MSI-H/dMMR 的晚期实体瘤的后线治疗，也是美国食品和药品监督管理局批准的第一个以遗传学特征作为 ICIs 疗效预测的生物学标志物。与 MSS/MSI-L 的患者相比，MSI-H/dMMR 的实体瘤患者更能从 ICIs 中获益。（表 21-9）

MSI 相关的检测方法主要有 3 种：免疫组化（IHC）、聚合酶链反应（PCR）和二代测序（NGS）。

（1）IHC：IHC 是目前最常用的检测方式，使用相应抗体检测 4 种常见错配修复基因（MLH1、MSH2、MSH6 和 PMS2）在细胞核内表达的情况，明确是否存在 dMMR。存在 1 种或以上蛋白表达阴性即为 dMMR，否则为错配修复蛋白完整（pMMR）。

（2）PCR：PCR 是应用荧光标记引物和毛细管电泳确定特征位点的片段长度多态性。目前国内外常用的 MSI 位点有两类；Promega 公司的 MSI 检测 Panel，包括 5 个单核苷酸位点（BAT-25、BAT-26、NR-21、NR-24、MONO-27）、2 个用于质控的五核苷酸位点（PentaC 和 PentaD），以及 1997 年美国国家肿瘤研究所（NCI）公布的"2B3D" NCI Panel，包含 2 个单核苷酸位点（BAT-25 和 BAT-26）与 3 个双核苷酸位点（D2S123、D5S346 和 D17S250）。

肿瘤样本和对照样本对比，5 个微卫星位点均未出现 PCR 扩增片段大小改变，为微卫星稳定性（MSS）；5 个 MSI 检测位点中 1 个 MSI 位点出现 PCR 扩增片段大小的改变，为微卫星低度不稳定性（MSI-L）；5 个 MSI 检测位点中 2 个或者 2 个以上的 MSI 位点均出现 PCR 扩增片段大小的改变，为微卫星高度不稳定性（MSI-H）。MSS 和 MSI-L 之间没有明显的肿瘤生物学特征差异，因此，临床上将 MSI-L 也归类为 MSS。

（3）NGS：基于 NGS 的 MSI 检测方法已被证明与 PCR-MSI 有极高的一致率。与 PCR-MSI 相比，NGS-MSI 检测无须对 MSI 状态进行单独的检测便可使用 NGS 数据进行 MSI 检测，在处理临床上重要的肿瘤表型过程中可以获得更全面的基因信息，不仅能够降低成本，同时还能更好地保存有限的样本材料。这些微卫星位点在基因组中大量存在，在大多数的捕获 Panel 中都会覆盖，可一次性检测高达数十至上千个微卫星位点，远多于传统 PCR 检测方法的 5 ~ 7 个位点，具有更高的准确性。

表 21-9　MSI-H/dMMR 获批适应证

癌种	指标	获批适应证
泛实体瘤 & 结直肠癌	有 MSI-H 或 dMMR	帕博利珠单抗治疗微卫星高度不稳定（MSI-H）或错配修复缺陷（dMMR）的不能切除或转移性的成人和儿童患者，包括治疗进展并且没有令人满意的替代治疗方案的实体瘤患者，以及氟尿嘧啶、奥沙利铂和伊立替康治疗进展的结直肠癌患者的二线治疗（FDA 批准 /NCCN 指南）
结直肠癌	有 MSI-H 或 dMMR	帕博利珠单抗用于不可切除或转移性 MSI-H 或 dMMR 结直肠癌的一线治疗（FDA 批准 /NCCN 指南）
结直肠癌	有 MSI-H 或 dMMR	经氟尿嘧啶、奥沙利铂和伊立替康治疗后进展，伴随 MSI-H 或 dMMR 的 12 岁及以上转移性结直肠癌（CRC）患者的二线治疗（FDA 批准）
结直肠癌	有 MSI-H 或 dMMR	纳武利尤单抗 ± 伊匹木单抗用于治疗微卫星高度不稳定（MSI-H）或错配修复缺陷（dMMR）的经氟尿嘧啶、奥沙利铂和伊立替康治疗后进展的成人和儿童（12 岁或以上）结直肠癌患者的二线治疗（美国食品和药品监督管理局批准 /NCCN 指南）

（三）肿瘤突变负荷

肿瘤突变产生新的肽，被称为新抗原，是抗癌免疫反应的驱动因素之一。TMB 是指非同义单核苷酸变异（nsSNVs）的数量，与新生抗原负荷相关。在非小细胞肺癌等肿瘤患者的多项回顾性研究中，较高的 TMB 与 ICIs 应答相关。

在泛癌研究中，较高的 TMB 与多达 27 类肿瘤的 ICIs 应答相关。涵盖了 10 类实体瘤患者的 KEYNOTE-158 试验，根据 TMB 负荷水平，将既往接受过一线及一线以上治疗的

750 例患者分为 TMB-high（tTMB≥10mut/Mb）和 TMB-low 两组。与 TMB-low 组患者相比，TMB-high 组患者的药物客观缓解率和 12 个月无进展生存率较高。这项涉及多瘤种的临床试验为 TMB 作为肿瘤潜在生物标志物提供了前瞻性证据。

2020 年 6 月，基于 KEYNOTE-158 研究结果，美国食品和药品监督管理局（FDA）批准帕博利珠单抗单药用于标准治疗后进展的晚期高肿瘤突变负荷（TMB）（≥10mut/Mb）肿瘤患者。TMB 也成为继高度微卫星不稳定性/错配修复缺陷（MSI-H/dMMR）后的第二个"泛癌种"免疫相关生物标志物。

值得注意的是，低 TMB 的肿瘤患者仍然可能从 ICIs 治疗中获益。许多早期研究也表明免疫治疗应答者和无应答者的 TMB 范围出现明显重叠，这说明 TMB 不是 ICIs 应答的唯一决定因素。多个研究也表明，TMB 是与 PD-L1 表达无关的独立标志物。考虑到 TMB 只评估肿瘤细胞突变因素，不考虑宿主免疫反应和肿瘤微环境，因此，将评估这些其他因素的生物标志物与 TMB 相结合，可能具有更强的阳性预测价值。

（四）肿瘤免疫微环境

肿瘤微环境（TME）由免疫细胞、基质细胞和细胞外基质、脉管系统组成，涉及要素众多，肿瘤细胞得以摆脱免疫系统的监控识别、逃离 T 细胞的杀伤，离不开诸多要素的共同作用。大量循证医学证据证实，切实有效的分子分型是指导精准治疗的基础。如何细化微环境的免疫分型成为关键，基于"免疫治疗先驱"，陈列平教授提出肿瘤免疫微环境分型理论，联合检测肿瘤浸润性淋巴细胞（tumor infiltrating lymphocyte，TIL）及肿瘤微环境中的 PD-L1，能够优化对 PD-1 单抗的疗效预测。

TIL 是指在肿瘤组织中分离出的浸润淋巴细胞，TIL 的数量和功能状态可反映宿主的免疫状态，从而预测 ICIs 的治疗效果。对使用帕博丽珠单抗治疗的黑色素瘤患者的研究分析发现，肿瘤实质及边缘 CD8$^+$TIL 密度越高，其治疗反应越好。除了 TIL 的数量外，TIL 的分布也可能影响 ICIs 的疗效。

基于肿瘤微环境中 TIL 及 PD-L1 的表达情况，可以将肿瘤患者初步分为四个亚型：① TypeI，免疫无反应型（TIL-，PD-L1-），这种类型是预后最差的一种分型，通常需要采用多种策略的联合治疗来诱发患者的免疫反应。② Type Ⅱ，获得性免疫耐受型（TIL+，PD-L1+），这种类型理论上是免疫治疗，特别是 PD-1/PD-L1 抑制剂起效的理想分型。③ Type Ⅲ，其他通道逃逸型（TIL+，PD-L1-），针对这一类型，目前临床应用讨论很不一致，其牵涉到 PD-L1 的时间空间异质性，理论上，该肿瘤的免疫逃逸依赖于其他的抑制性分子产生，需要今后更多的免疫检查点通路抑制剂的临床验证。④ Type Ⅳ，原发诱导表达型（TIL-，PD-L1+），该类型临床少见，各个瘤种不一致，PD-L1 表达不依赖于经典的 IFN-γ 途径，往往通过原癌基因的活化导致 PD-L1 的固有表达，前期研究表明，这种类型往往对 PD-1/PD-L1 抑制剂的疗效不敏感。（表 21-10）

表 21-10　肿瘤免疫微环境分型

检测指标	检测结果	肿瘤免疫分型	临床意义
PD-L1	−	PD-L1/PD-1 单抗治疗靶点缺失型（TIME- Ⅰ型）	这类肿瘤患者从 PD-L1/PD-1 单抗治疗中获益的可能性很小，建议考虑选择其他治疗方案
TILs	−		
PD-L1	+	PD-L1/PD-1 单抗治疗应答型（TIME- Ⅱ型）	这类患者较其他类型患者从免疫检查点药物（PD-L1/PD-1 单抗）治疗中获益的可能性大
TILs	+		
PD-L1	−	PD-L1/PD-1 单抗治疗靶点部分缺失型（TIME- Ⅲ型）	这类患者从 PD-L1/PD-1 单抗中治疗获益可能性较 TIME- Ⅱ型小，建议考虑检测其他免疫治疗的相关靶点，选择针对靶点的免疫治疗方案
TILs	+		
PD-L1	+	PD-L1/PD-1 单抗治疗靶点部分缺失型（TIME- Ⅳ型）	这类患者从 PD-L1/PD-1 单抗中治疗获益可能性较 TIME- Ⅱ型小，建议考虑选择其他治疗方案
TILs	−		

参考 Kim TK，Herbst RS，Chen L. Defining and Understanding Adaptive Resistance in Cancer Immunotherapy. Trends in Immunology，2018，39（8）：624-631.

（于杰　李鑫）

第二十二章
肿瘤辅助治疗药物

　　肿瘤辅助治疗药物是指肿瘤患者在接受手术、化疗、放疗等的过程中，为预防或治疗相关不良反应的一类药物。此类药物的作用主要包括：降低肿瘤细胞的耐药性，提高抗肿瘤治疗效果；预防肿瘤复发转移，增强患者的免疫功能，减轻抗肿瘤治疗的毒副作用。肿瘤患者接受消融治疗后或者消融联合化疗、放疗等综合治疗后，可根据患者情况给予辅助治疗药物。

　　合理使用肿瘤辅助治疗药物可改善患者的生活质量，但由于肿瘤辅助治疗药物，尤其是中成药物成分相对复杂，质量控制标准有待提高，当与其他注射剂合用时，会发生氧化、水解、聚合等理化反应，甚至出现颜色和/或性状改变，导致疗效出现差异等，甚至可能对患者的神经系统、血液系统、消化系统、心血管系统、泌尿系统及内分泌系统产生相关不良反应。因此该类药的适用人群、临床应用时机与疗程、疗效评价及不良反应评估等问题仍存在一定争议。另外，对于某些药物及其使用场景而言，超说明书用药的合理性，应结合患者个体化用药方案作出客观评估。

第一节　抗肿瘤中成药物

　　抗肿瘤中成药物配合手术、放疗、化疗等治疗手段在恶性肿瘤的综合治疗中发挥重要作用。合理地使用此类药物具有提高抗肿瘤治疗效果，减轻放化疗相关不良反应，增强机体免疫功能的效果。

　　本节总结了目前临床常用的可与消融手术及放化疗联合的抗肿瘤中成药物，介绍了该类药物的剂型、主要成分、药理作用、适应证、禁忌证、用法用量、不良反应及注意事项等信息。

【药品名称】

　　参一胶囊（shenyi capsules）

【剂型与规格】

　　胶囊：每粒 10mg。

【主要成分】

　　人参皂苷 Rg3。

【药理作用】

　　1. 对多种动物移植性实体瘤具有抑制作用。

　　2. 与化疗合并用药，对小鼠 H22 腹水型肝癌有增强疗效的作用，并能调节免疫功能，防止白细胞下降、脱发等。

3．可抑制肿瘤血管内皮细胞的增殖和新生血管的形成。

【适应证】

培元固本，补益气血。与化疗配合用药，有助于提高原发性肺癌、肝癌的疗效，可改善肿瘤患者的气虚症状，提高机体免疫功能。

【禁忌证】

尚不明确。

【用法用量】

饭前空腹口服，1次2粒，1日2次。8周为1个疗程。

【医嘱模板】

参一胶囊　　2粒………口服　2次/d

【不良反应】

1．少数患者服药后可出现口咽干燥、口腔溃疡。如果过量服用可能出现咽痛、头晕、耳鸣、鼻血、胸闷、多梦等。

2．Ⅰ期临床试验中，高剂量组有一例受试者用药期间出现转氨酶轻度异常，但尚不能确定是否与服用本药有关。

【注意事项】

1．火热证或阴虚内热证者慎用。

2．有出血倾向者忌用。

【药品名称】

金龙胶囊（jinlong capsules）

【剂型与规格】

胶囊：每粒0.25g。

【主要成分】

鲜守宫、鲜金钱白花蛇、鲜蕲蛇。

【药理作用】

破瘀散结，解郁通络。

【适应证】

用于原发性肝癌血瘀郁结证，症见右胁下积块、胸胁疼痛、神疲乏力、腹胀、纳差等。

【禁忌证】

妊娠及哺乳期妇女禁用。

【用法用量】

口服，1次4粒，1日3次。

【医嘱模板】

金龙胶囊　　4粒………口服　3次/d

【不良反应】

尚不明确。

【注意事项】

连续服药时，偶有过敏等现象。

【药品名称】

槐耳颗粒（huaier granule）

【剂型与规格】

颗粒剂：每袋 20g。

【主要成分】

槐耳清膏。

【药理作用】

扶正固本，活血消癥。

本品对小鼠肉瘤 S180，肝癌 Heps 有一定的抑瘤作用，可促进荷肝癌 Heps 小鼠的迟发型超敏反应，提高其血清溶血素水平、碳粒廓清功能、胸腺依赖淋巴细胞（thymus dependent lymphocyte，T）酯酶染色率。

【适应证】

1. 适用于正气虚弱，瘀血阻滞，原发性肝癌不宜手术和化疗者的辅助治疗用药，有改善肝区疼痛、腹胀、乏力等症状的作用。

2. 在标准化学药品抗癌治疗的基础上，可用于肺癌、胃肠癌和乳腺癌所致的神疲乏力、少气懒言、脘腹疼痛或胀闷、纳谷少馨、大便干结或溏泄、气促、咳嗽、多痰、面色㿠白、胸痛、痰中带血、胸胁不适等症，改善患者的生活质量。

【禁忌证】

尚不明确。

【用法用量】

口服，1 次 20g，1 日 3 次。1 个月为 1 个疗程，或遵医嘱。肺癌、胃肠癌和乳腺癌的辅助治疗，6 周为 1 个疗程。

【医嘱模板】

槐耳颗粒　　　20g⋯⋯⋯口服　3 次 /d

【不良反应】

个别患者出现恶心，呕吐。

【注意事项】

尚不明确。

【药品名称】

博尔宁胶囊（boerning capsules）

【剂型与规格】

胶囊：每粒 0.15g。

【主要成分】

炙黄芪、女贞子（酒制）、光慈菇、马齿苋、重楼、龙葵、紫苏子（炒）、鸡内金

（炒）、大黄、冰片、僵蚕（炒）。

【药理作用】

扶正祛邪，益气活血，软坚散结，消肿止痛。

【适应证】

本品为癌症辅助治疗药物，可配合化疗使用，有一定的减毒、增效作用。

【禁忌证】

孕妇、哺乳期妇女禁用。

【用法用量】

口服，1日3次，1次4粒，或遵医嘱。

【医嘱模板】

博尔宁胶囊　　4粒·········口服　3次/d

【不良反应】

个别病例用药后轻度恶心、腹泻。

【注意事项】

建议在医生指导下使用。

【药品名称】

平消胶囊（pingxiao capsules）

【剂型与规格】

胶囊：每粒0.23g。

【主要成分】

郁金、马钱子粉、仙鹤草、五灵脂、白矾、硝石、干漆（制）、枳壳（麸炒）。

【药理作用】

活血化瘀，散结消肿，解毒止痛。药理研究表明，平消胶囊具有以下作用：

1. 抗肿瘤作用　可抑制荷瘤小鼠的肿瘤生长和浸润，延长小鼠的生存期，并与环磷酰胺发挥一定的协同抗癌作用。

2. 扶正和解毒作用　可明显增强荷瘤小鼠耐高温、耐寒、耐缺氧能力，增强荷瘤小鼠的细胞免疫和体液免疫水平，增强肿瘤坏死因子的活性，并可对抗放化疗引起的骨髓抑制、粒细胞减少及肝脏损伤。

3. 活血化瘀作用　可降低高黏大鼠血液黏度和血浆黏度，改善大鼠肠系膜微循环。

4. 镇痛抗炎作用　可抑制热刺激和化学刺激引起的疼痛反应，减轻二甲苯引起的小鼠耳郭肿胀，减轻卵蛋白引起的大鼠后足跖肿胀。

【适应证】

对毒瘀内结所致的肿瘤患者具有缓解症状、缩小瘤体、提高机体免疫力、延长患者生存时间的作用。

【禁忌证】

孕妇禁用。

【用法用量】

口服，1次4~8粒，1日3次

【医嘱模板】

平消胶囊　　4粒………口服　3次/d

【不良反应】

少见恶心、药疹，偶见头晕、腹泻，停药后上述症状可自行消失。

【注意事项】

1. 可与手术治疗、放疗、化疗同时进行。

2. 用药过程中饮食宜清淡，忌食辛辣刺激之品。

3. 本品不可过量服用。

4. 不宜久服。

5. 运动员慎用。

【药品名称】

华蟾素胶囊（huachansu capsules）

【剂型与规格】

胶囊：每粒0.25g。

【主要成分】

干蟾皮。

【药理作用】

解毒，消肿，止痛。

【适应证】

1. 用于中、晚期肿瘤。

2. 可用于慢性乙型肝炎等症。

【禁忌证】

尚不明确。

【用法用量】

口服，1次2粒，1日3~4次。

【医嘱模板】

华蟾素胶囊　　2粒………口服　3次/d

【不良反应】

尚不明确。

【注意事项】

1. 孕妇禁服。

2. 对本品过敏者禁服。

3. 过敏体质者慎服。

4. 心脏病患者慎服。

5. 脾胃虚弱者慎服。

【药品名称】

去甲斑蝥素片（demethylcantharidin tablets）

【剂型与规格】

片剂：每片 5mg。

【主要成分】

去甲斑蝥素。

【药理作用】

1. 药理　动物体外试验，对肝癌 BEL-7402、食管癌 CaEs-17、喉癌 SMMC-7721、宫颈癌 Hela 等细胞株的形态或增殖有破坏或抑制作用。体内试验，对小鼠艾氏腹水癌、肉瘤 180 及肝癌实体型有一定的抑制效力，可提高腹水肝癌 H22 小鼠瘤细胞微粒体的呼吸控制率及溶酶体酶活性，抑制癌细胞脱氧核糖核酸（deoxyriboNucleic acid，DNA）的合成，破坏癌细胞骨架及超微结构。干扰癌细胞分裂，阻断于有丝分裂（mitosis，M）期，并影响其周期运行速度，使癌细胞骨架破坏（微丝、微管）影响癌细胞超微结构，导致线粒体、微绒毛及质膜损伤等。

2. 毒理　小鼠灌胃的 LD_{50} 为 43.3mg/kg。对小鼠的研究显示，去甲斑蝥素对免疫功能无明显抑制。用药后可见白细胞有一定程度升高，并有改善肝功能及抑制乙型肝炎病毒复制的作用，与其他化疗药物合用能提高疗效，降低副作用。

【适应证】

抗肿瘤药。

1. 用于肝癌、食管癌、胃和贲门癌等及白细胞低下症、肝炎、肝硬化、乙型肝炎病毒携带者。

2. 可作为术前用药或用于联合化疗中。

【禁忌证】

尚不明确。

【用法用量】

口服，1 次 5～15mg，1 日 3 次。由小剂量开始逐渐增量，晚期患者可用较高剂量，儿童酌减。疗程为 1 个月，一般可维持 3 个疗程。本品可作为术前用药或用于联合化疗中。本品亦可与去甲斑蝥酸钠注射液交替使用。但不宜同时联合用药。

【医嘱模板】

去甲斑蝥素片　　　5mg·········口服　3 次 /d

【不良反应】

部分患者可出现恶心、呕吐、头晕等症状，停药减量或对症处理可自行消失。

【注意事项】

尚不明确。

【药品名称】

复方斑蝥胶囊（fufang banmao capsules）

【剂型与规格】

胶囊：每粒 0.25g。

【主要成分】

斑蝥、人参、黄芪、刺五加、三棱、半枝莲、莪术、山茱萸、女贞子、熊胆粉、甘草。

【药理作用】

破血消瘀，攻毒蚀疮。

1. 对小鼠 S180 和小鼠 H22 有明显的抑制作用。

2. 能增强机体的非特异性和特异性免疫功能，提高机体的应激能力。

3. 与抗癌药环磷酰胺联合应用，有协同增效作用，可明显提高抑瘤率。

4. 能对抗钴 60 照射和环磷酰胺引起的白细胞下降。

【适应证】

用于原发性肝癌、肺癌、直肠癌、恶性淋巴瘤、妇科恶性肿瘤等。

【禁忌证】

尚不明确。

【用法用量】

口服，1 次 3 粒，1 日 2 次。

【医嘱模板】

复方斑蝥胶囊　　3 粒·········口服　2 次 /d

【不良反应】

尚不明确。

【注意事项】

1. 肝肾功能不全者慎用。

2. 糖尿病患者及糖代谢紊乱者慎用。

【药品名称】

参丹散结胶囊（shendan sanjie capsules）

【剂型与规格】

胶囊：每粒 0.4g。

【主要成分】

人参、黄芪、白术（麸炒）、鸡内金、瓜蒌、半夏（清）、厚朴、枳壳（炒）、郁金、丹参、全蝎、蜈蚣。

【药理作用】

益气健脾、理气化痰、活血祛瘀。

1. 对小鼠移植 S180 肉瘤、EAC 小鼠腹水癌及 HepA 肝癌模型有一定抑瘤作用。

2. 可提高荷 S180 肉瘤小鼠血清 TNF-α 水平，16g 生药 /kg 剂量能增强荷瘤小鼠脾淋巴细胞转化功能，提高荷瘤小鼠对碳粒的廓清速率，增加正常小鼠血清溶血素水平，8 ~ 16g 生药 /kg 剂量能延长荷 S180 肉瘤小鼠的存活时间。

【适应证】

1. 与化疗联合具有改善原发性非小细胞肺癌、胃肠癌、乳腺癌中医脾虚痰瘀证所致的气短、面色㿠白、胸痛、纳谷少馨、胸胁胀满等症状的作用，可提高患者化疗期间的生活质量。

2. 对原发性非小细胞肺癌接受含长春瑞滨、长春地辛、丝裂霉素及顺铂方案化疗时，在抑制肿瘤方面具有一定的辅助治疗作用。

【禁忌证】

尚不明确。

【用法用量】

口服，每次 6 粒，每日 3 次，疗程 42 日。

【医嘱模板】

参丹散结胶囊　　6 粒⋯⋯⋯口服　3 次 /d

【不良反应】

尚不明确。

【注意事项】

尚不明确。

【药品名称】

参芪扶正注射液（shenqi fuzheng injection）

【剂型与规格】

注射剂：每瓶 250mL。

【主要成分】

党参、黄芪、氯化钠（注射用）。

【药理作用】

益气扶正。

【适应证】

用于肺脾气虚引起的神疲乏力，少气懒言，自汗眩晕；肺癌、胃癌见上述症候者的辅助治疗。

【禁忌证】

有内热者忌用，以免助热动血。

【用法用量】

静脉滴注，1 次 250mL，1 日 1 次，疗程 21 日；与化疗合用，在化疗前 3 日开始使用，疗程可与化疗同步结束。

【医嘱模板】

参芪扶正注射液　　250mL⋯⋯⋯静脉滴注

【不良反应】

1. 非气虚证患者用药后可能发生轻度出血。

2. 少数患者用药后，可能出现低热、口腔炎、嗜睡。

【注意事项】

1. 本品应认真辨证用于气虚证者。

2. 有出血倾向者慎用。

3. 参芪扶正注射液不得与化疗药混合使用。

4. 有特异性过敏体质者慎用。

【药品名称】

康莱特注射液（kanglaite injection）

【剂型与规格】

注射剂：每瓶 10g。

【主要成分】

注射用薏苡仁油。

【药理作用】

1. 药理　①对小鼠 Lewis 肺癌、B16 黑色素瘤肺转移、大鼠 W256 癌肉瘤、裸鼠移植性人体肝癌 QGY 有一定的抑制作用。②与小剂量环磷酰胺联合可提高对大鼠移植性瓦克癌肉瘤 W256 的抑制作用；对 5- 氟尿嘧啶、环磷酰胺或顺铂引起的小鼠白细胞降低、谷丙转氨酶（ALT）升高，以及顺铂引起的小鼠尿素氮（BUN）升高有抑制作用。③能促进荷瘤小鼠的脾淋巴细胞增殖，提高自然杀伤（natural killer，NK）细胞的活性，促进巨噬细胞的吞噬功能；对荷瘤和正常小鼠的常压耐缺氧存活时间、游泳时间有一定的延长作用。④可抑制醋酸所致的小鼠疼痛反应，使扭体次数减少。

2. 毒理　① Beagle 犬每日静脉滴注给予本品 1 次，给药剂量分别为 7.5mL/kg、15mL/kg、30mL/kg，连续给药 45 日，给药 45 日时各组肝、脾组织有棕褐色色素颗粒沉着，停药 30 日后未见明显减少，各组心肌纤维间有脂肪浸润，停药 30 日后恢复。② 10mL/（kg·d）静脉注射，母鼠在怀孕的第 6~9 日体重增长稍有抑制。③对胚胎也出现一定的毒性，表现为胎仔胸椎体中心骨化不全发生率增高。

【适应证】

益气养阴，消癥散结。

1. 适用于不宜手术的气阴两虚、脾虚湿困型原发性非小细胞肺癌及原发性肝癌。

2. 配合放、化疗有一定的增效作用。

3. 对中晚期肿瘤患者具有一定的抗恶病质和止痛作用。

【禁忌证】

1. 在脂肪代谢严重失调时（急性休克、急性胰腺炎及高脂血症、脂性肾脏病变等）禁用。

2. 孕妇禁用。

【用法用量】

缓慢静脉滴注 200mL，每日 1 次，21 日为 1 个疗程，间隔 3~5 日后可进行下一疗程。联合放、化疗时，可酌减剂量。首次使用，滴注速度应缓慢，开始 10 分钟滴速应为 20滴 /min，20 分钟后可持续增加，30 分钟后可控制在 40~60 滴 /min。

【医嘱模板】

康莱特注射液	200mL……	静脉滴注
0.9% 氯化钠注射液	100mL……	续静脉滴注

【不良反应】

1. 偶见脂过敏现象，如寒战、发热、轻度恶心及肝转氨酶可逆性升高，使用 3~5 日后此症状大多可自然消失而适应。

2. 偶见轻度静脉炎。

【注意事项】

1. 如偶有患者出现严重脂过敏现象，可对症处理，并酌情停止使用。

2. 本品不宜加入其他药物混合使用。

3. 静脉滴注时应小心，防止渗漏血管外而引起刺激疼痛；冬季可用 30℃温水预热，以免除物理性刺激。

4. 使用本品应采用一次性输液器（带终端滤器）。

5. 如发现本品出现油、水分层（乳析）现象，严禁静脉使用。

6. 如有轻度静脉炎出现，可在注射本品前和后适量（50～100mL）输注 0.9% 氯化钠注射液或 5% 葡萄糖注射液。

【药品名称】

斑蝥酸钠维生素 B_6 注射液（disodium cantharidinate and vitamin B_6 injection）

【剂型与规格】

注射剂：每支 0.1mg。

【主要成分】

斑蝥酸钠及维生素 B_6，每支含斑蝥酸钠 0.1mg，维生素 B_6 2.5mg。

【药理作用】

1. 药理 ①抑制肿瘤细胞蛋白质和核酸的合成，继而影响核糖核酸（ribonucleic acid，RNA）和 DNA 的生物合成，最终抑制癌细胞的生成和分裂。②可降低肿瘤细胞 cAMP 磷酸二酯酶活性，提高过氧化氢酶活力，改善细胞能量代谢，同时降低癌毒素水平。③直接抑制癌细胞内 DNA 和 RNA 合成及前体的渗入，使癌细胞形态和功能发生变化，直接杀死癌细胞。对骨髓细胞无抑制作用，并能升高白细胞。

2. 毒理 本品小鼠静脉注射 LD_{50} 为 4.42mg/kg（4.04～4.84mg/kg）；小鼠腹腔注射半数致死量（LD_{50}）为 4.59mg/kg（4.10～5.13mg/kg）。本品对兔眼有轻度刺激性，对兔和小鼠肌肉无刺激作用，无体外溶血反应。

【适应证】

1. 用于原发性肝癌、肺癌及白细胞低下症。

2. 可用于肝炎、肝硬化及乙型肝炎携带者。

【禁忌证】

尚不明确。

【用法用量】

静脉滴注，1 日 1 次。每次 10～50mL，以 0.9% 氯化钠或 5%～10% 葡萄糖注射液适量稀释后滴注。

【医嘱模板】

| 0.9% 氯化钠注射液 | 250mL | ⎫ |
| 斑蝥酸钠维生素 B_6 注射液 | 30mL | ⎬ ········· 静脉滴注 |

或

| 5% 葡萄糖注射液 | 250mL | ⎫ |
| 斑蝥酸钠维生素 B_6 注射液 | 30mL | ⎬ ········· 静脉滴注 |

【不良反应】

偶见患者局部静脉炎。

【注意事项】

1. 肾功能不全者慎用。

2. 泌尿系统出现刺激症状，应暂停用药。

3. 孕妇及哺乳期妇女慎用。

【药品名称】

华蟾素注射液（huachansu injection）

【剂型与规格】

注射剂：每支 2mL；5mL；10mL。

【主要成分】

吲哚类总生物碱。

【药理作用】

1. 抗肿瘤作用　华蟾素 3g 生药 /kg 对小鼠移植性肿瘤 S180 肉瘤、H22 肝癌具有明显的抑瘤作用，对 L1210 白血病小鼠有明显延长生命的倾向。华蟾素 7.5g 生药 /kg 对大鼠 W256 的抑制率为 68.7%。体外药物试验表明，华蟾素生药 2mg/mL 对三种消化系统肿瘤株（人肝癌 SMMC-7721、人胃癌 MKN45、人结肠癌 LOVO）均有杀伤作用，其机制为直接杀伤肿瘤细胞 DNA，导致肿瘤细胞坏死。从分子水平观察，华蟾素有使 H22 肝癌荷瘤小鼠血浆内环磷酸腺苷（cAMP）含量升高，并使 cAMP/ 环磷酸鸟苷（cGMP）比值恢复正常的作用。华蟾素对 S180 肉瘤小鼠单用抑制率为 35.5%，与环磷酰胺（CTX）联合应用后抑制率提高到 71%，疗效优于 CTX 单独用药，表明华蟾素与 CTX 联合应用具有协同作用，临床资料也表明华蟾素与 5– 氟尿嘧啶（5-FU）、CTX、氨甲蝶呤（MTX）、长春新碱（VCR）联合应用具有协同作用，化疗与华蟾素联合应用的疗效比单独用药治疗明显提高，并能减轻放疗辐射与化疗的毒副作用。

2. 免疫促进作用　华蟾素对 CTX 所致白细胞减少症有防治作用，能提高小鼠淋巴细胞比率，也可提高小鼠血清中免疫球蛋白 G（immunoglobulin G，IgG）、免疫球蛋白 A（immunoglobulin A，IgA）、免疫球蛋白 M（immunoglobulin M，IgM）的含量；试验资料也表明华蟾素具有增强体液免疫和细胞免疫的功能。

3. 抗病毒作用试验证明，华蟾素对 2215 细胞及鸭乙肝病毒均有明显地抑制其复制的作用。

【适应证】

解毒，消肿，止痛。

1. 用于中、晚期肿瘤。

2. 可用于慢性乙型肝炎等症。

【禁忌证】

避免与剧烈兴奋心脏药物配伍。

【用法用量】

肌内注射，1 次 2～4mL（1/5～2/5 支），1 日 2 次；静脉滴注，1 日 1 次，1 次 10～

20mL（1~2支），用5%葡萄糖注射液500mL稀释后缓缓滴注，用药7日，休息1~2日，4周为1个疗程，或遵医嘱。

【医嘱模板】

5%葡萄糖注射液	500mL	
华蟾素注射液	10mg	} ⋯⋯⋯ 静脉滴注

【不良反应】

1. 个别患者如用量过大或两次用药间隔不足6~8小时，用药后30分钟左右，可能出现发冷发热现象。

2. 少数患者长期静脉滴注后有局部刺激感或静脉炎，致使滴速减慢。

3. 极个别患者可能出现荨麻疹、皮炎等。

【注意事项】

个别患者出现不良反应时，应停止用药，对症治疗，待反应消失后仍可正常用药。

第二节　化疗解毒药物

化疗药是一类能杀死肿瘤细胞、抑制肿瘤生长繁殖、促进肿瘤细胞分化的化学合成药物，该类药物在攻击肿瘤细胞的同时，也会对机体的正常细胞产生影响，如蒽环类药物的心脏毒性、环磷酰胺的膀胱毒性等。化疗解毒药物可减轻或缓解某些化疗药物引起的不良反应。

本节主要介绍右雷佐生、美司钠、亚叶酸钙等化疗解毒药物的剂型、主要成分、药理作用、适应证、禁忌证、用法用量、不良反应及注意事项等信息。

【药品名称】

注射用右雷佐生（dexrazoxane for injection）

【剂型与规格】

注射剂：每支250mg。

【主要成分】

右丙亚胺，（S）-（＋）-4，4'-（1-甲基-1，2-联亚甲基）-双（2，6-哌嗪二酮）。

【药理作用】

1. 药理　本品与阿霉素联合应用时，对后者的心脏毒性有保护作用，但其发挥心脏保护作用的机制尚不十分清楚。右丙亚胺为EDTA的环状衍生物，容易穿透细胞膜。试验研究表明，右丙亚胺在细胞内转变为开环螯合剂，干扰铁离子中介的自由基的形成，而后者为蒽环类抗生素产生心脏毒性的部分原因。

2. 毒理　①遗传毒性：本品Ames试验阴性，但对体外人淋巴细胞和体内小鼠骨髓红细胞（微核试验）均有致裂变作用。②生殖毒性：本品对人和雌、雄实验动物可能的生殖毒性尚缺乏足够研究。大鼠连续给予本品6周，在剂量低至每周30mg/kg（以体表面积计算为人用量的1/3）时即引起睾丸萎缩。狗连续给予本品13周，剂量低至每周20mg/kg（以体表面积计算大约与人用量相同）时即可引起睾丸萎缩。怀孕大鼠在器官形成期给予本品，在剂量为2mg/（kg·d）（以体表面积计算约为人用量的1/40）时产生母鼠毒性，8mg/（kg·d）（以体表面积计算约为人用量的1/10）时出现胚胎毒性和致畸作用，后者包括肛门闭锁、小眼及无眼畸形，且发育成熟子代的生殖能力减退。怀孕兔在器官形成期给予本品，剂量为 5mg/（kg·d）（以体表面积计算约为人用量的 1/10）时产生母体毒性，20mg/（kg·d）（以体表面积计算约为人用量的 1/2）时出现胚胎毒性和致畸作用。对兔的致畸作用表现为骨髓畸形（诸如短尾、肋骨及胸骨畸形）、软组织异常、胆囊和肺中叶发育不良。③致癌性：尚无本品动物长期致癌研究资料。

【适应证】

本品可减少阿霉素引起的心脏毒性的发生率和严重程度，适用于接受阿霉素治疗累积量达 $300mg/m^2$，并且医生认为继续使用阿霉素有利的女性转移性乳腺癌患者。对刚开始使用阿霉素者不推荐用此药。

【禁忌证】

不可用于没有联用蒽环类药物的化学治疗，可以增加化疗药物所引起的骨髓抑制。

【用法用量】

推荐剂量比为 10∶1（右丙亚胺 $500mg/m^2$∶阿霉素 $50mg/m^2$）。

本品需用 0.167mol/L 乳酸钠 25mL 配成溶液，缓慢静脉注射或转移入输液袋内，浓度为 10mg/mL，快速静脉滴注，30 分钟后方可给予阿霉素。用 0.167mol/L 乳酸钠溶液配成的溶液可用 0.9% 氯化钠或 5% 葡萄糖注射液进一步稀释成右丙亚胺 1.3～5.0mg/mL 溶液，转移入输液袋，快速静脉滴注，配成的溶液，在室温 15～30℃或冷藏 2～8℃，只能保存 6 小时。

【医嘱模板】

0.9% 氯化钠注射液	250mL	}·········静脉滴注
右雷佐生	1 000mg	
或		
5% 葡萄糖注射液	250mL	}·········静脉滴注
右雷佐生	1 000mg	

【不良反应】

单独用药，耐受性良好。

1. 剂量大于 $4\,000mg/m^2$ 可产生剂量相关毒性，如白细胞减少，但没有蓄积毒性。

2. 非血液学毒性包括轻度恶心和呕吐，轻微脱发，血清转氨酶轻度升高。

3. 可引起注射部位疼痛。

【注意事项】

1. 右丙亚胺可加重化疗药物引起的骨髓抑制。

2. 右丙亚胺只限用于阿霉素累积量 $300mg/m^2$ 还要继续使用阿霉素治疗的患者。

3. 虽然临床研究表明，用于 FAC 加用右丙亚胺可能接受较高的阿奇霉素累积量（与未加右丙亚胺组比较），但不能消除蒽环类药物诱导的心脏毒性，因此必须仔细检查心脏功能。

4. 已有报告长期口服右雷佐生的患者可以发生继发性恶性肿瘤（主要为急性髓性白血病）。右雷佐生为右丙亚胺消旋混合物。

5. 不得在右丙亚胺使用前给予阿霉素。

6. 本品的粉末或溶液接触到皮肤和黏膜，应立即用肥皂和水彻底清洗。

【药品名称】

美司钠注射液（mesna injection）

【剂型与规格】

注射剂：每支 200mg；400mg。

【主要成分】

美司钠。

【药理作用】

美司钠生理上与半胱氨酸 – 胱氨酸类似，在体内该药迅速经过酶的催化氧化作用变成其代谢物美司钠二硫化物。美司钠也可以与其他内生的硫化物（如胱氨酸等）反应形成混合的二硫化物。这些二硫化物可以使血浆中硫化物水平暂时下降。静脉用美司钠后，只少量药物以硫化物的形式存在于全身血液循环中。美司钠二硫化物是稳定的，其分布在循环中，且迅速运送到肾脏。在肾小管上皮内，大量的美司钠二硫化物再降解为游离硫化物的形式。美司钠就可以与尿液中环磷酰胺和异环磷酰胺 4– 羟基代谢物、丙烯醛发生反应从而起保护作用。

【适应证】

预防氧氮磷环类药物（包括异环磷酰胺、环磷酰胺、三芥环磷酰胺）引起的泌尿道毒性。在肿瘤的化疗中使用异环磷酰胺时应当同时使用美司钠。应用大剂量环磷酰胺（大于 10mg/kg）和三芥环磷酰胺时，应配合使用美司钠。下列患者使用氧氮磷环类药物的治疗时也应配用美司钠，即曾作骨盆放射、曾使用以上三种药物治疗而发生膀胱炎，以及有泌尿道损伤病史者。

【禁忌证】

对美司钠或其他巯醇化合物过敏者。

【用法用量】

剂量 / 用药方式和时段：除经医师指导外，成人常用量为环磷酰胺、异环磷酰胺、三芥环磷酰胺剂量的 20%，时间为 0 时段（即应用抗肿瘤制剂的同一时间）、4 小时后及 8 小时后的时段。美司钠与氧氮磷环类注射剂的配伍用药举例：间隔时段 0（8：00 时）、4（12：00 时）、8（16：00 时）氧氮磷环类药物剂量 40mg/kg，美司钠剂量 8mg/kg。当使用极高剂量的氧氮磷环类时（例如在骨髓移植前），美司钠的剂量可相应地提高到氧氮磷环类剂量的 120% 和 160%。给药方式是在 0 时段给予氧氮磷环类总剂量的 20%，而后将余下的已计算剂量的美司钠做 24 小时静脉滴注。另一给药方式是间断性注射药物，成人以 3 次 ×40% 氧氮磷环类总剂量（在 0、4、8 时段）或 4 次 ×40% 氧氮磷环类总剂量（在 0、3、6、9 时段）的方式给药。儿童因排尿比较频密，所以必须以每 3 小时给药方式进行给药（即分别以 20% 氧氮磷环类剂量在 0、1、3、6、9、12 时段给药）。除静脉注射外，也可以采用在 15 分钟内静脉滴注方式给药。使用连续性静脉滴注方式给予异环磷酰胺时，美司钠可以在 0 时段给予 20% 的异环磷酰胺剂量，而后该药可按照异环磷酰胺剂量的 100% 与其同步输注，最后应再加 6 ~ 10 小时的美司钠（达到异环磷酰胺剂量的 50%）输注，以更好地保护泌尿道。美司钠与异环磷酰胺合并使用于 24 小时静脉滴注的用药举例：间隔时段 0、24、30、36，异环磷酰胺剂量 $5g/m^2$（≈125mg/kg）、美司钠静脉注射剂量 $1g/m^2$（≈25mg/kg），美司钠静脉滴注剂量最高至 $5g/m^2$（≈125mg/kg）加入异环磷酰胺输液中（≈62.5mg/kg）。

【医嘱模板】

0.9% 氯化钠注射液	50mL
美司钠注射液	800mg

.... 静脉滴注 15min

环磷酰胺给药 0、4、8 小时后给药。

【不良反应】

1. 偶有轻微的过敏反应，如不同程度的皮肤及黏膜反应（瘙痒、红斑、水疱）、局部肿胀（风疹样水肿）。

2. 极少情形下可能会出现由急性过敏反应诱发的低血压、心跳加快（>100 次 /min）或短暂的肝转氨酶升高等现象。

3. 极少数病例在注射部位出现静脉刺激。

4. 在高剂量静脉注射及口服药物的耐受性试验中，当 1 次使用剂量超过 60mg/kg 时，可出现恶心、呕吐、腹泻、头痛、肢体痛、血压降低、心动过速、皮肤反应、疲倦及虚弱等反应，在治疗期间，这些症状常常难以区分其是来自氧氮磷环类药物、美司钠或其他药物。

【注意事项】

1. 自身免疫功能紊乱的患者使用美司钠发生过敏性反应的病例较肿瘤患者多。过敏反应可能出现皮肤及黏膜反应（皮疹、风疹、黏膜疹）、肝脏转氨酶升高、发热、疲乏、恶心、呕吐等，也曾观察到低血压及心动过速现象。对该类患者应先予以正确的利害评估后才可使用美司钠，且应在医护人员的监督下应用。

2. 美司钠的保护作用只限于泌尿系统的损伤。其他肿瘤药物的治疗不因使用美司钠而有所影响。

【药品名称】

亚叶酸钙注射液（calcium folinate injection）

【剂型与规格】

注射剂：每支 100mg；500mg。

【主要成分】

N-［4-［（2- 氨基 -5- 甲酰基 -1，4，5，6，7，8- 六氢 -4- 氧代 -6- 蝶啶基）甲基］氨基］苯甲酰基 -L- 谷氨酸钙盐五水合物。

【药理作用】

本品为四氢叶酸的甲酰衍生物，主要用于高剂量氨甲蝶呤等叶酸拮抗剂的解救。氨甲蝶呤的主要作用是与二氢叶酸还原酶结合，阻断二氢叶酸转变为四氢叶酸从而抑制 DNA 的合成。本品进入体内后，通过四氢叶酸还原酶转变为四氢叶酸，能有效地对抗氨甲蝶呤引起的毒性反应，但对已存在的氨甲蝶呤神经毒性则无明显作用。

【适应证】

1. 与氟尿嘧啶合用，可提高氟尿嘧啶的疗效，临床上常用于结直肠癌与胃癌的治疗。

2. 作叶酸拮抗剂（如氨甲蝶呤、乙胺嘧啶或甲氧苄啶等）的解毒剂，临床常用于预防氨甲蝶呤过量等大剂量治疗后所引起的严重毒性作用。

3. 当口服叶酸疗效不佳时，也用于口炎性腹泻、营养不良、妊娠期或婴儿期引起的巨幼细胞性贫血，但对维生素 B_{12} 缺乏性贫血并不适用。

【禁忌证】

恶性贫血或维生素 B_{12} 缺乏所引起的巨幼红细胞贫血。

【用法用量】

1. 用于 5-FU 合用增效，每次 $200 \sim 500mg/m^2$，静脉滴注，每日 1 次，连用 5 日。可用 0.9% 氯化钠注射液或 5% 葡萄糖注射液稀释配成输注液，配制后的输注液 pH 值不得小于 6.5，输注液须新鲜配制。

2. 作为氨甲蝶呤的"解救"疗法，本品剂量最好根据血药浓度测定。一般采用的剂量为 $9 \sim 15mg/m^2$，肌内注射或静脉注射，每 6 小时 1 次，共用 12 次；作为乙胺嘧啶或甲氧苄啶等的解毒剂，每次剂量为肌内注射 $9 \sim 15mg$，视中毒情况而定。

【医嘱模板】

| 0.9% 氯化钠注射液 | 250mL | ⎫ |
| 亚叶酸钙注射液 | 400mg | ⎬⋯⋯⋯⋯ 静脉滴注 |

或

| 5% 葡萄糖注射液 | 250mL | ⎫ |
| 亚叶酸钙注射液 | 400mg | ⎬⋯⋯⋯⋯ 静脉滴注 |

【不良反应】

很少见，偶见皮疹、荨麻疹或哮喘等其他过敏反应。

【注意事项】

1. 当患者有下列情况，本品应谨慎用于氨甲蝶呤的"解救"治疗：酸性尿（pH<7）、腹水、失水、胃肠道梗阻、胸腔渗液或肾功能障碍。有上述情况时，氨甲蝶呤毒性较显著，且不易从体内排出；病况急需者，本品剂量要加大。

2. 接受大剂量氨甲蝶呤而用本品"解救"者，应进行下列各种检查：

（1）治疗前观察肌酐清除试验。

（2）氨甲蝶呤大剂量使用后，每 $12 \sim 24$ 小时测定血浆或血清氨甲蝶呤浓度，以调整本品剂量；当氨甲蝶呤浓度低于 $5 \times 10^{-8}mol/L$ 时，可以停止实验室检查。

（3）氨甲蝶呤治疗前及以后每 24 小时测定血清肌酐量，用药后 24 小时肌酐量大于治疗前 50%，提示有严重肾毒性，要慎重处理。

（4）氨甲蝶呤用药前和用药后每 6 小时应检查尿液酸度，要求尿液 pH 值保持在 7 以上，必要时用碳酸氢钠和水化治疗（每日补液量在 $3\,000mL/m^2$）。

（5）本品不宜与氨甲蝶呤同时用，以免影响后者抗叶酸作用，1 次大剂量氨甲蝶呤后 $24 \sim 48$ 小时再启用本品，剂量应要求血药浓度等于或大于氨甲蝶呤浓度。

3. 对维生素 B_{12} 缺乏所致的贫血不宜单用本品。

4. 本品应避免光线直接照射及热接触。

（刘方义　段宝军　王琦）

第二十三章
营养神经药物

营养神经药物属于神经内科及神经外科用药，表 23-1 列出了其分类汇总的简表。介入诊疗过程中涉及该类用药时，一般有两种情况：一是患者曾有神经系统基础疾病，曾于专科就诊，处于长期用药状态，这类患者的用药一般不需改变，如确实需要调整时，应根据专科会诊建议；二是介入治疗后患者出现相应的神经损伤症状，比如甲状腺或甲状旁腺结节消融后出现喉返神经损伤，此时需按治疗应用。

表 23-1　营养神经药物分类汇总简表

药物类型	药物名称	作用机制
营养神经类	甲钴胺片	内源性的辅酶 B_{12}，可促进叶酸的利用和核酸代谢、促进轴突运输功能和轴突再生，使延迟的神经突触传递和神经递质减少恢复正常，抑制神经退变
神经递质类	奥拉西坦、纳洛酮、胞磷胆碱、乙酰谷酰胺	通过与细胞膜上的受体结合，直接或间接调节细胞膜上离子通道的开启或关闭，造成离子通透性改变，进而改变细胞膜电位，改变细胞代谢
改善脑血流循环	丁苯酞	提高脑血管内皮 NO 和 PGL2 的水平，降低细胞内钙离子浓度，改善脑缺血区的微循环和血流量，增加缺血区毛细血管数量

一、营养神经类

【药品名称】

甲钴胺片（mecobalamin tablets）

【剂型与规格】

片剂：每片 0.5mg。

【主要成分】

甲钴胺。

【药理作用】

本品是一种内源性的辅酶 B_{12}，参与一碳单位循环，在由同型半胱氨酸合成蛋氨酸的转甲基反应过程中起重要作用。动物实验发现，本品比氰钴胺易于进入神经元细胞器，参与脑细胞和脊髓神经元胸腺嘧啶核苷的合成，促进叶酸的利用和核酸代谢，且促进核酸和蛋白质合成作用较氰钴胺强。本品能促进轴突运输功能和轴突再生，使链脲霉素诱导的糖尿病大鼠坐骨神经轴突骨架蛋白的运输正常化，对药物引起的神经退变具有抑制作用，如阿霉素、丙烯酰胺、长春新碱引起的神经退变及自发高血压大鼠神经疾病等。在大鼠组织培养中发现，本品可以促进卵磷脂合成和神经元髓鞘形成。本品能使延迟的神经突触传递和神经递质减少恢复正常，通过提高神经纤维兴奋性恢复终板电位诱导，能使饲以胆碱缺乏饲料的大鼠脑内乙酰胆碱恢复到正常水平。在大鼠和小鼠致畸敏感期经口给予本品 0.2、2.0、20mg/（kg·d），胎仔和新生仔中未见异常和致畸征象。

【适应证】

1. 周围神经病。

2. 缺乏维生素 B_{12} 导致的巨幼红细胞贫血。

【禁忌证】

禁用于对甲钴胺或处方中任何辅料有过敏史的患者。

【用法用量】

口服。通常成人 1 次 1 片（0.5mg），1 日 3 次，可根据年龄、症状酌情增减。

【医嘱模板】

甲钴胺片　　　0.5mg·········口服　3 次 /d

【不良反应】

1. 过敏偶有皮疹发生（发生率 0.1%），出现后请停止用药。

2. 其他偶有（发生率 5%~0.1%）食欲不振、恶心、呕吐、腹泻。

【注意事项】

1. 如果服用 1 个月以上无效，则无须继续服用。

2. 从事汞及其化合物的工作人员，不宜长期大量服用本品。

3. 本品开封后，应避光、避湿保存。

4. 介入治疗后患者出现相应神经损伤症状时应用本品，如甲状腺结节消融后、出现喉返神经损伤症状，可给予本品治疗，口服药物 1 周。

二、神经递质类

【药品名称】

注射用奥拉西坦（oxiracetam for injection）

【剂型与规格】

注射剂：每瓶 1g。

【主要成分】

奥拉西坦。

【药理作用】

奥拉西坦为吡拉西坦的类似物，可改善老年性痴呆和记忆障碍症患者的记忆和学习功能。机制研究结果提示，奥拉西坦可促进磷酰胆碱和磷酰乙醇胺的合成，提高大脑中 ATP/ADP 的比值，使大脑中蛋白质和核酸的合成增加。

【适应证】

用于脑损伤及其引起的神经功能缺失、记忆与智能障碍等症的治疗。

【禁忌证】

对本品过敏、严重肾功能损害者禁用。

【用法用量】

静脉滴注。每日 1 次，每次 4 ~ 6g，国外上市奥拉西坦注射液的用药剂量范围为每日 2 ~ 8g，但国内尚无低于 4g、高于 6g 的用药经验。

【配伍与应用】

用前溶入 5% 葡萄糖注射液或 0.9% 氯化钠注射液 100 ~ 250mL 中，摇匀后静脉滴注。可酌情增减用量。用药疗程为 2 ~ 3 周。

【医嘱模板】

0.9% 氯化钠注射液　　　　100mL ⎫
注射用奥拉西坦　　　　　 4g　　⎬········ 静脉滴注
　　　　　　　　　　　　　　　　⎭
或
5% 葡萄糖注射液　　　　　100mL ⎫
注射用奥拉西坦　　　　　 4g　　⎬········ 静脉滴注

【不良反应】

据国外文献报道，奥拉西坦的不良反应少见，偶见皮肤瘙痒、恶心、精神兴奋、睡眠紊乱，但症状较轻，停药后可自行恢复。应用注射用奥拉西坦进行了临床试验，结果显示，注射用奥拉西坦与吡拉西坦注射液的安全性均较好，两组均未发生严重不良事件。

【注意事项】

1. 轻、中度肾功能不全者应慎用，必须使用本品时，须减量。

2. 患者出现精神兴奋和睡眠紊乱时，应减量。

3. 介入治疗期间一般不需对本品用法用量进行调整，必要时专科会诊。

【药品名称】

盐酸纳洛酮注射液（naloxone hydrochloride injection）

【剂型与规格】

注射剂：每支 0.4mg（1mL）。

【主要成分】

17- 烯丙基 -4，5a- 环氧基 -3，14- 二羟基吗啡喃 -6- 酮盐酸盐二水合物。

【药理作用】

本品为纯粹的阿片受体拮抗药，本身无内在活性。但能竞争性拮抗各类阿片受体，对 μ 受体有很强的亲和力。纳洛酮生效迅速，拮抗作用强。纳洛酮同时逆转阿片激动剂所有作用，包括镇痛。另外，其还具有与拮抗阿片受体不相关的回苏作用，可迅速逆转阿片镇痛药引起的呼吸抑制，引起高度兴奋，使心血管功能亢进。本品尚有抗休克作用。不产生吗啡样的依赖性、戒断症状和呼吸抑制。

【适应证】

本品是目前临床应用最广的阿片受体拮抗药。主要用于：

1. 解救麻醉性镇痛药急性中毒，拮抗这类药的呼吸抑制，并使患者苏醒。

2. 拮抗麻醉性镇痛药的残余作用。新生儿受其母体中麻醉性镇痛药影响而致呼吸抑制，可用本品拮抗。

3. 解救急性乙醇中毒，静脉注射纳洛酮 0.4～0.6mg，可使患者清醒。

4. 对疑为麻醉性镇痛药成瘾者，静脉注射 0.2～0.4mg 可激发戒断症状，有诊断价值。

5. 促醒作用，可能通过胆碱能作用而激活生理性觉醒系统使患者清醒，用于全麻催醒及抗休克和某些昏迷患者。

【禁忌证】

1. 高血压及心功能不良患者慎用。

2. 用药注意：①应根据患者具体情况和病情，选用适当的剂量和给药速度。②密切观察患者的体征变化，如呼吸、血压、心率，并及时采取相应措施。③阿片类及其他麻醉性镇痛药成瘾者，注射本品时，会立即出现戒断症状，故要注意掌握剂量。

【用法用量】

常用剂量：纳洛酮 5μg/kg，待 15 分钟后再肌内注射 10μg/kg。或先给负荷量：1.5～3.5μg/kg，以 3μg/（kg·h）维持。

【配伍与应用】

因本品存在明显的个体差异，应用时应根据患者具体情况由医生确定给药剂量及是否需多次给药。本品可静脉滴注、注射或肌内注射给药。静脉注射起效最快，适合在急诊时使用。因为某些阿片类物质作用持续时间可能超过本品，所以，应对患者持续监护，必要时，应重复给予本品。静脉滴注本品可用生理盐水或葡萄糖溶液稀释。把 2mg 本品加入 500mL 以上任何一种液体中，使浓度达到 0.004mg/mL。混合液应在 24 小时内使用，超过 24 小时未使用的剩余混合液必须丢弃。根据患者反应控制滴注速度。

【医嘱模板】

以 60kg 为例：

盐酸纳洛酮注射液	2mg	⋯⋯⋯⋯肌内注射
0.9% 氯化钠注射液	500mL	} ⋯⋯ 静脉滴注
盐酸纳洛酮注射液	2mg	
或		
盐酸纳洛酮注射液	2mg	⋯⋯⋯⋯肌内注射
5% 葡萄糖注射液	500mL	} ⋯⋯ 静脉滴注
盐酸纳洛酮注射液	2mg	

【不良反应】

个别患者出现口干、恶心呕吐、厌食、困倦或烦躁不安、血压升高和心率加快，大多数可不用处理而自行恢复。但有报道，个别患者可诱发心律失常、肺水肿，甚至心肌梗死。

【注意事项】

1. 对类阿片药物有躯体依赖性或已经接受大剂量类阿片药物者必须慎用，因为其可激发急性戒断综合征。

2. 也可能对依赖类阿片的母亲生下的新生婴儿激发戒断综合征。

3. 心脏病患者或正在接受具有心脏毒性药物的患者应慎用纳洛酮。

4. 有时类阿片药物的作用持续时间会超过纳洛酮的作用持续时间，在给药后应注意观察，是否还应补充纳洛酮的剂量。

5. 必须严格掌握儿童用量。

6. 介入治疗麻醉过程中可能涉及本品，由麻醉医师酌情应用。

【药品名称】

胞磷胆碱钠片（citicoline sodium tablets）

【剂型与规格】

片剂：每片 0.2g。

【主要成分】

胞磷胆碱钠，其化学名称为：胆碱胞嘧啶核苷二磷酸酯的单钠盐。

【药理作用】

胞二磷胆碱（CDPC）是核苷衍生物，化学名为胞嘧啶核苷二磷酸胆碱，参与体内卵磷脂的生物合成，是大脑代谢激活剂，能增强上行性网状结构激活系统的功能，降低脑血管阻力，增加脑血流量，改善大脑血液循环，促进大脑物质代谢，功能恢复。

【适应证】

用于治疗颅脑损伤或脑血管意外所引起的神经系统后遗症。用于缺血性卒中治疗，补充卵磷脂，恢复细胞膜功能，避免后遗症的产生。胞磷胆碱中枢神经系统内促进乙酰胆碱的合成，用于记忆力障碍和阿尔茨海默病患者。

【禁忌证】

对本品中任何成分过敏者禁用。

【用法用量】

口服。1 次 0.2g（1 片），1 日 3 次，温开水送服。

【医嘱模板】

胞磷胆碱钠片　　　0.2g·········口服　3 次 /d

【不良反应】

偶见胃肠道反应，轻微，持续时间短。

【注意事项】

服用本品不可与有甲氯芬酯的药物合用。出血性脑血管病出血期避免使用，避免出血量加大。有癫痫病的患者不用，胞磷胆碱有兴奋的作用，可能诱发癫痫。介入治疗期间一般不需应用本品，必要时专科会诊。

【药品名称】

乙酰谷酰胺注射液（aceglutamide injection）

【剂型与规格】

注射剂：每瓶 0.25g（5mL）。

【主要成分】

本品活性成分为乙酰谷酰胺。

【药理作用】

乙酰谷酰胺通过血脑屏障后分解为谷氨酸、γ- 氨基丁酸（GABA）。谷氨酸参与中枢神经系统的神经传递。γ- 氨基丁酸能拮抗谷氨酸兴奋性毒理作用，可改善神经细胞代谢，维持神经应激能力及降低血氨的作用，改善脑功能。

【适应证】

用于脑外伤性昏迷、神经外科手术引起的昏迷、肝昏迷及偏瘫、高位截瘫、小儿麻痹后遗症、神经性头痛和腰痛等。

【禁忌证】

对本品过敏者禁用。

【用法用量】

肌内注射。1 日 100 ~ 600mg，儿童剂量酌减。

静脉滴注。1 日 100 ~ 600mg，用 5% 或 10% 葡萄糖溶液 250mL 稀释后缓慢滴注。

【配伍与应用】

用 5% 或 10% 葡萄糖溶液 250mL 稀释后缓慢滴注。

【医嘱模板】

5% 葡萄糖注射液	250mL	⎫
乙酰谷酰胺注射液	0.25g	⎭ ········· 静脉滴注

【不良反应】

尚未见有关不良反应报道。

【注意事项】

1. 使用中有引起血压下降的可能。
2. 当药品性状发生改变时禁止使用。
3. 介入治疗期间一般不需应用本品，必要时专科会诊。

三、改善脑血流循环

【药品名称】

丁苯酞氯化钠注射液（butylphthalide and sodium chloride injection）

【剂型与规格】

注射剂：每 100mL 含丁苯酞 25mg 与氯化钠 0.9g。

【主要成分】

本品活性成分为丁苯酞，其化学名称：dl–3– 丁基 –1（3H）– 异苯并呋喃酮。

【药理作用】

丁苯酞为人工合成的消旋正丁基苯酞，与天然的左旋芹菜甲素的结构相同。临床研究结果显示，丁苯酞对急性缺血性脑卒中患者中枢神经功能的损伤有改善作用，可促进患者神经功能缺损的改善。动物药效学研究显示，丁苯酞可阻断缺血性脑卒中所致脑损伤的多个病理环节，具有较强的抗脑缺血作用，可明显缩小大鼠局部脑缺血的梗死面积，减轻脑水肿，改善脑能量代谢和缺血脑区的微循环和血流量，抑制神经细胞凋亡，并具有抗脑血栓形成和抗血小板聚集的作用。丁苯酞可能通过降低花生四烯酸含量，提高脑血管内皮NO 和 PGI$_2$ 的水平，抑制谷氨酸释放，降低细胞内钙浓度，抑制自由基和提高抗氧化酶活性等机制发挥上述药效作用。

【适应证】

用于急性缺血性脑卒中患者神经功能缺损的改善。

【禁忌证】

对本品任何成分过敏者。

【用法用量】

本品应在患者发病后 48 小时内开始给药。静脉滴注，每日 2 次，每次 25mg（100mL），每次滴注时间不少于 50 分钟，两次用药时间间隔不少于 6 小时，疗程 14 日。PVC 输液器对丁苯酞有明显的吸附作用，故输注本品时仅允许使用 PE 或聚丙烯弹性体输液器。

【医嘱模板】

丁苯酞氯化钠注射液　　　100mL·········静脉滴注　60min

【不良反应】

本品不良反应较少，主要为转氨酶轻度升高，根据随访观察病例，停药后可恢复正常。偶见恶心、腹部不适及精神症状等。在丁苯酞Ⅳ期临床试验中，对 2 050 例患者进行观察，未发现新的不良反应，总的不良反应发生率和转氨酶异常率均低于Ⅱ、Ⅲ期临床时数据；丁苯酞与低分子肝素、阿司匹林、降纤酶分别合用时，未见新的不良反应。

【注意事项】

1. 心动过缓、病窦综合征患者慎用。

2. 肝功能受损者慎用。

3. 有严重出血倾向者慎用。

4. 羟丙基 –β– 环糊精通过肾小球滤过清除，因此，肌酐清除率<30mL/min 的患者慎用本品。

5. 介入治疗期间一般不需对本品用法用量进行调整，必要时专科会诊。

【药品名称】

丁苯酞软胶囊（butylohthalide soft capsules）

【剂型与规格】

软胶囊：每粒 0.1g。

【主要成分】

本品主要成分为丁苯酞，其化学名称：消旋 –3– 正丁基苯酞（简称丁苯酞或记作NBP）。

【药理作用】

本品为消旋 –3– 正丁基苯酞，结构与天然的 1–3– 正丁基苯酞相同。体外试验表明，本品通过提高脑血管内皮 NO 和 PGL2 的水平，降低细胞内钙离子浓度，抑制谷氨酸释放，减少花生四烯酸生成，清除氧自由基，提高抗氧化酶活性等，作用于脑缺血的多个病理环节。动物药效学研究表明，本品具有较强的抗脑缺血作用，明显改善脑缺血区的微循环和血流量，增加缺血区毛细血管数量；减轻脑水肿，缩小大鼠脑梗死体积；改善脑能量代谢，减少神经细胞凋亡；抑制血栓形成等。临床研究表明，本品对缺血性脑血管病有明显的治疗作用，可促进患者受损的神经功能恢复。

【适应证】

用于治疗轻、中度急性缺血性脑卒中。

【禁忌证】

1. 对本品过敏者。

2. 有严重出血倾向者。

【用法用量】

根据现有临床研究的用药方法，本品可与复方丹参注射液联合使用。空腹口服。1 次 2 粒（0.2g），1 日 3 次，20 日为 1 个疗程，或遵医嘱。

【医嘱模板】

丁苯酞软胶囊　　　0.2g·········口服　3 次 /d

【常见轻度不良反应】

本品不良反应较少，主要为氨基转移酶轻度一过性升高，根据随访观察病例，停药后可恢复正常。偶见恶心、腹部不适及精神症状等。

【注意事项】

1. 餐后服用影响药物吸收，故应餐前服用。

2. 肝、肾功能受损者慎用。

3. 用药过程中需注意氨基转移酶的变化。

4. 本品尚未进行出血性脑卒中的临床研究，暂不推荐出血性脑卒中患者使用。

5. 有精神症状者慎用。

6. 介入治疗期间一般不需对本品用法用量进行调整，必要时专科会诊。

（程志刚　胡渭斌）

第二十四章

镇静安神药物

镇静安神药物属于神经内科、神经外科或精神科用药，表24-1列出了该类药品的分类汇总简表。服用此类药品的患者，既往多有神经系统基础疾病或精神类疾病，曾于专科就诊，已处于长期用药状态。介入诊疗过程中涉及该类用药情况时，主要需考虑此类药品与麻醉药品之间有无配伍禁忌，可请麻醉医师会诊参与药物的调整，必要时，应结合专科会诊建议。另外，肝癌肝硬化患者伴有血氨升高或者曾出现过肝性脑病者，慎用此类药品或专科会诊后应用。

表 24-1　镇静安神药物分类汇总简表

药物类型		药物名称	作用机制
镇静、催眠药	苯二氮䓬类或其类似物	加强或易化γ-氨基丁酸（GABA）的抑制性神经递质的作用，加速神经细胞的氯离子内流，使细胞超极化，使神经细胞兴奋性降低	地西泮、氯硝西泮、艾司唑仑、咪达唑仑、酒石酸唑吡坦、佐匹克隆
	巴比妥类或其类似物	干扰大脑的信号传递，降低大脑的活跃程度	水合氯醛
安神、抗焦虑药		作用于间脑的自主神经系统与内分泌中枢，能调整自主神经功能，减少内分泌平衡障碍，改善精神神经失调症状	谷维素片
抗精神病药	吩噻嗪类	主要与其阻断中脑边缘系统及中脑皮质通路的多巴胺受体（DA_2）有关	氯丙嗪、异丙嗪
抗抑郁药	5-羟色胺重摄取抑制剂	其作用机制与其对中枢神经元5-羟色胺重摄取的抑制有关	西酞普兰、舍曲林、氟西汀、帕罗西汀、米氮平

一、镇静、催眠药

（一）苯二氮䓬类及其类似物
【药品名称】

苯甲二氮䓬/地西泮（diazapam）

【剂型与规格】

片剂：每片 2.5mg。

【主要成分】

地西泮。

【药理作用】

本品为长效苯二氮䓬类药物。苯二氮䓬类药物为中枢神经系统抑制药，可引起中枢神经系统不同部位的抑制，随着用量的加大，临床表现可自轻度的镇静到催眠甚至昏迷。本类药的作用部位与机制尚未完全阐明，认为可以加强或易化 γ– 氨基丁酸（GABA）的抑制性神经递质的作用，GABA 在苯二氮䓬受体相互作用下，主要在中枢神经各个部位，起突触前和突触后的抑制作用。本类药为苯二氮䓬受体激动剂，苯二氮䓬受体为功能性超分子（supramolecular）功能单位，又称为苯二氮䓬-GABA 受体 – 亲氯离子复合物的组成部分。受体复合物位于神经细胞膜，调节细胞的放电，主要起氯通道的阈阀（gating）功能。GABA 受体激活导致氯通道开放，使氯离子通过神经细胞膜流动，引起突触后神经元的超极化，抑制神经元的放电，这个抑制转译为降低神经元兴奋性，减少下一步去极化兴奋性递质。苯二氮䓬类药物增加氯通道开发的频率，可能通过增强 GABA 与其受体的结合或易化 GABA 受体与氯离子通道的联系来实现。苯二氮䓬类药物还作用在 GABA 依赖性受体。

1. 抗焦虑、镇静催眠作用　通过刺激上行性网状激活系统内的 GABA 受体，提高 GABA 在中枢神经系统的抑制，增强脑干网状结构受刺激后的皮质和边缘性觉醒反应的抑制和阻断。分子药理学研究提示，减少或拮抗 GABA 的合成，本类药的镇静催眠作用降低，如增加其浓度则能加强苯二氮䓬类药的催眠作用。

2. 遗忘作用　地西泮在治疗剂量时可以干扰记忆通路的建立，从而影响近事记忆。

3. 抗惊厥作用　可能由于增强突触前抑制，抑制皮质 – 丘脑和边缘系统的致痫灶引起癫痫活动的扩散，但不能消除病灶的异常活动。

4. 骨骼肌松弛作用　主要抑制脊髓多突触传出通路和单突触传出通路。地西泮具有抑制性神经递质或阻断兴奋性突触传递而抑制多突触和单突触反射的作用。苯二氮䓬类药物也可能直接抑制运动神经和肌肉功能。

【适应证】

1. 主要用于焦虑、镇静催眠，还可用于抗癫痫和抗惊厥。

2. 缓解炎症引起的反射性肌肉痉挛等。

3. 用于治疗惊恐症。

4. 肌紧张性头痛。

5. 可治疗家族性、老年性和特发性震颤。

6. 可用于麻醉前给药。

【禁忌证】

孕妇、妊娠期妇女、新生儿禁用。

【用法用量】

成人常用量：抗焦虑，1 次 2.5 ~ 10mg，1 日 2 ~ 4 次；镇静，1 次 2.5 ~ 5mg，1 日 3 次；催眠，5 ~ 10mg 睡前服；急性酒精戒断，第 1 日 1 次 10mg，1 日 3 ~ 4 次，以后按需要减少到 1 次 5mg，每日 3 ~ 4 次。

小儿常用量：6 个月以下不用，6 个月以上，1 次 1 ~ 2.5mg 或按体重 40 ~ 200μg/kg 或按体表面积 1.17 ~ 6mg/m²，每日 3 ~ 4 次，用量根据情况酌量增减。最大剂量不超过 10mg。

【配伍与应用】

1. 与中枢抑制药合用可增加呼吸抑制作用。

2. 与易成瘾和其他可能成瘾药合用时，成瘾的危险性增加。

3. 与酒及全麻药、可乐定、镇痛药、吩噻嗪类、单胺氧化酶 A 型抑制药和三环类抗抑郁药合用时，可彼此增效，应调整用量。

4. 与抗高血压药和利尿降压药合用，可使降压作用增强。

5. 与西咪替丁、普萘洛尔合用本药清除减慢，血浆半衰期延长。

6. 与扑米酮合用由于减慢后者代谢，需调整扑米酮的用量。

7. 与左旋多巴合用时，可降低后者的疗效。

8. 与利福平合用，增加本品的消除，血药浓度降低。

9. 异烟肼抑制本品的消除，致血药浓度增高。

10. 与地高辛合用，可增加地高辛血药浓度而致中毒。

【医嘱模板】

地西泮片　　　5mg ┄┄ 口服　睡前服（催眠）具体剂量视病因而定

【不良反应】

1. 常见的不良反应，嗜睡，头昏、乏力等，大剂量可有共济失调、震颤。

2. 罕见的有皮疹，白细胞减少。

3. 个别患者发生兴奋，多语，睡眠障碍，甚至幻觉。停药后，上述症状很快消失。

4. 长期连续用药可产生依赖性和成瘾性，停药可能发生撤药症状，表现为激动或忧郁。

【注意事项】

1. 对苯二氮䓬类药物过敏者，可能对本药过敏。

2. 肝肾功能损害者能延长本药清除半衰期。

3. 癫痫患者突然停药可引起癫痫持续状态。

4. 严重的精神抑郁可使病情加重，甚至产生自杀倾向，应采取预防措施。

5. 避免长期大量使用而成瘾，如长期使用应逐渐减量，不宜骤停。

6. 对本类药耐受量小的患者初用量宜小。

7. 介入治疗中，本品非常规用药，根据患者症状和体征确需使用时，应专科会诊对症处理。

以下情况慎用：

（1）严重的急性乙醇中毒，可加重中枢神经系统抑制作用。

（2）重度重症肌无力，病情可能被加重。

（3）急性或隐性发生闭角型青光眼可因本品的抗胆碱能效应而使病情加重。

（4）低蛋白血症时，可导致易嗜睡、难醒。

（5）多动症者可有反常反应。

（6）严重慢性阻塞性肺部病变，可加重呼吸衰竭。

（7）外科或长期卧床患者，咳嗽反射可受到抑制。

（8）有药物滥用和成瘾史者。

（9）肝癌肝硬化患者伴有血氨升高或者曾出现过肝性脑病者。

【药品名称】

氯硝西泮（clonazepam）

【剂型与规格】

片剂：每片 2mg。

【主要成分】

本品主要成分为氯硝西泮。

【药理作用】

作用类似地西泮及硝西泮。但抗惊厥作用比前二者强 5 倍，且作用迅速。与其他 BDZ 类药物的中枢抑制作用类似，由于加速神经细胞的氯离子内流，使细胞超极化，使神经细胞兴奋性降低。同时它还对谷氨酸脱羧酶有一定作用，因而具有广谱抗癫痫作用。本品尚具有抗焦虑、催眠及中枢性肌肉松弛作用。

【适应证】

主要用于治疗癫痫和惊厥，对各型癫痫均有效，尤以对小发作和肌阵挛发作疗效最佳。静脉注射治疗癫痫持续状态。可用于治疗焦虑状态和失眠。对舞蹈症亦有效。对药物引起的多动症、慢性多发性抽搐、僵人综合征、各类神经痛也有一定疗效。

【禁忌证】

对本品及其他 BDZ 类药物过敏者、青光眼患者禁用。有致畸作用，妊娠期妇女禁用。

【用法用量】

成人常用量：开始用每次 0.5mg（1/4 片），每日 3 次，每 3 日增加 0.5 ~ 1mg（1/4 ~ 1/2 片），直到发作被控制或出现了不良反应为止。用量应个体化，成人最大量每日不要超过 20mg（10 片）。小儿常用量：10 岁或体重 30kg 以下的儿童开始每日按体重 0.01 ~ 0.03mg/kg，分 2 ~ 3 次服用，以后每 3 日增加 0.25 ~ 0.5mg（1/8 ~ 1/4 片），至达到按体重每日 0.1 ~ 0.2mg/kg 或出现了不良反应为止。氯硝西泮的疗程应不超过 3 ~ 6 个月。

【配伍与应用】

1. 与中枢抑制药合用可增加呼吸抑制作用。

2. 与易成瘾和其他可能成瘾药合用时，成瘾的危险性增加。

3. 与酒及全麻药、可乐定、镇痛药、吩噻嗪类、单胺氧化酶 A 型抑制药和三环类抗抑郁药合用时，可彼此增效，应调整用量。

4. 与抗高血压药和利尿降压药合用，可使降压作用增强。

5. 与西咪替丁、普萘洛尔合用会使本药清除减慢，血浆半衰期延长。

6. 与扑米酮合用时，由于减慢后者代谢，需调整扑米酮的用量。

7. 与左旋多巴合用时，可降低后者的疗效。

8. 与利福平合用，可增加本品的消除，使血药浓度降低。

9. 异烟肼可抑制本品的消除，致血药浓度增高。

10. 与地高辛合用，可增加地高辛的血药浓度而致中毒。

【医嘱模板】

　　氯硝西泮片　　　1mg………口服　3 次 /d

【不良反应】

　　1. 常见的不良反应有嗜睡、头昏、共济失调、行为紊乱异常兴奋、神经过敏易激惹（反常反应）、肌力减退。

　　2. 较少发生的有行为障碍、思维不能集中、易暴怒（儿童多见）、精神错乱、幻觉、精神抑郁、皮疹或过敏、咽痛、发热或出血异常、瘀斑、极度疲乏、乏力（血细胞减少）。

　　3. 需注意的有行动不灵活、行走不稳、嗜睡，开始时严重，会逐渐消失；视力模糊、便秘、腹泻、眩晕或头晕、头痛、气管分泌增多、恶心、排尿障碍、语言不清。

【注意事项】

　　1. 对苯二氮䓬类药物过敏者，可能对本药过敏。

　　2. 本药可以通过胎盘及分泌入乳汁。

　　3. 幼儿中枢神经系统对本药异常敏感。

　　4. 老年人中枢神经系统对本药较敏感。

　　5. 肝肾功能损害者能延长本药的清除半衰期。

　　6. 癫痫患者突然停药可引起癫痫持续状态。

　　7. 严重的精神抑郁可使病情加重，甚至产生自杀倾向，应采取预防措施。

　　8. 避免长期大量使用而成瘾，如长期使用应逐渐减量，不宜骤停。

　　9. 对本类药耐受量小的患者初用量宜小。

　　10. 介入治疗中，本品非常规用药，根据患者症状和体征确需使用时，应专科会诊对症处理。

　　以下情况慎用：①严重的急性乙醇中毒，可加重中枢神经系统抑制作用。②重度重症肌无力，病情可能被加重。③急性闭角型青光眼可因本品的抗胆碱能效应而使病情加重。④低蛋白血症时，可导致易嗜睡难醒。⑤多动症者可有反常反应。⑥严重慢性阻塞性肺部病变，可加重呼吸衰竭。⑦外科或长期卧床患者，咳嗽反射可受到抑制。

【药品名称】

　　艾司唑仑片（estazolam tablets）

【剂型与规格】

　　片剂：每片 1mg；2mg。

【主要成分】

　　本品主要成分为艾司唑仑。

【药理作用】

　　本品为苯二氮䓬类抗焦虑药，可引起中枢神经系统不同部位的抑制，随着用量的增加，临床表现可自轻度的镇静到催眠甚至昏迷。

　　1. 抗焦虑、镇静催眠作用　作用于苯二氮䓬受体，加强中枢神经内 GABA 受体的作用，影响边缘系统功能而抗焦虑。可明显缩短或取消 NREM 睡眠第四期，阻滞对网状结构的激活，对人有镇静催眠作用。

　　2. 抗惊厥作用　能抑制中枢内癫痫病灶异常放电的扩散，但不能阻止其异常放电。

3. 骨骼肌松弛作用　小剂量可抑制或减少网状结构对脊髓运动神经元的易化作用，较大剂量可促进脊髓中的突触前抑制，抑制多突触反射。

4. 遗忘作用　在治疗剂量时可能干扰记忆通路的建立，一过性影响近事记忆。

5. 可通过胎盘，可分泌入乳汁。

6. 有成瘾性，少数患者可引起过敏。

【适应证】

主要用于抗焦虑、失眠，也用于紧张、恐惧、抗癫痫和抗惊厥。

【禁忌证】

慎用者：①中枢神经系统处于抑制状态的急性酒精中毒。②肝肾功能损害。③重症肌无力。④急性或易于发生的闭角型青光眼发作。⑤严重慢性阻塞性肺部病变。

【用法用量】

成人常用量镇静，1 次 1～2mg，1 日 3 次。催眠，1～2mg，睡前服。抗癫痫、抗惊厥，1 次 2～4mg，1 日 3 次。

【配伍与应用】

1. 与中枢抑制药合用可增加呼吸抑制作用。

2. 与易成瘾和其他可能成瘾药合用时，成瘾的危险性增加。

3. 与酒及全麻药、可乐定、镇痛药、吩噻嗪类、单胺氧化酶 A 型抑制药和三环类抗抑郁药合用时，可彼此增效，应调整用量。

4. 与抗高血压药和利尿降压药合用，可使降压作用增强。

5. 与西咪替丁、普萘洛尔合用，可使本药清除减慢，血浆半衰期延长。

6. 与扑米酮合用，会减慢后者代谢，需调整扑米酮的用量。

7. 与左旋多巴合用时，可降低后者的疗效。

8. 与利福平合用，可增加本品的消除，使血药浓度降低。

9. 异烟肼抑制本品的消除，致血药浓度增高。

10. 与地高辛合用，可增加地高辛血药浓度而致中毒。

【医嘱模板】

艾司唑仑片　　2mg………口服　睡前服（催眠）　具体剂量视病因而定

【不良反应】

1. 常见的不良反应有口干、嗜睡、头昏、乏力等，大剂量可有共济失调、震颤。

2. 罕见的有皮疹、白细胞减少。

3. 个别患者发生兴奋、多语、睡眠障碍，甚至幻觉。停药后，上述症状很快消失。

4. 有依赖性，但较轻，长期应用后，停药可能发生撤药症状，表现为激动或忧郁。

5. 介入治疗中，本品非常规用药，根据患者症状和体征确需使用时，应专科会诊对症处理。

【药品名称】

咪达唑仑注射液（midazolam injection）

【剂型与规格】

注射剂：每支 2mg（2mL）；5mg（5mL）。

【主要成分】

主要成分为咪达唑仑盐酸盐。

【药理作用】

本品具有典型的苯二氮䓬类药理活性，可产生抗焦虑、镇静、催眠、抗惊厥及肌肉松弛作用。肌内注射或静脉注射后，可产生短暂的顺行性记忆缺失，使患者不能回忆起在药物高峰期间所发生的事情。本品的作用特点为起效快而持续时间短。服药后可缩短入睡时间（一般自服药到入睡只需 20 分钟），延长总睡眠时间，而对快波睡眠（REM）无影响，次晨醒后，患者可感到精力充沛、轻松愉快。无耐药性和戒断症状或反跳。毒性小，安全范围大。

【适应证】

1. 麻醉前给药。

2. 全麻醉诱导和维持。

3. 椎管内麻醉及局部麻醉时辅助用药。

4. 诊断或治疗性操作（如心血管造影、心律转复、支气管镜检查、消化道内镜检查等）时患者镇静。

5. ICU 患者镇静。

【禁忌证】

对苯二氮䓬过敏的患者、重症肌无力患者、精神分裂症患者、严重抑郁状态患者禁用。

【用法用量】

本品为强镇静药，注射速度宜缓慢，剂量应根据临床需要、患者生理状态、年龄和配伍用药情况而定。

1. 肌内注射　用 0.9% 氯化钠注射液稀释。静脉给药用 0.9% 氯化钠注射液、5% 或 10% 葡萄糖注射液、5% 果糖注射液、林格液稀释。

2. 麻醉前给药　在麻醉诱导前 20 ~ 60 分钟使用，剂量为 0.05 ~ 0.075mg/kg 肌内注射，老年患者剂量酌减；全麻诱导常用 5 ~ 10mg（0.1 ~ 0.15mg/kg）。

3. 局部麻醉或椎管内麻醉辅助用药，分次静脉注射 0.03 ~ 0.04mg/kg。

4. ICU 患者镇静，先静脉注射 2 ~ 3mg，继之以 0.05mg/（kg·h）静脉滴注维持。

【配伍与应用】

1. 合用时可增强中枢抑制药与酒精的作用，故用本品后 12 小时内不得饮用含酒精的饮料。

2. 与西咪替丁、雷尼替丁合用，可使咪哒唑仑的血药浓度升高。

3. 合用时可增强降压药的降压作用。

【医嘱模板】

以 60kg 患者镇静治疗为例：

咪达唑仑注射液	2mg	⋯⋯⋯⋯⋯ 静脉注射
0.9% 氯化钠注射液	250mL	⎫⋯⋯⋯ 静脉滴注　90 ~ 120min
咪达唑仑注射液	5mg	⎭

【不良反应】

1. 较常见的不良反应为嗜睡、镇静过度、头痛、幻觉、共济失调、呃逆和喉痉挛。

2．静脉注射还可发生呼吸抑制及血压下降，极少数可发生呼吸暂停、停止或心搏骤停。有时可发生血栓性静脉炎。

3．直肠给药，一些患者可有欣快感。

【注意事项】

1．用作全麻诱导术后常有较长时间再睡眠现象，应注意保持患者气道通畅。

2．本品不能用 6% 葡聚糖注射液或碱性注射液稀释或混合。

3．长期静脉注射咪达唑仑，突然撤药可引起戒断综合征，推荐逐渐减少剂量。

4．肌内或静脉注射咪达唑仑后至少 3 个小时不能离开医院或诊室，之后应有人伴随才能离开。至少 12 个小时内不得开车或操作机器等。

5．慎用于体质衰弱者或慢性病、肺阻塞性疾病、慢性肾衰、肝功能损害或充血性心衰患者，若使用咪达唑仑应减小剂量并进行生命体征的监测。

6．本品只能一次性用于一个患者，用后剩余本品必须弃去。

7．介入治疗中，本品非常规用药，根据患者症状和体征确需使用时，应专科会诊对症处理。

【药品名称】

酒石酸唑吡坦片（zolpidem tartrate tablets）

【剂型与规格】

片剂：每片 10mg。

【主要成分】

酒石酸唑吡坦。

【药理作用】

本品为一种与苯二氮䓬类有关的咪唑吡啶类催眠药物，通过选择性地与中枢神经系统的 wl– 受体亚型的结合，产生药理作用。本品能缩短入睡时间，延长睡眠时间；在较大剂量时，第 2 相睡眠、慢波睡眠时间延长，REM 睡眠时间缩短。据文献报道，酒石酸唑吡坦吸收快，起效迅速。口服生物利用度为 70%，且在治疗剂量范围内显示线性动力学，口服后 0.3 ~ 3 小时血药浓度达峰值。消除半衰期，平均为 2.4 小时，作用可维持 6 小时。血浆蛋白结合率为 92.5% ± 0.1%。肝的首过效应为 35%。重复服药不改变蛋白结合率，表明本品与其代谢物对结合部位缺乏竞争。成人的表观分布容积为（0.54 ± 0.2)L/kg。所有代谢物均无活性，且由尿中 56% 和粪便中 37% 排出。试验表明，唑吡坦是不可透析的。

【适应证】

本品主要用于治疗偶发性、暂时性和慢性失眠症。

【禁忌证】

1．对唑吡坦或本品任何一种成分过敏。

2．严重呼吸功能不全。

3．睡眠呼吸暂停综合征。

4．严重、急性或慢性肝功能不全（有肝性脑病风险）。

5．肌无力。

【用法用量】

口服给药：

1. 剂量　一般人群应用本品治疗，通常应使用最低有效剂量，不得超过最大治疗剂量。成人常用剂量：10mg/（片·d）。本品应在临睡前或上床后服用。老年患者或肝功能不全的患者：剂量应减半，即5mg。每剂量不得超过10mg。儿童由于缺乏相应的临床研究资料，本品不应用于18岁以下的患者。因为在肝损伤患者中唑吡坦的清除和代谢降低，所以这些患者应该从5mL剂量开始用药，尤其应当慎用于老年患者。在成年人（65岁以下）中，只有在临床疗效不充分且药物耐受良好时，才可以将剂量增加至10mg。

2. 治疗持续时间　本品的治疗时间应尽可能短，最短为数天，最长不超过4周，包括逐渐减量期。对偶发性失眠，治疗2～5天。对暂时性失眠，治疗2～3周。短期治疗的患者无须逐渐停药。对于服药时间可能需要超过4周的患者，需在用药前谨慎评估。

【配伍与应用】

1. 酒精　不建议同时服用酒精。药物与酒精同时使用可能增强镇静作用，这会影响驾驶或机械操作的能力。

2. CNS抑制剂　在合并使用抗精神病药物（安定药）、安眠药、抗焦虑/镇静剂、抗抑郁药、麻醉性镇痛药、抗癫痫剂、麻醉剂和镇静抗组胺药时，可能加重中枢抑制作用。但是，如果使用SSRI类抗抑郁药物（氟西汀和舍曲林），没有观察到临床上显著的药代动力学或药效学相互作用。在使用麻醉性镇静剂时也可能发生欣快感增强，导致精神依赖增强。

【医嘱模板】

酒石酸唑吡坦片　　　10mg·········口服　1次/晚

【不良反应】

1. 顺行性遗忘症可发生在治疗剂量时，其发生风险随剂量的增加而成比例增加。

2. 行为障碍、意识障碍、易怒、攻击性、易激动、幻觉、梦游症。

3. 生理和心理依赖，即使在治疗剂量时也会发生，可伴有终止治疗时戒断综合征或反跳性失眠的出现。

4. 酒醉感，头痛，共济失调。

5. 精神错乱，警觉性减低甚至昏睡（特别是老年患者），失眠症，噩梦，紧张。

6. 性欲改变。

【注意事项】

对偶发性失眠（例如旅行期间），治疗2～5日。对暂时性失眠（例如烦恼期间），治疗2～3周。很短期治疗的患者无须逐渐停药。某些患者的服药时间可能需要超过4周，但必须首先对患者的情况进行谨慎和认真地评估后再做决定。介入治疗中，本品非常规用药，根据患者症状和体征确需使用时，应专科会诊对症处理。

【药品名称】

佐匹克隆（zopiclone）

【剂型与规格】

片剂：每片3.75mg；7.5mg。

【主要成分】

佐匹克隆。

【药理作用】

1. 本品常规剂量具有镇静催眠和肌肉松弛作用。其作用于苯二氮䓬受体，但结合方式不同于苯二氮䓬类药物。

2. 本品为速效催眠药，能延长睡眠时间，提高睡眠质量，减少夜间觉醒和早醒次数。

3. 本品的特点为次晨残余作用低。

【适应证】

用于各种原因引起的失眠症，尤其适用于不能耐受次晨残余作用的患者。

【禁忌证】

禁用于对本品过敏、呼吸代偿功能不全及严重肝功能不全者。妊娠期妇女、哺乳期妇女及 15 岁以下儿童不宜使用。

【用法用量】

口服。

1. 正常情况，临睡时服 7.5mg。

2. 老年人最初临睡时服 3.75mg，必要时 7.5mg。

3. 肝功能不全者，服 3.75mg 为宜。

【配伍与应用】

1. 与神经肌肉阻滞药（筒箭毒、肌松药）或其他中枢神经抑制药同服可增强镇静作用。

2. 与苯二氮䓬类抗焦虑药和催眠药同服，戒断综合征的出现可增加。

【医嘱模板】

佐匹克隆片　　　7.5mg⋯⋯⋯口服　1 次 / 晚

【不良反应】

与剂量及患者的敏感性有关。偶见思睡、口苦、口干、肌无力、遗忘、醉态，有些人出现异常的易恐、好斗、易受刺激或精神错乱、头痛、乏力。长期服药后突然停药会出现戒断症状（因药物半衰期短，故出现较快）。可能有较轻的激动、焦虑、肌痛、震颤、反跳性失眠及噩梦、恶心及呕吐，罕见较重的痉挛、肌肉颤抖、神志模糊（往往继发于较轻的症状）。

【注意事项】

1. 肌无力患者用药时需注意医疗监护，呼吸功能不全者和肝、肾功能不全者应适当调整剂量。

2. 使用本品时应绝对禁止摄入酒精饮料。

3. 连续用药时间不宜过长，突然停药可引起停药综合征，应谨慎，服药后不宜操作机械及驾车。

4. 孕妇及哺乳期妇女用药　孕期妇女慎用。因本品在乳汁中浓度高，哺乳期妇女不宜应用。

5. 儿童用药　15 岁以下儿童不宜使用本品。

6. 老人用药　老年人最初用量为 3.75mg，临睡时服，必要时服用 7.5mg。

7. 药物过量　服用过量的药物可出现熟睡甚至昏迷，应对症治疗。

8. 介入治疗中，本品非常规用药，根据患者症状和体征确需使用时，应专科会诊对症处理。

（二）巴比妥类或其类似物

【药品名称】

水合氯醛（chloral hydrate）

【剂型与规格】

口服液：每瓶 1g（10mL）。

【主要成分】

该制剂为复方制剂，其组分为樟脑、水合氯醛、丁香油、乙醇。每毫升含樟脑 0.15g，水合氯醛 0.1g，丁香油 0.007mL。

【药理作用】

本品为催眠药、抗惊厥药。催眠剂量 30 分钟内即可诱导入睡，催眠作用温和，不缩短 REMS 睡眠，无明显后遗作用。催眠机制可能与巴比妥类相似，引起近似生理性睡眠，无明显后作用。较大剂量有抗惊厥作用，可用于小儿高热、破伤风及子痫引起的惊厥。大剂量可引起昏迷和麻醉，抑制延髓呼吸及血管运动中枢，导致死亡。

【适应证】

治疗失眠，适用于入睡困难的患者。作为催眠药，短期应用有效，连续服用超过 2 周则无效。麻醉前、手术前、CT 及磁共振检查和睡眠脑电图检查前用药，可镇静和解除焦虑，使相应的处理过程比较安全和平稳。抗惊厥，用于癫痫持续状态的治疗，也可用于小儿高热、破伤风及子痫引起的惊厥。

【禁忌证】

肝、肾、心脏功能严重障碍者禁用。间歇性血卟啉病患者禁用。

【用法用量】

1. 成人常用量　催眠，口服或灌肠 0.5～1.0g，睡前 1 次，口服宜配制成 10% 的溶液或胶浆使用，灌肠宜将 10% 的溶液再稀释 1～2 倍灌入。镇静，1 次 0.25g，1 日 3 次，饭后服用。用于癫痫持续状态，常用 10% 溶液 20～30mL，稀释 1～2 倍后 1 次灌入，方可见效。最大限量 1 次 2g。

2. 小儿常用量　催眠，1 次按体重 50mg/kg 或按体表面积 1.5g/m^2，睡前服用，1 次最大限量为 1g；也可按体重 16.7mg/kg 或按体表面积 500mg/m^2，每日 3 次。镇静，1 次按体重 8mg/kg 或按体表面积 250mg/m^2，最大限量为 500mg，每日 3 次，饭后服用。灌肠，每次按体重 25mg/kg。极量每次为 1g。

【医嘱模板】

以 10kg 小儿为例：

水合氯醛溶液　　5mL……口服

【不良反应】

对胃黏膜有刺激，易引起恶心、呕吐。大剂量能抑制心肌收缩力，缩短心肌不应期，并抑制延髓的呼吸及血管运动中枢。对肝、肾有损害作用。偶有过敏性皮疹、荨麻疹发生。长期服用，可产生依赖性及耐受性，突然停药可引起神经质、幻觉、烦躁、异常兴奋、谵妄、震颤等严重撤药综合征。

【注意事项】

因对它的敏感性个体差异较大，剂量上应注意个体化。胃炎及溃疡患者不宜口服，直肠炎和结肠炎的患者不宜灌肠给药。孕妇及哺乳期妇女用药：本品虽能通过胎盘，但在动物或人均尚未遇见致畸。在妊娠期经常服用，新生儿会产生撤药综合征。本品能分泌入乳汁，可致婴儿镇静。介入治疗中，本品非常规用药，根据患者症状和体征确需使用时，应专科会诊对症处理。

二、安神、抗焦虑药

【药品名称】

谷维素（oryzanol）

【剂型与规格】

片剂：每片 10mg。注射剂：每支 40mg（2mL）。

【主要成分】

谷维素。

【药理作用】

谷维素对垂体前叶的激素分泌具有调节作用，单次皮下注射后 1 小时即可出现。另外，试验还发现，谷维素可抑制酪氨酸羟化酶的活性，使丘脑下部神经核团内多巴胺含量增加；谷维素不能影响去甲肾上腺素的合成，但可促进其在丘脑下部的释放，这是谷维素治疗后血清中黄体生成素（LH）、泌乳素（PRL）、生长激素（GH）水平发生改变的原因，也提示谷维素可以影响丘脑下部的两类核团（多巴胺和去甲肾上腺素），从而进一步影响垂体激素的合成与释放，调理下丘脑维护稳定功能，使机体的自主神经功能、内分泌功能和免疫功能保持正常。

【适应证】

本品用于自主神经功能失调、原发性痛经、经前期紧张症、更年期综合征。

【禁忌证】

尚不明确。

【用法用量】

谷维素片：口服。1 次 10 ~ 30mg（1 ~ 3 片），1 日 3 次。

谷维素注射液：深部肌内注射，每日 1 次，每次 40mg（1 支）。用于原发性痛经，在月经前 10 日开始，每次 40mg（1 支），20 日为 1 个疗程。

【医嘱模板】

| 谷维素片 | 20mg | 口服 | 3 次 /d |
| 谷维素注射液 | 40mg | 肌内注射 | 1 次 /d |

【不良反应】

服后偶有胃部不适、恶心、呕吐、口干、疲乏、皮疹、乳房肿胀、油脂分泌过多、脱发、体重增加等不良反应。停药后均可消失。

【注意事项】

1. 胃及十二指肠溃疡患者慎用。

2. 对本品过敏者禁用，过敏体质者慎用。

3. 介入治疗中，本品非常规用药，根据患者症状和体征确需使用时，应专科会诊对症处理。

三、抗精神病药

【药品名称】

氯丙嗪（chlorpromazine）

【剂型与规格】

片剂：每片 25mg。注射剂：每支 10mg（1mL）；25mg（1mL）；50mg（2mL）。

【主要成分】

本品主要成分为盐酸氯丙嗪。

【药理作用】

本品为吩噻嗪类抗精神病药，其作用机制主要与其阻断中脑边缘系统及中脑皮质通路的多巴胺受体（DA_2）有关。对多巴胺（DA_1）受体、5-羟色胺受体、M 型乙酰胆碱受体、α 肾上腺素受体均有阻断作用，作用广泛。此外，本品小剂量时可抑制延髓催吐化学感受区的多巴胺受体，大剂量时直接抑制呕吐中枢，产生强大的镇吐作用。抑制体温调节中枢，使体温降低，体温可随外环境变化而改变，其阻断外周 α 肾上腺素受体作用，使血管扩张，引起血压下降，对内分泌系统也有一定影响。

【适应证】

1. 本品对兴奋躁动、幻觉妄想、思维障碍及行为紊乱等阳性症状有较好的疗效。用于精神分裂症、躁狂症或其他精神病性障碍。

2. 本品还用于各种原因所致的呕吐或顽固性呃逆。

【禁忌证】

基底神经节病变、帕金森病、帕金森综合征、骨髓抑制、青光眼、昏迷及对吩噻嗪类药过敏者。

【用法用量】

1. 盐酸氯丙嗪片　口服。用于精神分裂症或躁狂症，从小剂量开始，1 次 25～50mg（1～2 片），1 日 2～3 次，每隔 2～3 日缓慢逐渐递增至每日 300～450mg（12～18 片），分次服，症状减轻后再减至每日 100～150mg（4～6 片）。

2. 盐酸氯丙嗪注射液

（1）肌内注射：1 次 25～50mg，1 日 2 次，待患者好转后改为口服。

（2）静脉滴注：从小剂量开始，25～50mg 稀释于 500mL 葡萄糖氯化钠注射液中缓慢静脉滴注，1 日 1 次，每隔 1～2 日缓慢增加 25～50mg，治疗剂量 1 日 100～200mg。不宜静脉注射。

【配伍与应用】

1. 本品与乙醇或其他中枢神经系统性抑制药合用时，中枢抑制作用加强。

2. 本品与抗高血压药合用易致体位性低血压。

3. 本品与舒托必利合用，有发生室性心律失常的危险，严重者可致尖端扭转心律失常。

4. 本品与阿托品类药物合用，不良反应加强。

5. 本品与碳酸锂合用，可引起血锂浓度增高。

6. 抗酸剂可以降低本品的吸收，苯巴比妥可加快其排泄，因而减弱其抗精神病作用。

7. 本品与单胺氧化酶抑制剂及三环类抗抑郁药合用时，两者的抗胆碱作用加强，不良反应加重。

【医嘱模板】

盐酸氯丙嗪片	25mg···········	口服　2 次 /d
盐酸氯丙嗪注射液	25mg···········	肌内注射　2 次 /d

或

0.9% 葡萄糖氯化钠注射液	500mL	········· 静脉滴注
盐酸氯丙嗪注射液	50mg	

【不良反应】

1. 常见口干、上腹不适、食欲缺乏、乏力及嗜睡。

2. 可引起体位性低血压、心悸或心电图改变。

3. 可出现锥体外系反应，如震颤、僵直、流涎、运动迟缓、静坐不能、急性肌张力障碍。

4. 长期大量服药可引起迟发性运动障碍。

5. 可引起血浆中泌乳素浓度增加，可能有关的症状为溢乳、男子女性化乳房、月经失调、闭经。

6. 可引起中毒性肝损害或阻塞性黄疸。

7. 少见骨髓抑制。

8. 偶可引起癫痫、过敏性皮疹或剥脱性皮炎及恶性综合征。

【注意事项】

1. 患有心血管疾病（如心衰、心肌梗死、传导异常）慎用。

2. 出现迟发性运动障碍，应停用所有的抗精神病药。

3. 出现过敏性皮疹及恶性综合征应立即停药并进行相应的处理。

4. 用药后引起体位性低血压应卧床，血压过低可静脉滴注去甲肾上腺素，禁用肾上腺素。

5. 肝、肾功能不全者应减量。

6. 癫痫患者慎用。

7. 应定期检查肝功能与白细胞计数。

8. 对晕动症引起的呕吐效果差。

9. 用药期间不宜驾驶车辆、操作机械或高空作业。

10. 本品颜色变深或有沉淀时禁止使用。

11. 本品不宜皮下注射。静脉注射可引起血栓性静脉炎，应稀释后缓慢注射。

12. 不适用于有意识障碍的精神异常者。

13. 孕妇慎用。哺乳期妇女使用本品期间停止哺乳。

14. 儿童慎用。

15. 老年慎用。

16. 药物过量

（1）中毒症状：①表情淡漠、烦躁不安、吵闹不停、昏睡，严重时可出现昏迷。②严重锥体外系反应。③心血管系统：心悸，四肢发冷，血压下降，体位性低血压，持续性低血压休克，并可导致房室传导阻滞及室性早搏甚至心搏骤停。

（2）处理：①超剂量时，立即刺激咽部，催吐。在6小时内须用1∶5 000高锰酸钾液或温开水洗胃，本品易溶于水，而且能抑制胃肠蠕动，故必须反复用温水洗胃，直至胃内回流液澄清为止。因本品镇吐作用强，故用催吐药效果不好。②静脉注射高渗葡萄糖液注射液，促进利尿，排泄毒物，但输液不宜过多，以防心力衰竭和肺水肿。③依病情给予对症治疗及支持疗法。

17. 介入治疗中，本品非常规用药，根据患者症状和体征确需使用时，应专科会诊对症处理。

【药品名称】

异丙嗪（promethazine）

【剂型与规格】

片剂：每片12.5mg；25mg；50mg。注射剂：每支25mg（1mL）；50mg（2mL）。

【主要成分】

盐酸异丙嗪。

【药理作用】

异丙嗪是吩噻嗪类抗组胺药，也可用于镇吐、抗晕动和镇静催眠。

1. 抗组胺作用　与组织释放的组胺竞争H_1受体，能拮抗组胺对胃肠道、气管、支气管或细支气管平滑肌的收缩或挛缩，解除组胺对支气管平滑肌的致痉和充血作用。

2. 止吐作用　可能与抑制了延髓的催吐化学感受区有关。

3. 抗晕动症　可能通过中枢性抗胆碱性能受体，作用于前庭和呕吐中枢及中脑髓质感受器，主要是阻断前庭核区胆碱能突触迷路冲动的兴奋。

4. 镇静催眠作用　可能由于间接降低了脑干网状上行激活系统的应激性。

【适应证】

1. 皮肤黏膜的过敏　适用于长期的、季节性的过敏性鼻炎，血管运动性鼻炎，过敏性结膜炎，荨麻疹，血管神经性水肿，对血液或血浆制品的过敏反应，皮肤划痕症。

2. 晕动病　防治晕车、晕船、晕飞机。

3. 用于麻醉和手术前后的辅助治疗，包括镇静、催眠、镇痛、止吐。

4. 用于防治放射病性或药源性恶心、呕吐。

【禁忌证】

早产儿、新生儿应禁用。

【用法用量】

1. 盐酸异丙嗪片

（1）用于防止晕动症时要及早服药。

（2）脱水或少尿时用量酌减，以免出现毒性反应。

（3）口服时，可与食物或牛奶同时服，以减少对胃黏膜的刺激。

（4）成人常用量：①抗过敏，1次12.5mg，每日4次，饭后及睡前服用，必要时睡前25mg。②止吐，开始时1次25mg，必要时可每4~6小时服12.5~25mg。③抗眩晕，1次25mg，必要时每日2次。④镇静催眠，1次25~50mg，必要时增倍。

（5）小儿常用量：①抗过敏，每次按体重 0.125mg/kg 或按体表面积 3.75mg/m²，每隔 4~6 小时 1 次，或睡前按体重 0.25~0.5mg/kg 或按体表 7.5~15mg/m²；按年龄计算，每日量 1 岁以内 5~10mg，1~5 岁 5~15mg，6 岁以上 10~25mg，可 1 次或分 2 次给予。②止吐，按体重 0.25~0.5mg/kg 或按体表 7.5~15mg/m²；必要时每隔 4~6 小时给药 1 次。③抗眩晕，每次按体重 0.25~0.5mg/kg 或按体表面积 7.5~15mg/m²；必要时每隔 12 小时 1 次，或 12.5~25mg，每日 2 次。④镇静催眠，必要时按体重 0.5~1mg/kg 或体表面积 15~30mg/m²。

2. 盐酸异丙嗪注射液

（1）成人用量：①抗过敏，1 次 25mg，必要时 2 小时后重复；严重过敏时可用肌内注射 25~50mg，最高量不得超过 100mg。②在特殊紧急情况下，可用灭菌注射用水稀释至 0.25%，缓慢静脉注射。③止吐，12.5~25mg，必要时每 4 小时重复 1 次。④镇静催眠，1 次 25~50mg。

（2）小儿常用量：①抗过敏，每次按体重 0.125mg/kg 或按体表面积 3.75mg/m²，每 4~6 小时 1 次。②抗眩晕，睡前可按需给予，按体重 0.25~0.5mg/kg 或按体表面积 7.5~15mg/m²。或 1 次 6.25~12.5mg，每日 3 次。③止吐，每次按体重 0.25~0.5mg/kg 或按体表面积 7.5~15mg/m²，必要时每 4~6 小时重复；或每次 12.5~25mg，必要时每 4~6 小时重复。④镇静催眠，必要时每次按体重 0.5~1mg/kg 或每次 12.5~25mg。

【配伍与应用】

1. 对诊断的干扰。葡萄糖耐量试验中可显示葡萄糖耐量增加。可干扰尿妊娠免疫试验，结果呈假阳性或假阴性。

2. 乙醇或其他中枢神经抑制剂，特别是麻醉药、巴比妥类、单胺氧化酶抑制剂或三环类抗抑郁药与本品同用时，可增加异丙嗪和 / 或这些药物的效应，用量要另行调整。

3. 抗胆碱类药物，尤其是阿托品类和异丙嗪同用时，后者的抗毒蕈碱样效应增加。

4. 溴苄铵、胍乙啶等降压药与异丙嗪同用时，前者的降压效应增强。肾上腺素与异丙嗪同用时，肾上腺素的 α 作用可被阻断，使 β 作用占优势。

5. 顺铂、巴龙霉素及其他氨基糖苷类抗生素、水杨酸制剂和万古霉素等耳毒性药与异丙嗪同用时，其耳毒性症状可被掩盖。

6. 不宜与氨茶碱混合注射。

【医嘱模板】

盐酸异丙嗪片	12.5mg	⋯⋯口服
盐酸异丙嗪注射液	25mg	⋯⋯⋯肌内注射

【不良反应】

异丙嗪属吩噻嗪类衍生物，小剂量时无明显副作用，但大量和长时间应用时可出现噻嗪类常见的副作用。

1. 增加皮肤对光的敏感性，多噩梦，易兴奋，易激动，幻觉，中毒性谵妄，儿童易发生锥体外系反应。上述反应发生率不高。

2. 用量过大的症状和体征有：手脚动作笨拙或行动古怪，严重时倦睡或面色潮红、发热，气急或呼吸困难，心率加快（抗毒蕈碱受体效应），肌肉痉挛，尤其好发于颈部和背部的肌肉。坐卧不宁，步履艰难，头面部肌肉痉挛性抽动或双手震颤（后者属锥体外系的效应）。

3. 下列情况持续存在时应予注意：较常见的有嗜睡；较少见的有视力模糊或色盲（轻度），头晕目眩、口鼻咽干燥、耳鸣、皮疹、胃痛或胃部不适感、反应迟钝（儿童多见）、恶心或呕吐（进行外科手术和/或并用其他药物时），甚至出现黄疸。使用栓剂时可发生直肠烧灼感或刺痛。

4. 心血管的不良反应很少见，可见血压增高，偶见血压轻度降低。白细胞减少、粒细胞减少症及再生不良性贫血则少见。

【注意事项】

1. 交叉过敏　已知对吩噻嗪类药高度过敏的患者，也对本品过敏。

2. 对诊断的干扰　葡萄糖耐量试验中可显示葡萄糖耐量增加。可干扰尿妊娠免疫试验，结果呈假阳性或假阴性。

3. 下列情况应慎用：急性哮喘，膀胱颈部梗阻，骨髓抑制，心血管疾病，昏迷，闭角型青光眼，肝功能不全，高血压，胃溃疡，前列腺肥大症状明显者，幽门或十二指肠梗阻，呼吸系统疾病（尤其是儿童，服用本品后痰液黏稠，影响排痰，并可抑制咳嗽反射），癫痫患者（注射给药时可增加抽搐的严重程度），黄疸，各种肝病，肾功衰竭，Reye 综合征（异丙嗪所致的锥体外系症状易与 Reye 综合征混淆）。

4. 用异丙嗪时，应特别注意有无肠梗阻，或药物的逾量、中毒等问题，因其症状体征可被异丙嗪的镇吐作用所掩盖。

5. 儿童用药　小于 3 个月的小儿体内的药物代谢酶可能不足，不宜应用本品。此外还有可能引起肾功能不全。新生儿或早产儿、患急性病或脱水的小儿、患急性感染的儿童，在注射异丙嗪后易发生肌张力障碍。儿童 1 次口服 75～125mg 时，可发生过度兴奋、易激动和/或噩梦等异常。

6. 老年用药　老年人用本药易发生头晕、呆滞、精神错乱和低血压。老年人用本药还易发生锥体外系症状，不能静坐（akathisia）和持续性运动障碍，用量大或胃肠道外给药时更易发生。

7. 介入治疗中，本品非常规用药，根据患者症状和体征确需使用时，应专科会诊对症处理。

四、抗抑郁药

【药品名称】

西酞普兰（citalopram）

【剂型与规格】

胶囊：每粒 20mg/ 粒（按西酞普兰计）。片剂：每片 20mg。

【主要成分】

氢溴酸西酞普兰。

【药理作用】

西酞普兰是一种新型的 SSRIs，其相对选择性在同类药物中最高。体外研究显示，西酞普兰能有效抑制 5-HT 的再摄取，对多巴胺和去甲肾上腺素的再摄取作用很小，对乙酰胆碱、组胺、γ- 氨基丁酸（GABA）、毒菌碱、阿片类和苯二氮䓬类受体的影响很小甚至无影响。西酞普兰对内源性和非内源性抑郁患者同样有效，且不影响患者的心脏传导系统和血压，不损害认知功能及精神运动，也不增强乙醇导致的抑郁作用，对血液、肝及肾等也不产生影响，特别适用于长期治疗。西酞普兰和它的去甲基代谢产物以消旋酸化合物的形式存在。药理学研究证实，西酞普兰的 S– 对映体（Escitalopram）是消旋酸西酞普兰产生 5-HT 再摄取抑制作用的原因。西酞普兰及其主要代谢产物 S– 去甲基西酞普兰在体内对 5-HT 再摄取的抑制作用分别是其反相物的 167 倍和 6.6 倍。

【适应证】

1. 重症抑郁症。
2. 广泛性焦虑。表现为过度的焦虑和烦恼，至少持续 6 个月。主要有以下症状：烦躁不安、易疲劳、注意力不集中、兴奋、肌肉紧张和睡眠障碍。

【禁忌证】

除非用药的好处远超过理论上可能对胎儿或婴儿带来的风险，否则孕妇及授乳妇女不应服用本药。

【用法用量】

成人：起始剂量 20mg，q.d.，可增至 40mg，q.d.，必要时可增至 60mg，q.d.。老年患者治疗的起始剂量与健康人群的起始剂量相同，均为 20mg/d，但最大剂量不应超过 40mg/d。

【医嘱模板】

氢溴酸西酞普兰片　　　20mg………口服　1 次 /d

【不良反应】

西酞普兰的耐受性很好，常见不良反应有恶心、口干、嗜睡、出汗增多、头痛和睡眠时间偏短，通常在治疗开始的第 1 ~ 2 周时比较明显，随着抑郁症状的改善，不良反应会逐渐消失。偶见癫痫发作、激素分泌紊乱、躁狂及引起性功能障碍等副作用。心率减慢（4 ~ 8 次 /min）、体重增加（约 3.9%）在抗抑郁剂的治疗中较为普遍。

【注意事项】

西酞普兰与单胺氧化酶抑制剂合用会产生危险的相互作用，出现致命性的 5 -HT 综合征，因此，严格禁止二者联合应用。而且，在应用西酞普兰治疗之前，应停止服用单胺氧化酶抑制剂至少 2 周。西酞普兰可增加经 2D6 酶代谢的美托洛尔和丙米嗪活性代谢物的血清浓度，抑制 CYP3A4 的药物如红霉素和酮康唑，以及抑制 CYP2C19 的药物如奥美拉唑可增加西酞普兰的血清浓度，合用时应调整用药剂量。

一次服用西酞普兰超过 600mg 会产生更为严重的副作用，如意识丧失。过量药物与酒精或镇静剂等合用，极有可能致死。因此，对高度怀疑有自杀企图的患者，在用药过程中应严密监控。孕妇及哺乳期妇女和对本品过敏者禁用。伴有肝功能不全的患者应以低剂量开始治疗，并严密监测。由于老年人对药物的某些副作用特别敏感，且易并发心脏疾患，因此，老年患者用药剂量宜小，增量宜慢；从事需精神高度集中工作的患者服用本品时也应慎重。介入治疗中，本品非常规用药，根据患者症状和体征确需使用时，应专科会诊对症处理。

【药品名称】

舍曲林（sertraline）

【剂型与规格】

片剂：每片 50mg。

【主要成分】

本品主要成分为盐酸舍曲林。

【药理作用】

盐酸舍曲林是一种选择性的 5-羟色胺重摄取抑制剂。其作用机制与其对中枢神经元 5-羟色胺重摄取的抑制有关。在临床剂量下，舍曲林阻断人血小板对 5-羟色胺的摄取。研究提示，舍曲林是一种强效和选择性的神经元 5-羟色胺重摄取抑制剂，对去甲肾上腺素和多巴胺仅有微弱影响。体外研究显示，舍曲林对肾上腺素能受体（α_1，α_2，β）、胆碱能受体、GABA 受体、多巴胺能受体、组胺受体、5-羟色胺能受体（5-HT_{1A}，5-HT_{1B}，5-HT_2）或苯二氮䓬受体没有明显的亲和力。对上述受体的拮抗作用被认为与其他精神疾病用药的镇静作用、抗胆碱作用和心脏毒性相关。动物长期给予舍曲林可使脑中去甲肾上腺素受体下调，这与临床上其他抗抑郁症药物的作用一致。舍曲林对单胺氧化酶没有抑制作用。

【适应证】

本品用于治疗抑郁症的相关症状，包括伴随焦虑、有或无躁狂史的抑郁症。疗效满意后，继续服用舍曲林可有效地防止抑郁症的复发和再发；也用于治疗强迫症，初始治疗有反应后，舍曲林在治疗强迫症 2 年的时间内，仍保持它的有效性、安全性和耐受性。

【禁忌证】

1. 禁用于对舍曲林过敏者。

2. 禁止与单胺氧化酶抑制剂合用。

【用法用量】

1. 成人每日服药 1 次，早或晚均可，与食物同服或不同服均可。

2. 通常治疗抑郁症和强迫症的有效剂量为 50mg/d。

3. 少数患者疗效不佳而对药物耐受较好时，可在几周内根据疗效逐渐增加药物剂量，每次增加 50mg，最大可增至 200mg/d，每日 1 次。因舍曲林的消除半衰期为 24 小时，调整剂量的间隔时间不应短于 1 周。

4. 服药 7 日左右可见疗效，完全的疗效则在服药的第 2～4 周才显现，强迫症疗效的出现则可能需要更长时间。

5. 长期用药应根据疗效调整剂量，并维持在最低的有效治疗剂量。

【医嘱模板】

舍曲林　　50mg………口服　1 次/d

【不良反应】

1. 自主神经系统　口干和多汗。

2. 中枢及周围神经系统　眩晕和震颤。

3. 胃肠道　腹泻/稀便、消化不良和恶心。

4. 精神　厌食、失眠和嗜睡。

5. 生殖系统　性功能障碍（主要为男性射精延迟）。

【注意事项】

1. 舍曲林与可增加 5-羟色胺神经传导的药物如色氨酸或芬氟拉明合用时应慎重考

虑，避免出现可能的药效学相互作用。

2. 由其他 5- 羟色胺再摄取抑制剂、抗抑郁药物或抗强迫症药物转换为舍曲林治疗的最佳时机尚无经验。转换治疗时，特别是长效药物如氟西汀，应谨慎小心，应进行慎重的药效学评价和监测。由一种选择性 5- 羟色胺再摄取抑制剂转换为另一种药物治疗的清洗期目前还未确定。

躁狂 / 轻躁狂的激活作用：上市前的试验期间，接受舍曲林治疗的患者约 0.4% 出现轻躁狂或躁狂。应用其他已上市的抗抑郁药物或抗强迫症药物治疗情感性障碍时，也有报道少数患者出现有躁狂或轻度躁狂。

3. 抗抑郁药物和抗强迫症药物都有诱发癫痫发作的潜在危险性。在用舍曲林治疗抑郁症的试验中，大约有 0.08% 出现癫痫发作；在舍曲林治疗惊恐症的试验中，没有癫痫发作的报道。在约 1 800 名接受舍曲林治疗的强迫症患者中，有 4 人（约 0.2%）出现抽搐发作，其中 3 例患者为青少年，2 例患有癫痫，1 例患者有癫痫家族史，这 4 例患者都没有接受抗癫痫药物治疗。所有癫痫发作尚未确定与舍曲林治疗直接相关。舍曲林还没有在癫痫患者中作过评价，所以应避免用于不稳定性癫痫患者。对病情已控制的癫痫患者，应密切监护，任何服用舍曲林期间出现癫痫发作的患者，均应停止给药。

4. 由于抑郁症患者存在自杀企图的可能性，并可能持续存在直到临床明显缓解时，所以在治疗早期应对有自杀危险的患者进行密切监视。由于已证明强迫症和抑郁症常常共发，故治疗强迫症患者时也应监测其自杀倾向。

5. 育龄妇女使用舍曲林则应采取足够的安全避孕措施。

6. 虽然临床药理学研究显示舍曲林对于精神运动性活动没有影响。然而抗抑郁或抗强迫症药物可以影响从事驾车或操作机器等有潜在危险性的工作所必需的精力及体能，因此这类患者服用舍曲林应小心。

7. 肝功能不全患者　伴发肝脏疾病的患者应慎用舍曲林。肝功能损伤患者应减低服药剂量或给药频率。

8. 肾功能不全患者　无须根据肾功能损害程度调整舍曲林的给药剂量。

9. 介入治疗中，本品非常规用药，根据患者症状和体征确需使用时，应专科会诊对症处理。

【药品名称】

氟西汀（fluoxetine）

【剂型与规格】

盐酸氟西汀片：每片 10mg。盐酸氟西汀分散片：每片 20mg。盐酸氟西汀肠溶片：每片 90mg。盐酸氟西汀胶囊：每粒 20mg。

【主要成分】

盐酸氟西汀。

【药理作用】

1. 作用机制　尽管盐酸氟西汀的确切机制不明确，但根据推测，可能与其抑制中枢神经系统神经元摄取 5- 羟色胺有关。

2. 药效学　氟西汀具有抗抑郁作用，推测与其抑制中枢神经元 5-HT 再摄取有关。

动物实验结果显示，氟西汀抑制 5-HT 再摄取的作用强于去甲肾上腺素。在临床相关剂量下，氟西汀可抑制人血小板对 5-HT 的再摄取，经典的三环类抗抑郁药物的抗胆碱能、镇静、对心血管系统的作用与其对毒蕈碱能、组胺能及 α₁ 肾上腺素受体的拮抗作用有关。体外受体结合试验显示，氟西汀与脑组织上的上述受体及其他膜受体的结合明显弱于三环类抗抑郁药。

【适应证】

本品用于各种抑郁性精神障碍，包括轻性或重性抑郁症，双相情感性精神障碍的抑郁相，心因性抑郁及抑郁性神经症。或用于抑郁症、强迫症、神经性贪食症，作为心理治疗的辅助用药，以减少贪食和导泻行为。

【禁忌证】

1. 对氟西汀或本品辅料成分过敏者禁用。

2. 氟西汀不宜与单胺氧化酶抑制剂（MAOI）合并使用。应在停用 MAOI 治疗 2 周后，方可开始氟西汀治疗。同样，至少应在停用本药 5 周后，方可开始使用 MAOI。如果氟西汀长期使用和 / 或服用剂量较高时，可能需要更长的时间方可开始单胺氧化酶抑制剂治疗。

3. 禁止与甲硫哒嗪合用或在停用氟西汀不足 5 周时服用甲硫哒嗪。因氟西汀可以抑制甲硫哒嗪的代谢，而后者能发生剂量依赖的 QTc 间期延长，可能导致严重心律不齐，如尖端扭转和猝死。

【用法用量】

1. 成人及老年患者　推荐剂量是每日 20mg，如有必要，在治疗最初的 3～4 周时间内对药物剂量进行评估和调整以达到临床上适当的剂量。尽管较高的剂量可能会增加不良反应发生的可能性，但对某些患者，由于使用 20mg 剂量无明显疗效，可以逐渐增加剂量达到 60mg 的最大剂量。必须根据每位患者的情况谨慎进行剂量调整，使患者维持最低的有效剂量。

2. 抑郁症患者　必须持续治疗至少 6 个月，以确保症状的消失。

【医嘱模板】

盐酸氟西汀胶囊　　　20mg………口服　1 次 /d

【不良反应】

全身过敏、寒战、5- 羟色胺综合征、光敏反应及非常罕见的多形性红斑。胃肠道功能紊乱、口干等。罕见肝功能检测异常。头痛、睡眠异常、头晕、厌食、疲乏、欣快、短暂的动作异常、痉挛发作及罕见的精神运动性不安。幻觉、躁狂反应、意识错乱、激越、焦虑、注意力及思考能力减弱、惊恐发作、自杀意念和行为。尿潴留、尿频等。性功能障碍、阴茎异常勃起、溢乳。脱发、呵欠、视觉异常、出汗、血管舒张、关节痛、肌痛、体位性低血压和瘀斑。咽炎和呼吸困难。50 岁及以上患者骨折风险增加，机制尚不清楚。停药通常会产生撤药症状，头晕、感觉障碍、睡眠障碍、乏力、激越或焦虑、恶心和 / 或呕吐、震颤和头痛是最常报告的不良反应。一般这些症状是轻度到中度，并且是自限的，然而在一些患者中这些症状可能很严重和 / 或延长缓解时间。因此，当本品治疗需要停止时，建议逐渐减少剂量。

【注意事项】

1. 警告：症状恶化和自杀风险。

2. 5- 羟色胺综合征或神经阻滞剂恶性综合征样反应。

3. 过敏反应和皮疹。

4. 筛选双相型障碍患者和监测躁狂 / 轻度躁狂。

5. 癫痫发作。

6. 食欲和体重变化　显著的体重降低可能是使用本品治疗的一个不良结果，尤其是在低体重抑郁或贪食症患者中。

7. 介入治疗中，本品非常规用药，根据患者症状和体征确需使用时，应专科会诊对症处理。

【药品名称】

帕罗西汀（paroxetine）

【剂型与规格】

盐酸帕罗西汀片：每片 20mg。盐酸帕罗西汀肠溶缓释片：每片 12.5mg；25mg。

【主要成分】

本品主要成分为盐酸帕罗西汀。

【药理作用】

是一种苯基哌啶衍生物，是 SSRI，可选择性地抑制 5-HT 转运体，阻断突触前膜对 5-HT 的再摄取，延长和增加 5-HT 的作用，从而产生抗抑郁作用。常用剂量时，除微弱地抑制 NA 和 DA 的再摄取外，对其他递质无明显影响。

【适应证】

1. 用于治疗抑郁症　适合治疗伴有焦虑症的抑郁症患者，作用比 TCAs 快，而且远期疗效比丙米嗪好。

2. 亦可用于原恐障碍、社交恐怖症及强迫症的治疗。

【禁忌证】

对本品过敏者禁用。孕妇和哺乳期妇女不宜使用。

【用法用量】

口服，建议每日早餐时顿服，药片完整吞服，勿咀嚼。

1. 成年人抑郁症和社交恐怖症 / 社交焦虑症　一般剂量为每日 20mg。服用 2～3 周后根据患者的反应，每周以 10mg 量递增。每日最大量可达 50mg，应遵医嘱。

2. 强迫性神经症　一般剂量为每日 40mg，初始剂量为每日 20mg，每周以 10mg 量递增。每日最大剂量可达 60mg。

3. 惊恐障碍　一般剂量为每日 40mg，初始剂量为每日 10mg，根据患者的反应，每周以 10mg 量递增，每日最大剂量可达 50mg。惊恐障碍治疗早期其症状有可能加重，故初始剂量为 10mg。

【配伍与应用】

本品不能与单胺氧化酶抑制剂合用（包括抗生素类药物利奈唑胺，一种可逆、非选择性的单胺氧化酶抑制剂和亚甲蓝）或在以单胺氧化酶抑制剂进行治疗结束后 2 周内使用。同样，在以本品进行治疗结束后 2 周内亦不得使用单胺氧化酶抑制剂。

【医嘱模板】

盐酸帕罗西汀片　　　20mg·········口服　1 次 /d

【不良反应】

轻微而短暂。常见的有轻度口干、恶心、厌食、便秘、头疼、震颤、乏力、失眠和性功能障碍。偶见神经性水肿、荨麻疹、体位性低血压。罕见锥体外系反应的报道。

【注意事项】

1. 服用本药前后 2 周内不能使用 MA0Is。

2. 有癫痫或躁狂病史、闭角型青光眼、有出血倾向、有自杀倾向或严重抑郁状态病史者慎用。肝、肾功能不全者仍可安全使用，但应降低剂量。

3. 一次性给药后，可出现轻微的心率减慢、血压波动，一般无临床意义，但对有心血管疾病或新发现有心肌梗死者，应注意其反应。

4. 服用 1~3 周后方可显效。用药时间足够长才可巩固疗效。抑郁症、强迫症、惊恐障碍者的维持治疗期均较长。

5. 有报道迅速停药可引起睡眠障碍、激惹或焦虑、恶心、出汗、意识模糊。为避免停药反应，推荐撤药方案：根据患者耐受情况，如果能够耐受，以每周 10mg 的速度减量，至每日 20mg 的剂量维持口服 1 周再停药。如果不能耐受，可降低所减剂量，如患者反应强烈，则可考虑恢复原剂量。

6. 介入治疗中，本品非常规用药，根据患者症状和体征确需使用时，应专科会诊对症处理。

【药品名称】

米氮平（mirtazapine）

【剂型与规格】

米氮平片：每片 15mg。米氮平口腔崩解片：每片 15mg。

【主要成分】

本品主要成分为米氮平。

【药理作用】

1. 米氮平具有四环结构，属于哌嗪 – 氮䓬类化合物。本品治疗严重抑郁症的作用机制尚不清楚，临床前试验显示，本品可增强中枢去甲肾上腺素和 5– 羟色胺活性，这可能与本品为中枢突触前抑制性 α_2 肾上腺素受体拮抗剂相关。

2. 米氮平是 5-HT$_2$ 和 5-HT$_3$ 受体的强拮抗剂，但对 5-HT$_{1A}$ 和 5-HT$_{1B}$ 受体没有明显的亲和力。同时，米氮平是 H$_1$ 受体的强效拮抗剂，这可能与其明显的镇静作用有关；米氮平对 α_1 肾上腺素受体具有中等强度的拮抗作用，这可能与其使用中报道的偶发性体位性低血压有关；米氮平对 M 受体具有中等强度拮抗作用，这可能与其相对低的抗胆碱副作用发生率有关。

【适应证】

本品用于抑郁症的发作。对症状如快感缺乏，精神运动性抑制，睡眠欠佳（早醒），以及体重减轻均有疗效。也可用于其他症状，如对事物丧失兴趣，有自杀念头，情绪波动（早上好，晚上差）。本药在用药 1~2 周后起效。

【禁忌证】

1. 超敏　对米氮平或本品任何辅料成分有超敏反应者禁用。

2. 单胺氧化酶抑制剂　禁止将拟用于治疗精神疾病的单胺氧化酶抑制剂（MAOIs）与本品合并使用或者在停用本品 14 日内使用，因其会导致发生 5- 羟色胺综合征的风险升高。在拟用于治疗精神疾病的 MAOIs 停药后 14 日内同样禁用本品。

3. 禁止正在接受 MAOIs 如利奈唑胺或静脉应用亚甲蓝治疗的患者使用本品，因为其会导致发生 5- 羟色胺综合征的风险升高。

【用法用量】

1. 口服，可随水吞服，不要咀嚼。

2. 成人　起始剂量为每日 1 次，每次 15mg，而后逐步加大剂量以达最佳疗效，有效口服剂量通常为每日 15 ~ 45mg。

3. 有肝肾功能损伤的患者，米氮平的清除能力下降，因而这类患者用药时，应予以注意。米氮平的半衰期为 20 ~ 40 小时，因而用药可以 1 日 1 次，于睡觉前服下效果更佳。也可分服，早晚各 1 次。

4. 患者应持续服药，最好在症状完全消失 4 ~ 6 个月后再停药。合适的剂量在 2 ~ 4 周内就会有显著疗效。如效果不明显，可将剂量增加，直至最大剂量，如加量后 2 ~ 4 周内仍无显著疗效，应立即停止用药。

【医嘱模板】

米氮平片　　　　15mg………口服　1 次 /d

【不良反应】

1. 食欲增加，体重增加。

2. 打瞌睡，镇静，通常发生在服药后的前几周（注意，此时减少剂量并不能减轻副作用，反而会影响其抗抑郁效果）。

【注意事项】

1. 多数抗抑郁药使用时，均有骨髓抑制的现象，表现为粒细胞减少和粒细胞缺乏症，此症状多发生在用药后的 4 ~ 6 周内，停药后多数可恢复正常。在米氮平的临床研究中，极少数患者也曾出现可逆性白细胞缺乏症，因此医生在治疗过程中应注意，如患者有发热、咽喉痛、胃痛及其他感染症状时，应停止用药，并作周围血象检查。

2. 对以下病症患者，应注意用药剂量并定期仔细检查：①癫痫病及器质性脑组织综合征，临床经验证明，使用米氮平治疗极少会引起不良反应。②肝肾功能不全者。③有心血管疾病，如传导阻滞、心绞痛及近期发作的心肌梗死。这类病症应采取常规预防措施并谨慎服用其他药物。④低血压者。

3. 和其他抗抑郁药一样，下列患者服用米氮平时应予以注意：①排尿困难，如前列腺肥大者（尽管米氮平仅有微弱的抗胆碱能活性，使用时极少引起不良反应）。②急性窄角型青光眼的眼内压升高（同样由于米氮平仅有微弱的抗胆碱能活性，情况很少发生）。③糖尿病患者。

4. 如患者出现黄疸，应立即中止治疗。

5. 介入治疗中，本品非常规用药，根据患者症状和体征确需使用时，应专科会诊对症处理。

（程志刚　胡渭斌　毕名森）

第二十五章

妇科疾病用药

子宫肌瘤和子宫腺肌病等良性病变是育龄期女性最常见的疾病，常导致月经增多、经期延长、贫血、痛经、盆腔压迫甚至不孕或流产等临床症状，严重影响患者的生活质量。伴随生物–心理–社会医学模式的发展，微创医疗发展迅速。其中超声引导下微波/射频热消融技术治疗子宫肌瘤和子宫腺肌病；超声引导囊肿穿刺抽吸硬化治疗子宫内膜异位囊肿等微创治疗技术发展成熟，达到了在保留子宫的基础上，有效改善或消除临床症状，提高患者生活质量的治疗目的。超声引导微创治疗妇科变创伤小、患者复原快，可保留患者生育能力，得到越来越广泛的医患的关注。在超声引导微创治疗过程中，除了超声引导微创治疗技术本身的应用外，尚需辅助用药，以起到调节月经周期或预防或抗感染的作用。本章总结了目前在临床应用于超声微创治疗妇科病变的常用药物，以及药理作用、适应证、禁忌证、不良反应和注意事项等相关信息。（表 25-1）

表 25-1　妇科病变微创治疗常用药物

分类		作用机制	代表药物
激素类	促性腺激素释放激素类似物	与促性腺激素释放激素（GnRH）受体相结合刺激垂体产生黄体生成素和卵泡刺激素。长期治疗可使 GnRH 受体下调和垂体脱敏，导致垂体分泌的 LH 和 FSH 减少。垂体 LH 和 FSH 分泌减少会抑制卵巢卵泡生长和排卵，使循环中雌二醇和孕酮的水平降低。GnRH 激动剂亦可能对子宫内膜有直接影响	注射用醋酸曲普瑞林、醋酸戈舍瑞林缓释植入剂
	孕激素类药	通过对下丘脑的负反馈，抑制垂体前叶促黄体生成素的释放，使卵泡不能发育成熟，抑制卵巢的排卵过程	黄体酮注射液
	甾体激素类口服避孕药	通过抑制促性腺激素释放激素（GnRH）、黄体生成素（LH）、卵泡刺激素（FSH）和周期中段的 LH 激增，从而抑制排卵	屈螺酮炔雌醇片、屈螺酮炔雌醇片（Ⅱ）、左炔诺孕酮片
阴道炎用药	霉菌性阴道炎	高度选择性干扰真菌的细胞色素 P450 活性，抑制真菌细胞膜上麦角固醇的生物合成	氟康唑胶囊、硝酸咪康唑阴道软胶囊、硝呋太尔阴道片

分类		作用机制	代表药物
阴道炎用药	细菌性阴道病	1. 厌氧菌的硝基还原酶在敏感菌珠的能量代谢中起重要作用。硝基还原成一种细胞毒,作用于细菌 DNA 代谢过程,促使细胞死亡 2. 作用于敏感菌核糖体的 50S 亚基,阻止肽链延长,抑制细菌细胞蛋白质合成,一般系抑菌剂,但在高浓度时,对某些细菌也具有杀菌作用	甲硝唑凝胶、克林霉素磷酸酯阴道片
盆腔炎用药	头孢素类	可通过抑制细菌细胞壁合成而杀灭细菌,其对细菌产生的 β- 内酰胺酶具有很高的抵抗性	注射用头孢西丁钠、注射用头孢替坦
	四环素类	能特异性与细菌核糖体 30S 亚基的 A 位置结合,抑制肽链增长和影响细菌蛋白质合成	注射用盐酸多西环素
	林可酰胺类	通过与 50S 亚单位细菌核糖体结合,抑制细菌的早期蛋白质合成,清除细菌表面的 A 蛋白和绒毛状外衣,使其易被吞噬和杀灭	注射用盐酸克林霉素
	氨基糖苷类	抑制蛋白质合成,破坏细胞膜完整 30S 亚基,静止期杀菌	硫酸庆大霉素注射液
	喹诺酮类	抑制细菌 DNA 螺旋酶和拓扑异构酶	左氧氟沙星片
	硝基咪唑类	抑制细菌和原虫的 DNA 合成	替硝唑注射液、甲硝唑片

【药品名称】

注射用醋酸曲普瑞林(triptorelin acetate for injection)

【剂型与规格】

注射剂:每支 0.1mg(以曲普瑞林计);3.75mg。

【主要成分】

主要成分为醋酸曲普瑞林。

【药理作用】

曲普瑞林是合成的十肽,天然 GnRH(促性腺激素释放激素)的类似物。作用机制:可抑制促性腺激素的分泌,抑制睾丸和卵巢的功能。另外,通过降低外 GnRH 受体的敏感性产生直接性腺抑制作用。

【适应证】

1. 子宫内膜异位症。

2. 子宫肌瘤 伴有贫血症(血红蛋白含量≤8g/dL)时,于内镜手术和经阴道手术前缩小肿瘤体积,疗程限于 3 个月。

3. 女性不孕症 体外受精 – 胚胎移植程序(IVF-ET)时,可与促性腺激素 hMG、FSH、hCG 联合使用,诱导排卵。

4. 中枢性性早熟，适于九岁以下女孩和十岁以下男孩。

5. 前列腺癌　治疗转移性前列腺癌。

【禁忌证】

1. 对 GnRH、GnRH 类似物或任一种成分过敏者禁用。

2. 妊娠期和哺乳期妇女禁用。

【用法用量】

1. 给药方法和途径　皮下或肌内注射。

2. 剂量

（1）子宫内膜异位症：1 支 / 次，每 4 周 1 次，在月经周期的 1~5 日开始治疗。一个疗程至少 4 个月，最多 6 个月。建议：不要使用曲普瑞林或其他 GnRH 类似物进行第二个疗程的治疗。

（2）子宫肌瘤妇科手术前治疗：1 支 / 次，每 4 周 1 次，在月经周期的前 5 日开始治疗，疗程 3 个月。

（3）女性不孕症：1 支 / 次，月经周期第 2 日肌内注射。当垂体去敏后（血浆雌激素<50pg/mL），一般在注射本品后 15 日，开始联合使用促性腺激素治疗。

（4）性早熟：按体重每次 50μg/kg，每 4 周 1 次。

（5）前列腺癌：1 支 / 次，每 4 周 1 次。

【医嘱模板】

注射用醋酸曲普瑞林　　　3.75mg………肌内注射

【不良反应】

1. 女性　骨盆疼痛，痛经加重，1~2 周后消失。第 1 次注射后 1 个月内可能出现子宫出血。用于治疗女性不孕症时，联合使用促性腺激素可刺激卵巢，可能出现卵巢肥大、盆腔疼痛和 / 或腹痛。常见不良反应：潮热、阴道干燥、性欲下降、性交困难。

2. 男性　初期可见尿路症状、骨转移造成骨痛、椎骨转移造成的脊髓压迫等症状，1~2 周后消失。常见不良反应：潮热、性欲下降和阳痿。

3. 过敏反应　荨麻疹、皮疹、瘙痒。罕见：Quincke 水肿（昆克水肿）发生。

4. 部分患者可有恶心、呕吐、体重增加、高血压、情绪紊乱、发热、视觉异常、注射处疼痛。治疗超过 6 个月可引起骨质流失，有致骨质疏松的危险。

5. 儿童　卵巢初始刺激可能导致女孩出现少量阴道出血。

【注意事项】

1. 因雌激素低下引起的症状，可补充少量雌激素缓解症状。

2. 曲普瑞林与影响垂体促性腺激素分泌的药物需慎重使用，应监测患者的激素水平。

3. 可能导致骨密度降低，具有骨质疏松其他危险因素的患者需特别注意。

4. 罕见对促性腺激素细胞垂体瘤患者表现为垂体脑卒中症状，包括突发头痛、呕吐、视觉损害和眼肌麻痹。

5. 罹患抑郁的风险增加，治疗期需密切监测。

6. 每一剂量中钠总量少于 1mmol（23mg），对于用抗凝血药治疗的患者，在注射部位可能会出现血肿。

7. 女性　需确保患者未妊娠。

8. 子宫内膜异位症和子宫肌瘤治疗　常规给予（每 4 周）曲普瑞林 3.75mg，导致持续的低促性腺激素性闭经。

注射第一个月后出现子宫出血，如血浆雌二醇水平低于 50pg/mL，应考虑到相关器官的病变。

治疗期间应采取非激素方法避孕。停止治疗后，卵巢功能恢复，约 2 个月后开始排卵。

部分黏膜下肌瘤患者可发生出血现象，通常发生在初始治疗后的 6～10 周。

9. 女性不孕症　联合使用促性腺激素时，可引起卵巢过度刺激综合征。诱导排卵应在严格、定期的生物检测和临床检查下进行。当卵巢反应过度时，建议停止注射促性腺激素，以终止刺激周期。

10. 儿童性早熟　女童治疗初期产生性腺刺激，可能导致在第一个月出现轻度或中度的阴道出血，终止治疗后，青春期特征发育开始出现。大多数女孩在终止治疗后平均 1 年时间月经来潮。应该排除假性性早熟和非促性腺激素依赖性性早熟。治疗中枢性性早熟期间，骨密度（BMD）可能降低，终止治疗后可观察到骨量增长。治疗结束后可能出现股骨头骨骺滑脱。

11. 前列腺癌　治疗第 1 周，部分患者偶尔出现一过性的前列腺癌症状和体征加重。罕见脊髓压迫或尿路梗阻。对具有高代谢疾病或心血管疾病风险的患者治疗前应仔细评估，密切监测。会导致垂体性腺系统受抑制，停药后可恢复正常。可能观察到酸性磷酸酶短暂升高。用药期间，定期检查血睾酮水平，不应超过 1ng/mL。

【介入治疗用药】

10cm 且血供丰富的子宫肌瘤，或子宫体明显增大、血液供应丰富的子宫腺肌病，超声引导消融前，可注射醋酸曲普瑞林 3 个疗程，使子宫或者肌瘤适当缩小后再行消融治疗，以减少消融时间和使用的热能量。消融后不再用药，以使生理周期恢复正常。

【药品名称】

醋酸戈舍瑞林缓释植入剂（goserelin acetate sustained-release depot）

【剂型与规格】

注射剂：每支 3.6mg（以戈舍瑞林计）。

【主要成分】

主要成分为醋酸戈舍瑞林。

【药理作用】

本品［D-Ser（But）6Azgly10LHRH］是天然／促性腺激素释放激素的合成类似物，可抑制脑垂体促性腺激素的分泌，从而引起女性血清雌二醇和男性血清睾丸酮下降，停药后这一作用可逆。

女性患者：初次给药后 21 日左右血清中雌二醇浓度受到抑制，并在以后每 28 日的治疗中维持在绝经后水平。这种抑制与在激素依赖型晚期乳腺癌、子宫肌瘤、子宫内膜异位症中的疗效及子宫内卵泡成熟受抑制有关。

男性患者：初次给药后 21 日左右睾丸酮浓度下降至去势水平，并在以后每 28 日的治疗中维持此浓度，使大多数患者前列腺肿瘤消退，症状有所改善。

【适应证】

1. 子宫内膜异位症　缓解症状包括：减轻疼痛，减少子宫内膜损伤的大小和数目。

2. 乳腺癌　适用于可用激素治疗的绝经前期、围绝经期妇女的乳腺癌。

3. 前列腺癌　适用于可用激素治疗的前列腺癌。

【禁忌证】

1. 对本品或其他 LHRH 类似物过敏者禁用。

2. 儿童禁用。

3. 妊娠期及哺乳期妇女禁用。

【用法用量】

1. 成人，3.6mg/ 次，每 28 日 1 次，在腹前壁皮下注射。

2. 子宫内膜异位症患者的疗程为 6 个月，考虑到有关骨矿物质丢失的问题，避免重复疗程。

【医嘱模板】

醋酸戈舍瑞林缓释植入剂　　3.6mg·········皮下注射（腹前壁）

【不良反应】

1. 皮疹，偶见注射部位轻度肿胀。

2. 女性患者可见潮红、出汗、性欲减退、阴道干燥、乳房体积改变、头痛及情绪变化。极少数子宫内膜异位症的患者，停药后月经不再来潮。乳腺癌的患者，初期会有症状加剧。

3. 男性患者可见潮红、性欲减退，偶见乳房肿胀和硬结。前列腺癌患者用药初期可见暂时性骨骼疼痛加剧。罕见尿道梗阻和脊髓压迫。

【注意事项】

1. 女性使用本品可能引起骨密度下降。在治疗子宫内膜异位症的患者中，加入激素替代疗法（每日给予雌激素和孕激素制剂）可减少骨矿物质丢失和血管舒缩症状。对已知有骨代谢异常妇女慎用。

2. 对有发展为输尿管梗阻或脊髓压迫危险的男性患者慎用。可出现糖耐量降低，在糖尿病患者中，可能表现为糖尿病或高血糖控制差，应监测血糖。

3. 雄激素剥夺治疗可能会延长 QT 间期。对有 QT 延长病史或具有 QT 延长危险因素的患者，以及正在使用可能延长 QT 间期药物的患者，应评估获益风险比。

4. 注射部位出现疼痛、血肿、出血和血管损伤。对于低 BMI 和 / 或接受全剂量抗凝药物治疗的患者应慎用。

【介入治疗用药】

10cm 且血供丰富的子宫肌瘤，或子宫体明显增大、血液供应丰富的子宫腺肌病，超声引导消融前，可注射醋酸曲普瑞林 3 个疗程，使子宫或者肌瘤适当缩小后再行消融治疗，以减少消融时间和使用的热能量。消融后不再用药，以使生理周期恢复正常。

【药品名称】

黄体酮注射液（progesterone injection）

【剂型与规格】

注射剂：每支 20mg（1mL）。

【主要成分】

主要成分为黄体酮。

【药理作用】

该药为孕激素类药。作用机制：通过对下丘脑的负反馈，抑制垂体前叶促黄体生成素的释放，使卵泡不能发育成熟，抑制卵巢的排卵过程。在月经周期后期使子宫内膜为分泌期改变，为孕卵着床提供有利条件，在受精卵植入后，胎盘形成，可减少妊娠子宫的兴奋性，使胎儿能安全生长。与雌激素共同作用，可促使乳房发育。

【适应证】

用于月经失调，如闭经和功能性子宫出血、黄体功能不足、先兆流产和习惯性流产（因黄体不足引起者）、经前期紧张综合征的治疗。

【禁忌证】

1. 严重肝损伤患者禁用。

2. 该药为油剂，不可与水剂一同注射。

【用法用量】

1. 功能性子宫出血　用于撤退性出血血红蛋白低于 7mg 时，10mg/d，连用 5 日，或 20mg/d，连用 3 ~ 4 日。

2. 闭经　在预计月经前 8 ~ 10 日，10mg/d，连用 5 日；或 20mg/d，连用 3 ~ 4 日。

3. 经前期紧张综合征　在预计月经前 12 日注射 10 ~ 20mg/d，连用 10 日。

4. 先兆流产　一般 10 ~ 20mg，用至疼痛及出血停止。

5. 习惯性流产史者　自妊娠开始，10 ~ 20mg/ 次，每周 2 ~ 3 次。

【医嘱模板】

黄体酮注射液　　20mg……… 肌内注射

【不良反应】

1. 偶见恶心、头晕、头痛、倦怠感、荨麻疹、乳房肿胀，长期应用可导致月经减少或闭经、肝功能异常、浮肿、体重增加等。

2. 注射部位偶有红肿、结节、斑块，严重时可出现人工性脂膜炎、组织坏死。

【注意事项】

1. 肾病、心脏病水肿、高血压患者慎用。

2. 经前紧张症使用黄体酮治疗还有争议。

3. 对早期流产以外的患者用药前应行全面检查，确定属于黄体功能不全再使用。

4. 长期大剂量应用增加局部硬结风险。

5. 妊娠期及哺乳期妇女用药尚不明确。

【介入治疗用药】

消融治疗前后，使用本品可用于推迟妇女的月经周期。用药方法：月经前 8 ~ 10 日，10mg/d，连用至治疗后 1 周。停药后可恢复正常月经。

【药品名称】

屈螺酮炔雌醇片（drospirenone and ethinylestradiol tablets）［屈螺酮炔雌醇片（Ⅱ）（drospirenone and ethinylestradiol tablets Ⅱ）］

【剂型与规格】

片剂：每片含屈螺酮 3mg，炔雌醇 0.03mg；每片含屈螺酮 3mg，炔雌醇 0.02mg。

【主要成分】

成分：屈螺酮、炔雌醇。

【药理作用】

该药为复方口服避孕药。作用机制：通过抑制排卵及改变宫颈黏液，阻止精子的穿入。

【适应证】

女性避孕。

【禁忌证】

1. 有静脉血栓疾病（深静脉血栓、肺栓塞）病史或既往史。

2. 有动脉血栓疾病病史或既往史：脑血管意外、心肌梗死；栓塞前驱症状：心绞痛和短暂性脑缺血发作。

3. 有静脉或动脉血栓形成倾向，包括活化蛋白 C 抵抗、抗凝血酶Ⅲ缺乏症、蛋白 C 缺乏症、蛋白 S 缺乏症、高同型半胱氨酸血症和抗磷脂抗体。

4. 伴血管损害的糖尿病。

5. 严重高血压。

6. 严重脂蛋白异常血症。

7. 既往有偏头痛并伴随局部神经症状。

8. 有与严重高甘油三酯血症有关的胰腺炎或既往史。

9. 有严重肝脏疾病。患有肝脏肿瘤（良性或恶性）或有既往史。

10. 重度肾功能不全或急性肾功能衰竭。

11. 肾上腺功能不全。

12. 已知或怀疑性激素依赖恶性肿瘤：生殖器官或乳腺恶性肿瘤。

13. 子宫内膜增生。

14. 不明原因的阴道出血。

15. 35 岁以上吸烟女性。

16. 未月经初潮的女性和绝经后女性。

17. 妊娠期及哺乳期妇女。

18. 对本品任一成分过敏者。

【用法用量】

1. 在月经来潮的第 1 日开始服药。也可以在第 2 ~ 5 日开始，建议在第一个服药周期的最初 7 日内，同时加用屏障避孕法。按照包装所标明的顺序，每日大约在同一时间服一片本品，连服 21 日。随后停药 7 日，在停药的第 8 日开始服用下一盒。

2. 推迟月经期。在服用完一盒后，继续服用下一盒，没有停药间隔期。

【医嘱模板】

屈螺酮炔雌醇片　　　3.03mg………口服　1 次 /d

屈螺酮炔雌醇片（Ⅱ）　　3.02mg·········口服　1 次 /d

【不良反应】

1. 轻度不良反应　恶心、乳房疼痛。

2. 严重不良反应　动脉、静脉血栓栓塞。

【注意事项】

1. 服药前行全面体检，包括血压、乳腺、腹部和盆腔器官、宫颈细胞学检查。目前尚无一种避孕方法可达到 100% 避孕有效。口服避孕药不能防止艾滋病毒感染和其他性传播疾病。

2. 在 7 日停药期中通常会出现撤退性出血，常在最后 1 次服药后 2 ~ 3 日发生，可能持续到服用下一盒药前还不会结束。

3. 有下列情况者慎用：

（1）循环系统疾病：该药与动、静脉血栓形成及血栓栓塞性疾病如心肌梗死、深静脉血栓形成、肺栓塞和脑血管事件的危险性增加有关，可能危及生命或导致死亡。

深静脉血栓形成症状包括单侧腿肿胀或沿腿部静脉肿胀；站立或行走时腿部疼痛或压痛；腿部温暖感增加、皮肤发红或变色。

肺栓塞症状包括无原因气短或呼吸急促；突发咳嗽可能伴出血；胸部锐痛可能伴深呼吸增加；焦虑；严重的头晕或眩晕；快速或不规律心跳。

动脉血栓栓塞事件包括脑血管意外，血管闭塞或心肌梗死。

脑血管意外症状包括突发面部、臂部或腿部麻木或无力，特别是单侧身体；突发意识模糊，语言或理解力障碍；突发单侧或双侧视力障碍；突发行走障碍，眩晕，失去平衡或协调能力；突发严重或不明原因头疼；意识丧失、昏厥伴或不伴癫痫发作。

血管闭塞征象包括突发疼痛，肢体末端肿胀和淡蓝变色；急性腹痛。

心肌梗死症状包括疼痛，不适感，压迫感，沉重感，肺部、臂部或胸骨下挤压和充胀感，可辐射至背部、颚部、喉咙、臂部、胃部；充胀感、消化不良或窒息感；出汗、恶心、呕吐或眩晕；虚弱、焦虑或气短；快速或不规律心跳。

其他一些与循环系统受损相关的疾病包括糖尿病、系统性红斑狼疮、溶血性尿毒症、慢性肠炎（克罗恩病或溃疡性结肠炎）和镰形细胞病。

（2）肿瘤：宫颈癌危险因素包括持续的人乳头状病毒（HPV）感染的女性同时长期服用口服避孕药患宫颈癌的风险升高。

偶发良性肝肿瘤，罕见报道出现恶性肝肿瘤，服用期间有严重的腹痛或身体不适，及时就诊。

有乳腺癌家族史或既往史的妇女慎用。

（3）其他情况：高甘油三酯血症或有家族史的女性服用该药，患胰腺炎的风险可能会增加。

与胆汁淤积相关的黄疸和 / 或瘙痒；胆石症；卟啉症；系统性红斑狼疮；溶血性尿毒症；风湿性舞蹈病（Sydenham's 舞蹈病）；妊娠疱疹；耳硬化症相关的听力丧失，可出现或恶化。

有遗传性血管性水肿妇女中，可诱导或者加重血管性水肿的症状。

若出现急性或慢性肝功能紊乱应停药，直至肝功能指标恢复正常。

可能对外周血胰岛素抵抗和葡萄糖耐量有影响。

偶尔会出现黄褐斑，特别是有妊娠期黄褐斑史的女性。

血钾水平升高（例如由肾脏疾病引起的），或使用可能升高血钾水平的利尿剂时慎用该药。

4. 特殊用法用量

（1）从其他复方口服避孕药、阴道环或经皮贴剂改服屈螺酮炔雌醇片的女性，在服用以前的复方口服避孕药最后一片含激素药物后，第 2 日即开始服用本品，最晚应在以前所用复方口服避孕药的停药期末（即开始服用下一盒复方口服避孕药的当日）或使用不含激素药片期末立即开始服用本品。对曾经使用阴道环或透皮贴剂的女性，在取出阴道环或者去除透皮贴剂的当日开始服用，最晚应在下一次用药时开始服用本品。

（2）从单纯孕激素方法（口服避孕药、注射剂、埋植剂、宫内节育系统）改服的女性可在任何时间从口服避孕药（从埋植剂或宫内节育系统改服应在取出日，从注射剂改服应在下一次注射日）改服本品，建议在服药的最初 7 日内加用屏障避孕法。

（3）早期妊娠流产后的妇女，可立即开始服药。

（4）分娩后或者中期妊娠流产后：建议在分娩后（不哺乳者）或中期妊娠流产后的第 21~28 日开始服用。如果开始较晚，建议在服药的最初 7 日内加用屏障避孕法。如已经发生性行为，应先除外妊娠的可能性，再开始服用，或等第 1 次月经来潮时再服用本品。

（5）漏服药处理：忘记服药的时间在 12 小时以内，避孕保护作用不会降低。一旦想起，必须立即补服，下一片药物应在常规时间服用。如忘记服药时间超过 12 小时，避孕保护作用可能降低。

漏服药的处理遵循以下两项基本原则：在任何情况下停止服药不能超过 7 日；需要不间断地连服 7 日，以保持对下丘脑-垂体-卵巢轴的充分抑制。

（6）胃肠紊乱情况下的建议：如发生重度胃肠紊乱（例如呕吐或腹泻），药物吸收可能不完全，应采取额外的避孕措施。

如在服药的 3~4 小时内呕吐，药物的活性成分可能还未被完全吸收，因此，按"漏服药处理"部分处理。如果不想改变板面上正常的服药顺序，可从另一板中取一片药服用。

（7）与含有贯叶连翘的中药制剂及治疗癫痫、肺结核、艾滋病及丙型肝炎病毒感染的药物不应同时服用，可能导致意外出血和/或避孕失败。

【介入治疗用药】

消融治疗前后，使用本品可用于推迟妇女的月经周期。用药方法：在月经来潮的第 1 日开始 3.03mg，1 次/d，同一时间口服，连服至消融后 1~2 周。

【药品名称】

氟康唑胶囊（fluconazole capsules）

【剂型与规格】

胶囊：每粒 50mg。

【主要成分】

氟康唑。

【药理作用】

该药为咪唑类抗真菌药。对真菌感染，如念珠菌感染、新型隐球菌感染（包括颅内感染）、糠秕马拉色菌、小孢子菌属、毛癣菌属、表皮癣菌属、皮炎芽生菌、粗球孢子菌及荚膜组织胞浆菌、斐氏着色菌、卡氏支孢菌等有效。

作用机制：高度选择性干扰真菌细胞色素 P450 活性，抑制真菌细胞膜上麦角固醇生物的合成。

【适应证】

1. 念珠菌病　用于治疗口咽部和食管念珠菌感染，播散性念珠菌病，包括腹膜炎、肺炎、尿路感染等，念珠菌外阴阴道炎。骨髓移植患者接受细胞毒类药物或放射治疗时，预防念珠菌感染发生。

2. 隐球菌病　治疗脑膜以外的新型隐球菌病。

3. 球孢子菌病　用于芽生菌病和组织胞浆菌病的治疗。

【禁忌证】

对本品或吡咯类药物过敏者禁用。

【用法用量】

1. 成人播散性念珠菌病　首次剂量 0.4g，以后 0.2g/ 次，1 次 /d，持续 4 周，症状缓解后至少持续 2 周。

2. 食管念珠菌病　首次剂量 0.2g，以后 0.1g/ 次，1 次 /d，持续 3 周，症状缓解后至少持续 2 周。根据治疗反应，也可加大剂量至 0.4g/ 次，1 次 /d。

3. 口咽部念珠菌病　首次剂量 0.2g，以后 0.1g/ 次，1 次 /d，疗程至少 2 周。

4. 念珠菌外阴阴道炎　单剂量 0.15g。

5. 预防念珠菌病　有预防用药指征者 0.2 ~ 0.4g，1 次 /d。

【医嘱模板】

氟康唑胶囊　　　0.15g·········口服　1 次 /d

【不良反应】

1. 消化道反应　恶心、腹痛、腹泻、胃肠胀气。

2. 过敏反应　皮疹，偶发剥脱性皮炎。

3. 肝毒性　谷丙转氨酶升高。

【注意事项】

1. 主要自肾排出，需定期检查肾功能。肾功能减退者应用时需减量。血液透析患者在每次透析后可给予该药 1 日量，因为 3 小时血液透析可使本品的血药浓度降低约 50%。

2. 在免疫缺陷者中的长期预防用药，已导致念珠菌属等对咪唑类抗真菌药耐药性增加，需避免无指征预防用药。

3. 可发生轻度一过性血清氨基转移酶升高，偶可出现肝毒性症状。应定期检查肝功能，如肝功能出现持续异常，或出现肝毒性临床症状时均需停用。

4. 一般治疗应持续至真菌感染的临床表现及实验室检查指标显示真菌感染消失为止。

5. 接受骨髓移植者，如严重粒细胞减少已先期发生，则应预防性使用本品，直至中性粒细胞计数上升至 1×10^9/L 以上后 7 日。

6. 与异烟肼或利福平合用时，可使药物浓度降低。

7. 与甲苯磺丁脲、氯磺丁脲和格列吡嗪等磺酰脲类降血糖药合用，可使血药浓度升高而可能导致低血糖，需监测血糖，并减少磺酰脲类降血糖药的剂量。

8. 与环孢素合用，使血药浓度升高，发生致毒性反应的危险性增加。

9. 与氢氯噻嗪合用，使本品的血药浓度升高。

10. 与茶碱合用时，茶碱血药浓度可升高约 13%，导致毒性反应。

11. 妊娠期妇女应禁用。哺乳期妇女慎用或服用本品时暂停哺乳。

【介入治疗用药】

须经阴道穿刺、治疗前有霉菌性阴道炎者，氟康唑胶囊 0.15g 口服，1 次 /d。治疗后复查阴道洁净度，无霉菌后方可实施经阴道穿刺。

【药品名称】

硝酸咪康唑阴道软胶囊（miconazole nitrate vaginal soft capsules）

【剂型与规格】

胶囊：每粒 0.4g。

【主要成分】

主要成分为硝酸咪康唑。

【药理作用】

该药为广谱抗真菌药物，对多种真菌，尤其是念珠菌有抗菌作用，对某些革兰氏阳性菌也有抗菌力。作用机制：抑制真菌细胞膜的合成，并影响其代谢过程。

【适应证】

局部治疗念珠菌性外阴阴道病及革兰氏阳性菌引起的双重感染。

【禁忌证】

对本品过敏者禁用。

【用法用量】

阴道给药：每晚 1 次，1 粒 / 次，连用 3 日为 1 个疗程。即使症状消失，也要完成治疗疗程，月经期应持续使用。

【医嘱模板】

硝酸咪康唑阴道软胶囊　　0.4g………外用（阴道给药）

【不良反应】

用药部位出现烧灼感、瘙痒、红肿。

【注意事项】

1. 避免接触眼睛，切忌口服。

2. 无性生活史的女性应在医师指导下使用。

3. 用药期间注意个人卫生，避免房事。

4. 出现局部敏感或过敏反应，立即停药。

5. 给药时应洗净双手或戴指套或手套。

6. 避免与某些乳胶产品接触，如阴道避孕隔膜或避孕套。

7. 过敏体质者慎用。

8. 性伴侣被感染时也应给予适当治疗。

9. 口服抗凝剂（如华法林）的患者应慎用，并监测抗凝效应。

10. 与口服降血糖药或苯妥英钠同服，应慎用。

11. 孕妇及哺乳期妇女慎用。

【药品名称】

硝呋太尔阴道片（nifuratel vaginal tablets）

【剂型与规格】

片剂：每片 250mg。

【主要成分】

主要成分为硝呋太尔。

【药理作用】

麦咪诺对导致妇女生殖系统感染的细菌、原虫和霉菌等发挥有效杀灭作用，且很少产生任何急、慢性副作用。

【适应证】

由细菌、滴虫、霉菌和念珠菌引起的外阴、阴道感染和白带增多。

【禁忌证】

对本品过敏者禁用。

【用法用量】

阴道感染：于每晚将阴道片一枚 250mg 置于阴道深部，连用 10 日。

【医嘱模板】

硝呋太尔阴道片　　　250mg……外用（阴道给药）

【不良反应】

用药部位出现烧灼感、瘙痒、红肿。

【注意事项】

1. 尽量将该药置于阴道深处，第二日清晨应行阴道冲洗。

2. 治疗期避免性生活或在性生活前使用。

3. 治疗期请勿饮用酒精饮料。

4. 妊娠期及哺乳期妇女禁用。

【药品名称】

甲硝唑凝胶（metronidazole gel）

【剂型与规格】

凝胶：0.15g：20g。铝管，20g/ 支、40g/ 支。

【主要成分】

主要成分为甲硝唑。

【药理作用】

对大多数厌氧菌有强大的抗菌作用，对需氧菌和兼性厌氧菌无作用。抗菌谱包括：脆弱拟杆菌和其他拟杆菌属、梭形杆菌、产气梭状芽孢杆菌、真杆菌、韦容球菌、消化球菌和消化链球菌等。

作用机制：厌氧菌的硝基还原酶在敏感菌株的能量代谢中起重要作用。硝基还原成一种细胞毒，作用于细菌 DNA 代谢过程，促使细胞死亡。

【适应证】

用于细菌性阴道炎治疗。

【禁忌证】

对本品或吡咯类药物过敏、有活动性中枢神经疾病和血液病的患者禁用。

【用法用量】

阴道内使用，每日早、晚各 1 次，1 支 / 次，5 ~ 7 日为 1 个疗程。月经期停用。

【医嘱模板】

甲硝唑凝胶　　　20g··········外用（阴道给药）

【不良反应】

偶见皮肤干燥、烧灼感和皮肤刺激等过敏反应。

【注意事项】

1. 治疗期间，禁止性生活。

2. 发生中枢神经系统不良反应时，及时停药。

3. 可干扰丙氨酸氨基转移酶、乳酸脱氢酶、甘油三酯、己糖激酶等检验结果。

4. 不应饮用含酒精饮料，可引起体内乙醛蓄积，干扰酒精的氧化过程，导致双硫仑样反应。

5. 肝功能减退者，该药及其代谢物易在体内蓄积，应减量，并监测血药浓度。

6. 少部分患者，出现白念珠菌引起的阴道炎症状。

7. 厌氧菌感染合并肾功能衰竭者，应慎用并减量使用。

8. 孕妇和哺乳期妇女禁用。

【药品名称】

克林霉素磷酸酯阴道片（clindamycin phosphate vaginal tablets）

【剂型与规格】

片剂：每片 0.1g。

【主要成分】

主要成分为克林霉素磷酸酯。

【药理作用】

对需氧革兰氏阳性球菌有较高抗菌活性，如葡萄球菌属、溶血性链球菌、甲型溶血性链球菌、肺炎链球菌等。对厌氧菌亦有良好抗菌作用，如拟杆菌属、梭形杆菌属、放线菌属、消化球菌、消化链球菌等。

作用机制：作用于敏感菌核糖体的 50S 亚基，阻止肽链延长，抑制细菌细胞蛋白质合成，一般系抑菌剂，但在高浓度时，对某些细菌也具有杀菌作用。

【适应证】

用于细菌性阴道炎治疗。

【禁忌证】

1. 对克林霉素、林可霉素有过敏史者禁用。

2. 有局限性肠炎、溃疡性肠炎或抗生素相关肠炎病史者禁用。

3. 月经期禁用。

【用法用量】

阴道给药，将本品 0.1g/ 片放入阴道后穹隆处，1 次 /d，连用 7 日。

【医嘱模板】

克林霉素磷酸酯阴道片　　　0.1g⋯⋯⋯外用（阴道给药）

【不良反应】

1. 全身作用　腹部痉挛、腹痛、发热、头痛等。

2. 泌尿生殖系统　功能紊乱、阴道痛、念珠菌阴道炎。

3. 消化系统　腹泻、呕吐和恶心。

4. 过敏反应　非药用部位皮肤发红、皮疹，用药部位疼痛、皮炎。

【注意事项】

1. 用药期间避免房事及避免冲洗阴道。

2. 出现过敏反应时停药。

3. 使用过量或出现严重不良反应，请马上就医。

4. 克林霉素磷酸酯可增强神经肌肉阻滞药的作用，不宜合用。

5. 克林霉素磷酸酯与红霉素有拮抗作用，不宜合用。

6. 妊娠期妇女禁用。哺乳期妇女使用期间，应暂停哺乳。

【药品名称】

注射用头孢西丁钠（cefoxitin sodium for injection）

【剂型与规格】

注射剂：每支 1.0g。

【主要成分】

主要成分为头孢西丁钠。

【药理作用】

作用机制：通过抑制细菌细胞壁合成而杀灭细菌，对细菌产生的 β- 内酰胺酶有很高的抵抗作用，某些临床常见革兰氏阳性、阴性需氧及厌氧致病菌对该药高敏感。对铜绿假单胞菌、肠球菌大多数菌株、阴沟杆菌等耐药。

【适应证】

1. 上下呼吸道感染、泌尿道感染，包括无并发症的淋病、腹膜炎及其他腹腔内、盆腔内感染、败血症、妇科感染、骨、关节软组织感染、心内膜炎。

2. 对厌氧菌有效，对 β- 内酰胺酶稳定，适用于需氧及厌氧菌混合感染。

【禁忌证】

1. 对本品及头孢菌素类抗生素过敏者禁用。

2. 青霉素过敏性休克病史者禁用。

【用法用量】

肌内注射、静脉注射或静脉滴注。

推荐剂量：成人为 1 ~ 2g/ 次，每 6 ~ 8 小时 1 次。

根据致病菌敏感程度及病情调整剂量（表 25-2）：

表 25-2 按致病菌敏感程度及病情调整剂量

感染类型	每日总剂量	用法
单纯性感染（肺炎、泌尿系统感染、皮肤感染）	3～4g	每 6～8 小时 1g，肌内注射或静脉滴注
中、重度感染	6～8g	每 4 小时 1g 或 6～8 小时 2g 静脉滴注
需大剂量抗生素治疗的感染（例如气性坏疽）	12g	每 4 小时 2g 或 6 小时 3g 静脉滴注

肾功能不全者需按肌酐清除率调整剂量，按表 25-3 进行。

表 25-3 按肌酐清除率调整剂量

肾功能	肌酐清除率	剂量	用药次数
轻度损害	50～30mL/min	1～2g	8～12 小时 1 次
中度损害	29～10mL/min	1～2g	12～24 小时 1 次
重度损害	9～5mL/min	0.5～1.0g	12～24 小时 1 次
肾衰	<5mL/min	0.5～1.0g	24～48 小时 1 次

其他外科手术：术前 1～1.5 小时 2g 静脉注射，以后 24 小时以内，每 6 小时用药 1 次，每次 1g。

【医嘱模板】

0.5% 盐酸利多卡因　　　　　2mL ⎫
注射用头孢西丁钠　　　　　 1g　⎭·········· 肌内注射

或灭菌注射用水　　　　　　 10mL ⎫
　注射用头孢西丁钠　　　　 1g　 ⎭·········· 静脉注射

或 0.9% 氯化钠注射液　　　　100mL ⎫
　注射用头孢西丁钠　　　　 1g　　⎭·········· 静脉滴注

或 5% 或 10% 葡萄糖注射液　100mL ⎫
　注射用头孢西丁钠　　　　 1g　　⎭·········· 静脉滴注

【不良反应】

1. 胃肠道反应　恶心、呕吐、食欲下降、腹痛、腹泻、便秘等。
2. 过敏性反应　皮疹、荨麻疹、红斑、药热等，罕见过敏性休克。
3. 肝肾毒性　肝、肾功能异常。
4. 长期大剂量使用可致菌群失调，发生二重感染，引起维生素 K、维生素 B 缺乏。
5. 肌内注射部位可能引起硬结、疼痛；静脉注射剂量过大或过快可产生灼热感、血管疼痛，严重者可致血栓性静脉炎。

【注意事项】

1. 青霉素过敏者慎用。

2. 肾功能损害者及有胃肠疾病史者慎用。

3. 本品与氨基糖苷类抗生素配伍时，会增加肾毒性。

4. 高浓度本品可使血及尿肌酐、尿 17– 羟皮质类固醇出现假性升高。

5. 本品与速尿等强利尿剂合用，可增加肾毒性。

6. 本品与丙磺舒合用时可延迟本品的排泄，提高血药浓度及延长半衰期。

7. 影响酒精代谢，使血中乙醛浓度上升，导致双硫仑样反应。

8. 妊娠期妇女仅在必需情况下使用。哺乳期妇女慎用。

【药品名称】

头孢替坦（cefotetan）

【剂型与规格】

注射剂：每支 1.0g～2.0g。

【主要成分】

主要成分为头孢替坦。

【药理作用】

作用机制：通过抑制细菌细胞壁的合成，对革兰氏阳性菌、革兰氏阴性菌和厌氧菌的大多数菌株产生杀菌作用。在某些 β– 内酰胺酶（包括青霉素酶和头孢菌素酶）的情况下，对革兰氏阴性菌和革兰氏阳性菌仍具有杀菌活性。

【适应证】

用于敏感菌所致的呼吸系统、泌尿系统、生殖系统、腹腔、骨与关节、皮肤与软组织等部位感染，也用于败血症。

【禁忌证】

对头孢菌素类抗生素过敏及患有头孢菌素相关溶血性贫血患者禁用。

【用法用量】

1. 妇科感染、下呼吸道感染、腹腔内感染、骨和关节感染　肌内注射：1g 或 2g/ 次，每 12 小时 1 次，疗程 5～10 日。静脉给药：1 或 2g/ 次，每 12 小时 1 次，疗程 5～10 日。

2. 泌尿道感染　肌内注射：0.5g/ 次，每 12 小时 1 次，疗程 5～10 日；或 1g 或 2g/ 次，每 24 小时 1 次，疗程 5～10 日；或 1g/ 次或 2g/ 次，每 12 小时 1 次，疗程 5～10 日。静脉给药：参见"肌内注射"项。

3. 严重感染　2g/ 次，每 12 小时 1 次，疗程 5～10 日。

4. 危及生命的感染　3g/ 次，每 12 小时 1 次，疗程 5～10 日，最大日剂量为 6g。

5. 皮肤及皮下组织感染　轻至中度感染：肌内注射，1g/ 次，每 12 小时 1 次，疗程 5～10 日。静脉给药，2g/ 次，每 24 小时 1 次，疗程 5～10 日；1g/ 次，每 12 小时 1 次，疗程 5～10 日。严重感染，2g/ 次，每 12 小时 1 次，疗程 5～10 日。

6. 预防清洁污染或可能污染手术的术后感染　静脉给药前 30～60 分钟单次给予 1g 或 2g。

【医嘱模板】

1% 盐酸利多卡因	2mL/4mL	
注射用头孢替坦	1g	}......... 肌内注射
或灭菌注射用水	20mL	
注射用头孢替坦	1g	}......... 缓慢静脉注射
或 0.9% 氯化钠注射液	100mL/500mL	
注射用头孢替坦	1g	}......... 静脉滴注
或 5% 葡萄糖注射液	100mL/500mL	
注射用头孢替坦	1g	}......... 静脉滴注

【不良反应】

1. 消化系统　腹泻、恶心、伪膜性结肠炎；肝脏 ALT、AST、碱性磷酸酶和 LDH 升高。

2. 血液系统　嗜酸性粒细胞增多和血小板增多症、粒细胞缺乏症、溶血性贫血、白细胞减少症、血小板减少症和凝血酶原时间延长。

3. 超敏反应　皮疹、瘙痒、过敏反应、荨麻疹。

4. 局部反应　注射部位的静脉炎和不适。

5. 泌尿生殖系统　罕见肾毒性、BUN 升高、血清肌酐升高。

6. 全身反应　发热。

7. 头孢菌素类抗生素的不良反应和实验室异常　全身反应：瘙痒、Stevens-Johnson 综合征、多形性红斑、中毒性表皮坏死松解症；消化系统：呕吐、腹痛、结肠炎、肝功能障碍包括胆汁淤积；泌尿生殖系统：阴道炎包括阴道念珠菌病、肾功能障碍、中毒性肾病；血液免疫系统：再生障碍性贫血、出血、胆红素升高、全血细胞减少症和中性粒细胞减少症、重复感染；神经系统：癫痫发作。

【注意事项】

1. 长期使用可能会导致不敏感微生物的过度生长。

2. 有胃肠道疾病，尤其是结肠炎病史患者慎用。

3. 本品与其他头孢菌素、庆大霉素、卡那霉素、呋塞米（速尿）等合用可增加肾毒性，避免同时应用。

4. 用药后 72 小时内摄入酒精可引起双硫仑样反应。

5. 妊娠期妇女仅在必需情况下使用。哺乳期妇女慎用。

【药品名称】

注射用盐酸多西环素（doxycycline hyclate for injection）

【剂型与规格】

注射剂：每支 0.1g（以多西环素计）。

【主要成分】

主要成分为盐酸多西环素。

【药理作用】

该药为四环素类抗生素，为广谱抑菌剂，高浓度时具杀菌作用。作用机制：能特异性与细菌核糖体 30S 亚基的 A 位置结合，抑制肽链增长和影响细菌蛋白质合成。

对立克次体属、支原体属、衣原体属、非典型分枝杆菌属、螺旋体敏感。对革兰氏阳性菌作用优于革兰氏阴性菌，但肠球菌属对其耐药。其他如放线菌属、炭疽杆菌、单核细胞增多性李斯特菌、梭状芽孢杆菌、奴卡菌属、弧菌、布鲁菌属、弯曲杆菌、耶尔森菌对本品敏感。对淋病奈瑟菌有一定抗菌活性，但耐青霉素的淋病奈瑟菌对多西环素也耐药。

【适应证】

1. 细菌引起的感染　立克次体属，支原体肺炎，鹦鹉热，性病淋巴肉芽肿和腹股沟肉芽肿，回归热螺旋体。

2. 革兰氏阳性菌　杜克雷嗜血杆菌，鼠疫巴斯德（氏）菌和土拉然巴斯德（氏）菌，杆状巴尔通氏体属，类杆菌属，逗号弧菌和胚胎弧菌，布鲁氏菌。

若细菌敏感性实验表明对药物有一定的敏感性，可用于下列革兰氏阴性菌引起的感染：埃希大肠杆菌属，产气肠杆菌，志贺菌属，Mima 菌属和赫尔菌属，流感嗜血杆菌，克雷伯菌属。

3. 革兰氏阳性菌引起的感染　链球菌：44% 化脓性链球菌和 74% 粪链球菌对四环素类药物有耐药性。对于 A 型 β 溶血性链球菌引起的上呼吸道感染和风湿热预防，青霉素是首选药物。当青霉素禁忌时，多西环素可作为候补药物用于下列细菌引起的感染：淋病奈瑟球菌和脑膜炎奈瑟球菌，梅毒螺旋体和极细密螺旋体（梅毒和雅司病），单核细胞增生性李斯特杆菌。梭菌属，炭疽芽孢杆菌，梭形梭杆菌，放线菌。对急性肠内阿米巴疾病，多西环素可作为辅助治疗药物。

【禁忌证】

对任何一种四环素类药物有过敏史的患者禁用。

【用法用量】

成人：第一日，给药 200mg，1 次或 2 次静脉滴注；以后根据感染程度每日给药 100 ~ 200mg。

梅毒一期、二期治疗：每日建议给药 300mg，持续给药 10 日。

8 岁以上儿童：45 千克或 45 千克以下儿童，第一日，给药 4mg/kg，1 次或 2 次静脉滴注；以后根据感染程度每日给药 2 ~ 4mg/kg。体重超过 45 千克的儿童按成人剂量给药。

输液时间根据剂量（100 ~ 200mg/d）决定，一般是 1 ~ 2 小时。100mg 药物以 0.5mg/mL 的浓度滴注的建议时间为不少于 1 小时。治疗维持到发热症状结束 24 ~ 48 小时后。

【医嘱模板】

0.9% 氯化钠注射液	100mL	⎫ ········· 静脉滴注
注射用盐酸多西环素	100mg	⎭
或 5% 葡萄糖注射液	100mL	⎫ ········· 静脉滴注
注射用盐酸多西环素	100mg	⎭

【不良反应】

1. 胃肠道反应　厌食、恶心、呕吐、腹泻、舌炎、吞咽困难、小肠结肠炎，以及肛门和生殖器的炎性损伤。

2. 过敏反应　斑疹、斑丘疹、红斑。偶见剥脱性皮炎。

3. 肾毒性　有明显的剂量依赖性。

4. 超敏反应　风疹、血管神经性水肿、过敏性紫癜、心包炎和红斑狼疮症状加重。

5. 血液系统 溶血性贫血、血小板减少症、中性粒细胞减少。

【注意事项】

1. 在牙齿生长发育期（怀孕后期、婴儿期和 8 岁前儿童）使用四环素类药物，会造成永久性牙齿变色，除非其他药物无效或禁用，该年龄段患者不适宜使用四环素类药物。

2. 为强度晒斑的光敏性反应。易暴露于太阳光照和紫外灯照射的患者应注意服用四环素类药物，皮肤有红斑时应停用。

3. 抗代谢作用，导致 BUN 升高，肾功能不全患者使用多西环素不会发生此类反应。

4. 造成非敏感菌过度增长。如发生二次感染，应停用。

5. 当怀疑性病与梅毒共存时，用药前应行暗视野检查，并每月行血清检查，至少持续 4 个月。

6. 四环素类能降低血浆凝血酶活性，抗凝治疗患者应降低抗凝剂的用量。

7. 长期使用过程中，定期行各器官功能检查，如造血功能、肾、肝功能检查。

8. A 型 β 溶血性链球菌引起的感染至少治疗 10 日。

9. 抗菌药会妨碍青霉素的抗菌作用，避免与青霉素合用。

10. 与肝药酶诱导剂苯巴比妥、苯妥英钠等同用，可使其半衰期缩短，血药浓度降低。

11. 不能联合用铝、钙、镁、铁等金属离子药物。

12. 妊娠期及哺乳期妇女禁用。

【药品名称】

注射用盐酸克林霉素（clindamycin hydrochloride for injection）

【剂型与规格】

注射剂：每支 0.3g。

【主要成分】

主要成分：盐酸克林霉素。

【药理作用】

作用机制：该药为林可酰胺类抗生素，通过与 50S 亚单位细菌核糖体结合，抑制细菌的早期蛋白质合成，清除细菌表面的 A 蛋白和绒毛状外衣，使其易被吞噬和杀灭。

【适应证】

1. 革兰氏阳性菌引起的各种感染性疾病

（1）扁桃体炎、化脓性中耳炎、鼻窦炎等。

（2）急性支气管炎、慢性支气管炎急性发作、肺炎、肺脓肿和支气管扩张合并感染等。

（3）皮肤和软组织感染：疖、痈、脓肿、蜂窝组织炎、创伤、烧伤和手术感染等。

（4）泌尿系统感染：急性尿道炎、急性肾盂肾炎、前列腺炎等。

（5）其他：骨髓炎、败血症、腹膜炎和口腔感染等。

2. 厌氧菌引起的各种感染性疾病

（1）女性盆腔及生殖器感染：子宫内膜炎、非淋球菌性输卵管及卵巢脓肿、盆腔蜂窝组织炎及妇科手术后感染等。

（2）皮肤和软组织感染、败血症。

（3）腹腔内感染：腹膜炎、腹腔内脓肿。

（4）脓胸、肌脓肿、厌氧菌性肺炎。

【禁忌证】

对本品有过敏史者禁用。

【用法用量】

给药方式：深部肌内注射或静脉滴注。

成人：中度感染，0.6～1.2g/d，分2～3次。严重感染，1.2～2.7g/d，分2～3次。

儿童：中度感染，15～25mg/（kg·d），分2～3次。严重感染，25～40mg/（kg·d），分2～3次。

【医嘱模板】

0.9% 氯化钠注射液	100mL	⎫
注射用盐酸克林霉素	0.3g	⎬ ········· 静脉滴注
或 5% 葡萄糖注射液	100mL	⎫
注射用盐酸克林霉素	0.3g	⎬ ········· 静脉滴注

【不良反应】

1. 肌内注射后，在注射部位偶可出现轻微疼痛，长期静脉滴注应注意静脉炎的出现。

2. 胃肠道反应　偶见恶心、呕吐、腹痛及腹泻。

3. 过敏反应　少数患者可出现药物性皮疹。

4. 偶可引起中性粒细胞减少、嗜酸性粒细胞增多、血小板减少等。

5. 可发生一过性碱性磷酸酶、血清转氨酶轻度升高及黄疸。

6. 罕见伪膜性肠炎。

【注意事项】

1. 本品与青霉素、头孢菌素类抗生素无交叉过敏反应，可用于对青霉素过敏者。

2. 本品与氨苄青霉素、苯妥英、巴比妥盐酸盐、氨茶碱、葡萄糖酸钙及硫酸镁可产生配伍禁忌；与红霉素呈拮抗作用，不宜合用。

3. 肝、肾功能损害者及小于4岁儿童慎用，孕妇及哺乳妇女使用本品应权衡利弊。

4. 如出现伪膜性肠炎，选用万古霉素口服0.125～0.5g，4次/d，进行治疗。

5. 本品可增强吸入性麻醉药的神经肌肉阻断现象，导致骨骼肌软弱和呼吸抑制或麻痹（呼吸暂停），在术中或术后合用时应注意。

6. 本品不宜与抗蠕动止泻药合用。

7. 与阿片类镇痛药合用时，本品的呼吸抑制作用与阿片类的中枢呼吸抑制作用可因相加而有导致呼吸抑制延长或引起呼吸麻痹（呼吸暂停）的可能，须对患者进行密切观察或监护。

【药品名称】

硫酸庆大霉素注射液（gentamycin sulfate injection）

【剂型与规格】

注射剂：每支4万单位（1.1mL）；8万单位（2.2mL）。

【主要成分】

主要成分为硫酸庆大霉素。

【药理作用】

该药为氨基糖苷类抗生素。对各种革兰氏阴性细菌、革兰氏阳性细菌及各种肠杆菌科细菌如大肠埃希菌、克雷伯菌属、变形杆菌属、沙门菌属、志贺菌属、肠杆菌属、沙雷菌属及铜绿假单胞菌等均有良好抗菌作用。奈瑟菌属、流感嗜血杆菌、布鲁菌属、鼠疫杆菌、不动杆菌属、胎儿弯曲菌也有一定作用。对葡萄球菌属（包括金黄色葡萄球菌和凝固酶阴性葡萄球菌）中甲氧西林敏感菌株约80%具有良好抗菌作用，但甲氧西林耐药株则对本品多数耐药。对链球菌属和肺炎链球菌的作用较差，肠球菌属则对本品大多耐药。与β-内酰胺类合用时，多数可获得协同抗菌作用。

作用机制：与细菌核糖体30S亚单位结合，抑制细菌蛋白质的合成。

【适应证】

1. 治疗敏感革兰氏阴性杆菌，如大肠埃希菌、克雷伯菌属、肠杆菌属、变形杆菌属、沙雷菌属、铜绿假单胞菌及葡萄球菌甲氧西林敏感株所致的严重感染，如败血症、下呼吸道感染、肠道感染、盆腔感染、腹腔感染、皮肤软组织感染、复杂性尿路感染等。

2. 治疗腹腔感染、盆腔感染时应与抗厌氧菌药物合用。该药与青霉素（或氨苄西林）合用可治疗肠球菌属感染。用于敏感细菌所致中枢神经系统感染，如脑膜炎、脑室炎时。

【禁忌证】

对本品或其他氨基糖苷类过敏者禁用。

【用法用量】

给药方式：肌内注射或静脉滴注。

1. 成人 80mg（8万单位）/次，或按体重1~1.7mg/（kg·次），每8小时1次；或5mg/（kg·次），每24小时1次，疗程为7~14日。

2. 肾功能减退患者用量 肾功能正常者每8小时1次，1次正常剂量为1~1.7mg/kg，肌酐清除率为10~50mL/min时，每12小时1次，1次为正常剂量的30%~70%；肌酐清除率<10mL/min时，每24~48小时给予正常剂量的20%~30%。

3. 血液透析后可按感染严重程度 成人按体重1次补给剂量1~1.7mg/kg，小儿（3个月以上）1次补给2~2.5mg/kg。

【医嘱模板】

0.9% 氯化钠注射液	200mL	}·········静脉滴注（缓慢滴注）
硫酸庆大霉素注射液	80mg	
或 5% 葡萄糖注射液	200mL	}·········静脉滴注（缓慢滴注）
硫酸庆大霉素注射液	80mg	

【不良反应】

用药过程中可能引起听力减退、耳鸣或耳部饱满感等耳毒性反应，影响前庭功能时可发生步履不稳、眩晕。也可能发生血尿、排尿次数显著减少或尿量减少、食欲减退、极度口渴等肾毒性反应。发生率较低者有因神经肌肉阻滞或肾毒性引起的呼吸困难、嗜睡、软弱无力等。偶有皮疹、恶心、呕吐、肝功能减退、白细胞减少、粒细胞减少、贫血、低血压等。

【注意事项】

1. 失水、第 8 对脑神经损害、重症肌无力或帕金森病及肾功能损害患者慎用。

2. 用药过程中定期行尿常规和肾功能测定，防止出现严重肾毒性反应。

3. 必要时行听力检查或高频听力测定及温度刺激试验，以检测前庭毒性。

4. 有条件时应监测血药浓度，据以调整剂量，尤其对新生儿、老年和肾功能减退患者。

5. 接受鞘内注射者应同时监测脑脊液内药物浓度。

6. 不能测定血药浓度时，应据肌酐清除率调整剂量。

7. 第 1 次饱和剂量（1~2mg/kg）后，有肾功能不全、前庭功能或听力减退者，所用维持量应酌减。

8. 给予患者足够的水分，以减少肾小管的损害。

9. 长期应用可能导致耐药菌过度生长。

10. 有抑制呼吸作用，不得静脉注射。

11. 使谷丙转氨酶（ALT）、谷草转氨酶（AST）、血清胆红素浓度及乳酸脱氢酶浓度的测定值增高；血钙、镁、钾、钠浓度的测定值可能降低。

12. 与其他氨基糖苷类合用或全身应用，可能增加耳毒性、肾毒性及神经肌肉阻滞作用的可能性。

13. 与神经肌肉阻滞剂合用，可加重神经肌肉阻滞作用，导致肌肉软弱、呼吸抑制等症状。

14. 与卷曲霉素、顺铂、依他尼酸、呋塞米或万古霉素（或去甲万古霉素）等合用，或全身应用可能增加耳毒性与肾毒性。

15. 妊娠期妇女慎用；哺乳期妇女在用药期间宜暂停哺乳。

【药品名称】

甲硝唑片（metronidazole tablets）

【剂型与规格】

片剂：每片 0.2g。

【主要成分】

主要成分为甲硝唑。

【药理作用】

该药为硝基咪唑衍生物。作用机制：抑制阿米巴原虫的氧化还原反应，使原虫氮链发生断裂。甲硝唑对厌氧微生物有杀灭作用，在人体中还原时生成的代谢物具有抗厌氧菌作用，抑制细菌的脱氧核糖核酸的合成，而干扰细菌生长、繁殖，最终致细菌死亡。

【适应证】

用于治疗肠道和肠外阿米巴病，如阿米巴肝脓肿、胸膜阿米巴病等。还可用于治疗阴道滴虫病、小袋虫病和皮肤利什曼病等。还广泛用于厌氧菌感染的治疗。

【禁忌证】

1. 有活动性中枢神经系统疾患和血液病者禁用。

2. 妊娠期及哺乳期妇女禁用。

【用法用量】

成人推荐用量：

1. 厌氧菌感染，0.6 ~ 1.2g/d，3 次 /d，疗程 7 ~ 10 日。

2. 滴虫病，0.2g/ 次，4 次 /d，疗程 7 日；可同时用栓剂，每晚 0.5g 置入阴道内，连用 7 ~ 10 日。

3. 贾第虫病，0.4g/ 次，3 次 /d，疗程 5 ~ 10 日。

4. 麦地那龙线虫病，0.2g/ 次，3 次 /d，疗程 7 日。

5. 小袋虫病，0.2g/ 次，2 次 /d，疗程 5 日。

6. 皮肤利什曼病，0.2g/ 次，4 次 /d，疗程 10 日，间隔 10 日后重复一疗程。

7. 肠道阿米巴病，0.4 ~ 0.6g/ 次，3 次 /d，疗程 7 日；肠道外阿米巴病，0.6 ~ 0.8g/ 次，3 次 /d，疗程 20 日。

【医嘱模板】

甲硝唑片　　　0.2g·········口服　3 次 /d

【不良反应】

1. 消化道反应　最常见，包括恶心、呕吐、食欲不振、腹部绞痛，一般不影响治疗。

2. 神经系统　头痛、眩晕，偶有感觉异常、肢体麻木、共济失调、多发性神经炎等，大剂量可致抽搐。

3. 过敏反应　较少见，包括荨麻疹、潮红、瘙痒、膀胱炎、排尿困难、口中金属味、白细胞减少等，停药后可自行恢复。

【注意事项】

1. 该药的代谢产物可使尿液呈深红色。

2. 原有肝脏疾病的患者剂量应减少。

3. 出现运动失调或其他中枢神经系统症状时应停药。

4. 厌氧菌感染合并肾功能衰竭者，给药间隔时间应由 8 小时延长至 12 小时。

5. 该药可抑制酒精代谢，用药期间应戒酒，饮酒后可出现腹痛、呕吐、头痛等症状。

6. 可增强华法林等抗凝药的作用，与土霉素合用可干扰该药清除阴道滴虫的作用。

7. 对伴有盆腔脓肿的患者可加用该药，口服 500mg，2 次 /d，连用 14 日，以覆盖厌氧菌。

【药品名称】

左氧氟沙星片（levofloxacin tablets）

【剂型与规格】

片剂：每片 0.5g。

【主要成分】

主要成分为左氧氟沙星。

【药理作用】

该药为氧氟沙星的左旋体，为喹诺酮类抗菌药物。作用机制：抑制细菌 DNA 复制、转录、修复和重组所需的拓扑异构酶Ⅳ和 DNA 旋转酶（为细菌拓扑异构酶Ⅱ）。具有抗菌谱广、抗菌作用强的特点，对大多数肠杆菌科细菌，如大肠埃希菌、克雷伯菌属、沙雷菌属、变形杆菌属、志贺菌属、沙门菌属、枸橼酸杆菌、不动杆菌属，以及铜绿假单胞菌、流感嗜血杆菌、淋球菌等革兰氏阴性菌有较强抗菌活性。对部分甲氧西林敏感葡萄球菌、肺炎链球菌、化脓性链球菌、溶血性链球菌等革兰氏阳性菌和军团菌、支原体、衣原体也有良好抗菌作用。对厌氧菌和肠球菌的作用较差。

【适应证】

适用于敏感细菌引起的下列轻、中度感染：

1. 呼吸系统感染　急性细菌性鼻窦炎、慢性支气管炎急性细菌性发作、社区获得性肺炎、医院获得性肺炎。

2. 泌尿系统感染　急性肾盂肾炎、复杂性尿路感染等。

3. 生殖系统感染　慢性细菌性前列腺炎、附睾炎、宫腔感染、子宫附件炎、盆腔炎（有厌氧菌感染时可合用甲硝唑）。

4. 皮肤软组织感染　脓疱病、蜂窝组织炎、淋巴管（结）炎、皮下脓肿、肛周脓肿等。

5. 肠道感染　细菌性痢疾、感染性肠炎、沙门菌属肠炎、伤寒及副伤寒等。

6. 其他感染　外伤、烧伤及手术后伤口感染、腹腔感染、乳腺炎、胆囊炎、胆管炎、骨与关节感染及五官科感染等。

【禁忌证】

1. 对喹诺酮类药物过敏者禁用。

2. 妊娠期及哺乳期妇女禁用。

3. 18 岁以下患者禁用。

【用法用量】

成人推荐用量：250mg 或 500mg 或 750mg/ 次，每 24 小时口服 1 次。

【医嘱模板】

左氧氟沙星片　　　250mg………口服　1 次 /d

【不良反应】

1. 消化系统　偶见恶心、呕吐、腹部不适、腹泻、食欲缺乏、腹痛、消化不良等。

2. 过敏反应　偶有浮肿、荨麻疹、发热感、光过敏症、罕见皮疹、瘙痒、红斑等。

3. 神经系统　偶有震颤、麻木感、视觉异常、耳鸣、幻觉、嗜睡、失眠、头晕、头痛等。

4. 肾脏　偶见血中尿素氮上升。

5. 肝脏　可出现一过性肝功异常，如血氨基转移酶增高、血清总胆红素增加等。

6. 血液　偶见贫血、白细胞减少、血小板减少和嗜酸性粒细胞增加等。

7. 罕见全血细胞减少、中毒性表皮坏死松解症、多形性红斑、暴发型肝炎。

【注意事项】

1. 肾功能不全者应减量或延长给药间期，重度肾功能不全者慎用。

2. 盆腔炎患者有非典型感染的风险时可加用该药，口服，每日 0.5g，连用 3 日。

3. 有中枢神经系统疾病及癫痫史患者慎用。

4. 喹诺酮类药物尚可引起少见的光毒性反应（发生率<0.1%）。应避免过度阳光暴晒和人工紫外线。如出现光敏反应或皮肤损伤应停用。

5. 喹诺酮类药物尚可引起少见的休克、过敏反应、中毒性表皮坏死、急性肾功能不全、黄疸、粒细胞缺乏、白细胞减少、溶血性贫血、间质性肺炎、伪膜性结肠炎等伴有血便的重症结肠炎。

6. 偶有用药后发生横纹肌溶解症、低血糖、跟腱炎或跟腱断裂、精神紊乱及过敏性血管炎等，如有上述症状发生时，须停药并行适当处置，至症状消失。

7. 左氧氟沙星无法通过血液透析或腹膜透析被有效排除。

8. 若发生过敏反应，应立即停药。

【抗生素介入治疗用药注意事项】

子宫病变消融治疗前预防感染，应于消融前采用广谱抗生素 1～1.5 小时静脉注射。消融后视患者有无感染决定是否继续用药。消融后子宫/盆腔感染，应首先取阴道分泌物/感染灶脓液/外周血液细菌培养＋药物敏感试验，根据结果调整抗生素种类及剂量。

（张晶　王瑞芳　董雪娟）

第二十六章

静脉炎用药

　　介入诊疗、肿瘤综合治疗均会涉及静脉药物，药物渗透压、pH 值、患者静脉条件、长时间输液、静脉导管对血管壁的刺激等可引起静脉炎，表现为局部红、肿、热、痛，应用消肿止痛、改善血液循环等药物可明显改善局部症状。按 INS 的标准，静脉炎分五级。0 级：无症状。1 级：输液部位发红，有或不伴有疼痛。2 级：输液部位疼痛伴有发红和 / 或水肿。3 级：输液部位疼痛伴有发红和 / 或水肿，有条索样物形成，可触摸到条索状的静脉。4 级：输液部位疼痛伴有发红和 / 或水肿，有条索样物形成，可触摸到条索状的静脉大于 2.5cm，有脓液渗出。4 级静脉炎建议结合物理治疗。

　　在本章节中，总结了目前在临床中应用于静脉炎的常用药物、药理作用、适应证、禁忌证、不良反应及注意事项等信息。（表 26-1）

表 26-1　静脉炎用药作用机制及适应证

药物名称	作用机制	适应证
复方七叶皂苷钠凝胶	消肿止痛	脊柱疼痛性疾病、急性闭合性软组织损伤、腱鞘炎、血栓性浅静脉炎、静脉曲张
肝素钠乳膏	抗凝血，改善皮肤血液循环	早期冻疮、皲裂、溃疡、湿疹及浅表性静脉炎和软组织损伤
多磺酸黏多糖乳膏	抗血栓形成	浅表性静脉炎、静脉曲张性静脉炎、血栓性静脉炎、由静脉输液和注射引起的渗出
如意金黄散	消肿止痛	热毒瘀滞肌肤所致疮疖肿痛，症见肌肤红、肿、热、痛

【药品名称】

　　复方七叶皂苷钠凝胶（compound sodium aescinate gel）

【剂型与规格】

　　凝胶剂：每支 20g。

【主要成分】

　　为复方制剂，每支含七叶皂苷钠 0.2g 与水杨酸二乙胺 1.0g。

【药理作用】

　　七叶皂苷钠可抗组织水肿、促进血液循环、减少血管通透性、防止组织内水分存积和消除局部水肿引起的沉重感和压力。水杨酸二乙胺可增强抗炎作用，并有止痛作用。

【适应证】

1. 由炎症、退行性病变及创伤引致的局部肿胀。
2. 脊柱疼痛性疾病（椎间盘损伤、颈僵直、腰痛及坐骨神经痛等症）。
3. 急性闭合性软组织损伤（挫伤、扭伤、压伤、血肿）。
4. 腱鞘炎。
5. 血栓性浅静脉炎、静脉曲张。
6. 静脉注射或静脉滴注后静脉的护理。

【禁忌证】

1. 对复方七叶皂苷钠凝胶所含成分过敏者禁用。
2. 孕妇及哺乳期妇女禁用。
3. 破损皮肤表面及放射性治疗的皮肤禁用。

【用法用量】

局部外用。取适量，涂一薄层凝胶于患处，1 日多次。

【医嘱模板】

复方七叶皂苷钠凝胶　　　20g⋯⋯⋯外用（适量，涂患处，分次使用）

【药物相互作用】

目前尚无在使用复方七叶皂苷钠凝胶期间发生与其他药物相互作用的报道。

【不良反应】

个别病例偶见皮肤过敏反应。

【注意事项】

1. 在治疗严重的脊椎疾病、外伤的处理及静脉疾病时，可与七叶皂苷钠片或注射用七叶皂苷钠配合使用。
2. 不能用于黏膜组织。
3. 治疗溃疡时，将凝胶涂于溃疡周围皮肤，避免触及溃疡面。
4. 用药部位如有烧灼感、瘙痒、红肿等情况，应停药并清洗、去除局部药物。
5. 放置在儿童不易接触的地方。
6. 特殊人群用药

（1）老年人、儿童注意事项尚不明确。

（2）动物实验未见七叶皂苷有致畸作用。但由于其在妊娠最初 3 个月的羊水中含量较高，为安全起见，在妊娠期禁用此药物。

【药品名称】

肝素钠乳膏（heparin sodium cream）

【剂型与规格】

乳膏剂：每支 20g。

【主要成分】

每克含肝素钠 350U；辅料为玻璃酸钠、丙二醇、白凡士林、单／双硬脂酸甘油酯、十八醇、液状石蜡、十二烷基硫酸钠、月桂氮䓬酮、香精、羟苯乙酯。

【药理作用】

具有抗凝与抗血小板聚集作用，能改善皮肤血液循环，促进其新陈代谢。

【适应证】

早期冻疮、皲裂、溃疡、湿疹及浅表性静脉炎和软组织损伤。

【禁忌证】

1. 出血性疾病或烧伤者禁用。

2. 严重高血压、近期颅脑外伤或颅内出血者禁用。

3. 先兆流产或产后妇女禁用。

【用法用量】

外用。适量，涂于患处，1 日 2~3 次。

【医嘱模板】

肝素钠乳膏　　　20g·········外用（适量，涂患处，分次使用）

【药物相互作用】

如正在使用其他药物，使用前请咨询医师或药师。

【不良反应】

罕见皮肤刺激如烧灼感，或过敏反应如皮疹、瘙痒等。

【注意事项】

1. 对肝素钠乳膏过敏者禁用，过敏体质者慎用。

2. 不可长期、大面积使用。

3. 避免接触眼睛和其他黏膜（如口、鼻等）。

4. 用药部位如有灼烧感、红肿等情况，应停止用药，并将局部药物洗净，必要时向医师咨询。

5. 肝素钠乳膏性状发生改变时禁止使用。

6. 放在儿童不易接触的地方。

7. 如正在使用其他药物，使用肝素钠乳膏前请咨询医师或药师。

8. 特殊人群用药

（1）儿童必须在成人监护下使用。

（2）老年人用药注意事项尚不明确。

（3）孕妇及哺乳期妇女慎用。

【药品名称】

多磺酸黏多糖乳膏（mucopolysaccharide polysulfate cream）

【剂型与规格】

乳膏剂：每支 14g。

【主要成分】

主要含多磺酸黏多糖。

【药理作用】

多磺酸黏多糖通过作用于血液凝固和纤维蛋白溶解系统而具有抗血栓形成作用。另外，它通过抑制各种参与分解代谢的酶，以及影响前列腺素和补体系统而具有抗炎作用。

多磺酸黏多糖还能通过促进间叶细胞的合成，以及恢复细胞间物质保持水分的能力，从而促进结缔组织的再生。因此，能防止浅表血栓的形成，阻止局部炎症的发展和加速血肿的吸收，促进正常结缔组织的再生。

【适应证】

浅表性静脉炎，静脉曲张性静脉炎，静脉曲张外科和硬化术后的辅助治疗，血肿，挫伤，肿胀和水肿，血栓性静脉炎，由静脉输液和注射引起的渗出，抑制瘢痕的形成和软化瘢痕。

【禁忌证】

1. 对多磺酸黏多糖乳膏任何成分过敏者禁用。

2. 对肝素过敏者、易出血体质、已知肝素诱导的血小板减少症者禁用。

3. 开放性伤口、破损皮肤、黏膜禁用。

【用法用量】

外用。适量，涂抹在患处，每日 2～3 次。

治疗伴有剧痛的炎症时，把乳膏均匀涂在患处及其周围，用纱布或相似的敷料覆盖。用于软化瘢痕时，需用力按摩，使药物充分渗入皮肤。还可用于声波和电离子渗透疗法，应用时乳膏涂于阴极。

【医嘱模板】

多磺酸黏多糖乳膏　　14g………外用（适量，涂患处，分次使用）

【药物相互作用】

尚不明确。不应与其他乳膏、软膏或局部喷雾剂同时应用于同一部位。

【不良反应】

偶见局部皮肤刺激或接触性皮炎。

【注意事项】

1. 避免接触眼睛、黏膜、伤口或破损的皮肤。

2. 对于血栓形成和血栓栓塞者，涂药时请勿用力揉按血栓形成局部。

3. 使用过程中如出现过敏反应，应停止使用。

4. 特殊人群用药　尚无孕期使用多磺酸黏多糖乳膏的临床数据。由于含有对羟基苯甲酸，不推荐在孕期或哺乳期应用多磺酸黏多糖乳膏。无多磺酸黏多糖对胎儿或婴儿造成危害的报道。儿童、老人用药注意事项尚不明确。

【药品名称】

如意金黄散（ruyi jinhuang san）

【剂型与规格】

粉剂：每袋 12g。

【主要成分】

姜黄、大黄、黄柏、苍术、厚朴、陈皮、甘草、生天南星、白芷、天花粉。

【药理作用】

消肿止痛。用于疮疡肿痛，丹毒流注，跌扑损伤。

【适应证】

清热解毒，消肿止痛。用于热毒瘀滞肌肤所致疮疖肿痛，症见肌肤红、肿、热、痛，亦可用于跌打损伤。

【禁忌证】

1．孕妇禁用。

2．婴幼儿禁用。

3．皮肤破溃、皮损或感染处禁用。

4．对如意金黄散及所含成分（包括辅料）过敏者禁用。

【用法用量】

外用。清茶调敷用于红肿、烦热、疼痛；醋或葱酒调敷用于漫肿无头；亦可用植物油或蜂蜜调敷。每日数次。

【医嘱模板】

如意金黄散　　12g·········外用（醋／茶／蜂蜜调敷，适量，涂于患处，分次使用）

【药物相互作用】

如与其他药物同时使用，可能会发生药物相互作用，详情请咨询医师或药师。

【不良反应】

可能引起瘙痒、刺痛、皮疹（如红斑、丘疹、水疱）等。

【注意事项】

1．如意金黄散为外用药，禁止内服。

2．切勿接触眼睛、口腔等黏膜处，使用后立即洗手。

3．忌食辛辣刺激性食物。

4．糖尿病严重者慎用，以防止使用不当引起皮肤损伤。

5．儿童、哺乳期妇女、年老体弱者应在医师指导下使用。

6．疮疖较重或局部变软、化脓或已破溃者应去医院就诊。

7．高热者应去医院就诊。

8．如意金黄散含生天南星，不宜长期或大面积使用。自行用药宜在7日以内，如用药超过7日，应向医师咨询。

9．用药后局部皮肤如出现瘙痒、刺痛、皮疹时，应停止使用，症状严重者应及时就医。如出现皮肤以外的全身不适，应立即停用，严重者应及时就医。

10．用药3日症状无缓解，应去医院就诊。

11．过敏体质者慎用。

12．性状发生改变时禁止使用。

13．儿童必须在成人监护下使用。

14．放在儿童不易接触的地方。

15．如正在使用其他药物，使用如意金黄散前请咨询医师或药师。

（李雅婧　张雪花　郭玉娇　刘腾）

第二十七章

皮肤烫伤用药

在热消融治疗过程中，为避免针道肿瘤细胞种植，需烧灼针道，偶尔发生针道皮肤烫伤情况。临床上将烫伤创面的程度分为三级（三度四分法），即：Ⅰ°烧伤，主要是指烧伤创面累及表皮；Ⅱ°烧伤，分为浅Ⅱ°烧伤和深Ⅱ°烧伤，浅Ⅱ°烧伤是指烧伤创面累及真皮浅层创面，一般2周左右可愈合；深Ⅱ°烧伤创面是指累及真皮深层，残存部分生化层，一般需要3～4周可痊愈，愈合之后会留下部分瘢痕增生；Ⅲ°烧伤是指烧伤创面深度累及皮肤全层及皮下组织，部分创面深度可累及肌肉层甚至骨质层，大多数要通过手术才能达到创面痊愈。热消融相关针道皮肤烫伤为Ⅰ°至浅Ⅱ°，局部外用药物干预效果好。

在本章中，总结了目前在临床中应用于皮肤烫伤的药物、药理作用、适应证、禁忌证、不良反应及注意事项等信息。（表27-1）

表 27-1　皮肤烫伤用药的作用机制及适应证

药物名称	作用	适应证
康复新液	通利血脉，养阴生肌	外用：用于金疮、外伤、溃疡、瘘管、烧伤、烫伤、褥疮的创面
创面液体保护膜	防水、预防感染	急性Ⅱ°左右烧/烫伤
烧烫伤膏	清热解毒，消肿止痛	轻度水、火烫伤
京万红软膏	活血解毒，消肿止痛，去腐生肌	轻度水、火烫伤，疮疡肿痛，创面溃烂
湿润烧伤膏	清热解毒，止痛，生肌	烧、烫、灼伤

【药品名称】

康复新液（kangfu xinye）

【剂型与规格】

液体：每瓶100mL。

【主要成分】

美洲大蠊干燥虫体提取物。

【药理作用】

通利血脉，养阴生肌。

【适应证】

1. 内服　用于瘀血阻滞、胃痛出血、胃/十二指肠溃疡，以及阴虚肺痨、肺结核的辅助治疗。

2. 外用　用于金疮、外伤、溃疡、瘘管、烧伤、烫伤、褥疮的创面。

【禁忌证】

尚不明确。

【用法用量】

1. 口服　每次 10mL，每日 3 次或遵医嘱。

2. 外用　用医用纱布浸透药液后敷患处。感染创面清创后使用康复新液冲洗创面，再用康复新液浸湿的纱布填塞或外敷。

【医嘱模板】

康复新液　　　　100mL⋯⋯⋯外用（适量，冲洗创面 / 湿敷患处，分次使用）

【药物相互作用】

如与其他药物同时使用，可能会发生药物相互作用，详情请咨询医师或药师。

【不良反应】

尚不明确。

【注意事项】

1. 使用纱布覆盖或浸渗药液时，所用纱布均应采用灭菌医用纱布。条件不具备时，应将纱布用消毒器高压灭菌后使用。

2. 在使用药物前，先用生理盐水、双氧水或抗生素类药液清洗创面后再使用。

3. 创面较大时，应结合抗生素治疗。

4. 可直接清洗创面后用医用纱布覆盖；也可将药液浸湿纱布敷用，应根据患者病情决定。如窦道、漏管、褥疮创面较大时，用浸湿药液的纱布进行填塞，每日换药 1 次为宜；当创面逐渐缩小，不宜再用纱布时，可将药液直接滴入创面中。

5. 大面积烧伤、烫伤以浸透药液的纱布覆盖为宜。

6. 使用后将瓶盖拧紧，谨防污染。

【药品名称】

创面液体保护膜（chuangmian yeti baohumo）

【剂型与规格】

黏稠液体：每支 5g；6g；12g；20g；25g。

【主要成分】

聚乙烯醇、褐色素（颜色）、松香、右旋龙脑、乙醇。

【药理作用】

直接涂抹于创面，3 ~ 5 分钟后即可形成一层有韧性的保护膜，具有较强的防水作用，并可预防感染，无须用纱布、绷带、创可贴等敷料包扎。

【适应证与用法用量】

将膏液挤出，在手术缝合切口及四周用无菌压舌板或无菌棉签涂抹形成"保护膜"，厚度约 1mm 为宜。因"保护膜"溶于酒精，换药时应用酒精棉球擦揉"保护膜"，使得"保护膜"软化后揭除，有利于创面保护。

1. 外科　用于各种手术切口，涂抹面积大于创口面积，每日 2 ~ 3 次。用于外痔时，直接涂抹患处，酌情更换。

2. 妇产科　用于剖宫产、会阴侧切等切口，直接涂抹伤口，每日 2 ~ 3 次。用于新生儿脐带断端，直接涂抹，药膜随结痂自然脱落。

3. 烧伤科　急性Ⅱ°左右烧 / 烫伤，不破坏水疱，直接涂抹、覆盖伤口表面；或每日用注射器将水疱中渗出液抽尽，再涂抹封闭针眼，以防止外界细菌侵入导致感染，每日 1 次或隔日 1 次，至痊愈。对已破溃水疱，每日将渗出液清洗擦拭干净后再涂抹，每日 1 ~ 2 次。植皮不影响使用。

4. 急诊科　清创后，涂抹面积大于创面，每日 1 ~ 2 次。

5. 皮肤科　用于皮肤感染 / 破溃 / 溃疡，对激光治疗创面、活检伤口，手足干裂、褥疮、冻疮、蚊虫叮咬、脚气、浸渍糜烂性皮炎（烂裆）等各类皮炎瘙痒、湿疹、脉管炎溃烂伤口感染与疼痛等，每日 2 ~ 3 次，酌情更换。

6. 小伤口　日常小创伤如切割伤、烫伤等，直接涂抹可杀菌、止血、防水、预防感染，促进愈合，每日 2 ~ 3 次，酌情更换。

7. 其他　直接涂抹于静脉穿刺、穿刺活检、穿刺置管引流创面，保护伤口的同时预防感染、促进创面愈合。

【医嘱模板】
创面液体保护膜　　5g/ 支 ……外用（适量，涂患处，分次使用）
创面液体保护膜　　6g/ 支 ……外用（适量，涂患处，分次使用）
创面液体保护膜　　12g/ 支 ……外用（适量，涂患处，分次使用）
创面液体保护膜　　20g/ 支 ……外用（适量，涂患处，分次使用）
创面液体保护膜　　25g/ 支 ……外用（适量，涂患处，分次使用）

【禁忌证】
1. 禁止内服，眼部禁用。
2. 对酒精过敏及孕妇慎用。

【药物相互作用】
如与其他药物同时使用，可能会发生药物相互作用，详情请咨询医师或药师。

【不良反应】
尚不明确。

【注意事项】
1. 创面液体保护膜可降低各种创面感染率，但不能代替手术缝合及抗生素。
2. 涂抹前必须保持创面及周围皮肤干燥，再涂抹创面液体保护膜。
3. 涂抹创面时会有短时疼痛，为创面液体保护膜的消毒杀菌作用所致。
4. 多雨潮湿地区，保护膜凝固时间稍延长。
5. 初次涂抹后，保护膜中的活性成分与创面渗液的凝血因子结合形成白色物质，属于正常现象。
6. 对于手术切口无渗液者，在无须揭掉原保护膜的基础上，可每日涂抹 1 ~ 2 次。如创面 48 小时内渗出液较多，需增加更换频次，利于渗液消失和预防感染。若创面发生感染性渗液，需增加更换频次。如伤口脂肪液化，按外科原则予以引流包扎处理。

【药品名称】

烧烫伤膏（shaotangshang gao）

【剂型与规格】

乳膏剂：每支 20g。

【主要成分】

獾油、地榆、大黄、冰片、虫白蜡、无水羊毛脂、蜂蜡、茉莉香精、白凡士林。

【药理作用】

清热解毒，消肿止痛。

【适应证】

用于轻度水、火烫伤。

【禁忌证】

尚不明确。

【用法用量】

直接涂敷患处。

【医嘱模板】

烧烫伤膏　　20g·········外用（适量，涂患处，分次使用）

【药物相互作用】

如与其他药物同时使用，可能会发生药物相互作用，详情请咨询医师或药师。

【不良反应】

尚不明确。

【注意事项】

1. 忌食辛辣刺激性食物。
2. 为外用药，禁止内服。
3. 使用时注意全身情况，如有恶寒发热等症状时，应咨询医师。
4. 重度、大面积烫伤时应去医院就诊。
5. 烧伤局部用药一定要注意创面清洁，在清洁环境下采用暴露疗法。
6. 轻度烧伤患者用药 1~2 日后症状无改善或局部有脓苔，应去医院就诊。
7. 用药后局部出现皮疹等过敏反应，应停止使用。
8. 对烧烫伤膏过敏者禁用，过敏体质者慎用。
9. 药品性状发生改变时禁止使用。
10. 放在儿童不易接触的地方。
11. 如正在使用其他药物，使用烧烫伤膏前请咨询医师或药师。
12. 特殊人群用药：儿童必须在成人的监护下使用。孕妇慎用。

【药品名称】

京万红软膏（jingwanhong ruangao）

【剂型与规格】

乳膏剂：每支 20g。

【主要成分】

地榆、当归、桃仁、紫草、金银花、五倍子、白芷、血竭、木鳖子、冰片、罂粟壳、地黄、黄连、血余炭、棕榈、半边莲、土鳖虫、白蔹、黄柏、红花、大黄、苦参、槐米、木瓜、苍术、赤芍、黄芩、胡黄连、川芎、栀子、乌梅、乳香、没药等。

【药理作用】

活血解毒，消肿止痛，去腐生肌。

【适应证】

用于轻度水、火烫伤，疮疡肿痛，创面溃烂。

【禁忌证】

尚不明确。

【用法用量】

用生理盐水清创后，涂敷软膏或将软膏涂于无菌纱布上敷盖创面后用无菌纱布包扎，每日换药 1 次。

【医嘱模板】

京万红软膏　　20g·········外用（适量，涂患处，分次使用）

【药物相互作用】

如与其他药物同时使用，可能会发生药物相互作用，详情请咨询医师或药师。

【不良反应】

尚不明确。

【注意事项】

1. 京万红软膏为外用药，不可内服。
2. 用药时应注意全身情况，如有高热、寒战等症状，应及时去医院就诊。
3. 重度烧烫伤时不宜自我治疗，应去医院就诊。
4. 烫伤局部用药一定要注意创面清洁，在清洁环境下可采用暴露疗法。
5. 轻度烧烫伤者，用药 1 日内症状无改善或创面有脓苔，应去医院就诊。
6. 对京万红软膏过敏者禁用，过敏体质者慎用。
7. 药品性状发生改变时禁止使用。
8. 放在儿童不易接触的地方。
9. 如正在使用其他药物，用药前请咨询医师或药师。
10. 特殊人群用药：儿童必须在成人监护下使用，孕妇、运动员慎用。

【药品名称】

湿润烧伤膏（shirun shaoshang gao）

【剂型与规格】

膏剂：每支 40g。

【主要成分】

黄连、黄柏、黄芩、地龙、罂粟壳。

【药理作用】

清热解毒，止痛，生肌。

【适应证】

用于各种烧、烫、灼伤。

【禁忌证】

尚不明确。

【用法用量】

外用。涂于烧、烫、灼伤等创面（厚度小于1mm），每4~6小时换药1次。换药前，须对创面进行清洁，暴露创面后用药。

【药物相互作用】

如与其他药物同时使用，可能会发生药物相互作用，详情请咨询医师或药师。

【不良反应】

尚不明确。

【注意事项】

1. 对芝麻过敏者慎用。

2. 对由烧伤引起的全身性疾病者，须在烧伤湿性医疗技术医生指导下用。

3. 夏季高温或者反复挤压、碰撞会使该膏体变稀，但不影响药效。如出现此种情况，可拧紧盖子于开水中浸泡数分钟，取出后倒置，自然冷却至室温，即可恢复原状。

4. 运动员慎用。

（李雅婧　张雪花　袁晓杰）

第二十八章

开放创面用药 / 耗材

原发癌、肿瘤局部或远处转移到皮肤、皮下组织，随着肿瘤进展可导致开放性或有渗出的恶性皮肤溃烂等癌性创面。癌性伤口是一种特殊类型的慢性伤口。对于这类开放创面的管理要点包括：管理渗液、减少出血、保护局部皮肤、提高患者舒适度。根据伤口渗液量、感染程度、愈合阶段等选用不同的药物和伤口敷料。其处理原则为：清创、抗感染、促进湿性愈合。热消融术中，因各种因素可能导致手术切口局部皮肤烫伤，表现为局部皮肤红肿、水疱，严重者水疱破裂，局部皮肤完整性受损，甚至继发感染。对于消融相关烫伤性创面，除以上处理的原则外，需在烫伤发生的 12 小时内给予持续冰敷。超声引导下经皮穿刺置管引流术（胸腔 / 腹腔 / 心包 / 胆管等置管引流术），因患者病情、营养状况等因素，部分患者置管处渗血、渗液，创口愈合困难，对这类伤口管理的重点包括：渗液管理、局部皮肤保护和感染预防。

在本章中，总结了目前在临床中应用于癌性开放创面、消融相关烫伤 / 灼伤性创面及置管引流相关创面的常用药物、药理作用、适应证、禁忌证、不良反应及注意事项等信息。（表 28-1）

表 28-1　开放创面用药作用机制及其适应证

药物名称	作用机制	适应证
过氧化氢溶液	在过氧化氢酶的作用下迅速分解，释出新生氧，对细菌组分发生氧化作用，干扰其酶系统而产生抗菌作用。但作用时间短暂。有机物质存在时杀菌作用降低。局部涂抹冲洗后能产生气泡，有利于清除脓块、血块及坏死组织	适用于清洗去除开放创面伤口床表面和周围皮肤污染物、细菌和敷料残留物，清除脓块、血块及坏死组织。可用于厌氧菌感染伴有恶臭的癌性创面
泡沫敷料	保护性外层：可以蒸发掉多余水分，防止病毒 / 细菌透过防水屏障 柔软的泡沫层：增加患者的舒适度，同时吸收更多渗出液 亲水性纤维层：保持湿润的局部环境，锁定伤口渗出液，包括细菌等有害成分；防止液体侧漏，保护皮肤；与伤口床紧密贴合，减少细菌繁殖形成的死腔	适用于慢性和急性伤口，部分皮层烧伤留待二期愈合治疗的手术创面。局部处理易于出血的伤口、疼痛伤口、擦伤、裂伤、小割伤和灼伤。可用于胸腔 / 腹腔 / 胆管置管引流术后穿刺点渗血、渗液的伤口处理

续表

药物名称	作用机制	适应证
亲水性纤维含银敷料	敷料中的银离子会杀死伤口内的细菌，形成抗菌屏障以保护伤口床。敷料吸收大量的伤口渗液及细菌后形成柔软且有黏合性的凝胶贴合于伤口表面，使伤口维持湿润环境，并通过自体溶解清创作用清除伤口不能存活的组织，有助于创口愈合过程，降低伤口感染的风险	适用于轻微擦伤、裂伤、割伤、烫伤和烧伤；用于部分皮层（Ⅱ°）烧伤；留待二期愈合的外科手术伤口；外科手术一期愈合的伤口；创伤伤口；渗血伤口；有渗液的癌性伤口（如蕈样皮肤肿瘤、蕈状癌、皮肤转移、卡波西氏肉瘤及血管肉瘤）；疼痛伤口及感染伤口。敷料仅供外用，所含银仅为复合在敷料上增加抗菌功能，抗菌起辅助作用。适用于消融术后局部皮肤烫伤／灼伤伤口
水胶体敷料	作用于伤口渗出液，形成柔软凝胶，移除敷料时对新生成组织损害小或无损害。敷料可以保护伤口远离细菌和其他外部污染，其亲水性吸收材质可吸收渗液，形成互动式凝胶，即使在吸收饱和后也不会发生溶解，以保持敷料的完整性	适用于渗出液较少的伤口，如浅表烧伤、部分皮层烧伤、供皮区伤口、手术后伤口及皮肤擦伤。适用于消融术后局部皮肤烫伤／灼伤伤口
重组人表皮生长因子凝胶	为外用重组人表皮生长因子（rhEGF），其在坏死创面能够加速毛细血管的重建，促进角化细胞的迁移，提高胞外基质的沉积，最终促进机体创面愈合及再上皮化	适用于皮肤烧伤／烫伤创面（浅Ⅱ°至深Ⅱ°烧烫伤创面）、残余创面、供皮区创面及慢性溃疡创面。可用于促进消融手术切口、经皮穿刺置管创口愈合

【医嘱模板】

　　小换药　　　1次/d或遵医嘱

　　中换药　　　1次/d或遵医嘱

　　清创（缝合）术（小）

　　备注：依据伤口的大小开具大/中/小换药；根据创面具体情况选择药物和/或伤口敷料。

【药品名称】

　　过氧化氢溶液（hydrogen peroxide solution）

【剂型与规格】

　　溶液：每瓶100mL；120mL；250mL；500mL；550mL。

【主要成分】

　　过氧化氢。

【药理作用】

　　为氧化性消毒剂，含过氧化氢（H_2O_2）2.5%～3.5%。在过氧化氢酶的作用下迅速分解，释出新生氧，对细菌组分发生氧化作用，干扰其酶系统而产生抗菌作用，但作用时间短暂。有机物质存在时杀菌作用降低。局部涂抹冲洗后能产生气泡，有利于清除脓块、血块及坏死组织。

【适应证】

适用于清洗、去除开放创面伤口床表面和周围皮肤污染物、细菌和敷料残留物，清除脓块、血块及坏死组织。适用于厌氧菌感染伴有恶臭的癌性创面。

【用法用量】

3% 过氧化氢溶液冲洗伤口创面，可有白色或者血性泡沫出现，随后用生理盐水冲洗创面，将泡沫清理干净。

【不良反应】

高浓度会对皮肤和黏膜产生刺激性灼伤，形成疼痛"白痂"。连续应用过氧化氢溶液漱口可导致可逆性舌乳头肥厚。应用浓度≥0.75% 的过氧化氢溶液灌肠时，有发生气栓和／或肠坏疽的风险。

【注意事项】

1. 遇光、遇热易分解变质。

2. 不可与还原剂、强氧化剂、碱、碘化物混合使用。

【产品名称】

泡沫敷料（foam dressing）

【剂型与规格】

非黏性：5cm × 5cm；10cm × 10cm；15cm × 15cm；20cm × 20cm；15cm × 20cm。

黏性：10cm × 10cm；12.5cm × 12.5cm；17.5cm × 17.5cm；21cm × 21cm；25cm × 30cm。

【主要成分】

泡沫敷料为含吸收垫的覆盖敷料，环氧乙烷灭菌。分为黏性敷料和非黏性敷料两种，黏性敷料由 6 层结构构成，即亲水纤维（羧甲基纤维素钠）伤口接触垫／层、聚酰胺结合层、聚氨酯泡沫垫、黏性涂层（粉色）聚氨酯膜背衬、薄层丙烯酸结合黏性层、黏性硅酮；非黏性敷料无黏性硅酮层。

【药理作用】

1. 保护性外层　可以蒸发掉多余水分，防止病毒／细菌穿过的防水屏障。

2. 柔软的泡沫层　增加患者的舒适度，同时吸收更多渗出液。

3. 亲水性纤维层　保持湿润的局部环境，锁定伤口渗出液，包括细菌等有害成分；防止液体侧漏，保护皮肤；与伤口床紧密贴合，减少细菌繁殖形成的死腔。

4. 柔软的硅胶边缘　可以反复粘贴与揭除，对皮肤刺激性小。

【适应证】

适用于慢性和急性伤口，如腿部溃疡、压力性溃疡（Ⅱ～Ⅳ期）和糖尿病溃疡；手术创口（手术后、供皮区、皮肤损伤）；部分皮层（Ⅱ°）烧伤留待二期愈合治疗的手术创口；局部处理易于出血的伤口，如经过机械或手术清除的伤口和供皮区；疼痛伤口；擦伤；裂伤；小割伤和灼伤。可用于胸腔／腹腔／胆管置管引流术后穿刺点渗血、渗液的伤口处理；可用于消融术后局部皮肤有渗液的伤口。

【用法与用量】

1. 伤口部位准备和清洗　用适当的伤口清洁剂清洗伤口并擦干周围的皮肤。

2. 敷料的准备和贴敷

（1）敷料尺寸和形状的选择以敷料的中央吸收垫比伤口区域宽 1cm 为标准。

（2）取出无菌敷料，取下敷料背胶纸，手持敷料粘贴边缘，保持敷料无菌。

（3）依据创口形状及大小对敷料进行裁剪、塑形。

（4）保持敷料中轴线与伤口中轴线对齐，无张力覆盖创面，抚平周边粘贴区域。

（5）如因塑形导致敷料失去粘贴部分，可用绷带或胶带固定敷料。

（6）对于特殊部位，如脚跟或骶骨，需特殊塑形后使用。

3. 敷料揭除

（1）根据临床需要或标准，适时或定期更换敷料（渗漏、出血、疼痛加重、怀疑发生感染），敷料最多可使用 7 日。

（2）根据渗出或病情，定期清洁伤口、更换敷料。

（3）无张力、轻柔揭除敷料，对于揭除困难者，采用酒精或生理盐水协助揭除，防止皮肤损伤撕脱。

【不良反应】

对敷料或其成分过敏者禁用。

【注意事项】

1. 如果灭菌包装已损坏，请勿使用。

2. 为一次性无菌敷料，禁止重复使用。

3. 在咨询医疗专业人员之前请勿与其他伤口产品一起使用。

4. 由于人体对创口的自溶清创作用，初期伤口会扩大。

5. 更换敷料前、中、后，应对伤口进行充分评估并记录：

（1）感染迹象（疼痛感增加、出血、周围组织发热/发红、伤口渗出液）。

（2）伤口颜色和/或气味改变。

（3）任何其他异常症状出现（如浸渍或肉芽组织过度增生）。

【产品名称】

亲水性纤维含银敷料（hydrofiber silver dressing）

【剂型与规格】

5cm×5cm；10cm×10cm；15cm×15cm；20cm×30cm；4cm×20cm。

【主要成分】

由羧甲基纤维素钠和 1.2% 银离子组成。

【药理作用】

敷料中的银离子可杀死伤口内的细菌，并且形成抗菌屏障以保护伤口床。敷料吸收大量的伤口渗液及细菌后形成柔软且有黏合性的凝胶贴合于伤口表面，维持创面湿润环境，有助于机体的自体溶解清创，促进创面愈合的同时降低伤口感染的风险。

【适应证】

可用于轻度擦伤、裂伤、割伤、烫伤及烧伤；作为防止细菌渗透的有效屏障，有助于减轻伤口感染；用于部分皮层（Ⅱ°）烧伤、糖尿病足溃疡、腿部溃疡及压疮；外科手术一期、二期愈合伤口；渗血/渗液的癌性创面；感染性伤口；热消融术相关伤口。

【用法与用量】

1. 应用敷料之前，需对伤口及周围皮肤进行清洁。

2. 敷料应覆盖伤口周边皮肤至少 1cm。

3. 应用于有腔洞或窦道的伤口时，需在伤口外侧预留出至少 2.5cm 长度敷料以便取出。仅需填塞腔洞或窦道深度的 80%，以便敷料吸收伤口渗液后膨胀扩大伤口腔洞或窦道。

4. 创口治疗需多层敷料时，亲水性纤维含银敷料可作为第一层敷料使用。

5. 定期检查、评估伤口，及时更换敷料。

6. 对部分皮层（Ⅱ°）烧伤的伤口，敷料应覆盖伤口周围皮肤 5cm。

7. 用于供皮区时，亲水性纤维含银敷料最多可使用 14 日。

【不良反应】

对敷料或其成分过敏。

【注意事项】

1. 使用前包装破损或已开启，禁止使用。

2. 为一次性使用敷料，禁止重复使用。

3. 条状加强型敷料适用于窦道、管道、腔道或潜行伤口。

4. 人体具有自溶性清创功能，会自动清除伤口中无法存活的坏死组织，因此初始伤口会扩大。若最初几次换药后伤口持续变大，需专科门诊就诊。

5. 更换敷料时评估伤口，若出现下列状况，需专科门诊就诊：①感染征候（疼痛加重、红肿加重或面积增大、伤口渗液增多）；②出血；③伤口颜色和／或气味改变；④刺激（发红和／或炎性症状加重）；⑤浸渍（皮肤变白）；⑥肉芽组织过度增生；⑦过敏／过敏反应；⑧无愈合迹象。

6. 如果敷料揭除困难，可应用生理盐水或酒精局部浸润后揭除。

7. 对部分皮层（Ⅱ°）烧伤伤口，如果 14 日后伤口未形成上皮，应考虑外科手术治疗。

8. 因为亲水性纤维含银敷料提供的湿润环境能帮助新生血管生长，柔软的新生血管偶尔会破裂产生血性渗液。

9. 与油基产品（如软石蜡）存在配伍禁忌。

10. 无专业人员指导，勿将亲水纤维含银敷料与其他伤口敷料合用。

11. 对严重感染创面、创面坏死组织较多、创面脓毒症患者，需关注伤口引流情况，避免感染加重。

12. 不建议长期使用亲水纤维含银敷料。

13. 不建议将亲水纤维含银敷料应用于大面积创面。

14. 注意含银敷料的局部和全身毒性，必要时需监测血银、尿银水平并进行血液学相关检查，关注对肝肾功能的影响。

15. 为更好地发挥敷料的抗菌作用，使用前需对伤口坏死组织进行彻底清创。

16. 对银过敏者慎用，孕妇、哺乳期妇女、新生儿、婴幼儿慎用。

17. 亲水纤维含银抗菌敷料不能替代全身抗生素的使用。

【产品名称】

水胶体敷料（hydrocolloid dressing）

【剂型与规格】

5cm×10cm；7.5cm×7.5cm；10cm×10cm；5cm×20cm；15cm×15cm。

【主要成分】

由碳氢化合物树脂、苯乙烯－异戊二烯嵌段共聚物、羧甲基纤维素钠和己二酸二辛酯为主要原料加工制成的伤口敷料，包括透明贴、溃疡贴、减压贴和蝶形贴四种类型，其中溃疡贴、减压贴和蝶形贴中添加了藻酸盐。藻酸盐能为伤口愈合创造一个湿性愈合环境。

【药理作用】

水胶体敷料作用于伤口渗出液，形成柔软凝胶，使得移除敷料时对新生成组织损害小或无损害。敷料可以使伤口远离细菌和其他外部污染。敷料具有的亲水性吸收材质能吸收渗液，形成互动式的凝胶，即使在吸收饱和后也不会溶解，保持了敷料的完整性。

【适应证】

适用于渗出液较少的伤口，如浅表烧伤、部分皮层烧伤、供皮区伤口、手术后伤口及皮肤擦伤。透明贴适用于骶尾部伤口；溃疡贴适用于有低到中度渗出液的伤口，也可用于浅表烧伤、部分皮层烧伤、供皮区伤口、手术后伤口和皮肤擦伤；减压贴适用于压疮的预防和护理；蝶形贴适用于难以固定部位压疮的预防和护理。溃疡贴适用于消融术相关局部皮肤烫伤、水疱形成或渗液。

【用法与用量】

1. 按规范清洁伤口。

2. 水胶体敷料为无菌敷料，需妥善固定。

3. 选择敷料的尺寸应超过伤口边缘 3cm 以上。

4. 用盐水清洁伤口周围皮肤，避免存留油脂性物质。

5. 粘贴敷料

（1）避免手指与黏着面接触。

（2）以滚压方式抚平敷料，避免拉伸，尤其是边缘的部位。

（3）使用无刺激性胶带固定水胶体敷料周边。

6. 移除敷料

（1）轻柔去除敷料。

（2）避免皮肤牵拉伤或损伤。

【不良反应】

未见有关水胶体敷料不良反应的报道。

【注意事项】

1. 已知对该敷料或其成分过敏者禁用。

2. 水胶体敷料提供伤口的局部处理。对于慢性伤口患者，应进行全面评估和营养支持。

3. 处理创面坏死组织时，初期有可能使伤口尺寸和深度加大。

【药品名称】

重组人表皮生长因子凝胶（recombinant human epidermal growth factor）

【剂型与规格】

凝胶：每支 20g。

【主要成分】

重组人表皮生长因子。

【药理作用】

为外用型重组人表皮生长因子，可促进皮肤创面组织修复过程中的 DNA、RNA 和羟脯氨酸的合成，加速创面肉芽组织的生成和上皮细胞的增殖，从而缩短创面的愈合时间。

【适应证】

适用于浅Ⅱ°至深Ⅱ°皮肤烧／烫伤创面、残余创面、供皮区创面及慢性溃疡创面。适用于热消融相关的皮肤烫／灼伤性创面。

【用法与用量】

常规清创后，用生理氯化钠溶液清洗创面，取适量凝胶，均匀涂于患处。需要包扎者，同时将凝胶均匀涂于适当大小的内层消毒纱布，覆盖于创面，常规包扎，1 次 /d 或遵医嘱。推荐剂量为每 $10g/100cm^2$ 创面（以凝胶重量计）。

【不良反应】

未见有严重不良反应的报道。

【注意事项】

1. 对重组人表皮生长因子凝胶过敏者禁用。

2. 为无菌包装，用后即刻旋紧管口，以防污染。

3. 重组人表皮生长因子凝胶无抗菌作用，但不会增加创面感染的机会。对感染创面，在进行创面清创的前提下，可联合使用抗菌药物控制感染。

4. 对于各种慢性创面，如溃疡、褥疮等，在应用凝胶前，应先行彻底清创去除坏死组织，有利于凝胶与创面肉芽组织充分接触，提高疗效。

5. 当凝胶外观、性状发生改变，如出现霉变、变质等现象时，禁止使用。

6. 重组人表皮生长因子凝胶遇酒精、碘酒等，可使表皮生长因子变性，降低其活性。因此使用酒精、碘酒消毒后，需用生理氯化钠溶液清洗创面，再使用凝胶。

（王兴萍　刘芳　张雪花）

药品名索引

B

C

D

E

F

G

K

L

M

N

P

Q

R

S

T

V

X

Y

Z